徐宜厚皮肤科文集（下册）

主编　徐宜厚

中国中医药出版社
·北　京·

图书在版编目（CIP）数据

徐宜厚皮肤科文集：全2册/徐宜厚主编．—北京：中国中医药出版社，2019.1

ISBN 978-7-5132-4326-1

Ⅰ.①徐…　Ⅱ.①徐…　Ⅲ.①中医学-皮肤病学-文集　Ⅳ.①R275-53

中国版本图书馆CIP数据核字（2017）第162425号

中国中医药出版社出版

北京市朝阳区北三环东路28号易亨大厦16层

邮政编码　100013

传真　010-64405750

保定市中画美凯印刷有限公司印刷

各地新华书店经销

开本850×1168　1/16　印张114.75　字数2991千字

2019年1月第1版　2019年1月第1次印刷

书号　ISBN 978-7-5132-4326-1

定价　688.00元（全2册）

网址　www.cptcm.com

社长热线　010-64405720

购书热线　010-89535836

维权打假　010-64405753

微信服务号　zgzyycbs

微商城网址　https://kdt.im/LIdUGr

官方微博　http://e.weibo.com/cptcm

天猫旗舰店网址　https://zgzyycbs.tmall.com

如有印装质量问题请与本社出版部联系（010-64405510）

总目录

绪　论

专著篇

医论篇

临床篇

方剂篇

札记篇

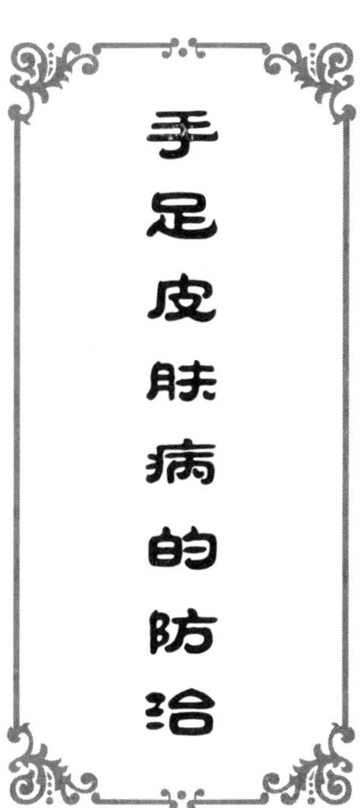
手足皮肤病的防治

前　言

手和足在人类的物质和精神文明的建设中，发挥着重要的作用。正如恩格斯所说："手不仅是劳动的器官，它还是劳动的产物。"保护好手和足的皮肤完整与健康，对于每一个劳动者都是至关重要的。

手和足的损伤一般分两大类：①破坏性损伤，如骨折、截指等；②皮肤损伤。前者发生突然，居少数，后者渐性发生，占多数。尽管发生在手足部位的皮肤病在大多数情况下并不严重，但确实妨碍健康与美观，影响工作、生活，因而，有必要向读者介绍手足皮肤病防治的知识。

本书除简介手足皮肤的结构与功能外，还综合性叙述了近100种手足皮肤病的防治知识。方法力求实用，内容新颖，文字通俗。初稿甫成，即蒙北京市积水潭医院皮肤科龙振华教授仔细审阅，提出了修改意见，谨致谢意。

由于个人水平有限，书中缺点、错误在所难免，敬请皮肤科同道和广大读者指正。

徐宜厚

1987年8月

目 录

第一章　手足皮肤结构与功能

一、皮肤的解剖与生理

人体皮肤来源于胚胎的外胚层和中胚层，外胚层发育形成表皮，中胚层发育形成真皮与皮下组织。表皮由角质层、透明层、粒层、棘层和基底层五部分组成，没有血管，也没有神经。

真皮在表皮之下，通常由胶原纤维、弹力纤维、网状纤维及纤维束间的无定形基质所构成。真皮向上伸部分叫乳头，含有丰富的血管和神经末梢，在指端、乳头等处的真皮里，乳头数目特别多，感觉也非常灵敏。在乳头下面则是分界不清的网状部分。

皮下组织位于真皮的下部，由结缔组织纤维束与大量脂肪细胞所构成。纤维束中含有血管、淋巴、神经、汗腺、毛囊等。

此外，皮肤的附属器，如汗腺、毛发、爪甲、皮脂腺等都深埋在皮下组织中。

皮肤覆盖在人的整个体表，具有独特的功能，它既是内部器官与组织的保护者，又是内部器官、神经与周围环境的效应器官。现将皮肤的生理功能归纳如下：

1. 保护作用　皮肤坚韧、柔软、富有弹性，能使体内各种组织和器官免受外界物理性、化学性或生物性侵袭或刺激。

2. 调节作用　通过调节、分泌、排泄、渗透、吸收与代谢等方式，维持机体的健康状况。特别是高度发育的神经感受器与神经传导系统，将外界环境的刺激与中枢神经系统联系起来，通过神经的调节，使机体更好地适应外界的各种变化，许多内部组织和器官的变化，皮肤也能很快反映出来。

3. 免疫作用　皮肤与变态反应和免疫密切相关，许多变态反应的观察都是从皮肤入手，如皮肤试验、接种等。

二、手足皮肤的结构与功能

为了适应各种复杂和精细的劳作，这就要求手足具有某些特异性的结构，充分发挥其生理功能，否则，是很难做到灵活的地步。归纳起来主要表现在4个方面。

1. 感觉灵敏　在手足区域的皮肤内，分布有丰富的神经。特别是在手掌、足底无毛区感觉神经的末端，形成特殊的神经末梢器官。比如：触觉小体或称麦斯纳小体在真皮乳头中感受触觉。只分布在手部、足部，越接近指（趾）端数目越多，触觉越灵敏。指尖是最多的部位，大约每4个乳头有1个触觉小体。传统中医就是凭借这些触觉小体来切脉看病的。在皮下组织里有种感受压觉的环层小体或称法－帕二氏小体，最常见于手掌、足底，以指（趾）尖最多。正因为在手足区域里存在着上述特殊神经末梢器官，当人类接触物体后，在指端的腹面，不仅感觉最为灵敏，而且还有“实物感”。所以，即使闭着眼睛用手摸物体，同样能够识别该物体的形态、大小、硬度、冷热等，借以代替部分视力的作用。经过训练的盲人能够用手摸特殊符号来识字，就是一个好的例证。

2. 坚韧耐磨 手足掌跖的皮肤比其他部位的皮肤要厚得多，比躯干部位的皮肤要厚10倍左右，若以上肢前臂内侧的表皮角质层来相比，前者只有0.02毫米，而掌跖区的厚度则超过0.5毫米，如果是体力劳动者还会更厚些。正因为手足掌跖的皮肤较厚，一方面坚韧耐磨，抵御外界物理、化学等因素的伤害，另一方由于手足频繁接触各种各样的物质，容易遭受到损伤，可造成多种多样手足皮肤病的发生。

3. 生命档案 在皮肤表面有许多皮嵴、皮沟和皱襞，位于手指及足趾末端屈面的皮嵴呈涡纹状，被称为指（趾）纹。鉴于每一个人的指纹是不相同的特性，因而，指纹素有“生命档案”之称。据考证，在公元前的各种史料中，就有用指纹作为识别对象的记载。应用到医学领域才是近50年的事情，特别是近20年又有很大的进展。

指纹分弓形纹（简称A）、箕形纹（简称L）、斗形纹（简称W）三种基本模型。在人群中，上述三种基本指纹的分布，是有一定规律的，最多的指纹是正箕形纹，占63%，其次是斗形纹，占26%。在五个手指中，小指、中指、大拇指多见正箕形纹，无名指多为斗形纹，食指则是正箕形纹或者斗形纹。

检查指纹的现实意义，不仅可以作为拟诊有染色体畸形病变的筛选检查法，而且对于某些特异性疾病也有一定的诊断价值，如先天性心脏病、肝豆状核变性、白血病、风疹、斑秃、银屑病（牛皮癣）等。

4. 爪甲保护 甲由硬角蛋白组成。爪甲组织致密而坚实，位于指（趾）末端的伸侧面，扁平而略有弹性，自后向前稍带弯曲，呈半透明状，具有保护指（趾）端避遭外力损伤的作用。

手足的多种功能，除与结构有关外，更重要的还依赖于皮肤含有丰富的神经末梢来完成。现代医学告诉我们，在皮肤真皮乳头内的神经装置，有的来源于脑神经和脊神经的感觉纤维，但大多数是髓神经纤维，形成游离神经末梢和被囊的神经末梢，从而使手足部位的皮肤能感受到外界各种刺激而产生的痒、痛、触、压、冷、热等感觉。

手部的神经主要由正中神经、尺神经、桡神经和肌皮神经所支配。

正中神经由颈5、6、7、8，胸1神经根发出，分外侧支和内侧支，外侧支支配拇指、第一掌指关节的活动，内侧支支配第二、第三掌侧和指尖。尺神经由颈3胸1神经根发出，分深浅两支，深支支配小指，浅支支配无名指、小指的一部分，桡神经由颈5、6、7、8，胸1神经根发出，其浅支的外侧支支配拇指的桡侧，内侧支支配拇指、食指和中指，深支支配拇指和食指。肌皮神经的前支支配大鱼际近端的皮肤，后支支配手背部的近端皮肤。

此外，手掌没有毳毛，但有丰富的小汗腺。掌跖部位的小汗腺，是人体密度最大的区域之一，其腺体部分自我盘旋呈不规则线球状，埋入真皮和皮下组织交界处，导管垂直或稍弯曲地向上穿过真皮，到达表皮突的下端进入表皮，呈螺旋状上行，开口在皮肤表面。通过这些小汗腺分泌出来的汗液，能够滋润手足皮肤的角质层，使其含水量保持在10%左右，以维持皮肤表面的柔软与坚韧，从而避免手足掌跖皮肤的干燥、脱皮和皲裂。

手还有许多块小关节和肌腱，它们之间的相互配合，使手的活动范围广泛，运动灵巧。

总之，手的解剖结构、神经和肌肉，促使手的灵巧远胜于足，这也保证了人类双手的功能是在进化的过程中形成的。

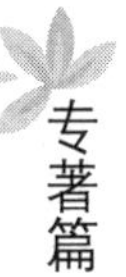

第二章　常见手足皮肤病

一、足癣和手癣

足癣，在青年和成年人群中，是最常见的一种浅部皮肤霉菌病。我国南方高温、潮湿的环境，尤其在夏天，足癣的发病率高达50%～60%，危害性不仅表现为自身传染，发生手癣、股癣、体癣和甲癣，而且还会传染他人，因此，足癣是皮肤霉菌病的防治重点。

在我国引起足癣和手癣的病原菌，主要有红色毛癣菌、石膏样毛癣菌、絮状表皮癣菌等，其中，以红色毛癣菌的抵抗力最强，不易消灭，故较为多见。手和足所处位置的不同，皮肤损害的形态也有一定的差别，比如：手癣以红斑、鳞屑、皲裂为主，状似鹅掌，足癣的皮肤损害除与手癣相似外，还能见到潮湿、浸渍、腐白、脱皮、多汗等现象，所以，民间称手癣为“鹅掌风”，足癣为“脚湿气”等。

足癣和手癣的皮损形态为什么有如此大的差别呢？分析原因，手暴露在外，每天都要从事各种劳动，接触各种物质，这样，霉菌感染的机会较之其他部位要多得多，而且，临床表现也是复杂多变。一般来讲，霉菌感染的初期，仅在手掌或手指的边缘，发现针尖至针帽大小的丘疱疹，呈成群状排列，自觉瘙痒难忍。随着时间的推移，加上摩擦等因素的刺激，逐渐出现种类繁多的皮损，如干燥、脱皮、过度角化、皲裂、粗糙等。至于部分患者的手癣，仅发生于一只手，而且经过很长时间并不传染给另一只手，其原因何在？迄今为止还没有圆满的解释。

足常穿鞋袜，使足部的皮肤得到一定的保护，直接遭受外界刺激的机会比手要少得多。但是，也正因为这个缘故，足部的汗液得不到充分的蒸发，趾间潮湿多汗，汗液中的尿素分解产生氨，呈碱性，有利于霉菌的生长，足跖部位皮肤的角质层厚，而角质层中的角质蛋白是霉菌寄生的营养物质，从而为霉菌的生长、繁殖提供了良好条件，又因掌跖皮肤缺乏皮脂腺，无皮脂分泌，缺乏抑制皮肤癣菌生长的脂肪酸，也间接有利于霉菌的生长。况且，趾间特别是四、五趾间的皮肤，通常是浸渍、腐白、糜烂，或是大小不一的潜在性水疱，擦破则外溢黏稠样液体，若揭去腐白的表皮后，基底部裸露出鲜红的糜烂面，并能闻到恶臭的气味，自觉剧烈瘙痒。当足跖皮疹继发感染时，还能导致腹股沟淋巴结肿大，压痛，行走不便。此外，极少数病人跖部皮肤或呈增殖、肥厚，状如疣赘样，这种非常特殊的皮疹，多为须疮毛癣菌所引起。

总之，为了临床诊疗方便起见，多数人主张按足癣和手癣皮疹的不同形态，分水疱型、擦烂型和鳞屑型。手癣以鳞屑型常见，足癣以擦烂型较多，具体分类，详见表32

表32　手足癣的分类

类别	临床表现
水疱型	掌跖或指（趾）间出现水疱，疱壁较厚，不易破裂，常有剧烈痒感，疱破脱屑，偶有继发感染，夏发冬愈
擦烂型	指（趾）间皮肤浸渍、腐白、糜烂明显，揭去腐白的表皮，裸露出鲜红的糜烂面，趾间常有难以忍受的剧痒
鳞屑型	以脱屑为主，间或有少数水疱，疱液干涸则脱屑，部分角化严重时，还会发生皲裂，进而影响工作、劳动，病情夏重冬轻

预防　手足癣的预防比治疗更为重要，特别是足癣的预防对于防止手部感染，更是密切相关。预防的措施是多方面的，平时要讲究个人卫生，不要用公用拖鞋、脚盆、擦布等。手足多汗和损伤往往是脚癣或手癣最多见的诱因之一，应当告诫此类患者少饮刺激性饮料，如浓茶、咖啡、酒类等，因为这些饮料激惹汗腺的分泌与排出，给表皮霉菌的易感性提供了有利的环境。晚上洗脚或洗澡后，要揩干趾缝间的水分，扑上脚气粉（市售）或消毒撒布粉（薄荷脑0.1g，麝香草酚碘化物2g，硬脂酸锌4g，碳酸镁2g，硼酸15g，滑石粉加至100g），目的在于尽量保持各趾间的干燥，以防止表皮霉菌的再感染。此外，对于足多汗的人，避免穿纯羊毛或尼龙袜子，提倡穿棉织袜或防足癣的药袜，鞋子要干燥、通风，定期煮沸消毒袜子、擦布、鞋垫之类，还可将40%甲醛溶液的湿棉球，用纸包好，放置在皮鞋里，过夜后第二天再穿，也有较好的杀灭霉菌的效果。炎热的夏天，凡患足癣的病人，应鼓励和提倡穿通气良好的布鞋、皮凉鞋。浴室、游泳池等公共场所是传染足癣的主要地方，应严格执行消毒管理制度。

治疗　以局部治疗为主，要坚持用药到治愈为止。局部有效的杀灭霉菌药物，目前常用的有碘、苯甲酸、麝香草酚、水杨酸、间苯二酚、硫、甲紫、丙酸、十一烯酸、甲醛等。但是，如何选用适当的药物和剂型，应当根据皮疹发生的部位和病情变化来决定。

水疱型：皮疹以丘疱疹、水疱、潜在性水疱而未破者为主，可选用10%冰乙酸溶液浸泡患处，每日2次，每次10～15分钟，若感觉浸泡不方便时，可改用复方苯甲酸酒精（苯甲酸6～12g，水杨酸3～6g，95%酒精加至100ml），每日外擦2次，若水疱较大，胀痛不适时，可先将疱液抽除，然后扑上足粉（水杨酸2g，硼酸10g，氧化锌粉20g，滑石粉加至100g），水疱已破，并有少量疱液外溢和轻度糜烂，先涂10%甲紫溶液，后扑足粉，或扑花蕊石散（花蕊石30g，枯矾10g），或扑2%咪康唑粉剂等。若浸渍糜烂较重时，应先用紫草油纱布换药保护，待新的上皮长出，再用乙康唑霜等，如果渗液较多，可先用3%硼酸液、0.1%依沙吖啶液或1∶5000的高锰酸钾液冷湿敷，还可选用敛湿止痒的中草药，如黄精、石榴皮各30g，丁香15g，加水适量，煮沸取汁，浸泡或湿敷，每日2～3次，每次10～15分钟，待渗液见止，新的上皮长出后，外擦癣药水有卡氏药水［硼酸0.8g，间苯二酚8g，丙酮4.2ml，碱性品红0.4g，乙醇（90%）8.3ml，水加至100ml］、复方苯甲酸酒精等。

擦烂型：手指以第三、四指间，足趾以第四、五趾间易发病，表现为浸渍、腐白、擦烂，自觉痛痒相兼。当局部皮肤处于腐白、薄嫩状态，可用10%甲紫溶液外涂，每日2次，或用半边莲60g，煎取汁待温，浸泡患处15分钟，须涂卡氏药水、十一烯酸溶液，干后扑上足粉、花蕊石散、2%咪康唑粉剂等。

鳞屑型：皮疹以脱屑为主，特别是指（趾）间、掌跖面皮肤，呈碎屑状脱落。局部治疗以软膏为主，常用药物有复方苯甲酸软膏（苯甲酸12g，水杨酸6g，羊毛脂30g，凡士林加至100g），或用克霉唑软膏，每日1～2次。若见局部皮肤肥厚、增殖、疣赘状改变的足癣，则可用中药浸泡与外涂软膏相结合的方法来治疗。中药处方：金毛狗脊30g，黄精、桂皮、陈皮各15g，水煎取药汁，待温浸泡10～15分钟，然后再擦复方苯甲酸软膏，一般坚持治疗7～10天后即能获效。

较严重的手足癣影响工作劳动者，在外用药的同时可服灰黄霉素，但一般不主张用。

另外，抓住足癣和手癣常在夏天加重的特点，可采用“冬病夏治”的方法，如应用“鹅掌风醋泡剂”，亦有较好的防治效果。

处方：浮萍、白鲜皮、牙皂各12g，荆芥、防风、川乌、草乌、羌活、独活、僵蚕、威灵仙各10g，鲜凤仙花一株（去根、土，留用花叶茎）。食醋1000ml，将上药浸泡24小时，再用小火

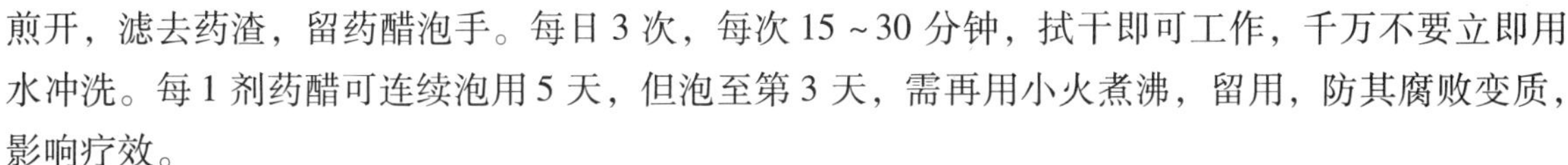

煎开，滤去药渣，留药醋泡手。每日 3 次，每次 15 ~ 30 分钟，拭干即可工作，千万不要立即用水冲洗。每 1 剂药醋可连续泡用 5 天，但泡至第 3 天，需再用小火煮沸，留用，防其腐败变质，影响疗效。

总之，尽管足癣和手癣感染途径并不十分明白，但以上防治措施是相当有效的。

二、孢子丝菌病

在自然界中，广泛存在着各种致病性的因素，孢子丝菌就是一种寄生在土壤、木材和植物的腐生菌。部分工人（造纸工、矿工）、农民（种甘蔗、种花草的农民）以及园林工作者，一旦皮肤发生轻微损伤，工作时接触被孢子丝菌污染的草木、泥土，就有染上孢子丝菌病的可能性。此病虽不是多发病，但自 1898 年申克发现本病后，世界各地都有许多报告。我国 1951 年在上海首次发现。

孢子丝菌病的病原菌是申克孢子丝菌。这种深部霉菌由于所处环境与条件的不同，表现在外的形态也不一样。比如：孢子丝菌在组织内呈酵母型，在体外或室温的条件下，又呈菌丝型，故医学上将这种霉菌称之为“双相型霉菌”。在一般的情况下，用显微镜直接检查，或者病理切片检查，都不容易查出，只有经过霉菌培养，在生长出的菌落内，才可以查出典型的孢子丝菌和孢子。

鉴于本病主要通过损伤的皮肤或黏膜、上呼吸道或消化道而传染。人与人之间甚少直接传播。当孢子丝菌由损伤口进入组织，即可引起局部化脓性病变。当机体抵抗力强，损害局限于侵入部位附近，即成固定型孢子丝菌病，有些则沿淋巴管蔓延，呈带状分布，系皮肤淋巴管型孢子丝菌病，也有少数病例由血液循环播散全身，引起系统性孢子丝菌病。

临床上分为皮肤型和内脏型，而前者主要侵犯四肢，尤其是上肢。

（1）皮肤型：按其病变部位与性质又分为固定型、淋巴管型、血源型（播散型），其中以淋巴管型最常见。

固定型：占皮肤型的 25% ~30%。患者抵抗力较强，皮疹固定于侵入的部位而不扩散。常在上肢单侧发生。病原菌侵入后经 1 ~4 周，个别长达 3 ~6 个月，在损伤处出现圆形，硬而有弹性、不痛的结节。继而表面皮肤渐变紫红，破后溢出少量脓液，形成溃疡或呈疣状、乳头状增殖，部分为浸润性斑块，或为扁平粗糙、鳞屑性红斑等多种形态，病程较长。

淋巴管型：此型最常见，约占皮肤型的 70%。圆形的坚硬小结节，沿四肢，尤其是上肢的淋巴管纵行呈带状排列，初期有弹性，能移动，皮肤无粘连，无压痛，肤色亦正常。结节长大则高出皮面，呈淡红色或暗紫红色，中央变软，破流少量脓液或结痂，愈后留萎缩性瘢痕。一般无全身症状。

血源型（播散型）：此型极少见，多无明显的原发病灶，病原菌通过血液循环播散。其损害形态同淋巴管型，只是数目较多，严重时散发全身，病情可呈急性或亚急性发作。全身症状明显。

（2）内脏型：极少见。病原菌通过血行感染引起，故除四肢有皮疹外，还可在鼻、口、咽等黏膜上，发生红斑、化脓、溃烂、赘生性或乳头瘤样损害，口腔也可似阿弗他溃疡或扁平苔藓样损害。此外，还可侵犯眼、骨骼、关节及脏器。

预防　对损伤后的皮肤要及时清洗或涂以碘酒，消毒包扎，以防本病的发生。一旦在皮肤损伤后治疗中出现结节，应警惕本病的可能性，争取早期诊断和治疗。

治疗本病治疗比较容易，口服 10% 碘化钾溶液有较好的效果。开始每次 5ml，每日 3 次，如无不良反应则可逐渐增加剂量至10～20ml，每日3次，一般连服1～2个月，病损完全消失后还需坚持再服半个月左右，以防复发。不过，此药可使肺结核病播散，故在完全排除结核时方可服用。在大多数情况下，对固定型、淋巴管型常有效，但也有失败或对碘化物过敏者。此时应考虑用：①两性霉素B或2－羟咪替50～200mg/d，加于5%葡萄糖液500ml中，静脉滴注。其副作用有恶心、呕吐及肝、肾功能损害，但比两性霉素B副作用小。②5－氟胞嘧啶，用量为每千克体重100mg。③1%～2%球红霉素二甲基亚砜透剂及0.2%～0.4%球红霉素生理盐水纱布条外敷和0.2%球红霉素氧化锌油局部外用治疗孢子丝病，可获得满意效果。

总之，从临床治疗效果及药物的毒副反应看，应首选碘化物内服，只有在无效或过敏情况下才考虑其他药物。

三、足菌肿

当人们赤足行走或赤足在田间劳动时，稍不留心足部损伤破皮，隐藏在土壤中的病原菌，如裂殖菌纲的放线菌、奴卡菌，子囊菌纲的波氏霉样菌、曲霉菌、青霉菌等，不全菌纲的足菌肿性马杜拉链丝菌、印第拉菌、单孢子菌、头孢子菌等均可能侵入皮肤、皮下组织、筋膜及骨骼，致使足部肿胀、畸形、破坏、窦道性损害而形成足菌肿病。

足菌肿又称足肿病、霉菌肿、马杜拉脚，是一种由皮肤损伤部位入侵，并直接蔓延至周围，中年男性经常赤脚者易患的瘤肿样霉菌病。这种皮肤病在世界各地都有发生，但主要是热带及亚热带地区，如西半球发病率最高的是墨西哥、委内瑞拉，阿根廷次之，东半球的非洲，多数发生在塞内加尔、苏丹和索马里。我国的上海、西安、成都也有散在性发病的报告。

本病的致病菌尽管不同，但其临床表现甚为相似。只是由于病变的部位、发病期、处理情况及患者的体质而略有差异。病变部位主要在足部，也可见于手、前臂等处。常有外伤史，在伤口愈合处出现皮下结节，日渐增大，并与皮肤粘连，呈暗红色，继之中央破溃，溢出少量带有各种颜色颗粒状的脓液。白色颗粒系链丝菌、奴卡菌、波氏霉样霉菌，红色颗粒系链丝菌，黑色颗粒系马杜拉足分枝菌、灰色足分枝菌等。伤口虽然在短期内自愈，但在附近区域又相继发生多个类似的结节，再度溃破流脓，日久形成瘘管，最后愈合留下结疤。本病缠绵难愈，初期在浅表，后期则会波及骨骼、关节，引起骨、关节的炎症反应，甚则形成死骨或关节畸形。部分严重病例的病原菌亦可侵入血液循环、肺及脑膜。一般无局部症状和全身症状，劳动后肿胀加剧，稍有痛感，病程长，经久不愈，长达10～20余年。

预防 ①穿上鞋袜，避免直接接触泥土；②外涂防护药膏；③足部外伤破皮，应立即消毒包扎，不要再接触泥土。

治疗 应根据致病菌的不同，选用不同的药物来治疗。比如，放线菌性足菌肿选用大剂量青霉素，效果较好，奴卡菌性足肿病选用磺胺嘧啶，每日3～10g，以血药浓度达到8～15mg/100ml为宜。还可选用氨苯砜，成人剂量每日200mg，尤其当上述药物出现反应时，可用此药代替。瘢痕偏多的病例，口服碘化钾溶液。此外，还可酌情选用克霉唑、两性霉素B、5－氟胞嘧啶、球红霉素等。

局部治疗：对早期局部损害，可考虑手术切除或切开引流，亦可配合应用X线照射。

四、着色霉菌病

在自然界中，土壤和残枝腐叶内广泛地存在着许多霉菌，着色霉菌就是其中一种，可引起比较严重的深部霉菌病。

着色霉菌病按病原菌和感染部位的不同，分为皮肤着色霉菌病、暗色丝胞霉病和脑暗丝胞霉病，以皮肤型者最常见。

此病自1911年裴德鲁萨首次在巴西发现以来，世界各地均发现散在病例，但大部分病例发生于热带及亚热带，特别是湿热气候的地区。温带地域也有发现。据统计，自1953年到1972年，本病在多米尼加增加了77倍，日本增加了64倍，澳大利亚增加了30倍，墨西哥增加了25倍。国内尤家骏教授在1951年首次报告此病以来，自北至南，吉林、沈阳、河北、河南、陕西、安徽、上海、江苏、江西、广东和贵州等省市先后发现此病。患者以农民最多，男女之比为4∶1，58.8%患者的年龄在20~60岁之间，夏秋两季发病占61.8%。

着色霉菌可以侵犯皮肤，引起肉芽肿、脓肿和囊肿等损害，也可侵犯脑部。临床分成三种类型：

（1）疣状皮炎：又称皮肤着色霉菌病。主要累及皮肤，不侵犯骨骼。病变多在下肢或手腕。初起在外伤部位，出现硬性小丘疹或结节，后期皮疹扩大增多融合成肿瘤样或斑块状。随病程迁延而病变不断扩大，中央愈合，边缘扩展，形成大小不一的斑块状结节，色泽深红或深褐色，表面呈疣状增殖。揭去疣状表面结痂，则有少量的分泌物，显露出乳头瘤状增殖，宛如菜花样外观。病程进展缓慢，至慢性期可呈象皮肿样改变。

（2）暗色丝胞霉病：可侵犯皮肤、肌肉和骨骼。常是单发或多发的皮下囊肿样损害，质较坚。亦可在皮下或肌肉内形成脓肿。很少破溃，若破溃，有稀薄的脓液流出，不易愈合。局部可以排菌，很少发生播散。

（3）脑暗丝胞霉菌病：可能通过外伤血行感染。发病较急，开始有头痛、恶心、呕吐，随之出现颈部强直，或突然发生半身麻痹。若损害脑神经，则会发生抽风，病人会很快死亡。此种情况常发生在体衰或应用肾上腺皮质激素的患者中。

实验室检查 在显微镜下可发现单个的或成群的棕黄色圆形厚壁孢子，其繁殖方式是分裂法而不是芽生法，这种特征很有诊断价值。至于是哪一种霉菌则需要培养才能确定。预防受伤的肢端部位感染，应立即严密消毒包扎，避免再去接触残枝腐叶和泥土，若在足或手处发现孤立的红色丘疹或结节，应摘除并送病理检查，以便及时排除着色霉菌病，对于预防和争取早期治疗均有实际意义。

治疗 目前此病的治疗方法虽较多，而且有一定疗效，但尚无满意的特效疗法，尤其对损害广泛的久病患者，各种方法均难达到治愈目的。全身应用药物有：口服5%碘化钾溶液，开始每日服1~2g，逐渐增加剂量至3~6g，分3~4次服，直至皮疹消失，霉菌检查阴性为止，静脉点滴碘化钠1g，每日1次，不过对此病的疗效不如治疗孢子丝菌病好。维生素D_2，每日10万~20万单位，与碘化物同服，有增强疗效的辅助作用。此外，大蒜素静脉点滴、5-氟胞嘧啶、噻苯哒唑、二甲基二硫甲氨酸酯锌、两性霉素B、球红霉素等，虽有一些效果。不过，由于硬化的细胞壁太厚不易透入，而晚期又常有瘢痕形成，局部血液循环欠佳，药物不易达到，故其疗效尚不肯定。

局部治疗：在早期，皮疹单个者，主张切除整个病灶，术后加服抗真菌药物以巩固之，部分用两性霉素B做皮疹下注射（每5mg加2%普鲁卡因溶液1ml），每周1~2次，3个月为1疗程，亦有一定疗效。电灼、电凝固、30%桂皮粉软膏、斑蝥酒（10个斑蝥浸入10%酒精100ml，3~5天即可外用）涂之，均可酌情选用。近年来，有人根据着色霉菌在T38℃以上停止生长的特性，采用各种局部温热疗法，如蜡疗、坎离砂或电辐热等，使之局部加温到50~60℃左右，每日1次，每次半小时，可望治愈，这种疗法尤其适用于广大农村。以上各种局部治疗均有激惹病损播散的可能性，应予注意。

五、癣菌疹

患癣菌疹的病人，大约有12.7%同时患有足癣。夏季气温高，湿度大，很适合表皮癣菌的繁殖、生长。在这个时期处于活动期的足癣或头癣，如果治疗不当，或者病人擅自用热水烫洗，以图一时之快，由原发霉菌感染灶（足癣或头癣），释放出循环的霉菌抗原与它的代谢产物，通过血液循环与抗体发生的一种变态反应，传播到足背上而表现出的皮肤过敏。这种包括烫洗、治疗不当的外来因素对原患癣病的强烈刺激，常常是癣菌疹发病的重要诱因。

癣菌疹表现在外的皮疹类型很多，比较常见的皮疹有：湿疹样皮炎、远心性环状红斑、游走性闭塞性脉管炎、猩红热样红斑、多形红斑、丹毒样红斑、结节性红斑、苔藓样皮疹、汗疱疹等。实际上这些皮疹也都是皮肤癣菌疹的不同表现，只是非水疱性皮疹，不只局限于手掌及指侧，部分患者还能在躯干部位见到针尖大或平顶状苔藓样丘疹。若因头癣而引起的癣菌疹，除皮疹呈急性播散分布外，还会伴有发热、厌食、周身淋巴结肿大、脾大，以及白细胞增多等全身症状。临床将癣菌疹归纳为下列三大主要类型：

（1）湿疹样癣菌疹：皮疹从足背开始，自下而上蔓延直到小腿的下1/3，皮疹为红斑、丘疹、丘疱疹、渗出、糜烂、结痂和脱屑等多形性相杂发生。部分病例迁延日久，甚则有向肥厚苔藓样变的可能性。

（2）汗疱疹样癣菌疹：此种类型是最多见的一型，主要发生于平素掌跖多汗的人。在足部跖缘、脚背处，隐约可见成群的深在性针帽大小的水疱，疱破则有圆形脱屑，自觉剧痒和烧灼感，有时瘙痒难以忍受，原发病灶不除，皮疹也会时有反复，一旦病灶得到控制，皮疹将会随之好转乃至消除。

（3）落屑样癣菌疹：掌跖、趾端和趾缘处，经常有不规则的鳞屑脱落，严重时还会由于缺乏汗液的湿润，造成足趾的裂隙与疼痛。

上述三类癣菌疹，一般不伴有全身症状。但是，在少数病情较重的情况下，如丹毒样红斑，也可以见到畏寒、发热、腹股沟淋巴结肿大、步履艰难等急性症状。

凡可疑病人应做霉菌直接镜检，初期可能为阳性，若足癣病灶处于活动期，其阳性率还会更高一些。足癣以外的部位，是查不到菌丝或孢子的，不过，癣菌素试验可为强阳性。

预防　首先要对原发病灶，如活动性足癣、头癣，进行积极防治。趾间经常扑些足粉，以保持趾缝间的干燥。所穿鞋袜应勤洗勤换，放在太阳下暴晒。

治疗　癣菌疹的治疗要分清主次。总的原则是，当病情处于急性期，外治的药物与方法以温和为宜，同时，还要考虑全身性治疗，如抗组胺类药物、抗真菌药物，如有发热、厌食、全身浅表淋巴结肿大等反应较显著时，还应适当加用肾上腺皮质激素如泼尼松、地塞米松等。中医对急性期的治疗，常用清热解毒、利湿消肿的药物，如二妙丸加味：黄柏、归尾、川牛膝各10g，苍术、槟榔各4.5g，青皮6g，赤茯苓、泽泻、银花、野菊花、赤芍各12g，萆薢15g，白茅根30g。水煎服，每日服2次。足背肿胀明显加汉防己、茵陈、赤小豆，渗出、糜烂重加茯苓皮、车前草（或子）、猪苓，畏寒、发热加荆芥、防风、薄荷（后下）。

外治法要视病情的演变而分别处理。急性期若渗出、糜烂较重时，选用：①黄精、马齿苋、石榴皮各30g，丁香15g，水煎取汁，待温浸泡或湿敷，每日3～5次，每次10～15分钟。②0.1%明矾溶液或3%硼酸溶液湿敷，每日3～5次。③渗出减少，则用三妙散（大黄、黄柏、苍术各等份，研极细末），植物油调成糊状外涂，每日1次。干燥、脱皮阶段，选用5%水杨酸软

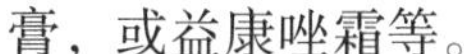

膏，或益康唑霜等。

此外，穴位封闭疗法对于局限本病的扩展、帮助皮疹的康复很有帮助。方法：取0.25%普鲁卡因注射液，在三阴交、太溪穴各推注1~1.5ml，2日1次，7~10次为1疗程。

总之，癣菌疹的治疗，忌用任何刺激性强的癣药水、癣药膏，以防病情的恶化与加剧。

六、手足的多汗与少汗

在人体的表面上分布有200万~500万个汗腺，每个汗腺又由腺体和导管所组成。腺体位于真皮网状层或皮下组织，导管开口在皮肤的表面。汗腺分小汗腺和大汗腺两类，小汗腺不均匀地遍布全身，其中以手掌、足跖部位最多，大汗腺仅见于腋窝、乳晕、外阴和脐周。

多汗与少汗包括全身性的多汗与少汗和局限性的多汗与少汗。一般来讲，全身性的多汗与少汗，主要和全身性疾病密切相关，引起多汗的全身性疾病有甲状腺功能亢进、糖尿病、帕金森病、脑震荡、交感神经系统的紊乱以及转移性肿瘤产生的脊髓完全性横断等，引起少汗的全身性疾病有先天性外胚叶发育不良、深部粟粒疹、Sjogren氏症候群、直立性低血压、多发性脊髓瘤、黏液性水肿、银屑病（牛皮癣）、鱼鳞病、麻风等。

手足的多汗与少汗，属于局限性多汗与少汗最常见的一种，其原因主要与冷热刺激和神经－精神状态密切相关。不少的人，当心理上处于恐惧和紧张时，掌心汗湿漉漉，气温偏低的冬天，手足出汗少，角质层含水量低于10%，于是皮肤干燥，缺乏弹性，若再遇上外力的牵拉，就会发生手足皲裂。

足多汗时，表皮被浸软腐白，甚至糜烂，趾间有裂口。还会散发出恶臭的气味。这种多汗还会为霉菌的繁殖、生长提供良好的环境，容易招致表皮霉菌病的感染，有时还会导致手足部疣赘病的发生。手多汗影响写字、绘画和其他精细的手工劳动。

预防 减轻手足多汗的方法很多，如消除恐惧、紧张、焦虑的情绪，避免食用激发汗出的食品和饮料，如酒、浓茶、咖啡、辛辣等。

治疗 手足多汗的治疗，局部外擦止汗药，可以收到暂时性效果，常用的有0.5%醋酸铅溶液，5%明矾溶液、5%鞣酸溶液、3%~5%甲醛溶液，20%~30%氯化铝溶液等，任选一种，每日外擦1~2次。若对甲醛过敏，则改用10%戊二醛溶液外擦，亦有良效。中草药干葛根30g，枯矾16g，加水1500~3000ml，煮沸待温，浸泡手足，每日2~3次，还可用苍耳子15g，蛇床子15g，生甘草15g，明矾15g。用法同上。此外，还可用0.25%普鲁卡因注射液做穴位封闭（手多汗取合谷、内关，足多汗取三阴交、太溪），每穴各推注1ml，2日1次，敛汗效果甚好，若遇严重的手足多汗，经其他法治后效果不满意时，酌情使用浅层X线放射治疗。与此同时，在医师的指导下，口服镇静药（如溴剂、苯巴比妥、谷维素等）、抗胆碱能药物，但应注意其副作用。中药健脾、清热、利湿，安全有效。常用中药有茯苓、山药、茵陈、焦山栀、泽泻、车前子、乌梅、牡蛎、生甘草、蒲公英等。

手足的少汗与无汗，以掌跖部位的皮肤干燥、脱屑、角化和皲裂为其主要特征，偶尔由于汗出不良，掌（跖）指（趾）间出现深在性小水疱，如粟米大小，疱壁厚，疱液清亮，自觉奇痒难忍，反复发作，迁延较长时间不愈。还有部分病人并不起水疱，只是在掌跖部位经常脱皮，其经过是，开始只见针尖至针帽大小的白斑，继而向四周扩展，中央部位的表皮破裂脱落，最后融合成片状脱皮（主要由于手足汗出不良所致），在医学上称之为“剥脱性角层松解症”，又叫“薄片状出汗不良症”。

手足少汗除了要重视原有全身性疾病的治疗外，局部可以选用5%水杨酸软膏、10%~20%

尿素软膏外擦，还可用些无刺激性油质软膏，每日 1 ~ 3 次，以润泽保护皮肤。薄片状出汗不良症用焦油霜剂外擦，常获满意的效果。

手足少汗若适当口服维生素 A 和甲状腺片，有改善皮肤干燥、粗糙的效果。不过，先天性外胚叶发育不良所引起的手足少汗者，是无法治疗的。

七、汗疱症

汗疱症又称汗疱疹、出汗不良，也称掌跖汗疱，是一种对称性发生在掌、跖部位，以水疱、脱屑交替复发为其特征的疾病。

汗疱症的发病原因尚不完全清楚。不过，本病的发生可能与下述因素有关：①精神：精神紧张、抑郁、疲劳，常为发病的重要原因。②掌跖多汗：汗液潴留于皮内而引起本病。③足跖活动性霉菌感染的发疹性反应。④食物、药物、细菌等也偶尔成为本病的病因。⑤其他：如便秘、胃肠功能紊乱等，可能与本病的发生有关。

本病多数在春末夏初发病，夏季加重，冬季常能自愈。皮疹是成群或分散性发生在手掌及指腹、指侧，也见于足跖，呈对称性分布。典型的皮疹为深在性小水疱，状如细米粒样，水疱早期含有清亮的疱液，偶尔变为混浊，水疱呈半球形，稍高出皮面。水疱一般不自行破溃，经过数日，自行吸收而消退，并形成领圈状脱皮。严重时，波及整个手掌呈弥漫性脱屑，此时，患处有干燥、疼痛等不适感觉。多数患者的损害，可以自行消退，但容易复发。病期长久，有时指甲发生营养不良性改变。

预防 注意精神因素，避免情绪激动，可减少手足的多汗。

治疗 ①适当应用镇静剂，如地西泮、三溴合剂等。②顽固病例，酌情给予肾上腺皮质激素（症状减轻，渐减剂量，乃至停用）。③选用补气、养心、敛汗的中药治疗，如党参、太子参、酸枣仁、柏子仁各 12g，远志、五味子各 6g，煅龙骨、生牡蛎各 30g，水煎服。④针刺疗法：主穴为合谷、劳宫，配穴为曲池、足三里。方法：施平补平泻手法，每日 1 次。⑤局部治疗：早期水疱性皮疹，选用 0.5% 醋酸铅溶液、或 0.2% 明矾溶液湿敷或浸泡患处，每日 4 ~ 6 次，每次 15 分钟。多汗者可外涂 6% 甲醛溶液。进入剥脱期，脱屑、干燥、疼痛时，外擦 3% ~ 5% 水杨酸软膏、10% 尿素软膏，或蓝油烃软膏、皮质激素类软膏、霜剂也有疗效。⑥对各种治疗不满意时，可考虑应用浅层 X 线放射治疗。

八、手足脱皮

在秋冬之际，有的人手掌会出现明显的脱皮现象，医学上称为“剥脱性角层松解症”，也叫作“板状出汗不良”。产生这种表浅剥脱性皮肤病的原因，至今还不清楚，不过，从临床实践中发现，凡患有手上脱皮的病人，绝大多数同时患有多汗症。手足局部的出汗多少，常与自主神经紊乱有一定的关系。众所周知，汗腺的功能，不仅能调节体温，而且还能湿润皮肤。当心理上处于焦虑、忧愁、恐惧的状态下，就会促使自主神经功能紊乱，失去平衡，掌跖部位丰富的小汗腺所分泌的汗液也相对减少，使表皮内的含水量降至 10% 以下，难于维持皮肤表面的柔韧，再加上秋冬之际的气候比较干燥。因此，在手掌上会出现针帽大小、无炎性改变的小白点，继而向四周扩大，同时中央部位的表皮破裂和撕脱出浅表细薄的白色鳞屑。随着病情的进展，又常不断出现新的剥脱性皮疹，最后融合成大片状白色鳞屑。本病除发生在掌跖外，偶尔见于手足背侧，呈对称性发生。大多数病例经过 3 ~ 6 周后自愈，但极易复发。手足脱皮易在暖热季节复发，一年可复发一至数次。

防治 ①正确认识本病与手足癣、接触性皮炎和脂溢性皮炎是完全不同的；②不要看到掌跖部位一有脱皮，就动手去撕鳞屑，避免感染；③平时应尽量不用或少用碱性大的肥皂洗手足，以防止掌跖皮肤干燥和出汗不良；④保持良好的精神状态，这对于预防手足脱皮也有一定的作用；⑤少数病例若经常发生较重的脱皮现象，选用陈皮、金毛狗脊各30g，五倍子、苍耳子、金钱草各15g，加适量水，煎后取汁，待温泡患处，每日1~2次，有润滑柔软、防止脱皮的作用；⑥适当外涂护肤霜或软膏，如2.5%水杨酸软膏、5%尿素软膏、焦油霜剂等，也有较好的疗效。若伴有出汗障碍时，应予相应处理。

九、手部湿疹

湿疹是一种由多种内外因素所引起的瘙痒性皮肤病，在皮肤科门诊病人中占有很重要的地位。湿疹可发于全身各处，反复发作，病程迁延。

湿疹发病部位不同，主要有头皮、耳部、口周、眼周、乳部、脐窝、股部、肛门、女阴、阴囊及手部等处，其中以手部湿疹较多见，约占所有湿疹的1/3。

鉴于手的活动范围最广，接触物质最多，特别是洗印工人、护士、家庭主妇等，经常与水、染料、油漆、药物等打交道，从而构成了手部湿疹的复杂性。据分析，接触过敏者约占手部湿疹的1/2，非过敏性原发刺激亦可引起。异位性湿疹、光敏反应及光毒作用也常在手部呈湿疹样改变，因此，有人主张，细菌疹、手部癣菌及手部汗疱疹等也属于手部湿疹的范围。

手部湿疹好发于30~50岁之间男女，多为病程较长的慢性顽固性湿疹。尽管手部湿疹有各种类型，但以手掌慢性盘状湿疹最常见。皮疹易发生于手掌和手背，可侵及腕部和手指。手掌的汗疱疹与疹型发疹性水疱性损害，常在水疱未破前即干燥，以后则脱屑。手部湿疹多为局限性干燥的鳞屑斑，可合并皲裂，对称发生，边界多不清楚，这是与手癣的鉴别要点。手背的钱币状湿疹为局限性苔藓化斑，亦可发生水疱和鳞屑性湿疹，常见水疱、红斑和鳞屑同时存在。水疱性湿疹易发生在手指两侧，其中以丘疱疹型尤为多见。若与职业有关所发生的手部湿疹，病变的皮疹有时呈湿疹样变，有的干燥、脱皮、粗糙、肥厚和皲裂，有的皮疹状如体癣，指甲变厚或毁坏样改变也偶尔有之。此外，手背湿疹侵及手指可引起湿疹性甲周炎、甲周皮肤肿胀有鳞屑，继之可引起甲的改变，甲根部变浑浊与肥厚，但不发生甲碎裂，此与甲癣不同，甲板凹凸不平。总之，手部湿疹不论是什么原因引起，皮疹的多变性则要受到继发因素的影响，这样，促使病情复杂化，给治疗带来一些困难。

预防 ①向患者宣传湿疹的防治知识，积极配合治疗，患处应避免肥皂、热水烫洗、搔抓和摩擦等不良刺激。②注意调整饮食习惯，以清淡而富有营养的素食为主，尽量避免饮酒，喝浓茶、咖啡，吃酸辣食物、虾、蟹等抗原性高的菜肴与其他刺激性食品，同时，告诫患者留心观察和分析哪些食品影响湿疹病情的加重或复发。③注意内脏疾病的发现，如肠寄生虫、便秘、慢性病灶、神经－精神系统疾病等。④劝告患者不要或尽量少戴橡胶或化纤手套，避免化学因素对皮疹的激惹。

治疗 手部湿疹的治疗方法虽然很多，但是，要想获得事半功倍的效果，医生必须对患者的全身健康状态、生活习惯、环境、职业、饮食嗜好及既往治疗等做深入细致的调查，在全面分析的基础上，针对其主要发病因素来治疗，才会收到立竿见影的疗效。为此，从临床实践的角度介绍一些简便有效的方法，仅供参考。①中医疗法：拟养阴祛湿、散风止痒法，方用四物消风散加减。药用：当归、赤芍、生地、茯苓皮、白术各9~12g，苦参、荆芥、防风、焦山栀、炒黄连各3~6g，茵陈、小胡麻、地肤子、白鲜皮各12g。水煎取汁，每日服2次。中成药有三妙丸、二术膏、龙胆泻肝丸等。②西医疗法：选用非特异性脱敏疗法，如维生素 C、抗组胺类药、钙剂、自血疗法、镇静剂、静脉封闭疗法等。不应滥用皮质激素，因用药不当不但可引起“反跳”作用，而且再用其他抗过敏药物时，其疗效将明显减低。③局部治疗：急性期渗出较多，糜烂、感染较重时，选用 3% ~4% 硼酸溶液、醋酸铅溶液，或用野菊花、马齿苋各等份，水煎取汁，湿敷，每日 3 ~5 次，亚急性期皮肤潮红，渗出轻微，少量脱屑、痒重，选用湿疹散（煅石膏、甘草各 60g，滑石 30g，枯矾、樟脑各 15g）、黄蜡、麻油各 240ml，调成糊状，外涂，有良好的凉血、祛湿、止痒等功效，还可用氧化锌油（氧化锌 35g，液体石蜡 10ml，蓖麻油加至 100ml）。慢性期皮疹肥厚，苔藓样变，选用由硫黄、黑豆馏油、糠馏油、煤焦油、间苯二酚等成分配制的软膏，如 2% ~10% 硫黄煤焦油软膏（硫黄 2 ~10g，煤焦油 2 ~10g，樟脑 1g，液体酚 1g，单硬脂酸甘油酯 5g，凡士林加至 100g），还可选用黑豆油软膏外涂后，再加电吹风，效果更佳。④物理疗法：对其他疗法久治未愈的手部慢性湿疹可考虑 X 线浅层照射，或用同位素、^{90}锶敷贴，亦有较好疗效。⑤针刺疗法：针刺内关、曲池、合谷、血海，施泻法，每日 1 次。⑥耳针疗法：针刺肺、肾上腺、神门、皮质下、内分泌等，留针 10 ~15 分钟，2 日 1 次。均有良好的止痒作用。

十、拖鞋皮炎

夏天，有些人的足背常发生红斑、丘疹、丘疱疹、渗液、糜烂等多形性皮疹，自觉瘙痒。这种皮肤病医学上称之为拖鞋皮炎，分析其发生的原因，主要与穿橡胶带或塑料带的拖鞋有关，按病变性质讲，属接触性皮炎的范围。为什么穿拖鞋会发生皮炎呢？据实地调查有两方面的因素，其一是制作拖鞋橡皮带的原料，其二是皮肤本身的过敏性。

首先谈第一个问题。有人从生产橡胶的全过程中调查发现，橡胶里的配合剂很多：①防老化剂：MB（2 - 硫醇醛苯并咪唑）、D（N - 苯基 - β - 萘胺）等；②促进剂：M（2 - 硫醇基苯并噻唑）、DM（二硫代二苯并噻唑）等；③着色剂：有许多种无机和有机颜料。此外，还有活性剂、增塑剂、补强剂等。在这些众多的配合剂中，某些添加剂和防老化剂更容易引起皮肤过敏反应。其次，皮肤本身的耐受性也很要紧，特别是过敏性体质的人，不仅服药可以引起药疹，即使是穿橡胶带拖鞋也会导致皮炎发生的可能性。若原患足多汗症、慢性湿疹、足癣等皮肤病者，更容易促使拖鞋皮炎的发生与发展。

拖鞋皮炎常被误诊为足癣和湿疹。但是，只要详细询问病史和仔细检查，正确诊断是不困难的。拖鞋皮炎多发生在 5 ~8 月份的高温、潮湿的季节里，病前有穿橡胶带拖鞋史，皮疹常局限在足背的前半部，呈交叉形，其轮廓与鞋带基本一致，病情严重时，皮疹还会波及踝部。足底两侧等处。病程短者多为急性接触性皮炎表现，病程长者常为湿疹样改变，反复发作。

预防 拖鞋皮炎的预防措施有以下三点：①体质过敏的人，应劝其尽量不要穿橡皮带或塑料带的拖鞋，可穿布或皮拖鞋。②原患有足多汗症等皮肤病的人，应避免穿橡胶带拖鞋。③穿拖鞋后，若发现足背前半部的皮肤出现针尖大小的丘疹和瘙痒等症状时，应立即停穿此种拖鞋。

治疗 与接触性皮炎大致相同。包括口服抗组胺类药物，如每次口服布可立嗪 25mg，维生素 $B_6$10mg，维生素 C100 ~200mg，每日 3 次。其他解毒、脱敏等疗法也可酌情选用。局部用药应按急性期（红斑、丘疹、丘疱疹、渗出、糜烂）、亚急性期（肤色暗红、渗出极少，略有糜烂）、慢性期（皮肤肥厚、部分苔藓样变），分别给予湿敷、洗剂/糊膏和软膏等对症治疗。

十一、手足荨麻疹

荨麻疹俗称“风疹块”，中医学称之“风疙瘩”。人的一生发生荨麻疹或血管性水肿者为

15% ~20%。

荨麻疹病因复杂，约3/4的患者不能找到原因，尤其是慢性荨麻疹。发生在手足部位的荨麻疹，通常与昆虫的叮咬或物理因素有关。

（1）延迟性压力性荨麻疹：手掌、足跖受到轻微机械刺激或压迫，经过1~2小时，乃至4~6小时后，被压的部位相继发生肿胀和瘙痒。这种症状可能是由激肽活性异常变化而引起。

（2）原发性冷荨麻疹：任何年龄均可突然发生。当手浸入冷水或接触寒冷物体，约过数分钟，被寒冷侵犯的部位出现瘙痒、水肿和风团。这类患者若在冷水中游泳或淋冷雨时，将会发生组胺休克的全身症状，应当慎重对待。近已证明这种过敏反应，主要是嗜酸性粒细胞趋化性因子参与的缘故。

（3）日光性荨麻疹：手足暴露部位在日光的暴晒下，数分钟内局部会出现瘙痒、红斑和风团。若停止日光照射一小时后，上述皮损也会随之消退。这类患者对下列光线波长最敏感：300μmm最常见，其次是360~450μmm和大于500μmm。

此外，还有由臭虫、跳蚤、螨、鸡刺皮螨、蠓虫类昆虫等叮咬所致的皮肤过敏，这类荨麻疹的风团通常发生在手背或足踝区域，常有剧痒，搔破还会发生继发感染。

本病的根本治疗是除去病因，如不能除去，则应减少各种促进发病的因素，特别是物理性因素，其次，注意个人及环境卫生，消灭臭虫、蚤及其他昆虫。抗组胺药，如布可立嗪、氯苯那敏、苯海拉明、赛庚啶等仍为常用的药物。效果不理想时，或将两种药物同时联合应用。钙剂、硫代硫酸钠静脉注射，麻黄碱、肾上腺素皮下注射，均有一定疗效。

十二、手足药疹

药疹是指通过各种给药途径如内服、注射、雾化吸入、坐药等，将治疗、诊断或预防性药物导入体内所引起的不良反应。

药物在机体内的反应，既可是全身各系统的损伤，又可是皮肤上的多形性皮疹，其中手足部位的皮疹较为突出。如：①固定性药疹：用致敏药物后，在手足部位和皮肤黏膜的移行处，发生大小不一的红斑，形态特殊，易于识别，其特点是局限性圆形或椭圆形红斑，鲜红色或紫红色，水肿、剧烈者中央可形成水疱，愈后留色素沉着，发作愈频则色素愈深。②多形性红斑型：在手足上出现豌豆大至蚕豆大，圆形或椭圆形红色水肿性红斑或丘疹，中央常有水疱，边缘带呈紫色。严重时还能侵犯口、眼、外阴黏膜等，疱破糜烂，剧烈疼痛。③剥脱性皮炎：药疹中最严重的一种，在全身皮肤明显水肿、潮红、大量脱屑的同时，掌跖角层增厚，大片角质剥脱，甚至状如手套样，指甲变浑浊肥厚，严重时爪甲脱落。此外，在手足部位上还能发现紫癜、关节肿痛或光敏性皮疹等。

预防　①在未明确诊断前，不应盲目应用有特殊作用的药物。②在处理病人时，应详细询问有无药物过敏史。

治疗　①查找致敏药物并及时停用。②抗过敏药或其他拮抗药物的应用，重者可用皮质激素。③促进药物的排泄。④对症和支持疗法。⑤选用滋阴、解毒、利尿的中药，如沙参、白茅根、绿豆衣各30g，茯苓皮、炒白芍、山药、玉竹、石斛各15g，车前子、车前草、连翘、天麦冬、白蔹各12g，甘草、赤小豆各10g。水煎服，每日一剂。⑥局部处理。

十三、手足银屑病

银屑病俗称牛皮癣，又叫白疕。在青壮年人群中发病率尤高，对患者的身体健康和精神影响甚大，因此，银屑病是当前皮肤科领域内重点研究和防治的疾病之一。银屑病的发病因素是多方面的，各家学说不一，不过，目前以遗传、感染、代谢障碍、内分泌影响、神经精神因素及免疫等学说较为公认。

银屑病在其病程发展中，皮损形态可表现为多种多样，手足部的皮损发生率仅次于头皮，居第二位，因此，仔细观察掌跖、爪甲的改变，对银屑病的早期诊断至关重要。一般而论，50%的银屑病患者具有指（趾）甲损害，特别是脓疱型银屑病患者，几乎均伴有指（趾）甲损害。最常见的损害是甲板上有点状凹陷，状如顶针样的小窝，甲板不平，失去光泽，有时甲板出现纵嵴、横沟、混浊、肥厚、游离端与甲床剥离或整个甲板畸形或阙如，有时呈甲癣样改变。泛发性脓疱型银屑病在急性期，除皮损泛发全身、高热、关节痛、白细胞增高等全身症状外，指（趾）甲也可能出现萎缩、碎裂或溶解，有的甲板下有堆积成层的鳞屑，甲床亦可出现小脓疱。掌跖脓疱型银屑病的皮损仅限于手足部，其特点为掌跖对称性红斑，斑上可见许多针头至粟粒大小的脓疱，疱壁不易破裂，约经1~2周后自行干涸，结痂脱落，继而在痂下又出现成群的新脓疱。此外，银屑病患者的指（趾）关节发生红肿、疼痛，活动受阻，以至关节僵硬或畸形，临床上则称之为关节病型银屑病。

鉴于病因未明，目前尚无良好的预防方法。但急性期病人不宜饮酒，不宜食用有刺激的食物，不宜用热水或剧烈药物去刺激。应告诫患者避免上呼吸道感染，消除精神创伤，树立信心，配合医生治疗。

治疗　①泛发性脓疱型银屑病、关节病型银屑病可在医师指导下用肾上腺皮质激素，其他药均无效。②脓疱病型银屑病可用阿扎利宾（Azaribine），又名三天青（Triazure）。按125mg/（kg·d）的小剂量，分3~4次口服，连用8周。注意：服药前和服药时每周应查血、尿常规等。③关节病型银屑病治宜搜风除湿、败毒祛痹法，方用独活寄生汤加减：独活、寄生、炒杜仲、牛膝、秦艽、人参各12g，防风、茯苓、白芍、当归各10g，干地黄15g，细辛6g，徐长卿30g。病情处于退行期，常服逍遥丸，每日3次，每次6g，温姜水送下，对于促进爪甲的康复是很有帮助的。④外用1%氟脲嘧啶（5-Fu）溶液，涂在银屑病病甲上有一定的治疗价值。

十四、疥疮

疥疮是一种世界性流行性皮肤病。据各国报告，在皮肤病中曾占过第3、4位。

疥疮的易感年龄在16~30岁之间，在日常生活中，不少患者在发病前，均与疥疮患者有过直接或间接的接触，比如：握手、同睡，用过疥疮患者的衣物、工具等。

疥螨有一个显著的特点，通常寄居于皮肤较薄而柔软的部位，如指蹼、指间、手腕以及腹股沟等，其中以指蹼最为多见，因此，一旦发现指蹼夜间剧痒，很可能是染上疥疮的信号。当然，疥疮的典型皮损：在上述区域里，可以见到针头大的毛囊性丘疹、丘疱疹、水疱以及隧道。这种隧道呈灰白色、浅黑色，皮肤略显隆起，有的为线条状、弧状，有的为不规则的曲线状。若用尖手术刀剪开，则可以刮查到虫卵、幼虫、若虫、成虫和分泌物。因痒而抓，还会出现表皮剥蚀、血痂、继发感染等。

预防　①积极宣传教育，使群众了解疥疮的基本知识与简便的治疗方法。②培训基层医生，提高对疥疮的警惕性，以便及早发现，及时诊断和治疗，控制疥疮的传播。③对患者应隔离治疗，衣物、用具要煮沸消毒或日光曝晒。④开展群众性爱国卫生运动，养成良好的卫生习惯。

治疗　局部用药为主，常用药有：①5%~10%硫黄软膏（成人男性用10%硫黄软膏，女性及儿童用5%硫黄软膏），早晚各涂搽一次，连用4天。②25%苯甲酸苄酯洗剂或乳剂，用热水

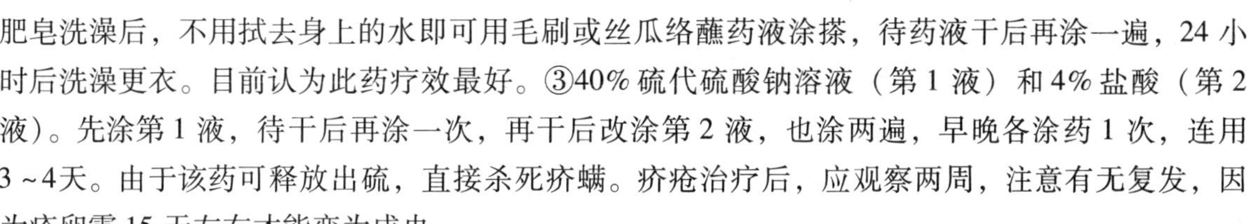

肥皂洗澡后，不用拭去身上的水即可用毛刷或丝瓜络蘸药液涂搽，待药液干后再涂一遍，24 小时后洗澡更衣。目前认为此药疗效最好。③40% 硫代硫酸钠溶液（第 1 液）和 4% 盐酸（第 2 液）。先涂第 1 液，待干后再涂一次，再干后改涂第 2 液，也涂两遍，早晚各涂药 1 次，连用 3 ~4天。由于该药可释放出硫，直接杀死疥螨。疥疮治疗后，应观察两周，注意有无复发，因为疥卵需 15 天左右才能变为成虫。

十五、浸渍擦烂型皮炎

我国南方广大的水稻产区，从每年的五月下旬开始，常有一些农民（特别是女性）在稻田劳动后，手脚指（趾）蹼间的皮肤出现发白、糜烂和剧烈瘙痒等症状，俗称“烂手烂脚”，医学上叫浸渍擦烂型皮炎。这种皮肤病到八月份的抢收早稻和抢种晚季稻时节，发病率还会增高，可达到60% ~80%，如果不及时防治，对个人和生产均有较大的影响。

当手脚浸泡在水田中，连续劳动 2 ~5 天后，指（趾）蹼间的皮肤肿胀，呈乳白色，并起皱纹，这种现象在医学上称为“浸渍”，当指（趾）蹼间出现浸渍现象后，如果继续下水劳动，加上拔秧、插秧的摩擦，原来已经被浸渍的皮肤，很容易被擦破，显露出鲜红的糜烂面（又称“擦烂”），并有少量的流水。

“烂手烂脚”的发病部位，虽然以手脚为主，但由于劳动条件的不同，表现在外的皮肤损害和部位也不一致，有时手重脚轻，有时手轻脚重。比如：在耕田、挑秧、耕耘阶段，脚接触水的机会比手部要多，病变主要在脚，插秧、拔秧时期，手脚虽然同浸泡在水田中，但手动作的频率比脚要多得多，因此，手比足部的病变要重得多。同样一双手，拔秧时，往往双手同病，到了插秧阶段，左手的发病比右手又要重得多，这是因为左手长时间握着潮湿的秧苗的缘故。不过，右手在插秧的过程中，比较容易发生指甲损害、甲沟炎和条状皮肤擦烂。脚较长时间浸泡在水田中，除了普遍存在的浸渍现象外，也有少数人在手掌、足跖处，发现一些形如绿豆至黄豆大小的蜂窝状角质层剥蚀，呈圆形或椭圆形外观。上述皮肤损害的发生，以指（趾）蹼间浸渍糜烂最为常见，占 55.3%，甲沟表皮剥蚀或指甲损伤次之，占 26.9%，掌跖蜂窝状角层剥蚀，占 17.3%。

在稻田里容易发生浸渍擦烂型皮炎的原因是多方面的：

（1）长时间浸水：本病的发生，与浸泡在水中的时间有关，浸水时间越长，发病率愈高。

（2）水的温度：水温偏高（40℃）时，发病数迅速增加，说明偏高的水温，常能促使发病。

（3）机械性擦烂：特别是已被浸渍数天后的手足皮肤，在劳动过程中，不断地与稻秧、杂草、泥土发生机械性摩擦，必然会引起表皮的擦破、糜烂，这种机械性摩擦，很可能是发病的决定性因素。

此外，稻田水的酸碱度也有一定的影响。一般稻田水的酸碱度（pH 值）为 7.4 ~8.0，偏弱碱性，这种碱性稻田水能除去皮肤表面具有保护作用的皮脂，增加表皮的渗透力，这时如浸泡时间过久，就会出现浸渍现象。

预防 归纳起来主要有三个方面。

（1）实现农田作业机械化，是预防农业职业性皮肤病的根本措施。

（2）个人防护：常用防水（或防虫）的皮肤防护剂有：①明矾盐水溶液（明矾 12.5g，食盐 3g，水加至 1000ml）。②复方邻苯二甲酸二丁酯（DBP）擦剂［邻苯二甲酸二 - 酯（酞酸丁酯）5 ~15ml，氯硝柳胺 0.1g，明胶 1g，樟脑 1g，羧甲基纤维素钠（中黏度）1g，苯酚 0.5g，尼泊金乙 0.05g，蒸馏水加至 100ml］。③复方聚乙烯醇缩丁醛防护膜（聚乙烯醇缩丁醛 4.9g，苯甲酸二辛酯3.9g，石炭酸1g，松香3.9g，漆片3.9g，95%酒精87.5ml)。用法：在劳动前或劳动中间休息时，先用清水洗净手足皮肤，然后外涂一层皮肤防护剂，或者把手足放入明矾盐水溶液中，浸泡半分钟，不要揩拭，干燥后则会在皮肤上留有一层白色的薄膜。劳动后用温热水肥皂洗去。还有一种简单的预防方法，就是下水前涂一层防水的油脂，如凡士林、蛤蜊油等，插秧的人，拇指、食指可戴上橡皮指套（劳动保护用品商店供应），以防指甲发生损伤。

（3）改善劳动条件：包括调整劳动和休息时间，水温高的7~8月份，可提早出工、早歇工，午后迟出工，迟歇工，适当延长中午休息时间。对土地实行干湿轮作，改进操作技术，实现农业机械化等。

治疗 以清洁、干燥、收敛、止痒为主要治疗原则。在浸渍阶段，洗净皮肤后，扑上干燥性粉剂，诸如枯矾扑粉（樟脑2g，枯矾25g，氧化锌20g，滑石粉加至100g）、赤石脂散（赤石脂、花蕊石各等份，研细末）。有擦烂时可外用1%~2%甲紫溶液、10%鞣酸软膏（鞣酸10g，甘油10ml，樟脑1g，石炭酸1g，亚硫酸钠0.2g，滑石粉5g，石蜡25ml，凡士林加至100g）。如有继发感染时，用20%石榴皮煎汁浸泡或湿敷，或用1∶5000高锰酸钾溶液湿敷，适当选用抗生素药膏，如0.5%新霉素软膏等。对甲沟炎、甲床炎、指头炎及甲刺，下工后用温水洗净，将剥离的游离甲板削去，清除污物，以1%新霉素和0.5%苯氧乙醇溶液浸泡半小时，每日3次，或持续封闭冷湿敷，直至痊愈。脓肿应及时切开排脓，必要时加用抗菌药物。此时，劝其短期休息也是十分必要的。

十六、蛇头疔

在日常生活中，由于种种原因与不慎，拇指突然肿胀，状如蛇头，灼热剧痛，甚则损筋伤骨，呻吟不已。中医将这种形似蛇头的化脓性疾病，称之为蛇头疔，类似西医化脓性指头炎。但因为发病部位的不同，病名亦不尽相同。比如：生在指尖，肿胀似蛇头的叫蛇头疔；漫肿剧痛的叫天蛇毒或天蛇头；局部肿胀不重，并有明亮水疱的叫水蛇头疔；生在指两旁，貌似蛇的眼睛叫蛇眼疔；生在指背，形如红枣，色赤胖肿的叫蛇背疔；生在指腹面，肿如鱼肚的叫蛇腹疔（或鱼肿疔、中节疔、鳅肚疔）；生在指节骨，绕指俱肿的叫蛀节疔；等等。总之，尽管病名繁多，但其病变部位在指处，治疗方法又大致相同，因此，现时统称“指疔”。

蛇头疔是怎样发生的呢？主要有内、外两方面因素：①外因有劳作不慎，手指被针尖、竹签、鱼骨刺伤，或者由于修剪指甲、昆虫叮咬受伤，从而染上金黄色葡萄球菌，促使化脓感染。②内因是脏腑蓄积火毒，特别是心脾两经之火的偏炽，阻于肌腠经络所造成。

本病初期只有轻微刺痛，继而红肿扩大，形如蛇头。若自觉患处跳痛不止，这是积脓的征兆，部分病人此时伴有畏寒、高热、头痛等全身中毒性症状。若局部赤肿剧痛，易脓、易溃、易敛为顺证；肿势上延，难脓、难溃、难敛（损及掌指筋骨）为逆证。对于逆证治疗不及时、不正确，常会导致筋骨的损伤，甚则使手指功能丧失，这种结局对于从事某些精细工作来说，自然是不可挽回的巨大损失。

预防 工作或劳动时要特别小心，必要时应戴防护手套，发现竹签之类的刺伤，应及时外涂2.5%碘酒，每日多次。此时，加服抗生素类药品，也是必要的预防措施。

治疗 早期治宜解毒止痛法，方用五味消毒饮加减。药用：野菊花、银花、地丁各12~15g，蒲公英、浙贝母、玄参、连翘各10~12g，甘草6g。水煎服。中成药有外科蟾酥丸、梅花点舌丹、醒消丸等。

中期治宜托里排脓法，方用透脓散加减：银花、野菊花，黄芪、当归各12~15g，皂刺、甲珠、川芎、陈皮各6～10g，甘草、浙贝母各6g，水煎服。中成药犀黄丸等。后期治宜清补解毒法，方用叶氏养胃汤加减：沙参、麦冬、玉竹、银花、石斛各12～15g，白术、白芍、干地黄、玄参各10～12g，甘草、白蔹各6～10g，水煎服，每日1剂。

局部治疗十分重要。早期宜消肿止痛，选用如意金黄散（大黄、黄柏、姜黄、白芷各250g，南星、陈皮、苍术、厚朴、甘草各100g，花粉500g，研极细末），用蜂蜜或凡士林，按25%浓度调成软膏，敷贴患处，每日换1～2次，或用八将丹（腰黄12g，冰片1.2g，蝉衣6g，蜈蚣10条，全蝎10个，五倍子24g，穿山甲9g，麝香0.9g，研极细末）3～6g，倒入猪胆内，套在患指上，每日换1次，有利于炎症消退，或者聚毒早溃。中期脓肿形成可切开排脓，切口要顺皮纹，或在指（趾）端的侧面切开引流。后期若遇坏死组织不脱或死骨未出时，可点用推车散（蜣螂、干姜各等份，研极细末），促使坏死组织或死骨的早日脱落，溃疡面脓腐脱尽，显露出红活新肉，选用收敛生肌长皮药，如冰石散（煅石膏30g，梅片0.6g，分别乳细，兑入混匀）或生肌散（制炉甘石15g，滴乳石、血珀各9g，滑石30g，朱砂3g，冰片0.3g，研极细末），掺疮口中，外盖药膏，直至愈合。

十七、类丹毒

类丹毒，是猪丹毒杆菌侵入人体皮肤伤口后引起的皮肤急性感染性疾病。猪丹毒杆菌的生命力强，广泛地存在于自然界，不少家畜，如猪、牛、羊、鸡及鱼、虾等，都可以成为本菌宿主而传染给人类。因此，人类感染上类丹毒，主要是剖猪肉、清洗鱼时，被刺破皮肤，猪丹毒杆菌乘机袭人而染上本病，病者以从事屠宰业、皮毛业、渔业者和兽医等较为常见。

患者以男性青壮年为主，偶尔发生于家庭妇女。本病从受伤到发病的潜伏期为1～5日（平均2日）。临床上根据病情的演变与轻重，大致分三型：

（1）局限型：是最常见的一型。初起仅在被刺伤的手指局部，出现绿豆粒大红点，略肿胀，色泽紫红，随之渐向周围扩展，中央部分自愈，边缘隆起而呈环状，其范围直径不超过10厘米。自觉局部灼热感或瘙痒。手指被侵犯，则有指关节疼痛，伸屈活动困难。

（2）全身型：较少见。皮损形态与局限型相同，只是在离受伤较远的部位发生皮疹，呈弥漫性分布，在全身可见大小不等、形色各异的紫红色斑片，伴有微热及关节酸楚不适。病程一般在10～12日，亦可长达3～4周，愈后亦可在原处或附近复发。

（3）败血症型：病情严重，皮疹分布全身，泛发性紫红斑片或紫癜样损害，随处可见。伴有较重的毒血症样症状群，如发热、神昏谵语、关节酸楚疼痛，甚至发生心内膜炎，症同疔疮走黄，如不积极治疗，重者可危及生命。

预防 ①猪丹毒杆菌是一种纤细微带弯曲的革兰氏阳性杆菌，抵抗力强，在外界普通环境中可以长期存活，因此，应当做好杀灭本菌的工作。②要加强从事肉、鱼类行业工作人员的卫生宣传和教育，对养猪场、屠宰场、生肉、生鱼类食品的管理，严格卫生防疫检查制度。③对患病动物要妥善处理。④受伤后，应立即消毒包扎，并密切观察病情的演变。

治疗 ①抗生素首选青霉素，皮试后每次40万单位，每日2次，肌内注射，连续用5～7天。其次还有四环素、氯霉素、金霉素、链霉素等均可酌情选用。重症除给青霉素外，还可加服磺胺药协同治疗。②抗血清也有效。③中医疗法：选用清热解毒药，如银花、蒲公英、地丁各15g，连翘、白花蛇舌草、赤芍各12g，炒黄连、焦山栀各6g，桑枝、浙贝母、生甘草各10g。加减法：高热神昏，毒邪内攻（败血症型者）加犀角（或用水牛角30g，先煎）3g，绿豆衣15～30g，安宫牛黄丸1～2粒化服；关节酸痛加羌活、独活各6g，桑寄生、鬼箭羽各12g；心慌、胸闷隐痛加麦冬、高丽参各10g，五味子6g。④局部治疗：患肢宜用三角巾悬吊，忌用水洗，外敷鱼石脂软膏，一般在10天左右可望治愈。

十八、手（足）浅表性大疱性脓皮病

在气温高、湿度大的环境中，很容易患脓疱疮。有一种仅发生在掌跖部的大疱性脓疱病，医学上叫手（足）浅表性大疱性脓皮病。其疱液培养多数是葡萄球菌，有时亦可为链球菌。

本病特征通常在掌（跖）、指（趾）、甲周发生疱壁紧张的水疱，基底部的四周绕以红晕，水疱由小逐渐向周围扩展，形成指头大的水疱，但因为掌跖的角质层较厚，水疱不易破裂，水疱肿胀得像金鱼的水疱眼。疱液初期常是透明，后转混浊呈淡黄色或乳白色。自觉胀疼不适，经过2~3周后，水疱干涸、结痂，痂皮脱落而愈。水疱内容物培养到病原菌。

预防 ①注意个人卫生，保护好皮肤的完整和洁净。②在集体生活中的儿童，一旦发现本病，应隔离，凡用过的毛巾、衣服、玩具等均应消毒。③大力开展卫生宣教，及时治疗各种瘙痒性皮肤病。

治疗 ①抗生素首选青霉素、链霉素和磺胺类药物，对重症尤不可少。②中医疗法：治宜清热解毒、涤暑化湿法，方用清暑汤加减：藿香、佩兰、扁豆、陈皮各10g，沙参、银花、绿豆衣、茯苓皮各12g，车前子、车前草各15g，灯心三扎，水煎服。中成药有银黄片、牛黄消炎丸、解毒消炎丸等。③局部治疗：高度肿胀的水疱，用消毒针穿刺抽液，并以无菌棉球吸净，勿让疱液污染他处，外涂1%新霉素软膏或1%卡那霉素软膏等，还可用青黛散（青黛、黄柏各30g，煅石膏60g，滑石15g，研极细末）与植物油调成糊状外涂患处，每日2~3次，有收水、解毒、敛疮之效。

十九、连续性肢端皮炎

手指或足趾的末端部位，反复出现丘疹、丘疱疹、脓疱、糜烂、脱皮等症状，这种皮肤病缠绵难愈，因此，有的人从时间上将其命名为“持久性肢端皮炎”，又叫“固定性肢端皮炎”，又称“稽留性肢端皮炎”，有的人从皮疹进展的状态，称之为“匐行性皮炎”，现统称为“连续性肢端皮炎”。中医从本病特征出发，称之为“镟指疳”。该病是一种好发于指（趾）上的慢性、复发性脓疱性皮肤病。

对于本病发生的原因，尽管看法不一致，迄今有四种说法：①感染：包括细菌、霉菌的感染，多数认为葡萄球菌是主要的病原菌，其理由不仅在疱液中能培养出葡萄球菌，而且患者血清对白色、金黄色葡萄球菌有凝集反应，况且用磺胺吡啶治疗有效。持反对态度的指出，用各种抗生素无效，脓液细菌培养阴性，不过，将脓液接种于兔角膜获得成功，由此支持病毒学说。②内分泌失调：本病在女性患者中，往往有月经期加剧、妊娠期减轻的趋势，尿17-酮固醇正常。③自主神经功能紊乱：部分病人有明显的自主神经功能紊乱，如皮肤温度降低、放射性疼痛、电击样抽痛，对上述症状采用冬眠类药物治疗后可获好转。故认为本病发病除有细菌作用外，自主神经功能紊乱对本病的发生、发展起了一定的作用。④免疫功能：有人认为本病是自身免疫性疾病，或者是疱疹性脓疱病之一型。

连续性肢端皮炎好发于中年人，性别在发病率上无差别。初起常在一个手指或足趾的末端、指（趾）甲周围发生感染性病灶或甲沟炎，继而在患处的皮肤浅层发生针尖至米粒大的水疱或脓疱。这些水疱或脓疱互相融合、溃破，露出鲜红的糜烂面，并有少量的渗液结痂。亦可自行干枯、结痂、脱屑，原有的皮疹未愈，又在原皮屑下出现新的水疱或脓疱，此起彼伏，绵延不断。皮疹常局限于单侧一个手指或足趾的末端，逐渐向上蔓延，很少超过腕、踝关节。但严重时可以侵犯整个手指、足趾、掌背和足背。病程迁延日久，指（趾）甲病变营养不良、毁坏脱落、皮下组织萎缩和甲沟炎等相继出现。极个别病人的皮疹偶尔累及黏膜，如舌背、口腔、鼻腔、女阴等部位，可见到红斑、脓疱、白膜、皲裂或沟纹加深。自觉局部灼热疼痛，轻度瘙痒。皮疹局限，则无全身症状，但有时合并淋巴管炎、淋巴结炎等。若皮疹泛发在四肢、躯干、外阴、颈部、头面部对称性发生红斑、脓疱等，自觉灼热、灼痛感，伴有高热、肝脾肿大，白细胞计数轻度升高，嗜中性粒细胞增多。

预防 想方设法去寻找感染性病灶，如扁桃体炎、鼻窦炎、咽炎和龋齿等，一旦发现上述潜在性病灶，应当及时予以治疗。

治疗 ①选用青霉素、链霉素、四环素、氯霉素、红霉素、多西环素等。②试用磺胺吡啶及自家葡萄球菌疫苗。③多种维生素。④激素与抗生素合用，适用于皮疹泛发并兼有全身症状。⑤中医疗法：治宜利湿解毒法，茯苓、银花、地丁各30g，车前子15g，白术、赤小豆各10～15g，炒黄连、焦山栀、桑枝各3～6g。水煎服，每日1剂。加减法：病变在拇指加桔梗、葱白、升麻，在食指加白芷、生石膏，在足次趾加苍术、白芍，在小指外侧加藁本、黄柏，在小指内侧加黄连、细辛，在小趾外侧加羌活，在掌心加知母、肉桂，在手中指加柴胡、丹皮，在手四指外侧加连翘、柴胡，在足小趾、次趾外侧加青皮，在大趾加吴茱萸、柴胡，脓疱反复发作加半枝莲、龙葵、白花蛇舌草。⑥局部治疗：皮疹以丘疱疹、水疱、脓疱为主，选用苍肤水洗方（苍耳子、地肤子、威灵仙、艾叶、吴茱萸各15g），或用金毛狗脊、威灵仙各30g，艾叶、苦参、乌梅各15g，水煎取药汁，湿敷患处，每日3～5次，每次15～30分钟，然后外涂1%新霉素软膏，渗出不多，可涂皮质激素霜剂、白降汞软膏等。⑦其他疗法：皮疹时常反复，顽固难以消除，可用放射性同位素^{82}磷局部照射，一般可收到良好效果。

二十、锌与肠病性肢端皮炎

锌是人体内的一种微量元素，其含量为0.004%左右，而皮肤的含锌量占总量的15%～20%。近年来发现，不少疾病都与锌缺乏有关，如肠病性肢端皮炎、掌跖脓疱病、银屑病（牛皮癣）、脂溢性皮炎、寻常性痤疮、下肢溃疡、胶原病、各种脱毛症和某些大疱性皮肤病等。

肠病性肢端皮炎，有相当部分患者有家族病史，或父母是近亲结婚的，这说明本病是一种常染色隐性遗传疾病。但是，本病经过补充锌的治疗后而获得卓著疗效的事实，也说明了肠病性肢端皮炎与锌缺乏的关系甚为密切。有人还发现患者血清不饱和脂肪酸不正常，静脉注射脂肪酸可使之改善。

肠病性肢端皮炎的特点为腔口周围和肢端发生疱性、脓疱性和结痂性皮炎，并有腹泻和脱发。发病多在一岁以内。皮肤表现常为早期和显著的症状。初发皮疹呈群集性水疱，先清后浊，水疱迅速融合成大疱，周围绕以红晕，疱液破后结痂，呈大小不一的斑块状。上述皮肤损害对称性发生于口、鼻、眼、头皮、肘、膝和手足，特别是指甲周围。头发可以局部或全部脱落，眉毛、睫毛也可脱落。胃肠症状常较明显，有厌食、腹胀，大便每日6～7次，量多，呈脂肪性，伴有黏液。缓解期大便可正常。部分患者还有舌炎、口腔炎、结膜炎、畏光等。患者生长发育迟滞。病程呈间歇性、进行性，患者常在发病1～3年内死亡。实验室检查无特异性，皮肤黏膜损害处或尿粪中可检出白念珠菌，其他有贫血、低蛋白或低白蛋白血症和脂肪痢。

治疗 ①支持疗法：包括人乳喂养，补充维生素和输血。②双碘喹啉疗法：应用双碘喹啉治疗前，本病预后较差，自采用该药治疗后，预后大为改观。成人一日剂量200～300mg，分3

次服完，小儿剂量每次 10～15mg/kg，一日 3 次，一般在用药后几天到几周症状开始消退，停药后复发，再用药仍有效。其他碘制剂还有喹碘仿和氯碘喹啉等。此类药的副作用有腹泻、腹痛、呕吐、肝损害、呼吸困难、心悸、神经过敏、头痛和肛门瘙痒等，使用时应注意观察。③硫酸锌疗法：口服硫酸锌 50mg，每日服 3 次，治疗后临床症状能获迅速和完成缓解，皮损消退，毛发、身高和体重恢复正常，血清锌水平也恢复正常。若口服锌有困难者，如患有回肠末端炎、溃疡性结肠炎等，以及需要长期静脉输液来维持营养的患者，均可采用静脉给药法。具体方法是将 10～20mg 离子锌（相当于 1～2ml 4.4% 硫酸锌溶液）加入 1000ml 等渗盐水中，由锁骨下导管输入，每日 1 次，疗程不超过 2 周。奏效较口服要快，无明显副作用。但需注意，输液速度不可过快，否则可以引起大汗淋漓、心搏过速，体温降低和感觉迟钝等，若意外的大量输入，还会危及生命！④其他疗法：包括抗生素、肾上腺皮质激素、胰岛素、甲状腺素、制霉菌素等，但因为本病有时是自行缓解和恶化交替出现，尚难对这些药物的疗效予以评论。

二十一、小儿丘疹性肢端皮炎

小儿丘疹性肢端皮炎是一种比较年轻的皮肤病，从 1955 年意大利皮肤科医师 Gianotti 首次报告到现在，只有 30 多年的时间，因此，尚有许多问题还在探索中。

本病属于 HB 抗原疾病，后来又发现本病的发生与 HB 抗原 ayw 亚型关系密切，因此，有人认为本病是以皮疹为主要特征的乙型肝炎的异型。但病毒培养与分离皆未能成功。本病的临床表现主要有三大症状。①皮肤症状：在手背、足背对称性突然发生皮疹，严重时波及臀部、面部。基本皮疹为直径 3～4mm，单一性红铜色扁平丘疹，偶尔见到紫癜样皮疹、水肿性红斑、钱币状湿疹及全身中毒症样皮疹。无明显瘙痒。皮疹大约 6～8 周后消退，伴之脱屑，无复发倾向。不累及黏膜，也无卡他症状。②淋巴结肿大。③肝脾大：肝脏病变大多表现为无黄疸型肝炎，5% 为急性黄疸型肝炎，血清转氨酶升高，多数在 100～800 单位，个别则高达 2000 单位，醛缩酶、6－磷酸葡萄糖酶、碱性磷酸酶升高，HAA 阳性。这些肝功能指标异常，一般在发疹后 2 周出现。

治疗 目前无特殊疗法，因本病有一定的自限性，故仅做对症治疗。不过，根据中医辨证论治的原理，不妨采用清热解毒、活血化湿的中药来治疗，可能有利于早日康复。如银花、败酱草、贯众各 12g，绿豆衣、生薏苡仁、茯苓皮各 15g，炒丹皮、生地、赤白芍、板蓝根各 10g，赤小豆 30g，桑枝 6g。水煎服，每日 1 剂，分 2 次。

二十二、摩擦性角皮症

摩擦性角皮症，又称摩擦性苔藓样疹。还有人认为本病与幼年丘疹性皮炎系同病异名，是一种多发生在儿童手背部的散在性丘疹性皮炎或慢性角化性皮炎。

患者以幼儿和儿童为主，偶尔发生在长期坐在粗糙凳子的成年人臀部。本病多见于夏季，由于幼儿长期摩擦肘部、膝部，皆能见到皮肤粗糙，上覆糠秕状细小鳞屑，进一步发展，患处皮肤变厚、角化，形成苔藓样变。冬天摩擦刺激因素去除后，即可自然痊愈，夏天若持续摩擦，则可再次发病。

预防 ①改善儿童玩耍、游戏环境，避免经常在砂土上伏卧爬行。②婴幼儿躺卧的床铺最好不用粗糙的毛毯等，应选用质地柔软的床单和被褥。③成人则要改善劳动条件，对经常受摩擦的部位进行保护，如用护肩、座垫等。

治疗 先用陈皮 30～45g，金毛狗脊、威灵仙各 30g，五倍子 15g。加水适量，煮开待温浸泡患处，每次 10 ~15 分钟，角化柔软后，再外涂低浓度黑豆馏油软膏、皮质激素类软膏等，均有效果。

二十三、摩擦性水疱

摩擦性水疱主要发生在掌跖部位，故又称手足打疱。

本病多发生于平素很少参加劳动者，或者穿鞋不适、长途跋涉者，均可因摩擦掌跖部位而发生水疱。

发疱前，局部由于压力、摩擦等因素的刺激，掌跖部位首先出现红斑与疼痛，此时继续压挤、摩擦即可发生水疱。疱的数目不定，大小不等，疱液呈半透明状或血性分泌物，破溃后留下鲜红糜烂面，也可继发感染。疱未溃，只要保护得法，疱液自然吸收，如无感染，在 1 周左右自愈，愈后局部往往有角质增生。

预防 ①加强劳动保护，工具把柄应光滑、粗细适当，开始劳动不要操之太急，手尽量少来回摩擦，并戴手套。②长途走路时，鞋底要厚要软，大小适度，休息时可用温热水烫洗双脚。

治疗 水疱未破，可在局部消毒后，用针刺破水疱，将疱液放出，行无菌包扎，5 ~6 天可愈，如疱已破溃糜烂，可用紫草油纱布包扎，每日换 1 ~2 次。

二十四、冻疮

每年的冬季，有些人的手背、足趾、颜面的颧部和耳郭皮肤就发痒、红肿，甚则灼热不适与溃烂，这就是平时所说的冻疮。

一提起冻疮，似乎就与天寒地冻、冰天雪地结下了不解之缘，其实冻疮的发病条件，并不一定非要达到滴水成冰的低温不可。这里，应该把冻疮与冻伤简要地区别一下，就会明白其中的界限了。冻疮是寒冷气候在较长的时间里，慢慢地作用于人体，冻伤则是在很短的时间里，严寒气候强力地作用于人体。因此，冻疮多为局限性红斑、水肿，冻伤则是由于冰冻导致局部组织的供血阻断，瘀血、坏死，与烧伤的临床表现很相似。冻伤临床上分为三度：Ⅰ度红斑，Ⅱ度水疱，Ⅲ度坏死。

冻疮的发生有内因和外因两方面：外因主要指寒冷的气温，特别是在 0℃以上，10℃以下的初冬时节里，冻疮更容易发生，内因包括贫血、结核病、慢性恶病质、内分泌障碍、疟疾、手足多汗和饮酒过多，这种体质虚弱的人耐寒力很差，常可诱发冻疮。

冻疮患者除青年女性外，还常见于儿童、久坐不动及周围血液循环较差的人。发病部位，主要在手背、手指、足背、足趾、足跟、颧部、耳郭等处。寒冷刺激后，先有痒感或烧灼感，若受热或睡入被窝内这种感觉更为厉害，继而在上述部位发现圆形，或境界不清的水肿性红斑。虽然局部红肿，但用手触摸皮肤，却又有冰凉的感觉，这是什么原因呢？众所周知，在寒冷的刺激下，末梢血管的强烈收缩，流向体表的血液减少了，表现在外的皮肤就冰凉，但是，在血管收缩的过程中，血液通过主管血管舒张和收缩的中枢神经系统使部分血管麻痹，失去扩张能力，静脉出现瘀血，血管的渗透压发生改变，于是皮肤呈现红肿。若血管的收缩影响到局部组织的灌注不足，肌肉活动力降低，进一步减少血液的供应，组织缺氧较重，很可能发生坏死，或者合并细菌感染而导致溃疡。其中有部分红斑与溃疡，往往要持续较长的一段时间才能愈合，极少数病人甚至要迁延到第二年的春末夏初才完全愈合。

防治　冻疮预防要早，治疗也要早。预防措施包括：①坚持体育锻炼，如慢跑步、太极拳、乒乓球等，增强机体的抗寒和耐寒能力。②注意加强营养，特别是体质虚弱和患有慢性消耗性疾病的人，尽可能多摄入一些高蛋白、高糖和维生素丰富的饮食，显得格外重要。③外出劳动或工作时，要穿戴好御寒性能好的棉衣、棉帽、棉手套等。④手足多汗者应该经常洗晒鞋袜，保持温暖、干燥、舒适。⑤冬病夏治：对每年都发生冻疮的人，可在夏天采用辣椒、细辛、桂枝、红花各6～10g，水煎取药汁，待温，浸泡并按摩患处，或者外涂5%～10%樟脑酒精，有利于促进和改善局部的血液循环。⑥告诫患者对被冻的部位要注意保持卫生、干燥，避免外伤。

治疗时既要重视全身性治疗，又要处理好局部的换药。比如：体质虚弱，冻疮较重的配合口服药，必不可少，宜用温经散寒、益气助阳的中药：当归、黄芪、党参各12g，桂枝、赤芍各10g，吴茱萸、片姜黄、炙甘草各6g，红枣10枚，生姜三片，水煎服，每日1剂。中成药有全鹿丸、十全大补丸、养血归脾丸、毛冬青片等。西药可用烟酰胺100mg，芦丁60mg，溴甲胺太林5mg，维生素C100mg，每日3次，口服。

局部治疗：未破溃时，治疗应侧重促进血液循环，如选用当归、红花、花椒各15g，或用川芎、草乌、当归、红花各9g，透骨草15g，水煎洗，并应轻轻摩擦患处。还可用辣椒酊（樟脑3g，新鲜红辣椒5～10g，甘油30ml，10%樟脑酊加至100ml）外涂，每日2～3次。已发生水疱未溃，先用温开水洗净患部，擦干后涂上辣椒软膏（辣椒30g，切碎不去子，樟脑15g，凡士林500g。先将凡士林加热熔化，放入辣椒熬至凡士林沸腾10～15分钟，滤去辣椒，再加入樟脑即成）轻轻搓擦，每日2～3次。或用仙人掌，洗净去刺，捣烂如泥，敷贴患处，2日换1次。冻疮初溃以保护性软膏为宜，如紫云膏（紫草30g，当归30g，胡麻油1000ml，黄蜡150g）或用马勃膏（马勃60g，研末，凡士林240g，调成膏），或用蜂蜜60g，猪油60g，生姜汁一茶匙，充分混合调成油膏，外敷患处，有消肿之效。若溃烂感染，则先用1∶4000高锰酸钾溶液洗去脓腐，再敷贴石炭酸樟脑软膏（石炭酸0.6g，樟脑0.6g，2%碘酊2ml，鞣酸1g，羊毛脂20g，凡士林10g），或敷10%硼酸软膏。

此外，针刺神门、交感、皮质下与肺等穴，2日1次。照射紫外线或红外线，超短波或微波、透热疗法等，皆有效果。

二十五、浸渍性足

浸渍性足是由于下肢长期浸于水中，局部血液循环障碍，而使足部发生浸渍性损害的皮肤病。

在临床中往往会发现水手、船夫以及长期站立在寒冷有水的战壕中的战士，故亦称战壕足。

本病发生的原因与环境，主要是长期站立在寒冷的水中（有的在15℃的水中也可发生），由于水的浸泡和寒冷刺激，使局部血管痉挛收缩，加上紧缚的绷带，不合适的鞋靴，均能引起机械性血液循环障碍。全身性虚弱、吸烟和原患有血管病，也有助于本病的加重与诱发。浸渍性足表现为两足苍白，发冷，知觉迟钝或丧失，离水后血管扩张充血、瘀血，皮肤发红、灼热，继而皮肤肿胀发绀，出现瘀点、瘀斑及水疱，重者由于组织缺氧、细胞损伤可发生软组织坏死。自觉症状为局部麻木、灼热、疼痛等。另外，还有一种热带浸渍足，这是由于足在温水中浸渍48小时以上，皮肤浸渍变白，起皱纹，并伴有红斑或水肿，自觉瘙痒、灼热、疼痛等。在某些行业的工作人员，由于上班时常要穿不透气、不吸湿的胶鞋、塑料鞋，也可引起足部浸渍。轻者仅足跖、足跟浸渍变白，重者可使整个足底浸渍，受浸渍的边缘皮肤充血变红，自觉疼痛。

预防 ①穿宽松、干燥、舒适的鞋袜。②经常按摩、活动肢体，增强耐寒、抗寒能力。③经常温热浸泡，立即拭干，扑上祛湿粉（花蕊石10g，枯矾5g，梅片0.3g，研细末），使之干燥、爽快。

治疗 ①病后离开发病环境，嘱其卧床休息，可帮助微循环的恢复。②其他治疗同冻疮。

二十六、猫抓病

猫是鼠的天敌。近些年来，城乡养猫之风颇为盛行。但应注意因猫抓、猫咬及猫舐，或者是接触了猫的排泄物将致病体传给人类，这就是猫抓病，又名猫抓热、良性淋巴网状细胞增生症。

本病是由衣原体所致，猫虽携带该病毒，但本身并不发病，不过，常经猫抓、猫咬等方式而传播，因此，患者以儿童、青年人多见，并且世界各地皆有发现。

潜伏期3～30天（平均10天），人被猫抓或猫咬后，如手、前臂、下腿等部位发生红色丘疹，继而形成水疱、脓疱以及溃疡，但不结痂。与此同时，还会发现各种不同形态的皮疹，诸如多形红斑、结节性红斑、荨麻疹等。有时全身淋巴结肿大、脾大。极少数病人尚可发生良性脑病及特异性肺炎。

实验室检查发现血沉轻度增快，嗜中性粒细胞增多。多数病人对猫抓病抗原皮试阳性。

预防 ①加强对猫的管理，教育儿童尽量少去逗惹猫，避免被猫抓伤。②若被猫抓伤后，经过10天之后，若发现皮肤异常与全身不适，应当立即到医院就诊。

治疗 一般无须治疗，因本病有自限性。不过，用氯霉素和四环素等可缩短病程。有人报告泼尼松可以很快控制症状及淋巴结的肿大。若见已化脓的淋巴结，可用注射器将其脓液抽出，但不可切开排脓。

二十七、匐行疹

匐行疹又称移行性幼虫疹或幼虫移行症。在温热地区寄生于狗、猫肠道的钩虫，其卵随粪便排出，在潮湿温暖的土壤或沙堆中孵化成感染性幼虫，当人接触时，幼虫就会钻入皮肤而引起病变。此外，牛蝇、马蝇的蛆虫以及存在于水中的粪类圆线虫，皆能引起本病。

幼虫钻入的部位通常是与土壤接触过的手、足、小腿等露出部位，因此，儿童及从事园林、农业的人，染病机会比较多见。钻入人体后，局部产生非特异性皮炎，表现为小丘疹、丘疱疹或红斑。幼虫既可在原处潜伏数日以及数月不动，又可钻入后立即开始匐行性移动。其移动范围、速度不等，移行方向可呈直线，也可左右迂回，形成一条或多条蜿蜒曲折的线形损害，外观非常奇特。自觉瘙痒或刺痛，呈间歇性发作，搔破后虫可出或继发感染。内脏匐行疹除皮肤损害外，同时伴有肝大、肝粟粒性肉芽肿、肺炎、嗜酸性粒细胞增多症和高球蛋白血症等。

治疗 ①挑出虫体，病损很快痊愈；②冷冻或灼烧将虫致死，即可愈；③口服噻苯咪唑，每日按50mg/kg，连服2～3天，或每周服药一次，至活动性皮损消退为止；④瘙痒性皮疹和继发性感染，可对症处理。

二十八、游泳池肉芽肿

游泳池肉芽肿又称鱼缸肉芽肿，1939年在瑞典公营游泳池首次发现，继而，美、英、日等国陆续发出报告。1978年金源发现本病不但好发于游泳者，而且热带鱼饲养者和水族馆工作人员感染此疾也比较多见，因此，提出鱼缸肉芽肿这个名称。

本病的致病菌为游泳池分枝杆菌，淡水鱼、蛇、龟等冷血动物亦有寄生。

患者以儿童及青年居多，特别是在游泳池或养鱼池受伤后易感染。皮损好发于足、踝、指（趾）、肘、膝等处，鱼缸内感染时手部尤为突出。典型的皮损为局限性慢性肉芽肿性肿块或斑块，表面稍有脱屑和少量分泌物，有时可见表浅的脓肿，但无瘘管与坏死。一般在几个月至2~3年内自愈，个别持续几年或十几年，病变处形成瘢痕或疣状外观。

治疗 抗结核药物一般无效。甲氧苄啶加磺胺甲基异噁唑治疗有效，利福平治疗按每日口服450mg计算，100天可治愈。局部热敷、透热疗法、红外线照射、液氮冷冻和外科切除等，可视病情而选用。

二十九、手足白斑

在人际交往中，手发挥着十分重要的媒介作用，因此，手部皮肤的色素增多或减少，皆会引人注目。

手足上的白斑包括以下四种类型。

（1）白癜风：白癜风是一种古老的皮肤病，前1500—前1000年的印度婆罗门教经书上就有记载。

白癜风的分型很不一致，根据组织病理学改变及治疗反应，以手足为主要发病部位的白癜风主要属自体免疫型，其特点是，境界清楚，边缘不规则的小型白斑，对称分布在手足部位上，同时常合并甲亢、恶性贫血、斑秃、糖尿病等自体免疫病。用皮质激素疗法有显著效果。

（2）斑驳病：本病又名图案状白皮病，系常染色体显性遗传。患者出生时，在手、腕、足、踝以及面中央、前胸等部位，出现大小不等、形态不一的局限性完全性色素脱失斑。几乎所有的患者都伴有额顶部三角形白发，此为其主要特征。尚无有效疗法。治疗白癜风的方法可以试用，但疗效难以肯定。

（3）职业性白皮病：从事橡胶工业的工人易于发病，因为橡胶中含有抗氧剂，以防橡胶老化。常用的抗氧剂是氢醌单苯醚，由于它能抑制酪氨酸酶的活性，故可引起皮肤脱色变白。此外，长期穿戴防护性橡胶外套如手套、袜套等，均可在接触的手足部位发生白斑。手经常接触酚类消毒剂，也可以引起脱色。脱离接触后，上述白斑多能恢复正常肤色。

（4）对称性肢端白斑病：为一种常染色体显性遗传病。好发于婴儿。出生后即见到甲褶周围发生白斑，至青春期发展到近端指关节处。不伴有其他先天性发育异常，也无任何自觉症状。尚无有效方法。

三十、昆虫螫伤

手和足暴露在外，很容易被昆虫所螫伤。对人类侵犯较多的昆虫主要有：水母（如海蜇）、蜈蚣、蝎及蜂等。若被这些昆虫螫伤后，治疗不及时，严重时还会危及生命，所以，应该引起足够的重视。

（1）水母（海蜇）皮炎：每年的6~10月份，在我国沿海各省如广东、福建、江苏、山东、河北、辽宁等地，常有成熟的水母浮游在海面上。当人下水游泳或劳动时，手、足、前臂等处，常被海蜇螫伤，大约经过3~5分钟，受螫部位的皮肤即感觉刺痒、麻木、疼痛或烧灼，继而出现红斑、丘疹、风团，严重时还会发生瘀斑、水疱等，这些皮疹的排列特征呈点状、条状或地图状。若全身大面积的螫伤则会出现全身性症状，常见有倦怠、胸闷、口干、肌肉疼、冷汗、恶心、腹痛和烦躁不安等。部分体质虚弱特别过敏的人，在被螫伤后的2小时内，还会发生呼吸困难、肺水肿和血压下降，抢救不及时，有死亡的可能性。造成这种严重后果，主要是由于海蜇刺丝囊内含有刺激性毒液，据研究得知，僧帽水母的触手内，1g刺丝囊含5500万个单刺丝囊，因此，只要人一接触海蜇的触手，就会立刻被几千个刺丝囊螫伤，含有大量的类蛋白、肽类、强麻醉剂、五羟色胺和组胺等毒素，随着触手内的刺丝囊的刺螫而进入人体，影响循环系统和呼吸系统，严重者可出现休克。

预防 ①认真做好卫生宣传工作，使群众了解水母的生活习性、出现季节，下海作业时，切勿直接用手推拿或托捧。②加工海蜇皮，最好戴防护手套。③一旦被水母螫伤，应立即用海水冲洗患处，彻底清除患处的水母触手。

治疗 当全身出现呼吸困难、肺水肿等较重的中毒症状，应及时采取抢救措施，包括迅速注射麻黄碱或山梗菜碱、吸氧、补液，以及其他对症处理。局部用海水冲洗后，可用收敛剂，如10%明矾溶液冷敷，或用含有止痒剂的炉甘石洗剂（炉甘石10g，氧化锌5g，液体酚1g，薄荷脑1g，甘油5g，水加至100ml），每日外涂数次，还可酌情涂用肾上腺皮质激素气溶剂、10%氨水、10%碳酸氢钠溶液等，冷敷后，麻痹不适、兴奋等自觉症状会迅速减轻，乃至消失。

（2）蜈蚣螫伤：蜈蚣多足，喜欢栖息在温暖潮湿的地方，两前足各有一对毒爪与体内毒腺相通，当其毒爪刺入皮肤时，立即放出毒汁，使被螫处皮肤出现两个小出血点，周围绕以水肿性红斑，进一步演变为硬性水肿或者淋巴管炎、淋巴结肿大，大约要经过数日，多数患者的上述炎症反应才能消失。被蜈蚣螫伤的部位常有剧痛或剧痒的感觉，有时还会伴有较重的全身中毒症状，如发热、头昏、恶心、呕吐、眩晕、谵语、痉挛、浑身麻木等，儿童被螫还有危及生命的可能性，因儿童对蜈蚣螫伤特别敏感。

预防 墙角、树皮、腐木和堆放杂草的阴暗潮湿地方，应当经常清扫，或者洒些石灰、六六六粉剂，以防止蜈蚣的滋生和爬行。

治疗 ①雄鸡口内涎沫涂患处。②甘草、雄黄各等份，研细末，菜油调成糊状外涂。③取新鲜桑叶捣汁外敷。④蜘蛛捣烂敷患处。⑤取鲜芋艿、鲜瓦松、鲜扁豆叶、鲜苋菜、南瓜叶、苦瓜叶等，任选1~2种，捣烂如泥外敷。⑥局部红肿、剧痛者，立即用1%盐酸吐根碱水溶液3ml，或用每安瓿含盐酸吐根碱0.03~0.06g溶液，在患处皮下或被螫伤的肢体近心端做皮下注射，还可用0.5%普鲁卡因溶液做局部环封。⑦全身中毒症状较重者，加服上海蛇药片（市售），首次10片，以后每4小时服5片，3~5日为一疗程。还可用南通蛇药片，首次服5~20片，以后每次服5~10片，6小时服1次。上述两种药片，冷开水溶化成糊状，外涂在被螫伤处的四周，皆有良好的消肿止痛功效。

（3）蝎螫伤：蝎有家蝎与山蝎之分，在其末端有锐利的弯钩与体内毒腺相通。毒腺主要分泌酸性神经毒物质、溶血素和抗凝血素等。蝎子喜欢干燥，怕阳光，白天隐伏于墙缝、石间、砾下、草木内，有时潜入室内衣物上，夜间出来觅食昆虫等。蝎子很少主动地去螫伤人，人若触之就会被螫伤。若手足被蝎螫伤后，毒腺内的溶血素和神经毒素迅速发挥作用，偶尔还会危及生命。被螫伤部位的皮肤发生大片红肿、瘀斑，严重时还有坏死的可能性，部分形成水疱，附近淋巴结肿大，自觉剧烈疼痛和烧灼感，上述临床体征是溶血素所造成的结果。神经毒素则直接作用于中枢神经和心血管系统，从而导致出现反射性痉挛、心慌、嗜睡、流涎、说话不清、吞咽困难、发热、尿闭、斜视、精神错乱、惊厥等症状，甚至出现呼吸麻痹而死亡。5岁以下的儿童受到蝎螫更为危险，可在3小时以内致死。如被山蝎螫伤，除上述症状外，还会发生严重的中毒症状，颇似毒蛇咬伤。据文献报告埃及蝎（五线蝎）螫伤儿童的死亡率高达50%！

预防 ①居处四周不要堆积砖石、木板等杂物，应当经常清理、打扫，并喷撒2%氯丹或5%滴滴涕乳剂。②在山区劳动时，穿好鞋袜，戴好手套等防护用品。

治疗 ①抢救措施：被螫患肢应立即在稍上处缚扎止血带，同时尽快地用火罐或吸乳器，拔吸毒汁和恶血，必要时采用外科扩创术。②采用鲜猫眼草，折断其枝取白汁外涂，或用鲜椿树嫩叶捣烂调鸡蛋清外敷，皆有消肿止痛作用。③用雄黄、枯矾各等份，研细末，茶水调敷，或用明矾细末，米醋调敷伤口，亦有良效。④局部剧痛不解，参考蜈蚣螫伤处理之。⑤口服上海蛇药片或南通蛇药片。⑥病情严重时给予抗蝎毒血清，同时，酌情给予肾上腺皮质激素、阿托品等。

（4）蜂螫伤：常见的蜂有蜜蜂、黄蜂、大黄蜂及土蜂等。蜂尾生有毒刺，通于毒腺，螫人时注入蜂毒可引起疼痛、痒性皮疹，甚至出现严重的全身症状。

蜜蜂中的雌蜂尾部生有毒刺和毒囊，主要用来产卵和同别的蜂王搏斗，但由于交尾后退化，失去螫人的功能。雄蜂不螫人。工蜂螫人，尾部生有螫针，它由两根坚硬的刺针互相钳合而成，尖端生有倒钩，中央呈管状，基部与毒腺、毒囊相连。工蜂螫人将含有蚁酸、盐酸、正磷酸等的毒液注入皮肤内。由于螫针上下滑动，越刺越深，受螫皮肤紧张收缩，加上倒刺的缘故，以至使螫针、毒囊、毒腺等一起与蜂体分离。

土蜂仅偶尔螫人。黄蜂俗称马蜂，一旦蜂窝受到威胁，就会蜂拥而上去螫人，由于黄蜂毒液的毒性较强，受螫后可引起严重的反应，甚至危及生命。

蜂螫后患处即刻感到灼痛或痛痒，很快出现红肿，中心有小出血点，甚至发生水疱，特别是手、前臂和面部更是常被螫伤的区域。蜂毒正巧刺入浅静脉内，则会出现大面积明显肿胀，偶尔发生休克或中毒现象，表现为全身发热、头痛、恶寒、恶心、呕吐、烦躁不安等，严重时还会发生痉挛、虚脱、肺水肿、心力衰竭、昏迷及呼吸麻痹，往往在数小时内死亡，但也有经过数日而死亡者。因此，被蜂螫伤后一定要提高警惕，迅即采取有效的抢救措施。

预防　①养蜂人员在管理时应穿工作服，戴好防蜂面罩和手套，接近蜂群之前不要喝酒，蜜蜂钻入衣内，应尽快捕之。②教育儿童不要随便捅马蜂窝，不要靠近房檐、树枝、农作物上的蜂窝，以免激惹蜂群。③需要消灭黄蜂，最好在暴雨时进行，可以蘸取稀泥去捅掉房檐下的蜂窝，消灭蜂群。

治疗　①被蜜蜂螫伤后，应首先将遗留在皮肤上的毒刺拔除，再外涂10%氨水、5%碳酸氢钠溶液，其他蜂螫可直接涂搽。②大片红肿皮疹，可用1%醋酸铅溶液湿敷。③中草药如鲜佛耳草、鲜马齿苋、鲜青蒿、鲜野菊花等，任选1～2种，捣烂如泥，外敷患处，每日2次。④患处剧痛难忍，也可在患处用1%盐酸吐根碱做环封。⑤内服清热解毒中药，如银花、蒲公英、车前草、地丁、半枝莲等，严重者加服南通蛇药片，每次10片，每日3次。⑥休克及中毒症状，应对症处理，迅速抢救。

三十一、毒鱼刺螫

在夏秋两季下海作业时，部分渔民与工人的手足常被毒鱼刺螫而引起剧痛性皮肤损害，医学统称为毒鱼刺螫。

海洋中毒鱼种类较多，在太平洋沿岸的热带海域有龙鲈鱼、角鲨、海鲉、魟类等，温带海域有红鱼、鲴鱼、鲶鱼、青蓝子鱼、瞻星鱼和蟾鱼等。我国渤海、黄海沿岸常见的毒鱼有鬼鲉和赤魟。

鬼鲉又称海蝎子、蝎子鱼等，属毒鲉科，系食肉性毒鱼，常在水底或水边的石缝里或砂土上生活。头棘和背棘的两侧有棘沟，与基部的囊状毒腺相连，当刺入人体时，毒汁由棘沟注入。毒性甚烈，若刺伤多处，注入量大，偶有致死者。

赤魟俗称黄鲼、洋鱼等，属魟科。尾长如鞭，尾侧有一对很长的扁形尾棘，棘边有锯齿形小棘，棘上的棘沟与基部的毒腺相连。当人被刺时，毒腺液体由棘沟注入人体。毒性剧烈，若被大鱼尾棘刺入较深，毒液注入量多时，可致死亡。

当人赤脚、赤手下海或船上作业时，均可误触毒鱼而被刺螫。被刺螫后，立即感到剧烈疼痛，继而红肿，外观似蜂窝织炎，时间稍久，患者肿胀明显，甚则波及患侧整个肢体，呈紫黑色。个别严重者可发生全身中毒症状，如腹痛、呕吐、多汗、虚脱和心跳过速等，随之发生肌肉麻痹而死亡。

预防 ①对下海作业者，说明毒鱼的外形特征和危害性，在操作时应注意防护，避免直接接触。②在捕鱼分类时发现毒鱼，如鬼鲉等，应拣出妥善处理。③在下海作业前，应备好治疗与抢救毒鱼刺螫的医药急救箱，以备抢救时使用。

治疗 抢救治疗以止痛、解毒为主，目前认为以局部注射盐酸吐根为佳。以3%盐酸吐根碱1ml，酌加4～9ml生理盐水或注射用水稀释后，在伤口附近的近端浸润注射。于注射后几分钟，即可止血、止痛，数日内消肿愈合。有心、肝、肾疾患及孕妇、婴儿忌用。

三十二、手部职业性皮肤病

在工业劳动生产过程中，由于某些化学、物理、生物等有害因素的刺激，常常在皮肤上发现种类繁多的皮疹，这种类型的皮肤病统称为工业职业性皮肤病。

尽管各种工业都有发生职业性皮肤病的可能性，但以化学工业的发病率最高，特别是染化、制药、橡胶等工厂，皮肤病发生的机会就更多一些。因此，防治职业性皮肤病是保障工人健康、促进工业发展的一项重要工作。

工业职业性皮肤病的发病原因，很少是某种单一因素，通常是多种因素综合作用的结果。从目前的实践来看，一般分直接原因和诱发因素两大类。直接原因包括化学、机械、物理、生物等，其中以化学因素为最多，也是导致发病的主要原因。

化学因素范围很广，常见的有酸类，如硫酸、盐酸、硝酸等，碱类有氢氧化钾、氢氧化钠等，有机酸类，如醋酸、甲酸、水杨酸等，有机碱类，如乙醇、甲基胺类等，此外，还有有机溶媒类，如松节油、石油、焦油、沥青等。这些化学性物质对皮肤都有很强的刺激，直接作用皮肤后即可发病。但是，有部分人在第一次接触时并不在皮肤上引起反应，如果经过4～5天或更长的时间，再次接触即可发生反应，有时还泛发全身，这种现象在医学上称之为“过敏反应”。常见的致敏物质有：染料和染料中间体，如对苯二胺、间苯胺黄等，显影剂、橡胶制品的促进剂和防老剂、天然树脂或合成树脂等。这些致敏性物质除了高浓度时对皮肤有明显的刺激作用外，它还要受到其他因素的协同作用才会使皮肤发生病变，这种因素在医学上称之诱发因素。诱因包括劳动生产条件、环境防护措施，以及年龄、性别和皮肤的健康状况等。比如：夏季衣着少，暴露部位多，接触致病物质的机会要比其他季节也多一些，其发病率自然比较高，皮肤病发生与皮肤类型有关，如油腻型皮肤抵抗脂肪性溶媒、肥皂、松节油、汽油等的能力比干燥型皮肤要强得多，但接触机油、沥青等物质后，又容易发生毛囊炎和痤疮等皮肤病。

手是人类劳动的重要器官，每天频繁地接触各种各样的物质，因此，手部发生职业性皮肤病的机会比其他部位多，而且类型也较复杂。现将常见的几种介绍如下：

皮炎—湿疹型 最常见，约占整个职业性皮肤病的90%左右，对生产影响亦大，是防治的重点。化学因素是其发病的主要因素，当手接触焦油、沥青、酚、环氧树脂、染料、漆、酸等致敏性物质后，首先在手背、指背出现界限清楚的皮疹，如针头大小的丘疹、水疱、红斑，继而由于剧烈瘙痒而被手指搔抓，少量液体渗出，甚至流水糜烂，最终形成角化鳞屑和浸润性肥厚。上述皮疹只要停止继续接触致敏性物质，或者略加治疗，往往能很快恢复。但湿疹比皮炎要顽固得多，且易复发，部分病人可迁延数月、数年乃至更久。

痤疮—毛囊炎型　比较常见。主要发生在一些长期接触矿物油的工种，如原油、柴油、润滑油等，若是油腻型皮肤的青年工人，更容易得此类职业病。临床表现与寻常痤疮相似，通常在颜面，其次在手背、手腕处发生毛囊孔扩大，灰尘沉积，角质栓塞，因而，在手指节背面、手背、手腕前臂等处时常发现黑头粉刺，角化明显，表面粗糙，这种损害又叫“油疹”。

角化过度—皲裂型　比较普遍。手掌、手指和指甲周围的皮肤干燥，粗糙增厚和角化过度，严重时在冬天还会发生裂隙、出血、疼痛。皮肤在失去弹性的情况下，常易发生裂开，促使上述症状的加重。

溃疡　引起手部溃疡的化学物质有铬酸、碱等。溃疡的形态、大小、深浅常与接触物的性质、方式的不同而有较大的差异。电镀工的手背、指背的关节处，常能见到形态特殊的铬疮。这种铬疮只有赤豆至黄豆大小，边缘凸起呈淡红色或苍白色，中央凹陷较深，呈黑褐色，常需数月才开始愈合，遗留凹陷性瘢痕。这种特殊形态的溃疡颇似鸡眼，故医学上称之为“鸡眼状”溃疡。

此外，有部分橡胶工人由于接触氢醌等物质，在手背处发现白癜风；从事氯丙嗪生产的工人，手足等处可能发生色素沉着。

预防　职业性皮肤病的预防很重要，根据我国的经验，包括下列措施：

（1）加强防护措施：改善劳动条件。在生产的过程中，对有毒有害的致病物质，设备要密闭化、管道化，操作要机械化、自动化和连续化，同时，安装通风、排气、吸尘设备，尽量减少车间的有害粉尘和气体的污染。

（2）加强个人防护：依据工种的不同，佩戴适当的工作服，包括口罩、头巾、围裙、手套、高筒靴等，使车间里的有害粉尘和气体不接触皮肤。

（3）重视保健措施：接触有害物质较多的工厂，要有足够的洗手、洗脸、淋浴设备。对从事化工的新工人在进厂前，要认真做体格检查。

（4）防护油膏：经常接触有害物质的工人，手部涂擦防护油膏亦能起到一定的预防作用。现介绍几种有效的配方：

处方1：预防酸性、碱性、漂白粉等用。

硬脂酸	14g
氧化锌	3.5g
植物油	82.5g

处方2：预防沥青或其他油类用。

单硬脂酸甘油酯	17g
三乙醇胺	1g
硬脂酸	2.5g
碱性硫酸铋	12g
对氨基苯甲酸乙酯	2g
盐酸黄连碱	0.02g
玫瑰油	适量
尼泊金	0.1g
蒸馏水	77ml

处方3：预防石油、煤焦油、碱等用。

羊毛脂　　　　　　　　　　适量

植物油　　　　　　　　　　适量

（可加入5%炉甘石）

治疗　在离开致敏物质后，给予适当的治疗，一般经过1～2周即可痊愈。若脱离接触物在3个月以上，皮疹仍然未见好转的病人，应考虑更换工种。在治疗中应结合具体病情而灵活运用。

（1）皮炎—湿疹型：皮炎仅有轻微红斑、丘疹时，选用炉甘石洗剂（炉甘石15g，氧化锌5g，甘油5g，石灰水加至100ml），或用三黄洗剂（大黄、黄柏、黄芩、苦参各等份，研细末。取10～15g，蒸馏水加至100ml），外涂，每日2～3次。若伴瘙痒较重时，则在上述洗剂中再加1%液体酚或0.25%薄荷脑亦可。皮炎较重，症见红肿、水疱、渗出、糜烂时，选用0.1%依沙丫啶溶液，或用3%硼酸溶液，还可用马齿苋60g（鲜品100g），加水1500ml，或龙胆草60g，加水1500ml，小火煎沸，取汁，湿敷患处，每次10～15分钟，每日3～4次。待渗液减少，病情好转时，改用氧化锌糊（氧化锌25g，淀粉25g，凡士林50g）外涂，每日1次。皮疹处于恢复期，略有干燥、脱屑时选用5%硼酸软膏、2%水杨酸软膏等，外擦，每日1次。

（2）痤疮—毛囊炎型：轻度痤疮、毛囊炎皮疹为主，选用5%硫黄炉甘石洗剂（炉甘石10g，氧化锌5g，液体酚1ml，甘油5ml，硫黄5g，蒸馏水加至100ml）外擦，每日1～2次。毛囊炎皮疹较重者选用0.5%新霉素软膏，或用10%硫黄鱼石脂软膏（硫黄10g，鱼石脂10g，醋酸铅5g，单硬脂酸甘油酯5g，凡士林加至100g）外涂，每日1次。凡见“油疹”皮疹，选用中药：透骨草、金毛狗脊各30g，山楂片15g，加水适量，待温熏洗患处，每日1次。

（3）角化过度—皲裂型：先用温热水（35℃左右）浸泡10～15分钟，待其表皮软化后再外涂10%水杨酸软膏，或用10%尿素软膏。

（4）溃疡：可按溃疡对症处理。内服药主要是对症处理，较为常见的内治疗法有：①抗组胺类药：如苯海拉明25mg，每日3次，赛庚啶2～4mg，每日1～2次，布可立嗪25mg，每日3次。②钙剂：如10%葡萄糖酸钙注射液10ml，维生素C 500mg，静脉推注，每日1次。③抗生素类：合并感染时，酌情给药。④维生素类：痒重加服维生素B_1，皮炎明显加服维生素B_6，角化皲裂加服维生素A，总之总灵活应用。⑤激素类：皮疹泛发、病情较重的急性阶段酌服，但在急性症状控制后，则应逐渐递减，直至停药。⑥中药疗法：治宜清热解毒法，药用银花、连翘、黄芩各10g，茯苓皮、赤小豆、生地各12g，紫草、红花、丹皮、赤芍各6g，水煎服，每日1剂。色素沉着可酌情交替口服六味地黄丸、逍遥丸。

附1

皮肤清洁剂

在日常生活中，有许多污染物用普通肥皂是洗不掉的，可选用一些溶于水，去污力强又不损伤皮肤，同时还无刺激性的物质来代替。

处方1：去除油污

磺化蓖麻油　　　　　　　　20g

羊毛脂　　　　　　　　　　4g

白陶土（或其他胶性黏土）　76g

处方2：清除机油、颜料、煤油

中性肥皂　　　　　　　　　25g

白陶土	55g
麦麸皮	20g

处方3：去除印油和不脱色墨

二氧六圜（石油精亦可代替）	20g
磷酸三钠	4g
胶性黏土	10g
芳香烃基磺酸钠	20g
磺化蓖麻油	16g
肥皂	30g

处方4：对普通肥皂过敏或皮肤干燥

芳香烃基磺酸钠	20g
羊毛脂	3g
胶性黏土	77g

附2

化学性灼伤的局部紧急处理

化学性灼伤的局部紧急处理

灼伤物名称	局部急救处理
酸类（硫酸、盐酸、硝酸、蚁酸等）	立即用大量水冲洗，再用5%饱和碳酸氢钠水中和洗涤，然后再用净水冲洗
碱类（氢氧化钠、氢氧化钾等）	先用大量水冲洗，再用2%醋酸溶液洗涤、中和，然后再用净水冲洗，亦可用2%硼酸水湿敷患处
铬酸	先用水冲洗，再用5%硫代硫酸钠溶液或1%硫酸钠溶液洗涤，然后用净水冲洗。必要时涂上2%二巯基丙醇软膏
磷	有磷微粒附着在皮肤上，应将局部浸在水中，用刷子清除，再用1%～2%硫酸铜溶液冲洗数分钟，然后用2%碳酸氢钠溶液洗去沉淀的铜，最后用生理盐水湿敷
酚（石炭酸）	用大量水冲洗，再用70%酒精洗涤，然后用硫酸钠溶液湿敷
焦油、沥青（热烫伤）	以棉花蘸二甲苯清除粘在皮肤上的焦油或沥青，然后涂上羊毛脂
氧化钙（生石灰）	先用植物油清除皮肤上沾染的石灰微粒，再用2%醋酸溶液洗涤

三十三、红斑性肢痛症

红斑性肢痛症又称红痛症或肢痛症。是一种并不少见的阵发性以血管扩张为特征的皮肤病。其临床要点：多数发生在脚趾，偶尔会波及手，局部疼痛、发热、皮肤潮红、皮温增高，属血管病因学疾病。

红斑性肢痛症的病因，迄今为止尚不明了。不过，在实践中人们逐渐发现，本病的诱发或加重可能与下列因素有密切关系：①血管神经障碍，或由于周围神经炎及其他神经性病变所致。②对热和张力的过敏。③前列腺素代谢障碍。上述三种因素的提出，基本上能够解释本病的临床表现。比如：疼痛，是由于血管神经障碍，末梢血管运动功能也随之失调，于是局部充血，当血管内张力增加，压迫或刺激邻近的神经末梢就会产生剧烈疼痛。皮肤潮红、烧灼感，在患有本病的病人中，发现其皮肤中合成前列腺素的能力增加，口服阿司匹林治疗有效就是佐证。

此外，有人认为本病的发作与温热刺激有关，于是口服羟甲丙基甲基麦角酰胺治疗获效，由此推测本病可能是由一种末梢性5－羟色胺被激活所造成的疾病。

临床上分原发性与继发性两种，凡无明确特殊原因者称原发性红斑性肢痛症。继发于其他疾病者，如多发性硬化病，脊髓痨、外伤性神经官能症、脊髓炎、高血压、酒精中毒、重金属中毒、真性红细胞增多症、痛风、糖尿病、周围血管闭塞性疾病、中枢或末梢神经器质性或功能性障碍等，称为继发性红斑性肢痛症。

本病患者以中年以上的男女为主，极少发生于儿童。但据广州地区报告的433例中，青年女性占92.86%。起病较急，阵发性发作，常见双足同时发病，少数累及双手，以指（趾）部症状较为明显，也可侵犯掌（跖）部。原发性者，其损害多为双侧，继发性者可为单侧。主要病变是境界清楚的红斑，先呈玫瑰红色，后变为紫红色，轻度肿胀，有时呈凹陷性水肿，局部皮肤温度增高，可比正常高2～3℃，伴有出汗，局部动脉搏动，此与血栓闭塞性脉管炎不同。病人自诉足趾、足底有灼痛、刺痛或胀痛，夜间痛重，热刺激、活动、站立及足垂吊姿势均可使疼痛加剧。休息、浸入冷水中、抬高患肢或将足外露，又可使疼痛暂时缓解。当患处温度超过一定的临界温度（为33～34℃）时，疼痛可立即发作，而低于此界限则疼痛消失。

病程慢性经过，夏季加重。原发性红斑肢痛症者健康一般不受影响，发作间歇期可遗留轻度麻木感及疼痛。长期持续发作者可引起瘀血、营养障碍，造成患处皮肤及皮下组织肥厚或萎缩、坏疽、甲变形、骨萎缩等。继发性随原有疾病而预后不同。

防治　本病的防治，仍然尚待进一步解决。不过，尽量避免温热的刺激（包括炎热盛夏的高温、热水的浸泡等），是有利于防止本病复发的。在发作时，根据病人体质与条件，可采用的治疗方法是：①患肢应休息、冷浸或冷敷，抬高患肢，避免局部受热，以减轻疼痛。②口服小剂量阿司匹林，每日0.3g，有良好的止痛效果。③5－羟色胺拮抗剂：如羟甲丙基甲基麦角酰胺（Methysergide）2mg，每日3次，口服，可使其症状长期缓解。国产苯噻啶（Pizotifen），每片0.5mg，第1～3天每晚服一片，第4～6天每日上下午各服一片，从第7天起每日服3次，每次一片，服药2～4周症状即可消失。④耳针疗法：针刺皮质下、内分泌、心、肾、肝等穴，2日1次。⑤针刺疗法：取三阴交、复溜、太溪、血海、照海等穴，施平补平泻手法，留针时可在针柄上点燃艾绒，灸至烧尽，2日1次。⑥中医疗法：治宜甘寒解毒、化湿散寒、通络止痛法。药用：忍冬藤30g，生地、炒知母、玄参、丝瓜络、地龙各10g，丹参、木瓜、泽兰、牛膝、海桐皮各12g，金头蜈蚣1条，水煎服，每日1剂。⑦其他疗法：根据病情可采用周围神经切断术、酒精注射法、交感神经结切除术、普鲁卡因封闭疗法、放血术等。不过交感神经结切除术和放血术应当在有指征和在专家及专门设备条件下进行。

三十四、血栓闭塞性脉管炎

血栓闭塞性脉管炎是一种血管闭塞的疾病，是侵犯中、小动脉和静脉的炎性疾病，好发手、足血管，患者以16～40岁的男性占绝大多数。

病因尚难肯定，但是，吸烟、寒冷和潮湿可能为重要的因素。

本病好发于下肢尤其左侧的下肢。临床上常将本病的发展过程分为三期。

初期（功能障碍期）：患肢有沉重、怕冷、麻木感，足趾有针刺痛，小腿肌肉有抽搐痛现象，并开始出现步履不便（间歇性跛行），休息后消失，手足受冷后疼痛加剧，或有迁移性浅静脉炎，此愈彼起，足背动脉搏动减弱无力，全身症状不显著。

中期（营养障碍期）：病期较久，局部皮肤发冷，患肢抬高则皮肤颜色苍白，下垂则暗红，疼痛转变为持续性，行走困难，夜寐不安，患趾可有粟米样黄色瘀点，反复出现，足背动脉搏动消失或微弱，但全身尚无热症，可有情绪不安，头晕腰痛，筋骨萎软。

后期（坏疽期）：患趾肤色暗红，犹如煮熟红枣，甚则五趾相传，波及足背，肉枯筋萎，呈干性坏死，若溃破腐烂，创口或流紫黑血水，伴有稀薄脓液，肉色不鲜，气味剧臭，疼痛剧烈，如汤泼火燃，彻夜不眠，往往抱膝而坐，足背动脉搏动消失，汗毛脱落，趾（指）甲变厚。全身常伴有轻重不同的发热、口干、食欲减退、便秘、尿黄赤等。

预防 ①寒冷季节穿长筒棉套，使患肢保暖，同时全身亦不宜受凉。②穿着宽大舒适的鞋袜，避免因局部摩擦、挤压而引起外伤。③注意卫生，患肢常用温水或肥皂清洗，保持清洁。常修剪趾（指）甲，积于趾间的污垢，尤要去除，能常用1∶3000高锰酸钾溶液洗涤更好。④禁止吸烟，节制饮酒和房事。

治疗 ①中医疗法：根据临床经过将本病概分为三型论治。寒湿瘀滞型（主症为肢端苍白或暗红、麻木或疼痛等），治宜散寒祛湿、理气活血法，方用阳和汤加减。药用：炙麻黄、炮黑姜、桂枝尖各6g，干地黄、黄芪、党参各15g，青皮、乌药、制香附各6g，丹参、当归各30g，川牛膝、宣木瓜、丝瓜络各10g。水煎服，每日1剂。毒热壅塞型（主症为局部红肿，状如熟桑椹或烂枣等），治宜清热解毒、扶正通络法，方用四妙勇安汤加减。药用：银花、蒲公英各30g，当归、玄参、茯苓、浙贝母各10～15g，生甘草、炒白术、宣木瓜、丝瓜络、橘络各6g，金头蜈蚣1条。服法同上。气血俱虚型（主症为脓液分泌少，疮口久不收敛等），治宜气血双补法，方用八珍汤加味。药用：当归、党参、白术、白芍、干地黄各10～15g，川芎6g，茯苓、生甘草各10g，银花30～45g，白蔹10g。服法同上。②单验方：不论未溃、已溃，每日可用赤豆60g，红枣5枚、红糖适量，煮熟代茶代点；毛冬青片，每日3次，每次5片；丹参注射液2～4ml，每日1～2次，肌注；象牙屑细末，每日2次，每次3g，温开水送下，有促进死骨分离的作用；金头蜈蚣若干，焙黄，研细末，每日2～3次．每次3g，温开水送下，有良好的止痛作用。③口服血管扩张药，如芦丁、烟酸等。④外科疗法：症情严重者考虑进行交感神经切除术，坏疽创面或坏死分离时，可施行截肢手术。⑤针刺疗法：取血海、足三里、解溪为主穴，申脉、照海、三阴交、昆仑、太溪为配穴。施强刺激手法，留针10～15分钟。⑥耳针疗法：取交感、心、肾、皮质下、内分泌。施强刺激手法，捻转可连续0.5～1分钟。⑦局部治疗：初期未溃时用当归15g，独活30g，桑枝30g，威灵仙15g，水煎待温熏洗，每日1次，每次10～15分钟，熏洗后再用红灵酒（生当归60g，红花30g，花椒30g，肉桂60g，樟脑15g，细辛15g，干姜30g，用95%酒精1000ml浸泡7天备用）少许揉擦患肢足背、小腿，每次20分钟，每日2次。疮面收功的后期，亦可用之，溃疡浅表应保持无菌清洁、干燥，溃疡较深则按中医外科换药原则处理。

三十五、肢端动脉痉挛

有些年轻女性的手足指（趾）端肤色苍白、发紫或发红，局部皮温冰冷，时间一久，还会导致肢端营养障碍性坏死。上述病症，是由血管神经功能紊乱引起的肢端小动脉和微细动脉的痉挛性疾病，医学上叫雷诺病或称雷诺现象。（表34）

肢端动脉为什么会发生痉挛呢？从本病的临床表现看，分原发性和继发性两种。原发性病因目前尚不清楚，不过，80%的病例发生在妇女或有家族病史。本病与寒冷、精神紧张、内分泌（如性腺、甲状腺、垂体等）障碍也有关系。近来已注意到血液成分的变化，如邻苯二酚胺、血黏度、血小板凝集、纤维蛋白溶解等，特别是在低温的情况下，这种变化可影响手指的血流量。雷诺现象继发于各种原因，主要有外伤、职业性血管痉挛，如手指经常在水中作业者、钻机手、打字员、钢琴演奏者、砂轮作业者以及因使用震动强烈的机器造成震动性损伤（如气锤病），其他因素还有臂丛神经和锁骨下血管受到压挤、肋骨－锁骨综合征、重金属中毒及麦角中毒、肢端动脉硬化症、皮肌炎、红斑性狼疮、类风湿关节炎及其他结缔组织病、冷凝集血症、冷球蛋白血症、先天性梅毒、神经系统疾病、偏侧大脑皮质病变均可导致雷诺现象的发生。

总之，不论是原发性还是继发性，肢端动脉痉挛的确切发病原因很难确定。不过，在临床上将原发性称之为雷诺病，继发性称之为雷诺现象。（表34）

本病以20～30岁的女性为多见，女性约为男性的5倍。在受到寒冷刺激下，指（趾）端皮肤出现典型的三个时期的改变：

局部缺血期：手（足）指（趾）末节的微细动脉阵发性痉挛，引起局部缺血，手指（趾）苍白、发凉，刺痛，知觉异常，麻木感，手指发硬，不能自由屈伸。

局部窒息期：上期约经数分钟后，局部静脉被动性充血，毛细血管缺氧，血液停滞，进而发生肿胀、发绀、甲床青紫，同时，伴有刺痛和跳动感。

缓解期：最后小动脉重新扩张，指（趾）端的微循环得以恢复，局部组织出现发红和肿胀，指末变暖，跳动感增强，然后又渐趋恢复正常。

上述动脉收缩、静脉充血、动脉扩张的全过程，其发作的次数不一，多者一月数次，少者偶尔发作，个别病情严重者几乎没有间歇期。如果发绀和疼痛转变为持久性，小动脉处于过长时间的痉挛，造成局部组织的缺血、缺氧，使之指（趾）端发生点状浅表性坏死，甚至发生肢端皮肤萎缩，指（趾）甲变形，末节骨脱钙等。为了便于鉴别雷诺病与雷诺现象的不同，详见下页表。

预防 ①尽量保持手足温暖，避免受寒。②加强体育锻炼，增强机体的抗寒能力。③对继发性疾病，要重点性治疗。④精神要愉快，避免精神过分激动。⑤戒烟。⑥由于使用振动工具而出现雷诺现象的工人，必须更换工作。

雷诺病与雷诺现象临床鉴别

病名 临床表现	雷诺病	雷诺现象
病因	由寒冷或情绪紧张而诱发	继发于多种疾病
性别	80%为女性	男性居多数
年龄	40岁以下	50岁以上
部位	病变对称	病变不对称，局限1～2指
皮肤损害	起病慢，局部缺血，表浅而有小的坏死	起病急，溃疡，坏死
全身病变	少见	伴有发热、疲乏、消瘦、关节痛、血沉增快、贫血、蛋白尿等症状
性质	原发性	继发性

治疗 ①血管扩张药：如妥拉唑林25～50mg，或利血平0.25mg，每日3次。烟酸100mg，或盐酸罂粟碱30mg，每日2～3次。有人报告冬天口服甲基多巴0.25g，每日3～4次，最高不超过每日2g，可防止因寒冷刺激小动脉和静脉引起的反射性收缩，从而改善局部的血液循环。②维生素E，每日800mg，分次口服，有较好疗效。③血浆去除法：每周去除血浆2～2.5升，共5次，据报告此法治疗雷诺病，收到临床疗效。④前列腺素E：通过一根中心静脉插管，经72小时给予。剂量为每次每公斤体重给药6μg，12小时后如无副作用则增加到每次每公斤体重给药

10μg。不过，要注意毒性反应。⑤10%低分子右旋糖酐，对增加指（趾）端血流量和指尖溃疡，以及减轻缺血性疼痛是十分必要的，尤其在冬天更为重要。⑥中医疗法：多数认为是寒凝血滞经脉，治宜助阳益气、活血通络法，方用当归四逆汤加减：桂枝、党参、赤白芍各6g，黄芪、熟地、茯苓、川牛膝、宣木瓜各10g，丹参、当归、鹿角片各12g，淡附片、细辛、炮黑姜各4.5g。水煎服，每日1剂。中成药有八珍丸、全鹿丸、参桂鹿茸丸等。长期坚持服用有一定的预防与治疗作用。⑦针刺疗法：取曲池、内关、合谷、血海等穴。施补法，留针30分钟，每日1次。针后加用隔姜灸3~5壮，温经通络效果更好。⑧耳针疗法：取心、皮质下、交感、内分泌等穴，施强刺激手法，留针15~30分钟，每日1次。⑨水针疗法：50%丹参注射液，上肢取内关、曲池，下肢取足三里、三阴交。左右交替轮流注射，每次每穴2ml。⑩局部治疗：肢端发绀、发凉选用红花酒（红花10g，桂枝5g，50%酒精700ml，密封浸泡7~10天，过滤取汁，备用）外涂患处。若加按摩，更有促进血液循环、缓解血管痉挛的功效。中药熏洗常用药有：透骨草30g，姜黄、当归、海桐皮、威灵仙、羌活、苏木各15g，川椒、红花、乳香、没药各6g。水煎熏洗患肢，亦有散寒通络的作用。

此外，不少临床医家介绍家传验方，如四虫丸（蜈蚣、全蝎、土鳖虫、地龙各等份，研细末，水泛为丸）每次3g，每日2~3次，通脉安丸（洋金花1.5g，丹参60g，当归、川芎、琥珀各15g，朱砂1g，炒枣仁、鸡血藤30g，研细末，炼蜜为丸）每次9g，每日2次。通络止痛的效果甚佳。

三十六、肢端青紫症

肢端青紫症，是以手足皮肤长时间的青紫、凉冷、多汗为特征的一种皮肤病，又名肢端紫绀病。

病因不明，多数有家族病史。本病的发生可能与寒冷刺激有关。在寒冷的环境中，末端小动脉对冷的反应而发生痉挛，而较小的血管，尤其是乳头下静脉丛的小血管扩张，继而发生反射性收缩障碍。亦有人认为可能是与血液黏稠度的改变有关。

患者以少年女性多见，但男性青年也有发病。智力缺损及精神分裂症病人患本病较正常人为多。每遇寒冷，手足皮肤呈青紫色或暗红色，受暖后逐渐转为红色，自感麻木、胀痛、多汗。冬天常持续存在，夏天症状减轻，皮肤变为紫红色，一般很难完全恢复。本病多发生在青春期，到了成人期减轻。若发生于中年人以后可伴有动脉性疾病。凡本病患者易伴发冻疮、网状青斑、小腿红绀病。

预防 ①戒烟，避免饮茶和咖啡；②注意肢体保暖，给予营养丰富、维生素多的食物。

治疗 ①血管扩张药：如甲基多巴0.25g，每日3~4次，妥拉唑林25mg，每日3次，②维生素类：口服维生素C、烟酰胺等，③中医疗法：治宜温阳散寒、通络活血法，方用四逆汤加减：制附片10~15g，干姜3~6g，当归、赤芍、黄芪、干地黄各15g，土炒白术、陈皮、丝瓜络各10g，炒白芍12g，炙甘草4.5g。水煎服，每日1剂。中成药有全鹿丸、虎潜丸等。④温针疗法：上肢取曲池、外关，下肢取三阴交、照海。方法：针刺后先施补法，然后将艾炷一壮插在针柄上，点燃温灸，每日1次，10次为一疗程。

三十七、红绀病

本病又名小腿红绀病，是一种发生在年轻女性小腿的慢性皮肤病，又称对称性皮肤红绀病，或称妇女小腿红绀病。

寒冷与潮湿刺激可能为本病重要诱发因素．多数认为是长期寒冷引起的血管异常反应。亦有人发现患者往往有月经不调而归咎于卵巢功能障碍，还有人认为本病系甲状腺、脑垂体、卵巢功能障碍相互作用而影响血管运动中枢所致，故视为一种内分泌障碍病的表现。

患者以 17 ~22 岁的青年女性为最多，冬天发病或加重。小腿伸侧下 2/3 及屈侧下 1/4，对称性出现肤色暗红、紫红或紫青色斑片，轻度水肿，局部温度偏低，有的同时发生毛囊性红斑、毛囊角化或弥漫性脱屑。多数并发手足多汗，偶有轻度瘙痒或局部畏寒。

预防　①加强体育锻炼，特别应增强肢体的运动。②注意保暖，如穿长裤、皮毛靴以御寒冷。鼓励此类患者穿弹力长袜，既能保暖，又有控制水肿的效果。

治疗　①可按冻疮处理。②有内分泌疾患者给予相应处理。③可试用紫外线治疗。

三十八、鸡眼

鸡眼多数生长在足跖两侧和趾间，其中以足跖中部或拇趾胫侧为多发部位，也有见于趾背及足跟，偶尔见于手部。这种以足部皮肤局限性圆锥状角质增生的损害，常因剧烈的压痛而影响走路和劳动，所以应当积极防治。

鸡眼的发生，主要是局部长期受到压迫和摩擦刺激，使之皮肤发生圆锥形或椭圆形的角质层增生。这种光滑而稍透明的增厚角质层，其顶端像楔子一样嵌入真皮内，再下一层为灰白色薄膜即鸡眼滑囊，外观只有黄豆粒大小，或者略大一些，貌似鸡的眼睛，鸡眼的病名就是由此而来的。

患鸡眼的人，走路不小心被硌就会发生剧烈疼痛。这是什么原因呢？这主要与鸡眼发生的部位和病变的深度有关。因为圆锥状角质尖端嵌入真皮中，刺激乳头层内丰富的知觉神经末梢，因此产生剧烈的疼痛。正因为这样，中医又称本病为“肉刺”。

鸡眼有的呈淡黄色，干燥质坚，有的呈灰白色，潮湿质软。这是因为鸡眼分硬、软鸡眼两种。硬、软鸡眼的发生，既与发病的部位有关，又与局部潮湿或干燥有关。硬鸡眼常发生在足跖和趾的外边突出处，表面扁平，状如圆形或椭圆形，质坚、干燥，呈淡黄色，软鸡眼则发生在相邻近趾间的一趾侧，汗液不容易蒸发，鸡眼表面多被潮湿的汗液浸渍变软，呈灰白色。

预防　①不要穿紧脚的皮鞋，要挑选大小适合而柔软的鞋穿，必要时用海绵垫保护，②足骨畸形或患有骨疣者，应当施行手术治疗，③平时用温热水泡脚 15 ~30 分钟，再用锋利的尖剪刀，把隆起的角化部分削剪掉。中药木贼草、枯矾、金毛狗脊各30g，陈皮60g，细辛10g。水煎取汁，待温浸泡患处 15 ~30 分钟，对硬、软鸡眼都有良好的防治作用。

治疗　鸡眼经修剪仍然复发者，可酌情选用以下治疗方法。①紫玉簪花根，捣烂敷贴在患处，外盖薄玻璃纸，2 ~3 日换 1 次。②鸦胆子（又名苦参子），或鲜半夏适量，捣烂贴敷在患处，3 ~5 日换 1 次。③取地骨皮、红花各等份，研细末，麻油调成糊状，外敷，每日换 1 次，对硬鸡眼有效。④取河豚鱼胆涂在纸上贴之。⑤先用针刺破，以蟾酥 1.5g，温开水溶化，调入铅粉 3g，外涂，2 日换 1 次。⑥水晶膏（石灰 18g，糯米 100 粒，面碱即氢氧化钾饱和溶液 100ml。将石灰放入碱性饱和溶液内，搅调均匀，待其沉淀后，再加入糯米，浸泡 24 小时，冬天泡 48 小时，将糯米取出，与剩下的石灰捣烂成膏即成）。用法：先用温水浸泡鸡眼 15 分钟，再用小刀修削鸡眼的角质层，后用中央剪一孔的橡皮膏贴在鸡眼的四周，使鸡眼充分显露，在其表面涂上，外盖橡皮膏，纱布包扎，用药期间不要揭开。若涂药后有疼痛，说明药物发挥了效力，待 6 ~7 天后，鸡眼与其粘连的组织分离，可用镊子拔去或涤去黄白色的腐渣物，再涂以 2% 紫药水，即可获愈。⑦千金散（制乳香、制没药、轻粉、飞朱砂、赤石脂、炒五倍子、煅雄黄、醋制蛇含石各15g，煅白砒6g。将各药研细末，和匀，瓶贮备用）、鸡眼散［水杨酸5g，东丹（广丹）3g，苯唑卡因2g，白糖2g。研细末，和匀备用］、鸡眼膏（水杨酸80g，乳酸15g，凡士林5g）。鸡眼周围以胶布保护，敷上药一种，再盖橡皮膏固定，7～10日换1次，直至脱落。

此外，电灼、液态氮冷冻、X线照射、手术挖除等也可酌情选用。近来，有人试用二氧化碳激光烧灼治疗新发鸡眼，方法简便，且不出血，效果良好。

三十九、胼胝

人的掌跖处，往往可见一层厚厚的老茧，医学上称之为胼胝。有人认为，这种茧非治不可，其实不然。因为老茧是由于长期受压和摩擦而引起的局限性扁平状角质增生性损害，其次，从胼胝发生的原因看，这种老茧并非一定要治。

手在从事各种劳动中，掌指部位的皮肤长期受到硬物的摩擦，同样，脚在走路时，足跖要承受体重的压力，时间一久，掌跖部位的皮肤会出现一种保护性的生物反应，局部皮肤的角质层明显增厚，其表现为中央厚而边缘薄的局限性角质板，质硬、光滑、呈半透明状，色泽黄白或黄褐。由此可见，胼胝对健康和劳动不仅没有很大影响，而且还具有一定的保护作用。但是，并不是所有的胼胝都与职业有关，其中有些是由于穿不合适的鞋或畸形足所造成的。

另外，有一种胼胝自幼年发病，在掌跖受压部位，多处出现胼胝损害，压痛明显，若在水中浸泡后胼胝增大，疼痛加重，医学叫遗传性疼痛性胼胝，是一种罕见的常染色体显性遗传性疾病。

预防　只要除去致病因素，就可防止胼胝的发生，已患有胼胝者应在鞋内垫上厚而柔软的鞋垫，对防止加重是有意义的。

治疗　对范围较大、角质层过厚、妨碍行走的胼胝，可考虑局部治疗，如中药金毛狗脊、地肤子各30g，香附、木贼草、陈皮各15g。水煎取汁，待温浸泡患处，每次10～15分钟，每日2次，有活血软皮的作用，外涂0.1%维生素A酸软膏，也有一定疗效。

附　鸡眼、胼胝、跖疣鉴别，详见表。

鸡眼、胼胝、跖疣临床鉴别表

病名 临床表现	鸡眼	胼胝	跖疣
皮损形态	圆锥形角质栓，有角质中心核	角化呈片块，无中心圆核	圆形或椭圆形，中央有角质软心，周围有角质环或小黑点
部位	足缘、足趾	掌跖	足跖
数目	单发或数个	少数	多发
表面	近中心核处、皮纹消失	光滑、皮纹清楚	粗糙，常有出血点
压痛	很明显	不明显	明显

四十、逆剥、指节垫和手足皲裂

在人群中，由于职业和环境的不同，有些人在手指、足趾上，会发生这样那样的皮肤病，其中有些皮肤病虽不严重，但有时也会给工作、生活带来不便，逆剥、指节垫和手足皲裂，就是经常遇到的三种皮肤病。

（1）逆剥：指甲包括甲板、甲廓、甲根和甲床等几部分。甲板呈半圆形，甲廓紧接甲板周围，甲根是近端甲廓覆盖的部位，是指甲生长的源泉，甲板的下部是甲床。逆剥症就是发生在指甲根部的一种皮肤病。这种皮肤病表现为甲根部位的甲廓皮肤翘起、离开或游离于甲板之上。至于为什么会发生这种皮肤病呢？隋代巢元方在《诸病源候论》一书中说："手足爪甲际皮剥起，谓之逆胪（《说文》注：胪，皮也）。风邪入于腠理，血气不相故也。"这就是说，逆剥是过度伸展的甲上皮，失去气血的濡养而发生裂开，进而使甲边缘区的皮肤翻起。用手钳去，有疼痛感，不用手钳去又令人讨厌，不少人常用口去咬翻起的甲上皮，这是很不好的卫生习惯。其实，只要经常用剪刀修剪掉就行了。对反复发生者，局部可涂搽润肤之类的软膏制剂，如10% ~15%尿素软膏、新霉素软膏等，可使角化的表皮软化而获得治疗和避免复发的效果。

（2）指节垫：指节垫的发生，多数与职业有关，从某种意义上说，指节垫也是所从事某种职业的标志。指节垫可发生在手足指（趾）的伸面，也可发生在掌骨关节处。节垫是高出皮肤表面的斑块，呈扁平状，其形态为大小不等的圆形或椭圆形，色泽随病程长短的不同而各异（初起时近乎肤色，时间久了呈淡黄色或棕褐色），表面干燥，粗糙不平，但没有鳞屑脱落，节垫与皮下组织并不粘连，可以自由推移，很少有痛痒等自觉症状。若皮损区广泛，可选用软坚通络的中草药，如金毛狗脊30g，金钱草、木贼草、香附、蜂房、细辛各15g，蝉衣、蛇蜕各10g。水煎取汁，浸泡患处，每日1 ~3次，每次15 ~30分钟。还可用液氮冷冻疗法、X线照射等来治疗。每次15 ~30分钟。

（3）手足皲裂：指由各种原因引起手足部皮肤的干燥和裂开。这种常见的皮肤病，不论是体力劳动者还是脑力劳动者均可发生，以冬季最为常见。症状有疼痛、出血等，甚至妨碍劳动和工作。

手足皲裂发生的原因是多方面的。比如：手足皮肤尤其是掌跖部角质层较厚，无皮脂腺，冬季汗液分泌减少，又缺乏皮脂滋润，经常接触泥灰、化肥、农药、石碱、肥皂等有刺激、脱脂、吸水的物质，患有手足癣、手足多汗症、慢性湿疹、鱼鳞病、掌跖角化病等更能促使皲裂的发生和发展。

皲裂常发生在拇指、食指突出部位，以及足跟及两侧部。裂口有宽有窄，有长有短，深浅不一，有的深达真皮，伴有出血和结痂，足跟处的裂口以垂直而短者多见，斜行而长者较少，裂隙内藏垢纳污，呈棕黑色，并有不同程度的疼痛和压痛。

预防　要从发病原因上综合考虑，尽量减少劳动中的直接摩擦，最好戴手套，冬季坚持每晚用温热水浸泡手足，用刀片轻巧削去增殖明显的角质层，最后再涂上角层剥离剂（间苯二酚10g，水杨酸10g，凡士林加至100g），或用5% ~10%水杨酸软膏，每周涂2 ~3次，用肥皂或碱洗涤衣物用品后，应立即用清水冲洗干净，搽些油剂，如蛤蜊油等，积极治疗原有的皮肤病。

治疗　依据病情的轻重不同，可选用各种防裂膏。常用的有：2.5%厚字红皲膏（血竭2.5g，羊毛脂30g，凡士林70g），10%白及软膏（白及粉10g、凡士林100g），紫草白及膏（紫草250g，白及120g，凡士林1500g，麻油5000g），0.1%维生素A酸软膏，两草橡皮膏（紫草、甘草、当归、白蔹等量掺入橡皮膏基质中）等。可任选一种涂擦，其中以10%白及软膏疗效好，在应用的84例中，有效率达98.81%。此外，对严重皲裂者可用白及硬膏（樟丹1650g，花生油25000g，白及300g，硇砂60g）外贴，其显效率为58.2%。

四十一、掌跖角皮病

在临床中，常碰到有些病人的掌跖皮肤增厚、粗硬、干燥而有鳞屑的一组皮肤病，这种皮肤病统称为掌跖角皮病。

掌跖角皮病由于形态不一，病因不同，病名亦各异，比较能见到的有：弥漫性掌跖角皮症、点状掌跖角皮症、条纹状掌跖角皮症、进行性掌跖角皮症、移行性掌跖角皮症、残毁性掌跖角皮症、局限性掌跖角皮症、绝经期角皮症、掌跖角皮症伴发食道癌、播散性掌跖角皮症伴发角膜营养障碍、掌跖角皮症伴发牙周病等。上述一组掌跖角皮症发生的原因，归纳起来有四：

（1）遗传因素：既包括常染色体显性遗传，又包括常染色体隐性遗传，近亲结婚者发病率尤高。

（2）内分泌因素：部分病例与性内分泌的变化有关，但迄今尚未确定是何种性内分泌素所致。

（3）外因刺激：多数与肥皂、洗衣粉之类洗濯有关。

（4）疾病因素：有部分掌跖角皮症与某些疾病有关，如银屑病、鱼鳞病、手足癣、扁平苔藓、汗孔角化症、雅司病、慢性砷中毒等均可出现掌跖角化过度改变，有的可能与内脏肿瘤食道癌同时并存。

掌跖角皮病的发病年龄，多数在1岁以内的婴幼时期，但亦有在15～45岁之间的中青年时期才发病。在掌跖部位的皮肤发红，明显增厚，表面光滑发亮、干燥、脱皮，随着年龄的增长，病情可能不断加重，到了20岁前后达到高峰。手掌、足跖和指（趾）甲屈侧表皮角层增厚，皮肤发硬，边缘清楚，呈大片黄色胼胝样厚茧，冬天手指、脚趾还会发生皲裂，甚至出血、疼痛，指（趾）甲变厚、变形，呈卷曲状，使之伸屈活动受到限制等。这些变化直接影响患者的生活与工作，因此，应该积极治疗。

先天性掌跖角皮症鉴别可详见下表。

先天性掌跖角皮症鉴别及临床特征

病症	遗传类型	发病年龄（岁）	皮损特点	主要伴发缺陷
弥漫性掌跖角皮症	显性	婴儿期	弥漫性	无，或局部多汗症
点状掌跖角皮症	显性	10～45	点状	常无，可有甲变化
条纹状角皮症	显性	5～20	条纹状	常无
掌跖角皮症伴发食道癌	显性	5～15	弥漫性	食道癌
进行性掌跖角皮症	显性	婴儿期	弥漫性，伴红斑、脱屑，扩展至手足背、持续发展几年	常无
残毁性掌跖角皮症	显性	婴儿期	弥漫性	假性趾（指）断症
播散性掌跖角皮症伴发角膜营养障碍	显性	5～20	点状、条纹状	角膜营养障碍
掌跖角皮症伴发牙周病	隐性	1～5	弥漫性，伴发红，扩展至手足背，持续扩展多年或终生	牙周病、掌跖臭汗症
局限性掌跖角皮症	隐性	婴儿期	软胼胝状	智力低下、角膜营养障碍、颊黏膜白斑病

防治　因遗传因素所致掌跖角皮症，在目前没有得到满意的解决。不过，避免近亲结婚，即使有同样病的家族史，也不要选择配偶。这样，对预防具有一定的意义。全身与局部治疗虽然只能取得暂时性疗效，但对减轻患者的痛苦来说，仍然是需要的。常用药物有：①维生素A、维生素AD，口服或肌内注射均可。②苍术膏（苍术适量，依法熬膏），每日2次，每次15ml，温开水送下。此外，用温热水浸泡患处10～15分钟，然后分别选用10%水杨酸软膏或10%～

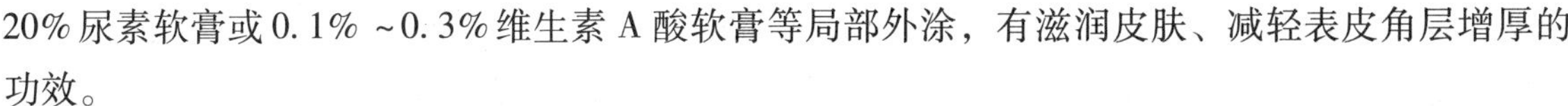

20%尿素软膏或0.1%～0.3%维生素A酸软膏等局部外涂，有滋润皮肤、减轻表皮角层增厚的功效。

对非遗传性掌跖角皮病，采用病因治疗能获显效。比如：绝经期角皮症用雌性激素，甲状腺功能减退可给予甲状腺素等。

四十二、进行性对称性红斑角化病

进行性对称性红斑角化病又名进行性对称性先天性红皮病，是一种发生在掌跖部位，以红斑、角化、鳞屑为特征的常染色体显性遗传病。由于临床表现及组织学所见，类似毛发红糠疹，故有人认为本病是毛发红糠疹的亚型。

本病开始在双侧手掌和足底发生对称性弥漫性红斑，其上有角化过度、鳞屑和皲裂，随之皮疹向手背、足背以至肘、膝及大腿伸侧等处蔓延，严重时，凡是身体的隆起之处，皆能见到潮红、浸润肥厚样斑片，糠秕状鳞屑，病久则会使指（趾）甲增厚，失去光泽。自觉轻度瘙痒。病程经过缓慢，常为进行性发展。

治疗 ①口服或肌内注射维生素A，有一定效果。②口服苍术膏。③煎服健脾祛湿的中药，如苍白术、茯苓、陈皮各10g，炒枳壳、砂仁、广木香、厚朴、桑枝各6g，山药、生地、炒扁豆各15g，亦有一些疗效。④局部治疗：先用陈皮30g，金毛狗脊15g，乌梅12g。水煎取汁，待温浸泡患处15分钟，再分别选用15%尿素软膏、0.1%维生素A酸软膏、10%水杨酸软膏、20%鱼肝油软膏等局部外涂。

四十三、朱砂掌

民间常有这样的流传，“手掌朱砂，福大命大”。其实这是毫无科学根据的。

朱砂掌在医学上叫掌红斑，又称肝掌。这种红斑主要发生在手掌部，特别是大小鱼际部的对称性红斑，多数是毛细血管扩张所引起的局部发红现象。这种境界清楚的红斑，往往是鲜红色至暗红色，压之褪色，日久逐渐侵入指腹、掌心以及全部手掌，但以近端腕横纹为界，未见到超过此界限者，这种红斑分布的特点，可能与手部的解剖及血管分布有关。

现在发现朱砂掌非但不是福的征兆，恰恰相反，是多种内脏疾病和皮肤病在外的一种表现。比较常见的疾病有：肝脏病（如肝硬化）、类风湿关节炎、湿疹、银屑病、毛发红糠疹、系统性红斑狼疮等。妊娠期间的朱砂掌，可能是雌性激素对动脉刺激的缘故，分娩后红斑可自行消失或缓解。此外，还有一种朱砂掌是自幼发病，有家族史，故称为遗传性掌红斑。

肝掌与蜘蛛痣一样，不能仅据此掌红斑的体征，就断言患有慢性肝炎或肝硬化，而应该结合病史、临床体征及各种辅助性检查去全面考虑它的意义。

本病无自觉症状，无须治疗。

四十四、掌跖脓疱病

掌跖脓疱病又称脓疱性细菌疹，是一种好发生在掌跖的、深在的、周期性的无菌性小脓疱，伴有角化、脱皮等慢性复发性皮肤病。近年来，该病有明显增加的趋势。

掌跖脓疱病的发病时间，以每年的4月份最多，其次是5～6月份，梅雨季节病情容易恶化或诱发。这种皮肤病的发生，目前认为与局部纤溶（纤溶酶）有关。虽然脓疱是其重要的临床特征，但是，以炎症为基础，而参与炎症的物质很多，其中纤溶系统是不可忽视的一个因素。研究者进一步发现：当病情处于脓疱型和红斑－脓疱型时，分别在加剧期、消退期采集皮疹区的皮肤活检，结果表明上述两型的新生脓疱部位的纤溶活性减弱，若病情停止发展，皮疹干燥，纤溶恢复正常活性。由此说明，局部纤溶的减弱乃至消失，均与皮疹的发生有一定关系。

此外，有人从疗效统计中发现，除去病灶感染的治愈率为35%，而没有从病灶感染入手的治愈率仅为17%，因此，病灶感染也是不可忽视的致病因素之一。

还有人认为，本病对与汞、铜、锡等金属元素过敏有关。食入含上述金属的食品，或使用金属牙科材料而吸收进入血液循环，再经汗液排泄到角质层较厚的掌跖致敏而发病。持这种金属元素过敏学说者，在事实面前还进一步证实：其一，金属斑贴试验阳性，除去金属牙科材料，病变可以获显著改善或痊愈；其二，金属斑贴试验产生的脓疱，其病理变化与本病脓疱的病理改变相一致。

另外，各种外界刺激（包括肥皂洗涤、外用刺激性药物等）、夏季出汗多，以及月经前期、自主神经功能紊乱等均可促使本病的发作与恶化。

本病好发年龄在30~50岁之间，女性比男性要多。皮疹通常从掌跖的中心部位发生水疱，状如针帽至绿豆大小，迅即混浊变成脓疱。病轻时，上述皮疹仅限于掌跖一侧，病重时，则对称乃至整个掌跖受累。当皮疹发展时，整个掌跖皆为脓疱，疱破呈现蜂窝状结构。皮疹除掌跖外，偶尔还会向外扩展直至遍布整个手足的屈面与侧面，极个别的病例在小腿、膝盖、手背、肘部也可发生，严重时可伴有全身散在性皮疹。实验室检查发现，当掌跖皮疹处于急性暴发阶段，白细胞计数增至（12~19）$\times 10^9$/L，中性粒细胞占65%~80%。在脓疱或水疱成批出现的前后，患处常伴有中等或严重的瘙痒、肿胀、疼痛，反之，皮疹减少，痒痛减轻，病情也渐趋向静止。这种由静止至恶化，或者由恶化至静止的周期，一般为3~5天发作一次。临床分为4型：

（1）局限型：皮疹仅仅局限在掌跖区。

（2）汗疱型：在掌跖部位以潜在性水疱占优势。

（3）银屑病型：皮疹除掌跖部位外，其他部位还会发生银屑病样的损害。

（4）播散型：掌跖和全身发现脓疱性皮疹。

在上述四型中，银屑病型与脓疱、水疱混合的病例各占一半。这种分型对治疗很有意义。比如：局限型按脓疱形成的多少，考虑感染的轻重，汗疱型则要分析与手足多汗症的内在联系，银屑病型要从银屑病的因素去探索，播散型多与感染病灶关系密切。

治疗　本病目前尚无特殊疗法。现将有关治疗介绍如下：

（1）重视病灶感染：据报告摘除扁桃体后可获治愈，所以，多数临床医学家主张施扁桃体摘除术。

（2）酶制剂疗法：酶制剂主要包括尿激酶、链激酶、苯乙双胍、血清单肽酶等。

（3）8-甲氧补骨脂素光疗法：采用8-甲氧补骨脂素口服（剂量40ml，顿服），或用0.3%浸泡剂或软膏外涂患处，再进行长波紫外线照射。

（4）去除金属：本病的脓疱是无菌性脓疱，在致敏因素中，要考虑除去的金属有汞、铜、镍、锡等。

（5）抗生素疗法：全身抗生素治疗常有暂时性效果，如口服四环素250mg，日2次。4周为一疗程，连续服药3个疗程，多数皮疹能够完全消失。这种疗效与患者的年龄、性别、病程、用药次序，以及是否合并掌跖银屑病损害无关，其副作用有恶心、腹泻等。另外，有部分病例对单纯疱疹病毒和埃-波二氏病毒血清抗体效价增高，因此，针对病毒的治疗，也应予以重视。

（6）肾上腺皮质激素疗法：在急性阶段或经其他疗法治疗无效时，可考虑应用激素。

（7）针对病因治疗：凡怀疑对金属过敏的患者，除摒除金属牙科材料外，还应避免摄入含有某种金属元素的食品。

（8）中医疗法：选用清热解毒、祛风化湿的中药：黄芩、黄连各9～12g，地丁、野菊花、豨莶草各12～15g，七叶一枝花20～30g，生黄芪12g，生甘草、苍耳子各6～10g。水煎服，每日1剂。红斑明显加生地、丹皮，脓疱反复发作加重用黄芪，酌加银花、连翘、蒲公英、败酱草、鱼腥草，鳞屑多加当归、鸡血藤、丹参等。

（9）局部治疗：水疱、脓疱阶段选用1∶5000高锰酸钾溶液浸泡10～15分钟，每日2次，或选用王不留行30g，吴萸、明矾、乌梅各10g。水煎取汁，待温浸泡患处10～15分钟，每日1～2次，干燥、脱皮、裂口疼痛阶段，外涂四黄膏（黄芩、黄连、土大黄、黄柏、芙蓉叶、泽兰各30g，麻油500ml，黄蜡125g，依法熬膏，备用），每日1～2次。

（10）其他疗法：视病情分别选用同位素或浅层X线照射，对部分病例有效。

四十五、凹陷性角质分离症

经常接触泥土和水的人，足底（前跖部和跟部）常有很多状如针头至黄豆大小的角质缺损，形成多个孔眼，很像蜂子窝，其孔内填满了泥土或污物，这就是沟状足跖角质松解症，又叫凹陷性角质分离症。

该病以热带、亚热带地区较为多见，而且病情也比较严重。我国四川省的皮肤科工作者对239例调查结果表明，发病年龄在21～40岁之间者占43.92%，可见发病主要是青壮年。

凹陷性角质分离症的发生可能与以下因素有关：①赤脚：全部患者平素都有赤脚走路的习惯。②潮湿：足部出汗较多者占患病人数的69.61%，穿胶底鞋、塑料鞋者占54.85%。③摩擦：所有病人的病变都发生在足跖和跟部，以及趾间等负重和受摩擦等部位，而足穹隆处却无一人发病，说明摩擦、湿水浸渍均容易导致本病的发生。除上述因素外，最近有人在凹陷部位的边缘角质损害处，发现有一种微生物的存在，但是，这种微生物究竟为何种属，还有待研究。不过从现有的资料看，在许多情况下能分离出棒状杆菌属和链丝菌属的致病菌。

在足底前跖、足跟、足趾屈侧及其手掌等处，可表现出多个形态不一，直径约2～4毫米，深为1～2毫米的散在性浅表的凹陷性剥蚀，这种如针尖到黄豆大小的角质层剥蚀区，常塞满泥土或污物，部分病人的皮损呈大小不等的片状或圆形角质脱落，边缘不整齐，如虫蚀一样，另有部分病人的跖部和手掌皱襞处，以及足跟边缘发生条状缺损，或者孔眼状、片状和条状损害相互错杂同时存在，趾间皮肤，特别是3、4趾间浸渍腐白的现象更是多见。上述皮损无炎症表现，肤色多呈正常，或呈棕、黑色。局部伴有多汗、浸渍、恶臭和轻度疼痛，一般没有自觉症状，只是部分严重的病人，可能出现不同程度的红肿胀痛，病程慢性，往往持续多年。有时也可自行消失，但在夏季和长时间浸在水中，病情又明显加重，冬季则减轻或消退。

预防　主要是穿干燥鞋，避免过长时间站在泥土和水中劳动，这对于预防本病的发生是十分重要的。

治疗　轻型病人不需特殊治疗，局部皮损触痛较重者，则应该积极治疗，必要时收住院诊治。外用药用5%甲醛溶液，或用新霉素软膏、庆大霉素软膏等涂搽。还可用于葛根30g，枯矾15g，水煎取汁，浸泡，每日1～2次，每次10～15分钟，有收湿、止痒的良好效果。必要时口服祛湿解毒的中药，如苍术、黄柏、青皮各6～9g，茯苓、川牛膝、萆薢各12g，忍冬藤，赤小豆各30g。水煎服，每日1剂。

四十六、手部血管角化瘤

肿瘤是威胁人类生命的一种常见病。据国内资料报道，皮肤肿瘤主要发生在头面部，其次是躯干和四肢。非洲地区的皮肤肿瘤多见于下肢，这可能与下肢长期裸露在外，容易招致各种损伤等因素有关。

血管瘤是一种起源于中胚叶的良性肿瘤，往往在出生时或生后不久即可发现。血管角化瘤在血管瘤家族中是比较少见的一种先天性疾病。这种病有时发生在肢端部位，有时发生在阴囊处，还有的可泛发全身。不过，从临床实践来看，以儿童、青年女性较为多见，常发生在阴囊、肢端等部位。

血管角化瘤在手足肢端的病变部位，主要是手指、足趾和手足的伸侧，其次是肘部或膝部。病变初起时，为针帽至绿豆大或更大的圆形小丘疹，呈紫红或暗红色，表面不光滑，略为角质性疣状增殖，用手触摸则有粗糙而硬的感觉，用力压迫皮疹，色泽完全消退，撤除压力，皮疹色泽又渐渐恢复原状。上述皮疹既可单个发生，又可多个出现，重时还会出现多个融合成斑块状趋向。偶尔摩擦破皮亦可溃破出血。在病变的过程中，常伴有手足发绀或冻疮的发生。

治疗 ①皮疹融合成斑块状时，酌服活血化瘀、滋阴退疹的中药，如生地、炒丹皮、赤芍各10～12g，紫草、红花、桃仁各6～10g，炒槐花、丹参、石斛、地骨皮各15g，片姜黄3～6g。水煎服，每日1剂。②局部单个发生时可分别采用电灼法、冷冻疗法等，亦有较好的效果。

四十七、警惕足部的黑色素瘤

黑色素瘤不仅来源于痣，而且也可来源于黑素细胞。因此，黑色素瘤既可被认为是在变易型色素痣的基础上发生，又可被看成直接发自健康的皮肤，特别是在足部发现色素痣时，更应警惕这种恶性程度极高的肿瘤。

黑色素瘤可以发生在身体的任何部位，但以足部最常见，其次按发病部位的顺序为下肢末端、头部、颈部、腹部和臀部。在上述部位，尤其是生长在足趾处的原发痣，一旦发现色素加深、范围扩大，在其周围又有炎症反应，进而出现溃烂、出血，自觉痒痛不适和黑色素尿等临床表现，说明已经恶化为黑色素瘤，若不是由痣转变而来的黑色素瘤，在正常的皮肤上，开始仅为一个并不引人注意的棕黑色的小点，随病情迅速进展很快溃烂，呈现一种特殊的黑色外翻的溃疡面。鉴于黑色素瘤病情演变急速，容易向淋巴系统转移，或者经血液循环而转移到肺、肝、脑等重要脏器和组织，因此，凡见发生在易受刺激部位的色素痣、痣样雀斑，应予切除，并送病理检查，以便早期发现，及时治疗。

治疗 多数医家不主张用电灼和腐蚀疗法，避免肿瘤细胞的扩散，以综合性治疗为妥。

（1）黑色素瘤局限未转移者，尽可能从范围和深度方面做到彻底手术治疗。

（2）已转移到附近淋巴结，除切除原损害外，应清扫局部淋巴结，并做放射治疗，以延长患者寿命。

（3）全身治疗：手术切除后，配合药物系统治疗，对巩固疗效和预防复发是有意义的。目前治疗黑色素瘤主要用三嗪咪唑胺（简称DTIC或DIC），每日静脉注射250mg/m^2，连注5天，每4周重复注射1次。若用小剂量，每日可用4.5～6mg/kg，连用10天，再每4周重复1次。用药的头两天可能有轻重不一的胃肠反应，以后逐渐消失。但可引起静脉炎。另一种比较有效的药物是亚硝基尿氮芥，每日125mg，加入5%～10%葡萄糖或生理盐水内静脉滴注，于1～2小时内滴完，3天为一疗程，每疗程间隔4～6周。放线菌素的有效率在35%以上，其次是羟基脲，其有效率在35%以上。对手术根治有困难者，有人采用卡介苗免疫疗法，它可使损害减退，延长转移的时间，延长患者寿命。若在肿瘤切除后应用，可使复发的时间推迟，配合化学疗法，其效果较单独化学疗法好得多。

此外，据有人报道，用激光和放射疗法治疗黑色素瘤可以提高生存率。

四十八、手足疣赘

疣是种很普通的皮肤病。常见的疣有寻常疣、跖疣、扁平疣、丝状疣和尖锐湿疣等。这些疣虽然发生的部位不同，但其病原相同，都是由疣病毒（属 DNA 病毒）引起。

疣赘广泛地发生在人群中，其原因主要有三个方面：①病毒是目前病原微生物中体积最小的一种，细菌不能通过的菌滤器而病毒可以通过，具有较大的传播性。②有人发现，半数以上寻常疣患者有特异性抗体，治疗比较困难。③有些疣患者有细胞免疫缺陷，如恶性肿瘤病人，疣的发病率明显增加。

手足疣赘以寻常疣为最多见。这种疣通常发生在手背、足背、手指、足趾和甲缘等部位。初起时为米粒至绿豆大小的局限性圆形多角形隆起，随着时间的推移，隆起的表面粗糙不平，触之坚硬，呈灰黄、污黄或污褐色，继而出现乳头样增殖，日久破裂，露出筋头，状如花蕊或刺状，皮疹的数目多少不一，少则一个，多时数十乃至上百，甚至更多。若疣发生在甲缘，则有向甲下蔓延的趋势，易致裂口，疼痛及继发感染。发生在足底的寻常疣为跖疣，这种疣主要生长在后足跖，对劳动和走路都有影响，若生长在手掌部，则称之为掌疣，其临床表现与跖大致相同，不过，跖疣发生的诱因还与足部多汗有一定关系。

预防　手足疣赘的预防，贵在于早。临床上常有将首发疣（母疣）去掉，继发疣（子疣）也随之枯萎脱落，故尽快治好首发疣可能有一定的预防意义，其次，控制足多汗对预防跖疣的发生也有作用。

治疗分全身和局部治疗两大类，前者适用于数目较多的疣赘，但局部治疗也是必不可少的，后者则适用于顽固难消的疣赘。

全身治疗：中医多数用平肝、化瘀、散结的中药：生龙牡、生薏苡仁、生龙齿、马齿苋、生赭石各 30g，大青叶、茯苓皮各 12g，柴胡、当归各 6g，银花 15g。水煎服，每日 1 剂。西医可试用 1% 酒石酸锑钾溶液，静脉注射，每周 2 次。第 1 次 3ml，第 2 次 4ml，以后每次 5ml，8～12次为一疗程。

局部治疗：方法众多，择其要点介绍如下：万灵丹（水杨酸 25g，白糖、樟丹各 1.5g，0.1% 普鲁卡因溶液 10ml）、千金散（见前）、灰碱粉（纯碱、生石灰等量）、复方水杨酸火棉胶（水杨酸、乳酸各 16.7g，强性火棉胶 66.6g）、鸦胆子泥。用法：先将患处浸泡在温水中 5～10 分钟，再用留孔的胶布贴在疣赘区，保护好周围皮肤，选用以上一种敷在疣体上，外盖胶布，1～3天换 1 次，2～5 次可望治愈。艾灸法：将艾炷放在疣体上，点燃，燃烧到基底部时，可闻到爆裂声，然后外涂 2% 紫药水，纱布包扎，痂脱即愈。电灼法：常规消毒患处，用 1% 普鲁卡因溶液进行局麻，然后用电灼器电灼之，清除疣赘后，外涂紫药水或抗生素软膏，约经 10 天左右可望治愈。钝刮法：常规消毒患处后，在局麻的条件下，用三角尖形手术刀在疣体四周围绕切至棘层（以不出血为限），用合适的钝刮器轻巧刮剥疣体，待疣赘完整刮剥后，压迫止血，包扎。多数病例 1 次治愈，少数有复发现象，再用下述方法治疗。耳针疗法：取肺、肝、皮质下等穴，针刺留针 15～30 分钟，间日 1 次。药浴法：用香附、木贼草、金毛狗脊各 30g，蜂房、细辛各 10g，加水适量，煎沸，待温浸泡患处，每日 1～2 次，每次 10～15 分钟。

四十九、进行性指掌角皮症

进行性指掌角皮症是一种比较常见的皮肤病。因肢端干燥、粗糙为其特征，故又称为肢端干燥症或手掌干燥症，或干燥性手掌皮炎。有人认为本症系皲裂性湿疹。本病大多与用肥皂洗濯有关。又因患者常为妇科疾病的成年妇女或妊娠期发病，故又认为其发病也可能与内分泌障碍有关。

患者者多发生于妇女的右手，以拇指、食指及中指末端较为多见，病变缓慢扩展至手掌，无名指与小指受累较迟。受害区的皮肤干燥、粗糙、发紧，轻度发红和脱屑，严重时表皮角质层明显增厚，甚则发生皲裂。甲板增厚不平，表现为爪甲营养不良状态。一般冬天症状加重，常因疼痛影响掌指活动，局部无糜烂和瘙痒，也不扩展到手背或腕部。

预防　尽量减少接触冷水和碱性肥皂的刺激，对本病预防有一定的实际意义。

治疗　口服维生素 AD、维生素 B 族、维生素 E、甲状腺素，中药苍术膏等能改善症状。局部先用温水浸泡 5 ~ 10 分钟，然后酌情选用角质溶解性或保护性软膏，做对症治疗，如尿素软膏、复方鱼肝油软膏等也有一定疗效。

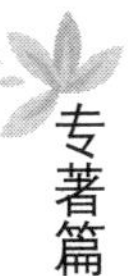

第三章　罕见手足皮肤病

一、皮肤炭疽病

炭疽是由炭疽杆菌所致人和畜类均可发生的急性传染病。临床上分皮肤炭疽、肺炭疽和肠炭疽三型。皮肤炭疽又称恶性脓疱。常因局部坏死性痈样损害、化脓性淋巴结炎，进而发生转移性脓肿，故伴有严重的全身症状。

在人群中染上炭疽病机会最多的是那些经常接触或处理家畜、兽皮的工人，如放牧工、剪羊毛或鞣革工、屠宰工等。不过，据报道上述工种的人，并非都能染上炭疽病，有人只买了一把小马毛做的刮须刷，使用后也不慎染上炭疽病，还有一名做钢琴键的工人，由于接触非洲象牙而染上炭疽的。总之，在日常生活中一定要小心，要重视科学的防护。

染上炭疽杆菌后，潜伏期为12小时至12天，一般为1～3天。但由于感染途径的不同，可分皮肤炭疽、肺炭疽、肠炭疽等。这里重点介绍皮肤炭疽在手足部位的特异性病变。皮肤炭疽占炭疽病的绝大多数。皮疹通常发生在露出的部位，如手足、颜面等处，初起在病菌侵入处出现一个红色小丘疹，迅速变成水疱，周围皮肤浮肿，浸润十分明显。与此同时，病灶中心形成凹陷性黑色干痂，形成坏死性无痛性溃疡，附近淋巴结肿大且易化脓。轻型患者约经过3～4天，病灶周围消肿，焦痂软化脱落，遗留瘢痕而愈。重型患者则皮损炎症剧烈，可迅速发生大片水肿及坏死，同时伴有高热等严重中毒症状，甚至发生败血症而死亡。

预防　①控制受污染的动物和动物制品，以切断传染源。②隔离病畜，并对病畜栏舍进行严格消毒，病死的动物要焚烧或深埋，不准食用。③应及时发现和隔离治疗患者，对其衣物、用具和分泌物，要严密消毒。④在流行区应为牛、羊、马、猪等家畜施行预防注射。

治疗　首选青霉素效果良好，其次为四环素、链霉素等。青霉素通常每次100万单位每日2次，肌内注射或静脉给药，连续7～10天。严重病例，青霉素每日用量可增至1000万单位，并加用链霉素，每次0.5g，每日2次，肌内注射。对高热等中毒症状严重者，可给予短程大剂量的肾上腺皮质激素。抗炭疽血清，初次剂量为80～160ml，12～48小时后再给1次。此外，给予支持疗法，如补液、输血、补充各种维生素等，也十分必要。

局部可用1∶5000的高锰酸钾溶液冲洗消毒，酌情外敷白降汞软膏或磺胺类软膏，切忌挤压患部和在患部施行手术，以免引起炎症扩散。

二、挤奶者结节

挤奶者结节又名假牛痘。在牧场挤奶工人中，由接触病牛的乳房或乳头而染上的一种皮肤病，其发病率可高达56%。潜伏期1～4周。受感染的部位主要在双手背、手指、腕及前臂，其中以右侧的手指、手背最多见。皮疹的演变大致三个阶段：第一阶段（开始期）为斑丘疹和早期结节；第二阶段（多色彩阶段）为大小不等的坚硬结节，呈棕红色或紫色，中央有脐窝，类似虹膜样两个环，绕以红色的边缘，炎症轻微，轻度疼痛，无水疱或脓疱形成；第三阶段（消散期）在结痂形成后，自中心部开始痊愈，不留瘢痕。

预防 ①发现可疑病牛，应立即隔离，并做消毒和对症治疗。②挤奶、屠宰和牧场工人要戴橡皮手套，尽量减少接触病牛。

治疗 以局部治疗为重点，防止继发感染。必要时试用抗病毒药物。中医可用清热散结药，如银花、连翘、大青叶、板蓝根各10～12g，生薏苡仁、白花蛇舌草各15g，桑枝6g，浙贝母、甘草各10g。水煎服，每日1剂。

三、疣状表皮发育不良

本病又名泛发性疣病。鉴于在1922年由莱－路二氏首次报告，又称之莱－路二氏病。目前已肯定本病为疣病毒全身感染所致。

在手背、足背等部位对称性发生扁平丘疹，自米粒至绿豆或豌豆大小，呈圆形、椭圆形或多角形，质柔软或坚实，淡红色或紫红色，上覆白色或淡黄色油脂状鳞屑，将鳞屑剥除后，显露出淡红色的湿润面。患者男女两性均有，常有智力迟钝，和父母的血缘有关。在本病的基础上，要提防产生基底细胞恶性变、上皮样癌及帕哲病等。

防治 告诫病人应该避光。对所有病例应仔细检查病人的亲属和经常随访观察。比较顽固，无满意疗法。可试用维生素 B_{12}、维生素A、血管扩张剂，有人报告用吗啉胍治愈一例病期15年的病人。局部可用5－Fu软膏、电干燥疗法、刮除疗法、X线照射等，有一定疗效。

四、疣状皮肤结核

本病先因皮肤外伤破口，感染结核杆菌而发生的增生性疣状皮损。病变好发生在手指、手背等，亦可发生在足、踝。初为在破伤感染部位发生较硬的小结节，数目不定。数月后，结节逐渐增大，有角层增厚、鳞屑或痂皮覆盖，彼此融合，构成乳头状或疣状皮损。病程长，数年乃至数十年不愈。

防治 医务人员为结核病人施手术时，或者接触结核病人的痰液，要做好必要的防护，皮损范围小，可手术切除或以电烙法烧去，范围较大则用链霉素和异烟肼联合治疗，效果明显。

五、掌跖扁平苔藓

扁平苔藓又称扁平红苔藓，是一种发生于皮肤、黏膜的慢性炎症性疾病。本病在皮肤上随处可生，但掌跖扁平苔藓较难诊断和治愈。在临床上，凡见到掌跖侧部有坚硬、呈淡黄色的增殖，状如胼胝，有时出现点状角化外观，日久后损害累及趾（指）甲，轻者甲板增厚变形，重者甲脱落不再生，结合身体他处有典型的扁平苔藓损害，就可诊断为本病。

防治 ①注意营养，适当休息，少下地活动。②不宜过量饮酒、喝浓茶及咖啡等。③局部常浸泡在含有硫化氢的矿泉中沐浴，效果良好。④适量口服复合维生素B、维生素C等，有利于康复。

六、高球蛋白血症性紫癜

本病又名良性高丙种球蛋白血症或良性单株峰丙种球蛋白病，在1948年首次由瓦尔登斯特伦报告。

病因尚不清楚。但经常与癌、淋巴瘤、系统性红斑狼疮、结节病、肝硬化等共存。

患者多为中年女性，起病急骤，在下肢尤其被鞋遮盖的足背部，发生成群紫癜，状如高粱粒大，消失后遗留特异性的色素沉着斑。此型紫癜也可由于长时间站立、走路，穿着有收缩性袜带、袜子等而引起，伴有发热、关节痛、肝脾大、毛细血管脆性增加等全身症状，但无骨骼损害征象。

在实验室检查中，最特殊的发现为血清球蛋白电泳丙种球蛋白呈帐篷状增加或宽的峰形上升，主要是血中17S丙种球蛋白增高。

防治 ①解除瘀滞因素，如不要久站，放松收缩性袜带等。②对症治疗。③试服化瘀通络、扶正固本的中药，如丹参15～30g，赤芍、炒丹皮、丝瓜络、桃仁、玄胡索、川牛膝各10g，赤小豆、沙参、石斛各15g，制香附、生地、仙鹤草各12g，甲珠4.5g。水煎服，每日1剂。

七、黑踵

黑踵，主要在足跟及其两侧出现色素沉着，故又称为黑足跟。最早由美国Crissey首次报告（1961），次年法国将本病以跖部假色汗症的命名也提出了报告，其后在英国南方也有本病的发现。

病因不清楚。可能与运动时外伤有关，如球类运动员在运动过程中，足跟部位的毛细血管破裂，血液溢出，血红蛋白在吸收过程中透达表皮角层时，引起含铁血黄素的沉积所致。患者以常运动的青少年多见，女性比男性多。好发于足跟一侧或双侧或后跟皮肤过度角化的边缘，呈淡蓝黑色斑点，密集成群，境界有时清楚。跖部很少罹病。起病突然，经过缓慢，无自觉症状。

本病一般认为无须特殊处理。不过，注意保护好皮肤，尽量避免外伤，对于预防本病的发生是有意义的。

八、足穿通性溃疡

本病又名足穿通病，是一种发生于足部的慢性溃疡性疾病。

足穿通性溃疡是继发于各种疾病的基础上，如神经系统梅毒、脊髓痨、脊柱裂、脊髓空洞症、脊髓前角灰白质炎及多发性神经炎等，进而引起神经性营养不良，加上局部感觉迟钝、消失和受压等外因的作用，更容易发生溃疡。

病变主要发生在足跖受压的部位，特别是第一和第五跖趾关节，其次是足跟。初起时在患处仅见小斑片角质增厚，状如鸡眼或胼胝，继而出现轻度红肿，往往在增厚的表皮下组织，逐渐液化变软和坏死，形成溃疡或瘘管。溃疡呈漏斗状，时有恶臭及稀薄脓液外溢。上述损害既可多个，又可孤立存在。自觉症状不明显，偶有疼痛和触痛。病程经过缓慢，愈合后还可能复发。

预防 ①积极防治原发病灶。②溃疡处要保持清洁、干燥。

治疗 ①中医根据久病多虚的原则，治宜扶正托毒法，方用四妙汤加味。如黄芪、党参、茯苓、土炒白术各12g，银花15g，当归、鹿角片、炒杜仲、川牛膝各10g，青皮、上肉桂各6g。水煎服，每日1剂。中成药如参桂鹿茸丸、十全大补丸、八珍丸等。②局部治疗：脓液多，渗出物多且恶臭时，选用0.1%依沙吖啶溶液，或用5%～10%冰枯水溶液（梅片0.1～0.2g，枯矾5～10g，蒸馏水加至100ml）湿敷，每日3～5次，脓痂干涸难脱，选用三仙丹（又名提脓散）点掺在疮面上，外盖玉红膏，每日换1次，待脓痂脱落，有肉芽增生时，可用生肌散，直至愈合。

九、手、足、口病

手、足、口病主要是以手掌、足跖和口腔内发生水疱为其主要特征的病毒性传染病。又称为夏季脓疱综合征。这种皮肤病在1983年首次较大的流行就发生在天津市，其后在上海、北京等地区也有流行的报告。

本病多数在夏秋和冬初季节里流行，其侵犯对象主要是农民和接触农畜者，医院、幼儿园等场所也常是聚集发生。患儿多为学龄前儿童，尤以1~2岁婴幼儿最多，但成年人亦可发生。凡染上柯萨奇病毒16，有时为A2、A4、A5、A10病毒后，经过3~5天潜伏期，开始出现轻微的全身症状，如微热、乏力、咽痛、食欲不振、腹泻等，随之在手（足）指（趾）的背面或侧缘出现米粒至豌豆大小绕以红晕的水疱，呈半球形或椭圆形，疱液清澄，并沿着指（趾）皮纹的走向分布，这种水疱的数目一般不多，也有在50个以上的，有的在膝前、臀部，甚至全身偶尔发生泛发性丘疹或水疱。与此同时，在口腔的硬腭、颊部、齿龈及舌部出现疼痛性水疱，迅速破溃，形成溃疡。偶有肝、脾及淋巴结肿大。

鉴于本病是由肠胃病毒感染引起，需经严格的病毒学或血清学检查方能确诊。不要把婴幼儿由于皮肤薄嫩，毛细血管丰富，在手上常有隐约散在的红斑点（压之褪色）及丘疱疹之类皮肤病，误当作本病来看待。

手、足、口病是完全可以治愈的，一般临床经过良好，整个病程很少超过1周。但是，发生死亡的事例偶有报告，因此，不要麻痹大意。

在秋末冬初季节，家长时时要仔细检查孩子的手足和口腔，有没有水疱、溃疡，争取早发现、早治疗。一旦发生了手、足、口病也不必惊恐。首先要注意隔离，凡集体生活的儿童，应对食具、毛巾、玩具经常消毒，不要再与周围的孩子接触，将其传染的范围尽量压缩到最小的区域里，同时给予积极治疗。大多数患儿由于口腔疼痛不能进食，可在进食前3~5分钟，用0.5%~1%地卡因溶液含漱以减轻疼痛。口服复合维生素B、维生素C、吗啉胍等。中医学根据临床证候分心火偏亢（主症：口腔灼热疼痛，进食困难，小便短少或黄赤等）与毒热偏炽（主症：发热，咽痛，疼痛性水疱破溃等）两型。前者治宜清心导赤法，可用导赤散加减：生地10g，木通3g，竹叶、甘草梢、莲子心各6g，车前子、草各12g。水煎服，每日1剂。后者治宜清热解毒法，可用清瘟败毒饮加减：大青叶、板蓝根、山豆根各3~6g，银花、生薏苡仁、茯苓皮各10~12g，紫草、黄芩、生地、甘草各6g，水煎服，每日1剂，常能获得满意的疗效。

十、足口病

足口病不同于手、足、口病，这是由于本病是食用了含有足口病病毒污染的牛乳类食品，或者接触患病动物通过皮肤破损而传染的病毒性皮肤病。

患者以农民、牧民和兽医者居多。在手掌、足跖、指（趾）、口唇、颊咽等部位，发现米粒大小的水疱，初起疱液清亮或混浊，继而形成脓疱，疱壁易破形成浅表溃疡，附近淋巴结肿大。在潜伏期，往往伴有发热、流涎、口腔黏膜充血，食欲减退，但随着皮疹的出现，全身症状即减轻或消退。不过，小儿患病较严重，应予重视。

防治 ①卧床休息，多饮水，保持口腔清洁。②食易消化的食物，忌食辛味和硬果。③全身症状明显者可用广谱抗生素或中药牛黄解毒丸、连翘败毒丸等。④局部外用银花、杭菊各15g，冲水漱口，手足皮疹可用消炎、干燥、收敛及预防感染的糊膏。

十一、环状肉芽肿

1895 年福科斯首次报告本病，指出本病以环状皮疹为其主要特点，并命名为指部环状皮疹。1902 年始定名为环状肉芽肿。近年来又补充本病新的临床分型，多数学者分为局限型、泛发型、丘疹型、皮下型、多形型五型，其中局限型、皮下型的皮疹又以手足部位为最多见。

本病病因不明。曾怀疑由紫外线照射、昆虫叮咬、外伤等引起。还有人认为与糖尿病或糖尿病素质有一定关系。典型皮疹好发于手指，据统计，手背和前臂的皮疹占 63%，足背和下肢占 20%，躯干仅占 5%。在上述部位能见到排列成环状的细密的小的光滑的坚实丘疹，环之内缘倾斜，外缘较陡，边界清楚，呈象牙色、珍珠色、红色、紫红色不一，周围有红晕。皮疹发展缓慢，长久存在，无自觉症状，最终可自行消退而不留痕迹，复发并不少见，极少数皮疹破溃后还会流出蛋白样液体。

治疗 传统的治疗方法有：X 线、紫外线照射、二氧化碳雪、液氮冷冻或手术切除。最近的新疗法是将曲安西龙混悬液用利多卡因溶液或生理盐水按 1：(3 ~ 10) 稀释，于皮损内注射，安全有效。

十二、掌黑癣

谈起癣，很多人一定会说：癣是种脱皮、起水疱、瘙痒，夏天犯冬天好的传染性皮肤病。比如，好发在手部的叫手癣，发生在足部的叫足癣，发生在躯干部位的叫体癣，发生在腹股沟的叫股癣，发生在指（趾）甲上的叫甲癣，等等。那么，有没有一种仅有颜色改变，而无炎性、无鳞屑的癣呢？有！掌黑癣就是以棕、黑色无鳞屑为其特征的癣。

掌黑癣又叫黑癣，属一种浅表性无症状的角质层真菌感染。这种比较少见的癣，由于地域的不同，不仅病原菌不同，而且发病的部位也有一定的差别。南、北美洲的掌黑癣，主要由西方型分支孢子菌所引起，亚洲和非洲的掌黑癣则由东方型分支孢子菌侵犯而发病。因此，在美洲、澳洲的掌黑癣多发在手的掌面，亚洲地区主要发生在足底，其次是颈、躯干。同时，青年人（19 岁以下的人群）比老年人更容易患这种皮肤病。

掌黑癣的临床表现很特殊，病变部位通常在手掌、手指、足跖部位，其次是颈及胸部也被波及。病始阶段仅有色泽改变，多呈淡棕色，渐向四周扩展，色素也随之加深，变为暗黑色，很像硝酸银染色或类似墨汁染色，皮肤损害呈斑片状，既不高起，又无鳞屑，边缘清楚，常为单个，无自觉症状，自然痊愈者很少。热带此病较多，但近些年来在北美及欧洲等地也时有发现。我国首例在华南发现。

掌黑癣的这种颜色变化的原因，据研究认为，主要是腐物寄生菌，威尼克分支孢子菌的孢子在形成后，产生黑色素的结果。

在临床上，一般只要查菌（10% ~20% 氢氧化钾直接涂片）找到棕色或深棕色，许多分支、分隔菌丝和出芽孢子，尤其是菌丝末端部分常呈透明色，即可确诊。

局部应用抗霉菌制剂，特别是角质溶解剂疗效甚佳。一般选用复方苯甲酸软膏、2% 碘酊、2% 水杨酸或 3% 硫黄软膏、10% 十一烯酸溶液、0. 2% 噻苯哒嗪溶于 90% 二甲基亚砜中外用，效果较好。灰黄霉素对本病治疗无效。

十三、慢性高山性紫绀与甲病

在我国海拔 3000 米以上的青藏高原地区，气压低，空气稀薄，特别是氧气稀薄。由于空气中的氧分压降低，肺泡气体交换、血液携带氧以及结合氧在组织内的释放功能均受到障碍，供氧与耗氧失调，致使机体缺氧。海拔愈高，机体缺氧的程度也越重，表现在皮肤、黏膜和甲的变化就更为突出。

一般而论，进入高原后六个月以上，约有5%的人可能要患慢性高山性紫绀与甲病。这种疾病除有头痛、头昏、恶心、呕吐、心跳加快等内脏症状外，在皮肤上的表现主要有四肢末端紫绀，面部、口唇乃至牙龈、颊黏膜、舌都会出现紫绀，皲裂和脱屑也经常可见。指（趾）甲的改变是多种多样的，比较多见的有：爪甲增厚，光泽减退，色泽灰暗或色泽黄褐，甲脆，易与甲床分离，甲板上出现纵裂，裂隙达1～2mm，有时甲板有横嵴，或为点状凹陷，外观甲板凸凹不平等。

此型患者回到平原后，皮肤、黏膜的紫绀症状，经过数周的休息可完全恢复正常，但甲病变则需要4～5个月后方可恢复正常。如再次进入高原，仍可复发。

十四、箍指（趾）病

箍指（趾）病（又名趾（指）断症），又称自发性趾（指）脱落，是指围绕趾（指）出现的环状收缩带，致使指（趾）自行脱落的一种疾病，是热带的一种地方病。尤其是西非海岸的黑人，其次是苏丹、阿尔及利亚、埃及、巴西等。据调查，在尼日利亚男子中发病率为2.48‰，女子的发病率为1.08‰。

本病原因尚不清楚。不过，发病前常有赤足行走习惯，局部皮肤皲裂、外伤或慢性感染，都可能与发病有关。

病变部位多数从第五趾开始，在跖趾关节屈侧褶皱处出现裂隙，沿该趾的屈侧渐向背侧延伸而形成一环状的深沟，患趾（指）疼痛、坏死、溃烂，并有恶臭分泌物。由于这种慢性感染，局部反复发生溃疡、结疤，日久则会形成一纤维性收缩带，导致远端循环障碍，使之患趾（指）肿胀、青紫、疼痛，趾（指）骨亦渐吸收。这种纤维带的不断收缩，经数月至数年后，病趾（指）远端自行脱落。

预防 避免局部外伤。防治继发感染。

治疗 曾用倍他米松做损害内注射，早期用“乙”形整形手术修复“收缩带”取得成功。晚期，对失去功能的患趾（指）可考虑手术切除。

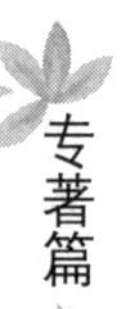

第四章 甲疾病

一、嵌甲和甲沟炎

指（趾）甲位于手足末端的伸面，指（趾）甲的病变既可反映体内疾病，又可因某种原因的直接作用，角化上皮向邻近组织伸延（或损伤）而发生嵌甲和甲沟炎。嵌甲是甲板侧缘过度长入甲皱褶内，引起疼痛或炎症性疾患。此时，由于甲片侧缘的刺激或炎症，可引起肉芽组织增生。嵌甲发生的原因有二：一是由于穿鞋太紧，足趾处于挤压状态，甲板生长受到阻力，于是趾甲长入甲皱裂内，二是修剪趾甲时，如果甲板边缘修剪不整齐而留下小刺，也可长入软组织内，发生嵌甲。

嵌甲的预防和治疗，主要是减轻患趾局部的外来压力，包括挑选大小适合的鞋子，保持足趾间的干燥，修剪趾甲时一定要圆滑。常用的局部手术有：①拔甲术：待炎症完全控制后进行，详见甲癣一节。②剪去侧甲皱襞的伸出部分，这样，甲板可以不致再嵌入软组织内。③在局麻下，用橡皮止血带扎紧趾根部，在甲侧缘和甲片垂直做深部线形切开，在曲线面平行于甲床做一凸形的切口与第一次切口相会合，切去受累的楔形组织。然后在侧瓣缝合1～2针，并用凡士林纱布包扎，5～6天后拆线，经10～14天可痊愈。

甲沟炎和嵌甲既相同，又不相同。相同是指病变的部位一样，不同的是指发病的原因，既包括外来的压力，又有各种致病细菌相互作用的结果。甲沟炎常发生于饮食和副食品加工者中，因为手经常浸泡在水里容易诱发，慢性消耗性疾病患者，如糖尿病、营养缺乏等容易合并各种细菌感染而诱发本病。

临床特征：指（趾）甲周围组织有急、慢性化脓性肿胀、疼痛，压迫患指有脓性分泌物外溢。当反复感染演变成慢性时，在甲的底部出现横嵴。

甲沟炎的预防主要是防止外伤，要注意保持患指的干燥。

急性化脓性甲沟炎早期可用温热的1∶5000高锰酸钾溶液浸泡，每日3～5次，每次15分钟，其间敷贴10%鱼石脂软膏或金黄散。若脓肿形成，可做切开引流，全身治疗应用抗生素药物或清热解毒的中药（野菊花、银花、连翘各12g，蒲公英、地丁、玄参、浙贝母各10g，甘草、炒黄连各6g。水煎服，每日1剂）。慢性甲沟炎局部可用杀霉菌剂和杀细菌剂，如复方间苯二酚搽剂，或外用2%麝香草酚氯仿，每日数次，连用数月，近来有用放射治疗的，据说有一定疗效。

二、甲癣

甲癣俗称为“灰指甲”。其病变虽然局限在指（趾）甲上，对全身无明显影响，但对从事纺织、医疗、篆刻、刺绣等精细工种的人来说，还是很有影响的。

指（趾）甲是由皮肤的角化细胞演变而成的，透明偏平的角质板内含有大量的角素，是浅部霉菌繁殖生存的有利场所。从甲癣碎屑中检查，可以发现霉菌，引起甲癣的霉菌有红色毛癣菌、絮状表皮癣菌、须疮毛癣菌、石膏样癣菌、念珠菌等，其中以红色毛癣菌为主要的病原菌。这些霉菌通常是隐匿而缓慢地侵犯指（趾）甲，初起时甲板上往往出现粉笔灰样的白点，故灰指甲由此而得名。

霉菌主要是通过两条渠道来毁坏指（趾）甲的：①表皮霉菌穿过甲上皮，使之菌丝在甲根底部比较柔软的角化部位寄生下来，继而繁殖。②表皮霉菌从甲沟侵入，先寄生在甲板层内，然后到达甲根底层，这时活动的菌丝集中在根底部较柔软的角质层内繁殖。甲癣的外观，除增厚变脆、色泽灰白或黑褐无光泽外，还可导致甲板与甲床的分离。因此，民间有把甲癣称为“油炸甲”“油灰指甲”的。甲癣外观上的不同，是与致病的霉菌种类有一定关系的，如红色毛癣菌是深部感染的霉菌，侵犯指（趾）甲，可使其增厚、变形，变脆，最终导致甲板与甲床的松脱、分离，仅留部分残缺或断折的潜行性残甲。由须疮毛癣菌引起的甲癣，病变多数局限在甲的某一部位，呈白点状，并有鳞屑翘起，偶尔也波及整个甲板，这是一种浅表性甲癣感染。白念珠菌引起的甲癣，通常有甲沟炎发生，在甲侧皱襞下方常能挤出少量脓液，短帚霉菌所致的甲癣比较少见，感染常从甲侧缘或甲板的下方开始，进而形成沟穴，并有大量的干酪样碎屑脱落。

有时甲癣仅侵犯某一指（趾）甲，持续数年也不传给相邻的甲片，原因还不清楚。不过，有人推测可能与免疫功能有关。甲癣的进展非常缓慢且不易治愈。

防治　要治好手足癣，首先要避免用手揉搓趾缝的不良习惯。一旦染上甲癣，应坚持涂搽药物直至彻底根治。甲癣的局部搽药，各地要从实践出发，这里所介绍的药方，仅供参考。①甲癣药水（麝香草酚 1g，碘、水杨酸、丙酮各 10g，碘化钾 8g，75% 酒精加至 100ml），用法：先用刀片轻巧刮去病甲周围残留损害，然后涂搽，这样有利于药液的渗透，消除潜伏的霉菌，每日 2 次。②红色搽剂（硼酸 0.8g，间苯二酚 8g，石炭酸 4g，丙酮 4.2g，碱性品红 0.4g，90% 酒精 8.3ml，水加至 100ml），用法：不仅要涂搽在病甲上，而且在邻近的甲皱皮肤内，亦要涂搽，这样有防止霉菌扩散的作用。③10% 水合肼溶液、复方苯甲酸搽剂或 10% 亚胺唑溶液，外涂每日 2 次，连续涂搽 3～4 个月，可获良效。不过，要注意药物反应，特别是水合肼容易引起甲沟炎、甲床炎等。因此，涂药前要保护好甲周皮肤。④拔甲膏（蛇蜕、地骨皮、千金子、南星、地肤子、五加皮、蓖麻子、川椒、杏仁、僵蚕、大枫子、乌梅、生草乌、凤仙花、凤仙子、麻油。依法熬成硬膏），用法：先将硬膏略加温，视病甲大小贴敷，3～5 日换 1 次，一般经过 4～6 次的换药，病甲变软，可自行脱落。待病甲脱落后，应继续涂甲癣药水以巩固疗效。此法适用于病甲毁坏，或合并甲沟炎对拔甲非常恐惧者。⑤新鲜白凤仙花适量，捣烂如泥，敷在病甲上，用薄塑料纸盖好包扎，间日换 1 次，10～15 次可望治好。⑥鲜侧柏叶 120g，醋 500ml，小火煎开去渣，病甲浸泡在药醋中，每次泡 10～15 分钟，每日 2 次。⑦醋，是民间习用已久的治疗甲癣、手足癣的有效单方，将病甲泡在醋中，每日 3～5 次，每次 10～15 分钟，或用 10% 冰乙酸溶液亦可。⑧外科拔甲法：由医生决定和操作，其治愈率略高于 75%。治疗无效或失败的病例，还可重复进行拔甲。

口服灰黄霉素治疗甲癣，要权衡利弊而定。因为不仅时间长，而且副作用又大，一般不宜应用。但对极个别顽固的病例，酌情服用。总之，只要将病甲彻底刮除，坚持涂药，甲癣是可以治愈的。

三、咬甲症

在少数儿童、青年或成人有一种咬甲或舔甲的不良习癖，多数是由神经官能症，难以控制所造成，有的则是精神异常的一种表现。

由于受咬部位的不同，指甲的变化也不一样，如甲的游离被咬，甲板发生短缩或呈锯齿状。如经常啃咬指甲的表面或后甲皱襞，则会发生各种改变，最常见甲板表面失去光泽，可伴有横沟、匙状改变、软化、萎缩、甲胬肉、甲下出血、末梢指节变形等。

咬甲习癖很难纠正。小儿可在指甲上涂些苦味的物质，如黄连、芦荟等，畏苦不舔即可改变咬甲习癖。青年或成人则应按精神异常去对症处理。

四、甲病

指甲，是由甲板、甲根、甲皱襞、甲半月、甲上皮、甲小皮等几部分组成。甲板和甲半月下面的甲床为甲母，甲母是指甲生长的发源地。手指甲生长的速度比足趾甲要快3～4倍。指甲与人体健康有密切关系，有不少的全身性疾病可以从指甲上反映出来。

(1) 甲发育不良类：甲板外形的发育不良，包括反甲、厚甲、钩甲、缺甲、甲萎缩、脱甲、脆甲、点凹甲、球拍甲、软骨、甲层裂、甲营养不良、甲剥离等。

反甲：又称匙状甲或甲凹陷症。初起甲板扁平，以后变薄，两侧缘及游离翘起，甚至翻转，甲板中央凹陷呈匙状。常见于贫血、缺氧、维生素缺乏、干燥综合征、霉菌感染、梅毒、外伤等。职业性反甲可能与外力或持重以及化学物质（酸碱等）刺激有关。

反甲的治疗首先应当除去病因，对职业性反甲要改善操作规程，加强劳动防护。对原因不明者，可试用维生素AD及维生素B_{12}，或用养肝血的中药，如养血疏肝丸等。

厚甲：厚甲又称甲肥厚，分先天性厚甲和后天性厚甲两大类，主要表现为过度角化和甲板肥厚等畸形。先天性厚甲系常染色体显性遗传疾病，除甲板厚硬外，常伴有掌跖角化、泛发性毛周围角化，黏膜白斑，毛发稀少、扭曲以及小眼畸形等全身性改变。后天性厚甲为慢性甲病，主要与甲板外伤、鱼鳞病、毛发红糠疹及老年人均可有厚甲。本病无良好疗法，主要为对症处理。有人介绍擦皮法并随之外用维生素A可取得良效。

钩甲：又叫甲弯曲。是甲的长轴向一侧边缘渐渐压入侧甲沟，甲板变厚、变硬、延长、增大，大者弯如羊角，表面凹凸不平，颇显污秽。这种钩甲多在中年后发病，有的与外伤、穿鞋过小，压迫蹈趾甲板有关，有的可继发于银屑病、雷诺病、点状角皮病、天疱疮、内分泌障碍以及血液循环障碍等疾病。对该病的治疗，可以实行修甲，疼痛较重者应手术切除。

缺甲：又名无甲，为指（趾）甲的完全阙如。先天性缺甲可见患者出生时指（趾）甲即全缺，是一种少见的先天性畸形。后天性无甲可因甲母外伤，反复的慢性炎症所致，也可由剥脱性皮炎、大疱性表皮松解症、神经损伤等病反复脱甲所致。这种缺甲多为暂时性的，但有时也可能是永久性的。

甲萎缩：是指甲板逐渐变薄、萎缩、变小甚至无甲。多为甲的营养不良性变化。如全部甲均萎缩，可能是先天性的甲发育不全。其他原因常见的为外伤、感染、鞋窄、压挤、内分泌障碍、硬皮病、外胚叶发育异常、脊髓空洞症、血管性疾病等。

脱甲病：脱甲病又名甲脱落，是指甲板由甲根开始向甲的游离缘逐渐与甲床分离，以至甲完全脱落，患者无任何痛苦。甲脱落后，如甲母组织正常仍可再生。本病可发生于甲母急性炎症、外伤及营养不良者。此外，水疱性皮肤病、剥脱性皮炎、银屑病、扁平苔藓、恶性斑秃、糖尿病、猩红热、梅毒、中毒等病，均可造成甲脱落。

脆甲病：是指甲板菲薄、变脆、易碎，失去正常光泽。脆甲还可因先天性生甲作用不全或后天性甲母损伤所致。此外，湿疹、银屑病、放射性皮炎、扁平苔藓、黑棘皮病等。久浸在热水、肥皂及碱水中也可造成。去除病因，内服维生素A、局部涂用皮质激素软膏有效。

点凹甲：又名点状甲。在甲板表面呈点状的小凹窝，多为针尖大小，可为一个或多个，疏散分布或排列成线状，外貌与顶针箍相似。点凹甲可见于正常人。据调查正常人占8.38%。银屑病、湿疹、扁平苔藓、高山病、维生素缺乏、霉菌感染等，也常引起点凹甲。

球拍甲：指（趾）末节较正常变短、变宽，甲板失去正常曲度而变扁平，长度缩短，宽度变大，呈乒乓球拍状。女性患者比男性多见，可能为先天性畸形，属于显性遗传，这种形态的改变，也可能与婴幼儿吮吸或咬嚼甲母外伤所致。

软甲：亦称甲软化症。由于甲母质的缺陷，甲板变薄、变软，甲板很容易被弄弯曲，呈白色半透明状。这种软甲有人称之为软蛋壳状甲。引起软甲的原因为甲母病变或全身性疾病，如营养不良、衰弱、黏液水肿、麻风、雷诺征、放射性损伤等。有时软甲与浸水、多汗有关。除去病因，给予含硫药物及维生素B有效。

甲层裂：甲板平面分裂成大小不等的多层薄片，先从甲游离缘开始分成2~3层，继而逐渐向后延伸，病变处甲的颜色变白。常累及一甲或数甲，好发于女性，冬季常见。可因甲母外伤、热水、碱水引起，小儿玩沙易患本病。有时也可因内分泌障碍、肝病、维生素缺乏、产后贫血、神经疾患等而诱发。除去病因，给予大量维生素A有效。

甲剥离：指甲板从游离缘起逐渐与甲床分离但不脱落，甲板表面大抵光滑，硬度增加，活动时疼痛。重者甲剥离可达甲板的1/2。贫血、低蛋白血症、内分泌障碍、梅毒、维生素缺乏等均可引起，物理及化学性刺激也可造成，单个甲剥离多与外伤、感染、甲下疣等有关，银屑病、湿疹、扁平苔藓、硬皮病、毛发红糠疹、斑秃等也可伴发。除去病因可得治愈，剪去病甲后，局部可用激素类软膏或抗生素软膏，并应注意保护，清除甲下堆积的异物。

壳状甲：又称壳状甲综合征。表现为甲板与甲床分离，指甲呈空壳状或杵状，有时与爪状甲类似，但甲床从远端萎缩。

甲纵裂：甲板变薄，部分或全部自前向后纵行裂开，有时纵裂前宽后窄呈楔形，多为一条。本症常见于内分泌障碍、雷诺病、肝病、贫血、维生素缺乏、高山病，此外，也可因热水、碱水、干湿交替等外界刺激而造成。

甲营养不良：表现为甲的各种继发性改变，轻者甲板表面出现一条或多条线状平行的纹理，纵行者称甲纵纹，横行者称甲横纹，或者出现长短不一、粗细不等的甲嵴，甲纹理和甲嵴可以同时存在。重者还可引起深浅不等的甲横沟及甲纵沟，甚至引起甲分裂、甲萎缩，有时还可表现为甲肥厚、甲下角质堆积、甲层裂、脆甲、薄甲、甲白点、点状甲。本病既可能是先天性甲形成不全的结果，又见于后天性甲营养障碍，还见于许多皮肤病如银屑病、扁平苔藓、梅毒、麻风、硬皮病、掌跖角化病等，均可伴发，其他如外伤、冻疮、烧伤及许多局部因素也可造成。除去病因之后，症状可以改善。

（2）色甲病：所谓色甲病，是指甲变色的一些病变。这种颜色的变化，多数为色素沉着或减退，少数则是病原衍生物所致。色甲病的色调变化有白、黑、绿、棕、青、黄、蓝等七种之多。

白甲：主要是甲板透光改变而使甲呈现浊白色。白甲可以是甲本身的疾病，也可以是其他疾病的一种表现，健康人也可出现，据调查占9.16%。临床上通常分四个类型：①点状白甲：最常见，甲板上出现大小不等的一个或数个白点，以8~18岁患病率最高，30岁以上则少见。轻微外伤、肝病、梅毒等均可引起甲白点。②条状白甲：甲板出现白色的横条或纵条，长2~3mm，宽窄不定，可为一条或多条。病因可为外伤、烟酰胺缺乏、砷中毒、心肌梗死等。③部分性白甲：甲板部分变白，可由外伤等因素引起。④完全性白甲：全甲均呈白色，也称泛发性白甲，大多为先天性家族性，也可能是营养障碍的结果。其他如甲癣、甲床炎、贫血、肝肾功能障碍也可引起白甲。

黑甲：一般常见的是黑色的纵线称黑纵纹或黑带，正常人发生率占9.75%。黑甲有两种情况，一是甲下黑色素增多，呈纵行带状或全甲变灰黑色，可能与内分泌障碍及某些内脏病有关，另一种是甲下含铁血黄素沉着，呈黄黑色，多与外伤出血有关。其他原因有重金属沉着、电离辐射等。值得注意的是，应警惕甲下黑色素瘤的存在。

绿甲：甲板受到色素性物质的着色及铜绿假单胞菌感染呈现绿色，称为绿甲。可能与铜绿假单胞菌感染后的衍生物着色有关。

褐甲：全甲呈褐色，甲本身无明显变化。通常与甲面接触某些化学物质有关，如浸泡高锰酸钾溶液中，汞剂，炎症后黑蛋白沉着，黑棘皮病、艾迪生病，口服酚酞、抗疟剂、金剂的药物反应等，均可引起褐甲。

黄甲：甲板发育迟缓变厚时，甲板颜色变黄。在甲剥离时，其剥离的部分常为黄色。霉菌、梅毒、胸腔积液、低蛋白血症，均可成为黄甲的原因。吸烟、咪康唑、蒽林、驱虫豆素染色也可使甲变黄。

蓝甲：甲板颜色变蓝，可因染色所致。口服阿的平可使甲变浅蓝色。血红蛋白沉着症、肝豆状核变性、黑尿酸症等，其甲可表现为褐蓝色。

甲着色：有些甲的颜色是由于外染所致，小儿及妇女喜欢用凤仙花染甲，可将甲染成淡红、枣红、紫红色。这些着色均不伴有甲母生发障碍，所以可随甲生长而将着色甲向远端推移，最后正常甲再行长出。

五、皮肤病合并甲病变

皮肤病如果生长在甲母、甲床、甲廓及甲周围，常常引起甲的病变，有些皮肤病发生在全身或远离甲部，也可引起甲的病变。

（1）甲扁平苔藓：发生率有的高达10%，有的比较少。甲的病变有，甲纵线：表现为纵行的条状线、嵴、沟，特别是甲中央最明显；甲母肿胀：全部指甲特别是左手的第5指甲母肿胀，自觉疼痛或压痛；小管：在甲的中心部，高出甲表面约1mm，长3～4mm，深约1mm，数量为2～3个，不侵犯全甲。

（2）甲银屑病：银屑病的甲病变是相当多见的，有人报告寻常型银屑病约20%左右伴有甲病变并与皮损范围无关。常见的甲病变为甲凹点，数目较多，病情严重时甲板增厚、变形或缺损、甲肥厚、甲脆状如虫蛀一样。

（3）脓疱性银屑病和连续性指端皮炎甲病变：本病的指（趾）端皮肤出现萎缩、营养不良，使之甲缺损、残余甲板失去光泽，变污秽，表面高低不平甚至造成永久性脱甲而不再生。

（4）皮炎和湿疹甲病变：发生在手足部位及泛发于全身的湿疹、皮炎常常伴有甲病变。总的表现为甲营养不良性变化，甲面多条横嵴或横沟，甲板颜色污黄发暗，质地变脆，呈不定向的分裂，甚至出现横断现象。

（5）脓疱性角化不全甲病变：多见于少年儿童，特别是女孩。往往侵犯一个或多个指（趾）甲的周围皮肤，引起甲下角化过度及甲的游离缘变厚、脱屑、脓疱，病程经过缓慢，反复发作。

（6）达里埃病甲病变：指甲病变具有特殊性，表现指甲变薄、变脆，甲游离缘层裂成碎片或甲纵裂，甲面有纵行条状色素变化及甲下角化过度。这些变化对达里埃病的早期诊断或不典型病例的诊断颇有价值。

六、甲下及其附近肿瘤

甲板周围和其他处皮肤一样，均可发生各种良性或恶性肿瘤，但比较少见。常见的肿瘤有：

(1) 甲下外生骨疣：好发于足踇甲。初发为潜在性，呈紫红色，肿块可为豆大至核桃大，甲板变薄，疼痛，经过缓慢，病程长者可达20余年，X线摄影可作出诊断。疼痛者应手术切除。

(2) 甲下角质增殖症：在甲板与甲床之间发现污黄色的角质物质，堆积在甲下，其位于甲的游离缘厚度可达5～6mm，自觉压迫性疼痛。继发于甲外伤、甲沟炎等。

(3) 甲疣：好发于手指及足趾或甲周组织，疣体大小不一，呈暗褐色，表面粗糙呈刺状。试用电灼、同位素照射及冷冻治疗等。

(4) 纤维瘤：常见于甲廓，为有蒂的小肿瘤。其形态如蒜头样。

(5) 甲下恶性黑色素瘤：多见于拇甲。肿瘤处表现为黑褐色，应与甲外伤出血和黑甲相鉴别，早期诊断和治疗十分重要。

(6) 血管球瘤：单发性血管球瘤多见于甲下，呈紫红色或青色，自觉疼痛，在压迫或寒冷刺激时疼痛剧烈，有时为放射痛。

(7) 其他肿瘤：如角化棘皮瘤、原位癌、棘细胞瘤、血管瘤等也可发生在甲部，引起甲变形，临床表现为甲沟炎或肉芽肿样损害，发展下去甲板可以受到破坏。

七、其他疾病的甲病变

指（趾）甲是皮肤附属器之一。皮肤以至全身情况，常常可以通过甲的变化反映出来，许多皮肤病及全身性疾病可以伴有甲的表现，因此，对甲病变的观察对于了解整个机体有一定的意义。

大凡大疱性皮肤病如天疱疮，可使双侧全部指（趾）甲发生横线、横沟、萎缩以至脱落，仅残留退化的环状甲。恶性斑秃可使甲出现营养不良性变化，如甲板变薄、变脆、表面粗糙，高低不平，深浅不一的凹窝，甚至脱落。红斑狼疮、硬皮病的指（趾）端病变常出现萎缩性变化。皮肌炎则在甲廓出现特殊的红斑及毛细血管扩张，甲上皮增厚、粗糙，角化过度，失去光泽，游离缘可呈锯齿状。当皮肌炎改善时，甲病变也可完全消失。

此外，金属中毒如砷、汞、银、铅等，心、肺、肝、肾、血液、内分泌等疾患，以及某些先天性疾病等，均可发生甲病变。

总之，甲病的归纳大致分为异常和质的异常两大类。

(1) 量的异常：包括：①甲面积扩大：如巨大甲、杵状甲、指端肥大症、指端血管瘤等。②甲面积缩小：如小甲、甲萎缩、遗传性短甲、咬甲症。③甲数变化：如多甲、无甲、甲缺损。④甲肥厚：如厚甲、甲弯曲、甲霉菌病。⑤甲床肥厚：如甲下角质增生、甲下肿瘤。⑥甲菲薄：如发育或营养不良。

(2) 质的异常：包括：①色调变化：如白色、褐色至黑色、红色、黄色、橙黄色和绿色。②形态变化：如杵状甲、甲弯曲、匙状甲、扁平甲、棱角甲等。③硬度变化：如软化、脆弱、纵裂、层裂、细碎。④甲床游离：如甲剥离和脱落。⑤甲周变化：如炎症、胬肉外翻和逆剥等。

八、黄甲综合征

黄甲综合征是一种包括指（趾）甲黄色肥厚表现，常伴踝部或面部淋巴水肿，合并呼吸道疾病的综合征。

黄甲综合征的特殊症状，归纳有三。①黄色甲：爪甲的色调为淡黄色或黄色，甲板肥厚。甲半月和甲上皮消失，表面光滑，可见不平整的横沟。爪甲生长速度极为缓慢，一年难剪一次指甲，严重时部分病例指甲可脱落。②淋巴性浮肿：浮肿主要在下肢的足背、踝、小腿，其次是眼睑、颊部和上肢。这种浮肿有时能自然消退。③呼吸系病变：多种多样，如慢性咳嗽、支气管扩张、肺炎、喘息、胸腔积液等。

上述三种主要症状，以指（趾）甲变化出现最早，相隔两年后才出现淋巴性浮肿，大约再经过7~8年后呼吸系症状才比较突出。因此，诊断黄甲综合征最少要具备上述两个体征方能成立。

治疗　由于黄甲综合征发现时间尚短，治疗还处于探索阶段。现时用肾上腺皮质激素，效果不大，用维生素E400国际单位，每日2次，一般6个月后症状可以改善。

预后　有的病例经过一段时间，可以自愈，有的则因处理不当，合并胸腔积液及呼吸系感染者病情加重，严重时可危及生命。

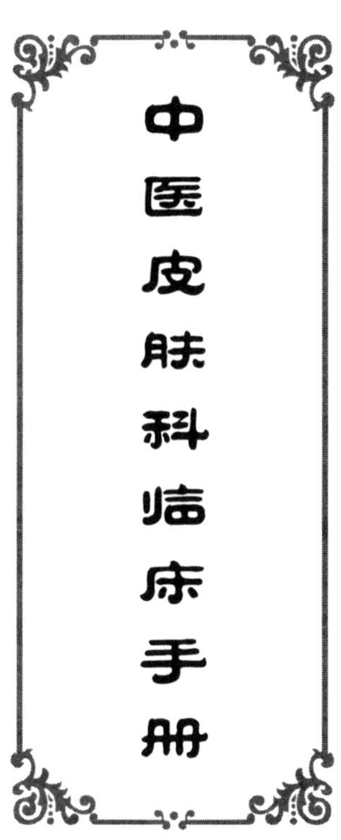
中医皮肤科临床手册

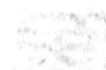

前　言

面临21世纪的到来，在高节奏、高效率的现代社会里，广大医务人员在繁忙的医疗中，渴望在案头有一本内容新、资料全、便于查阅的手册，以解燃眉之急。正是基于这种实际需要，我组织部分同仁编写《中医皮肤科临床手册》。

全书由两部分组成，一是诊治基础，二是临床诊疗。在诊疗基础部分，从临床实践出发，对病因、辨证、论治等项均作了扼要的阐述，其旨在于理论与实践的相结合。临床诊治部分，则要求内容新颖实用，言简意赅。特别是治疗方面，强调证型合理，辨证清晰，立法严谨，用药精专，使之多种治法有机结合。每一病种之后，均加按语，阐明该病不同阶段的中西医治疗之互补，或者介绍本人临床体会和思路等，虽未达画龙点睛之妙，但多独具匠心。

本书在编著的过程中，由于我们的水平有限，不妥与错误之处，恳请海内外同仁教正。

徐宜厚于守拙书屋

1999年8月

目　录

第一章　皮肤病的病因与症状

病因概述

一、六淫侵袭

（一）风邪

外风：风兼五气，如兼寒则曰风寒，兼暑则曰暑风，兼湿曰风湿，兼燥曰风燥，兼火曰风火。大凡发无定处，倏起倏灭，变化无常的风疙瘩，风性善动，游走不定的赤白游风，病变在头面部位的疮疡等，均系风邪所致。

内风：营血不足，血不养肝或柔筋，或者毒热伤阴，或者水不涵木，均致肝风内生，表现为风盛化燥的白屑风，虚风内旋的红斑狼疮脑病，肝血不足的爪甲病，肝阴亏损的老年性瘙痒病等。

（二）寒邪

外寒：侵入经络，血流瘩涩，证见紫斑，如冻疮；阳气不达，血行不畅，证见肢端发绀觉冷，如肢端动脉痉挛症；寒性收引，致使血脉瘀凝，证见色泽褐暗，自觉剧痛，如脱疽等。

内寒：阳气不达四肢和肌腠，致使手足冷，或者发绀冰凉；寒凝络痹，气血循行受阻，淤滞不通，表现为皮肤痹硬肿胀，乃致溃烂，如硬皮病、成人硬肿病等。

（三）暑邪

为太阳之亢气，暑热熏蒸，头面颈项赤肿，则成暑疖；盛夏肌腠玄府开，感受暑热而生热疮；暑为热邪，热盛肉腐，易于结毒，化为疖肿；夏热之气，损伤肤表，则发日晒疮；暑湿互蒸，蕴结肌腠不解而生天疱疮、痱毒等。

（四）湿邪

外湿：水中作业，水湿浸渍所致的水渍疮；涉足桑田，雨后湿蒸所致的粪毒块等。

内湿：湿热郁阻肌腠，则发为下肢流火；湿热下注，阻于胫肢，则患生臁疮；湿热稽留于皮内膜外，则发为瓜藤缠；湿化水气，熏蒸于面，则患旋耳疮、羊胡疮等；寒湿互结，阻于肌腠，旁窜手掌则发病疮，下注于下肢则发湿臁疮等。

（五）燥邪

燥盛则肤腠干裂而成皲裂疮，或者皮肤干燥而瘙痒。燥于下，则便溺闭结，燥于内，则精血枯涸，燥于外，则皮肤皱揭。此外，风燥，由肝血不能荣筋，故筋急爪裂；火燥，由脾多伏火，故唇揭便秘；血燥，由心血失散，故头多白屑，发脱须落；虚燥，由肾阴虚涸，故小便数，咽干喉肿等。

（六）火邪

外火：风热化为火毒，则发抱头火丹；湿热下注，化火化毒，则发流火；暑热化火化毒，则成痱毒、疖丹。

内火：心火上炎可致疮，心肝之火炽盛则发缠腰火丹，脾胃之火上炽则发热气疮，肺胃火蒸常致肺风粉刺、酒渣鼻，水少火盛、本色外露则面起黧黑斑。

二、感染毒邪

毒邪是专指传染力强的疫疠之气。传染途径可由口鼻而入，可由接触皮肤和黏膜而发。比如：暴戾之气，乘虚而入，发为大头瘟；阴戾恶浊之毒气，入于皮毛血脉肌肉筋骨之间，发为麻风；秽污恶毒，除有气化（间接感染）和精化（直接感染）外，还有胎中感染而成的梅毒；疫死畜毒，性烈鸱张，发于疫疔。

三、饮食不节

膏粱厚味，炙煿生热之食，皆能导致脾胃湿热蕴结，火毒内炽，外发于肌腠，如疖、痈、中毒性红斑、蔬菜－日光性皮炎等。

四、房劳损伤

生育过多，损伤冲任，致使肝肾阴津亏损，表现为口干目涩，关节酸痛，皮肤干燥之类的干燥综合征。劳倦伤脾，导致元气的虚怯，血液循行障碍，加之久立负重则造成经脉怒张而生臁疮。

五、七情郁结

情志为病，多由恚怒伤肝，忧思伤脾，五志过极，郁结于内，日积月累，气血经络凝滞而成，如斑秃、银屑病（白疕）、神经性皮炎（摄领疮）等。

六、各种伤害

一是昆虫，如蚊子、臭虫、跳蚤、螨虫叮咬，仅发瘙痒。二为寄生虫类，如疥疮、虱病、蛲虫、皮肤猪囊虫病等。三是虫毒，阴户湿烂瘙痒的阴道滴虫病，农民涉足桑田而得的粪毒块，以及谷痒病等。

七、禀赋不耐

一指接触致敏，如漆有毒。二指食物所致，如灰菜或海味泥螺，复经日晒而发病。三指药物致敏，可因口服、注射、吸入、滴入、灌入等途径给药而发病。

症状举要

一、自觉症状

（一）辨痒

1. 风痒 痒的部位，通常发生在头面、耳、鼻等处，严重时亦可遍布全身。偏于热，痒感常是突然发生，并能见到形如针帽、粟米大的红色丘疹，搔破则有少许鲜血渗出，随破随收，结有血痂，很少有化脓化腐的现象，遇热则燥痒更剧。偏于寒，痒感发生的部位主要在头面、耳郭和手足等暴露处，其痒感发生有一定的季节和时间性，一年之中，冬重夏轻，一日之内，早晚气温偏低时，较之中午气温偏高时，痒感要重得多，在皮肤上见到错综交织如网状的白色搔痕，丘疹、风团呈淡红色等。

2. 湿痒 痒的部位主要在下肢、阴囊、女阴和趾缝处，皮疹以丘疱疹、水疱、糜烂、黄痂为主。自觉浸淫作痒，搔破则有较多的滋水溢出，浸淫四窜，并有越腐越痒、越痒越腐的倾向，往往是缠绵难愈。兼有热邪，则皮肤焮红，略有肿胀，痛重于痒，兼有寒邪，则皮肤肥厚，状如牛领之皮，色泽暗红或紫红，痒重于痛。

3. 虫痒 痒通常发生在指（趾）缝、肛门、前阴和少腹以及乳房皱襞等处，个别则遍传全身，白天虫潜伏不动，夜间为了交配和觅食而在肤内辗转爬行，故而痒感日轻夜重，具有较强的传染性。

4. 热痒 痒无定处，皮疹以红色丘疹、红斑为主，多数呈播散性分布，部分融合成片。自觉灼热刺痒，状如针刺，搔破表皮则鲜血渗出，结有血痂，偶尔也化腐酿脓，形成疖肿。

5. 燥痒 患温热病后，阴血内伤或阴虚血亏，生风化燥，肤失濡养，故症见皮肤干燥发痒，其痒感往往是时轻时重，呈阵发性发作，搔后可见糠秕状鳞屑脱落。

6. 毒痒 皮疹以弥漫性水肿性为主，其次为红色丘疹、风团等。

7. 食痒 凡食鱼、虾、蟹之类动风发物，或吃牛、马、猪、羊、狗、鸡等禽兽肉，由于食之过多，胃难消磨，而诱发食痒。表现在皮肤上常有地图状红色风团，水肿性红斑，丘疹和大小不等的水疱、血性疱等，自觉心烦意乱，奇痒难忍。若治疗不及时，还会出现毒气内攻，令人呕吐、下利，出现精神困倦等全身症状。

8. 瘀痒 痒感发作时，非要搔破皮疹使血外溢方可缓解。皮疹以暗红色丘疹、结节为主，有的散在性分布于全身，有的凝聚结块，埋入肤内，有的融合成片，状如席纹。

9. 酒痒 饮酒后立即或间隔不久，皮肤感觉发痒，继而出现全身性弥漫性红斑，或形如针帽大小的红色丘疹，与麻疹皮疹十分相似，但随着酒毒从汗液或小便的排出，痒感和皮疹也随之减轻，乃至消失，有自愈趋势。

10. 虚痒 全身瘙痒不止，如虫行皮里肤外。兼血虚则皮肤干燥，痒感在夜间尤重；兼气虚则不耐六淫外邪，在寒热变迁之时，或者气交之节，均会诱发瘙痒或发现痒感加重；兼阳虚则痒感多发生在秋末冬初，或以中老年男性多见；兼阴虚则干痒不休，皮肤干枯不润泽，搔后可见较多的糠秕状鳞屑脱落。

（二）辨痛

1. 热痛　痛而灼热，喜冷而恶寒，凉药冷敷则痛势和缓，多见于丹毒、疖痈等。

2. 寒痛　痛而畏寒，遇风或受凉则痛感加重，温热药敷贴则痛势减轻，多见于脱疽初期、冻疮等。

3. 虚痛　痛势缓和，进展亦慢，局部不胀不闷，揉按抚摩则痛轻，皮肤科少见。

4. 实痛　痛势紧张，局部发胀疼痛，不论疼痛轻重均拒按，见于缠腰火丹遗留之神经痛。

5. 气痛　痛而流窜，并随情志变化而增减，皮肤科少见。

6. 血痛　痛点固定不移，痛而拒按，见于血痹（红斑性肢痛症）。

7. 风痛　没有固定痛点，游走迅速，如行痹、历节风（类风湿关节炎）等。

8. 脓痛　跳痛如鸡啄或胀痛而紧张，压之有波动感，多见于痈酿脓期。

（三）辨麻木

一是气血俱虚，经脉失于濡养。二是气血凝滞。三是寒湿痰瘀留于脉络。如疠风（麻风）等。

二、他觉症状

（一）原发性损害

在病变过程中直接发生或初次出现的皮损，称之原发性损害。

1. 斑疹　为皮肤局限性的色素改变，既不高起，也不凹下，其范围多数局限在1～2cm。红斑压之褪色为气分有热，压之不褪色为血分有瘀；紫斑为热瘀阳明，黑斑为热毒之极或肾亏本色外露，白斑为气滞或气血不调。

2. 丘疹　为一局限性隆起皮面的实质性损害，形如丘形的小粒疹子，触之碍手，仔细观察还会发现丘疹顶部可以是尖的、圆的、扁平的或中间凹陷如脐窝等。在多数情况下，病位在肺、在脾。色红者多属血热，渗水者多属湿热，发痒者属于风热等。

3. 结节　为一可触及的、圆形或椭圆形的局限性实质性损害，大小、形态、颜色不一。它与丘疹的主要不同点是其病变范围比丘疹深而大，深陷皮下，小者如豆，大者如桂圆，或者渐长出皮面。皮色红而可触及核者为气滞血瘀，皮色如常，按之有核，为痰湿凝聚或痰瘀互结，风湿结聚，风盛则痒，如马疥（结节性痒疹）等。

4. 风团　为一局限的、水肿性圆顶隆起的皮肤损害。存在的时间短暂，可在数小时内消失。直径大小不一，小的3～4cm，大的10～12cm，数目和形态也是多少不一和各异。色红者属风热，色白者属风寒或阳气虚弱，亦有为内中药毒，毒热入营，热盛生风所致。

5. 水疱与大疱　为局限性空腔含液体的高起损害，水疱直径一般小于1cm，超过1cm者称为大疱。水疱可以变成脓疱或大疱，疱内可含血液、血清或淋巴液，其颜色随疱内所含之液体而异，形状可以呈半圆形、圆锥形、扁平状或不规则形，有的中央有脐窝。疱壁薄而易破，破后呈糜烂面。小疱系酷暑时令火邪入肺伏结，大疱系心火妄动，脓疱系热甚成毒，血疱系热毒波及血分，逼其妄行，此外，深在性水疱系脾阳亏虚，寒湿不化所致。

6. 脓疱　为一局限性的皮肤隆起，内含脓液。脓疱大小不一，可呈圆形、球形、圆锥形或中央呈脐窝状。脓疱浅者不留瘢痕，深者可留瘢痕。脓疱既可是原发疹，又可从丘疹或水疱演变而来。多因热毒或火毒炽盛所致。

7. 肿瘤 为发生于皮内或皮下组织的肿块。小者如黄豆，大者如鸡蛋或更大。可呈圆形、蒂形或不规则形，或软或硬，或高出皮面或仅触及。有的是良性的，有的是恶性的，可持续存在，或逐渐扩大，或破溃而形成溃疡，自行消退者罕见。多由瘀血、痰滞、浊气等留滞于组织之中所致，若邪自内溃，脏腑气血败坏则危及生命。

8. 囊肿 为一含液体或半固体物质（液体、细胞或细胞产物）的囊形损害，呈球形或卵圆形，触之有弹性感。多由痰凝液留或瘀血湿热互结所致。

（二）继发性损害

可由原发性损害转变而来，或由于治疗或机械性损伤（如搔抓）而引起的另一种皮肤损害。

1. 鳞屑 又称为皮屑。是脱落的表皮细胞，正常表皮细胞每隔 3～4 周完全更换 1 次，其最后产物为角质层，经常在不知不觉中脱落。临床上可分糠秕状鳞屑、落叶状鳞屑、鱼鳞状鳞屑，就其性质可分为干性和油腻性两大类。干性鳞屑系血虚风燥，肤失濡养而起；油腻性鳞屑系湿蕴肤表所致。

此外，还可从肤底色泽而辨，如肤底红而起屑为血热，肤底淡红而屑多为血燥。

2. 表皮剥脱或抓痕 为表皮的浅表缺失。因搔抓而引起多呈线状，有血迹或血渗出者，干燥后有黄痂或血痂。若抓破表皮后复结血痂者为血热生风；抓后遗留白线者为风盛或内燥；皮色如常，搔破出血为血虚生风。

3. 浸渍 皮肤长时间泡入水中或处于潮湿状态（如湿敷日久，指缝或趾缝经常潮湿等），皮肤变软变白，甚至起皱，称为浸渍。多为湿毒侵肤或湿热下注。

4. 糜烂 由于水疱、脓疱或浸渍后表皮脱落，或丘疹、小结节表皮的破损（抓擦或其他伤害）而露出潮湿面，称为糜烂。若渗水湿烂为脾湿，黄水淋漓而烂为湿热俱盛，指（趾）缝、臀腿之隙浸渍湿烂则为湿热化毒所致。愈后不留瘢痕。

5. 皲裂 皮肤出现线状裂隙，称为皲裂。常发生于手掌、足跟、口角和肛门周围等处。与寒、燥有关，如“燥盛则干，寒盛则裂”，又可为日久阴津耗伤，肤失濡养所致。

6. 苔藓化 为角原细胞及角质层增殖和真皮炎症细胞浸润而形成的斑块状结构，表现为皮肤浸润肥厚，纹理加深，呈皮革或树皮状。多由寒湿或顽湿郁阻肌腠，或因反复搔抓摩擦所引起。

7. 硬化 为局限性或弥漫性的皮肤变硬，触诊比视诊更易察觉。多由于元气虚弱，寒、湿、痰、瘀阻隔经络所致。

8. 痂 疱液或脓液干燥后凝结而成。痂可薄可厚，柔软或脆。带有脓性的痂叫脓痂，为热毒未清，带有血性的痂叫血性痂，为血热未除，橘黄色的痂叫浆痂，多为湿热俱盛。

9. 溃疡 皮肤缺损或破坏达真皮或真皮以下者称为溃疡。主要由结节或肿瘤溃破或外伤而成。多因热盛肉腐或正气未复所致。

10. 萎缩 可发生于表皮或真皮，或两者同时累及，甚至累及皮下组织。表皮萎缩，正常皮肤纹理可保持或消失，多由气虚所致；老年皮肤萎缩，仍保持正常的皮肤纹理，伴有轻度皱纹，为肺虚或阴血不足，肤失滋养所致。

11. 瘢痕 外伤或虫咬或生疮后，遗留的一种表面光滑、缺少正常皮纹的继发性损害。若见红色或蔷薇色为新鲜瘢痕，高于皮肤表面者为增生性瘢痕。多与个体素质有关。

12. 色素异常 包括继发性色素沉着和继发性色素减退或消失。前者多与气血不和有关，若色泽淡褐多属血弱失华，色泽黑褐属肾为癥瘕，或为肾虚而本色显露于外。后者色素减退或消失，常为风淫、血瘀和脏腑病变所引起的一种外观表象。

在观察皮肤损害时，一定要重视三个环节：其一，最好在自然光下进行，因而，要求光线充足、明亮。其二，通过肉眼观察和手指触觉，从不同的角度去仔细观察，必要时可借助于放大镜或显微镜来检查。其三，深入了解皮肤损害的特征。如皮疹的大小，通常用实物来表示，粟粒大、黄豆粒大、小枣大、核桃大等；皮疹的颜色，正常皮色、红色、黄色、淡色、白色等；皮疹形态，圆形、椭圆形、多角形、环形、匐行形、脐形等；皮疹软硬度，硬如木板、软骨、鼻尖等，也有的软如海绵；皮疹表面性质，表面光滑、粗糙、刺状、乳头状、菜花状等；皮疹分布情况，单侧性、对称性，局限性、全身性，散在性、均布、密布、簇集，沿神经分布、沿血管分布等。

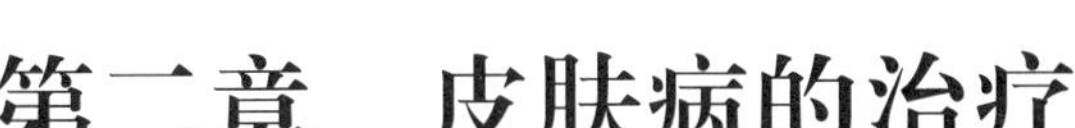

第二章　皮肤病的治疗

药物疗法

一、基本原则

治疗原则简称治则，系指在整体观念和辨证论治精神指导下而制定的，对临床任何疾病的立法、处方、用药及采用其他措施，均具有普遍性指导意义的基本原则。

一般来说，在实践中必须善于从复杂多变的疾病现象中抓住病变的本质，以治病求本；根据疾病发生发展过程中各种矛盾双方的主次关系而急则治标或缓则治本；结合邪正斗争所产生的虚实变化，以决定扶正或祛邪；按照阴阳失调的病变规律而调整阴阳；针对不同脏腑气血的功能失调而调理脏腑气血；结合发病的不同时间、地点和不同特点的病人，以便因时、因地、因人制宜、调整阴阳平衡、调理脏腑气血等。这 6 个方面乃属中医治则的范畴。

（一）治病必求于本

1.“正治”与“反治”　《素问·至真要大论》指出：“逆者正治，从者反治。”提出了在治病求本的前提下，应正确处理好常规治法（正治）与特殊治法（反治）的关系。

（1）正治（为正常的治疗原则）：是指疾病的征象（症状和体征）与性质（本质或病因病机）相一致时，采取逆其征象而治的治疗原则，故正治又称“逆治”。主要是指运用方药的寒、热、补、泻性质与疾病的热、寒、虚、实性质相抗逆、相对抗。

（2）反治（为反常的、特殊的治疗法则）：是指疾病的某些征象（这些征象一定是假象）与性质（本质或病机）不相一致时，采取顺从这些假象而治的治疗法则。故反治法又称“从治”。从，即是指运用方药的寒、热、补、泻性质，以顺从疾病的某些假象而治。

2. 治“病”与治“证”　“病”指疾病，亦指疾病的名称，证则是指机体在疾病发生发展过程中某一阶段的病因、病位、病性以及邪正盛衰等情况的综合概念，能反映疾病的本质。

（1）同病异治：指相同的病，由于发病的时间、地点及患者机体的反应性不同，或所处的阶段不同，所表现的“证”不同，而采取不同治法。

（2）异病同治：指不同的疾病，如果在其发展变化过程中表现出相同的“证”，便可采取相同的方法治疗。

（二）分清标本缓急

1. 急则治其标　指在标症甚急，甚至危及患者生命或影响对“本”病的治疗时，采取的一种暂时急救的法则。所以，这一原则主要适用于急性病、危重病的治疗。

2. 缓则治其本 在一般情况下，标病不急，或缓解之后，应针对该病的本质（病因病机）而治。这一原则对慢性病或急性病、重病的恢复期有重要指导意义。

3. 标本兼治 指在标病本病并重的情况下采取标本兼治的原则。表证未解，里证又出，则应表里双解，亦属标本同治。

治病求本的“本”，一定是指的病因病机，而标本的“本”既可以指病因病机，但也可指正气（正与邪）、内脏病变（内脏与体表）、旧病（旧病与新病）等。如同是一邪气（病因），若与正气相比即为“标”，而与症状相较则为“本”。故两者所指显然有别，不可混为一谈。

（三）注重扶正祛邪

1. 药物扶正祛邪 不同脏腑的病变应采取不同的扶正方法，但从治疗大法角度言之，以药物扶正不外滋阴、养血、益气、温阳等几个方面。祛邪的方法更多，诸如以药发汗解表、通里攻下、清热泻火、涤暑利湿、活血消瘀、消积导滞、化痰利水等。

2. 食物扶正祛邪 如大病、久病，或病后初愈，在运用药物等方法治疗时，每常兼用食疗补治。如肺虚者，常用大枣、黄芪、粳米煮粥调补即是。对于老年人，食疗显得更为重要，如饮食合理即可防病治病，延年益寿。

3. 运用针灸扶正祛邪 如针刺的补泻手法中，泻法重在祛邪，而补法则可扶助正气；灸法具有温补助阳、散寒祛湿之功。

4. 其他治法扶正祛邪 如气功疗法、心理疗法等具有扶正作用，火罐、水罐、放血、针挑疗法等则以祛邪为主。

扶正，可使正气加强，即有助于抗御和驱逐病邪。祛邪，排除了病邪的侵犯、干扰和对正气的损伤，则有利于保存正气与正气的恢复。

（四）掌握“三因”制宜

“三因”制宜，是因时、因地、因人制宜的简称。它强调对任何疾患均应根据不同的季节、不同的地理环境以及不同的年龄、性别、体质、职业等而考虑采取相适宜的方法来治疗。

1. 因时制宜 春夏季节气候由温渐热，阳气升发，人体腠理相应疏松开泄，此时即便外感风寒之邪，也不宜过用辛温发散药物，以免发汗太过，耗伤气阴；而至秋冬季节，气候由凉转寒，阴气至盛，人体腠理致密，阳气内敛，此时若非大热之证，即当慎用寒凉之药，以防伤及阳气。

2. 因地制宜 地理环境不同，治法应有区别。如我国西北高原地区，气候寒冷，干燥少雨，其民多依山陵而居，经常处在风寒之环境中，多食鲜美酥酪骨肉和牛羊乳汁，体质大多强壮，患病每易出现寒证、燥证、内热证。东南地区，临海傍水，平原沼泽较多，地势低洼，气候温热多雨，湿热熏蒸，故东南方患病者，每易出现外感温热、暑热、湿热之证。治疗各种病时亦应考虑这些发病特点兼而治之。

3. 因人制宜 人类有年龄大小的不同，性别有男女之别，体质有强健弱小之分，更有职业、性格气质、生活习惯等方面的差异。而这些不同因素又常常影响着疾病的发生、发展与变化，决定着疾病预后与转归。

(1) 因年龄制宜：不同年龄的患者其病理生理状况（如气血盈亏）各有不同，治疗用药则应有所区别。如老年人生机减退，气血亏虚，患病多虚证，或虚实夹杂，治疗虚证宜以补法，即便邪气炽盛，正气尚未大虚而以攻法为主时，也要考虑老年人的生理特点，尽量选用性味平

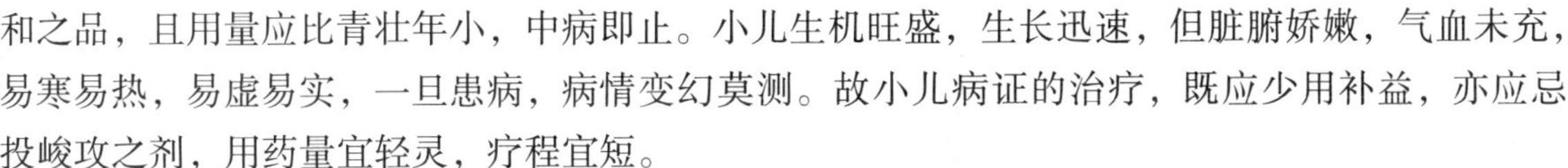

和之品，且用量应比青壮年小，中病即止。小儿生机旺盛，生长迅速，但脏腑娇嫩，气血未充，易寒易热，易虚易实，一旦患病，病情变幻莫测。故小儿病证的治疗，既应少用补益，亦应忌投峻攻之剂，用药量宜轻灵，疗程宜短。

（2）因性别制宜：女性有经、带、胎、产等生理特点。如月经期间，无论何病皆应慎用破血化瘀之品，以免造成出血不止；若在妊娠期，对峻下、破血、滑利、走窜伤胎或有毒药物，皆当禁用或慎用；产后治疗他病（例如伤风感冒），应考虑阳气、阴血俱亏及恶露等情况的存在。青年男性肾精渐充，性功能成熟，其精易泄，对一些青年内伤杂病治疗时，亦应顾及这一发病特点。

（3）因体质制宜：体质代表着脏腑、气血的特性，所以体质的分类以个体的脏腑、气血功能特点和病理特征作为主要依据。

1）正常质：即功能协调，机体强健质。多见于体力劳动者，亦多见于青春期前后发育正常的健康男女。故此型患病，宜多用、早用攻邪诸法，使邪气早去而正气复原。

2）晦滞质：常见肤色晦滞、口唇色紫、眼眶暗黑、爪甲枯槁、肌肤甲错、丝缕斑痕、舌质偏暗、脉象沉涩弦紧。气血易滞者常由此型发展而来，故对此型的治疗应注意选用行气活血化瘀之品。

3）倦㿠质：常见面色㿠白、倦怠无力、气短懒言、头晕目眩、心悸健忘、极易疲劳、动则汗出、不耐寒热、易患感冒、纳食量少、不耐劳作、月经量少。故对此型的治疗应注意选用益气养血（尤其是补益脾肾）之品，正充则邪去。

4）腻滞质：常见形体肥胖、口甜而黏、身重如裹、口干不饮、大便不实。治疗应注意选用祛湿、燥湿、化痰、涤痰之品。

5）热燥质：常见形体较瘦、面颊潮红、口燥咽干、失眠、心易烦躁、耳鸣不爽、平素喜凉饮、大便易干结、阳痿遗精、尿黄短少、舌红少苔、脉细弦数。治疗应注意选用滋阴养液、生津润燥之品。

6）冷静质：常见形体白胖、形寒肢冷、唇淡口润、喜热饮、四肢倦怠乏力、少气懒言、面色㿠白、肤冷自汗、大便不实、夜尿频而清长、形体易衰。阳气易衰者常由此而来。治疗应注意温补阳气。

（4）因职业制宜：不同的职业常易产生不同的职业病。长期从事脑力工作者，其患病每常表现为心脾两虚或心血暗耗，此类病人应注意补益心脾；长期野外作业的工人、农民、汽车司机，由于饮食不节，饥饱失常，易致脾胃受伤，此类病人调理脾胃尤为重要；以湖水沼泽地带作业为主的农民、渔民，易感寒湿之邪，治疗应兼用祛湿药物；工作时注意力高度紧张的人员（如火车、汽车司机、公安人员），常易使肝肾阴虚、肝阳上亢，治病时应兼而顾之。

（5）因性格（气质）制宜：性格、情绪的差别，常可导致不同的病证产生。

1）平和质：精神情志活动无明显偏颇，平素气血调和，情志舒畅，既不易抑郁，亦不致亢奋，能妥善处理各种事物，性格外向或内向。一般少患情志，即便患病，也容易向愈。

2）亢奋质：情志活动偏激，平素遇事容易激动，喜言好动，不太冷静，心烦易怒。应注意疏肝平肝、镇肝潜阳之品。

3）抑郁质：平素郁郁寡言，情绪低落，性格孤僻内向，忧愁善感多虑，夜寐欠佳，睡眠多梦。多见于妇女及心胸狭窄之男性。应注意采用心理疗法或选用疏肝理气解郁之品。

4）怯弱质：平素胆小怕事，易惊易恐，遇事犹豫，多欠主见，性格内向。常见于小儿、女性及年老体弱者。此类病人一方面要帮助其加强坚强意志的培养，一旦患病则应注意选用补肾宁心之品。

5）淡漠质：精神萎靡，双目无神，厌倦社会活动，甚至对生活失去信心和勇气。遇丧偶、丧亲、失恋等，易悲好泣，甚则产生自杀念头。对挫折或疾病等耐受能力低下者，其性格多怪僻。应注意采用心理疗法（如宽慰、疏导、鼓励）。帮助树立战胜困难的信心，正确对待生活中的不幸等。

（6）因生活习惯制宜：生活习惯的不同，机体受邪后常可表现出不同的证候类型，治疗时应结合这一发病特点而选用适当的方法治之。如素来嗜食辛辣之品，或长期饮酒及嗜烟者，每常积久化热，进而灼伤阴津，治疗时应注意清热养阴增液。嗜食肥甘厚味，“甘能生中满”，“肥能生痰浊”，脾胃因之受到影响，此类病人应注意调理脾胃气机，促使恢复健运，以利痰湿散而痞满诸候消除。喜贪冷露宿或嗜食生冷者，应注意顾护“后天之本”，防止外邪直中肠胃，否则其病难以恢复。喜欢夜间伏案工作者，常易使心脾之气更伤，应告之宜改变这一不良生活习惯。

（五）调整阴阳平衡

调整阴阳是针对体内阴阳平衡的病理变化而提出的治疗原则。疾病的发生，从根本上而言，是阴阳的相对平衡遭到破坏，出现偏盛或偏衰的结果。因此调整阴阳，补偏救弊，恢复阴阳的相对平衡，促进机体阴平阳秘，乃是临床治疗的根本原则之一。

1. 狭义概念

（1）阴阳偏盛（邪盛）——损其有余：即阴邪（如寒、痰、湿之邪）或阳邪（如火热、毒、暑、燥诸邪）过盛的病证，应采取“损其有余”的方法治之。

（2）阴阳偏虚（正虚）——补其不足：对于阴精或阳气虚损不足的病证，应采取“补其不足”的方法治之。

（3）阴阳格拒——破阴破阳：此乃阴阳失调病证中比较特殊的一种类型。包括阴盛格阳和阳盛格阴两类证候。阴盛格阳（又称格阳证），系指阴寒之邪壅盛于内，逼迫阳气浮越于外，使阴阳之气不相顺接，互相格拒的病理证候。故又称其为真寒假热证。治当破阴回阳救逆，常用通脉四逆汤之类。阳盛格阴（又称格阴证）系指邪热内盛，深伏于里，阳气被遏，郁闭于内，不能外达于肢体而格阴于外的病理证候。治当泻热以破阳盛格阴之势，常用白虎汤、承气汤等。

（4）亡阴亡阳——救阴回阳：亡阳是指机体阳气发生突然性脱失，而致全身功能突然严重衰竭的病理证候。治当回阳救逆，常用四逆汤、参附汤等。亡阴是指由于机体阴液发生突然性消耗或丢失，而致全身功能严重衰竭的病理证候。治当救阴为主，常用生脉散、独参汤诸方。

2. 广义概念 为一切病证总的治疗原则。由于阴阳是辨证的总纲，疾病的各种病理变化均可以阴阳失调加以概括。从广泛的角度言之，诸如调整脏腑经络功能、解表攻里、升清降浊、寒热温清、虚实补泻，以及调和营卫、调理气血等治疗方法，亦自然可概括于阴阳治则之内。

（六）调理脏腑气血

1. 调整脏腑功能 原则上应注意两点。其一，某一脏的功能失调，治疗时应结合病理特点而采用多种措施调理，促使该脏功能恢复。其二，由于人体是一有机的整体，脏与脏、脏与腑、腑与腑之间在生理上是相互协调、相互促进的，病理上则相互发生影响（如某一脏腑发生病变时，而应注意调整该脏腑之间的关系）。

2. 调理气血关系 其一，针对气与血自身的不足或失调而调治之。如气虚、气滞、气逆、气陷、气闭、气脱等病理证候，分别采用补气、行气、降气、升气、开闭、固脱诸法治之；血

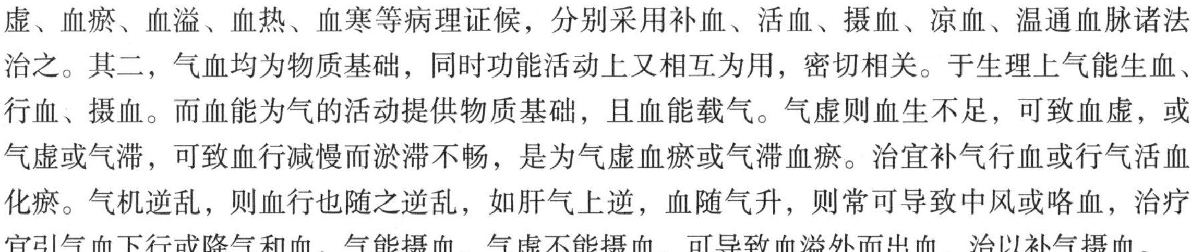

虚、血瘀、血溢、血热、血寒等病理证候，分别采用补血、活血、摄血、凉血、温通血脉诸法治之。其二，气血均为物质基础，同时功能活动上又相互为用，密切相关。于生理上气能生血、行血、摄血。而血能为气的活动提供物质基础，且血能载气。气虚则血生不足，可致血虚，或气虚或气滞，可致血行减慢而淤滞不畅，是为气虚血瘀或气滞血瘀。治宜补气行血或行气活血化瘀。气机逆乱，则血行也随之逆乱，如肝气上逆，血随气升，则常可导致中风或咯血，治疗宜引气血下行或降气和血。气能摄血，气虚不能摄血，可导致血溢外而出血，治以补气摄血。

二、病证结合论治

病证结合论治的形式，在临床上常用者均有四种。即：分证分型论治、分期分阶段论治、方证相对论治和固定方加减论治。

（一）分证分型论治

对同一种疾病分辨出几种不同的证候类型进行治疗，称为分证分型论治，简称分证论治。近年来，随着大量实践观察和经验总结，将分证论治运用于现代医学各科疾病，也取得良好效果。

分证论治，最适于多因素所致、多脏腑受累、多病机演变的综合性疾病，这类疾病在人群中型别突出，各证型的治疗方向迥异。例如丹毒依据发病部位和皮损特征分风热证、肺火证、湿热证、寒湿证、胎热证、毒攻证等。证型特征明显，容易辨别，有利于治疗。分证论治的优点也在于此。

（二）分期分阶段论治

根据疾病过程不同时期、不同阶段的病机变化特点，进行辨证论治的形式，称为分期分阶段论治，简称分期论治。例如，麻疹顺证分疹前期、见形期和收没期，各 3 ~4 日。在疹前期宜辛宣透疹，使疹出毒解，见形期宜解毒透疹，收没期宜养阴清化，这是麻疹顺证必经的 3 个病机演变过程及其论治大法。若病情演变不循此过程进行，如疹出不透或出而即没、体温骤降、气急鼻扇等，出现这些证象提示属于麻疹逆证，当及早主动采取措施。

（三）方证相对论治

方证相对，以方名证，把诊断与治疗融为一体，这是《伤寒论》辨证论治的形式。例如，有壮热、大汗、大烦渴、脉洪大的白虎证，就用白虎汤治疗；有口苦、咽干、目眩、往来寒热、胸胁苦满、心烦喜呕的柴胡证，就用小柴胡汤治疗，等等。

（四）固定方加减论治

固定一方为基础，据病情加减通治一病，也是现代经常使用的论治形式。这种论治形式，大体适用于下列两类疾病：一是病因病机单一，病程较短；二是致病因素虽然比较复杂，病程也长，但其基本病机则始终是共同的。如面游风的消风散为主方，若干性鳞屑痒重，加首乌、小胡麻，滋水较多，结橘黄色痂皮，加炒胆草、黄柏、炒地榆，便秘加酒大黄、炒枳壳，热重加寒水石、白花蛇舌草、黄芩等。

三、内治法

鉴于皮肤病多数发生在肤表，其辨证既要整体与局部的结合，又要内治与外治兼顾。

其内治法有相同于内科的一面，又有别于内科的特性，加上“外科之法，尤重外治”的原则，从而构成了独特的皮肤科诊疗体系。

总的原则，应审证求因、辨证施治。皮肤病常见的内治法大致可分为止痒法、理湿法、解毒法、理血法、补益法、软坚法、和解法、安定法、开窍法、固涩法等十大类。

（一）止痒法

在临床中，常用的止痒法有10种，简介如下：

1. 祛风止痒 方书云：“诸疮宜散。”风热袭于肤表，营卫不和之痒，治宜疏风清热，选用疏风清热，药用荆芥、防风、牛蒡子、白蒺藜、蝉蜕、浮萍、薄荷、杭菊花等；风寒外侵肌表，营卫不和者，治宜散寒解表，选用麻桂各半汤，药用麻黄、桂枝、独活、羌活、细辛、辛夷、白芷、威灵仙等。兼风毒之顽痒加乌梢蛇、蝉蜕之类虫药搜剔之，兼脾虚之淫痒加白术、陈皮、砂仁扶固之，兼气虚之隐痒加黄芪、白术、大枣补益之。

2. 理湿止痒 皮肤病的理湿止痒，不外乎芳香化湿、辛温散湿和淡渗利湿三类。湿热互结，外受于风之痒，治宜芳香化湿，选用泻黄散，药用藿香、佩兰、薏苡仁、砂仁，兼热者选用茵陈、滑石、白鲜皮、萹蓄、金钱草、豨莶草、汉防己、土茯苓，兼寒者选用萆薢、槟榔、路路通、海桐皮，兼血热者选用荆芥、益母草、赤芍、红花、丹皮、凌霄花，兼伤阴者选用何首乌、白芍、生熟地、钩藤等。

3. 杀虫止痒 分内服与外用两大类。内服驱虫、杀虫药仅作用于肠道寄生虫，如蛔虫、蛲虫、绦虫等，选用乌梅丸，药用使君子、槟榔、雷丸、榧子、芜荑、南瓜子等；外用杀虫止痒药颇多，如蛇床子、雄黄、川槿皮、藜芦、轻粉、硫黄、大枫子、蟾酥、斑蝥、蜈蚣、芦荟、枯矾等。

4. 清热止痒 主要指邪在气、营之间，外透，邪易走表，痒感更重，内凉，引邪入里，或留滞不去，痒亦难除，惟用清法较为合适。治宜清热止痒，选用消风散，药用生石膏、知母、寒水石、玄参、黄芩、生地、苍耳子、白鲜皮、连翘、绿豆衣等，热重化毒者选用焦栀子、野菊花、蒲公英、金银花、地丁，热夹湿毒者选用黄柏、车前子、萆薢、海金沙、金钱草、蚕砂，热而夹风者选用青蒿、蝉蜕、木贼草、青葙子、桑叶、牛蒡子等。

5. 润燥止痒 燥痒虽有内伤精血，外受燥邪所袭之殊，但其润燥止痒的根蒂乃在肝、肾两脏。治宜润燥息风、滋肤止痒，选用地黄饮子，药用何首乌、天门冬、麦冬、山药、沙苑子、枸杞子、干地黄、合欢皮、百合、钩藤、龙眼肉、东阿胶、小胡麻、白芍、夜交藤、紫齿贝、磁石等。兼血热选用丹皮、紫草、白茅根，兼血虚选用桑椹子、玄参、熟地，兼血瘀选用丹参、桃仁、红花、苏木。

6. 消食止痒 暴食鱼、虾、蟹和海鲜之类动风发物，胃难磨腐，酿致食毒发痒。治宜消食导滞，选用保和丸，药用神曲、山楂、苏叶、蒲公英、胡黄连、广木香、乌药、谷芽、麦芽、鸡内金、大黄、陈皮等。

7. 解毒止痒 金石药品，性温味烈，若长期内服常会导致阴灼液耗，皮肤瘙痒颇重，治宜护阴解毒、息风止痒，选用解毒养阴汤，药用西洋参、南北沙参、石斛、玄参、生地、丹参、金银花、蒲公英、麦冬、地骨皮。

8. 化瘀止痒 用于气滞血瘀，凝聚结块，经气不畅之发痒。瘀滞结块，痒时非抓至乌血外溢者，治宜活血散结，选用桃红四物汤。瘀而兼热，选用生地、蒲黄、丹皮、赤芍、甲珠、桃仁、大蓟、茜草、地榆、丹参、紫葳、郁金、山茶花、益母草、败酱草；瘀而兼湿，选用马鞭草、路路通、花蕊石；瘀而兼寒，选用三七、当归、乳香、泽兰、川芎、石菖蒲、皂刺、王不留行、刘寄奴、苏木、血竭等。

9. 醒酒止痒 饮酒或过量饮酒后，温热之毒，积于肠胃者，治宜醒酒利尿，选用葛花醒酒汤。解酒之毒，一是从肌肤而解，选用白豆蔻、香橼皮、砂仁、葛花、枳椇子、西河柳、丁香、肉豆蔻、白扁豆、高良姜、煨草果、桑椹子、山楂等。二是从小便而解，选用泽泻、猪苓、茯苓、白茅根、竹叶等，以上下分消其湿气。

10. 补虚止痒 因虚致痒并不少见，补虚止痒要分清阴、阳、气、血虚的不同，然后分别施治，较为贴切。偏于阴虚而痒者，治宜滋阴息风，方选沙参麦冬饮，药用石斛、沙参、天门冬、麦门冬、鸡子黄、干地黄；偏于阳虚而痒者，治宜扶阳止痒，方选黄芪建中汤，药用紫石英、黑附块、上肉桂、补骨脂、山萸肉、沉香、巴戟天、淫羊藿、仙茅等；偏于气虚而痒者，治宜益气止痒，方选四君子汤加味，药用黄芪、党参、白术、山药、冬虫夏草、人参、甘草等；偏于血虚而痒者，治宜养血止痒，方选四物汤加味，药用熟地黄、当归、阿胶、桑椹子、何首乌、白芍、夜交藤等。

此外，历代本草记载虫类药物、鳞介类药，如蜈蚣、全蝎、僵蚕、羚羊角、蜂房、乌梢蛇、白花蛇、玳瑁、龟板、鳖甲、水蛭等，皆为清热解毒、息风止痒之品。特别是对风毒顽痒，用之恰当，效如桴鼓，并为临床所证实。不过，亦有部分患者口服或外涂后，痒感非但不止，反有加重的现象。因此，在临床应用上述诸药时，往往要注意询问以下几点：一问，平素吃鱼、虾、鸡之类食品时，皮肤有无反应；二问，在过去是否用过虫类药或鳞介类药，效果如何，有无副作用；三问，初诊时应从小剂量开始，视之痒感是减轻还是加重。总之，尽量做到药贵在精，药贵对症，是十分重要的。

（二）理湿法

湿重宜燥宜化，湿轻宜利宜渗，使湿从下窍而走，流水日久，则伤阴耗血，又宜滋阴除湿。

1. 健脾化湿 脾湿泛滥，身起丘疱疹、水疱、渗液、肤色不红，热像不显，伴有纳呆、脘闷、便溏和腹胀者，治宜健脾化湿，选用除湿胃苓汤，药用白术、山药、莲子、炒扁豆、芡实、泽泻、陈皮等，或用香橘丹。

2. 清热利湿 湿热俱重，浸淫遍布，病情呈急性表现，红斑、水疱、丘疱疹、渗液、糜烂严重，橘黄色痂皮，病变部位主要集中在下肢、阴囊、女阴、肛门、趾缝等。治宜清热利湿，选用龙胆泻肝汤，药用草薢、赤茯苓、滑石、赤小豆、黄柏、白茅根等。

3. 祛风燥湿 湿与风二邪夹杂，侵袭肤腠，症见皮损肥厚，形如苔藓样变，或如松皮，病程迁延，剧烈瘙痒者，治宜祛风燥湿，选用万灵丹、痒疡立效丹，药用苍术、枳壳、陈皮、赤石脂、厚朴、地肤子、苍耳子、白鲜皮、苦参、蚕砂、王不留行等。

4. 滋阴除湿 渗液日久，伤阴耗液，症见皮肤干燥脱屑，或者久用淡渗利湿、苦寒燥湿而致阴伤津者，治宜滋阴除湿，选用滋阴除湿汤，药用生地、玄参、茯苓、泽泻、当归、丹参、丹皮、白鲜皮、蛇床子、沙参、薏苡仁等。

（三）解毒法

热毒侵入人体，表现为红、肿、热、痛四大主要体征，进而热盛肉腐而蕴酿成脓，演变为“毒热”。在通常情况下，凡见血热宜凉血解毒，热毒宜清热解毒，毒热入营宜清营解毒，毒热伤阴宜增液解毒等。

1. 凉血解毒 血热炽盛，皮肤发丹，焮红灼热，丘疹、红斑相间而生者，治宜凉血解毒，选用犀角地黄汤、凉血四物汤。药用生地、赤芍、丹皮、紫草、红花、白茅根、凌霄花。

2. 清热解毒 热毒侵入肤表，症见红、肿、热、痛，疱形高突，根盘渐束，患者体质壮实，伴口干喜饮，小便短赤，大便燥结等，治宜清热解毒，选用五味消毒饮、野菊败毒汤等。药用蒲公英、野菊花、黄连、黄芩、焦栀子、牛黄、人中黄、板蓝根、升麻、知母、连翘等。

3. 清营解毒 内中药毒，或毒热传变，致使毒热入营，症见大片红斑，焮赤肿胀，伴有壮热不退，严重时出现抽搐、谵狂者，治宜清营解毒，选用清营汤、清宫汤。药用玄参心、莲子心、竹叶卷心、连翘心、生地、麦冬、琥珀、丹皮、赤芍、生石膏、寒水石、金银花、绿豆衣等。

4. 增液解毒 毒热入营，损阴耗液，症见皮肤灼热，大片剥脱，或者大疱燎浆，糜烂严重，结痂如酥皮，伴有发热，气短乏力，言语低微，甚则昏迷者，治宜增液解毒，选用增液解毒汤。药用生地、玄参、麦冬、沙参、石斛、花粉、鳖甲、赤芍、金银花、连翘、琥珀、生甘草、玳瑁、羚羊角、寒水石、水牛角等。

（四）理血法

大凡在皮肤上出现红斑、结节或者毛窍阻塞，均与血分有关。按药物性质和功效，理血法可分凉血、活血、破瘀三类，不过，在理血的过程中，酌加理气药以提高理血药的药效反应。

1. 凉血法 皮肤上可见红斑，甚则融合成片，严重时还会发生红皮病样倾向，伴有发热，痒重，治宜凉血退斑，选用凉血五根汤。药用紫草根、茜草根、白茅根、生地、丹皮、赤芍、紫葳、槐花。

2. 活血法 气滞血瘀，阻隔经络，在皮内膜外可扪及结节、硬块，压痛明显，肤色红或暗红者，治宜理气活血，选用通窍活血汤、通络活血方。药用当归、赤芍、红花、郁金、川芎、乳香、没药、五灵脂、活血藤、鸡血藤、酒大黄、延胡索、青皮、香附、川楝子等。

3. 破瘀法 瘀血阻于经络，瘀血不去则新血不生，症见结节较大且硬，时间较久，肤色暗红或不变，或见斑秃及顽固难愈的风瘖瘤。治宜破瘀通络，方选大黄䗪虫丸，药用三棱、莪术、桃仁、苏木、水蛭、虻虫、酒大黄、麝香、川芎、老葱、红花。

（五）补益法

补益法具有营养补虚的作用，多数用于疾病后期的虚损阶段。虚证分气虚、阳虚、血虚、阴虚四大类。其具体方法有平补、峻补、益气、益精、益血脉、壮筋骨、益髭发、驻颜色等。总之，衰者补之，损者益之，补益法有补养气血、增强体力、消除虚弱、恢复健康的作用。

这里，值得一提的是：运用药补，一定要通晓阴阳相济之妙用。善补阳者，必于阴中求阳，则阳得阴助而生化无穷；善补阴者，必于阳中求阴，则阴得阳升而泉源不竭。

1. 扶阳法 凡阳气不足，阴寒偏盛，症见疮形平塌，色白不红，成脓缓慢，溃后难敛，或见肢端冰冷、苍白或青紫，伴见精神倦怠，畏寒怕冷，饮食少思，便溏，遗精带多，腰酸膝软等，治宜扶阳散寒。偏于肾阳虚，选用桂附八味丸；偏于脾阳虚，选用托里温中汤。药用鹿茸、肉苁蓉、山萸肉、蛤蚧、制附块、上肉桂、菟丝子、五味子、紫河车、淫羊藿、胡桃肉、阳起石、炒杜仲、黄芪、桂枝、吴茱萸、干姜等。

2. 滋阴法 又称补阴法。阴虚火旺或者素体阴液不足，症见颜面色泽晦暗或憔悴，形体瘦削，低热，双目干涩，潮热盗汗，干咳，津枯便秘，目眩耳鸣，口干咽燥，腰膝酸软等，治宜

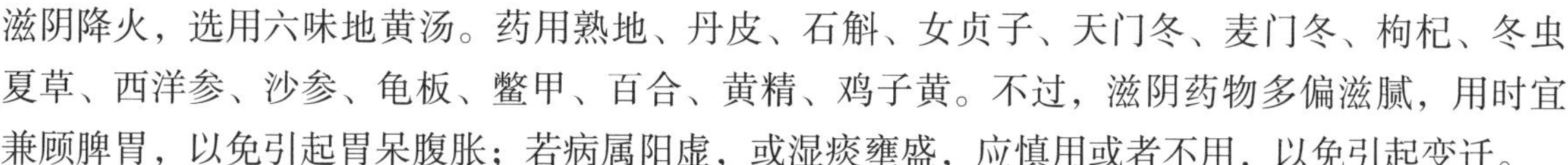

滋阴降火，选用六味地黄汤。药用熟地、丹皮、石斛、女贞子、天门冬、麦门冬、枸杞、冬虫夏草、西洋参、沙参、龟板、鳖甲、百合、黄精、鸡子黄。不过，滋阴药物多偏滋腻，用时宜兼顾脾胃，以免引起胃呆腹胀；若病属阳虚，或湿痰壅盛，应慎用或者不用，以免引起变迁。

3. 补气法 气虚则难以托毒外出，补气法尤其适用于久病或大疮溃后，长期不能愈合者，凡症见面色㿠白，肢体无力，食差便溏，少气懒言，神疲嗜睡，头晕眼花，脓水清稀，腐肉不去，疮口不敛者，治宜补气法，选用四君子汤加味。药用党参、黄芪、人参、山药、白术、甘草、大枣、太子参等。

4. 补血法 血虚，在外则肤失濡，证见皮肤干燥，发痒；在内则失守，症见心慌，健忘，失眠；若毒热逼血妄行，肌肤和二便就会出现肌衄、溺血以及便血等，治宜补血法，选用四物汤加味。药用当归、白芍、熟地、何首乌、阿胶、鸡血藤、桑椹子、龙眼肉、龟胶等。

总的来说，补益之剂，不可用于毒邪盛而正气未衰之际，以免助邪为患；其有胃纳呆滞，或脾胃虚弱的，则应健脾和胃为先；毒邪未清的，在补益之中，亦应以清解为主，以免毒邪留恋或引起余毒复炽。

（六）软坚法

痰凝结块，阻隔经络，症见皮下结节、硬块，肤色正常或微红，或微热，偶有刺痛或不痛者，治宜和营软坚，选用香贝养营汤、消疬丸。药用浙贝母、夏枯草、昆布、海藻、茯苓、牡蛎、山慈菇、香附、天龙、玄参、青皮、陈皮、姜半夏、黄药子、白药子。

（七）和解法

凡具有和解少阳、疏畅气机、调和营卫、调理脏腑功能的治疗方法，称为和解法，简称和法。分为和解少阳、调和肝脾、调和肠胃、调和营卫等法。

1. 和解少阳法 主要适用于邪犯足少阳胆经，少阳枢机不利的病证。如病邪由表入里，症见皮肤瘙痒，风团时隐时显，口苦，咽干，舌苔薄白，脉弦等，常用小柴胡汤治疗。药用柴胡、青蒿、黄芩、绿萼梅、玫瑰花、炒谷麦芽、荆芥、郁金等。如暑邪居留少阳，兼夹痰湿，症见寒热如疟，寒轻热重，泛酸呕苦，或呕黄涎而黏，方宜蒿芩清胆汤。

2. 调和肝脾法 适用于肝郁气结，横逆犯脾，或脾虚不运，阻碍肝气条达之证。症见两胁疼痛，神情抑郁，纳呆腹胀，大便不调，四肢厥冷等，方选逍遥散加减。药用柴胡、枳壳、陈皮、当归、白芍、香附、白术、甘草、茯苓。

3. 调和肠胃法 适用于邪犯肠胃，寒热夹杂，升降失常，虚实并见之证。症见风团发作，时伴有胃脘不适或干呕、呕吐、肠鸣下利，舌苔薄黄而腻，脉弦数等。方选半夏泻心汤，药用干姜、黄芩、黄连、法半夏等。

4. 调和营卫法 营行脉内，卫行脉外。证见皮肤瘙痒或风团明显加重。方选桂枝汤加减，药用桂枝、白芍、生姜、大枣等。

（八）安定法

安定法亦即安神定志、镇惊息风法，就是利用各种方法，通过安神定志、滋养心神、镇肝息风等，以治疗神志不宁、惊悸怔忡以及肝风内动等病证的一种治疗大法。临床分为镇惊安神、养血安神、安神定志、镇肝息风等。

1. 镇惊安神法 适用于心气虚胆怯之惊悸证。症见心悸，善惊易恐，坐卧不安，多梦易醒，恶闻声响，纳呆，脉细数或弦细。方选龙虎镇心丹、琥珀养心丹等，药用钩藤、茯神、生铁落、生龙骨、生牡蛎、琥珀、炒枣仁、夜交藤、合欢皮、珍珠母等。

2. 重镇安神法　适用于痰火未尽之癫狂或心肾不交之心悸、不寐、癫痫等症，症见心神烦乱，失眠多梦，或心悸怔忡，耳鸣耳聋，视物昏花，舌红脉细数等。方选朱砂安神丸、磁朱丸，药用磁石、青龙齿、石决明、琥珀、丹参、远志、枣仁、柏子仁等。

3. 养心安神法　适用于心脾两虚之心悸证及心阴不足之证。症见心悸气短，头昏目眩，面色无华，神疲乏力，纳呆腹胀，或精神恍惚，时常悲伤欲哭，或舌淡脉细弱，或舌红少苔脉细数。方选归脾汤，药用沙参、麦冬、五味子、黄芪、杭白芍、枣仁、茯神等。

4. 镇肝息风法　适用于因肝阳上亢、肝风内动所致的眩晕、中风等证。症见头目眩晕，目胀耳鸣，或脑中热痛，面色如醉，或肢体麻木，或活动不灵，或口眼歪斜等。方选镇肝熄风汤、天麻钩藤饮，药用天麻、钩藤、白芍、生龙骨、牡蛎、珍珠母、白附子、石菖蒲、玄参、茯神、琥珀等。

（九）开窍法

开窍法或称开闭法，就是利用各种方法，通过通窍开闭、苏醒神志，以治疗窍闭神昏病证的一种治疗大法。

1. 清热开窍法　亦即凉开法。适用于温病邪热内陷心包等神昏闭证而属痰热者。症见神昏谵语或不语，身热烦躁，或痰盛气粗、或舌謇肢厥，舌红苔黄或垢腻，脉数。方选清宫汤、安宫牛黄丸、紫雪丹、至宝丹等，药用人工牛黄、麝香、羚羊角、菖蒲、郁金、远志等。

2. 温通开窍法　亦即温开法。适用于寒湿痰浊恋阻心包之神昏证。临床以牙关紧急，痰壅神昏为主。方选苏合香丸，药用苏合香、冰片、丹参、檀香、安息香、沉香、荜茇、丁香等。

（十）固涩法

固涩法就是利用各种方法，通过收敛、周涩、止遗或摄血，以治疗精气血津液外遗的一种治疗大法。临床分为益气固表、固精缩尿、温脾摄血等。

1. 益气固脱法　适用于元气亏虚，症见面色无华或苍白，汗出肢冷，呼吸微弱或风团呈淡红色，时隐时现，久治不愈，舌质淡，脉沉微。方选参附汤、参附汤加龙牡等，药用人参、制附块、生龙骨、生牡蛎、干姜、甘草等。

2. 固精缩尿法　适用于心气不足或肾虚不摄所致的滑精、遗尿证，或小儿遗尿，或小便频数，或尿液蛋白丢失，或心神恍惚、健忘，或腰酸膝软，头昏耳鸣，舌淡苔白，脉细弱。方选金锁固精丸，药用金樱子、菟丝子、覆盆子、党参、五味子、山茱萸、黄芪、生龙骨、生牡蛎等。

3. 温脾摄血法　适用于脾阳不足、统摄失权的各种出血证。常见血色暗淡，四肢不温，面色萎黄，倦怠乏力或皮下瘀点或瘀斑相互融合成片或纳少便溏，舌淡苔白，脉沉细无力。方选黄土汤，药用干地黄、白术、阿胶、炮附子、甘草、黄芪、党参、白术等。

四、外治法

（一）外用药的基本原则

1. 疾病的演变　皮肤病的演变及影响演变过程的因素，包括病因、性质（寒热）、禀赋、地域、饮食、卫生习惯等。一般而论，病变处于热性、急性，禀赋较弱，地域偏于东南，用药宜缓和，避免过强的刺激；反之，则应加强药效的刺激，以缩短病程。

2. 机体的反应 指病人对外用药的耐受力和反应而言。比如：颜面、颈部、外生殖器和四肢屈侧皮肤，对外用药的反应性较为敏感；婴幼儿皮肤薄而嫩，对外用药的吸收较快；女性皮肤比男性皮肤的吸收能力要强。因此，在用药的过程中，还要全面考虑患者的性别、年龄和病变部位皮肤的特殊性。

3. 药物的浓度 外用药所含药物成分浓度的高低对机体至关重要。这种重要性集中表现在两个方面：其一，浓度与吸收，特别是有剧毒的药物，浓度偏高，体表皮肤过多地吸收，就会引起药物中毒；其二，浓度与剂型，外用药浓度与剂型是否恰当，直接影响疗效的好坏。多数医家经验，对水洗剂、溻渍剂、熏洗剂等浓度要求不严，既可以是百分之百的浓度，也可以是不足40%的浓度。但是，软膏、硬膏、糊膏、霜剂等在配制中比较重视药物浓度的比例，软膏浓度波动在1%~25%之间，糊膏浓度波动在25%~35%之间，油调剂多数在40%以上，霜剂波动在0.5%~1%之间。总的来说，外用药的浓度，应该是从低浓度开始，视其反应和耐受力后，逐步增加或提高，才较为安全妥当。

4. 药物的剂型 外用药的剂型很多，现在比较通用的剂型有溶液、散剂、洗剂、浸剂、油剂、乳剂、搽剂、熏剂、软膏剂、硬膏剂、搓药剂、药捻等。这些剂型都有各自不同的治疗作用、应用范围和注意事项。剂型选择恰当与否，往往直接影响疗效。

5. 使用方法 若药物配制、剂型选择都很恰当，但使用方法不对，仍然达不到治愈疾病的目的。这就要求医生向病人详细交代正确用药的方法，必要的时候可当面示范。此外，还要嘱咐病人用药后的反应：每次给药的数量不宜过多，避免浪费和搁置日久，药物变质失效。

（二）外用药的分类

用于治疗皮肤病的外用药物很多，包括植物、动物、矿物及其调和这些药物所需要的基质。现按主要功效和类别归纳如下：

1. 止痒药 薄荷、樟脑、冰片、铜绿、香附、威灵仙、地肤子、蛇床子、苍耳子、川椒、皂角刺、西月石、山柰、艾叶、吴茱萸、丁香、金钱草、益母草、苦参、路路通、蜂房、蚕砂等。

2. 清热药 黄连、黄芩、黄柏、虎杖、马齿苋、大黄、栀子、青黛、芙蓉叶、紫花地丁、大青叶、人中黄、大黄、寒水石、儿茶、麝香、蒲公英等。

3. 收湿药 熟地黄、炉甘石、五倍子、滑石、枯矾、海螵蛸、花蕊石、儿茶、苍术、赤石脂、煅龙骨、煅牡蛎、蛤粉、白螺壳、官粉、钟乳石、铅粉、蚕砂、百草霜、伏龙肝等。

4. 散寒药 乌头、艾叶、干姜、肉桂、川椒、吴萸、白芷、姜黄、陈皮、山柰、白附子、麻黄、葱白、蟾酥、苍耳子等。

5. 润肤药 胡麻、蓖麻、核桃、生地、当归、猪脂、蜂蜜、枣仁、羊脂、大枫子、狗脂芦荟、白及、桃仁、杏仁、鸡卵、珍珠、桐油、琥珀、象皮、蜂蜡、甘草、白芷等。

6. 生肌药 乳香、没药、血竭、象皮、花蕊石、血余、琥珀、珍珠、凤凰衣、生赭石、钟乳石、银朱、牛皮胶、阿胶等。

7. 杀虫药 轻粉、砒、水银、硫黄、雄黄、铅丹、蟾酥、土槿皮、百部、大枫子、芜荑、苦参、芫花、路路通、鹤虱、槟榔、斑蝥、藜芦、羊蹄根、苦楝子、凤仙花、玉簪。

8. 蚀腐药 鸦胆子、乌梅、石灰、硇砂、木鳖子、轻粉、雄黄、煅皂矾。

9. 发疱药 斑蝥、巴豆、红娘子等。

10. 止血药 三七、地榆、紫草、侧柏叶、蒲黄、陈棕炭、血余炭、仙鹤草、白及、五倍子、刘寄奴、石灰、丝瓜炭、松花粉等。

11. 麻醉药 天南星、急性子、半夏、川乌、草乌、洋金花、麻蕡、羊踯躅、茉莉花根、莨菪子等。

12. 基质 动物类：猪苦胆、猪脂、羊脂、牛脂、牛髓、鱼脂、鱼胆、鸡蛋清、蛋黄油、蜂蜜、黄蜡；植物类：蔬菜类有丝瓜（叶）、冬瓜、西红柿、茄子、马铃薯、苦瓜、萝卜、大白菜、韭菜、青葱、大蒜、马齿苋等；水果类：有荸荠、菱角、香蕉、橄榄、草莓、黄瓜、苹果等；植物类：鲜青蒿、鲜仙人掌、鲜芦荟、鲜蒲公英、鲜半枝莲等，捣烂压榨取鲜汁；植物油类：麻油、菜油、蓖麻油、橄榄油、薄荷油、桉叶油等；药露类：金银花露、菊花露、薄荷露、茉莉露、蔷薇露等；其他：醋、酒、人乳、米泔水、茶叶水、红糖水等。

（三）外用的剂型

1. 水溶液剂 指以水为溶媒制备的液体药剂，其中不含有固体粉末。水溶液剂分水浸和水煎两类。所谓水浸，是用水浸泡药物，使其本身或其可溶成分溶于水，过滤或不过滤去渣，供临床应用。所谓水煎，是将药物置于水中加热煎煮，使药物本身或其可溶成分溶于水内使用。不过，在操作中应当注意四点：一是入煎前药物应切碎或捣烂为粗末，特别是不易熔化或不易溶解的药物，如乳香、没药等树脂类药物，金石药及介类药更应捣碎久煎；二是芳香药及易挥发药则宜轻煎，久煎恐失药效；三是极易溶于水的药物宜后下，或者煎汤去渣后冲化；四是作为洗眼药或冲洗窦道药液，宜过滤，以防含有杂质。

（1）作用：疏导腠理，通调血脉，抑制渗出，清洁创面，涤脓去腐，去臭，去鳞屑，解毒止痒，以利于浅表皮损的恢复。

（2）范围：皮损区呈焮红肿胀，渗出明显（急性期）化脓疮面，或者鳞屑厚且多，皮肤、外阴和肛周瘙痒，漱口消毒等。

（3）用法：临床上分洗渍药（包括淋洗、熏洗、坐浴、溻渍即湿敷）、荡洗药（包括冲洗及灌肠等）、含漱药、涂敷药（方书中亦称“扫”或“刷”）、点眼药等。然而，运用最多主要有浸渍（湿敷）和熏洗（浸洗）两种。浸渍法，又称溻渍法，现代称之湿敷法。用法：将纱布叠至6~8层，或用小毛巾对折，或用干净口罩代替，先浸透药液，春夏秋三季用冷敷，冬季略温，贴紧敷在皮损区域，每隔15~30分钟换1次，如此反复连续应用，每日3~5次。熏洗法，将温热的药液对准患处，周围用干毛巾围住，先以热气熏之，待温后再浸洗，每次10~15分钟，每日1~2次。

（4）药物举要：凡皮损处于急性期，选用马齿苋、生地榆、石榴皮、黄柏、败酱草、五倍子、黄连等数种，煎至适当浓度，湿敷或浸渍，有解毒、消肿、抑制滋水外溢的作用。皮损肥厚，状如牛领之皮，或者痒感泛发且剧，选用楮桃叶、艾叶、威灵仙、香附、苦参、五加皮、徐长卿、苍耳子、陈皮、路路通、吴萸等，煎汁熏洗，有软皮润肤、散风祛湿、杀虫止痒的作用。其总的原则：以安抚止痒作用为主的，多用辛温、辛热、发散类中草药；以清热解毒、抑菌杀菌为主的，多用苦寒泻火类的中草药；以抑制渗出，促进浅表糜烂恢复为主的，多用苦寒、酸涩类的中草药等。

（5）注意事项：水温要适当，太热可致烫伤，凉则药力不足；凡高低不平的部位，如耳、肛门、阴部和鼻等区域，湿敷时一定要紧贴皮损，方可奏效；药汁要新鲜，最好是随用随煎，久放恐防变质；冬季要注意保暖，避免受凉，加重病情。

（6）常用方剂：急性湿疹、皮炎选用马齿苋水洗方，多发性疖肿选用芫花水洗方，手足多汗选用干葛水洗方，脂溢性脱发选用透骨草水洗方，浸渍型足癣选用黄丁水洗方，感染性皮肤病选用苍肤水洗方，寻常疣选用香木水洗方，银屑病选用金扁水洗方，皮肤瘙痒症选用路路通水洗方，女阴白斑选用淫蛇水洗方，肾囊瘙痒选用复方蛇床子汤，肛门、女阴瘙痒选用止痒洗方1号，白屑风选用脂溢洗方等。此外，还有治疗口疮的青果漱口方。

2. 散剂 又称粉剂、药剂、药面。是将一种或多种药物干燥后，研成细末，再用100～120细罗筛过备用。其配制的工艺分两类：其一研散，其二制散。

研散要达到临床应用的要求，必须处理好5个环节：①研末必须“研至无声为度”，也就是说，矿物药与介类药不可混有颗粒，习惯上用“水飞”方法加工，动物药粉不可含粗渣，植物药粉中不可含有肉眼可见的植物纤维。因为药粉颗粒粗糙，不仅对创面产生有害的刺激作用，而且药物也不能充分发挥其药效。②应区别药物合研与各研，尤其是“细料”或剧毒药以及峻蚀药，应在各药研细后，在将其药末逐渐兑入并充分乳匀。③不易乳细的药物，应经过特殊的乳研方法，如水银应先与铅或硫黄同炒，谓之“结炒”，使之成为铅汞齑或硫化汞后再乳。或与枣肉以及含油脂的药物同研至“不见星珠”，再和它药混匀。又如蜈蚣、山甲片等动物药宜先“炒烫”酥后再研。乳香、没药等树脂药应先炙去油后再研。灯心、通草等须用米糊挂浆晒干再研。冰片则宜先用湿布揩拭乳钵及杵头研。总之，要依据药物特性而别进行特殊乳研。④对另注炮制的药物要尊重原方加工意见。如巴豆、蓖麻仁等有去衣膜，也有不去衣膜；斑蝥、红娘子等有生用，有炒用，有去足翅，有不去等。⑤密封，避光保存。如芳香药，麝香、冰片、薄荷脑、白芷、川芎等，散置则易走泄药气而失药效；又如含有汞剂的药，经日光照射，难免变色。

制散指生药经过特殊加工制为药末，这类药剂的名称不一，常见有称“粉”、称“霜”、称“膏”等，配制的方法有四：①取某些能溶于水的药物经特殊滤过的方法制为药末，如西瓜霜（芒硝）。②取某些生药自然汁使之干燥，然后制成粉末，如巴豆霜等。③加工时经过化学变化而生成的粉末，如青黛。④某些生药自然析出物，如柿霜。

（1）作用：清凉安抚，清热解毒，散风祛湿，化腐生肌，止痒，止痛，止血。

（2）范围：急性炎症性皮肤病，皮肤与黏膜糜烂、溃疡，脓腐已尽或未尽，出血等。

（3）用法：直接撒扑在损害区或疮面上，用鲜生姜、鲜芦荟、鲜茄蒂、黄瓜等新鲜蔬菜、瓜果，蘸药末涂搽患处；用鲜丝瓜汁、鲜马齿苋汁、鲜大白菜叶等捣烂合药末加糊状，外涂；用蜂蜜、植物油、红糖水、鸡蛋清、乳汁、米醋、酒和药汁或清水调药外搽。

（4）注意事项：直接掺在糜烂或溃疡疮面上的药末，要求研磨至极细，否则影响疗效，凡毛发丛生的部位，不宜外扑粉剂；凡见水疱或脓疱的损害，不宜直接扑撒药末，否则，表面结一层假性痂，影响病情的好转。

（5）药物举要：炉甘石、煅石冰片、珍珠、煅龙骨、煅牡蛎、花蕊石、石灰、麝香、青黛、儿茶、枯矾、滑石、海浮石等。

（6）常用方剂：治疗急性湿疹选用祛湿散、湿疹散，治疗丹毒选用大黄散，治疗酒渣鼻选用颠倒散，治疗疖、痈选用如意金黄散，治疗热痱、红臀（尿布皮炎）选用青白散、湿毒散，治疗黄水疮选用龟板散，治疗发际疮（多发性疖肿）选用发际散，治疗浅表溃疡选用冰石散等。

3. 混悬剂 又名洗剂、振荡剂。将一定分量不溶于水的药末与冷开水或蒸馏水相混合而成，久置后药粉沉淀于瓶底。不过，传统医学所称的“混悬剂”，既有同于西医混悬剂的含义，又有不同的一面，如在制备的过程中，有用水、酒、醋、油液、植物鲜药自然汁、动物体液等液体药，调和药末，使之呈稀糊供临床使用。这种药剂以固体药末为主要成分，薄涂患处。

（1）作用：清热解毒，收湿散风，消肿止痛。

（2）范围：急性炎症性皮肤病、轻微渗出和糜烂。

（3）用法：具体应用视病情而定，如无渗出或糜烂的急性炎症性皮肤病，如热痱，在临用时振荡后外刷患处，每日2～3次，若见轻糜烂时，可临时取油液或植物鲜药自然汁调成糊状外涂患处，每日1～2次。

（4）注意事项：凡年老和体弱者，一次外涂的面积不得超过体表面积的1/3，否则，由于急剧散热，常会带来不良后果，在冬天不用或尽量少用。油液调涂时，要防止油渍衣服和被褥等。

（5）药物举要：炉甘石、滑石、赤石脂、黄连、黄芩、黄柏、龟板、鳖甲、硫黄、西月石等。

（6）常用方剂：热痱选用九华粉洗剂、炉虎洗剂、1%薄荷三黄洗剂、三石洗剂，粉刺选用痤疮洗剂、颠倒散洗剂，黄水疮（脓疱疮）选用龟板散混悬剂等。

4. 浸剂 包括酒浸剂（酊剂）和醋泡剂（泡剂）两种。前者是以酒或以酒为溶媒制备的液体药剂，其中不含有固体粉末。常用的酒有黄酒与白酒。目前常用50%～60%乙醇代白酒用，后者用醋或用醋作为溶媒制备的液体药剂，其中不含固体粉末。但由于各地制醋原料不一，醋的名称各异，临床上习惯多用米醋。

（1）作用：收湿散风，杀虫止痒，散瘀消肿，刺激色素，活血通窍。

（2）范围：各种慢性皮肤病，如顽癣、风热、风瘙痒；浅表真菌病，如圆癣、灰指甲、鹅掌风；色素减退性皮肤病，如白癜风；毛发性疾病，如油风等。

（3）用法：酊剂用棉棒或毛笔蘸药液，直接外涂患处，每日1～2次；泡剂则将皮损置于药液中浸泡，每日2～3次，每次15～30分钟。

（4）注意事项：凡急性炎症性皮肤病，破皮糜烂时均禁用；手足皲裂时应适当稀释浓度后再用，否则，有刺痛和加重病情的副作用。

（5）药物举要：花椒、羊蹄根、土槿皮、闹羊花、黄精、藿香、五倍子、苦参、补骨脂、浮萍、牙皂、凤仙花等。

（6）常用方法：浅表真菌病选用羊蹄根酒、10%土槿皮酊；风瘙痒、风热，选用止痒酊、20%百部酊；白驳风选用白斑酊；摄领疮选用苦参酒；手、足癣和甲癣选用浮萍醋、醋泡方、藿香浸剂等。

5. 油剂 以植物油（如芝麻油、菜油等）与药粉调和混匀而成，或与药物浸入植物油中熬煎至枯去渣，再加入适量黄蜡制成。此外，还可直接从动物或植物中压榨取油，备用。从动物或植物中压榨取油的加工方法，通常有三：一是将含油脂的药物放在火上煎炼取油，如卵黄油；二是将含油脂的药物冷轧取油，如松毛油；三是将生药蒸馏取油，如黑豆馏油、糠馏油等。

（1）作用：清热解毒，润肌防裂，生肌长发，收湿敛疮。

（2）范围：急性或亚急性伴有轻、中度糜烂、渗出的皮肤病，继发性感染和毒染成疮，皮肤干燥脱屑和皲裂等。

（3）用法：棉棒或毛笔蘸油剂直接涂于皮损处，每日2～3次，或者涂布在消毒纱布上，敷贴患处，每日1次。

（4）注意事项：外涂油剂时，要做好隔离防护，尽量减少对衣被的油渍。

（5）药物举要：黄连、芙蓉、白螺壳、煅龙骨、煅牡蛎、青黛、大枫子、杏仁、蛋黄、鸦

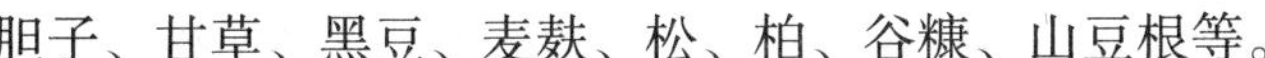

胆子、甘草、黑豆、麦麸、松、柏、谷糠、山豆根等。

（6）常用方剂：漆疮、黄水疮、粟疮分别选用青黛油、黄连油；皮肤糜烂或浅表溃疡，久不生肌，选用蛋黄油；手足皮肤皲裂，选用大枫子油；寻常疣、扁平疣选用鸦胆子油；头皮鳞屑颇多，抓之又生，选用山豆根油；清洗疮面痂皮，选用甘草油。

6. 乳剂　是一种油与水混合振荡剂，静止后分离，呈乳白色。

（1）作用：清热解毒，护肤止痒，安抚消肿，退斑止痛。

（2）范围：急性炎症性皮肤病，烫火灼伤，特殊损伤，如放射性皮炎、光毒性皮炎等。

用法：用棉棒或毛笔蘸乳剂直接涂布在患处，或者摊布在消毒纱布上敷贴患处，每日换1～2次。

（3）注意事项：乳剂最好是临时配制，特别是含有新鲜药汁的乳剂，否则容易变质。

（4）药物举要：鲜芦荟、鲜青蒿、桉叶油、阿拉伯胶、石灰、植物油（橄榄油、芝麻油、花生油等）。

（5）常用方剂：汤泼火烧伤选用清凉膏，放射性皮炎、光毒性皮炎选用芦荟乳剂。

7. 搽剂　又名擦剂。用植物块茎切断面蘸药粉，外搽患处的一种剂型。

（1）作用：软皮散结，润肤止痒，增加色素。

（2）范围：皮损泛发，肥厚和痒感较重的皮肤病，如顽癣、粟疮、松皮癣、顽湿疡（慢性湿疹），白癜风等。

（3）用法：采用植物块茎或蒂切片蘸药，直接外涂患处，或将药粉用油调制成丸状，外用夏布包裹后，再搽皮损区，以微有湿润为宜，每日2～3次。

（4）注意事项：植物块茎、蒂一定要新鲜，含水分较多为佳，布包以夏布为上乘，因纱布之类遇湿太软，达不到软皮摩擦止痒的目的。

（5）药物举要：密陀僧、硫黄、威灵仙、陈皮、苍耳子、鲜茄、鲜黄瓜、鲜苦瓜、鲜土瓜、鲜丝瓜等。

（6）常用方剂：紫白癜风选用汗斑搽剂，酒渣鼻用鲜丝瓜蘸酒渣鼻搽剂，腋臭用腋臭搽剂，顽癣选用布帛搽剂、葛布袋剂，白癜风选用鲜紫色茄或蒂直接外搽患处，每日2～3次。

8. 搓药　将单味药或复方中药共研细末，用植物油或动物油脂共捣，或调和如泥状，搓成丸药，每丸重30～90g，亦可将药共同浓煎，取出其中带棘状的药物，搓搽患处用。

（1）作用：软坚润肤，杀虫止痒，去屑柔皮。

（2）范围：皮肤肥厚，呈播散性神经性皮炎，瘑疮（手部盘状湿疹）、疣目、鹅掌风等。

（3）用法：放在掌心或合掌，往来搓之；或取带棘的中药，轻巧而均匀地搓擦患处，每日2～3次。

（4）注意事项：外搓时用力要轻巧、均匀，以不渗血或微有渗血为度。

（5）药物举要：乌贼骨、木贼草、金毛狗脊、香附、苍耳子、川乌、草乌、威灵仙、吴茱萸、蔓荆子、猪脂、芝麻油、橄榄油等。

（6）常用方剂：鹅掌风、瘑疮选用合掌搓药，播散性神经性皮炎选用苍乌搓药，疣目选用香木搓药方，疥疮选用七星丸搓方等。

9. 软膏　将单味或复方中药研成细末，与基质调成一种均匀、细腻、半固体状的剂型。基质应具备下列要求：首先是无臭无味，性质稳定，久储不起变化；其次，对皮肤有亲和性，不油腻，无刺激；再是对配入药物不起反应，能保持其均匀性和良好的透入吸收作用。传统的基质有猪脂、植物油、蜂蜜、酒、食醋和凡士林、羊毛脂。现代多数用凡士林和羊毛脂。

软膏的配制方法可分三大类：其一，调膏。采用凝固点较低的油液调药末使之成糊状。其二，研膏。用富含油脂的植物种子，或动物脂肪或其新鲜组织作为主要治疗药物，有时亦配伍其他药物兼取其作赋形剂，经用机械的捣研方法制备成膏，供临床使用。其三，熬膏。用植物油或动物油煎熬药料滤取其可熔成分，滤净，称为药油，再加蜂蜡或虫白蜡融化成膏。

（1）作用：清热解毒，润肤防裂，消肿止痛，软坚散结，生肌长皮。

（2）范围：深部炎症的软化、局限或吸收，皮肤干燥、皲裂，肥厚、苔藓样变，化脓或脓毒已净的疮面等。

（3）用法：分直接涂擦和敷贴两种。前者轻巧薄涂在皮损区，若皮疹肥厚，则应先用梅花针叩刺，再涂搽或外扑药粉，或包封起来，效果更佳。后者将软膏摊在消毒纱布上，敷贴患处，亦可扑撒药粉后再敷贴之，每日换1～2次。

（4）注意事项：凡滋水较多，糜烂较重的皮损，均不宜外涂或敷贴软膏。

（5）药物举要：苦楝子、蛇床子、枯矾、梅片、五倍子、狼毒、薄荷脑、煅龙骨、蛤粉、乌梅、紫草、黄连、当归、姜黄、黄蜡等。

（6）常用方剂：头癣选用苦楝子膏、秃疮膏，面游风选用摩风膏，牛皮癣（神经性皮炎）选用皮癣膏、黑油膏，肾囊风选用五倍子膏，皮肤浅表溃疡选用黄连膏、生肌玉红膏，风湿疡选用湿疹膏、湿毒膏、五石膏，顽湿疡选用薄肤膏、利肤膏、狼毒膏，手足皲裂选用润肌膏、红皲膏，肿疡初期（红肿热痛）选用如意金黄膏等。

10. 硬膏 古称薄贴，俗称膏药。将药物放在植物油中煎熬至枯，除去药渣，再将药油加入适量黄丹，待至不老不嫩时收膏。该膏在常温下较硬，加热则变软，呈软膏状，具有极强的黏稠性，是一种使用方便、疗效甚好、深受患者欢迎的古老剂型。根据药肉的厚薄，分为治表和治里两大类：治表，要求药肉薄，有消肿、化脓、祛腐、止痛、生肌、遮风、护肉的作用，宜勤换。治里，要求药肉厚，有驱风寒、和气血、消痰痞、壮筋骨、散瘀滞等作用，常是1周乃至1个月换1次。

（1）作用：软坚散结，搜风止痒，护肤防裂，化脓祛腐，生肌止痛，祛寒蠲痹等。

（2）范围：慢性、局限性肥厚样损害的皮肤病，如结节性痒疹、皮肤淀粉样变、局限性神经性皮炎，表浅溃疡，皮损呈高度增殖角化而孤立的一种皮肤病，如灰指甲、脑湿（皮角）、疣目、肉龟、瘢痕疙瘩等。

（3）用法：视皮损范围的大小，剪裁相对硬膏，烘软后紧贴患处，1～2日换1次，药棍则在烘软后，剪一段，趁热捏成皮损大小，紧贴之，3～5日换1次。

（4）注意事项：药肉要摊平，大小要适宜，硬膏贴后若在皮肤上出现红斑、丘疹、丘疱疹，甚者水疱、渗出、糜烂时，中医称之“膏药风”，应即停用，按急性皮炎处理。

（5）药物举要：制马钱子、苦杏仁、川乌、草乌、硇砂、斑蝥、蜈蚣、千金子、南星、皂角、凤仙子、独角莲、苏木、刺猬皮、干蟾、血余炭、乳香、没药、透骨草、银杏、藤黄、全蝎等。

（6）常用方剂：肉龟、瘢痕疙瘩选用黑色拔膏棍，灰指甲、嵌甲、甲沟炎选用拔甲硬膏，马疥（结节性痒疹）、毛囊炎选用独角莲膏、疔疮膏，顽湿疡、摄领疮选用康肤硬膏，浅表溃疡选安庆余良卿鲫鱼膏等。

11. 熏蒸剂 熏蒸剂是指熏与蒸两大部分，熏包括烟熏，蒸则包括汽蒸、热罨。今人北京赵炳南教授曾用“癣症熏药”治疗神经性皮炎，收到良好效果，引起了普遍的重视和研究的兴趣，后者采用药物液化，水气蒸腾于创口，还可将加热后的药物趁热罨敷在患处。

（1）作用：疏通气血，温经通络，杀虫止痒，涤腐生肌。

（2）范围：皮肤肥厚，状如牛领之皮，慢性溃疡日久不愈，皮肤瘙痒等。

（3）用法：烟熏时，浓烟密闭，仅熏患处，或者露出口、鼻、耳、目，让烟熏周身。蒸法，将药汁煮沸，周围用毛巾围住，趁热熏蒸患处，待温再洗之。

（4）注意事项：凡是急性炎症、原患高血压、体质极度虚弱者忌用或慎用，药烟对黏膜有一定刺激性，因此，在施治的过程中，应将口、鼻、眼露在外边，或者戴好眼罩、口罩等保护用品。

（5）药物举要：苦参、艾叶、鹤虱、大枫子、松香、五倍子、苍术、硫黄、细辛、闹羊花、肉桂末、人参芦、白芥子、炮姜、白蔹、黄芪、川芎等。

（6）常用方剂：顽湿疡、牛皮癣选用癣症熏药，鹅掌风选用鹅掌风熏洗方，疥疮、虱病选用硫黄熏药，慢性溃疡，日久不愈选用回阳熏药等。

非药物疗法

一、针灸疗法

（一）配穴原则

1. 辨证取穴法 以脏腑作为病位，结合病因、病机来明确证类，然后选取相应的穴位治疗，如疏肝取太冲，宣肺取列缺，化痰取丰隆，利湿取阴陵泉等。

2. 循经取穴法 按经络循行的区域寻取穴位，具体应用是指某一脏腑经脉发生病变，可选用该经脉上的腧穴来进行治疗，如少商治汗，尺泽治咳嗽，大迎治颈痛等。

3. 本经取穴法 又名本经相配取穴法。在同一条经络上选取 2 ~ 3 个以上的腧穴相配成方，如面口病取曲池、合谷，舌喉咽病取照海、太溪，腹脐外阴病取公孙、三阴交等。

4. 原络配穴法 以病经原穴为主，其表里经络穴为配，这种原穴与络穴相互配合应用的取穴法谓之原络配穴法。如肺系病，以肺经原穴太渊为主，配大肠经的络穴偏历为辅。

5. 俞募配穴法 又名前后配穴法。募穴在前，背俞穴在后，两者相互配合应用。在临床上习惯于五脏病多取背俞穴，如肾病取肾俞，肺病取肺俞等；六腑病多取募穴，如胃病取中脘，大肠病取天枢等。

6. 局远配穴法 指病变局部的腧穴与远距离病位的腧穴相配合应用，从而，达到调节局部与整体功能的一种取穴法。如目痒取攒竹配三间，脱肛取长强配百会等。但在具体应用中还需遵循一条法则：急性病应先取远距离腧穴，后取局部腧穴，慢性病则反而取之。

7. 表里经取穴法 脏与腑互为表里，也就是说：脏病影响到腑，腑病也影响到脏，这种脏腑表里的关系是表里经取穴的基础。如老年人便秘当先灸肺俞以宣通肺气，后针刺太渊、偏历，便秘可望通顺。

8. 同名经取穴法 指在相同名称的经脉上取穴的方法，如牙痛上取手阳明合谷，下取足阳明内庭等。

9. 同类经取穴法 手足三阴经同属阴经，手足三阳经同属阳经，按上述原则，在配穴时采取阴经与阴经相配，阳经与阳经相配，并可同时留针。

10. 压痛取穴法 指以压痛点作为取穴和施术的部位，唐代首创“阿氏穴”就属此列。现代人常以压痛点进行诊疗，如“胆囊穴”可诊治胆囊炎、胆石症，“阑尾炎穴”可诊治阑尾炎。

11. 经验取穴法 指某些穴位对某些疾病确有殊效，如传统习诵“四总穴歌”就是例证。

12. 左右交叉取穴法 病变在右取左侧穴，病变在左取右侧穴。

13. 前后交叉取穴法 病变在胸腹（前），取背后腧穴，病变在背腰（后），取胸腹募穴。

14. 上下交叉取穴法 病变在上取下部穴治之，病变在下取上部穴治之。

15. 中病旁取穴法 病变在躯干或在脏腑，取旁开四肢穴治之。

16. 四肢病取中取穴法 病变在四肢，取选中（腹）部穴治之。

（二）毫针法

1. 患者的体位 针刺时患者采取适当的体位颇为重要，不当的体位不仅影响取穴的准确，而且容易发生晕针、折针、弯针等事故。常用的体位分卧位和坐位两大类。

（1）卧位：①仰卧位：适用于头面、胸腹、上下肢前侧及内外侧。如上星、攒竹、太阳、中脘、关元、天枢、内关、足三里、阳陵泉、三阴交等。②侧卧位：适用于头、面、颈项、肩背、胸腹及上下肢外侧，如颊车、下关、风池、章门、带脉、肾俞、秩边、环跳、委中、昆仑等。③俯卧位：适用于后颈、背、腰、腿等后侧，如风府、风池、心俞、肝俞、胃俞、肾俞、殷门、承扶、承山等。

（2）坐位：①仰靠坐位：头向后仰坐靠于椅背，取头颈部的穴位，如攒竹、丝竹空、阳白、四白、迎香、天突等。②侧伏坐位：屈肘于桌上，头侧枕在肘部，用于取下关、翳风、听宫、颊车、大迎、头维等穴。③俯伏坐位：屈肘于桌上，双手重叠，就其下垫，低头前额置于手腕部。适用于头、项部、背部，如风府、风池、大椎、大杼及各背俞等。

2. 针刺方向与深浅

（1）针刺方向：指针体与皮肤的角度。常取的方向有 3 种。①直刺：毫针与穴位所在的皮肤成直角垂直进针。适用于肌肉丰厚的区域，如四肢、腹部、腰部等穴。②斜刺：毫针与穴位所在皮肤平面，约成45°角，亦可在 30° ~60°角之间斜刺。适用于关节部位穴位，如养老、列缺、膝眼等，或胸背部的腧穴。③横刺：又名沿皮刺或平刺，是毫针与穴位所在的皮肤平面，约成 l5°角，亦可在 15° ~30°角间进针。适用于肌肉浅薄区域的腧穴，如头面部位的百会、上星、阳白、印堂等。此外，施一针透两穴时，也需横刺，如攒竹透丝竹空、四白透迎香、颊车透地仓等。

（2）针刺深浅：针刺治病，当深则深，当浅则浅，深浅要恰到好处，总之，针刺深浅常与体质、年龄、病情、部位、季节以及术者经验有关。①针刺深浅与体质：体胖而偏盛者宜深刺，虚弱而消瘦者宜浅刺。②针刺深浅与年龄：小儿应浅刺，年迈老人、气血两亏者均不宜深刺。③针刺深浅与病情：病属阳或实证宜浅刺，病属阴或虚证宜深刺。④针刺深浅与经脉循行部位：经络循行于头面、四肢远端，气血浮而浅宜浅刺；经络循行于膝、肘以上，气血随之深入宜深刺。⑤针刺深浅与解剖部位：背部较薄，不得深刺，腹部较厚，针刺稍深，腧穴下有脏器或大血管处不宜深刺。⑥针刺深浅与季节：春夏阳气在上，人气亦在上，宜浅刺；秋冬阳气在下，人气亦在下，宜深刺。⑦针刺深浅与术者经验：针刺深浅要根据个人临床经验，取某穴较一般为深或浅，亦能获得殊效。⑧针刺深浅与得气：进针后很浅便得气，不必再深刺，但也不能为找感传而盲目深刺，以防发生意外。

3. 进针的方法 进针是针刺的基本方法，常用手法有三。

（1）缓慢进针法（捻针进针法）：右手持针柄，拇食两指用力均匀缓慢捻转不超过180°，边捻针边加压力，使毫针缓慢刺入穴位。此法疼痛轻，容易掌握，不弯针。

（2）快速刺入法（直刺法）：右手拇指、食指、中指持针，直接迅速施加压力，毫针快速刺入穴内3～5mm深。此法进针快不痛，以被广泛采用。

（3）刺入捻进法：左手拇食二指迅速将毫针直刺穴内3～5mm深，然后右手拇食二指边捻边加压力，将毫针刺入穴位深部。此法适用于较长的毫针，其优点是进针快而不痛，可防止针身弯曲。

此外，还有管针进针法和进针器进针法，借助于弹簧的机械力量打击针尾使针射入皮肤，速度快，进针疼痛感仅为一般进针法的2%～3%。

4. 补泻的手法 在针刺操作的过程中，往往根据进针快慢、直刺和分段，进退提插的轻重缓急，捻转左右，角度大小，针刺的深浅方向，行针次数的多少，留针时间的长短以及循经方向等，对疾病发挥补虚泻实的双向调节。现简介几种常见的手法操作。

（1）捻转补泻：行针时捻转速度较慢，角度较小，用指力轻的为补法；捻转速度较快，角度较大，用指力重的为泻法。

（2）提插补泻：进针得气后，将针反复重插、轻提为补；与之相反，将针反复轻插、重提为泻。

（3）徐疾补泻：进针缓慢，捻转缓慢，退针时快速退出为补；进针迅速，快速捻转，出针时较缓慢退出为泻。

（4）迎随补泻：进针时针尖迎着经脉来的方向斜刺，并且逆着经脉依次取穴为泻；进针时针尖沿着经脉去的方向斜刺，并顺着经脉依次取穴为补。

（5）呼吸补泻：呼气时进针，吸气时出针为补；吸气时进针，呼气时出针为泻法。

（6）开阖补泻：出针较快、退针出体表立即以手指按压针孔，为补；出针缓慢，边出针边摇动针柄，使针孔扩大，针退出体表时不按压针孔为泻。

（7）平补平泻：针刺入穴位，均匀捻转、提插，捻转角度的大小和提插的深度适中，对虚实兼有的病症或体虚病实者，均可用之。

（8）烧山火、透天凉法

1）烧山火操作法：针刺入穴位后，先在天部施急插慢提法，顺时针飞九下，最后将针刺入人部，继续急插慢提飞九下，最后将针刺入地部，急插慢提飞九下，此为一度，为“三进一退”。出针时，急按慢提，急速揉按针孔。在行针过程中，患者感到针下或全身热，补益脏腑经络之气，治一切虚寒性病症。

2）透天凉操作法：与烧山火相反，进针缓慢刺入地部，分段急速提针，每部逆时针飞六下，最后退到天部，为“一进三退”，出针时紧提不按其孔。在针刺过程中，患者感到针下或全身凉，疏泄偏盛的阳气和病邪，治一切实热证。

（9）阳中隐阴法：原则是先浅后深，先补后泻，是补泄兼施的手法，适用于先寒后热，虚中夹实的疾病。

（10）阴中隐阳法：原则是先深后浅，先泻后补，亦为补泻兼施的手法，适用于先热后寒，实中有虚的疾患。

5. 留针与出针

（1）留针：毫针刺入穴位，通过运针行气等不同手法，将针停留在穴位内的时间叫留针。

留针的目的有三：一是为了“候气”；二是保持针感，延长和加强针刺的治疗作用；三是通过运针催气加强针感，便于针感沿经传导或使之“气至病所”。

应根据病情而决定留针时间的长短，一般而论，小儿、老人、体瘦弱、脑力劳动者、病情轻，得气快，感传好，立即见效，留针时间短或不留针；若青壮年、体壮实、体力劳动者，病情重，得气慢或不得气无感传，见效慢者，留针时间宜长，大部分为 15～30 分钟，少数则需要 2～4 小时不等。

（2）出针：又名退针、起针。临床实践出针方法有三：①快速出针法：左手用消毒棉球按住针孔部，右手持针柄将针快速退出，并按压片刻，防止出血。②缓慢出针法：右手持针，左手轻压针孔部，将针缓慢退出。③分段出针法：按地部、人部、天部的出针法，就是先将针退出针感区，再留针 1～2 分钟，第二步将针退至皮下，停留片刻后，再全部退出体外。

6. 得气与针感 得气是通过针刺手法，在穴位内所产生的酸、胀、麻、沉、触电样以及传导感等反应。但是，在许多情况下，因得气缓慢，影响疗效的提高，那么，影响得气的因素有：

（1）取穴不准：取穴不准，针之穴无得气反应，疗效欠佳。

（2）手法不熟：医者手法不熟练，就难以体察气至，失去运针催气的最佳时机。

（3）深浅方向不当：经络有深有浅，气血运行也因部位、时间、季节等不同而有深浅，因此，掌握不好针刺的深浅和方向，也能影响得气。

（4）体质和病情：敏感体质、体壮、实证、热证、阳证，得气反应强，疗效高；迟钝、体弱、虚证、寒证、阴证，得气反应差，疗效低。

为了克服上述得气的影响因素，临床上常用 5 种催气法：①弹法：手指轻弹针体，使之轻微震动，以促得感应。②刮法：用右手食指或中指甲由下向上轻夹针身，拇指甲由上向下刮动针柄，诱发得气。③摇法：将直刺的针体由快而慢，再由慢到快顺时针与逆时针方向摇动针柄，亦可诱发得气。④飞法：以拇指、食指捻针连搓 2～3 下，然后拇指立即张开，如飞鸟展翼之状，如此反复数次，促使气至。⑤颤法：右手持针柄，做小幅度较快提插，状如震颤，诱发得气和增强针感。

针感传导的强弱，关系到疗效的高低。头部穴易出现沉重、紧张感，多向四周扩散；面部穴易出现胀痛感，多在局部；颈项部穴易出现酸麻或触电感，多向头、肩、胸放射；胸背部穴多出现沉重麻胀感，沿肋骨向胸胁或上腹放射；腰部穴易出现麻胀或沉重感，多向下腹和下肢放射；下腹部穴多为沉重、酸麻感，向下放射；四肢穴多出现酸麻或触电感，肘膝以上穴位，多数向远端放射，肘膝以下穴位，多数向远端放射，或呈双向放射。

7. 针刺意外及预防

（1）晕针：针刺过程中出现的一种晕厥现象。①原因：初次接受针刺治疗，精神过度紧张，体质虚弱，手法不当，劳倦，过饥过饱等皆能发生。症状：轻症仅有头晕、两眼发黑，重症则出现恶心呕吐、心慌、胸闷、面色苍白、大汗淋漓、血压降低，甚至二便失禁等症状。②处理：首先停止针刺，扶患者平卧，头部稍低，指捏压人中，让病人安静休息，或用温开水或糖开水灌滴，重者请内科协助处理。③预防：对初次针刺者，消除惧怕针刺顾虑，取穴少，手法轻而稳；体弱、久病、儿童、孕妇等，针刺手法要轻巧；饥饿、过饱、劳累、酒后、情绪波动较大者，暂时不宜针刺。

（2）滞针：针在穴位内不能捻转、提插、出针困难的一种现象谓之滞针。①原因：针刺的肌肉拘急挛缩，或者捻转向一个方向时，被组织缠绕针体，或在留针时移动体位所致。此时医者感到针下出现沉紧、滞涩，针体无法转动，进退困难，一时不能将针退出。②处理：首先用手指在滞针周围轻轻爪切揉按，或在其附近另针刺一针，或用艾条施温和灸 3～5 分钟，使拘急挛缩的肌肉松弛再出针。③预防：进针不要过猛，嘱患者不要移动体位，捻针角度适当，也是防止滞针的重要方法。

（3）弯针：指针身在体内弯曲，不易出针的现象。①原因：医者针刺手法不熟练，进针用力过猛，行针过快，针感强烈，引起患者的躲避动作，或使深部肌肉急剧收缩而造成。患者不适当改变体位，也会发生弯针。发现针柄斜向一侧，退针困难，或患者感觉到疼痛。②处理：因体位所致弯针，应恢复原体位，顺弯针的方向缓慢分次退针，切记过猛过急地退针，以免造成折针。③预防：针刺前选好适当体位，针刺后嘱患者不要变动体位，针刺手法要轻巧，指力均匀，避免突然过强的针感，引起肢体抽动。

（4）折针：针身在体内发生折断。①原因：多为毫针质量低劣，其次针刺手法过重，引起病人肌肉强烈收缩，亦可发生折针。最多见的是针尖或根部折断。②处理：发生折针后，医者应冷静，嘱患者不要变动体位，尽量将残留针身露出皮肤，用镊子将针拔出，若断针在12mm以上，当用X线拍片定位后，请外科医生取出断针残体。③预防：毫针在使用前应认真检查，发现有弯曲、损伤、无法修整的毫针，应丢弃。针身不要全部刺入体内，应露在穴外10～15mm，以防万一。

（5）血肿或出血：偶尔毫针刺破血管，取针时要缓慢，并在局部轻压，就能防止出血。针刺引起皮下和软组织血肿，可采用热敷或磁疗，能加快血肿的吸收消散。

（6）刺伤重要脏器：在重要脏器部位的穴位，针刺不可过深，以免发生医疗事故。最常见的是针刺引起外伤性气胸，应予注意。

（三）灸法

1. 灸法的种类

（1）艾灸法：用艾叶制成的艾绒作为施灸材料而用于灸治的一种方法。①火炷灸：施灸时所燃烧的用艾绒制成的圆锥小体，称为艾炷。凡久病、体质虚弱者，艾炷宜小，壮数宜少；初病、体质强壮者，艾炷宜大，壮数宜多；肌肉浅薄的头、面、颈、四肢末端宜小壮少灸；肌肉深厚的腰、背、腹、股、肩宜大壮多灸。按操作方法，可分着肤灸和隔物灸。②着肤灸：又称直接灸，古称为着肉灸。是把艾炷直接放在皮肤上施灸的一种方法。A. 无瘢痕灸：又称非化脓灸，其要求以达到温熨为目的，施灸后皮肤不致起疱或不致透发成灸疮，灸后不留瘢痕，故称为无瘢痕灸。临床上多用中小艾炷，以灸至皮肤红晕，无烧伤，病人感到舒适为度。此灸法适用于皮肤疣、顽癣（神经性皮炎）、顽湿疡（慢性湿疹）等。B. 瘢痕灸：又称化脓灸。摆正体位，选好穴位，将艾炷放在患处或穴位上，燃烧至尽，除去艾灰，重新点燃艾炷，在施灸的过程中如病人感到灼痛，可在穴位四周轻拍，借以缓解疼痛，灸毕，在施灸穴位上贴敷淡水膏，约经1周后化脓，每日换膏1次，45日愈合，留下永久瘢痕。此灸法适用于瘰疬性皮肤结核（未溃期）等。C. 发疱灸：艾炷点燃后，待病人感到发烫后在继续灸3～5秒即可，隔1～2小时后，就会发疱，不需挑破，任其自然吸收，短期内留有色素沉着，无瘢痕。此灸法适用于顽癣（神经性皮炎）、结节性痒疹等。③隔物灸：是在艾炷于皮肤之间垫上某种药物而施灸的一种方法。所隔的物品包括动物、植物和矿物，常用的有隔姜、隔蒜、隔葱、隔盐等。此灸法适用于（荨麻疹）、风瘙痒（瘙痒症）、丹毒（慢性期）等。④艾卷灸：艾卷又称艾条，是用纸包裹艾绒卷成圆筒形的艾卷，将一端燃烧，在穴位或患处上施灸的治疗方法。A. 单纯艾卷：取艾绒放在细绵纸（或易燃的薄纸）上，不加任何药物，像卷香烟一样卷制。B. 药物艾卷：取艾绒放在3层厚绵纸上，加入药末6g，按上法卷紧，胶水封口即可。C. 操作方法：悬起灸（温和灸、回旋灸、雀啄灸)，手持艾卷燃着一端，靠近穴位或患处，分别做固定不动或平行往复回旋或类似小雀啄食一样的一起一落施灸。此灸法适用于顽湿疡（慢性湿疹）、冷流肿（成人硬肿病）、皮痹（硬皮病）等。此外，针上加灸，又名温针灸、传热灸、烧针尾。在穴位上行针后留针，取艾条一节约2cm套在针柄上，艾卷距皮肤2～3cm，从艾卷下端点燃之。当艾卷燃烧完后除去残灰，稍停片刻再将针拔出。此灸法适用于手足逆冷（雷诺症)、血痹（红斑性肢痛症)。

(2）非艾灸法：凡用艾绒以外的物品作为施灸的材料，统称为非艾灸法。①天灸：又称自灸。是用对皮肤刺激性较强的药物涂敷在施灸部位，使之皮肤起疱的一种灸法。常用的有蒜泥灸、白芥子灸、斑蝥灸、白胡椒灸、威灵仙灸等。此灸法适用于局限性白疕（银屑病)、顽癣（神经性皮炎）等。②黄蜡灸：是将黄蜡烤热溶化，用以施灸的方法。适用于无名肿毒、痈疖、臁疮（慢性溃疡）等。③灯火灸：又名灯草灸、油捻灸、十三元宵火、打灯火。是用灯心草蘸油（香油、麻油、苏子油均可）点燃后快速按在穴位上进行焠烫的方法。适用于风瘙痒（瘙痒症)、痄腮（腮腺炎）等。④吴茱萸灸：取吴茱萸适量研为细末，贴敷穴位上。如用醋少许调成膏状，敷于涌泉穴，每日换1次，治疗小儿痒疹；敷于神阙穴，间日换1次治疗口疮等。⑤药熏灸：是利用药液蒸气喷熏穴位或病损区从而达到治疗目的一种灸法。因其药液配方不同，适应证也有所区别，通常用辛温、辛热、发散类的中草药，有安抚止痒的作用，苦寒泻火类的中草药，有清热解毒、抑菌杀菌的作用，苦寒、酸涩类的中草药，有抑制渗出的作用。据文献记载，药熏灸还有：硫黄灸、桑枝灸、桃枝灸、麻叶灸、蓖麻子灸、烟草灸、线香灸、火柴头灸、铝灸、白矾灸、药捻灸、电热灸、电子温针灸等，可视病情而选用。

2. 注意事项

(1）根据体质和病情选用合适的灸法，解释耐心，以取得患者的合作。如用瘢痕灸法，一定要取得病人的同意。

(2）施灸的程序，一般是先灸上部，后灸下部；先背部、后腹部；先头部，后四肢；先灸阳经，后灸阴经。特殊情况，灵活掌握。

(3）腰、背、腹部施灸，壮数可多；胸部、四肢施灸，壮数应少，头颈部更少。青壮年多灸，年老、小儿适当少灸。

(4）颜面部、头部、心区、大血管和肌腱不可用着肤灸。禁灸穴有睛明、丝竹空、瞳子髎、人迎、经渠、尺泽、委中等。妇女妊娠期，腰骶部和小腹部不宜多灸。

(5）施灸时，严防艾火烧坏病人衣服、被褥等物，施灸完毕，必须把艾卷或艾炷彻底熄灭，以免引起火灾。

(6）凡遇“晕灸”水疱等，应及时处理。

二、耳针法

（一）耳针的针具

常用的有3种。①毫针：多用26、28、30号，长度以1～3cm为适用。②揿针：多以30号丝制成，针身长2～3mm，顶端呈环状与针体相连，似图钉形。③皮内针：以35号细丝制成的帽形针，长1～1.5cm。

（二）治疗方法

1. 针刺法 以毫针在耳郭特定部位——耳穴上进行针刺治疗，是最常用和最基本的方法。

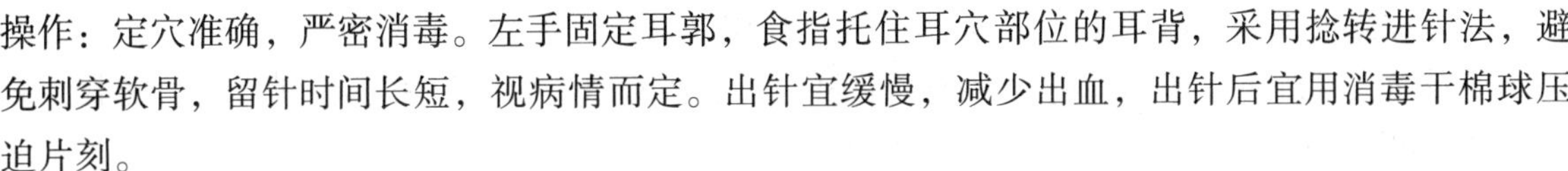

操作：定穴准确，严密消毒。左手固定耳郭，食指托住耳穴部位的耳背，采用捻转进针法，避免刺穿软骨，留针时间长短，视病情而定。出针宜缓慢，减少出血，出针后宜用消毒干棉球压迫片刻。

2. 压豆法 用王不留行、罗卜籽、芥子、粟米或绿豆，压于耳穴上，外贴胶布固定，并嘱病人每日压按 3～5 次，每次 1 分钟左右。

3. 埋针法 常规消毒的揿针或皮内针，用止血钳夹住针体刺入体内，然后以胶布固定 1～5 日，最长不超过 7 日为宜，暑天多汗不宜埋针。若发现红肿感染时，应立即予以处理。

4. 刺血法 常规消毒后，以三棱针点刺穴上出血 1～2 滴，5～7 日刺 1 次。

5. 灸法 以卫生香或用细艾条进行悬灸，1～2 日灸 1 次，凡宜针刺者方可灸之。

（三）意外处理

1. 晕针 同毫针法。

2. 感染 多因消毒不严，发生感染，常迅速蔓延，波及全耳，进而化脓，甚至形成软骨膜炎，极难治愈，故应慎之又慎。

3. 血肿 一旦发生，可用乙醇热敷，促其吸收。

4. 剧痛 极少数针后剧痛难忍，一般出针后即可减轻，若仍痛者可轻轻按摩之。

5. 灸伤 抽出疱液，复以纱布盖之，或按烧伤处理，防止感染发生。

三、七星针疗法

（一）形状和规格

1. 莲蓬式 针的外形很像莲蓬籽的头，针头的圆形平面直径 1.5～2cm，平面均匀分散固定 7 枚不锈钢，另一端将 5 枚针固定成一束，中间连接一个细而有弹性的柄（长约 20cm）。

2. 滚筒式 用金属制成，外形似筒状，筒长 5～6cm，筒粗 3～4cm，筒上固定有短针若干排和一个针柄（长 15～20cm）。

3. 电动式 一种特制的长方形盒式仪器，其中有针柄、针头，内装微型电机带动曲轴，使针柄做叩刺样动作，并可利用调频电钮进行叩刺频率的调节。

（二）操作方法

右手握针柄，食指直压在针柄上面，以拇指和中指夹持针柄，再以无名指、小指将针柄尾部固定于小鱼际处，运用手腕的弹力，均匀而有节奏地弹刺，频率 90～120 次/分钟。

1. 轻刺激 腕力轻，针体低抬，节奏轻快，被叩刺皮肤略有潮红，适用于头面部、老人、儿童和体弱者。

2. 中刺激 介于轻、重两者刺激量之间，被叩刺的皮肤发红，但不出血。

3. 重刺激 腕力重、针体抬高，节奏较慢，被叩刺的皮肤明显发红或微量出血。适用于后背部、四肢、青壮年者。

（三）正确体位

1. 俯伏坐位 最常用的体位，如叩刺后颈部、背部、脊柱两侧、夹脊穴、膀胱经、肩胛、背部肋间隙。

2. 仰靠坐位或端坐位 叩刺头部、颌下，胸锁乳突肌前、后缘，前肋间隙、双上肢。

3. 卧位 仰卧位于叩刺前胸、上腹、下腹、双下肢前面，俯卧位用于叩刺背腰、尾骶、下肢后面，侧卧位用于叩刺两侧躯干及下肢侧面。

（四）注意事项

1. 治疗前应重视针具的消毒，一般将针头放入75%乙醇内浸泡30分钟，滚筒针等金属制品应以高压消毒为宜。用过的七星针应消毒后再用，避免交叉感染。

2. 经常检查针具，如发现针尖不齐、生锈和弯钩时，应及时修理或更换后，方能使用。

3. 治疗过程中，若出现晕针，应停止治疗，嘱患者卧床休息，喝些温开水，便能自行缓解。

四、其他疗法

（一）穴位注射法

1. 穴位注水及注药法 常用注射器有2ml、5ml，偶用20ml，针头5～7号均可，但以细针头为佳。选好穴位，常规消毒，根据不同的部位取斜刺缓进（头面部、胸背部及关节周围）或快速直刺（软组织较厚的部位）以针头探找酸麻、胀痛等感觉，回抽无血，方可注药及液体。注完退针，立即用消毒棉球压迫。

2. 穴位封闭法 普鲁卡因的浓度以0.1%～0.75%为宜，不宜过大。定穴位和消毒法同上，只是针头斜刺入穴处，注药液少许，形成皮丘，然后进针探找感觉、注药，并可依据病情和治疗需要而变换方向或分段注药。

3. 穴位注气 用注射器抽入经过消毒之穴气或氧气针头套以消毒棉球，抽足用量，快速刺入穴位得气后，每次注气3～5ml。

4. 穴位注血 患者上肢静脉抽血3～5ml，然后刺入所取穴位内，其他要求同前，针头略粗，以6号半、7号者为宜。

（二）常用药物及其用量

1. 凡作肌内注射的药物，原则上可用于穴位注射，目前常用药物有：普鲁卡因、维生素B_6、维生素B_{12}、异丙嗪、苯海拉明、激素类、中药制剂的多种注射液等。

2. 一般取常规剂量的1/5～1/2比较适合。

3. 头面部及关节处，皮损下可注入0.3～1ml，其他部位可用1.0～5.0ml，个别穴位（如环跳）可注入5～10ml。

（三）注意事项

1. 对所用药物性质、作用、浓度、用量及其副作用，均应彻底了解。

2. 穴注前必须详细了解患者药物过敏史，易发生过敏的药物，必须在使用前做过敏试验。

3. 操作过程要求严格消毒，否则容易出现程度不等的感染等不良反应。

4. 针头较粗，刺伤神经干或因药物作用致使神经麻痹，其中上肢正中神经、桡神经及下肢腓神经损伤者较多。若发生此类损伤，应及时对症处理。

（四）穴位激光疗法

1. 激光医疗机 常用的激光医疗机有氦氖激光机、二氧化碳激光医疗机、氩离子激光医疗

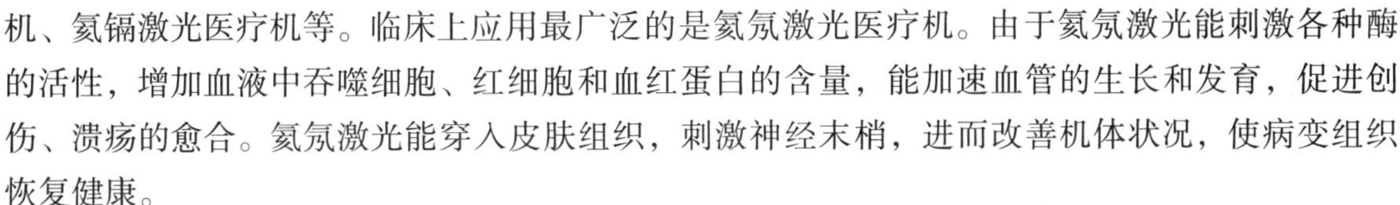

机、氦镉激光医疗机等。临床上应用最广泛的是氦氖激光医疗机。由于氦氖激光能刺激各种酶的活性，增加血液中吞噬细胞、红细胞和血红蛋白的含量，能加速血管的生长和发育，促进创伤、溃疡的愈合。氦氖激光能穿入皮肤组织，刺激神经末梢，进而改善机体状况，使病变组织恢复健康。

2. 操作方法现以氦氖Ⅰ型激光医疗机为例，简介如下：

（1）用机前应检查有无漏电、混线现象，检查地线是否接好，以防止触电或烧毁机器等事故的发生。

（2）选择合适的体位。若照手部，应用支板支起，照射脚背和腹背部，嘱患者仰卧或伏卧在床上，照射面部的患者可取坐位。

（3）照射前将电流调整旋钮置于2~3挡上，然后开启电源开关，这时氦氖激光器就会发射出鲜红色的激光。若启动后激光管不亮或出现闪辉现象，表明电压过低，应立即断电，并将电流调节旋钮顺时针方向转1~2挡，停1分钟后再将电源开关打开。

（4）电源调节旋钮（顺时针电流增大），将电流调节到适宜功率，以免损坏激光管。

（5）根据病情要定出计时时间，并将激光束对准需要照射的穴位，同时打开计时开关，当达到预定时间后，计时器便会自动鸣笛报警。

（6）使用时间最长不宜超过4小时，治疗完毕关闭电源开关即可。

（五）穴位敷贴疗法

穴位敷贴法，是在药熨、涂敷等方法基础上发展起来的一种外治法，实际上它是穴药结合的独特疗法，颇具中国特色，曾为医疗保健发挥过巨大的作用。

1. 取穴原则 穴位贴敷的取穴和配穴，多以局部或邻近取穴为主，常用穴位大约40个，其原则有5条：

（1）三焦辨证取穴：病在上焦多取膻中、心俞、肺俞、劳宫等，病在中焦多取神阙、中脘、期门、章门等，病在下焦多取关元、命门、肾俞、涌泉等。

（2）脏腑辨证取穴：五脏六腑的病证多取与相应脏腑有关的背俞穴，或用俞募配穴法选穴。

（3）循经辨证取穴：以本经和表里经为主，或左病取右，右病取左，上病取下，下病取上。

（4）按病因病机、穴位取穴：如外受风邪或寒侵袭，多取太阳、风池、风门、大椎等，脏、腑、气、血、筋、骨、髓诸病，多取八会穴。

（5）阿是穴与局部穴：多用于止痒、止痛、散结、解毒等。

2. 选药要求 穴位贴敷法的选药要求，一般认为“药热”作用大，效果好，“凉药”次之，“攻药”容易生效，“补药”次之。

（1）必用辛窜开窍、通经活络之品，这类药物含有多种挥发油刺激性较强的成分，如冰片、麝香、丁香、薄荷、细辛、花椒、白芥子、姜、葱、蒜、皂角、山甲等。

（2）必用厚味力猛的有毒之品，这类药以生用为宜，如生南星、生半夏、乌头、甘遂、巴豆、斑蝥、砒霜、轻粉等。

（3）补药多用血肉之物，如羊肝、猪肾及乌骨鸡、鳖甲、鲫鱼等。

3. 常用剂型

（1）泥剂：多用捣碎成泥，直接贴敷在穴位上。

（2）浸剂：所用药物浸泡在白酒或乙醇溶液中5~7日以上，临用时取浸泡叶适量直接涂在穴位上，用纱布覆盖固定。

（3）散剂：多用碎粉的药末，直接撒布穴位上，然后用胶布或硬膏盖之。

（4）糊剂：散剂分别用生姜、白酒、米醋、鸡蛋清、白水等调成糊状，进行穴位贴敷。

（5）药饼：药物粉末兑入适量的面粉，制成小饼状，用锅蒸熟后，趁热贴敷在穴位上，冷后再换。

（6）丸剂：将药末用水或胆汁、乳汁等，调和制成如芥子大的小丸，把丸药用普通膏药或胶布固定在穴位上。

（7）锭剂：将药末加水调和成半个枣核大的锭剂，晾干，临用时加水磨糊涂敷穴位上。

（8）膏剂：分硬膏与软膏两种，前者又名膏药，后者又称油膏。用此膏剂贴敷在穴位或部位上，1~3 日换 1 次。

4. 注意事项

（1）鉴于刺激性强、毒性大的特点，贴治穴位不宜过多，时间不可过长，以免发生不良反应。

（2）若发现过敏反应，应立即停止贴敷，必要时进行脱敏治疗。

（3）凡含砒霜之类剧毒药物，避免入口入眼，用后不要随地乱扔，要妥善处理。

（4）药粉要保持干燥，防止受潮，应放置在密闭的瓷罐或玻璃瓶内，以减少挥发。同时，不要曝晒或受热，防止药物变质和失效。

（5）凡引起皮肤发疱的药物，不宜敷贴面部，以免发疱后遗留色素沉着。

（6）孕妇、幼儿避免贴用刺激性强、毒性大的药物。儿童贴敷的用量和贴治时间均应适当减少与缩短。

（六）穴位磁疗法

1. 磁疗器具

（1）磁片：应用贴敷，据形状的不同有磁片、磁块、磁柱、磁珠之分。制造磁片通常采用永磁铁氧体、稀土钴永磁合金和铝镍钴磁钢三种材料。

（2）磁疗机：目前国内常用的有 3 种。①旋磁机：应用较多，形式亦多样，有台式和便携式，用 1 只小马达带动 4 块永磁体旋转，形成一个永变磁场或脉动磁场。②电磁疗机：是由电磁体通上电流产生磁场，其磁场强弱可以调节。③震动磁疗机：又称磁按摩器。是将理疗用的“电动按摩器”改装而成，对穴位兼有磁场和机械按摩两种作用。

2. 常用磁疗方法

（1）贴敷法：将磁片贴敷于某一穴位或部位而治疗疾病。贴敷法分直接法和间接法。①直接法：将磁片直接接触皮肤，然后用胶布固封。②间接法：将磁块缝于或固定于衣帽、布袋、皮革、塑料等制品中，然后给病人佩带或绑扎。

（2）旋转磁疗法：使用旋磁机操作时将机头对准穴位或病变部位，对皮肤不要压得太紧，亦不要与体表保持距离，如病变部位太大，则可慢慢移动。每人每次治疗时间以 20~30 分钟为宜，以免轴心发热，减少使用期限。

（3）耳磁法：将直径 1~3mm 的小磁珠，用胶布固封于耳穴上，每次贴磁珠 3~5 粒为宜，5~7 日换贴另一耳。

（4）磁场电脉冲法：将 G6805 治疗仪或 6. 26 治疗机的双导线缠在 2000gs 以上的磁块上，然后把磁块固定于穴位或部位上，使之产生磁场与脉冲电流的综合效应。

（5）磁针法：本法有 3 种情况：①皮内针或耳针刺入穴位或耳穴后，在针帽上放一小磁片，

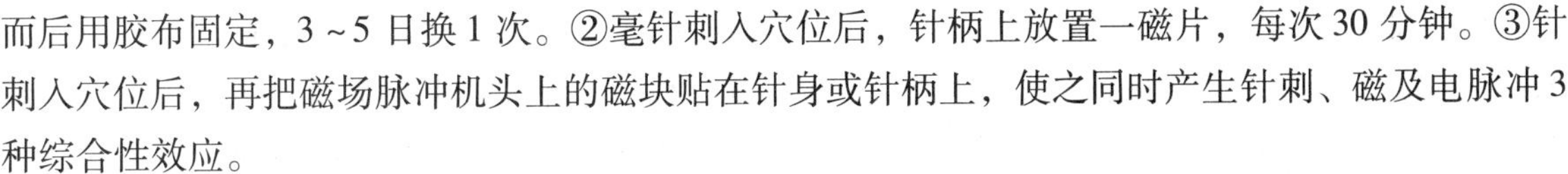

而后用胶布固定，3～5 日换 1 次。②毫针刺入穴位后，针柄上放置一磁片，每次 30 分钟。③针刺入穴位后，再把磁场脉冲机头上的磁块贴在针身或针柄上，使之同时产生针刺、磁及电脉冲 3 种综合性效应。

3. 注意事项 对新生儿、孕妇、急性传染病、高烧、皮肤出血、破溃、高血压及支气管扩张等疾患，应慎用。

（七）刺血法

1. 针刺工具 三棱针用不锈钢制成，分大、中、小三号，多用于刺脉络，放血量较多时选用；圆形针或较粗的短毫针（26～28 号、0.5～1 寸）多用于点刺十二井穴、十宣穴等放血量较少处。

2. 针刺方法

（1）部位：末梢刺血最为常用，如十二井穴、十宣穴、人中、阳白、耳尖：其次是浅静脉，如曲泽、尺泽、委中、太阳、耳后静脉等。

（2）方法：点刺多用于末梢部位，缓刺多用于小静脉放血，针罐结合多用于躯干、上下肢近端。

（3）时间：急性病每日 1 次，连续 2～3 次；慢性病间隔 2～3 日，多至 1～2 周 1 次。以上应根据病情、体质、年龄、出血多少及效果等方面因素，灵活掌握。

3. 针刺放血的作用 针刺放血的作用是多方面的，比较常有的作用包括退热（主要是外感发热和阳盛发热等实热症）、止痛（头痛、眼痛、喉痛等）、急救（中暑、昏迷、惊厥等）、抗炎（咽部急性炎症刺中封穴出血）、消肿（跌打损伤所致血瘀）、降压（肝阳上亢所致高血压危象）、强心（属气滞血瘀刺血后有增强心力效果）、平喘（气满胸中，刺少商、商阳有治喘作用）、解毒（急救之用）、镇静（癫狂、失眠、抽搐等）、止痒（痒风、湿疹等）、止衄（鼻衄、齿衄等）。

4. 注意事项

（1）凡毫针的刺禁也适用于刺血疗法。

（2）较重的贫血、低血压、出血性疾患、静脉曲张、血管瘤等均禁刺。

（3）要求严格消毒，防止感染。

（4）刺血前必须向患者解释清楚，取得合作。

（5）对婴幼儿刺血宜用细针。

（八）针挑法

1. 针具 通常选用三棱针、圆形针、大号注射针头和用眼科“角膜钩”改制而成的钩状挑治针。

2. 部位 ①背俞、夹脊穴为主要选择区：凡在上述区域见到隆起、凹陷、松弛和变异均为反应点。治疗头面、颈、颊、项部疾病，取 1～7 椎夹脊；治疗胸腔内脏及上肢疾患，取颈 3～胸 7 椎夹脊；治疗腹部内脏疾患，取胸 8～12 椎夹脊；治疗腰部和下腹部内脏疾患，取胸 10～腰 2 椎夹脊；治疗肛门和下肢部疾患，取腰 2～骶 4 椎夹脊等。②以痛为输找痛点挑刺：肩痛多在肩胛冈上表面和三角肌的前缘等处找到痛点，腿痛多在腰骶关节面找到痛点。③选疹点挑治：疹点的特征似丘疹，针帽大小，多呈灰白色或暗红色，压之不褪色。但要注意与痣、毛囊炎、色素斑相鉴别。

3. 方法 挑针部位确定后，用碘酒、酒精常规消毒。左手固定其点，右手持针，将针刺入穴点的皮下，用力上挑，纵行挑破皮肤0.2～0.3cm，然后将针深入表皮下挑，挑断皮下白色纤维样物数根，以挑尽为止，即见少量出血。术后用碘酒消毒，敷上无菌纱布，用胶布固定。

4. 注意事项 术中注意无菌操作，术后嘱患者保持局部清洁，3～5日不用水洗，防止感染。该法对孕妇、严重心脏病、有出血倾向的患者慎用或不用。

（九）拔罐法

1. 杯罐种类 杯罐分竹罐、陶罐、玻璃罐、铁罐和铜罐。其中以陶罐、玻璃罐及竹罐最为常用，杯罐口径的大小不等，一般分为1寸、1.5寸、2寸、3寸等。使用时要选用罐口光滑的杯罐。

2. 拔罐方法

（1）火罐法：利用燃烧时火罐的热力，排出空气，形成负压，将罐吸附在皮肤上。常用的有投火法、闪火法、架火法、贴棉法、滴酒法等。

（2）蒸汽罐法：用竹罐置水内煮沸，使用时用镊子将罐夹出，甩去水液，迅速按拔在皮肤上，即可吸住。

（3）抽气罐法：用青、链霉素空瓶1个，紧贴皮肤，扣于被拔部位。然后将10～20ml注射器针头从橡皮塞刺入瓶内，把瓶内空气抽出，使之产生负压，即可将瓶吸住。

（4）药罐法：分煮药罐和贮药罐两种。①煮药罐：把配制成的药物装入袋内，放入水中煮至适当浓度，再将竹罐投入药汁内煮10～15分钟。使用时按蒸汽罐法吸拔于患处。②贮药罐：一是在抽气罐内事先盛贮药液，快速紧扣于被拔部位，然后抽出罐内空气，即可吸拔于皮肤上；一是玻璃火罐内盛贮一定的药液，然后按火罐法快速吸拔在皮肤上。

（5）刺血拔罐法：先在一定部位用三棱针等点刺出血，再以闪火法将火罐拔上。

（6）针罐法：先再穴位上针刺，施毕补泻手法后，将针留在原处，再以针为中心拔上火罐即可。

3. 注意事项

（1）操作时要防止烫伤皮肤。

（2）应用刺血拔罐时，刺血工具一定要严格消毒，出血量要适量。眼区及面颊部不宜采用。体质虚弱、贫血、肿瘤患者、出血性疾病、孕妇及月经期不宜采用。

（3）留罐时间不宜太久，以免皮肤起疱，引起烫伤。

（4）拔罐后如局部瘀血严重或者疼痛时，可轻轻按摩被拔部位，即可缓解。

第三章　护　理

一、护理

古称“将息法”，较早见于《刘涓子治痈疽神仙遗论》。《外科精义》将护理归纳于“将护忌慎法”之中。

任何疾病在治疗和休养期间，患者的生活、精神、气候、饮食、起居与周围环境的调摄护理都是非常重要的。为此，将护理要旨归纳如下。

1. 病室卫生　病室卫生包括病人住院的病房、门诊、诊疗室和换药室等。每天在诊疗前及结束后，均应坚持扫地及拖地板，并打开门窗，保持空气的流通和新鲜，换药室还应紫外线进行空气消毒。总之，应建立定期的除害灭菌的大扫除制度，要求病室洁净馨香。对患者卧室则应是“房内洁净，冬必温帏，夏宜凉帐，庶防苍蝇蜈蚣之属侵之……”（陈实功语）。

2. 休养环境　病室环境应安静，工作人员要做到说话轻，走路轻，操作轻，关门轻，同时对病室的门和椅角等钉上橡胶，以避免碰击产生噪音，切忌大声喧哗、咒骂殴打，妨碍病人的休息与睡眠，甚则使病情加重。

3. 饮食宜忌　凡见阳证均为湿热火毒蕴结所致，饮食宜素净清淡、易于消化之品，诸如豆浆、藕粉、米汤之类。阴证大多由于体虚，宜食富于营养之品，一般如牛奶、鸡蛋、豆制品等。偏于阴虚者可服乌龟、甲鱼之类，偏于阳虚者可服牛肉、牛骨髓、墨鱼等。不过，皮肤病应忌食鱼腥虾蟹酒类之物，尤其变应性皮肤病更应忌服。

二、隔离

隔离措施，早在战国末期，就对“癞病”实施隔离，防其传染。一般而论，对某些传染性较大的疾病，如烂疔（气性坏疽）、疫疔（炭疽）、疫喉痧（猩红热）、麻风、白秃疮（白癣）、肥疮（黄癣）等，不仅应做好隔离工作，而且对其衣物和医疗器械也要严格消毒或焚烧。

三、亲友探望

凡亲友探视病人，进入病室须行动轻缓，声音放低，和病人交谈态度要和蔼，语言要婉转，鼓励病人树立战胜疾病的信心，不可向病人流露出哀痛的神情，家中烦琐之事尽量不要向病人讲，以免增加病人的烦恼。探望、慰问时间不宜过长，以免病人疲劳。

以上仅是原则性的概述，具体内容参见中医护理方面的专书。

第四章 病毒性皮肤病

单纯疱疹

本病由人类单纯疱疹病毒感染所致，常在发热、过度疲劳、肠胃功能紊乱、处于月经期时，使潜伏的病毒被激活而发病。中医学所称热气疮接近本病。

【病因病机】

1. 脏腑虚弱，复遭风热外袭。
2. 肺胃热盛蕴蒸于上。
3. 脾胃失和或月经期，风热之邪，乘虚侵袭，循经外发于口吻等处而生。

【诊鉴要点】

（一）诊断依据

1. 病变以皮肤黏膜交界处为主，如口鼻周围、前后阴等。
2. 疹发前常有热病、消化不良、月经来潮前或妊娠。
3. 初起皮疹呈针帽大小的丘疱疹、水疱，继而疱液由清亮转为黄浊，疱破露出糜烂，干燥结痂而愈，痂去遗留轻微色沉。病程1周左右而愈，但又复发。
4. 自觉瘙痒或灼热刺痛。

（二）鉴别诊断

1. 带状疱疹 皮疹沿外周神经一侧分布，水疱呈簇状，自觉剧痛，极少复发。

2. 脓疱疮 好发于儿童的颜面、手背，多见于春秋两季，皮疹为脓疱，疱破结有较厚的黄痂皮。且有传染性。

【治疗】

（一）内治法

1. 辨证论治

（1）风热湿毒证：病程短，皮疹以丘疱疹、水疱为主，糜烂较重，自觉灼热刺痛，偶有发热，咳嗽等。舌质红，苔薄黄，脉浮数。

治宜散风清热，化湿解毒。方选辛夷清肺饮加减：黄芩4.5g、大青叶、焦栀子、枇杷叶、升麻各6g，生苡仁、天冬、麦冬、玄参各10g，辛夷3g。

（2）湿热互结证：皮疹主要发生在前后阴，疱疹破后糜烂、渗出、滋水浸渍，伴有倦怠乏力，小便黄赤。舌质红，苔黄腻，脉滑数。

治宜清热利湿，解毒祛邪。方选龙胆泻肝汤加减：炒龙胆草、木通各6g，泽泻、车前子（包）、焦栀子、生甘草、黄芩、大青叶各10g，生薏苡仁、白茅根各15g，柴胡3g。

（3）气阴两虚证：病程长，皮疹反复发生，迁延日久。舌质红，苔少，脉细数。

治宜益气养阴，扶正固本。方选人参固本汤加减：沙参、生地各15g，黄芪、白芍、甘草各10g，天冬、麦冬、生薏苡仁、山药各12g，升麻、板蓝根各6g。

加减法：皮疹在眼部加青葙子、杭菊花、桑叶；皮疹反复，多年未愈，加西洋参、白薇、白蔹、绿豆衣；刺痒、灼痛重加钩藤、生石决明、紫草、蝉蜕。

2. 中成药治疗

（1）黄连上清丸：每次3g，每日2次。

（2）牛黄解毒丸：每次1.5g，每日2次。

（二）外治法

（1）糜烂渗出较重时选用马齿苋水洗剂湿敷。

（2）渗出减少时选用玉露散或青吹口散，植物油调成糊外涂。

（3）结痂微痒时选用黄连膏外搽。

【按语】

反复发作者，应从益气养阴着手，不可单纯解毒。

带状疱疹

本病是由水痘－带状疱疹病毒所致的急性皮肤病。该病毒潜伏于脊髓后根神经节的神经元中，当免疫功能下降时，被激活而发病。中医称之缠腰火丹。

【病因病机】

1. 湿毒 湿由脾运不周，内湿外发肌肤，水液聚于肌表，故水疱叠叠似珠。

2. 火毒热 由心肝气郁所生，热郁久化火，火热壅肤，流窜经络，阻滞不通，故红斑、丘疱疹和剧痛等症迭见。

3. 瘀滞 余毒未尽，经脉失疏，致使气滞血瘀，经气不宣，常遗疼痛不休或刺痛不断。

【诊鉴要点】

（一）诊断依据

1. 病者以老年人、青年人和体质虚弱者居多。

2. 病前，往往有轻度全身症状，如倦怠、少食、头痛和发热等。

3. 初起为炎性红斑、丘疹，很快变为水疱，状似珍珠，疱液透明，周围绕以红晕，沿周围神经排列成带状，经 7～8 日，疱液浑浊，或部分破溃、糜烂或渗液，最后干燥结痂，痂皮脱落，遗留暂时性淡红色斑或色素沉着，一般不留瘢痕。

4. 愈后可获终身免疫，很少再发。

（二）鉴别诊断

1. 单纯疱疹 好发于皮肤黏膜交界处，多在热病之后，易于复发。

2. 肋间神经痛 疱疹未出前，应与肋间神经痛鉴别。

【治疗】

（一）内治法

1. 辨证论治

（1）湿热搏结证：患处浅红，水疱密集成群，疱液浑浊，溃破渗出，或有糜烂。伴疼痛，纳呆腹胀，脉濡数或滑数。舌质淡红，苔白腻或黄腻。

治宜清化湿热，凉血解毒。方选薏苡仁赤豆汤加减：生薏苡仁、赤小豆各 15g，茯苓皮、金银花、地肤子、生地各 12g，车前子、车前草、赤芍、马齿苋各 10g，甘草 6g，藿香、佩兰各 9g。

（2）毒热炽盛证：皮肤焮红，可见丘疹、丘疱疹和疱壁紧张的水疱，集簇成群，或带状排列分布，自觉灼热刺痛，夜难成寐。伴咽干口苦，溲黄便秘。脉弦数，舌质红，苔黄或干黄。

治宜清热泻火，解毒止痛。方选大青连翘汤加减：大青叶、玄参、贯众、黄芩各 9g，连翘、金银花、生地各 12g，马齿苋 12～15g，炒丹皮、赤芍各 6g，绿豆衣 15～30g。

（3）气滞血瘀证：多见于老年人，疱疹消退后仍剧痛不止，夜卧难眠。伴纳差，心烦，脉细涩。舌质红或暗红，苔少或薄白。

治宜疏肝理气，通络止痛。方选金铃子散加减：金铃子、郁金、紫草根各 9g，玄胡索 6～9g，醋柴胡、青皮各 6g，炒白芍、当归各 12g，丝瓜络 10g。

加减法：壮热不退加羚羊角、绿豆衣、金银花炭、生地炭；口苦咽干，溲黄加焦栀子、炒胆草、麦冬、桔梗；大便秘结加炒枳壳、酒大黄（后下）、桔梗；皮损糜烂、渗液加六一散（荷叶包煎）、生地榆、苍耳子；腹胀便溏加大腹皮、炒枳壳、广木香；纳呆加神曲、炒麦芽；头昏目眩加茺蔚子、蔓荆子、川芎；疼痛日久不除加金头蜈蚣、全蝎；皮损发于下肢加川牛膝、宣木瓜；发于腰骶加炒杜仲、续断；皮损溃烂不敛加黄芪、白蔹、党参、山药。

2. 中成药治疗

（1）抗病毒口服液：每次 1 支，每日 2～3 次。

（2）南通蛇药片：每次 3～5 片，每日 2～3 次。或者取药 10～15 片，食醋 5～10ml 调成糊状外涂患处。每日 1～2 次。用于初起或遗留神经痛。

（3）七厘散：每次 1 支，每日 2 次。或用茶水调成糊状外敷患处，每日 1～2 次。适用于疱疹溃破糜烂，有良好的敛疮和止痛作用。

（二）外治法

（1）疱疹未溃阶段，外涂玉露膏。

（2）皮损为丘疹、丘疱疹、水疱未破阶段，选用鲜芦荟捣烂，酌加梅片少许，外敷患处。

（3）皮损破溃或渗出较多阶段，选用马齿苋、黄连、黄柏、五倍子等，水煎取汁、湿敷，待渗水减少或干燥后，外用冰石散、黄连膏，分别敷贴，直至结痂疮敛。

（4）若遗留肤疼未除，选用黑色拔膏棍贴之，并加压包扎，2~3日换1次。

（三）其他疗法

1. 毫针法

（1）循经取穴：主穴：曲池、身柱、阳陵泉、三阴交；配穴：皮损在眼眶区加太阳、头维、阳白，在颧颞区加四白、睛明、下关，在下颌区加颊车、地仓、大迎，在腋窝区加肩贞、极泉，在脐上区加合谷，在脐下区加足三里。方法：青年患者施泻法，老年人和体虚患者施补法。2日1次，10次为1疗程。

（2）局部取穴法：阿是穴（皮疹区）。方法：采用30~32号毫针，在阿是穴上下左右四个不同方向，呈15°~30°角度斜刺皮疹下，得气后留针30分钟，其间轻巧捻转3~5次，每日1次，10次为1疗程。

（3）辨证取穴：主穴：肝俞、曲池、支沟、阿是穴（皮疹区）；配穴：风火证加期门、曲泉、足窍阴。湿热证加内庭、外关、侠溪，热盛证加合谷、阳陵泉、神门。方法：施泻法，2日1次，10次为1疗程。

2. 灸法

（1）围灸法：阿是穴（皮疹区）、心俞、肝俞。方法：直接灸至皮肤泛发为度，持续30~40分钟，每日1次。

（2）棉花灸：病损区。方法：将一医用脱脂薄棉片覆盖于整个病损区，然后点燃棉片一端灸之，棉片一过性燃完，每日1次。

（3）辨证灸：主穴：阿是穴（皮疹区）。配穴：风热证加灸心俞、肺俞，湿热证加灸肝俞、脾俞。方法：直接灸至皮肤泛红，自觉舒适不知痛为度，每日1次（重证每日2~3次），5次为1疗程。

（4）经验穴灸：蜘蛛穴（患者正坐，取线量患者头围大小，除去剩余，在测量由前向后颈绕一圈，二线对齐，沿胸椎正中线向背后下稍紧，合拢的线端所达之处）。方法：艾炷置于穴上灸1~3壮，每日1次，3次为1疗程。

3. 耳针法 主穴：肺、肾上腺，相应部位。配穴：神门、内分泌、交感、枕、荨麻疹区、肝、脾。方法：针后留针30分钟，2日1次，7次为1疗程。

4. 穴位注射法

（1）邻近取穴：皮疹在脐以上区域取内关、曲池，皮疹在脐以下区域取足三里、三阴交。

（2）循经取穴：主穴：肝俞、胆俞、太冲；配穴：大杼、风门、肺俞、环跳、足三里。方法：采用注射液有维生素 B_{12} 500μg，或醋酸泼尼龙悬混液0.5~1.0ml，50%当归注射液，任选一种，针刺得气后，每穴分别推注0.5ml，每日1次，5次为1疗程。

5. 穴位激光法 取耳穴肝、胆、神门。方法：采用砷化镓半导体激光机，每穴照射5分钟，每日1次，7日为1疗程。

6. 梅花针法 取阿是穴（皮疹区）。方法：采用梅花针重刺激局部，使之疱疹破溃且稍出血为度，然后用负压罐吸除局部的残余渗液和血液，拭净，最后外涂紫金锭，外盖消毒纱布，2日1次，3次为1疗程。

【按语】

1. 初发阶段或疼痛较重时，采用中药与肾上腺皮质激素联合用药，常可减轻疼痛，缩短病程。

2. 结缔组织病或恶性肿瘤合并本病时，应中西医结合治疗为好。

水　痘

本病由水痘-带状疱疹病毒初发感染所致，传染性较强，多见儿童，一般感染后可获终身免疫，中医称之肤疹、水花儿。

【病因病机】

多数认为是小儿内蕴湿热，外感时邪病毒而为病。轻者肺之宣通，肃降失常，呈现一系列肺卫症状，邪从表透，故疹色红润，疱浆清亮；重者湿困脾阳，病毒深入，呈现气分证候，邪不能外达，故痘色暗紫，疱浆晦浊。

【诊鉴要点】

（一）诊断依据

1. 有与水痘患儿接触史。

2. 水痘出疹程序先后不一，起病3~5日内，皮疹陆续出现，此起彼落，因此，皮肤上的红疹、疱疹、干痂，往往同时并见。

3. 典型的水疱，小如米粒，大如豌豆，周围绕以红晕，中央凹陷如脐状。

4. 部分伴见发热及全身不适等症状。

5. 上述皮疹往往是疏散分布在躯干、面部、头皮和四肢，口腔黏膜亦被累及，严重时还会出现大疱、坏疽和出血等。

（二）鉴别诊断

1. 脓疱疮　常见于婴幼儿，皮疹比绿豆大，疱液黄混或有脓液。

2. 带状疱疹　皮疹沿周围神经一侧分布，很少超过躯干的中线，灼热剧痛颇重。

【治疗】

（一）内治法

1. 辨证论治

（1）风热夹湿证：偏于气分，又称轻症。发热轻微，鼻塞流涕，喷嚏咳嗽，1~2日后水痘出如露珠，颜色红润，稀疏椭圆，疱液清莹明亮，四周淡红，兼有瘙痒，二便调和，舌苔薄白，脉浮，指纹红紫。

治宜疏风清热，解毒祛湿。方选银翘散加减：金银花10g，连翘、荆芥、竹叶各6g，绿豆衣

12g，桔梗、蝉蜕、大青叶、紫草、甘草各4.5g。

（2）湿热炽盛证：偏于血分，又称重症。壮热烦渴，口齿干燥，唇红面赤，神萎不振，口舌生疮，小便短赤，水痘形大而密，根盘明显，周围有胭脂色红晕，痘色紫暗，疱浆混浊，舌苔黄干且厚，脉滑数，指纹紫滞。

治宜清热解毒，凉血清营。方选清瘟败毒饮加减。连翘、黄芩、玄参、赤芍各10g，焦栀子、竹叶、炒黄连、知母各6g，生石膏、大青叶、紫草、金银花各12g。

加减法：壮热、口渴、烦躁加寒水石、花粉、钩藤、薄荷（后下）、炒牛蒡子，大疱加薏苡仁、冬瓜皮，血疱加大蓟、小蓟、蒲公英，脓疱加板蓝根、地丁、草河车，坏疽加白薇、白花蛇舌草、白蔹，痘色紫暗，毒重加生地、紫草，口舌糜烂加木通、灯心、生地，瘙痒不宁加白僵蚕、木通，大便燥结加川军、全瓜蒌，疱壁破溃，脂水外溢加车前子、滑石；津液亏耗加北沙参、麦冬、芦根，余毒未清加黄芩、绿豆衣，神志模糊，口渴欲饮，甚则抽搐加服紫雪丹。

2. 单验方

（1）银翘二丁汤：金银花、连翘、六一散、车前子各6～10g，紫花地丁、黄花地丁各10～15g水煎服，二煎外洗。

（2）贯射合剂：贯众、黄芩各15g，射干9g，板蓝根、鸭跖草各30g。小于2岁幼儿分3日服。

（二）外治法

（1）水疱将破，渗出，糜烂较重，选用马齿苋水洗剂，煎汁，湿敷，每日3～5次。

（2）糜烂化脓时，选用青黛散，植物油调糊，外涂，或用青黛膏外搽。

（3）口腔黏膜破损，选用青吹口散，外涂，每日3～4次。

【按语】

1. 隔离病人，至皮损结痂干燥为止，防止传染。

2. 对局部损害做好对症治疗，防止继发感染。

水痘样疹

本病是指在原有的皮肤病（多为遗传过敏性皮炎或湿疹）基础上，感染单纯疱疹病毒或牛痘病毒而发生的。中医根据临床经过归纳为痘风疮的范畴。

【病因病机】

因患痧痘，或滴脓疮，或浸淫疮等，余毒未尽，脾胃蕴有湿热，外感风邪病毒，湿热毒邪，聚结于肤，或上窜于目，或郁化毒热，遂发于外而成。

【诊鉴要点】

（一）诊断依据

1. 原患有异位性皮炎等皮肤病，种痘或接触种痘者后，经数日至2周的潜伏期，突然出现高热、头痛、倦怠、食欲不振、恶心、呕吐等全身症状，继而在原有皮肤病上发生豌豆大小、扁平坚实性水疱，局部红肿，迅速变成脓疱，疮顶微凹陷，时而发生坏死，其邻近正常皮肤甚至全身亦可出现散在性皮损。

2. 附近淋巴结肿大，1～2周后逐渐干燥结痂，痂脱后遗留浅表性瘢痕及色素沉着而愈。

3. 常并发脑炎或神经障碍，可致死亡。

（二）鉴别诊断

脓疱疮：发病前无全身症状，脓疱壁薄而下垂，脓液外溢之处则又新生。

【治疗】

（一）内治法

1. 辨证论治

（1）湿热留肤证：皮疹以水疱为主，稍久则变为脓疱，疱破后糜烂，或呈坏死，伴有发热、食欲减退，体倦乏力，舌质红，苔薄黄，脉濡数。

治宜清热渗湿，和营解毒。方选紫草木通汤加减：紫草、茯苓皮、甘草各12g，升麻、党参、木通各6g，金银花、生薏苡仁、赤小豆各15g，黄芪、炒谷麦芽、大青叶各10g。

（2）正虚毒留证：皮疹以脓疱，坏死为主，严重时还会播散周身，脂水浸淫，肌无完肤，附近臖核肿大疼痛，舌质淡红，苔少，脉细弱。

治宜扶正固本，托毒除湿。方选四妙汤加味。黄芪、金银花各12g，当归、甘草、干地黄、炒白芍、陈皮各10g，赤茯苓、紫草、山药各6g，赤小豆30g。

加减法：壮热不退加玳瑁、水牛角、绿豆衣，呕吐、恶心加鲜竹茹、鲜竹沥、法半夏，食欲减少加麦芽、鸡内金、山楂，眼睑赤烂加杭菊花、桑叶、草决明，皮损糜烂加莲子心、冬瓜皮，瘙痒加炒牛蒡子、炒地榆、蝉蜕、刺蒺藜，头痛加川芎、蔓荆子，脓疱加白花蛇舌草、野菊花、蒲公英，多形性红斑损害加生薏苡仁、红花、凌霄花，神昏加服安宫牛黄丸。

2. 单验方

（1）参芪内托散：人参、黄芪、当归、白芍、金银花、连翘、玄参、牛蒡子、防风。煎服。适用于合并感染者。

（2）犀角化毒丸：犀角（以水牛角代）、防风、荆芥、连翘、牛蒡子、生地、当归身、黄芩、桔梗、薄荷、白芍、生甘草。炼蜜为丸，灯心竹叶汤送下。适用于损害在眼睑区者。

（3）苦参丸：苦参、白蒺藜、胡麻、牛蒡子、甘草、酒调面为丸，竹叶汤送下，适用于全身感染较重者。

（二）外治法

（1）丘疹、丘疱疹、水疱未破阶段，外涂紫草油，每日3～5次。

（2）已脓未破，渗液较多，选用大青叶、青黛各15g煎汁，湿敷，然后用青黛膏分块敷贴，每日1次。

【按语】

1. 对患有湿疹或遗传过敏性皮炎的患儿，应避免种痘，防止与单纯疱疹患者接触。

2. 皮损广泛时可用丙种球蛋白或胎盘球蛋白3～6ml/d，每日1次，或隔日1次。

疣

本病是由人类乳头瘤病毒（HPV）感染所引起的皮肤病。不同的 HPV 可引起不同的疾病，如寻常疣和跖疣（HPV－1，2，4）扁平疣和疣状表皮结构不良（HPV－3，5）。人类是这种病毒的唯一宿主，外伤常为重要因素，不过细胞免疫防疫机制对本病的发生，起着重要的作用。中医对其论述颇丰，归纳有千日疮、扁瘊、足瘊、线瘊、鼠奶等。

寻常疣

【病因病机】

肝胆风热，或怒动肝火，或淫气客肝，均可致肝经血燥，血不养筋，筋气不荣，风邪外搏肌肤而生。

【诊鉴要点】

（一）诊断依据

1. 常发生在手指、手背、足缘等处，偶尔生于甲缘。

2. 初起为针尖大的丘疹，渐至豌豆或更大，呈圆形或多角形，表面粗糙，角化明显，触之坚固，高出皮面，灰黄、污黄或污褐色，呈乳头样增殖，摩擦或撞击时易于出血。

3. 数目多少不一，单个可长期不变，但亦可多至数个，乃至数十个。

（二）鉴别诊断

疣状痣幼年开始，疣状角化皮疹，呈线状排列，不同于本病单个散发。

【治疗】

（一）内治法

1. 辨证论治

（1）肝胆风热证：病程短，皮损数目较多，并呈泛发倾向，自觉微痒，舌质红，苔少，脉弦数。

治宜清肝泻火，疏风平疣。方选清肝益荣汤加减：柴胡、川芎、焦栀子、木瓜各 6g，茯苓、熟地、白术、炒白芍、当归各 10g，金银花、板蓝根、钩藤、防风各 15g，生薏苡仁、紫贝齿各 30g。

（2）肾气不荣证：病程长，屡散屡发，未能根除，或用腐蚀剂后，疣体翻张如菌，时有渗血现象。伴有头昏耳鸣、肢软乏力。舌质淡红，苔少。

治宜滋补肾水，平肝铲疣。方选归芍六味地黄丸加减：熟地黄、茯苓、当归、白芍、丹皮各 10g，山药、山萸肉、桑椹子、何首乌各 15g，贯众、柴胡、桑枝各 6g，生石决明、生薏苡仁各30g。

2. 单验方

（1）紫蓝方：马齿苋60g，板蓝根、大青叶各30g，生薏苡仁、紫草根、赤芍、红花各15g。煎服。适用于疣泛发期。

（2）四石桃红汤：灵磁石、生牡蛎、代赭石、珍珠母各30g，桃仁、红花、赤芍各10g，陈皮6g。水煎服。适用于疣顽固难消期。

（3）驱疣汤化裁：大青叶、马齿苋各15g，赤芍、丹皮、防风、炒三棱、炙山甲各10g，生薏苡仁30g，郁金6g。煎服。适用于疣发展期。

（二）外治法

（1）皮损多数呈散在分布，选用香木水洗剂，或用马齿苋30g，苍术、蜂房、白芷、陈皮各15g，细辛10g，蛇床子、苦参各12g，煎汁，外洗或湿敷，每日1~2次，每次15~30分钟。

（2）对单个，疣体较大者，可选用千金散、鸦胆子油、斑蝥膏等，外点疣体上，保护好周围健康皮肤，2~3日外点1次，直至疣体完全脱落。

（三）其他疗法

1. 毫针法

（1）直刺法：阿是穴（母疣）。方法：常规消毒后，采用0.5~1寸不锈钢针，术者左手捏紧疣基底部，使之苍白，旨在减轻针刺时的疼痛，在阿是穴中央区垂直进针，快速捻转30次，并在迅速提插后出针，放血1~2滴以达到泻法的目的。以后分别在第4、20、35日各复刺1次，观察3个月见效。

（2）斜刺法：阿是穴（母疣）。方法：取毫针斜刺入母疣，呈对称四周各刺入1针，针后留针30分钟，2~3日1次。

2. 灸法

（1）直接灸：阿是穴（疣赘局部）。方法：取艾条或线香点燃一端，对准疣赘的顶端直接灸之，若患者不能耐受灸灼之痛时，可稍移动之，如此反复施灸，直至疣赘呈焦枯状，通常在5~10日后脱痂而愈。

（2）间接灸：阿是穴（疣赘局部）。方法：消毒后，先用1%普鲁卡因注射液施局麻，再将艾炷放置在疣顶端，点燃施灸，直至艾炷燃尽，除掉艾灰，再用镊子钳住疣体剥离或用尖形手术刀轻刮疣体残余，外涂2%甲紫溶液，外盖消毒纱布。通常1次见愈；若疣体较大较深，可酌情复灸1次。

3. 耳针法　取肺皮质腺、内分泌、相应区域。方法：针刺后留针15~30分钟，每日1次，10次为1疗程。

4. 火针法　阿是穴（疣赘局部）。方法：局部消毒后，采用火针对准疣赘快速刺入和拔出，其深部为疣赘厚度的2/3。视疣赘范围大小可刺3~5针，一般在刺后5~7日后，疣赘干燥脱落。

5. 穴位注射法

（1）循经取穴法：外关、曲池、足三里、三阴交。方法：病左取右，病右取左，上下肢各取1穴，交替应用，每穴在针刺得气后各推注板蓝根注射液1~1.5ml，3~5日1次，7次为1疗程。

（2）经外奇穴法：骨空（双）。方法：常规消毒后，每穴针刺得气后各推注维生素 B_{12} 500μg 0.5ml，2 日 1 次，10 次为 1 疗程。

6. 推疣法 在疣体的根部，用棉签棒或刮匙（刮匙头部用棉花包裹），与皮肤呈 30°的角度，向前均匀用力推之。有的疣体立即推除，表面压迫止血，并用纱布加压包扎。若残留少许疣体，经过 1 个月后再推 1 次。

7. 摩擦法 取新鲜荸荠削去皮，用其白色果肉摩擦疣体，每日 3～4 次，每次要摩至疣体角质软化，部分脱落，微有少量点状渗血为度，数日后可愈。

扁平疣

【病因病机】

由于肝胆血燥，气血不和，复感风热之毒，蕴阻于肌肤所致。

【诊鉴要点】

（一）诊断依据

1. 患者多为青年男女，尤以青春期前后的少女更为常见。
2. 皮疹主要在颜面，其次在手背、前臂，少数还见于颈项、肩胛等处。
3. 初起皮疹，状如芝麻大小或粟粒大，呈扁平，色淡褐，界限明显，少则十数个，多则可上百个。
4. 自觉微痒，若用手抓挖，则会促使疣体扩散，排列成一串。
5. 有自愈趋势，若发现疣突然增多，发痒，色红，鼓起，表面不久即可脱落。

（二）鉴别诊断

1. 毛发上皮瘤 有遗传史，皮疹呈针头或绿豆大小的半圆形结节，浅黄或淡红色，以鼻根、颊部、前额部为多。

2. 汗管瘤 女性多见，在眼睑区域可见米粒大小的小结节，夏季隆起更为明显，呈正常肤色。

【治疗】

（一）内治法

1. 辨证论治

（1）肝郁血瘀证：皮损呈暗红色，散在分布，部分融合成片，略有肥厚增殖外观，脉弦数，舌暗红，苔少。

治宜疏肝解郁，活血散疣。方选丹栀逍遥散加减：生地、丹参、茯苓、益母草各 12g，当归、白术、赤芍各 10g，薏苡仁、首乌各 15g，栀子、丹皮、甲珠各 6g。

（2）脾虚气弱证：皮损呈淡红色，日久难以消退，伴有神疲乏力，食欲欠佳，脉细弱，舌淡红，苔少。

治宜益气扶脾，固本除疣。方选归芪建中汤加减：黄芪、当归、白术、白芍、甘草各10g，益母草、丹参各12g，干地黄15g，甲珠、升麻各3g。

（3）肝胆湿热证：皮损位于面颊两侧，色泽暗黑，相互融合，伴有口苦、小便短黄，脉弦数，舌红苔黄。

治宜清肝泻胆，凉血解毒。方选龙胆泻肝汤加减：炒胆草、柴胡、栀子、赤芍各6g，生地、车前子、泽泻各10g，薏苡仁、绿豆衣各30g。

（4）肝胃郁热证：皮损呈红色，分布在前额和面颊等处，伴有口干微痒、脉数，舌红，苔黄。

治宜清肝泻热，解毒软疣。方选普济消毒饮加减：黄芩、玄参、连翘、牛蒡子、陈皮、桔梗各10g，丹参、薏苡仁、蛇舌草各30g，升麻、蝉蜕各6g。

2. 单验方

（1）大青薏苡仁汤：生龙牡、生赭石、马齿苋各30g，薏苡仁、大青叶、丹参各20g，归尾、赤芍、升麻各10g。

（2）除疣汤：薏苡仁、大青叶、板蓝根、牡蛎各30g，败酱草、夏枯草各15g，赤芍10g。

（二）外治法

（1）皮疹较多，选用疣洗方，趁热反复温洗患处，每日4～5次，每次15分钟。

（2）皮疹孤立、顽固难消，选用鸦胆子油，沾上少许，勿沾四周健康皮肤，2～3日可望脱落。

（三）其他疗法

1. 针刺法 处方1，列缺、合谷、足三里；处方2，大骨空。方法：施泻法，针刺得气后留针30分钟，每日1次，10次为1疗程。

2. 耳针法 肝、皮质腺、肺。方法：针后留针15分钟，2日1次，10次为1疗程。

3. 揿针法 主穴：肺、肝、肾、皮质下；配穴：病变相应部位。方法：常规消毒后，将灭菌揿针刺入，不透过软骨，外盖胶布固定，夏季3日1次，冬季7日1次，5次为1疗程。

4. 火针法 阿是穴（疣体）。方法：采用火针放在酒精灯上烧红，迅速点刺疣体使之炭化，疣多者分次点灼，但每次以4～6个为宜。

5. 穴位注射法 血海、风池、大骨空。方法：每次选1～2个穴，采用10%川芎注射液或10%防风注射液，针刺得气后，每穴各推注1～1.5ml，2日1次，7次为1疗程。

跖 疣

【病因病机】

湿热内蕴，气血阻滞，使之筋气不荣，遂生赘疣。此外，皮肤外伤，感受病毒或因搔抓而生。

【诊鉴要点】

（一）诊断依据

1. 多发生在足底和趾间潮湿部位。

2. 皮疹为黄豆或更大的角质性斑丘疹，外观坚实似胼胝，但剥去表皮则露出疏松的莲须样软芯，搔挑后容易引起少许渗血。

3. 数目多少不一，多者融合成片，伴有明显压痛。

（二）鉴别诊断

1. 鸡眼　为一表皮角质层过度肥厚所构成的圆锥形角质栓，尖端伸入皮内，底呈圆锥形，露于皮外，呈鸡眼状。

2. 胼胝　表皮角质层成片增厚，以中心部最厚，越向边缘越薄，常发生于受压迫和摩擦部位，与职业有关。

【治疗】

（一）内治法

1. 辨证论治

（1）湿热内蕴证：初起在足底和趾间发生疣赘隆起，状如莲须，触碰出血，压痛明显，舌质红，苔少，脉弦数。

治宜祛湿清热，软坚铲疣。方选铲疣软坚汤加减：灵磁石、代赭石、生牡蛎、珍珠母各30g，地骨皮、生薏苡仁、茯苓皮各15g，红花、桃仁、山慈菇、柴胡各6g，川牛膝10g。

（2）毒热袭肤证：损害泛发，主要集中在掌跖或者趾间，略有疼痛，脉数，舌红苔少。

治宜清热解毒，活血散结。方选公英桃仁汤：大青叶、板蓝根各15g，蒲公英30g，生地、三棱、莪术、桃仁、僵蚕、百部、干蟾皮各9g，甘草4g。

加减法：皮疹质坚且厚加炮甲珠、丹参、乌梅，患处疼剧加石决明、金头蜈蚣，手部伴发加忍冬藤、白花蛇舌草。

2. 单验方

（1）麻杏薏甘汤：麻黄、杏仁、薏苡仁、甘草。煎服。

（2）治瘊汤：熟地、首乌、杜仲、白芍、赤芍、桃仁、红花、丹皮、防风、炒三棱、牛膝、穿山甲。煎服。

（3）乌梅（将乌梅用盐水浸泡1日，捣为泥状）外敷患处。

（二）外治法

（1）皮疹数目较少，选用千金散，或水晶膏，腐蚀之。

（2）皮疹数目较多，选用香木水洗剂、狗脊水洗剂，煎取浓汁，浸泡之。

（三）其他疗法

1. 毫针法　太溪、昆仑、足三里。方法：施泻法，针刺得气后留针30分钟，2日1次。

2. 灸法　阿是穴（疣赘）。方法：艾炷置于阿是穴上，点燃灸之，每日1次，每次3～5壮即可。

3. 耳针法　肝、皮质腺、内分泌、病变相应区域。方法：针后留针30分钟，2日1次。

4. 刺血法　阿是穴（疣体）。方法：先削去疣表面角质层，显露出疣的丝蕊，采用20号毫针在疣体表面做三角形快速针入，约5分深，迅速出针，挤压疣体出血少许，每日1次。

5. 穴位注射法　太溪（双）。方法：常规消毒后，采用维生素 B_{12} 500μg，针刺得气后各缓慢推注 0.5ml，3 日 1 次。

丝状疣

【病因病机】

外感风邪，肝虚血燥，致使风热毒气搏于肌肤，气血郁滞而成。

【诊鉴要点】

诊断依据

1. 本病在任何年龄均可发病。但以老年及成年人居多。
2. 病变部位主要在颈围、胸前和眼睑等区域。
3. 皮疹呈细软的丝状隆起，高度在 1cm 左右。
4. 无自觉症状。

【治疗】

（一）内治法

1. 辨证论治

在颈围、眼睑、胸前可见细软的丝状隆起，呈散在分布，随年龄增长有增多的趋势，脉舌正常。

治宜养血润燥，祛风解毒。方选首乌夏桔汤：首乌、马齿苋各 12g，大青叶、白芍、败酱草、干地黄各 10g，薏苡仁、牡蛎、石决明各 15g，黄芪、桑椹子、山茱萸各 6g。

2. 单验方

挫疣粉：将沉淀后的石灰，放入锅内用小火炒至微黄为度，取炒石灰 5g 加龙骨散 25g，普鲁卡因 2g，冰片 2g，共研混匀。方法：取少许药粉倒在疣的表面，以拇指反复揉搓，直至疣体活动为止，再以拇指稍加压力扭转，疣即脱落。

（二）外治法

（1）结扎法：取长头发 5～7 根，在疣体的基底部结扎，经 3～5 日后，疣体逐渐干涸脱落而愈。

（2）点蚀法：在保护好疣体周围皮肤的情况下，取鸦胆子油点蚀疣体，2 日 1 次，3～5 次即可脱落。

（3）艾灸法：在局麻下，将艾炷放置在疣体上，点燃后烧至疣的基底部，常是 1 次即愈。

传染性软疣

【病因病机】

风邪搏于肌肤，或肝虚血虚，筋气不荣，或由传染所致。

【诊鉴要点】

（一）诊断依据

1. 患者以儿童及青年居多。

2. 病变虽可发生于任何部位，但以躯干、胸前、肩胛、前臂及阴囊多见。

3. 初起坚实，小者如米粒，大者如豌豆，呈半球形隆起，色泽灰白，或乳白或正常皮色，表面光滑，有蜡样光泽，中间凹陷如脐窝，周围微红，挑破可挤出乳酪样物质，愈合后不留瘢痕。

4. 数目多少不一，分布呈簇状或散在状。

5. 可因搔抓或自身传染而扩散，不断增多。

（二）鉴别诊断

1. 寻常疣　表面粗糙不平，如花蕊状，虽呈乳头状，而中间无脐形凹窝。

2. 扁平苔藓　亦可见脐凹状丘疹损害，但好发于屈侧面，皮损为紫红色。

3. 软痣　初起可为小扁平或球状隆起之丘疹，或呈悬垂状。

【治疗】

（一）内治法

1. 辨证论治

疣体呈泛发倾向，局部略有潮红，自觉微有痛痒，脉、舌如常。

治宜清热解毒。方选五味消毒饮加减：金银花、蒲公英、地丁、紫草各 15 ~ 25g，赤芍、丹皮、连翘、甘草各 10g，薏苡仁 30g。

加减法：疣体大而透亮，色白者加木通、滑石，色偏红加生地、黄柏、知母，痒者加白鲜皮，便秘者加大黄、黄芩，病程日久者加黄芪、党参。

2. 单验方

（1）紫草、生薏苡仁各 15g，煎取药汁，代茶饮之。

（2）板蓝根 15g，煎取药汁，代茶饮之。

（二）外治法

（1）疣洗方：适用于疣体小数目多者，不便于逐个挑破，可选用疣洗方擦洗，亦可用颠倒散洗剂外搽之。

（2）斑蝥膏：斑蝥 12.5g、雄黄 2g 捣研细末，加蜂蜜半食匙，混合调匀成膏，备用。用法：疣上先涂碘酒消毒，依疣大小，挑取相当大小斑蝥膏，用拇指压成扁圆形，放于疣面上，再用胶布固定，局部略有红肿痛起小疱，经 10 ~ 15 小时，将疣剥离皮肤。

（3）涂点法：用液体石炭酸，棉棒沾药少许，点涂疣上，3 日点 1 次，1 ~ 3 次可结痂脱落痊愈。

（4）针挑法：先在局部用 75% 乙醇消毒，后用缝衣针，经消毒后，在软疣顶端挑破，挤出乳酪样物汁，再以棉棒蘸碘酒涂布挑破处，疣数多者可分批挑治。

（5）千金散：局部消毒后，用消毒针挑破顶端，点少许千金散，外盖胶布，3 日换 1 次。

【按语】

1. 疣的治疗以肝虚血燥为重点，故首乌、山茱萸、薏苡仁、紫贝齿、桃仁等，是常用的主要药物。

2. 外洗诸方对疣体的萎缩、干燥及脱落颇有效验。

手、足、口病

本病是由肠病毒所致的以手足口出现水疱为特征的传染病。好发于婴幼儿，有自限性。

【病因病机】

温热外邪，客于肤腠，毒热蕴结，或因脾虚卫外不固，湿热内阻，两者相搏而成。又因风温阳邪，易伤阴津，故而晚期可见到阴虚内热之兆。

【诊鉴要点】

（一）诊断依据

1. 多发生于学龄前儿童，尤以 1～2 岁婴幼儿最多，偶发于成人。
2. 常在夏秋季节流行，潜伏期 4～7 日。
3. 发疹前可有低热、头痛、食欲不振等症状。
4. 口腔的硬腭、颊部、齿龈及舌出现疼痛性小水疱，迅即破溃形成溃疡，四周绕以红晕。
5. 手足发生米粒至豌豆大小的水疱，呈半球状或椭圆形，疱壁薄，疱液澄清，数目不多，但亦可在 50 个以上。偶尔在膝前、臀部，甚至全身泛发。
6. 整个病程约 1 周，很少复发。

（二）鉴别诊断

本病需与一些口腔有水疱的病毒性疾病进行鉴别，详见表 4－1。

【治疗】

（一）内治法

1. 辨证论治

（1）温毒袭肤证：低热、纳呆，口腔和手足可见大小不等的水疱，部分迅即破溃形成溃疡，舌质红，苔少，脉浮数。

表 4－1　各种病毒性疾病所致口腔黏膜水疱性损害鉴别表

病名	年龄	形态	分布	全身症状
疱疹性咽峡炎	儿童	散在性针尖大水疱	咽弓、扁桃体	初病体温为 38～40℃
疱疹性齿龈口腔炎	1～6 岁	散在性直径为 2～5mm 水疱	唇、牙龈、口腔	前驱症状为发烧、倦怠

续表

病名	年龄	形态	分布	全身症状
复发性疱疹	儿童或成人	丛簇性小水疱	唇或口腔	一般无
带状疱疹	儿童或成人	单侧簇集性水疱	颊、腭、齿龈、舌	神经痛，倦怠，皮损
手足口病	儿童	少数分散较大水疱	不规则分散于口腔	微热，指、趾有水疱

治宜清热解毒，化湿活血。方选清瘟败毒饮加减：板蓝根、大青叶、山豆根各3～6g，金银花、生薏苡仁、茯苓皮各10～12g，紫草、黄芩、生地、甘草梢各6g，赤小豆30g，红花4.5g。

（2）湿热蕴结证：在指（趾）的背面或侧缘，尤其在指（趾）甲的周围及足跟的侧缘可见米粒及豌豆大小的水疱，伴有脘腹微胀，大便干结，小便色黄且浊，舌质红，苔薄黄微腻，脉濡数。

治宜清化湿热，佐以解毒。方选泻黄散加减：藿香、佩兰、黄芩各10g，生石膏12g，生薏苡仁、赤小豆各15g，焦栀子、炒黄连、木通、甘草各3g，赤茯苓、连翘、绿豆衣各6g。

（3）心脾积热证：口腔内的硬腭可见水疱，周围绕以红晕，指（趾）端亦见水疱或溃疡，伴有口干欲饮，小便短赤，舌尖红，苔少或薄黄微干，脉细数。

治宜清心泻火，利尿解毒。方选导赤散加减：生地、生石膏各12g，连翘、赤茯苓、车前子（包）、重楼、花粉各10g，木通、生甘草、竹叶各4.5g，灯心3扎，莲子心3g。

（4）阴虚内热证：大部分水疱干涸，但又有少许复发趋势，干咳少痰，鼻燥或口干，舌质红，少苔，脉虚细。

治宜滋阴降火，护津解毒。方选沙参麦冬饮加减：南沙参、麦冬、石斛、玉竹、金银花各12g，山药、炒扁豆、白术、紫菀各10g，黄芪、甘草、白芍、干地黄各6g。

加减法：发热加蝉蜕、炒牛蒡子、薄荷，大便秘结加栝楼、大黄，口腔水疱多时加金果榄、金莲花，指（趾）端水疱多时加茯苓皮、红花、汉防己，小便短赤加白茅根。

2. 单验方

（1）消风散加减：荆芥、防风、牛蒡子、蝉蜕、生地、石膏、知母、黄柏、木通。煎服。

（2）清热泻脾散加减：栀子、玄参、生地、石膏、薏苡仁、黄芩、黄连、金银花、连翘、灯心。煎服。

（二）外治法

（1）口腔溃疡，进食疼痛，先用青果水洗剂，煎取药汁漱口再外扑绿袍散，或养阴生肌散。

（2）指（趾）端和足跟侧缘起水疱，先用马齿苋水洗剂，煎汁湿敷或浸泡，然后外涂黄连油，或地虎糊，每日2次。

【按语】

增强体质，注意消化功能的保健，是预防本病的重要环节。

风　疹

本病由风疹病毒所引起的急性传染病，5岁以下小儿多见。孕妇早期患风疹者易引起多种畸胎，故称之先天性风疹综合征，劝其流产为好。类似中医所称风瘀。

【病因病机】

风热与气血相搏，外透体表，故发疹瘙痒。温邪侵袭肺卫，症见喷嚏、流涕、咳嗽、发热等。总之，主要由于风热时邪，外客肤表所致。

【诊鉴要点】

（一）诊断依据

1. 有与风疹患儿接触史，潜伏 14 ~21 日，平均 18 日。

2. 儿童多数无或有轻度的前驱症状，在成人或青年人可有发热、头痛、倦怠、咽痛等症状，发疹后即消退。

3. 通常在发热的 1 ~2 日出现皮疹，其部位在软腭、颊、腭垂等处出现暗红色斑疹或瘀点，继而遍布周身，点粒细碎，触手感觉不明显，皮疹分布和全身症状的轻重并不成正比。

4. 耳后筋核肿大，无压痛，不化脓，待风疹痊愈后，很快消失。

5. 孕妇 4 个月内，可致畸胎等。

（二）鉴别诊断

详见“幼儿急疹”。

【治疗】

（一）内治法

1. 辨证论治

（1）邪袭肺胃证：发热、恶风、咳嗽、流涕，1 ~2 日后，皮肤分布淡红色疹点，由头面渐及躯干，分布稀疏，耳后枕部筋核肿大，出疹的同时皮肤有瘙痒感，舌质微红，苔薄白，脉浮数。指纹红紫。

治宜疏风清热。方选五味消毒饮加减：荆芥、蝉蜕、升麻、赤芍各 6g，防风、炒牛蒡子、连翘、生甘草各 10g，金银花、绿豆衣各 15g，大青叶 4.5g。

（2）邪热炽盛证：壮热口渴，烦躁哭闹，小便短赤，大便秘结，疹色鲜红或紫暗，皮肤瘙痒，纳呆腹胀，舌质红、苔黄腻，脉数有力，指纹红紫透气关。

治宜清热，凉血，解毒。方选透疹凉解汤加减：荆芥、薄荷（后下）、蝉蜕各 6g，桑叶、菊花、连翘、炒牛蒡子、地丁各 10g，金银花、赤芍各 12g。

加减法：发热不退加生地、丹皮、板蓝根，咽红疼痛加桔梗、山豆根，皮肤发痒加僵蚕、荆芥、蝉蜕，咳嗽加前胡、杏仁，腹胀嗳饱加栀子、焦曲、麦芽、鸡内金，口渴加芦根、沙参，疹色暗紫加紫草，大便秘结加大腹皮、莱菔子、栝楼、大黄。

2. 单验方

（1）加味消毒饮。荆芥、防风、升麻、甘草、牛蒡子、连翘、赤芍、山楂。煎服。

（2）金银花、僵蚕各 10g，板蓝根 30g，甘草 3g。煎水代茶饮。

（3）大黄、蝉蜕各 5g，板蓝根、蒲公英、紫草、金银花、连翘各 10g。煎服。

（4）青橄榄萝卜汤。青橄榄 50g，生萝卜 500g，煎水当茶饮。适用于乳蛾肿大，咽红、痛，咳嗽等。

（二）外治法

伴有皮肤瘙痒，酌情外扑清凉粉，每日1~2次。

（三）其他疗法

毫针法：取穴：大椎、曲池、合谷、三阴交、太冲。手法：泻法。每日1次。3~5次为1疗程。

【按语】

孕妇感染本病有畸胎的可能，应注意隔离，防止传染。

鼠咬热

本病由鼠类咬伤后，有小螺旋菌或念珠状链杆菌感染而发生的一种急性皮肤病。属中医学所称肿毒范围。

【病因病机】

鼠毒侵犯肌肤，致使邪毒入侵营血，造成气血两燔。

【诊鉴要点】

（一）诊断依据

1. 被鼠咬的疮口愈合后，经过1~4周的潜伏期，疮口处发生红肿疼痛，类似丹毒。
2. 周身可见稀疏的斑疹点，继而扩大类似玫瑰疹，面部和胸前最为明显。
3. 有的溃破形成溃疡，附近淋巴结肿大。
4. 全身不适，厌食、关节疼痛、反复发烧。皮损的消长与发热一致。
5. 不及时治疗，病程可长达数月。由念珠状链杆菌所引起的可合并心内膜炎和关节炎。

（二）实验室检查

1. 白细胞总数及嗜酸性粒细胞增多。
2. 关节液培养可找到病原菌。

（三）鉴别诊断

本病应与丹毒、风湿病、化脓性蜂窝织炎等鉴别。

【治疗】

（一）内治法

辨证论治

（1）轻证：周身可见玫瑰疹，疮口略有红肿，自觉疼痛，伴有轻微发热，脉细数，舌红苔少。

治宜凉血解毒。方选五味消毒饮加减：金银花、蒲公英、紫花地丁各 15g，赤芍、丹皮各 10g，柴胡、黄芩各 6g。

（2）重证：疮口溃烂，淋巴结肿大，或见结节性红斑样损害，伴有发热、厌食、关节疼痛。脉数，舌红，苔少。

治宜凉血清营，扶正敛疮。方选金九地黄汤加减：金银花 50g，鲜九里光 100g，黄芪 15g，柴胡、生地、赤芍、丹皮、黄芩各 10g。

（二）外治法

按外科疮疡常规处理。

【按语】

开展爱国卫生运动，适时灭鼠。

鹦鹉热

本病由鹦鹉热衣原体经呼吸道吸入而发生的疾病。中医归纳为温病的范畴。

【病因病机】

触感毒邪，热毒壅盛，阻遏三焦，邪正相争，故出现温热病的一系列症状。

【诊鉴要点】

（一）诊断依据

1. 鹦鹉热衣原体多由呼吸道传入，潜伏 1 ~ 2 周发病，但大多数急剧发病。
2. 头痛、发热、寒战、胸痛、气急、咳嗽、咽痛、面红、尿黄等。
3. 病后 2 周痊愈，亦可发生重型肺炎、发绀、虚脱、心肌受损、黄疸、脑炎而死亡。
4. 血管广泛受损时，可出现类似伤寒样蔷薇疹。
5. 徐缓发病，或呈隐袭性发作，临床时应予注意。

（二）实验室检查

1. X 线检查，肺部有片状阴影。
2. 白细胞显著减少。
3. 病人呼吸道及痰能分离出病原体。

【治疗】

内治法

高热、头痛、寒战、胸痛、烦躁、咽干、面红、尿黄等。同时出现蔷薇疹或多形红斑或结节性红斑，脉浮数，舌红，苔黄。

治宜清热解毒。方选千金苇茎汤加减：鲜芦根、鱼腥草、蒲公英、紫花地丁各30g，黄芩、紫菀、杏仁、浙贝、栝楼各12g，赤芍、栀子、丹皮各10g。

加减法：高热不退加生石膏、羚羊角粉，痰液黏稠加橘红、法半夏、茯苓，胸痛加苏梗、三七，咽痛加玄参、麦冬。

【注意事项】

四环素有特效，每次500mg，每日4~6次。疗程10日。

【按语】

本病与饲鸟病为同一词，因此要加强鸟类的管理。

斑疹伤寒

本病是立克次体由虱、蚤叮咬传染所引起，任何性别或年龄均可发病。人类的斑疹伤寒以流行性或地方性斑疹伤寒较为多见。中医将其归纳于湿温、疫毒。

【病因病机】

湿热疫毒，蕴阻三焦，枢机不利，日久化热入营所致。

【诊鉴要点】

（一）诊断依据

1. 流行性斑疹伤寒 潜伏期7~14日，突然发病，表现有肌肉疼痛，高热头痛，面部潮红、结膜充血。起病后7~8日80%以上的病人出现皮损，表现为淡红色的斑疹，分布于除掌跖外的部位。2周后，斑疹转为深红色、紫癜样损害，重者相互融合，指（趾）、鼻及耳翼发生坏疽。

2. 地方性斑疹伤寒 临床表现与流行性斑疹伤寒相似，合并症很少。

（二）实验室检查

血清对变形杆菌OX_{19}抗原的Weil－Felix反应及特殊性补体结合试验阳性。

【治疗】

内治法

1. 辨证论治

（1）流行性斑疹伤寒：治宜芳香解毒，宣利三焦。方选甘露三石汤：白豆蔻、木通、菖蒲、藿香、川贝母、薄荷、寒水石各6g，生石膏、滑石、茵陈、连翘各16g，射干、黄芩、僵蚕各10g，板蓝根20g。

（2）地方性斑疹伤寒：治宜和解。方选小柴胡汤加减：柴胡、黄芩、连翘、大青叶各15g，法半夏、党参、竹茹、苏梗各10g，金银花20g，甘草6g，大枣5枚，生姜5片。

加减法：头痛者加白芷，恶寒者加羌活，神昏者加羚羊角粉，便秘者加大黄、芒硝，皮损较重者加赤芍、红花、凌霄花。

2. 单验方

银翘白虎汤：金银花、连翘、大青叶、蒲公英、葛根、山药各15g，生石膏30g，知母、黄芩、柴胡各10g，甘草6g。

【按语】

氯霉素、四环素有特效。

登革热

本病借伊蚊为媒介，将登革热病毒传染给人类而引起的一种急性传染病，起病急，传染快，预后良好。中医根据临床症状与发病季节归纳入温疫、湿热疫、暑温等范畴。

【病因病机】

外感疫毒，波及气营，或者湿热互结，阻于肌肤和关节，故而出现一派温疫症状群。

【诊鉴要点】

（一）诊断依据

1. 发病季节多在9~11月，男女老幼均可发病，呈流行性。
2. 骤然高热，头痛，关节痛，特别是肌肉、关节疼痛极为剧烈，俗称“断骨热”。
3. 皮疹以斑疹为主，有的呈散在分布，有的相互融合。

（二）实验室检查

白细胞减少，淋巴细胞增多，血小板减少。

【治疗】

内治法

1. 辨证论治

初期

（1）湿重于热：恶寒重，发热轻，无汗，头痛身痛，胸脘闷胀，恶心欲吐。苔白腻，脉濡缓。

治宜疏利达表，宣透膜原。方选小柴胡汤加减：厚朴、槟榔、黄芩、柴胡各12g，藿香15g，法半夏12g，甘草5g，沙参10g。

（2）热重于湿：发热重，恶寒轻，少汗，头痛身痛，口微渴，尿黄少，苔黄腻，脉濡数。

治宜清热祛湿，佐以宣达。方选银翘散加减：金银花、葛根各20g，竹叶、杏仁、青蒿、黄芩各10g，连翘15g，滑石、板蓝根各30g，甘草6g。

极期

（1）胃热亢盛：高热不退或寒战，汗多，头痛欲裂，口渴，眶疼痛，关节烦痛，面赤眼红，皮肤有斑疹，舌尖红，苔黄，脉滑数。

治宜清热败毒。方选银翘白虎汤加减：生石膏60g，板蓝根30g，金银花、连翘各20g，知母、竹叶各12g，葛根15g，甘草、紫雪丹（化服）各3g。

（2）气血两燔：高热，头痛剧烈，全身肌肉、关节烦痛，口干咽痛，双眼红赤，视物不清，大便黑色，吐血、鼻血、烦躁谵语，呕吐频繁，皮肤斑疹。舌深红，苔干黄，脉数。

治宜气营两清，解毒救阴。方选犀角地黄汤加减：水牛角、生石膏各50g，板蓝根30g，知母、赤芍、黄柏、竹叶、黄芩各12g，丹皮、连翘、玄参各15g. 黄连、栀子各10g，甘草3g。

恢复期

（1）气阴亏损：热退神疲，口干不饮，纳谷少，尿少便秘，斑疹渐隐。舌干红，苔黄，脉细数。

治宜益气养阴。方选沙参麦冬饮加减：沙参30g，麦冬、扁豆、谷芽各20g，玉竹12g，花粉、玄参各15g，石斛10g，甘草、五味子各6g。

（2）脾胃虚弱：面色苍白，神疲乏力，不思饮食或食后腹胀，大便溏薄。舌淡，苔薄，脉细缓。

治宜益气健脾，开胃进食。方选参苓白术散加减：太子参、薏苡仁各30g，扁豆、山药、茯苓各15g，白术、藿香各12g，鸡内金、法半夏各10g，砂仁8g，甘草6g。

加减法：高热抽搐加服安宫牛黄丸，皮损较多且重加犀角、紫草、赤芍，体弱身凉，大汗淋漓加高丽参、制附块。

2. 单验方

（1）青蒿、藿香、射干、木通、法半夏、薄荷、黄芩各12g，石菖蒲、白豆蔻各10g，板蓝根、滑石各30g，甘草6g。适用于初期。

（2）板蓝根、葛根、大青叶、芦根各30g，白茅根50g，金银花20g，甘草、竹叶各10g，蝉蜕6g。适用于极期。

【按语】

开展爱国卫生运动，杜绝蚊滋生地。

传染性红斑

本病又称第五病，它可能是由病毒引起的一种轻度的传染病。与中医的丹痧病接近。

【病因病机】

本病因脏腑素有积热，复感非时疫疠气之邪，郁而深入暴发。病邪自口鼻而入，初在肺卫，继入营血，若正虚邪盛或延误失治，皆可致毒邪侵入营血，内陷心包，出现危笃重症。

【诊鉴要点】

（一）诊断依据

1. 好发于4～12岁儿童，多见于春季。

2. 皮疹主要在面颊，其次在胸背、臀、四肢和外阴等区域。

3. 突然皮疹而仅有微热，咽痛及呕吐，眼结膜、咽部轻度充血。

4. 水肿性红斑，蝶形分布于面颊两侧，境界清楚，似丹毒样，躯干、臀部和四肢出现对称分布花边状或网状的斑丘疹。

5. 部分伴有扁桃体肿大。

6. 散发性流行于世界各地，但不易造成大流行。

（二）鉴别诊断

本病需与风疹、麻疹相鉴别，详见各节。

【治疗】

（一）内治法

1. 辨证论治

（1）肺卫证：皮疹首在面颊发生水肿性斑疹，鲜红，扪之灼热，兼有身热，恶寒，头痛，咳嗽，咽喉肿痛，舌质红，苔薄白，脉浮数。

治宜辛凉清透，解毒利咽。方选解肌透痧汤加减：荆芥穗、前胡各4.5g，桔梗、射干各3g，蝉蜕、马勃各2.4g，甘草1.5g，葛根、炒牛蒡子、鲜竹茹、连翘各6g，僵蚕、浮萍各10g，紫草1g。

（2）气营证：皮疹密集而色如丹涂脂染，相互融合成片，有播散倾向，兼壮热，不恶寒反恶热，烦躁、口渴欲饮，咽喉红肿，舌质红绛起刺，脉洪数。

治宜清气凉营，解毒退斑。方选凉营清气汤加减：鲜石斛、鲜生地、生石膏各20～30g，玄参、连翘各10g，焦栀子、炒丹皮、赤芍各6g，薄荷、甘草各3g，绿豆衣15g，鲜芦根30g。

（3）毒陷证：皮疹暗红或瘀斑，兼有痰涎壅盛，神昏谵语，甚则声哑气急，舌质红绛，苔少，脉细数。

治宜清热解毒，清心开窍。方选犀角地黄汤加减：水牛角30g，生地、紫草、绿豆衣各6g，琥珀4.5g，赤芍、金银花、连翘、玄参、鲜竹茹各12g，石菖蒲、郁金、甘草各6g。

（4）气阴两虚证：丹痧出齐，身热见退，诸症递减，但尚有口干神倦，食欲减退，心悸气短，神疲乏力，舌质淡红、苔少，脉细弱。

治宜气阴两补。方选养阴清肺汤加减：生地12g，沙参、麦冬、玄参、石斛、玉竹各10g，丹皮、浙贝母、白芍各6g，薄荷1.5g（后下）。

2. 单验方

（1）银翘散加减：生地、金银花，连翘、丹皮、赤芍、竹叶、荆芥、薄荷、生甘草、鲜芦根等，适用于初期、轻症。

（2）水牛角30g，郁金、金银花各6g，玄参、牛蒡子、花粉、黑栀子、连翘各4.5g，芦根30g。适用于重症。

（3）黄芩洗剂：黄芩30g、炉甘石10g、梅片3g。先加水煎黄芩汁150ml，入炉甘石、梅片（乙醇溶化兑入）外搽。

（二）外治法

选用清凉粉，外扑，日数次，取其清凉散热、解毒止痒之功。

【按语】

患病期间，隔离为宜。

幼儿急疹

本病又称婴儿玫瑰疹，或第六病。是一种常见的幼儿急性发热、发疹性疾病。与中医的奶麻十分接近。

【病因病机】

本病多因外感风毒时邪，与肺脾之湿热相搏，郁于肌表，发于皮肤所致。若邪毒较盛，郁于肺胃可见高热，继则邪毒内侵气营，可见烦躁便秘、纳呆等症，正气抗邪于外，热退后全身出现疹点。

【诊鉴要点】

（一）诊断依据

1. 初起，骤然高热，但 2～3 日后即自然退热，全身症状轻微。
2. 热退后才出现疹点，24 小时内可出齐。
3. 疹形细碎且较稠密，无痒感。
4. 疹之分布由颈部、面部而及躯干、四肢，无脱屑及瘢痕。

（二）鉴别诊断

本病主要应与麻疹、风疹、猩红热等发疹性疾病相鉴别，详见表 4－2。

表 4－2　幼儿急疹、风疹、麻疹、猩红热的鉴别诊断

病名	幼儿急疹	风疹	麻疹	猩红热
全身症状	全身症状轻微	全身症状较重，两眼微红肿，耳后枕部淋巴结肿	全身症状较重，两眼泪水汪汪，口颊两侧有麻疹黏膜斑	全身症状重，咽喉红肿疼痛，乳蛾肿大，杨梅舌，皮肤皱褶处有线状疹
出疹顺序	颈项、躯干、全身、腰臀较多，1 日出齐	头面、躯干、四肢，1 日出齐	先从耳后发际、头面，继则躯干四肢，2～3 日出齐	颈部、躯干、四肢，1 日出齐
出疹特点	红色或暗红色斑丘疹或斑疹	淡红色斑丘疹，细小或无	玫瑰色斑丘疹，由少到多，而融成片，手足心有疹点，疹后有色素沉着及麦麸状脱屑	皮肤弥漫性充血，有潮红色渗点，压之褪色，疹退后大片脱皮
皮疹分布	轻微，也可融合	全身性分布，但全身性较麻疹稀少，分布较均匀，面及四肢有时融合	全身性	面部无疹或少疹，可见环口苍白圈

【治疗】

（一）内治法

1. 辨证论治

（1）肺胃蕴热证：突然高热，烦躁，食少，溲黄，便秘，呕吐，或有惊厥，热势下降时，精神如常，舌质微红，苔薄黄，脉浮数。

治宜疏风清热。方选桑菊饮合银翘散加减：桑叶、杭菊花、连翘、藿香各10g，金银花、钩藤各12g，桔梗、蝉蜕、竹叶、薄荷各6g，芦根30g。

（2）疹出热退证：热退疹出，皮疹稀疏呈玫瑰色，无痒感，1～2日退净，无脱屑，不留瘢痕，舌质红，苔黄腻，脉细数。

治宜清热解毒。方选化斑解毒汤加减：生地12g，玄参、赤芍、连翘各10g，生石膏15g，知母、竹叶、灯心各6g，金银花、绿豆衣、白茅根各12g。

加减法：壮热加水牛角，另兑服紫雪丹0.6g，每日1～2次，惊厥加钩藤、蝉蜕，呕吐加竹茹、半夏，大便秘结加栝楼。

2. 单验方

（1）青紫合剂。青黛3g，紫草、寒水石各10g，贯众、白芷、重楼各6g，煎服。

（2）金银花、僵蚕各10g，甘草3g、板蓝根30g，煎水代茶饮之。

（3）板蓝根15g，蝉蜕6g，甘草4g，煎水代茶饮之。

（4）芦根30～60g，竹叶心30g，煎水代茶饮之。

（二）外治法

先用温热水蘸搽臂膊，以苎麻频频刮之，直至皮下出血为度。

（三）其他疗法

1. 点刺法　病重时酌情选用毫针点刺十指距甲根1分处。

2. 点眼法　伴有腹痛而手足逆冷时，酌情选用火龙丹，以簪挑少许点眼角内，男左女右，立即见效。

【按语】

1. 卧床休息，给予足量水分和营养。
2. 高热时可给予退热剂及对症治疗。

急性发热性皮肤黏膜淋巴结综合征（川崎病）

本病是一种以全身性血管炎为主要病变的急性发热性皮肤黏膜发疹伴淋巴结肿大的疾病，病因尚不明确，有一定的自限性，0.5%～1%患者合并心脏损害可致猝死。中医根据临床经过认为该病属温毒时邪发疹的范畴。

【病因病机】

体质素弱，骤感温热时毒，上犯肺卫，郁而不宣，或夹湿热氤氲之气，或与痰郁凝结，或兼阳热未清，致皮肤、黏膜、淋巴结等脏腑、经络相继为病。

【诊鉴要点】

（一）诊断依据

1. 好发于5岁以下的婴幼儿，亦可发生于青年人。
2. 壮热，可高达40℃，抗生素、退热剂无效。
3. 发病3~5日，在躯干、颜面、四肢可见多形性皮疹，如猩红热样、麻疹样、多形红斑样、不痒，持续1周后消退。
4. 球结膜充血，杨梅舌、唇红、干裂。
5. 颈淋巴结一过性肿大，质硬，轻度压痛，但不化脓。
6. 伴有腹泻、关节痛、心肌炎、心包炎、轻度黄疸、无菌性脑炎等。

（二）实验室检查

1. 白细胞增多，核左移，血小板增多，血沉快。
2. 心电图约70%病人异常。
3. 超声心动及选择性冠状动脉可确定冠状动脉瘤。

（三）鉴别诊断

1. 猩红热病后1日发疹，为弥漫性细小密集的红斑、皮肤皱褶处皮疹更密集，可见深红色瘀点状线条，抗生素有效。
2. 小儿结节性多动脉炎长期或间歇性发热，皮疹为红斑、荨麻疹或多形性红斑表现，可有高血压、心包渗出、心脏扩大、肢端坏死等。

【治疗】

（一）内治法

1. 辨证论治

（1）气营两燔证：壮热烦躁不安，颌下臖核肿大，周身皮肤焮红，压之褪色，部分略有肿胀，眼结膜发红，口唇鲜红皲裂，杨梅舌，苔黄或干或燥，脉数，或指纹色紫。

治宜清热生津，解毒退斑。方选白虎地黄汤加减：生石膏15~30g，生地、玄参、赤芍各10g，知母、天竺黄，焦栀子各6g，蝉蜕、生甘草、黄连各3g。

（2）湿热氤氲证：低热，头晕，恶心，纳呆，眼球结膜略红，口唇潮红皲裂，周身皮肤淡红，舌尖近红，苔白腻、臖核肿大，触痛，脉濡数。

治宜清热化痰，宣中利湿。方选蒿芩清胆汤加减：青蒿、黄芩、柴胡、枳壳、赤茯苓、郁金、半夏各10g，生石膏15g，陈皮、竹茹各6g，六一散15~30g（荷叶包煎）。

（3）阳热内郁证：发热，服退热药汗出热退，继而又发热，四肢冰凉，烦躁不安，口渴喜饮，大便不调，面赤，颈项和胸膺区域可见粟粒样红色丘疹，口唇红干皲裂，舌红呈杨梅状，脉沉伏。

治宜泻热解郁，达邪透疹。方选四逆散加减：柴胡、枳实、升麻各6g，赤芍、黄芩各10g，生石膏30g，野菊花、金银花各15g，蝉蜕3g，灯心草3扎。

（4）痰凝阻络证：臖核肿大，质硬压痛，发热，眼结膜略红，口唇红，指（趾）端脱皮，舌质红，苔薄黄，脉滑数。

治宜清热豁痰，软坚散结。方选海藻玉壶汤加减：玄参、海藻、昆布、花粉、浙贝母各10g，生石膏25g，生牡蛎15g，连翘、夏枯草、陈皮各12g，山慈菇6g，薄荷3g，黄连1g，另加服梅花点舌丹1粒。

2. 单验方

（1）清瘟败毒饮加减：水牛角、生地、丹皮、玄参、知母、金银花、连翘、黄芩、黄连、石膏、竹叶。适用于毒热炽盛阶段。

（2）竹叶石膏汤加减：生石膏、竹叶、栀子、沙参、麦冬、石斛、花粉、芦根、甘草。适用于热恋阴伤阶段。

（3）生脉散加减：太子参、党参、麦冬、五味子、黄芪、白术、山药、石斛、麦芽。适用于气阴两虚阶段。

（二）外治法

（1）口唇潮红干裂，外涂黄连膏、蛋黄油。

（2）咽喉、舌体红肿或灼痛，外吹西瓜霜，或养阴生肌散。

（3）眼球结膜充血，选用马应龙八宝眼药膏（水）外滴。

【按语】

1. 本病有1%～2%患者猝死。多见于1岁以内的男孩，应予警觉。
2. 合并心肌梗死时，可静滴肝素每日300～400μg/kg。

麻　疹

本病是由麻疹病毒经呼吸道传染所引起。

【病因病机】

麻毒系一种感染力很强的时行疫毒，性偏阳热。而小儿脏气未盛，藩篱不固，又为稚阴稚阳之体，故一旦接触此种疫毒，即易感而发病，发病以后，两阳相并，酿热化火，熏蒸燔铄，出现一派温热性病变。

【诊鉴要点】

（一）诊断依据

1. 患儿以5岁以下发病数最高，全年均可发生。

2. 潜伏期　9～11 日。

3. 前驱期　一般为 4 日，高热，眼结膜充血，怕光，分泌物增多，鼻流涕呈黏液脓性，咳嗽，有时出现呕吐、腹泻。起病 2～3 日后，发现 Koplik 斑，在发疹后的第 2 日开始消退。

4. 发疹期　先出现于耳后、发际、颜面，后迅速蔓延到颈部、上肢、躯干及下肢，为玫瑰色的斑丘疹，压之褪色，2～5 日内出全。出疹时体温可达 41℃左右，中毒症状加重，颈淋巴结和肝、脾均肿大。

5. 恢复期　出疹 5～7 日后，体温下降，皮疹渐退、留有棕褐色色沉和糠麸状脱屑，整个病程约 2 周。

6. 并发症　最多见的为支气管肺炎、中耳炎，其他可发生脑炎、心血管功能不全等。

（二）鉴别诊断

详见“幼儿急疹”。

【治疗】

（一）内治法

1. 辨证论治

顺证

（1）初热期（自开始发热到皮疹初见，3～4 日）：发热，恶风，咳嗽流涕，咽肿声哑，目赤胞肿，眼泪汪汪，困顿身重，纳减，或有呕恶泄泻，舌苔薄白或微黄，脉浮数，指纹浮现。发热 2～3 日，口颊黏膜可见“麻疹黏膜斑”。

治宜辛凉透表。方选升麻葛根汤合银翘散化裁：升麻、葛根、荆芥穗、淡豆豉各 6g，炒牛蒡子，连翘、竹叶各 10g，金银花、芦根各 15g。

（2）出疹期（从皮疹初现到出齐，3～4 日）：热度增高，口渴多饮，咳嗽加重，神疲肢楚，目微肿赤，多眵羞明，烦躁嗜睡，甚者神昏抽搐。皮肤出现玫瑰色细小丘疹，视之如麻，触之碍手，由耳后开始，渐及全身，初起稀疏鲜红，逐渐稠密，融合成片，色转暗红，舌红苔黄，脉洪数，指纹深红。

治宜解毒透疹，兼清气热。方选清解透表汤加减：西河柳、蝉蜕、升麻、葛根、炒牛蒡子各 6g，金银花、紫草、生石膏各 15g，连翘、知母、生甘草各 10g。

（3）疹没期（恢复期，自皮疹出齐至消退，3～4 日）：皮疹依布发顺序渐次消退，体温降低，咳嗽减轻，精神清爽，胃纳转佳，口微渴，舌质红，苔少，脉细数无力，指纹淡红。

治宜养阴清热。方选竹叶石膏汤加减：淡竹叶、甘草各 6g，生石膏 30g（先煎），太子参、麦冬、粳米各 12g，花粉、山药、白薇各 10g。

逆证

（1）麻疹闭肺证：高热不退，烦躁不宁，气喘胸憋，咳嗽痰鸣，疹出不匀，颜色暗滞，舌质红绛，苔黄腻，脉浮数躁疾，指纹紫滞。

治宜清热解毒，宣肺开闭。方选麻杏石甘汤加味：麻黄（先煎去沫）、桃仁、枳壳、丝瓜络各 6g，杏仁、甘草、连翘、前胡各 10g，生石膏 30g（先煎），金银花、鱼腥草各 15g，鲜芦根 45g。

（2）麻毒攻心证：壮热神昏，躁动不宁，恶心呕吐，抽风惊厥，麻疹甫出即没，或紫暗成片，唇舌紫绛，苔黄干，脉细数，指纹紫滞，直达命关，甚者透关射甲。

治宜清热解毒，开窍息风。方选清营汤加减：水牛角 30g，生地、玄参、金银花、连翘各 12g，麦冬、丹参各 10g，黄连、竹叶各 6g，另服安宫牛黄丸。

（3）麻毒攻喉证：咽喉肿痛，吞咽不利，声音嘶哑，甚者呼吸困难，喘鸣肩息，饮水即呛，面色青灰，烦躁不安，唇舌紫暗，苔黄，脉数。

治宜清热解毒，利咽消肿。方选清咽下痰汤加减：玄参、桔梗、炒牛蒡子、浙贝母、瓜蒌各 10～12g，射干、荆芥各 6g，北豆根、马兜铃各 10g。

麻疹后并发症

（1）麻后潮红：麻后低热缠绵，暮夜为著，形瘦体枯，口干咽燥，盗汗心悸，舌红、少苔，脉细数。

治宜养阴透热。方选青蒿鳖甲汤加减。

（2）麻后下痢：腹痛阵作，下痢赤白，里急后重，舌红，苔黄腻，脉濡数。

治宜和中解毒，清肠止痢。方选葛根芩连汤、木香槟榔丸加减。

（3）麻后发颐：两腮漫肿，焮热触痛，张口不利，咀嚼困难，甚者破溃流脓。

治宜清热解毒，消肿定痛。方选普济消毒饮加减。

（4）麻后口疳：口内生疮，黏膜溃疡或糜烂，或龈肿齿衄，口臭便秘。

治宜清热解毒，和血消肿。方选清瘟败毒饮加减，外用冰黄散。

（5）麻后痧癞：皮肤干涩不荣，出现丛集成片、形如疥疮的小疹，瘙痒不止，遇风愈甚。

治宜养血润燥，祛风止痒。方选《医宗金鉴》地黄饮加减。

加减法：壮热不退加蝉蜕、僵蚕、芦根，高热惊厥加钩藤、羚羊角、地龙、全蝎，咽痛红肿加射干、板蓝根，恶心呕吐加苏叶、竹茹、半夏，咳嗽重加前胡、杏仁，咳嗽痰稠加桑白皮、川贝母，咳嗽少痰加沙参、橘络，疹色紫暗成片加生地、赤芍、丹皮、紫草，低热不退加地骨皮、银柴胡，食少纳呆加藿香叶、麦芽、神曲，大便秘结加酒大黄，痰多喘急加天竺黄、鲜竹沥，疹闷不出加浮萍、蝉蜕，神昏躁扰加水牛角、丹皮、生地。

2. 单验方

（1）发毒散：地龙、防风各 30g，研细末，每服 10g，酒水各少许调服。适用于麻疹不透。

（2）蝉蜕一物散：蝉蜕 30g，洗净晒干，研末，每服 10g，小火煎汤，去渣温服。适用于初热期和出疹期，有解热透疹功效。

（3）鲜柚子叶 30～60g，煎汁外洗，可助疹透发。

（4）西河柳 15g、浮萍 10g，煎服。适用于初热期，可帮助透疹。

（5）紫草 10g、金银花 15g、生甘草 6g，煎服，有预防和减毒作用。

（二）外治法

麻疹初期，似出非出，选用胡荽酒，喷之或用纱布蘸药酒擦拭全身，可帮助疹毒透发。

【按语】

1. 易感儿童应皮下注射麻疹灭活疫苗。
2. 病儿应卧床休息，给予易消化、营养丰富的饮食。
3. 中药治疗应遵循早期透疹、中期清热、后期养阴的原则。

猫抓病

本病又称良性淋巴网状细胞增多症，是一种亚急性局部肉芽肿性淋巴炎，由猫抓接种传染。

【病因病机】

猫抓后病毒染肤而成。现代医学多数认为由衣原体所致，是一种相似于鹦鹉热衣原体的小体。

【诊鉴要点】

（一）诊断依据

1. 患者多见于儿童或青年人，秋冬两季为多。
2. 所有病人均有猫抓伤或咬伤病史。
3. 潜伏期3~30日（平均10日），在猫抓部位如手、前臂、面、颈及下腿发生棕红色丘疹和结节，偶尔出现多形性红斑、紫癜等。不痒。
4. 全身淋巴结肿大，脾大，腹痛，极少数发生良性脑病及特异性肺炎。
5. 全身症状较轻，有发热、倦怠、恶心等。

（二）实验室检查

1. 嗜中性白细胞增多。
2. 多数病人对猫抓病抗原皮试（Hanger - Rose试验）阳性。

（三）鉴别诊断

本病应与皮肤结核、化脓性淋巴结炎、淋巴肉瘤、结节病等相鉴别。

【治疗】

（一）内治法

猫抓部位可见抓痕或咬伤，局部红肿，淋巴结肿大，伴有发热、倦息。脉细数，舌红，苔少。治宜解毒散结。方选三根贝母汤：紫草根、紫竹根、板蓝根各12g，浙贝、玄参、赤芍、生地各10g，金银花15g，甘草6g，天龙1条。

（二）外治法

淋巴结化脓时，可抽出脓液，切忌切开排脓。

【按语】

家猫抓后应及时消毒处理。

第五章　球菌性皮肤病

脓疱疮

本病是由凝固酶阳性的葡萄球菌，或链球菌引起的化脓性皮肤病，两者混合感染也不少见。可以通过自家接种或接触传染。中医称本病为黄水疮。

【病因病机】

1. 脾湿内蕴　因喂养调理失当，脾失健运，则脾湿内蕴，脾湿浸淫，达于四肢肌肤而发病。

2. 腠理失固　幼童肌肤娇嫩，热毒、风邪易于乘隙而入，肌热与脾湿相结合而成。

3. 热毒外袭　酷暑、湿热交蒸季节，热毒时行之邪，袭于肌表而发病。亦可因儿童嬉戏于室外，风吹或烈日暴晒，暑令热毒之邪或风热之邪，外袭肌表而发病。

【诊鉴要点】

（一）诊断依据

1. 多见于儿童，夏秋两季为发病季节。

2. 好发于颜面、四肢等暴露部位。

3. 皮损以脓疱为主，有的初起为水疱，迅速变成蚕豆大水疱，疱液清澈，逐渐浑浊后成脓。周围红晕不明显，有的初起在红斑上发生水疱，迅速转成脓疱，疱液黏稠，周围红晕明显。两种疱壁松薄，糜烂面易破露，脓液外溢之处，又起新疱或脓疱，疱液干燥结黄厚痂。

4. 自觉瘙痒，重者还会出现发热、口渴、臖核肿大。

（二）鉴别诊断

1. 水痘　主要发于躯干，皮损初为红丘疹，迅速变成绿豆大水疱，疱液清澈，疱壁薄易破，周围红晕。发病前常有发热、全身不适等症状，好发于冬春季节。

2. 丘疹性荨麻疹　好发于四肢、躯干，皮疹为纺锤形风团，中央有丘疹或水疱，伴剧痒，无传染性。

3. 天疱疮　多见于成人，水疱大小不一，疱壁薄而松弛，用手推之，疱皮剥落如果皮，且多缠绵难愈。

【治疗】

（一）内治法

1. 辨证论治

（1）风湿相搏证：多见于发病初期，肌肤忽生黄粟，随之起大疱，随处可生，伴有瘙痒，舌质红，苔薄黄，脉浮数。

治宜疏风清热，化湿解毒。方选升麻消毒饮加减：当归尾、赤芍、焦栀子、连翘各10g，金银花、野菊花、蒲公英各15g，升麻、桔梗各6g，炒黄芩、炒黄连各3g，甘草4.5g。

（2）湿热交阻证：肌肤大疱累累，绕有红晕，或疱破脂水淋漓，浸淫成片，痒痛相兼，或伴有身热，邻近臀核焮肿，舌质红，苔黄腻，脉滑数。

治宜清热化湿，解毒涤暑。方选芩连平胃散加减：金银花、地肤子、野菊花各15g，藿香、佩兰、泽泻、焦栀子、蒲公英各10g，炒黄芩、苦参、木通各6g，白茅根、赤小豆各30g。

（3）湿祛热散证：皮肤脂水干涸，疮面结有黄痂或黄黑痂，痂脱则愈，部分伴有瘙痒，舌质正常，苔薄黄，脉细数。

治宜清解余毒，益气护阴。方选四妙汤加减：生黄芪、金银花、连翘、玄参、茯苓皮各10g，赤小豆15g，绿豆衣、沙参、生薏苡仁各12g，白茅根30g。

加减法：胸闷食少加白扁豆、砂仁，心火偏盛加莲子心、栀子心，风热偏亢加蝉蜕、薄荷，风湿偏重加白鲜皮、茜草，小便短黄加车前子、重楼、灯心，血尿加大蓟、小蓟、仙鹤草，下肢浮肿加猪苓、汉防己、泽泻。

2. 单验方

（1）脓疱破裂，少量渗出，用牛蒡子，或地骨皮，或石榴皮，任选一种，研细末，植物油调成糊状，外涂。

（2）脓液减少，新肉渐生，用吴茱萸膏：吴茱萸1g，凡士林9g调成10%药膏，外用。

（3）渗出较多时，用野菊花、枣木根，煎汁，外洗。

（4）仅有轻度潮湿时，用滑石散（好滑石、黄柏，研细末）外敷。

（二）外治法

（1）皮疹以水疱、脓疱为主，选用青黛散、蛤粉散、二白散、龟板散，分别用植物油或花椒油调成糊状，外涂。

（2）疱破显露糜烂、浸淫时选用马齿苋水洗剂，或石榴皮水洗剂、蒲丁洗剂，煎汁，清洗或湿敷，然后再用青黛散、石珍散，油调外涂。

（3）痂皮不脱，选用四黄膏外敷。

【按语】

1. 注意皮肤卫生，勤洗澡勤换衣。
2. 隔离病人，防止传染。
3. 体质虚弱者，应加抗生素治疗，以免出现肾脏病变。

深脓疱疮

本病又称臁疮，由B型溶血性链球菌所引起的溃疡性脓疱疮。常见于体弱和营养差者，皮肤搔抓亦可继发。

【病因病机】

1. 湿热交感 肺经有热，脾经有湿，湿热流溢肌腠，化毒生虫，酝酿成脓。

2. 素体虚弱 身体羸瘦，气血失和，外感热毒，热盛肉腐，而发本病。

3. 继发热毒 大凡原患疥疮、虫咬、水痘以及消渴病等，肌肤瘙痒无度，搔破伤口，外感热毒，热盛肉腐而成。

【诊鉴要点】

（一）诊断依据

1. 多见于体质虚弱的儿童、成人。
2. 好发于小腿和臀部。
3. 皮损初起为水疱，迅速变成脓疱，周围红晕，继而向深部发展，疱溃破后向周边隆起，中央凹陷，状似火山口，脓液四溢，继而结厚痂。
4. 伴有痒痛感，发热、腹股沟淋巴结肿大。

（二）鉴别诊断

1. 脓疱疮 好发于颜面部、颈项及四肢等暴露部位，脓疱表浅，破后不形成溃疡，夏秋季节多见。

2. 暑疖 好发于头面、颈、臀等肌肤丰厚处，皮损根盘肿硬，表面光亮紧张，顶见脓头，脓栓排出后剧痛减轻。

【治疗】

（一）内治法

1. 辨证论治

（1）湿热交蒸证：脓疱多发于下肢，个数不多，呈散在性分布，脓疱周边绕有红晕，黄稠脓液外溢，或结有黄色厚脓痂，自觉痛痒相兼，但以痒感尤重，舌质红，苔薄黄，脉濡数。

治宜清热解毒，淡渗利湿法。方选黄连解毒汤加减：炒黄连、莲子心各6g，黄柏、黄芩、苍术、赤茯苓、川牛膝各10g，蒲公英、忍冬藤、紫花地丁、生薏苡仁各15g，车前子（包）、赤小豆各30g。

（2）气血不和证：脓疱或水疱，相叠而生，且周边红晕不显，脓水清稀，兼有微痒，身体消瘦，脸面㿠白，胃纳欠佳，或身热不扬，舌质淡红，苔白，脉沉细且数。

治宜培补气血，佐以解毒。方选四物汤加味：当归、白芍、天冬、麦冬、党参各10g，黄芪、生地、薏苡仁、炒白术各12g，川芎、甘草、柴胡各6g，金银花、蛇舌草各15g。

（3）继感毒热证：原患多种皮肤病，因搔抓而在皮肤上留有搔痕累累，肌肤破损，感染热毒，热盛肉腐，间见脓水结痂，周边焮红，自觉痛痒相兼，舌质红，苔少，脉数。

治宜清热解毒，佐以止痒。方选五味消毒饮加减：金银花、蒲公英、紫花地丁各15g，当归、赤芍、陈皮、羌活、防风、白蒺藜各10g，蛇舌草、花粉各12g。

2. 单验方

（1）连翘解毒汤：丹皮、牛膝、花粉、木瓜、桃仁、金银花、薏苡仁、甘草、僵蚕、连翘，煎服。适用于毒染较重阶段。

（2）脓性渗出见少，新肉隐现，用花椒、白芷、雄黄、血竭、明矾各等份，研细末，油调，外涂。

（3）百效丸：黄柏、苦参、连翘、川牛膝、何首乌、当归尾、生地、丹皮、防风、防己、荆芥、苏叶。研末，神曲打糊为丸，每服10g。适用于本病初期。

（二）外治法

（1）初期水疱、脓疱未溃破时，选用龟板散，或青黛散，或青白散，植物油调成糊状，外涂。

（2）破溃疮面不收时，可按溃疡处理。

【按语】

1. 全身治疗时，最好参照药敏的结果而选择抗生素治疗。
2. 加强护理，注意保暖。特别是口腔和眼部的护理。
3. 注意水、电解质的平衡。加强支持疗法如输血等。

葡萄球菌烫伤样皮肤综合征

本病又名新生儿剥脱性皮炎或金葡菌型中毒性表皮坏死松解症。是由凝固酶阳性、噬菌体Ⅱ组71型葡萄球菌所致的一种严重皮肤感染，表现为全身泛发性红斑，松弛性大疱以及大片表皮脱落。其临床描述类似中医的胎溻皮疮。

【病因病机】

1. 辛热所伤　孕母过食辛热、炙煿之物，或膏粱厚味，或七情恚怒，胃中火盛，胎室热毒，热伤之气，气伤阴耗，难以供养胎儿的营养，故初生无皮。

2. 遗染胎毒　父母患疮而坐孕，致使胎儿染毒，属受胎未足，证见遍身浸渍，红嫩无皮，呈赤烂外观。

【诊鉴要点】

（一）诊断依据

1. 多见于出生后1～5周的婴儿。

2. 皮疹常由颜面、躯干、脐部等处开始，特别是口部附近。

3. 初为一片潮红的斑疹，继而发生水疱或大疱，疱壁薄而松弛易破，扩展迅速经 2 ~3 日可蔓延整个躯干，但头皮损害轻微。

4. 表皮浅层剥脱或疱壁剥离后，状似烫伤。

5. 常伴高热、厌食、呕吐、腹泻等全身症状，严重时还会出现毒散的逆证。

（二）鉴别诊断

1. 新生儿脓疱疮 与本病可能是同病异型，但皮疹以脓疱为主，尼氏征阴性，多见于出生后 1 周内的婴儿。

2. 脱屑性红皮症 多发生于出生后第 2 ~4 个月，头皮、眉毛处及屈侧先有脂溢性皮炎表现，进而全身皮肤潮红，伴有成片的或细小的灰白色或黄色油脂状鳞屑。

【治疗】

（一）内治法

1. 辨证论治

（1）胎热证：患儿出生 1 周内，周身无皮，红肉外裸，或者接近体无完肤，哭吵不安，双目畏光羞明，腹胀如鼓。

治宜清热解毒，护阴固肤。方选清胃散加减：生地 12g，炒丹皮、赤芍、甘草、紫草各 6g，黄连、升麻各 3g，山药、炒扁豆、冬瓜皮、黄芪各 10g，莲子心 4.5g，生甘草 1.5g。

（2）毒热证：胎儿表皮呈片状脱落，遍身浸渍红嫩无皮，状如烫伤，甚者发热、厌食、呕吐等全身症状。

治宜泻火解毒，清热凉血。方选内疏黄连汤加减：炒黄连、焦栀子、莲子心各 3g，炒黄芩、炒黄柏、生地各 6g，炒丹皮、紫草、赤芍各 4.5g，绿豆衣 30g，生甘草 1.5g。

（3）胎毒证：父母患疮受孕所生胎儿，出生后无皮，红肉赤裸，口唇、眼角糜烂，严重时体无完肤、赤烂，甚至呈紫黑。

治宜扶正化毒，佐以生皮。方选全蝎生皮散加减：全蝎、甘草各 3g，生黄芪、麦冬各 12g，金银花 30g，绿豆衣 45g，白蔹、白薇、土茯苓各 10g，灯心 3 扎。

2. 单验方

（1）皮损鲜红并有灼热感觉时，用伏龙肝，研细末，鸡蛋清调涂。

（2）皮损呈片状脱落时，用玉粉散：滑石 30g，甘草 10g，冰片 0.6g 研细末，外扑。

（3）皮损浸渍红嫩时，用熟石膏 30g，珍珠粉 3g 共研匀，外扑。

（二）外治法

外用稻米粉扑之，口唇、眼角糜烂，选用甘草浓煎取汁，以棉球蘸药汁擦口唇或湿敷眼角，每日 2 ~3 次。

【按语】

1. 全身治疗极为重要，尽早选用药敏试验较强的抗生素。

2. 注意水、电解质的平衡，加强支持疗法，如输血等。

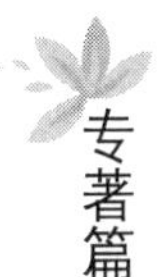

毛囊炎

本病是由葡萄球菌感染毛囊所引起的炎症。类似中医所称发际疮。

【病因病机】

1. 内郁湿热 多见于胖人，胖人多湿、多痰。湿邪与肌热相结，复感风邪，湿热或风热上壅而发。

2. 血虚火旺 素体虚弱，心经血虚火旺，正不胜邪，则疮疡反复，经年不愈，或因正不御邪，湿热毒邪，阻于络道，疮疖累累，缠绵难愈。

【诊鉴要点】

（一）诊断依据

1. 好发于项后发际。

2. 皮损初起为红色丘疹，中心贯穿毛发，顶端迅速出现脓头，此后变成丘疹性脓疱，周围肉赤红晕，继而干燥结痂，皮疹数目多少不定，孤立散在。

3. 自觉局部灼痛或瘙痒。

（二）鉴别诊断

1. 疖 皮损较大，浸润漫肿坚硬，表面光亮紧张，色红灼热，或成熟后中心有脓栓，破溃脓出而呈火山口状，剧痛，脓出痛减。

2. 秃发性毛囊炎 生于发际者症状与发际疮雷同，但小疡愈后留有小片秃斑，毛发永不复生。

【治疗】

（一）内治法

1. 辨证论治

（1）风热毒盛证：发病急，项后发际见多个红丘疹，顶端有脓头，或有丘疹性脓头，周围肉赤红晕，局部灼热或痒痛，咽干口渴，便秘、溲短黄。舌质红，苔薄黄，脉数或滑数。

治宜疏风、清热、解毒。方选升麻消毒饮加减：升麻、羌活、防风、白芷、桔梗、生甘草各6g，金银花、连翘、赤芍、当归、炒牛蒡子、花粉各10g，野菊花、草河车各12g，

（2）湿热结毒证：项后发际处的皮疹，常是此起彼伏，时有丘疹性脓疱，脓溢结痂，舌质红，苔黄腻，脉滑或滑数。

治宜清热，除湿，解毒。方选蜂房散加减：蜂房6g，泽泻、地丁、赤茯苓、赤芍各12g，金银花、蒲公英各15g，羌活4.5g，土贝母10～12g，升麻10g。

（3）气虚邪恋证：素体虚弱，气血亏损，面色㿠白，疮疡色淡不红，间见脓头，微感疼痛，伴有夜难入寐，心悸，病情反复发作，经年不愈。舌质淡红，或间见瘀斑，脉细数。

治宜益气托毒法。方选托里消毒散加减：黄芪、党参、麦冬、石斛、草河车、当归各12g，地丁、蒲公英、金银花、蛇舌草各15g，生地、茯苓、浙贝母、陈皮、天冬各10g。

2. 单验方

（1）本病初期，炎性明显时，用生山药1块，蓖麻仁20粒，共捣烂如泥，敷贴患处，每日2次。

（2）脓液外泻，但遗留硬结未尽时，用五倍子7个，研末，香油120g熬至1/2，去渣外搽患处，每日2次。

（3）脓液已尽，伴有轻微痒感时，用生南星1枚，米醋适量，磨成糊状，外搽患处，每日2次。

（二）外治法

（1）初起阶段，仅见红肿疼痛，芫花水洗剂、苍肤水洗剂、毛苍水剂，任选一方。

（2）红肿未溃阶段，冷水丹、琥珀膏、黑布化毒膏、燥湿消炎膏、五倍子膏等，任选一方，外敷患处，每日1次。

（3）各型发际疮均可选用，如二白散、如意金黄散、玉露散、发际散等，分别采用植物油、蛋黄油、醋等调成糊状，外涂患处，每日2~3次。

（三）其他疗法

1. 毫针法 主穴：大椎、陶道、风池、天柱、完骨、新建（位第四、五颈椎之间，旁开1.5寸）；配穴：束骨、侠溪、至阴、京骨、丘墟、窍阴（足）、临泣（足）、通谷（足）。方法：施泻法，1~2日针1次，针刺得气后留针30分钟。

2. 灸法 阿是穴（患处）。方法：先将蒜切成薄片，每片约0.2cm厚，放置阿是穴上，然后连灸10壮，每日1次，10次为1疗程。适用于慢性发际疮。

3. 针刺加灸法 取穴：风池、曲池、委中；方法：施泻法，拔针后再在患处加艾条熏灸，每次15~20分钟，每日1次。

4. 针刺加火罐法 取穴：委中。方法：先在委中用毫针点刺出血，再于局部拔火罐，留罐10分钟，亦可在患处化脓疮口周围毫针点刺后，再拔火罐。2~3日拔1次。

5. 耳针疗法 取枕、神门、肾上腺、心。方法：针刺后留针30~60分钟，每日1次。

【按语】

中药治疗中对毒重者选用蒲公英、紫花地丁、金银花、浙贝母解毒散结为主，反复发作时，则应选用黄芪、党参、玄参、花粉扶正护阴为要。

项部硬结性毛囊炎

【病因病机】

湿痰壅遏，日久化毒，复遭风寒外邪侵袭，致使气滞血瘀，阻隔经络，加之气虚难以托毒外泄，遂成本病。

【诊鉴要点】

诊断依据

1. 本病多发于中年男性。

2. 皮损初发在枕部、项部发际处，可见散在性红色毛囊丘疹，逐渐发展为硬结，或聚集、融合而成瘢痕疙瘩性硬块，大小不等，形态不一，呈圆形、卵圆形或不规则形，孤立或互相连接成乳头状、条索状。

3. 患处凹凸不平，表面光滑、萎缩，呈淡红色或正常肤色，触之坚硬，刺破容易出血。

4. 旧的皮疹平复，新的皮疹又发生，部分急性炎症后，可形成皮下脓肿。

5. 瘢痕处头发稀少或完全脱落，或者仅有几根乃至几十根短发穿出。

6. 病程进展缓慢，可迁延数年，如不治疗，很难自然痊愈。

【治疗】

（一）内治法

1. 辨证论治

后项发际连及背部两旁，可见炎性丘疹或脓肿，相互融合成片，状如瓜卧，色红或不红，破损滋水，时破时敛，伴有疼痛，时重时轻。舌质红，苔薄黄，脉濡数。

治宜清热化痰，利湿散结。方选排脓散加减：当归、黄芪、防风、羌活、泽泻、白芷各10g，赤茯苓、法半夏、浙贝母各12g，金银花、草河车、蛇舌草各30g，皂刺、甲珠、川芎各6g，金头蜈蚣1条。

2. 单验方

（1）梅花点舌丹（《外科全生集》方），每服1丸，以葱白打碎，陈酒送服，亦可用醋化溶，外敷患处，每日1次。适用于本病初期。

（2）硬结难以消失阶段，用黑布药膏贴敷患处，对瘢痕组织的软化和吸收有一定的疗效。

（二）外治法

琥珀膏，外敷，每日换1次。

【按语】

1. 颈后毛发不可留之过长，要经常修剪，保持清洁卫生。

2. 原患有糖尿病，应注重原发性疾病的治疗。

3. 在病情反复发生的过程中，选用蜂房内服，颇有提高效果之益。

脱发性毛囊炎

【病因病机】

1. 因过食肥甘辛辣、油腻酒酪，湿邪内蕴，郁久化热，湿热蕴毒，上犯颠顶而发病。

2. 七情不调，心绪烦扰，肝火内炽，心肝两经，积热炽盛，上灼于头所致。

【诊鉴要点】

（一）诊断依据

1. 病者以青壮年为主。

2. 病变部位除之头发外，尚可发生于胡须部、腋毛和阴毛等处。

3. 初起为毛囊性红斑、丘疹，后演变为丘疹性脓疱，愈后遗留有圆形或椭圆形瘢痕，在其四周可发生散在性红斑、脓疱和瘢痕性秃发。

4. 自觉瘙痒，病程缓慢，可经过数年或数十年。

（二）鉴别诊断

必须与其他因素所致的瘢痕性秃发如黄癣、须部寻常狼疮、黏蛋白性秃发等进行鉴别。对黄癣可以寻找黄癣菌，对寻常狼疮及黏蛋白性秃发，可以通过病理切片来鉴别。

【治疗】

（一）内治法

1. 辨证论治

（1）湿热蕴毒证：初起头皮生有粟疹，如黍如豆，中心毛发穿过，四畔红晕，顶现脓疱。伴痒痛相兼，胸闷纳呆，大便不调，小便黄赤。舌质红，苔薄黄腻，脉滑数。

治宜清热利湿，解毒祛邪。方选除湿解毒汤加减：黄芩、牛蒡子、连翘、六一散（包煎）、龙胆草各10g，泽泻12g，金银花、赤茯苓各15g，白芷、羌活各6g。

（2）心肝积热证：皮疹大如黄豆、芡实，周围焮赤，出脓带血。伴有心烦口干，渴喜冷饮，便结溲赤。舌质红绛，苔少，脉弦数。

治宜凉血解毒。方选凉血解毒汤加减：炒栀子、炒龙胆草、炒丹皮、赤芍各10g，蒲公英、野菊花、金银花、浙贝母、连翘各12g，生地30g，地丁15g。

2. 单验方

（1）解毒泻心汤：炒黄连、炒栀子、木通、甘草各6g，炒牛蒡子、防风、荆芥、黄芩、玄参各10g，生石膏、滑石各12g，金银花15g，灯心3扎。适用于热毒较重阶段。

（2）生萝卜捣烂，滴醋少许，外敷疮上。适用于皮损初期，硬结未化阶段。

（二）外治法

（1）选用芫花水洗方，或用苍耳子60g，苦参、雄黄、明矾各10g，黄柏15g水煎取汁，外洗或湿敷。

（2）选用紫金锭，或梅花点舌丹，醋调糊状，敷于患处。

（三）其他疗法

1. 毫针法 主穴：大椎、曲池、合谷、外关；配穴：足三里、风池、委中、足临泣、丘墟、昆仑。方法：施泻法，针刺得气后留针15～30分钟，每日1次，7次为1疗程。

2. 灸法 大椎或患处。方法：按艾炷隔蒜灸法操作，每次可灸10壮，每日1次，10次为1疗程。

【按语】

病情严重时，用抗生素、激素联合应用，能尽快控制病情，避免毛发脱落难生。

单纯性毛囊炎

【病因病机】

1. 暑为火热之气，耗气伤液，荣逆血热，暑毒蕴肤，结毒生疖。
2. 正气虚弱，脾胃素虚，腠理虚而不密，易为外邪所乘。

【诊鉴要点】

（一）诊断依据

1. 本病好发于夏秋之交，幼儿或初产妇。
2. 局部皮肤潮红，继则肿痛，根浅局限，有黄白色脓头，自行溃破，亦有结块肿痛无头者，呈现黄豆至粟子大小硬性结节，顶端钝圆，肤色鲜红或紫红色，成脓溃破，流出黄绿色脓液，或呈血水。
3. 部分伴有发热烦渴、便秘溲赤等。

（二）鉴别诊断

急性化脓性蜂窝织炎 数目单个，范围大，顶高色赤红肿，表皮紧张光亮，全身症状比疖重。

【治疗】

（一）内治法

1. 辨证论治

（1）暑热蕴肤证：初起头皮有脓疱，自行溃破，流溢黄白脓液，或渗出血水，肿硬疼痛。伴身热烦渴，便秘溲赤。舌质红，苔黄，脉数。

治宜清暑利湿，解毒止痛。方选清暑汤加减：连翘、赤芍、花粉、车前子、泽泻各10g，金银花、滑石、蒲公英、地丁各15g，甘草梢、淡竹叶各6g。

（2）正虚毒恋证：疖肿红赤渐退，渗流滋水，结痂而愈，但毒未罢，新疮又起，或有发热症状、口渴等，舌质淡红、苔少，脉虚细且数。

治宜益气养阴，清暑解毒。方选王氏清暑益气汤加减：沙参15g，石斛、炒知母、竹叶、佩兰各10g，金银花30g，西瓜翠衣、粳米、荷根各12g，黄连、甘草梢各4.5g。

加减法：暑湿在肤表，头痛不适，加青蒿、荷叶，暑湿偏重，加佩兰、藿香、大豆黄卷，暑热偏重，加生石膏、黄连、知母，气阴虚者，加西洋参、麦冬、沙参；脓成未溃，加皂角刺、芙蓉叶；焮肿疼痛较重，加地丁、制乳香、制没药。

2. 单验方

（1）甲珠、蒲公英、白芷、土贝母、地丁、花粉、金莲花各10g，皂角刺6g。适用于毒热互结阶段。

（2）鲜野菊30g，或鲜蒲公英30g，或马齿苋30g，煎汤代茶，频饮之。有一定的治疗和预防效果。

（3）六神丸（中成药），每次5～10丸，每日2～3次，或者醋溶后外涂患处。

（二）外治法

（1）初期：消肿止痛，玉露散、如意金黄散、化毒散软膏、铁箍膏、青黛散，任选一种外敷或外贴；亦可选用鲜犁头草、蒲公英、野菊花、败酱草、田边菊等1～2味，捣烂外敷；红肿痛甚者，可用黑布化毒散膏外敷。

（2）中期：脓成欲溃，外敷千捶膏；脓成不溃，宜切开排脓。

（3）后期：生肌收口，可选用九一丹或冰石散少许外掺疮口，外盖黄连膏或太乙膏，每日换1次。

【按语】

本病在清热解毒的过程中，酌加扶正药，如黄芪，常有较好的效果。

疖与疖病

疖为金黄色葡萄球菌侵犯毛囊或毛囊深部及周围组织引起的急性化脓性感染。如多个损害反复发生即称疖病。常与机体免疫力下降、糖尿病、经常搔抓、摩擦有关。

【病因病机】

1. 湿火郁结 喜食甘美肥腻，甘者令人中满，肥者生内热，中州失运，湿火郁结，蕴毒于皮肤。

2. 阴虚血热 素患消渴，脏腑燥热，阴虚火旺，消灼胃阴，津液不荣肌肤，荣卫不行，外感风热之邪相合，则易感而发病。

【诊鉴要点】

（一）诊断依据

1. 好发于头项、颈及臀部。

2. 初起为丘疹，继则增大，显红色硬结，有压痛与疼痛，2～3日后，结节化脓形成脓疡，中心部位有坏死的脓栓，1～2周内结痂愈合。

3. 部分此起彼伏，反复发生、迁延日久。

（二）鉴别诊断

1. 单纯性毛囊炎 常见于幼儿与产妇，多发于酷暑，有脓疱，随季节转换而减轻或痊愈。

2. 囊肿型痤疮 好发于面部及背部，初发为粟粒样丘疹，色白，挤之有米粒样的白色物质，其多发者，可满布结节，大小不一，色泽暗红。自青春期发病，到 30 岁左右才减轻或消失。

【治疗】

（一）内治法

1. 辨证论治

（1）湿火蕴结证：好发于项后、背、臀等处，皮损呈圆形硬节，红肿热痛，后渐软化，现有黄色脓头，溃出黄脓，伴有发热口渴，头身痛，舌质红，苔薄黄，脉浮数或濡数。

治宜清热化湿，解毒散结。方选五味消毒饮加减：野菊花、蒲公英、紫背天葵、赤芍各 12g，金银花 15g，当归、紫花地丁、甘草各 10g，浙贝母、花粉各 6g。

（2）阴虚血热证：疖肿在身体各部位散在发生，或固在一处，此伏彼起，连绵不断。脓成迟缓，其色暗红，伴有口干，消谷善饥，心烦难寐，小便黄赤，舌质红，苔少，脉虚数。

治宜滋阴清热，扶正托毒。方选滋脺汤加味：生地、黄芪、南北沙参、蒲公英、金银花各 15g，山药 30g，山萸肉、玄参、石斛、天冬、麦冬各 12g，灯心 3 扎，竹叶、莲子心各 6g。

2. 单验方

（1）本病初期阶段，用白木槿花适量，煅存性，研末，外掺其上，或油调涂之。

（2）硬结不化时，用大黄、朴硝各等份，研细末，醋调敷。

（3）疖不出脓头时，用生巴豆半粒，同饭捣成饼，贴疖上。

（二）外治法

同“单纯性毛囊炎”。

【按语】

疖病阶段扶正解毒同时并重。在反复发作阶段，扶正重于解毒。

假性疖肿

【病因病机】

暑湿蕴结，瘀阻肤腠，使之气滞血瘀或者痰结于络，加之皮肤不洁，毒染而成。

【诊鉴要点】

诊断依据

1. 好发于头部、颈部及大腿等处，且多为营养不良及皮肤污秽的小儿。

2. 通常发生在夏季，并与红痱并存。

3. 患处可见鲜红或紫红色坚实结节，豌豆至粟米大，顶钝圆，无毛发贯穿，结节迅速化脓，破溃后排出黄绿色黏稠脓液，结痂而愈。

4. 有时旧的消退，新疖又发生，但愈后不留瘢痕。

【治疗】

（一）内治法

1. 辨证论治

头部、颈部发生圆形结节，肤色暗红，迅即化脓，破溃流溢黄绿色稠脓，脓尽又偶出新的皮损，自觉疼痛明显，时有发热，口干喜饮，舌质红，苔薄黄，脉弦数。证属湿痰暑热互结，阻于肤腠结毒而成。

治宜清化痰湿，涤暑散结。方选香贝养荣汤加减：制香附、陈皮、连翘、玄参各10g，金银花、浙贝母、茯苓各12g，当归、赤芍、藿香、干地黄各6g，天龙1条，夏枯草、草河车各15g。

2. 单验方　炎性红肿阶段，用胆南星、赤小豆各等份，研细末，米醋调敷患处，每日1～2次。

（二）外治法

同“单纯性毛囊炎”。

【按语】

同“单纯性毛囊炎”。

痈

痈由多个相邻毛囊发生深部感染，或由数个疖肿相互融合形成的皮肤深层脓皮病。

【病因病机】

1. 火毒壅滞，气血郁结，阻隔经络肌肤而发。
2. 七情郁结，阴火内生，阻于经络而发病。
3. 一般而论，颈项部多夹风邪，腰胁偏于郁滞，下部则以湿毒为主。

【诊鉴要点】

诊断依据

1. 初起为弥漫性硬块，紧张发亮，境界不清，局部灼痛。
2. 皮损迅速向四周及深部发展，继而化脓坏死，表面出现多个脓点，呈蜂窝状。
3. 常伴局部淋巴结炎，还可有高热、寒战等全身症状，并发毒血症和败血症。
4. 皮损好发于颈项、背部、腰部、臀部及大腿等处。
5. 多见于抵抗力低下者，如糖尿病患者和长期应用皮质激素者。

【治疗】

（一）内治法

辨证论治

（1）风温火毒证：病变多在颈项，肤色红肿，坚硬突出，疼痛伴有发热、恶寒、头痛、尿赤、便秘。舌红、苔薄黄，脉浮数。

治宜搜风清热，解毒散结。方选野菊败毒汤加减：野菊花、蒲公英、紫花地丁各12g，浙贝母、玄参、桔梗、连翘、赤芍各10g，甘草6g。

（2）气郁化毒证：病变偏于腰胁，病势缓慢，局部肿胀时有隐痛，如皮转红为脓成外透，舌红、苔薄白。脉弦数。

治宜疏气解郁，软坚消肿。方选柴胡清肝饮加减：柴胡、黄芩、郁金、川芎各6g，金银花、蒲公英、茯苓、浙贝、僵蚕各12g，赤芍、当归、紫花地丁、川楝子各10g。

加减法：大便干结加大黄、瓜蒌仁，酿脓时加皂刺、甲珠，剧痛时加服西黄丸3g，每日2次。

（二）外治法

1. 初起时外用金黄膏、玉露膏敷贴。
2. 脓成及时切开排脓，按溃疡处理。

【按语】

1. 治疗要突出消、托、补的原则。特别是在托、补的过程中，使用频率较多的药物有黄芪、当归、党参、玄参、川芎、皂刺、甲珠等。
2. 在疼痛剧烈时，加服西黄丸。有化毒止痛的良好效果。

须　疮

本病是发生在胡须部位的化脓性毛囊炎。

【病因病机】

平素过食肥甘厚味、辛辣酒酪，致使脾失健运，湿热蕴结，外淫肌肤，则湿烂成片，甚则湿郁化热，热盛肉腐，可见脓头。

【诊鉴要点】

（一）诊断依据

1. 患者以30~40岁男性居多。
2. 初起为一水肿性红斑、毛囊性丘疹或脓疱，中心贯穿毛发，脓疱破后，干燥结痂。
3. 病程慢性经过，旧的损害见愈，但不断有新疹出现。

4. 自觉灼热或瘙痒。

（二）鉴别诊断

1. 须癣 常发生于下颏及颊部，为簇集性脓疱、水肿及浸润，炎症现象明显。镜检可找到真菌。

2. 寻常狼疮 有狼疮结节与溃疡，必要时可做病理切片检查。

【治疗】

（一）内治法

1. 辨证论治

（1）热毒偏盛证：下颏区域皮肤焮红成片，脓疱如簇如攒，自觉痛痒相兼，舌质红，苔薄黄，脉弦数。

治宜清热解毒，健脾燥湿。方选芩栀平胃散加减：黄芩、炒丹皮、赤茯苓、焦栀子各10g，生地15g，炒枳壳、厚朴、苍术、陈皮各6g，升麻4.5g，蛇舌草、茵陈各30g。

（2）湿毒偏盛证：下颏皮疹焮红，湿烂浸淫，间见散在性脓疱，舌质红，苔黄腻，脉濡数。

治宜淡渗利湿，清热解毒。方选导赤散加减：生地、滑石（荷叶包煎）、赤茯苓各12～15g，木通、竹叶各6g，车前子、甘草各10g，茵陈30g，白鲜皮10g。

（3）痰瘀互结证：病程旷久，反复不愈，脓疱、丘疹等损害常是此起彼伏，自觉刺痛，舌质暗瘀斑，脉涩滞。

治宜清热化痰，活血散结。方选除湿散瘀汤加减：桃仁、苍术、赤芍、陈皮、川牛膝、法半夏各10g，浙贝母、黄芪、泽兰、黄柏各12g，当归、山慈菇各6g。

2. 单验方

（1）局部渗出较多时，用蚕豆荚，烧灰，用菜油调敷。

（2）损害以丘疱疹为主，伴有瘙痒，用松树尖（松毛）适量，煎水取汁，外洗。

（3）渗出减少，伴有毒染时，用黄柏粉10g，枯矾3g，冰片1g，研细末，香油调敷。

（二）外治法

（1）脓疱或渗出明显时用苍肤水洗剂，水煎取汁湿敷，每日1～2次。

（2）以脓疱为主时用青白散香油调搽。

（三）其他疗法

毫针法：取风池、曲池、委中。方法：施泻法，针刺得气后留针30分钟，与此同时，在下颏患处用艾条灸之，每次10～30分钟，尤对慢性反复发作而红斑不明显者。

【按语】

渗出明显时，应以清脾化湿为主，佐以解毒止痒。其主方可选泻黄散加减。

丹　毒

本病由 β 型溶血性链球菌所致的急性皮肤炎症。病原菌常经皮肤黏膜轻微破损而侵入，亦可潜伏于淋巴管内引起复发。

【病因病机】

1. 风热火炽　平素心绪烦扰，心火内炽，心主火、主血，血分有热，复感风热外邪，内外合邪，风火相煽，发为火毒。

2. 肝经郁火　性情急躁，暴怒郁悒，气郁生火，肝经火旺，逼血外溢，症见肤色红如丹涂，灼热刺痛。

3. 湿热火盛　饮食不节，酷嗜辛辣、香燥、炙煿、酒肉之物，脾胃受损，运化失职，湿热内生，化火化毒，火毒流窜于肤而见焮红，或大疱丹毒等证。

4. 毒邪内侵　因抓破、挖鼻、挖耳、虫咬、外伤等，使毒邪乘虚而入。

【诊鉴要点】

（一）诊断依据

1. 发无定处，但以下肢为多，颜面为重。

2. 皮疹初起仅见局限性水肿性红斑，呈鲜红色，境界清楚，表面紧张，迅速向四周扩大，有的皮损还发生水疱、血疱等。

3. 发病急剧，常先有恶寒发热，恶心等症状，局部自觉灼热疼痛，重则壮热、头痛、神昏谵语等。

（二）鉴别诊断

1. 血管性水肿　病变主要发生在眼睑、口唇等疏松组织部位，皮疹呈水肿性，色不甚红，全身症状较轻。

2. 漆性皮炎　有接触油漆病史，皮疹仅局限在被接触的部位，很少兼有发热、畏寒等全身症状。

【治疗】

（一）内治法

1. 辨证论治

（1）风热证：病变主要发生在头面部或上半身，皮肤焮赤肿胀，边界清楚，表面紧张光亮，自觉灼热疼痛，发热，畏寒，头痛和呕吐等，舌质红赤，苔薄黄，脉浮数或滑数。

治宜清热解毒，散风消肿。方选普济消毒饮加减：炒牛蒡子、赤芍、桑叶、炒枯芩各 10g，炒黄连、焦栀子各 3g，金银花、野菊花、连翘、板蓝根各 12g，炒丹皮、蝉蜕各 6g。

（2）肝火证：病变通常发生在肋下腰胯之间，肤色焮红，状如云片，自觉刺痛、灼热，口苦且干，小便短黄，舌质红，苔少或薄黄。

治宜清肝泻火，凉血退斑。方选柴胡清肝饮加减：柴胡、炒丹皮、炒胆草、炒黄连各4.5g，炒黄芩、焦栀子、连翘、炒知母各6g，金银花、绿豆衣各15g，生地、生石膏各12g，生薏苡仁、赤小豆30g。

（3）湿热证：病变主要发生于下肢，局部皮疹呈水肿性红斑，光滑紧张，偶尔发生水疱、血疱或坏死，部分反复发作，或劳累过度后加重，伴有肢体倦怠，纳谷不香，舌质红，苔薄黄微腻，脉弦滑或沉濡。

治宜清热化湿，和血通络。方选萆薢渗湿汤加减：萆薢、连翘、当归、马鞭草、赤芍各10g，炒丹皮4.5g，炒黄柏、苍术、川牛膝、青皮各6g，赤小豆、忍冬藤各15g，生薏苡仁30g。

（4）寒湿证：病程较长，反复发作，致使患处漫肿或木硬坚实，形如大腿风，伴有患处重着，行走不便，舌质淡红微胖，苔薄白，脉沉紧。

治宜散寒除湿，和营消肿。方选三妙丸加味：炒黄柏、槟榔、青皮、甲珠各6g，苍术、汉防已、泽泻、广木香、川牛膝各10g。

（5）胎热证：患者多为小儿，皮肤焮赤肿胀，摸之灼热烫手，甚则红斑向四周扩展，伴有发热，烦躁哭闹不宁，重者还会出现惊厥，舌质红，苔少，脉数，指纹色紫。

治宜清火解毒，凉血退斑。方选清火消丹汤加减：生地10g，炒丹皮、玄参、赤芍各6g，绿豆衣15g，连翘、甘草、花粉、川牛膝各4.5g。

（6）毒攻证：皮疹焮赤，波及范围较大，伴有壮热，烦躁，神昏，谵语，头痛，呕吐等，舌质红绛，苔薄黄，脉洪大无力。

治宜清营、凉血、护心、安神。方选犀角地黄汤加减：生地炭、金银花炭、绿豆衣各30g，炒丹皮、紫草、炒黄连、连翘各6g，赤芍、生甘草、蝉蜕各6g，水牛角15g（先煎），紫雪丹3g（分2次吞服）。

2. 单验方

（1）局部红肿时，用大黄、雄黄各等份。大黄、马牙硝各20g，任取一组，研细末，植物油或茶水调敷患处，每日2~3次。

（2）损害区出现丘疱疹或水疱时，用鲜马齿苋，或鲜仙人掌，或鲜萹蓄，或冬青叶，洗净，捣烂如泥，外敷患处，每日2~3次。

（3）损害呈暗红色并有硬结未化时，用雄黄、百草霜、食盐、蚯蚓粪，研细末，醋调敷。

（二）外治法

（1）皮肤红肿如丹涂脂染，选用大黄散，或玉露散、柏叶散、四黄膏，前三方分别用植物油或冷开水或糖水调成糊状，外涂。

（2）若红肿渐退，但肿胀消退缓慢时，选用冲和散掺入消炎膏外敷。

（3）局部出现坏死，按溃疡处理。

（4）若出现大腿风时，可选用海桐皮、姜黄、汉防已、茅术、蚕砂各12g，或用苏叶、石菖蒲各15g，海桐皮、姜黄、苍术各12g，茵陈、生姜、蚕砂各10g，桂枝、白术各6g，或用鲜乌柏、樟树、松针各60g，生姜30g。任选一方，加水适量，小火煎开，趁热先熏患处，待温再浸泡患处，每日2~3次。

（5）小儿丹毒选用寒水石15g、梅片0.3g，研细末。米醋调敷之。

（三）其他疗法

1. 毫针法

（1）循经取穴：主穴大椎、曲池、陷谷、委中；配穴太阳、合谷、足三里。

（2）辨证取穴：主穴地机、血海、三阴交、丰隆、太冲；配穴头痛加太阳、风池，呕吐加内关，大便秘结加丰隆、上巨墟，惊厥加水沟，后溪，病变在头面加头维、四白、翳风，病变在下肢加悬钟、昆仑。方法：施泻法，针刺得气后留针 30 分钟，每日 1 次。

2. 灸法 取穴法：在肩髃与曲池连线的中央硬结处。方法：大蒜切片，上置艾炷，每次灸 5～7壮，每日 1 次。

3. 耳针法 神门、肾上腺、皮质下、枕部。方法：针刺后留针 30～60 分钟，每日 1 次。

4. 刺血法 阿是穴（皮疹区）。方法：常规消毒后，采用三棱针围绕阿是穴四周点刺，渗血少许，每 2 日 1 次。

5. 电针法 主穴：阿是穴（患处红肿部位）；配穴：曲池、合谷、足三里。方法：针刺得气后留针，阿是穴通脉电，配穴通感应电，其电流以患者能耐受为度，每次持续 30～50 分钟，每日 1 次。

6. 穴位注射法 足三里、三阴交（均取患侧）。方法：常规消毒后，取银黄注射液（金银花、黄芩）针刺得气后，每穴各推注 1～2ml，每日 1 次。

7. 七星针疗法 局部红肿处。方法：常规消毒后，取七星针轻叩刺之，直至少量渗血，2 日 1 次。适用于慢性丹毒复发者。

8. 砭镰法 阿是穴（红肿处）。方法：常规消毒后，采用三棱针轻刺皮肤，并轻挤患处以出血为度，取其泄热解毒的作用。适用于下肢丹毒，但颜面丹毒禁用。

【按语】

1. 积极治疗脚癣等易诱发丹毒的疾病。
2. 反复发生的病例，应注意寻找附近有无慢性病灶。

蜂窝织炎

本病由溶血性链球菌和葡萄球菌等引起的急性、亚急性或慢性的疏松结缔组织炎症。细菌既可由皮肤小创伤入侵，又可由淋巴和血循感染所致。中医所称有头疽与本病十分接近。

【病因病机】

1. 风热搏结，湿热交蒸，致使气血运行失常，毒邪凝聚皮肉之内而成。
2. 七情内郁，气郁化火，或由肾水亏损，火毒炽盛而成。
3. 体虚或患消渴病者极易诱发。

【诊鉴要点】

（一）诊断依据

1. 损害初起为境界不清的弥漫浸润性斑块，迅速扩展至周围组织，局部发热疼痛。

2. 红斑表面呈显著凹陷性水肿，严重者可发生水疱和深在性脓肿。

3. 常伴有淋巴结炎、淋巴管炎，甚至发生败血症。

4. 皮疹好发于四肢、颜面、外阴、肛周等部位，发生在指（趾）的蜂窝织炎称为瘭疽。

5. 急性期常伴高热、寒战和全身不适。

6. 慢性蜂窝织炎又称硬结性蜂窝织炎，皮肤呈硬化萎缩改变，类似于硬皮病，有色素沉着或潮红，灼热，但疼痛不明显，好发于小腿远端及踝上部。

（二）实验室检查

末梢血白细胞总数和中性粒细胞均增高。

【治疗】

（一）内治法

1. 辨证论治

实证

（1）初期：患者多见于中年人，局部肿硬并有粟粒样脓头，又痛又痒，继而肿硬扩大，脓头增多，自觉灼热疼痛，恶寒发热，头痛，苔黄腻脉滑数。

治宜疏风清热，和营托毒。方选仙方活命饮加减：金银花、连翘、蒲公英各12g，花粉、陈皮、当归、赤芍、制乳香、制没药各10g，川芎、皂刺、甲珠各6g。

（2）溃脓期：疮头渐溃，形如蜂窝，若脓腐畅泄，周身症状减轻。

治宜托里排脓。方选托里排脓散加减：黄芪、金银花、浙贝母、茯苓各12g，陈皮、甘草、川芎、玄参、当归、赤芍各10g。

（3）收口期：脓腐渐尽，新肉生长。

若新肉生长迟缓时，治宜气血双补。方选八珍汤加减：黄芪、党参、茯苓、白术、白芍各10g，川芎、陈皮各6g，熟地、金银花各12g。

虚证

（1）阴虚火毒型：多见于老年人和消渴病患者，疮形散漫，不易化脓，难腐难脱，溃出脓血稀少、自觉剧痛、壮热、口干、便秘、舌红、苔黄，脉细数。

治宜滋阴生津，清热托毒。方选竹叶黄芪汤加减：生地、石斛、黄芪、紫花地丁、麦冬各12g，生石膏15g、皂刺、黄连各6g。

（2）气虚毒滞型：疮形平塌，疮色灰暗，脓液稀薄，面色少华，舌淡苔薄，脉数无力。

治宜扶正托毒。方选托里消毒散加减：黄芪、党参、茯苓、白术、白芍各10g，皂刺、桔梗各6g，金银花、蒲公英各12g。

加减法：寒热者加荆芥、防风，便秘者加枳壳、熟大黄，尿赤者加泽泻、车前子，腐溃面积较大时加服琥珀蜡矾丸。

2. 中成药

（1）醒消丸，每次1.5～3g，每日2次。黄酒或温开水送下。适用于初期毒盛阶段。

（2）犀黄丸，每次3g，每日2次。服法同上。适用于剧烈疼痛阶段。

（二）外治法

（1）初起疮形红肿，选用金黄膏外敷，每日1次，若疮形平塌，酌用冲和膏或回阳玉龙膏外敷。每日 1 次。

（2）酿脓时，切开排脓，然后选用九黄丹外敷。

（3）收口期，选用生肌散或玉红膏外敷。

【按语】

早期及体弱者，应用足量的抗生素治疗，防止三陷证的发生。

脓肿性穿掘性头部毛囊周围炎

本病由多数聚集的毛囊炎及毛囊周围炎在深部融合后相互贯穿后形成的脓肿。中医称本病为蝼蛄疖。

【病因病机】

1. 暑毒蕴结 头生暑疖，治之不当，导致溃口太小，脓液引流不畅，遂脓毒潴留，而暑毒蕴结日甚所致。

2. 风热上攻 风热外感，蕴结于头部肌腠不解，导致毒化成脓，脓毒旁窜，流走于头皮之下，常此起彼伏，如蝼蛄串穴。

3. 正虚毒结 先天禀受不足，加之调理不当，复因脓毒侵漫，耗伤气血，加之头部皮肉浅薄，容易互相蔓延，腐筋串络，坏烂皮肉，形成串空状，毒难外托，以致缠绵不愈。

【诊鉴要点】

诊断依据

1. 好发于枕部，严重时波及整个头部。

2. 初起为毛囊炎性丘疹，渐变为黄豆至核桃大小的炎性结节，进而形成波动性脓肿，相邻的脓肿常互相连通，成为不规则的较大脓肿。

3. 向深部发展时，宛如蜿蜒或如伏蟮，肤色紫暗，压之或探针探之，则有稀薄的黄色脓液或带血的褐红色脓液从多处毛孔溢出。

4. 有的脓肿被吸收，但在别处又反复出现新的结节和脓肿，一般而论，皮薄脱壳，病情较轻，皮厚且硬，病情较重。

5. 部分伴有形体消瘦，精神萎靡不振，不同程度的肿胀或疼痛等。

【治疗】

（一）内治法

1. 辨证论治

（1）暑毒蕴结证：疖肿如梅李，溃脓不畅，口不收敛，脓窦串通，或脓出渐消，复日又肿。伴精神不振，食少纳呆，烦躁不安。舌质红，苔薄黄而腻，脉濡数。

治宜清暑利湿，解毒托脓。方选五神汤加减：金银花、地丁各 30g，茯苓、车前子、皂刺、浙贝母、黄芪各 12g，升麻、川芎各 6g，当归、赤芍、连翘各 10g，金头蜈蚣 1 条。

（2）风热上攻证：初起如豆，根脚坚硬，肿势局限，脓溃不消，或本处未愈，它处又发，疖肿相连，疮不敛口，宛如蝼蛄串穴。伴面赤口渴，头痛烦躁。舌质红，苔薄黄，脉数或浮数。

治宜疏风清热，解毒散结。方选仙方活命饮加减：金银花、连翘、地丁、蒲公英各15g，当归、赤芍、花粉、陈皮、皂刺各10g，制乳香、制没药、甘草各6g，浙贝母12g，天龙1条。

（3）正虚毒结证：经年累月，疖肿不愈，或作结块，迟不化毒，或已溃破，脓液淡薄，或疮口日久不敛。伴神疲乏力，面色无华。舌质淡红，苔少，脉虚细。

治宜扶正托毒，透脓散结。方选四妙汤加减：生黄芪12～15g，党参、茯苓、浙贝母、白蔹、当归、陈皮各10g，金银花15g，生甘草、玄参、山药各12g，此外，同时加服散结灵与人参养荣丸，前者晨服，后者晚服，每次3～6g。

2. 单验方

（1）鲜芭蕉叶、根，洗净，捣烂如泥，敷贴患处，每日2～3次。适用初期阶段。

（2）乌梅肉：捣烂，再和黄蜜捣如膏，外贴患处，每日1次。适用于溃后胬肉外翻与不平。

（3）蛇蜕1片，润湿，外贴疮口，每日1次。适用于脓毒将尽，疮口未收阶段。

（4）大黄䗪虫丸，每次1.5g，每日2～3次。温开水送下，适用本病调理阶段，有预防复发的作用。

（二）外治法

1. 初起阶段，选用芫花水洗方，湿敷或汰洗。

2. 疮口已溃，脓毒排出不畅，或者硬结不化，轻症用九一丹药捻，重症用三品一条枪，插入疮内，外盖千捶膏。

3. 脓腐已尽，新肉红活如珠，生肌散、桃花散、八宝丹等，任选一种，掺在疮面上，外盖千捶膏，直至收功。

【按语】

1. 本病顽固难愈，其关键在于瘘道脓液是否通畅或管壁的根除。因此在治疗中，腐蚀瘘道至为重要。

2. 内服药中，酌加补益之剂，增强免疫功能也是不可缺少的。

化脓性汗腺炎

本病主要由葡萄球菌和链球菌侵犯大汗腺而引起的慢性化脓性炎症。类似中医所称的腋痈。

【病因病机】

1. 肝脾两经，气滞血凝，阻隔腋窝而成硬核。

2. 忧思恚怒，气结血滞所致。

3. 上肢皮肤破溃染毒，或有疮疡等，毒邪循经流串而诱发。

【诊鉴要点】

（一）诊断依据

1. 好发于中青年女性。

2. 主要见于大汗腺丰富的腋窝、腹股沟、乳晕、外生殖器和肛周等部位。

3. 皮疹初起为有触痛之红色皮下硬结，渐扩大，增多，表面发生破溃化脓，可形成瘘管。发生在会阴部的可形成肛瘘。

4. 病程迁延，反复发作，常导致硬化和瘢痕的形成。

5. 自觉疼痛明显，有时伴发热等全身症状。

（二）实验室检查

必要时做组织病理检查。

【治疗】

（一）内治法

1. 辨证论治

（1）肝脾郁滞证：腋窝或外阴区域相继发生大小不等的硬性结节，排列呈索状或呈斑块，肤色濡白或微红，压之略痛，舌质暗红，苔薄白，脉弦涩。

治宜疏肝理脾，化痰散结。方选香贝养荣汤加减：制香附、浙贝母、赤白芍、白僵蚕、花粉、青陈皮各10g，党参、茯苓、桔梗、川芎各6g，熟地黄、白术、当归各12g，夏枯草、橘核仁各15g。

（2）毒染酿脓证：硬结扩大，肤色焮红，压之有波动感，伴有高热或低热，疼痛颇重，夜间更剧，舌质红、苔少，脉弦数。

治宜托里排脓，理气散结。方选托里排脓汤加减：当归15g，黄芪30g，茯苓、浙贝母各12g，白术、连翘、金银花、陈皮、白芷、川芎、地丁各10g。

（3）脓毒未尽证：已溃破出脓，窦道经久不敛，疮周硬结尚存。伴有气短乏力，纳谷不香。舌淡红，苔薄白，脉细弱。

治宜扶正固本，排脓生肌。方选八珍汤加减：当归、炒白芍、干地黄各10g，黄芪、党参、茯苓、土炒白术各12g，制香附、浙贝母、橘核仁各15g，天龙1条。

加减法：溃破，久不收敛加白蔹，溃后遗留硬结不化加服小金丹或散结灵。

2. 单验方

（1）柴胡清肝饮加减：柴胡、黄芩、牛蒡子、连翘、赤芍、丹皮、龙胆草、金银花、苍术。水煎服。适用于局部肿硬尚未液化阶段。

（2）胡芦巴焙研，每次用木瓜酒调10g，每日1~2次。适用于局部硬肿未化阶段。

（3）金钱鼠粘汤：牛蒡子、黄连、当归、生甘草、天花粉、柴胡、连翘、红花、玄参、白芍、金银花。水煎服。适用于初期未溃阶段。

（4）消坚汤：当归、白芍、金银花、蒲公英、柴胡、花粉、炙甘草、全蝎、桔梗、牛蒡子。适用于局部肿硬阶段。

（二）外治法

（1）未溃阶段：选用冲和膏，青葱一把，共捣如泥外敷，每日 1 次，还可选用紫金锭，醋磨如稠汁外涂患处，每日 2～3 次。

（2）破溃后则按溃疡处理：溃后硬结未化，酌用新订八将丹掺在阳和解凝膏中，外贴，3～5 日换 1 次，或用蟾酥丸，醋磨稠汁，外涂患处，每日 2～3 次，直至消失。

【按语】

1. 保持清洁，必要时剃去腋毛。
2. 脓肿形成时，可行切开引流。
3. 愈后，硬结尚未化尽时可服小金丸。

猩红热

本病由 A 组 β 型溶血性链球菌所致的急性传染病。类似中医所称的烂喉丹痧。

【病因病机】

1. 毒侵肺胃 疫毒初客肤腠，卫气失宣，故见恶寒、发热；疫毒熏蒸咽喉则出现咽痛，红肿，糜烂；疫毒之邪，外窜肌肤而发。

2. 痧毒化火 疫毒偏重，极易化燥化火，充斥气分、营分，症见壮热不退，舌质红绛起刺，状如杨梅；丹痧火毒，上灼咽喉，则见咽喉红肿，疼痛，甚则腐烂。

3. 毒蕴营血 痧毒内陷心营，化火动风，常可导致心神受损，出现神昏、惊厥等危笃症候群。

4. 热毒耗伤气阴 肌肤失濡养，症见咽喉疼烂递减，脱屑，自觉轻微刺痒不适等。

【诊鉴要点】

（一）诊断依据

1. 多发生于 2～10 岁的儿童。
2. 潜伏期短者 12 小时，长者 12 日，多数为 2～5 日。
3. 起病急骤，突然恶寒，发热（38～39℃），伴头痛、咽痛，呕吐，脉数，呈急性病容。
4. 咽部充血，扁桃体红肿，可见点状或片状灰白色渗出物，易于擦掉。
5. 多数在发病后 1～2 日出现皮疹，先从颈部开始，数小时内延及胸、背、上肢，最后到下肢，约 24 小时布满全身，皮疹弥漫密集，为点状充血性斑疹进而整个皮肤为弥漫性红斑，手压斑退，尤其在皮肤皱褶处，如腕、肘窝、腘窝、腹股沟等，可见皮褶红线。
6. 口周苍白环，草莓舌，系本病两大特征。
7. 脱屑先从面、颊开始，以后胸、背、上肢及下肢相继脱落，皮疹范围大，脱屑亦多。

（二）鉴别诊断

1. 详见“幼儿急疹”。

2. 药疹　有服药史，咽部无病变，大多不发热，不发生草莓舌或口周苍白环等。

【治疗】

（一）内治法

1. 辨证论治

（1）毒侵肺胃证：初起憎寒发热，头痛呕吐，咽红喉梗作痛，甚或起腐，颈项胸背肌肤丹痧，隐约可见，舌质红，苔薄白，脉浮数。

治宜辛凉透邪，佐以利咽解毒。方选清咽汤加减：金银花、连翘、炒牛蒡子各10g，荆芥、薄荷、桔梗、浮萍、射干、甘草各6g，马勃4.5g，青果5枚。

（2）痧毒化火证：壮热，口渴，烦躁不安，咽喉红肿、疼痛，甚则腐烂，舌质红，苔黄，脉数。

治宜清气泄热，凉膈解毒。方选清心凉膈散加减：连翘、黄芩、桔梗、玄参各10g，生石膏15g，薄荷、甘草各6g，焦栀子、竹叶各4.5g。

（3）毒蕴营血证：壮热，烦躁，口渴欲饮，咽喉红肿腐烂，甚者阻塞不通，丹痧密布，红晕如斑，舌质深绛，无苔，脉细数。

治宜清营凉血，泻火解毒。方选清营汤合犀角地黄汤加减：水牛角15g，生地、金银花、紫草各15g，连翘心、卷心竹叶、黄连各6g，丹皮、花粉、赤芍各10g，绿豆衣30g。

（4）痧后阴伤证：痧疹消退，热势下降，咽喉腐烂、疼痛减轻，皮肤开始脱屑，舌质红少津，少苔或无苔，脉细数。

治宜养阴清热，增液生津。方选清咽养营汤加减：生地、麦冬、白芍、天冬、玄参各12g，茯苓、花粉、甘草、知母各10g，沙参、石斛各15g，乌梅6g。

加减法：高热少汗加生栀子、淡豆豉，午后微热加黄芩、知母，高热不退、抽搐加僵蚕、钩藤，喉痛、声嘶加北豆根、玉蝴蝶，疹隐不齐加葛根、芦根，咽部红肿未消加土牛膝、炒牛蒡子，舌干口渴、烦躁不安加生石膏、知母、花粉，夜眠不安、烦躁不安加生栀子、莲子心，皮肤瘙痒加蝉蜕、僵蚕，痧疹消退，小便短黄，或尿频尿急，眼睑微肿加小蓟、白茅根、赤苓、车前子（包），神昏谵语加服紫雪丹。

2. 单验方

（1）10%大蒜浸液，喷喉，每日4次。有预防作用。

（2）橄榄（5岁以上者4枚，5岁以下者2枚）洗净，捣碎压出原汁，每日3次，每次3～6ml。有治疗与预防作用。

（3）咽喉红肿，外吹人中白散；咽部腐烂，疼痛明显，外吹冰黛散；后期外吹金不换散。

（4）石青合剂：生石膏1800g、大青叶900g、生甘草240g，加水熬煎，去渣浓缩至450ml，再加糖浆150ml，每日服量30～60ml，有良好的治疗作用。

（二）外治法

咽喉红肿时，选用玉钥匙吹喉；咽喉腐烂时，选用锡类散。

（三）其他疗法

1. 耳针法　耳穴轮2、轮4、眼点。方法：针刺后留针30分钟，2日1次。

2. 刺血法 1组少商、商阳、委中，2组十二井穴。方法：点刺，放鲜血少许，每日1次。

【按语】

1. 对被污染的食品、食具应消毒。病人、带菌者及伤口均要避免交叉感染。
2. 急性期应卧床休息，隔离治疗。直至症状、体征消失，咽拭培养3次阴性为止。

化脓性甲沟炎

本病是指甲周围皮肤皱褶的一种炎症反应。类似中医所称代指。

【病因病机】

毒热循经而流注，致使气机涩滞不通，结脓而成。此外，触摸不洁之物，或被竹木、鱼骨等刺伤，外染毒邪，留于皮肉经络，亦可致病。

【诊鉴要点】

诊断依据

1. 甲板周围皮肉焮肿，继而肿势蔓延，甲边积脓，绕指俱肿，形如半枣，色赤胖肿。
2. 或沿爪甲边缘积脓，日久指（趾）甲脱落。
3. 自觉剧痛不适。
4. 部分伴有发热、头痛、食少、大便干燥等全身症状。

【治疗】

（一）内治法

1. 辨证论治

（1）毒热蕴结证：初起甲旁焮红赤肿，肿如红枣，自述灼痛不已，伴有头痛、发热、大便秘结，小溲短赤，舌红，苔薄黄，脉滑数。

治宜清热解毒，活血止痛。方选清热解毒饮加减：金银花、蒲公英、丹皮、赤芍、生甘草、生大黄、栀子各10g，连翘、浙贝母、赤小豆各12g，炒枳壳6g。

（2）热毒炽盛证：甲下或甲旁积脓，其色黄绿，跳痛不已，脓出不畅，或皮厚不溃伴有壮热，口渴，痛难入睡，大便干燥，小溲短赤，舌质红，苔薄黄，脉洪数。

治宜清热解毒，宣泄毒邪。方选解毒排脓汤加减：地丁、蒲公英、野菊花各12g，赤芍、浙贝母、桔梗、皂角刺各10g，赤小豆30g，桑枝、生甘草各6g。另加服西黄丸，每日2次，每次3g，黄酒送下。

2. 单验方

（1）消痈散：黄连10g，生大黄30g，芙蓉叶20g，栀子15g研细末，猪胆汁调膏外涂，适用于初期红肿未成脓阶段。

（2）乌梅，浸入醋内，外涂。

（3）芒硝，煎汁，外泡。

（二）外治法

1. 局部红肿未溃，选用玉露膏，或消炎膏敷贴，每日 2 次。

2. 甲下积脓，排脓不出时，可选用火针决脓，然后选用拔甲硬膏贴在患甲上，2 日 1 次，2～3次后爪甲变软脱落，再用生肌药收功。

3. 若已溃可按溃疡处理之。

（三）其他疗法

1. 毫针法 手部取灵台，配穴合谷；足部取行间，配穴太冲、三阴交。

方法：施泻法，不留针，每日 1 次。病灶化脓未溃，可点刺排脓。

2. 灸法 阿是穴（病灶已脓溃）。方法：先用生理盐水清洗患处，然后用艾条灸之 20～30 分钟，每日 1 次。

【按语】

避免甲受外伤，保持手部干燥清洁。

面部脓皮病

本病常可发现凝固酶阳性葡萄球菌，不及时治疗，愈后留有瘢痕。类似中医所称面发毒。

【病因病机】

1. 风热夹毒 腠理不密、卫外不固，风热客于阳明，上攻于面而成。

2. 湿热夹毒 饮食不节，过食肥甘厚味，脾胃积热化毒，或者湿邪内蕴，郁久化热，夹毒循经上犯而致病。

【诊鉴要点】

（一）诊断依据

1. 患者以 20 岁左右的青年女性居多。

2. 初起面部皮肤突然发生脓疱、囊肿，小若粟米针尖，大若赤豆、芡实，孤立散在，或密如撒粟，周围绕以鲜赤或紫红。

3. 皮疹之间，窦道相通，如蝼蛄穿穴，一口多端，内含黄绿脓汁，压之即出。

（二）鉴别诊断

痤疮：黑头粉刺或白头粉刺，或两者相兼而生，除面部外，背部等区域也有类似皮损。

【治疗】

（一）内治法

1. 辨证论治

（1）风热夹毒证：在患处常见到脓疱，疱壁坚实，周边红晕，压之有黄绿脓汁外溢。伴有痒痛相兼，发热恶寒，口渴饮冷，心烦易怒，大便干结，小便短赤。舌红苔黄，脉弦数。

治宜散风清热、解毒凉血。方选荆防败毒散加减：荆芥、防风、羌活、桔梗、丹皮、连翘、白芷、生甘草、地榆各10g。

（2）湿热夹毒证：脓疱、囊肿丛生，四畔焮赤，窦道贯通，如蝼蛄穿穴，出脓黄绿。伴有壮热恶寒，便结溲赤。舌红苔少，脉数。

治宜清热除湿，解毒排脓。方选解毒排脓汤加减：金银花15g、炒牛蒡子、甲珠、皂刺、川芎、黄芩、焦栀子、白芷、浙贝母各10g，黄连、山慈菇各6g。

2. 单验方

（1）清凉拔毒散：白及、雄黄、麝香、乳香、山慈菇、花粉、黄柏、乌药，研细末，鸡蛋清敷，或蜜水润之。

（2）参术内托散：人参、白术、粉草、贝母、黄连、防风、酒炒黄芩、羌活、桔梗、当归、生地、白芍、前胡、花粉、姜。适用于体虚者。

（3）黄柏散：黄柏、猪胰涂，炙酥为末，湿者外掺，干者麻油调搽之。

（二）外治法

1. 初期未溃时，选用白及、金银花各10g，雄黄12g，黄柏15g，水煎取药汁，湿敷患处，每日2～3次，每次30～45分钟。

2. 脓溃可用九一丹药捻插入疮内，外贴化毒膏，每日1次。

【按语】

1. 拟用抗生素全身治疗，对瘘管，及时切开排脓十分重要。

2. 慢性反复发作的病例，应扶正、散结同时并重。如黄芪、蒲公英、甲珠、大贝母联合应用疗效甚好。

增殖性脓皮病

本病由多种细菌如链球菌、葡萄球菌等，在免疫功能受抑制的情况下而发生。搔抓、潮湿、体弱也是重要的诱因。类似中医所称脓窝疮等病。

【病因病机】

外感热毒湿邪或者脾胃虚弱，湿热互结，阻隔经脉而成。

【诊鉴要点】

（一）诊断依据

1. 皮损好发于腋窝、腹股沟、指（趾）间、躯干及头部。偶尔也发生于口腔黏膜。

2. 初起皮损为粟粒脓疱，周围绕以红晕，其后肉芽增殖呈疣状，脓性分泌物有恶臭，中央溃疡，边缘又起脓疱、水疱，既可单发，又可多发。

3. 病程缓慢，愈后遗留瘢痕。

（二）鉴别诊断

增殖性天疱疮：初起大疱，Nikolsky 征阳性。病理改变为棘刺松解明显。

【治疗】

（一）内治法

1. 辨证论治

脓疱融合成片，潮湿结痂，疣状增殖，脓液腥臭，舌红，苔薄黄，脉濡数。

治宜扶脾化湿、活血解毒。方选参苓白术散加减：党参、白术、陈皮、花粉、赤芍、当归各 10g，黄芪、虎杖、忍冬藤、红藤、连翘、蒲公英各 15g，薏苡仁 30g，天龙 1 条。

2. 单验方

（1）西黄丸，每日 2 次。适用于急性期。

（2）小金丸，每日 2 次。适用于疣状增殖。

（二）外治法

按溃疡处理。

【按语】

必须加强对原发病、营养不良的治疗。

新生儿脓疱病

本病又称新生儿大疱性脓疱疮，发病急剧，传染性强，在婴儿室、哺乳室中造成流行，应特别重视。类似中医所称胎毒。

【病因病机】

胎禀不足，素有孕母调摄失宜，如过食辛辣热物，或者患疮受孕皆可导致毒热趁虚而为害胎儿，复因感受不正之气，遂发疮痍。

【诊鉴要点】

（一）诊断依据

1. 主要发生在出生后不久的婴儿，其次是体弱的幼儿。

2. 皮疹好发于面部、手部等暴露部位，严重时还会散布胸、背及腹部等处。

3. 典型皮疹初起为水疱或大疱，疱液浆性或浅黄色脓液，大小不一，疱壁薄松弛易破，破后露出鲜红色糜烂面，疱干结痂。

4. 部分伴有啼哭、呕吐、腹泻、体温增高，烦躁不安，精神萎靡，甚则合并肺炎、败血症等而死亡。

（二）鉴别诊断

中毒性表皮坏死松解症：有用药的历史，表皮松解现象明显。

【治疗】

（一）内治法

1. 辨证论治

（1）胎火证：患儿干瘦，病变部位主要在头部，严重时亦可波及全身，可见大小不等的脓疱，疱液黄稠，疱破后显露糜烂，伴有唇燥口赤，吵闹不安，夜间尤剧。

治宜清热解毒。方选大连翘汤加减：连翘、赤芍、金银花、蒲公英各10g，防风、炒牛蒡子、黄芩、焦栀子、车前子（包）各6g，蝉蜕4.5g，灯心3扎。

（2）湿毒证：患儿微肿，首见水疱，迅即由澄清疱液变为浑浊化脓，疱周围绕炎性红晕，伴有腹泻，纳呆，小便短黄。

治宜清化湿热，佐以解毒。方选五味消毒饮加减：蒲公英、金银花、地丁、赤芍各10g，浙贝母、连翘、玄参、木通各6g，赤小豆30g，炒三仙各4.5g。

加减法：发热加玳瑁、生石膏、寒水石，咳嗽、气喘加黄芩、紫菀、百合、五味子，湿热重加藿香、六一散（荷叶包煎），呕吐加伏龙肝、竹茹。

2. 单验方

（1）中成药牛黄清热散，或清解片，或六神丸，视年龄而内服。

（2）蚕豆荚（烧灰），研细末，植物油调，外涂。

（二）外治法

水疱、糜烂偏重时，选用马齿苋水洗剂，煎汁湿敷，然后用黄连30g、胡粉7.5g研细末，植物油外涂。

【按语】

1. 注意婴儿的清洁卫生，尿布应清洁干燥。
2. 凡患有化脓性皮肤病的医护人员和家族均不能与新生儿接触。

慢性下肢溃疡

本病多由负重造成下肢静脉曲张，或外伤虫咬等致使局部溃疡，日久难愈，甚则癌变。类似中医裙边疮。

【病因病机】

1. 风热湿毒　过食辛燥肥甘之物，脾胃运行能力欠佳，湿热内生，复受风热外邪，两邪互结，久郁化毒，毒蚀肌肤而成疮。

2. 肝肾阴虚，加之久病必穷及肾，精血不足，毒滞难化，气血不荣，络脉失畅而日久难敛。

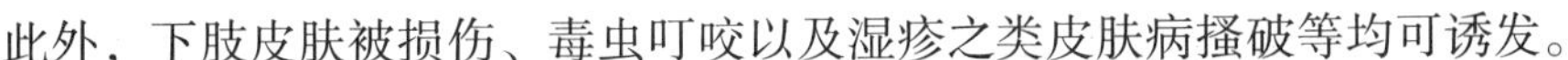

此外，下肢皮肤被损伤、毒虫叮咬以及湿疹之类皮肤病搔破等均可诱发。

【诊鉴要点】

（一）诊断依据

1. 患者以久站工作者和老年人常见。
2. 好发于小腿下 1/3 的内外臁，尤以内臁更多。
3. 初起由于静脉曲张或静脉功能不全而继发，轻微的外伤使之局部皮肤淤血，随之出现表浅的溃烂，逐渐腐蚀成较深在的溃疡，大小不定，呈圆形或椭圆形或不规则形，周围可见色素沉着、鳞屑或痂皮以及湿疹样改变。
4. 疮面色泽紫红、暗红，日久灰黯而臭秽，终年不愈。
5. 极少数可演变成菜花样改变而有癌变之虑。

（二）鉴别诊断

1. 硬红斑 下肢可见大小不等的红斑，或呈暗红色，溃破呈潜壁性，结核结构内可见巨细胞。

2. 梅毒性与麻风性溃疡 既可从临床特征，又可从病理上加以鉴别。

【治疗】

（一）内治法

1. 辨证论治

（1）风热湿毒证：病位主要在内臁，病程较短，溃疡周围红肿疼痛，肉芽红紫，触之疼痛，舌质红，苔白或黄，脉沉弦或数。

治宜祛风渗湿，解毒通络。方选四生丸加减：地龙、僵蚕（炒）各 12g，白附子、制草乌各 6g，茯苓皮、宣木瓜、丹参各 15g，生薏苡仁、忍冬藤、赤小豆各 30g。

（2）寒湿凝滞证：患肢肿胀，发凉，肉芽水肿，色不鲜，脓水清稀，疮面暗红或青紫，舌质淡红，苔白，脉沉细无力。

治宜温化寒湿，活血通络。方选桂枝加当归汤加减：当归 15g，黄芪、丹参各 20g，赤芍、防己各 10g，土茯苓 30g，红枣 6 枚，炙甘草 6g。

（3）肝肾亏损证：病位主要在内臁，病程较长，疮面黑腐，皮肉下陷，脓水清稀，自觉顽麻，舌质淡红，苔白，脉沉迟。

治宜养肝补肾，通络敛疮。方选金匮肾气丸加减：干地黄、山萸肉、炒丹皮、茯苓各 10g，鹿角片、生黄芪各 12g，山药、生薏苡仁、赤小豆各 30g，川牛膝、青皮、丝瓜络各 6g，上肉桂 3g。

加减法：疮面常有渗血加焦栀子、侧柏炭、仙鹤草；局部焮红作痒加白鲜皮、地肤子、益母草；肿势早宽暮肿为气虚，加党参、白术、太子参；疮面色泽乌黑，缺乏生机加上肉桂、鹿角胶；疼痛，腐肉不脱加皂刺、甲珠；局部静脉怒张加泽兰、丹参、鸡血藤。

2. 单验方

（1）马齿苋适量，捣烂如泥，药汁内服，药渣外敷。每日 1 ~ 2 次。

（2）黄荆叶适量，煎汁，外洗或湿敷。

（3）胶鞋（去内布），烧灰，研细末，植物油调成糊状，外涂。

（4）大枫子100粒，川椒、轻粉各3g，枯矾1.5g。研细末，真柏油调搽。

（二）外治法

1. 初期红肿焮赤疼痛，选用如意金黄散，蜂蜜调膏，敷贴。

2. 溃破渗液较多，选用马齿苋60g，黄柏20g，大青叶30g，或用白芷、川芎、桑螵蛸各15～30g，或用九里明、苦参各30g，五倍子10g，煎汁，湿敷患处，每日2～3次。

3. 疮面外溢稠厚的脓液，酌情外掺五五丹或九一丹，外盖玉红膏，每日1次。此外，还可酌情选用古代名方，如夹纸膏、三香膏、红油膏等，待其脓腐脱尽、新肉红活时，选用东方一号药膏直至疮敛。若发生癌变更应及时处理。

（三）其他疗法

1. 毫针法

（1）循经取穴：主穴：血海、足三里、阴陵泉、三阴交、商丘；配穴：距创面边缘1cm处，按经络行走方向对刺3～4针。方法：主穴施平补平泻法；配穴针尖呈向心性，其深度4～8分，针刺得气后留针15～30分钟，每日1次。

（2）辨病取穴：外臁取足三里、悬钟、承山，内臁取血海、曲泉、阴陵泉、复溜。方法：外臁施泻法，内臁施补法，溃疡四周施豹文刺术，排出瘀血，每日1次。

2. 灸法

（1）回阳灸：其灸条由草乌、干姜各100g，赤芍、白芷、制南星各30g，上肉桂15g，党参、黄芪各45g组成，研粗末，草纸卷成灸条。

（2）直接灸：首先清洁疮面，再点燃艾条，在患处施温和灸或雀啄术灸均可。

（3）温灸法：取艾绒60g与研细末的硫黄、松香、乳香、没药各6g，麝香3g。方法：点燃灸条后，在溃疡处灸之，每次持续10～15分钟，每日1次。

3. 穴位激光法 创面阿是穴、足三里、三阴交。方法：采用低功率氦氖激光针照射阿是穴10～15分钟，足三里、三阴交各照射2分钟，每日1次。

【按语】

1. 抬高患肢，加强营养，有利于创面的愈合。

2. 溃疡在内侧的较之外侧难愈，中医所谓内臁属阴经，气血衰少，故治疗较为困难。

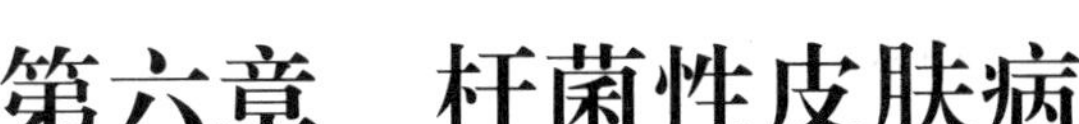

第六章　杆菌性皮肤病

麻　风

本病是由麻风杆菌引起的一种慢性传染病。该菌主要侵犯皮肤、黏膜和周围神经，也可侵犯深部组织、器官，皮肤和鼻黏膜是麻风杆菌进入人体内的主要途径。宿主的免疫状态对决定是否发病以及感染的类型方面起主导作用。类似中医所称大麻风。

基于机体的免疫状态可将麻风分为五型和一未定类，为了便于治疗，又进一步将麻风病分为多菌型和少菌型两类。

【病因病机】

内有体虚，元气不充，外感疫疠之气，使之风湿之邪乘虚隐袭，致使气血凝滞，营卫不和，脏腑痞塞。其表现在外，心受邪则损目；肝受邪面发紫疱；脾受邪遍身如癣；肺受邪眉毛脱落，肌肤不仁，肤生斑块；肾受邪足底溃疡，进而相继出现轻重不一的脏腑虚损等症。

【诊鉴要点】

（一）诊断依据

1. 结核样型（TT）

（1）皮损为少数几片浅红斑，有时可呈环状，边界清，表面干燥有鳞屑、闭汗及浅感觉障碍。

（2）周围神经粗大质硬但不对称。

（3）无眉毛脱落。

（4）黏膜、淋巴结、睾丸、眼及内脏无损害。

2. 界线类偏结核样型（BT）

（1）皮损更多发，不对称，为红色斑或斑块，可见卫星状损害。浅感觉障碍。

（2）周围神经干粗大发硬，较对称。

（3）眉毛一般不脱落。

（4）黏膜、淋巴结、睾丸、眼皮、内脏等损害较少而轻。

3. 中间界线类（BB）

（1）皮损呈多形性，有斑、斑块、结节、皮损边缘可清楚也可不清楚，感觉中度减退。

（2）周围神经损害对称，粗大程度及硬度不一致。

（3）眉毛有的稀疏脱落，有的完整。

(4) 可发生黏膜、淋巴结、睾丸、眼和内脏损害。

4. 界线类偏瘤型（BL）

(1) 皮损多，分布广但不对称，呈多形性，边缘不清。感觉轻度减退。

(2) 周围神经损害对称，粗大，质软。

(3) 眉毛可脱落，不对称。

(4) 常有黏膜、淋巴结、睾丸、眼及内脏等损害。

5. 瘤型麻风（LL）

(1) 皮损多，分布广泛对称，呈多形性，边缘模糊不清，一般无明显感觉障碍。

(2) 周围神经干损害对称、粗大、质软。

(3) 眉毛脱落对称。

(4) 常有内脏损害。

6. 未定型（I） 为各类麻风的早期表现。

(1) 皮疹为斑疹、淡色或红色，边界可清楚或不清楚，浅感觉轻度障碍，可发展为各型。

(2) 皮神经粗大。

（二）实验室检查

1. 麻风杆菌检查 在皮肤黏膜活动病变上取材，刮取病变处组织液涂片，进行抗酸染色。瘤型麻风菌量最多，界线类偏瘤型次之，中间界线类和界线类偏结核样型菌量逐渐减少，结核样型查菌阴性，未定类一般也呈阴性。

2. 麻风菌数试验 是测定机体对麻风杆菌抵抗力的办法，它可部分反映机体对麻风杆菌细胞免疫反应的强弱和有无。在前臂屈侧皮内注射粗制麻风菌数 0. 1ml，48 小时后注射处有浸润性红斑，根据红斑直径判断阳性程度。注射后 21 日观察晚期反应，有无浸润性结节及破溃。早期反应表示机体对麻风杆菌的敏感性，晚期反应表示机体对麻风杆菌的特异性细胞免疫反应的能力。结核样型麻风晚期反应强阳性，界线类偏结核型和未定类次之，而其他几型的晚期反应均阴性。

3. 麻风杆菌抗体的血清学检测 荧光抗体吸收试验（FLA - ABS）、酶联免疫吸收试验、放射免疫试验等。可协助诊断麻风杆菌的感染，特别是亚临床感染。

4. 其他试验 出汗功能试验，有助于诊断非瘤型麻风。

综上所述，诊断麻风病主要依据是：①感觉障碍；②周围神经粗大；③皮损内查到麻风杆菌；④组织病理学依据。符合四项要点中的两项方可诊断麻风病。

【治疗】

（一）内治法

1. 辨证论治

(1) 实证：病程短，体质壮实，病情反应比较明显，包括结核样型、大部分未定类和小部分分界线类。

治宜祛风理湿，温经通络，活血解毒，方选万灵丹加减：茅术、羌活、川乌、川芎各 10g，何首乌、当归、天麻、防风各 12g，石斛、麻黄、全蝎（炙）、细辛各 6g，苍耳子 4. 5g。煎服。或研细末，炼蜜为丸，每丸重 9g，每服 1 丸，葱头、豆豉煎汤或温汤送下，每日 2 ~3 次。

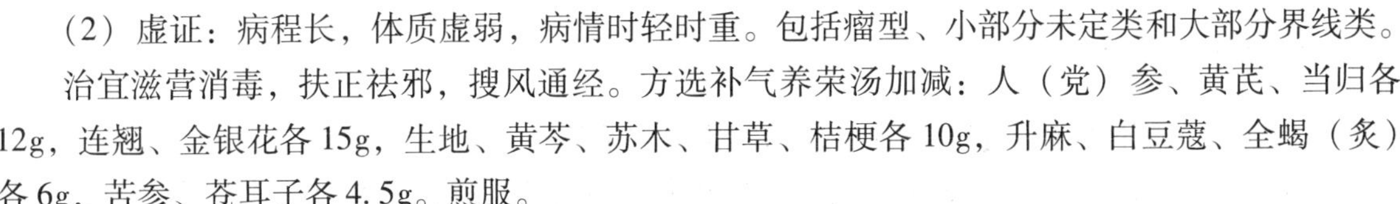

（2）虚证：病程长，体质虚弱，病情时轻时重。包括瘤型、小部分未定类和大部分界线类。

治宜滋营消毒，扶正祛邪，搜风通经。方选补气养荣汤加减：人（党）参、黄芪、当归各12g，连翘、金银花各15g，生地、黄芩、苏木、甘草、桔梗各10g，升麻、白豆蔻、全蝎（炙）各6g，苦参、苍耳子各4.5g。煎服。

加减法：兼有血瘀证加何首乌酒，偏虚寒者加苍耳浓缩丸，热在表者加化斑解表汤，热在少阳加小柴胡汤，热在里加石膏解毒汤。兼神经炎（神经痛）发作时，加防风通圣丸。

2. 单验方

（1）蝮蛇酒：大活蝮蛇1条，浸入60度高粱酒1000ml，另加入人参15g，封藏3个月后，每日服5～10ml。

（2）大麻风丸：苦参、羌活、独活、白芷、白蔹、白蒺藜、花粉、首乌、皂刺、当归，研末，另用皂角膏和药粉为丸。口服。

（3）三蛇丹：土桃蛇、乌梢蛇、白花蛇、蝉蜕、防风、金银花、杞子、槐花、苦参、生地、全蝎、黄芩、黄连、栀子、黄柏、乌药、牛膝、川芎、牛蒡子、何首乌、连翘、花粉、白蒺藜、威灵仙、荆芥穗、细辛、蔓荆子、金毛狗脊、胡麻子、漏芦。米糊为丸。口服。

（4）防风天麻丸：防风、天麻、升麻、白附子、定风草、细辛、川芎、人参、丹参、苦参、玄参、紫参、蔓荆子、威灵仙、炒甲珠、何首乌、蜈蚣，蜜炼丸。口服。

（二）外治法

足跟溃疡，病程短，创面较新鲜无腐肉者，宜生肌收口，外用收干生肌膏或冬青膏；日久不愈合，污秽而腐肉多者，宜化腐生肌，外用麻风溃疡膏。

（三）其他疗法

1. 毫针法 主要用于兼证与变证。如口眼歪斜取颊车、地仓、攒竹、阳白、四白；手指拳曲，状如鸡爪取阳溪、合谷、中渚、阳池、腕骨、后溪；肘间刺痛取极泉、小海、支正、养老；下肢刺痛取委中、承山、委阳、昆仑、阳陵泉、中封、风市、绝骨。方法：施泻法，留针30分钟，其间行针5～6次，1～2日针1次。

2. 穴位注射法 上星、曲池、内关、足三里、三阴交、阴陵泉。方法：用黄连、黄柏、黄芩、栀子、丹皮、丹参各12g，加水900ml，小火煮沸浓缩至300ml，制成灭菌注射液，直接注射于上述穴位或麻风结节上，每次选2～3个穴，分别注入0.3～0.4ml，每周注射2～3次。注意：注射后局部有酸、胀、麻、痛感觉，多数病人在6～8小时伴有畏寒、发热等全身症状，此系正常反应，无须处理。适用于兼证与变证。

3. 穴位刺激法 主穴：公孙、涌泉、然骨、足三里、梁丘；配穴：上肢配鱼际、曲池、手三里、内关、外关；下肢配承山、丰隆、阳陵泉、阴陵泉。方法：根据神经痛的不同部位，适当选择1～2个主穴，2～3个配穴，常规消毒后，局部麻醉，切开皮肤1～2cm，长纵切口，用止血钳垂直插入切口内，行穴位刺激，得气后，持续刺激10～15分钟，然后再向切口四周进行刺激。若感应不满意，可将止血钳深入到筋膜下刺激，术后缝合包扎。每月进行2次。对控制神经痛颇有良效。

4. 针刺淋巴结疗法 常规消毒，用毫针刺入肿大的淋巴结中心，留针15～30分钟，中间捻转1次，1～2日针1次。适用于麻风反应及睾丸炎。

【按语】

1. 建立麻风病防治网，普及麻风病防治知识，力争早发现、早治疗。

2. 对流行区域的儿童、患者家族及密切接触者，因定期检查，必要时用化学药物预防性用药或接种卡介苗。

3. 麻风反应、瘤形麻风及肢体畸形等，应采用西医治疗为主。以免延误病程。

皮肤结核病

本病由结核杆菌所致的皮肤感染。结核杆菌既可直接侵犯皮肤，又可由其他脏器结核灶内的菌经血行或淋巴系统播散到皮肤。由于结核菌的数量、毒力及机体抵抗力的差异，临床表现为不同类型，如瘰疬性皮肤结核病、寻常狼疮、颜面播散性粟粒性狼疮、硬红斑等。

瘰疬性皮肤结核病

【病因病机】

本病形证不一，发病因素较为复杂，归纳起来，外感于风寒暑热，内伤于情志和先天禀赋不足，内外相互为因果。

1. 外感六淫　外感风寒、暑热、四时不正疫疠之毒，循由皮毛肌腠而入，与体内痰湿搏结凝于脉络而发。

2. 内伤情志　肝气郁结，气机失于疏泄，郁而化火，煎熬津液，灼为痰火，结于颈项脉络而发；脾失健运，不能运化水湿，停湿生痰。肝胆失于疏泄，结于少阳脉络，凝结于颈项而发。

3. 禀赋不足　先天禀赋不足，禀赋薄弱，脾虚失运，遂致颈项结核累累。

【诊鉴要点】

（一）诊断依据

1. 多见于儿童。

2. 好发于颈、腋、胸上部及腹股沟等处，常伴有骨或颈淋巴结核。

3. 损害初起为数个与皮色相同的皮下结节，质硬，逐渐增大增多，融合成块，中心软化破溃形成溃疡和瘘管。可排出干酪样的稀薄脓液。愈合留瘢痕，损害不断发生，相互连接呈带状分布。

（二）鉴别诊断

1. 慢性淋巴结炎　常由颜面和口腔咽喉部炎症诱发，压之疼痛，很少化脓，原发炎症已消失者，要仔细询问病史，以助诊断。

2. 颈部转移性癌　由口腔、鼻咽部等恶性肿瘤转移而来，多见于老年人，颈部淋巴结肿大，

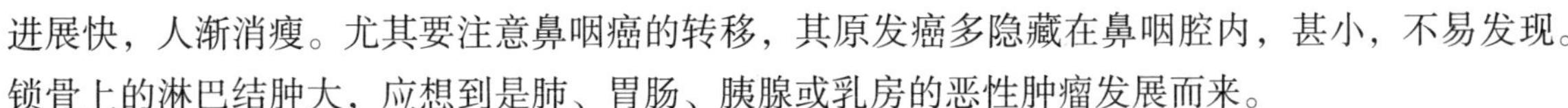

进展快，人渐消瘦。尤其要注意鼻咽癌的转移，其原发癌多隐藏在鼻咽腔内，甚小，不易发现。锁骨上的淋巴结肿大，应想到是肺、胃肠、胰腺或乳房的恶性肿瘤发展而来。

3. 恶性淋巴癌 男性青年多见，腋窝、腹股沟等处淋巴结和肝脾常肿大，有严重贫血，不规则发热。必要时，取活体组织，病理诊断，予以确诊。

【治疗】

（一）内治法

1. 辨证论治

结节期

（1）风毒证：结核发于颈项，多数是1～2枚，表浅，肿势宣浮，边界不清，皮色不变，身先寒后热，或寒热，舌质红，苔白腻，脉浮数或浮滑。

治宜祛风胜湿，化痰散结。方选防风羌活汤加减：防风、羌活、炒牛蒡子、黄芩各10g，连翘、海带、海藻、僵蚕、土贝母各12g，夏枯草15g，升麻、川芎各6g。

（2）热毒证：颈项两侧可见结核，坚硬，初起色白漫肿，继则肤红灼热，压之疼痛，难消，溃迟，敛迟。伴有发热烦躁，口苦咽干。舌质红，苔黄腻，脉滑数。

治宜清热解毒，攻坚消肿。方选柴胡连翘汤加减：柴胡、知母、黄芩、黄柏各6g，生地、炒牛蒡子、当归、浙贝母各12g，连翘、生龙骨、生牡蛎、黄芪、花粉各10g。

（3）气毒证：病变多发生于耳项胸腋，骤成肿块，宣发暴肿，继而色红皮热，身寒热，头痛项强，四肢不舒，舌质红，苔少，脉弦数。

治宜清肝泻火，攻坚消肿。方选舒肝溃坚汤加减：夏枯草30g，柴胡、炒胆草、黄柏、黄芩、桔梗各6g，花粉、海带、海藻、连翘、白芍、土贝母各12g，三棱、莪术、当归、黄芪各10g。

（4）肝郁证：肿块多发于颈侧，结核大小不定，皮色如常，不痛。结核常是单个或散在发生，互不粘连，形同槟榔，以指揉之，环转如丸，越起越多，劳怒则增剧。伴有胸闷胁胀，口苦，纳食不香，舌质淡红，苔薄白，脉弦滑。

治宜疏肝解郁，化痰散结。方选逍遥散合二陈汤加减：柴胡、薄荷各6g，生熟地、炒白芍、炒白术、陈皮各10g，法半夏、浙贝母、蒲公英、天葵、金银花各12g，郁金、石菖蒲各4.5g。

（5）肝火证：结核发于颈侧少阳经所属部位，局部红肿疼痛，核大而坚，粘连成块。伴有心烦喜呕，面颊灼热，或目赤，或头部胀痛。舌质红，无苔或苔黄，脉弦紧或弦数。

治宜清肝泻火，化痰散结。方选小柴胡汤加减：柴胡、黄芩各6g，法半夏、浙贝母、陈皮、僵蚕、生熟地各12g，夏枯草30g，玄参、连翘、生龙骨、生牡蛎各10g。

（6）胃火证：疬核发于颈前阳明经循行之区域，初则肤色濡白，继则肤红肿痛，咽干口臭，咳嗽痰臭，或尿黄便结，舌质红，苔薄黄或黄腻，脉数。

治宜清热化痰，软坚散结。方选四海舒郁丸加减：海带、海藻、陈皮、炒牛蒡子、苦桔梗、瓜蒌仁各10g，海蛤粉、海螵蛸、郁金各12g，夏枯草30g，橘核仁15g。

（7）童子疬：多见于儿童。发于颈项胸腋之间，结核累累，呈豆粒或李核大小，揉之活动，皮色不变，久久不易化腐。伴有面色萎黄，食少乏力，发枯而立。舌质淡红，苔白，脉细弱。

治宜健脾化湿，祛痰散结。方选六君子汤加减：党参、白术、陈皮、法半夏、茯苓各10g，山药、夏枯草各15g，砂仁、广木香、甘草各6g，炒谷麦芽、神曲各12g。

脓肿期

（1）寒痰证：肿块按之有波动，少有疼痛，皮色不变。伴面色㿠白，畏寒，脘闷纳呆。舌质淡红，苔白，脉弦细。

治宜散寒通滞，行气回阳。方选阳和汤加减：炙麻黄、炮姜、炒白芥子各6g，熟地黄30g，黄芪、金银花、党参各12g，当归、川芎、浙贝母、甘草各10g。

（2）热痰证：肿块按之有波动，皮色暗红微热，伴有疼痛，两颧潮红，低热盗汗，腰腿酸软。舌质红，苔少，脉沉弦数。

治宜滋补肝肾，托里排脓。方选托里透脓汤加减：黄芪、金银花各15～30g，地丁、皂刺、川芎、当归、浙贝母、桔梗各10g，陈皮6g，花粉12g。

破溃期

（1）气虚证：疮面脓水稀薄，夹有“败絮”样分泌物外溢，肌肉生长迟缓。伴有食少乏力，胃脘不舒，肠鸣泄泻，肢冷。舌质淡红，苔薄白，脉虚弱。

治宜补虚益气，调理脾胃。方选补中益气汤加减：黄芪15g，炒白术、陈皮、当归身各10g，升麻、柴胡各6g，浙贝母、炒谷麦芽、神曲、党参各12g。

（2）气血两虚证：溃后久不收口，脓水清稀，面白无华，神疲乏力，头晕眼花，舌质淡红，苔薄白，脉沉或细缓。

治宜补气益血，调和营卫。方选益气养荣汤加减：党参、茯苓、陈皮、香附、白术各10g，黄芪、熟地、白芍、浙贝母各12g，川芎、柴胡、桔梗各6g。

（3）疮痨证：颈项结核累累，任指揉之，不摇不动，久则成脓溃破，形成溃疡和瘘管，此愈彼起，经久不愈，身体羸瘦，咳嗽咯血，潮红盗汗，口干颧红，男子失精，女子经闭，肠鸣泄泻，舌质光红少津，苔少，脉细数。

治宜益气养阴。方选月华丸加减：天冬、麦冬、生地、熟地、川贝母、百部各10g，山药、沙参各15g，地骨皮、茯苓、阿胶（烊化）各12g。

加减法：低热者加知母、地骨皮、银柴胡、鳖甲、生地，盗汗者加生龙骨、生牡蛎、浮小麦，夜寐不安者加炒枣仁、柏子仁、远志、茯神，红肿痛剧，加服水牛角，结核坚硬难消，加服小金丸、散结灵。

2. 单验方

（1）龟板粉胶囊，每次3g，每日3次。

（2）猫爪草30g，水煎取汁当茶饮之。

（3）全蝎1g，胡桃肉12g，共捣粗末，水煎取汁服之。

（4）内消瘰疬丸、内消连翘丸、小金丹等，适用于结节期，有散结软坚，化大为小的功用。

（5）西黄丸适用于脓肿期，有解毒止痛的作用。

（6）人参养荣丸、六味地黄丸、夏枯草膏等适用于溃破期的气虚等证候。

（二）外治法

1. 结节期 凡发病较快，肤色发红，选用铁箍膏、金素膏；肤色不变，选用消核膏、阳和解凝膏、回阳玉龙膏。

2. 脓肿期 内脓已成，可用火针决脓，或者切开排脓。

3. 破溃期 主要针对溃疡及其瘘管进行处理。瘘管者可视病情分别选用五五丹、七三丹、八二丹、红升丹、白降丹等，待其瘘管腐蚀脱出后，可改用生肌散、白玉膏、生肌玉红膏，直至疮敛。

注意：外用药多含有汞及砒，局部应用时，易引起疼痛，尤其在使用含砒制剂时，可间断用药，以减少发生砒中毒的可能。

（三）其他疗法

1. 毫针法 主穴：阿是穴（淋巴结周围，按八方位围刺）、肩井、肘尖、外关、曲池透臂臑。配穴：肺俞、支沟、合谷、足三里、百劳、翳风。方法：阿是穴围刺，进针后用泻法，应多捻捣刺激，其他穴则施以补法或平补平泻法，留针 10～20 分钟，1～2 日 1 次，10 次为 1 疗程。

2. 灸法 瘰疬穴以患者左手或者右手的中指末端（中冲穴）起，至肘关节横纹（曲泽穴）止，为长度标准。取穴时以标好之长度，以患者长强穴作为起点，沿脊柱正中向上，在终点处做一记号，再将已标好的宽度（患者的身长），横直其上做“T”字形，宽度两侧终点即为瘰疬穴（相当于膈俞穴）。第 2 疗程治疗时可在瘰疬穴边缘下方或上方施灸。方法：患者取伏卧位，施灸前在穴位上涂少许凡士林或茶油，然后将黄豆大之艾炷直立在穴位上，从顶端点燃，燃至无烟为度（小儿可先用普鲁卡因适量做局部麻醉，然后施灸），灸完后以硼酸软膏外敷，以防感染。每日灸 1 次，经过 2 个月后为 1 疗程。

3. 火针疗法 淋巴结局部施治方法，按火针法操作。左手捏起肿大结核，右手持针在酒精灯上灼红，迅速将针透过皮肤，直至核内，深度以结核中心为度，留针 30 秒拔出。每一病灶 3～5针，外盖消毒纱布敷盖，3～5 日 1 次。注意：施用火针时，要避开血管及神经，更不能盲目刺入，以免伤及正常组织。适用于结节期和脓肿期。

4. 挑治法 膈俞、肝俞，或从第 6～9 胸椎旁开 1.5 寸的阳性点。方法：常规消毒，局部麻醉，用手术刀片划破表面 1～2cm 长，用针将白色纤维物挑断，术毕缝合（切口小也可不缝合），敷以消毒纱布固定即可。15 日挑治 1 次，10 次为 1 疗程。

5. 耳针法 胆、肝、肺、胃。方法：毫针刺之，2～3 日 1 次，10 次为 1 疗程。

寻常狼疮

【病因病机】

肺肾二脏功能失调，导致津液不能正常运行，亦可凝聚为痰。早期轻症以肺阴虚为主，多表现为阴虚痰热，痰热交阻；晚期久病多见肾阴不足，并因痰阻日久，阻碍气血运行，日久生瘀，而致痰瘀互结。

【诊鉴要点】

诊断依据

1. 好发于儿童和青年，面部、臀部等暴露部位多发。

2. 基本损害为狼疮结节，粟粒至豌豆大，苹果酱色或褐色。可相互融合，有浸润感，境界清楚。结节柔软，可用探针探入，玻片压后可呈苹果酱色。可破溃，愈后留萎缩性斑。

3. 一般无自觉症状。

4. 由于易侵颜面组织，形成瘢痕收缩可致毁容。

【治疗】

（一）内治法

1. 辨证论治

（1）阴虚痰热证：病期较短，皮损为淡红色小结节，无明显紫色调，或半透明状，较柔软，探针微用力即可刺入贯通。部分小结节表面有黄色脓点甚至破溃，患处皮毛干燥、枯槁、脱屑，伴有微热，盗汗，颧红，口干，咽燥或五心烦热，甚则还会出现无力，消瘦，纳呆，动则气短，汗出等症。

治宜养阴清肺，解毒除痰。方选增液汤合芩部丹加减：沙参 30g，生地、熟地、麦冬、百部、石斛、玉竹各 15g，黄芩、丹参、浙贝母、陈皮、僵蚕各 10g，生龙骨、生牡蛎、连翘、夏枯草各 12g，壁虎 1 条。

（2）痰郁互结证：病期较久，皮损为紫红色小结节，较硬玻片压诊时遗留黄褐色小点明显，伴见腰酸，头晕，耳鸣，甚则夜寐欠安。舌淡紫，脉细数。

治宜除痰养阴，化瘀散结。方选海藻玉壶汤加减：海藻、海带、浙贝母、姜半夏、陈皮各 10g，当归、川芎各 6g，女贞子、丹参、夏枯草各 15g。

加减法：夜寐欠安加夜交藤、茯神、枣仁，腰酸甚加仙灵脾、金毛狗脊，低热或五心烦热加白薇、银柴胡、青蒿，硬结不化加服小金丹或散结灵，溃疡久不收敛加黄芪、党参，肝郁气滞明显加服逍遥丸，姜水送下。

2. 单验方

（1）壁虎（一名守宫，又名天龙）10 条，裹入泥中，火煅存性，去泥研末，每次 0.3 ~ 0.5g，每日 2 次。

（2）鲜山药、蓖麻仁各 30g，生捣烂成泥膏状，外敷贴患处，每日 1 次。

（3）山豆根、五味子各 30g，研细末，植物油调成糊状，外敷患处，每日 1 次。

（二）外治法

未溃阶段选用蛇蜕膏、黑布膏、蜂房膏和狼毒洗剂，每日 1 次；已溃阶段选用东方一号药膏或红油膏掺七三丹敷贴，每日 1 ~ 2 次。

（三）其他疗法

1. 毫针法 虚证：合谷、曲池、迎香、四白；实证：灵台。方法：虚者补法，实者泻法。1 ~ 2 日 1 次，15 次为 1 疗程。

2. 穴位注射法 肺俞（双）、足三里（双）。方法：采用鱼腥草注射液或葎草注射液，针刺得气后，每穴推注 1 ~ 1.5ml，2 日 1 次，15 次为 1 疗程。

颜面播散性粟粒性狼疮

【病因病机】

肝胆风火，脾胃湿热，风火与顽湿互结，阻滞经络，循经上行于颜面而成。

【诊鉴要点】

（一）诊断依据

1. 皮损好发于眼睑、颊部及鼻附近。

2. 基本损害为 1 ~2mm 直径孤立散在或相互融合的结节，皮疹呈淡红、紫红或淡褐色，质软，光滑半透明状。玻片压诊呈苹果酱色，探针贯通现象可阳性。

3. 发病急，经过缓，2 ~3 年后可自愈。不留痕迹或有萎缩性瘢痕。

（二）鉴别诊断

1. 寻常痤疮 有多种形态的皮疹，以黑头粉刺为痤疮的特点。

2. 酒渣鼻 鼻尖及颊部潮红，充血明显，有毛细血管扩张，毛囊口扩大，晚期有鼻赘。

3. 汗腺囊瘤 为鼻及眼睑部正常颜色的多数小圆形丘疹，夏季较突起，凉爽时部分或完全消失，刺破有少量汗液排出。

【治疗】

（一）内治法

1. 辨证论治 眼周和鼻翼两侧可见黄米大小的结节，质柔软，色深褐，偶尔破溃结痂，痂落则遗留萎缩性瘢痕，舌质暗红，苔少，脉弦。

治宜清肝泻胆，祛湿散结。方选软坚清肝饮加减：柴胡、黄芩、丹皮、赤芍、炒枳壳各 10g，浙贝母、连翘各 12g，海藻、生牡蛎、夏枯草各 30g，壁虎 1 条，黄白药子各 6g。

2. 单验方

（1）人参养荣丸，每次 9g，每日 3 次。适用于体虚者。

（2）内消瘰疬丸，每次 6 ~9g，每日 3 次，适用于本病初期。

（二）外治法

未溃阶段选用紫色消肿膏，溃破阶段选用紫色疽疮膏，外敷患处，每日换 1 次。

硬红斑

【病因病机】

1. 肺肾阴虚 阴虚、血虚可导致气道涩滞，营血运行不畅，进而引起气血瘀阻，肌肤出现斑块结节。

2. 寒湿外束 寒中夹湿，侵入肌腠，导致气血瘀阻，形成漫肿的结核硬结，肤色呈紫红或黯红。

3. 气血瘀滞 瘀血瘀阻脏腑，故见结节、斑块黯红或紫红，疼痛明显以及烦热，多汗等，无不与瘀血有关。

【诊鉴要点】

（一）诊断依据

1. 多见于青年女性，常与其他内脏结核并发。

2. 好发于小腿屈面，分布对称，数目不多。

3. 基本损害为皮下结节，渐增大与皮肤粘连，呈紫红色，不高出皮面，触之坚实，微压痛。结节可自行消退，也可破溃遗留瘢痕。

（二）鉴别诊断

1. 结节性红斑 下胫腿部结核多枚，绕胫而发，且以胫前部为多，从不溃烂，且易于消散。

2. 结节性多动脉炎 结节小而硬，单发或多发，常伴有难忍的疼痛，除皮肤发疹，脏腑亦可受累。

【治疗】

（一）内治法

1. 辨证论治

（1）肺肾阴虚证：肌肤硬结斑块，皮色不变，日久结节溃破，外溢清稀脂水，缠绵难愈，兼有潮红，盗汗，干咳，手足心烦热，舌质红，苔少，脉细数。

治宜补肺益肾，活血软坚。方选内消瘰疬丸加减：生地 15g，玄参、麦冬、鳖甲、菟丝子、川断、女贞子、黄芩、百部、鱼腥草、丹参、鸡血藤各 10g，夏枯草、生牡蛎各 30g、浙贝母、小慈菇各 6g。

（2）寒凝气滞证：小腿屈侧可见数枚紫红或黯红的硬块，结节，漫肿高突，胀痛不适，兼有四肢逆冷，寒冬发病为主，舌质黯，苔薄白，脉沉细涩。

治宜温阳散寒，通滞软坚。方选阳和汤加减：炙麻黄、炮生姜、炒白芥子各 6g，熟地黄 30g，浙贝母、橘红、海藻、昆布各 10g，白药子、甲珠各 6g，川芎、当归、丹参各 12g，僵蚕 4.5g，天龙 1 条。

（3）气血瘀滞证：硬结斑块较大，肤色紫红或黯红，胀痛颇剧，走路后小腿肚胀痛尤甚，舌质紫黯或见瘀点，脉细涩。

治宜理气活血，通络散结。方选通络方加减：当归、赤芍、泽兰、茜草、桃仁各 10g，青皮、香附、王不留行、红花各 6g，川牛膝、土贝母各 12g。

加减法：硬结顽固不化加橘核、花粉、鸡内金；低热不退加银柴胡、地骨皮；溃破难敛加党参、黄芪、山药、鹿角片、白蔹；足踝浮肿，迟迟不消重用黄芪、汉防己、陈皮。

2. 单验方

（1）石吊兰，15～30g 煎服，或石吊兰 30g，浸入黄酒 100ml，浸泡 1 周后，外涂患处，每日 1～2 次。

（2）骨痨丸，每日 3 次，每次 30g。

（3）矮地茶 30g 煎服，或矮地茶捣汁，外涂。

（4）桃仁、丹参、红花、赤芍为主药，加黄芪、厚朴、牛膝、羌活、独活、木瓜水煎服。

（二）外治法

1. 初期 ①仅见硬结不散，选用紫色消肿膏，或将黑退散或新订八将丹，掺在阳和解凝膏中，外贴患处。②硬结已溃阶段，选用绿云膏，或蛇蜕膏，或结核膏，外敷患处。

2. 中期 疮面日久不敛，选用猫眼膏，或蜂房膏，或外掺京红粉或九一丹，薄掺疮面。

3. 后期 疮面肉芽红活再用珍珠散，或冰石散掺于疮面，外盖玉红膏，或鸡蛋黄油外盖。

【按语】

1. 宣传结核病防治知识，普及卡介苗接种。
2. 对有传染性的病人，要做好消毒隔离，其中，家族和经常接触者更应密切观察。
3. 皮损播散，病情较重时，应加用抗结核疗法。
4. 中医对本病的治疗突出扶正、化痰、散结 3 个环节。

布鲁氏菌病

本病由羊型、牛型或猪型布鲁杆菌所引起。以羊型最为多见，其感染途径可通过皮肤、消化道、呼吸道、眼结膜等而染病。有人认为类似中医广义虚痨、痹证等范畴。

【病因病机】

接触疫毒，侵犯脏腑经络而发病。表现为脾胃虚弱，清阳不升，浊阴不降，前者上扰心肺，后者下犯肝肾，故而出现虚实诸证。

【诊鉴要点】

（一）诊断依据

1. 病者以青壮年为主，男性多于女性。
2. 患者职业多为畜牧业者、兽医、屠宰工人。
3. 全身布鲁氏菌病　初期头、背痛，间歇性发热，淋巴结、肝脏、脾脏肿大，皮损以麻疹样、猩红热样较多见。日久，还可出现骨、膀胱或其他器官的感染。
4. 布氏菌皮炎　接触感染动物的分泌物后，出现瘙痒性红色斑点、丘疹、风团。还能见到水疱、脓疱、坏死、结痂。愈后遗留微小瘢痕。

（二）实验室检查

1. 全身性布鲁氏菌病特殊的血清凝集素反应，效价 1∶100 为可疑，1∶300 即可诊断。
2. 布氏菌皮炎　以布氏菌抗原做皮试强阳性。

【治疗】

（一）内治法

1. 辨证论治

（1）湿热蕴结证：发热呈波浪型，头痛，关节酸软，皮肤可见麻疹样或猩红热样斑丘疹，脉濡数，舌红苔薄黄。

治宜清热化湿，凉血解毒。方选泻黄散加减：藿香、青蒿、黄芩各10g，栀子、银柴胡、胡黄连各3g，生石膏、薏苡仁、紫草各12g，赤芍、丹皮、生地各6g。

（2）脾胃虚弱型：倦怠无力，低热，纳谷不香，偶见水疱、脓疱，溃后难敛。舌淡苔薄脉细弱。

治宜扶脾益胃。方选参苓白术散加减：党参、茯苓、白术、黄芪、陈皮各12g，法半夏、砂仁各10g，干姜6g，鸡血藤15g。

（3）肝肾虚损证：畏寒，喜温。失眠多梦，四肢发凉，周身不适，溃疡坏死，愈合缓慢。舌淡苔少。

治宜滋肝补肾。方选菟丝子丸加减：菟丝子、枸杞、沙苑子、锁阳各15g，黄芪、黄精、茯苓、肉苁蓉各12g，甲珠、地龙、陈皮各10g。

加减法：怕冷甚者加制附块、淫羊藿、桂枝，低热、手足心热者加白薇、女贞子、旱莲草，头昏重者加首乌、钩藤、天麻。

2. 单验方

（1）驱布汤：萹蓄、旱莲草、连翘、麦芽各15g，黄精、党参各10g，金银花、丹参、黄芪、白术各12g，羌活、桂枝各9g。

（2）驱布丸：驱布汤去黄芪，加桑枝9g，细辛3g，杜仲、牛膝各10g。蜜丸。

（二）外治法

布鲁菌皮炎按接触性皮炎处理。

【按语】

1. 患病动物必须隔离或宰杀。乳或乳制品必须实施巴氏消毒法。
2. 在流行地区的工作人员，均应实行菌苗的预防接种。

类丹毒

本病是由猪丹毒杆菌感染所致的急性传染性皮肤病，类似中医所称伤水疮。

【病因病机】

因操作不慎，被鱼刺、猪骨、鸡骨等刺伤皮肤，或破伤之处，接触猪肉、鱼类和鸭鸡之类，外受毒邪，乘虚袭入，因而致病。

【诊鉴要点】

（一）诊断依据

1. 发病前有外伤史，接触肉类、鱼类史。
2. 损害多局限，好发于手指。初为红斑，以后扩大为边界清楚之暗红色斑块，水肿性，境界清，不化脓，不破溃，偶可发生水疱。

3. 局部症状轻，疼痒感，一般无全身症状。

4. 病程有自限性，3 周左右可痊愈。

5. 少数病例表现为泛发型，伴有发热、关节痛等全身症状，甚可引起败血症。

（二）鉴别诊断

瘭疽：患处肿胀，剧烈疼痛，易于化脓，不会出现此退彼肿的现象。

【治疗】

（一）内治法

1. 辨证论治

（1）湿热毒邪证：初起患处可见红色斑点，迅即扩展为紫红斑片，匡廓清晰，边缘整齐，逐渐肿胀，周边隆起，中心略凹，偶有水疱，形似猫眼，小者如指甲钱币，大者如银圆马蹄，甚者肤起紫癜，色若葡萄，压之不褪，舌质红，苔薄黄，脉滑数。

治宜清热理湿，凉血解毒。方选七星剑加减：金银花、野菊花、半枝莲、蒲公英各 15g，紫花地丁、连翘、生甘草、炒丹皮各 12g，草河车、生薏苡仁、赤小豆各 30g。

（2）毒陷营血证：患处焮赤肿胀，范围扩展，伴有壮热不退，剧烈疼痛，口渴肢冷，神昏谵语，肤起紫斑，大便秘结，腹胀如鼓，舌质绛红，苔黄微干或少津，脉沉实。

治宜清气凉血，清营护心。方选清瘟败毒饮加减：连翘、玄参、大青各 12g，黑栀子、炒黄连、炒黄芩、赤芍、炒丹皮各 10g，生地、生石膏、绿豆衣各 30g，莲子心、琥珀各 6g，水牛角粉 4g（冲服），加服安宫牛黄丸 1 粒。

2. 单验方

（1）地丁饮：紫花地丁、野菊花、金银花、连翘、半枝莲、蒲公英、草河车、赤芍、丹皮、甘草煎服。

（2）西黄醒消丸：每日 2 次，每次 3g。

（二）外治法

初起焮赤肿胀时，先用黄柏汁洗涤，然后外敷玉露膏或金黄膏，或紫金锭或蛇药片，若炎症明显，范围扩大，选用《外科真诠》人龙散外敷。

【按语】

加强个人防护，防止外伤。

皮肤炭疽

本病由炭疽杆菌所致人和畜类均可发生的急性传染病，本文以皮肤炭疽为主，对肺炭疽和肠炭疽从略。类似中医所称鱼脐疔疮。

【病因病机】

皮肤破损，接触病疫死畜，或污染皮毛，毒气自疮口进入皮肉，经络阻隔，气血凝滞，蕴结不解，皮肉腐坏，而患本病。少数患者，还因疫毒侵入营血，尚可发生走黄逆证。

【诊鉴要点】

（一）诊断依据

1. 潜伏期为12小时至12日，一般为1~3日。

2. 因感染途径不同，临床上分皮肤炭疽、肺炭疽、肠炭疽三型。

3. 皮肤炭疽通常发生于手、前臂、面和颈等露出部位。

4. 最初在病菌侵入处发生红色小丘疹，迅速演变为水疱，周围组织肿胀和浸润，继而水疱化脓或带血并自然破裂，病灶中心形成凹陷性黑色干痂，四周发红肿胀，又出现小水疱和脓疱。

5. 伴有发热、呕吐、头痛、关节痛及全身不适等症状。

6. 少数严重病例，局部呈大片水肿，形成大疱和坏死，伴有高热和严重的全身中毒症状，可在几日或几周内死亡。

（二）鉴别诊断

丹毒：皮色鲜红，边缘清楚，焮热疼痛，发展期无疮形脐凹，常有反复发作史。

【治疗】

（一）内治法

1. 辨证论治

（1）初期：患处发痒，继起红疹，形如纹迹，伴有微热，周身不适，脉浮数。

治宜解毒消瘴，行气和营。方选仙方活命饮加减：当归、赤芍、花粉、制乳没各10g，金银花、地丁、蒲公英、草河车各15g，浙贝母、连翘、陈皮各12g，甲珠、川芎各6g。另服蟾酥丸和玉枢丹。

（2）中期：续发水疱，其色暗紫，破溃结痂，色黑如炭，疮形凹陷，形似龟脐，疮周肿胀，四畔水疱，破流黄水，发热呕吐，头痛身痛，舌质红，苔薄黄，脉数。

治宜解毒清热，利湿消肿。方选五味消毒饮、黄连解毒汤合裁：蒲公英15g，金银花、地丁、连翘各12g，甘草、黄连各6g，川牛膝、黄芩、黄柏各9g，半枝莲、草河车各30g。

（3）晚期：余毒未尽，病程1~2周，腐肉分离，渐至脱落，但有少数病例，坏死黑痂周围又起水疱，红肿明显，壮热不退，关节、肌肉疼痛，此乃疫毒内陷营血，攻于脏腑的走黄。

治宜清营解毒，扶正护心。方选犀角地黄汤、五味消毒饮合裁：水牛角30g，丹皮、黄连各6g，金银花炭、蒲公英、地丁、草河车各15g，川牛膝、生薏苡仁、焦栀子各9g，半枝莲、白花蛇舌草各30g，琥珀4.5g（冲）。

加减法：呕吐口渴加竹茹、法半夏，大便泄泻加地榆、马齿苋，大便下血加槐花、地榆、卷柏、黄芩炭，咳吐血痰加藕节、白及、鱼腥草、桑白皮，壮热不退加生石膏、竹叶，神昏谵语加服安宫牛黄丸或紫雪丹，风动惊厥加羚羊角、钩藤、龙齿、茯神，黄疸加生大黄、茵陈，阴液损伤，舌红少津加玄参、鲜石斛、麦冬。

2. 单验方

（1）绿矾散：绿矾15g，丹参7.5g，马兜铃根4.5g，麝香少许，研末外敷。

（2）鲤鱼目：烧灰研末，外敷。其他鱼目皆可，鲮鱼目尤佳。

（3）吴茱萸或牛蒡子叶，或地鳖虫，或栗子，任选一种，捣烂，外敷，适用初期。

（二）外治法

1. 初、中期选用玉露膏掺10%蟾酥合剂，或用天仙如意散外敷。

2. 中、后期黑腐不脱，先用三棱针刺破疮面2~3处，外掺麝香少许，或阴毒内消散，或二宝丹；若腐脱但未脱尽选用5%蟾酥合剂或七三丹，外掺疮面；腐脱尽，用冰石散，或生肌散，外掺，盖贴黄连膏。

【按语】

1. 从事畜产品加工者，经常做好消毒隔离工作，注射疫苗是可靠的预防措施。

2. 病畜、死畜应杀死并予以焚毁或深埋于地面2m以下。流行区域的家畜应预防接种。

3. 首选青霉素，如青霉素过敏者改用氯霉素。尽快控制病情，有利机体的康复。

气性坏疽

本病由厌氧性梭状芽胞杆菌所引起的创伤性感染。主要特征为进行性肌肉组织坏死、水肿及产气现象，病人可因严重中毒而死亡，多数中医学者认为本病属烂疔，部分认为类似中医热毒阳证的范畴。

【病因病机】

外伤皮肉破损，接触潮湿泥土、脏衣、脏物等，感染外来特殊之毒，是其发病的外因，然其内因则是膏粱厚味或情志内伤，内蕴湿热，脏腑蕴毒。外侵毒邪自伤处与湿热之邪相合，毒热横逆猖獗，气血乘之，迅即腐烂，毒热循经内攻入里，则见败血症。

【诊鉴要点】

诊断依据

1. 多有严重外伤史，常见于下肢。

2. 初起创口仅见胀裂样剧痛，难以遏制，继而创口周围水肿、苍白、紧张光亮，肤色转为紫红、灰黑色，伤口外溢浆液性或浆液性血性液体，重按则有浅棕色浑浊的稀薄脓液，混以气泡，恶臭。

3. 高热烦躁，头昏，呕吐，烦渴引饮，食欲不振，大便秘结，小便短赤，若肿势蔓延，腐烂不止，持续高热，神志昏迷，黄疸，提示合併走黄，危及生命。

【治疗】

（一）内治法

辨证论治

1. 湿火壅盛证　暗红肿胀，化腐甚易，疮流气性恶臭脓液，伴高热烦躁，头痛呕吐，面色苍白，大便秘结，小便短赤，舌质红绛，苔薄黄，脉滑数。

治宜清热利湿，解毒消肿。方选革薢渗湿汤、五神汤合裁：革薢、黄柏、泽泻、丹皮各10g，金银花、生苡仁、赤茯苓、生地各15g，车前子（包）、川牛膝、宣木瓜各10g，赤小豆30g。

2. 毒火内攻证 腐烂不止，分界不清，伴高热谵语，神志昏迷，黄疸，舌质红，苔黄焦糙，脉细数。

治宜凉血解毒，清热利湿。方选清瘟败毒饮加减：生石膏（先煎）30g，生地15g，玄参、赤芍、桔梗、黄芩、连翘、丹皮各10g，焦栀子、炒黄连、甘草、知母各6g，金银花、黄芪各12g。另服安宫牛黄丸或紫雪丹。

加减法：胸闷、纳呆加郁金、大豆卷、蚕砂、麦芽，患肢重者加木瓜、防己，气阴两虚加山药、石斛、天麦冬、花粉。

（二）外治法

初起用玉露膏外敷；如肤色紫黑，加用蟾酥合剂；腐肉与正常皮肉分离清楚，改用五五丹或5%～10%蟾酥合剂；腐肉脱落，掺生肌散，或生肌象皮膏，至愈为佳。

【按语】

1. 给予足够剂量的青霉素。
2. 注射多价气性坏疽抗毒素。
3. 有条件时可将病人置于高压氧舱，提高血液和组织中的含氧量，以增强治疗效果。

红　癣

本病是由微细棒状杆菌引起的间擦部位的浅表感染，类似中医所称丹癣。

【病因病机】

多由热体被风湿虫邪所侵袭，留于腠理而成。亦有因汗衣湿溻，淹渐皮肤，湿热浸滞毛窍所致。或由接触传染而生。

【诊鉴要点】

（一）诊断依据

1. 患者多见于男性青年，好发于皮肤较为柔嫩的皱褶部位，如阴部、股部、腋下和足趾等处。

2. 皮损为圆形或不规则形，呈淡褐色或略带红色，上覆少量鳞屑。

（二）实验室检查

滤过紫外线光检查有红色荧光，并在病损处查到菌体。

（三）鉴别诊断

注意与体癣、股癣、足癣、花斑癣相鉴别，通过真菌检查、培养和滤过紫外线光检查容易区别。

【治疗】

外治为主，无须内治。不过鉴于本病多发生在柔软而皱褶区域，不应外用刺激性强的制剂。可酌情选用二号癣药水，或颠倒散洗剂，或红癣霜等。

【按语】

面积较大者，全身治疗十分必要，首选红霉素。

跖部沟状角质松解症

本病由多种菌属与放线菌属、奴卡菌属、链丝菌属等所引起。温暖潮湿是发病的必要条件。

【病因病机】

足跖久泡浆泥，或久站潮湿之地，致使湿毒蚀肤而成。

【诊鉴要点】

诊断依据

1. 跖部及趾下，尤其是跖前部和足跟部的角质层发生多个散在性环状，或点状的浅表剥蚀，直径 2 ~4mm，边缘绕以深的黑沟，而呈火山口状。
2. 常伴多汗，或浸渍现象及恶臭。
3. 重症或长途步行后，可有红肿疼痛等。
4. 病程慢性，可持续数年，常在湿热季节加重，干冷季节减轻或消退。

【治疗】

无须内治，专从外治。视病情选用燥湿、祛臭、软皮、杀菌的中药浸泡之。常用的外用方有干葛水洗剂，或用陈皮、五倍子各 30g，香附、细辛各 10g，水煎取汁，待温浸泡患处，每日 1 ~2 次，每次 15 分钟。

【按语】

加强个人防护，保持鞋袜清洁干燥。

游泳池肉芽肿

本病由游泳池分枝杆菌，经破损皮肤侵入而发生局限性皮损。

【病因病机】

感染邪毒，侵肤而成。

【诊鉴要点】

诊断依据

1. 病者以儿童、青年居多，特别是在游泳池或养鱼池中皮肤破损而感染。

2. 手、足、肘、膝、踝、指（趾）、下肢等区，在病菌侵入的部位出现红褐色丘疹、结节或斑块，偶尔软化或破溃而形成浅表溃疡。

3. 皮损一般在几个月至2、3年内自愈，但个别持续数年至十几年。

【治疗】

（一）内治法

皮损呈暗红色，丘疹结节同时存在，压痛明显，偶见浅表溃烂，脉舌正常。治宜扶正解毒，活血退斑。方选四妙汤加减：金银花、黄芪、茯苓、板蓝根各12g，赤芍、当归、丹皮、紫草、浙贝母各10g，甘草6g，赤小豆，薏苡仁各15g。

（二）外治法

按溃疡处理。

【按语】

皮肤外伤未愈时，不可参加游泳。

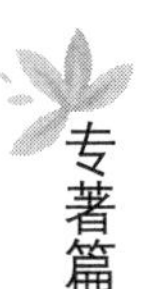

第七章　真菌性疾病

头　癣

本病由皮肤癣菌感染头皮及毛发所致的疾病，根据致病菌种类和宿主反应性不同可分为黄癣、白癣和黑点癣三种类型。头癣好发于儿童，传染性较强，可通过理发工具或接触受染动物而感染。中医根据皮损特征将黄癣列入肥疮，白癣类似白秃疮，脓癣接近赤秃。

【病因病机】

1. 脏腑不和，腠理空疏，毒染而成。
2. 脾胃湿热，熏蒸而上，郁久化虫，虫蚀发根而成秃疮。
3. 理发或者不洁衣帽、枕巾，互相毒染而成。

【诊鉴要点】

（一）诊断依据

1. 黄癣　典型损害为碟形硫黄色黄癣痂，中心有毛发贯穿，发无光泽，参差不齐。久之可形成萎缩性瘢痕，造成永久性秃发。致病菌为黄癣菌。

2. 白癣　常呈圆形或不规则形之灰白色鳞屑性斑片。表面的病发多在距头皮3～4mm处折断，病发根部有一白色菌鞘。皮损常呈卫星状分布。一般青春期后可自愈。不留痕迹。致病菌为小孢子菌。

3. 黑点癣　为多数散在点状鳞屑斑，病变的发出头皮即折断，呈黑色小点状。致病菌为毛癣菌。

4. 脓癣　白癣和黑点癣的炎症较重者，可形成头皮脓肿，致病菌多为亲土性或亲动物性的真菌。典型的损害是化脓性毛囊炎。形成暗红色境界清楚的圆或椭圆形脓肿，表面柔软，有波动感，可形成多个排脓小孔呈蜂窝状。

（二）实验室检查

1. 真菌直接镜检　黄癣病发内可见发内菌丝或关节孢子，黄癣痂中可见鹿角菌丝及孢子；白癣病发外包绕着密集镶嵌排列的圆形孢子；黑点癣为发内成串排列的链状孢子，孢子较大。

2. 真菌培养　可帮助确定致病菌种。

3. 伍德灯检查　黄癣呈暗绿色荧光，白癣为亮绿色荧光，黑点癣无荧光。

【治疗】

（一）内治法

1. 辨证论治

（1）湿热化毒证（脓癣）：毛囊隆起，焮红肿胀，上生脓点，压之脓溢，痛痒相兼，伴有口干、颈项淋巴结肿大，舌红苔薄黄，脉细数。

治宜清热化湿，解毒散结。方选驱毒汤加减：金银花、防风、地丁、黄芩、牛蒡子、赤芍、甘草各10g，连翘、蒲公英各12g，蛇舌草、茵陈、薏苡仁、赤茯苓各15g。

（2）风湿互结证（黄癣）：红色丘疹、脓疱、渗出糜烂，散发鼠屎臭气，毛发焦枯，甚者发落不长。舌红苔少，脉数。

治宜散风除湿，凉血解毒。方选荆防散加减：荆芥、防风、炒牛蒡子、连翘各6g，玄参、花粉、大浙贝母、赤芍各10g，生地、金银花、首乌各12g。

2. 单验方

（1）防风通圣丸，每次6g，每日3次。

（2）鲜苦楝子（打碎）适量，放入棉油中熬枯去渣，取油外擦，每日2~3次。

（3）百草霜碾碎，麻油调擦。每日2~3次。

以上三方适用于白癣。

（4）铜绿、松香各10g，黄蜡6g，香油45g煎熬去渣，取油外擦，每日1~2次，适用于黄癣。

（5）香薷60g，胡粉30g，猪脂15g，水煎香薷取汁，与胡粉猪脂和匀，每日外涂多次，适用于脓癣。

（二）外治法

重点杀虫止痒并适当配合拔除病发，视病情选用肥疮膏、秃疮膏、扫虫散等，任选一方外涂。

【按语】

1. 消毒理发用具，防止感染的传播。
2. 酮康唑饭后服用。若应用超过1个月者须查血常规和肝肾功能。

手　癣

本病由红色毛癣菌所致的皮肤癣菌感染。主要发生在手掌指间，也可波及手背，手癣中医统称鹅掌风。

【病因病机】

气血不足，虫邪乘虚而袭，使之风湿诸邪，凝聚肌肤，气血不能荣润，皮肤失养所致。

【诊鉴要点】

（一）诊断依据

1. 病变部位以掌心和手指腹面为主。

2. 初起发生针帽大小水疱，透明如晶，继而疱破，滋液极少，不久干涸，迭起白屑，日久干糙变厚，皲裂而痛，屈伸不利。

3. 夏季病情加剧，冬季减轻，若不医治，年久难愈。

4. 起水疱时，刺痒难忍。

（二）鉴别诊断

手部皲裂性湿疹：冬季发病，但开始为红斑、丘疹、水疱如粟，痂皮迭起，皮干坼裂，形似钱币，局限固定，常年难愈，反复发作。

【治疗】

（一）内治法

1. 辨证论治

（1）风湿证：初发时仅见针帽大的水疱，搔破滋水外渗，水窠干涸脱皮，留下环状鳞屑，皮枯，自觉痒不可忍，舌质淡红，苔少，脉浮数。

治宜祛风利湿，益肾解毒。方选六味地黄汤加减：生地、茯苓、山萸肉、炒白芍、麦冬各12g，炒丹皮、泽泻各10g，山药30g，柴胡、石菖蒲各6g。

（2）脾虚血燥证：病程迁延日久，或者失治，皮纹宽深，肥厚粗糙，皲裂痒痛相继而现，宛如鹅掌，自觉枯痛，影响工作，舌燥少津，脉虚细且数。

治宜养血润燥，扶脾杀虫。方选当归饮子加减：当归、川芎、桂枝、甘草各6g，何首乌、黄精、熟地、炒白芍各15g，山药、麦冬、石斛、炒扁豆、玉竹各12g。

2. 单验方

（1）熊脂膏：熊油30g，瓦松10g，轻粉、樟脑各3g研末。用法：先用甘草10g，桂枝6g煎汁外洗，烘干。以熊油调药粉外搽而烘之，每日3次。

（2）川芎、首乌、苍术、赤芍、紫花地丁、防风、花粉、荆芥各30g，陈蕲艾120g，煎汁熏洗。

（3）膏药：凤仙花（连根花叶晒干）、苍耳叶各120g，血余100g，鹿角屑、络石藤、百部、茜草、剪草各60g，人指甲15g，甲珠、羌活、龙骨、麻黄、蕲艾、威灵仙各30g，麻油500ml，同熬至滴水不散，去渣离火，再下铝粉120g，银珠120g，黄蜡、乳香各60g，和匀，备用。临用炖化，摊贴患处。

（二）外治法

1. 皮疹以丘疱疹、鳞屑为主选用浮萍醋、藿香浸泡剂、鹅掌风浸泡剂、醋泡方，或用鹅掌风癣药水、土槿皮百部酊、复方土槿皮醋剂等。

2. 皮疹有轻微渗液、糜烂或水疱，选用黄丁水洗剂、黄精水洗剂，煎汁湿敷，继用灭癣止湿粉、鹅掌风止痒粉。

3. 皮肤干枯或皲裂作痛，选用二矾散熏洗之，继用疯油膏、润肌膏、大枫子油、红油、土大黄膏、东矾散等。

（三）其他疗法

1. 毫针法 内关、合谷。方法：施泻法，行提插手法不留针，每日1次。

2. 灸法 阿是穴（皮疹区）。方法：先用生附子切厚片置于阿是穴上，艾炷灸5~10壮，然后用葱汁调下方（白附子、川乌、草乌、僵蚕、铜绿、密陀僧、轻粉、胆矾各3g，麝香0.3g研细末）如糊状，外敷之。

3. 浆泡法 豆浆两大碗，川椒、透骨草各15g，煮沸，待温，泡手约2小时，每日1次。

4. 热烘法 先涂疯油膏或红油膏，继用电吹风或火烘患处，每日1次，每次20~30分钟。

5. 烟熏法 先用油核桃擦手，炉内置常山500g上用胡桃青皮盖好，燃烧熏之，7日不沾水，退去老皮即愈。

6. 穴位注射法 内关、合谷。方法：采用50%当归注射液，针刺得气后，各推注1~1.5ml，2日1次。

【按语】

1. 原患脚癣者应尽早治疗，以免招致本病的发生或加重。

2. 按照冬病夏治的原则，在夏天用浮萍醋之类的中药浸泡，颇有效验。

足　癣

本病是因红色毛癣菌感染于脚趾部及趾间的病变称足癣，又称脚气疮。

【病因病机】

1. 湿热下注 因水湿浸渍，坐卧湿地，或地居卑湿，外染湿毒，循经下注于足，郁结而成。

2. 正虚邪袭 肾主下焦，肾虚则经络空虚，风湿或湿热外邪，乘虚侵肤，两者相互搏结于肌肤。

此外，接触病者鞋、袜等用品，致使毒邪染着，皆能致病。

【诊鉴要点】

（一）诊断依据

1. 病变多发生在足趾跖缘。

2. 趾间或跖缘出现小水疱，搓破则滋水外溢，气味腥臭，若反复搓擦趾间浸渍腐白皮肤，皮去显露鲜红色的糜烂面，部分水疱进而酿成紫白黄疱。

3. 部分趾间干痒，皮肤粗糙脱皮，甚至裂口而疼痛。

4. 自觉瘙痒。

5. 夏重冬轻，旷久难愈。

（二）鉴别诊断

1. 稻田皮炎 多见于农民，有插秧史，除脚部外，手指缝也同时累及，病程短暂，停工休息几日后即可愈。

2. 菜农皮炎 常有挑水浇菜的职业史，同时累及足底足跟，并起水疱与脓疱，停工1周后多可自愈。

【治疗】

（一）内治法

1. 辨证论治

（1）湿热下注证：趾间浸渍腐白，腐烂流水，气味腥臭，搓破腐白皱皮则显露潮湿鲜肉，黏水似脂，或者搓破毒染，皮脱腐烂，自觉疼痛，步履艰难，焮赤肿胀，舌质红，苔少或薄黄，脉濡数。

治宜清热利湿，解毒消肿，方选五神汤加减：金银花、地丁、生薏苡仁、赤茯苓各15g，黄柏、川牛膝、泽泻、炒丹皮、车前子（包）各10g，青皮6g。

（2）肾虚风袭证：病久不愈，时常趾间奇痒难忍，或者浮肿或有滋水外溢，或者干痒脱皮，甚者皲裂，遇热或遇水则疼痛不适，舌质淡红，少苔，脉虚细。

治宜补益肾气，散风利湿。方选犀角散加减：干地黄、山萸肉、生黄芪各12g，天麻、羌活、防风、炒黄芩各10g，槟榔、炒枳壳、乌梢蛇各6g，白鲜皮、山药、泽泻各15g。

2. 单验方

（1）苦参30g，或黄精120g，或马齿苋、车前草各30~60g，或苦参、石菖蒲、野艾任选一种，煎汁泡脚，或湿敷。适用于水疱或毒染阶段。

（2）石膏、轻粉各等份；或青黛15g，海螵蛸36g，石膏面120g，冰片3g；或六一散9g，枯矾3g；或五倍子、海螵蛸各等份。任选一种，研极细粉，外扑趾缝。适用于浸渍或腐白阶段。

（3）土槿树皮根90g浸入白酒250ml，7日后外搽。适用于浸渍或腐白阶段。

（4）朴硝9g，桐油调匀，涂于患处，适用于毒染红肿阶段。

（二）外治法

1. 皮疹以水疱为主 选用于葛水洗剂、漏芦汤，或用一枝黄花，或用王不留行30g，明矾9g煎汁，泡足或湿敷，每日2次。

2. 皮疹以浸渍腐白为主 先用石榴皮水洗剂，泡脚，后用花蕊石散，或龙骨散，外扑。

3. 皮疹以糜烂、红肿、渗出为主，合并染毒选用黄丁水洗剂，泡脚，继用青黛散、真君妙贴散，植物油调成糊状，外涂患处。

4. 皮疹以干燥、脱屑和皲裂为主，选用疯油膏、润肌膏、红油膏、透骨丹、雄黄膏等外搽，每日1~2次。

（三）其他疗法

1. 毫针法

（1）循经取穴：主穴：合谷、后溪、中渚，八邪；配穴：大陵、三阴交、太溪。

（2）辨病取穴：浸渍型与水疱型主穴：玉枕（双）；配穴：承山或承山下5分处。方法：施泻法，留针30分钟，每1～2日1次。

2. 穴位注射法

主穴：三阴交、太溪。方法：采用0.25%盐酸普鲁卡因注射液，或50%当归注射液，任选一种，针刺得气后，每穴缓慢推注1～1.5ml，2日1次。适用于水疱型、浸渍型足癣。

【按语】

1. 汗疱或糜烂阶段，采用苦酸之类中草药浸泡或湿敷，对止痒和抑制渗出甚好。
2. 渗出糜烂严重时，采用穴位注射也十分有效。
3. 浸泡的中草药以温和为好，避免大辛大热之品，否则有激惹皮损加重病情之虑。

甲　癣

本病是由皮肤癣菌侵犯甲板所致的一种皮肤病。既可因外伤直接侵犯甲板，又可继发于手足癣。由于甲板较厚，药难透入，感染常不易治愈。

【病因病机】

本病外因虫淫，内因肝虚，邪趁虚而患斯疾。原患鹅掌风或脚湿，手抓趾缝，亦会染毒而生。

【诊鉴要点】

（一）诊断依据

1. 初期指（趾）甲远端失去光泽，逐渐增厚或萎缩，与甲床分离。
2. 严重时爪甲蛀空而残缺不全，甚者爪甲变形，甲板变脆易破损，表现为凸凹不平。
3. 合并念珠菌感染常伴有甲沟炎，甲沟红肿，很少化脓。

（二）鉴别诊断

1. 脆甲症　甲壳不韧不坚，多易断裂，此病与长期浸泡碱水有关。

2. 厚甲症　甲壳增厚，为外伤或某种皮肤病的兼发。

3. 甲变色症　甲壳上为点状或条状异色的斑点，甚至全甲变色，可能与服某些药物有关。

【治疗】

（一）内治法

1. 辨证论治

病久迁延，爪甲枯槁，色泽灰白，甲壳缺损，或者甲壳空洞与甲床分离，证属肝血亏虚，血不荣爪。

治宜补养肝血。方选补肝汤加减：当归、白芍、麦冬、山茱萸、木瓜各10g，熟地15g，川芎、甘草、补骨脂各6g，何首乌、桑椹子、枸杞子各12g。

加减法：病甲在手指加桂枝、桑枝、姜黄，病甲在足趾加牛膝、青皮、柴胡。

2. 单验方

（1）猪苦胆套在病甲上，每日1次，10～20次后，再外涂米醋至愈。

（2）生半夏（剥去外皮）5个，米醋1匙，同放在碗内磨，取汁外涂。

（二）外治法

1. 搽药法 先用锋利的刀片轻刮病甲，然后涂药，选用灰指甲药水1号或2号，每日2～3次，直至新甲长出为止。

2. 浸泡法 醋泡方、灰指甲浸泡剂、鹅掌风浸泡剂，任选一种，每次浸泡30分钟，待甲壳软化，用刮刀刮去污物，每日1次。

3. 布包法 取凤仙花30g，明矾9g，或土大黄3g，凤仙花梗1棵，枯矾6g，捣烂如泥，包敷病甲，每日换1次。

4. 贴膏法 选用黑色拔膏棍，将药棍加温外贴病甲，3～5日换1次。

5. 拔甲膏 采用拔甲膏，贴在患处，经3～5日换药，清除病甲后，再外涂灰指甲药水1号或2号，直至新甲长出为止。

【按语】

鉴于指甲生长缓慢和甲板组织致密，药物渗透比较困难，因此，治疗必须持之以恒。

体　癣

本病是发生在光滑皮肤上的浅层真菌感染，其病原菌以小孢子菌、毛癣菌为主。类似中医所称圆癣。

【病因病机】

夏季，其湿热之邪感受于肌肤，肤热多汗或潮湿，更易诱发或促使癣疾的加重。

【诊鉴要点】

（一）诊断依据

1. 好发于躯干、面、颈等处。

2. 皮疹开始为群集的红丘疹或丘疱疹，渐次增多向外扩展而呈圆形、半圆形或同心圆形红斑，边界清楚，中心渐愈，周边隆起且有红丘疹，丘疱疹集聚，有时见细薄鳞屑。可为单发，有时也可复发。

3. 自觉瘙痒或奇痒。

4. 病情往往夏季加重，冬季减轻乃至消失，但在第二年夏季或许又死灰复燃。

（二）鉴别诊断

1. 玫瑰糠疹 多为椭圆形红斑，边界清楚，周边隆起而无丘疹，长轴与皮纹平行，常先有母斑，而后发躯干，皮疹多发散在。病程有自限性，不易复发。

2. 叠瓦癣　呈棕色丘疹或斑疹，渐次扩大形成多数同心圆形，状如叠瓦，鳞屑一端附着，一端游离而倾向中心。常年不愈，顽固难治。

【治疗】

外治法

1. 皮疹以丘疹、丘疱疹等为主阶段，选用癣酊，洗癣方，癣药水 1 号、2 号、3 号，治癣第一灵丹等。

2. 皮疹以糜烂、渗出为主时，选用青黛散、五倍散、花蕊石散等，待干燥后，仍涂癣药水。

3. 皮疹干燥脱屑，甚者皲裂时，选用癣药膏。

【按语】

轻微体癣一般经外治可愈，但泛发而顽固或有免疫功能缺陷时，则因选用系统抗真菌药物治疗。如伊曲康唑每日 100mg，连续 15 日，或 100mg，每日 2 次，连用 7 日。

股　癣

本病是特指发生在腹股沟、会阴部和肛门周围的皮肤真菌感染。病原菌同体癣。类似中医所称阴癣。

【病因病机】

夏日炎热，股内多汗潮湿，难以蒸发，湿热蕴久，酿成虫毒，侵袭肌肤而成，亦有内裤污洁，洗浴不勤，湿毒染着股阴所致，此外患手足癣等疾，搔抓不洁，上下相互传染而生。

【诊鉴要点】

（一）诊断依据

1. 发生在股内一侧或双侧。

2. 初起在股上部内侧出现小片红斑，上覆鳞屑，逐渐扩展并向四周蔓延，呈环状或半环状，边缘有丘疹、水疱、结痂，中央自愈，脱屑或色素沉着，病程日久则浸润增厚，呈苔藓样变。

3. 严重时损害常扩展波及会阴、肛门、阴囊和阴茎根部等。

4. 自觉剧痒。

5. 夏重冬轻。

（二）鉴别诊断

1. 擦烂红斑　除阴股外，在腋窝与乳房下方等处亦可发生，表现为红斑、流脂及燥裂，局部有热痛感。

2. 外阴湿疹　阴囊或女阴先发，然后延及阴股与会阴，初为丘疹、红斑，继而结痂肥厚等。

【治疗】

（一）内治法

1. 辨证论治 阴股潮湿，多汗，局部出现擦烂乃至脂水溢渗，自觉痒痛相兼，伴口苦且干，小便短黄，舌红苔黄，脉弦数。

治宜清热燥湿，杀虫止痒。方选二妙丸加味：炒黄柏、炒胆草、焦栀子、赤苓各10g，苍术15g，生地、车前子（包）、萆薢各12g，白茅根30g，白鲜皮、苦参、威灵仙各6g。

2. 单验方

（1）阴部汗多或潮湿时，用枯矾、黄柏、五倍子、乌贼骨各等份，共研细末，外扑。

（2）痒感较重或有轻度渗出趋势时，用硫黄、吴茱萸各等份，共为细末，食油调成糊，外涂。

（二）外治法

1. 阴股皱褶皮肤薄嫩，不宜用刺激性较强的制剂，否则容易引起皮肤红肿等不良反应。初起可选用十大功劳叶适量，醋浸5日，过滤取药醋，外涂，还可用一号癣药水，或10%土槿皮酊，或阴癣油，或阴癣药水1号或2号。

2. 阴股多汗潮湿，选用湿毒药粉、花蕊石散，扑患处。

3. 损害肥厚，枯索痒重，可用羊蹄根散、止痒膏和中成药癣湿药膏，外花斑癣搽之。

【按语】

1. 内裤以宽松棉织品为好，应经常换洗，保持干燥。

2. 女性患者若发现白带较多，不可穿紧身衣裤。

花斑癣

本病由糠秕马拉色菌所致的皮肤浅表慢性真菌感染。夏天多发皮损，多位于汗腺丰富部位，故俗称汗斑。

【病因病机】

多由体热被风湿所侵，郁于皮肤腠理所致，或因汗衣着体，复经日晒，暑湿侵滞毛窍而成。

【诊鉴要点】

（一）诊断依据

1. 好发于胸背、腹部，也可延及面颈和其他部位。

2. 多见于成年人，尤好发于夏季和出汗多的人。

3. 皮损初起为许多细小斑点，很快扩大成米粒或豆大圆形斑片，覆有极细鳞屑，斑色浅白，浅红，黄棕或暗棕色。

4. 轻度瘙痒，且有传染性和复发性。

（二）鉴别诊断

1. 白癜风 正常皮肤中间出现散在的白色斑片，大小不等，边界清楚，白斑中毛发也白，无痛痒感觉。

2. 玫瑰糠疹 初起有母斑，迅速波及躯干。皮损为椭圆或圆形红斑，其长轴与皮纹方向一致，有秕糠状鳞屑。

3. 皮肤异色症 多为中年人，好发于乳房、臀沟和腋窝皱襞之处，色素沉着，状如网眼，皮肤枯萎，兼有瘙痒之感。

4. 贫血痣 为先天禀赋所致。出生时即生，或发于幼儿。外形卵圆，重拍不红，四周皮肤发红，毫无痛痒，亦不沿开，终身难消。

【治疗】

（一）内治法

1. 辨证论治

一般不需内治，对于顽固病例，胡麻丸、防风通圣丸、万灵丹，任选一种，既可作成药服之，又可水煎内服。

2. 单验方

（1）皮损泛发顽固时，用贝母、南星各等份，研细末，生姜汁调药搽之。

（2）皮损干燥轻微脱屑时，用贝母、干姜各等份，研细末，水调洗浴，待汗为妙。

（3）皮损鳞屑较多时，用夏枯草适量，煎取浓汁，每日洗之，七日即脱，皮落可愈。

（4）皮损较重，痒感明显时，用五倍子、土槿皮各 30g 水煎外洗。

（二）外治法

先用肥皂方洗搽患处，然后再用雌雄四黄散、密陀僧散、汗斑擦剂、陀柏散、五香散，任选一种，若以紫色为主，用醋调，以白色为主，用姜片蘸药粉搽之，每日 1 次，搽后不要用水冲洗。此外，还可选用汗斑方 1 号或 2 号、普癣水等，每日 2 ~ 3 次。

【按语】

1. 避免穿用本病患者的内衣。
2. 患者内衣应煮沸消毒。

叠瓦癣

本病是热带及亚热带的一种浅部真菌感染。病原菌主要是同心性毛癣菌。类似中医浪花癣的范畴。

【病因病机】

风湿邪毒，浸淫肌肤，气血不荣，肌肤失养。

【诊鉴要点】

（一）诊断依据

1. 初起呈带棕色的丘疹，渐次扩大，其上脱屑，鳞屑一端附着于表皮上，另一端则游离而倾向中心。

2. 新的损害可在其附近陆续出现，互相融合，形成多环形花纹病变，形成窝纹癣。

3. 好发于臀部、躯干、四肢及面部等皮肤较薄之部位。

4. 病程为慢性，且不受季节的影响，有时可终身不愈。

（二）鉴别诊断

临床上应与体癣作鉴别，其要点见表 7－1。

表 7－1　叠瓦癣与体癣的鉴别表

鉴别要点	叠瓦癣	体癣
病程特点	常年不愈	夏重冬轻
基本损害	丘疹或斑疹	棕色丘疹或丘疱疹
鳞屑特征	位环状损害表面	竖立，游离缘向
中心	位损害边缘	平行于皮面上
形状	同心圆形，叠瓦状	圆或多环形
分布	平滑皮肤及皮肤黏膜交界处	平滑皮肤上
皮肤炎症	不明显，间或呈深色或淡色斑	比较明显
血检	可有嗜酸性粒细胞增加	无改变
侵犯毛发	不侵犯	偶可侵犯
治疗	顽固难治	较易治愈
病原菌	同心性毛癣菌	种类很多，如红色毛癣菌、石膏样毛癣菌、絮状表皮癣菌

【治疗】

外治法

鲜白鹤灵芝全草，切碎，加入适量煤油浸泡 1 日后为度，然后将捣碎的草药用数层纱布包裹，外涂患处，边涂边挤压，每日 3 次。

【按语】

治疗比较棘手，因此疗程较长，即使用药 1 个月以上，还有复发的可能。

癣菌疹

本病是由于原发真菌感染灶（头癣、足癣等）释放出循环的真菌抗原，由血流带至皮肤，该处发生了抗原抗体反应所呈现的一种变应性损害。类似中医脚丫毒。

【病因病机】

湿热内蕴，复遭风毒，两者郁久化毒，循三阳经下注于脚踝，凝结不散，毒溢于皮肤而成。

【诊鉴要点】

（一）诊断依据

1. 病前多数有活动性癣病灶，如脚湿气、鹅掌风等，没有得到及时恰当治疗而继发。

2. 皮疹多种多样，有似蚂蚁窝，有如丹毒，有似湿疹样，有如猩红热样等，但以丘疹、丘疱疹、渗出、糜烂、脱屑最为常见、多见。

3. 部分伴有发热、食少、小便短黄等全身症状。

（二）鉴别诊断

本病应与汗疱疹、小腿丹毒、湿疹等相鉴别。

【治疗】

（一）内治法

1. 湿毒证 皮疹以丘疹、丘疱疹为主，疱破则有渗出、糜烂现象，自觉痛痒相兼，舌质红，苔薄黄微腻，脉濡数。

治宜清热利湿、解毒止痒。方选三妙丸加味：炒黄柏、苍术、槟榔、青皮各6g，忍冬藤、生薏仁、赤小豆各30g，汉防己、川牛膝、宣木瓜、赤芍各10g。

2. 热毒证 皮疹以红斑为主，局部焮赤肿胀，附近臖核明显，自觉痛重于痒，伴有发热，畏寒，食少，倦怠，舌质红，苔黄微干，脉细数。

治宜清热解毒，化湿消肿。方选败毒四物汤：赤小豆、马鞭草、败酱草、车前草各15g，生地、炒丹皮、当归尾、川牛膝各10g，赤芍、赤茯苓、甘草梢各12g。

加减法：足背肿胀，指压凹陷加茵陈、泽泻、猪苓；剧痒，渗液较多加蚕砂、茯苓皮、冬瓜皮；畏寒、发热，加薄荷、苏叶、荆芥、防风；臖核肿硬加橘核、浙贝母、山慈菇。

（二）外治法

皮疹以丘疹为主，痒重，选用1%薄荷三黄水洗剂，外搽。渗出、糜烂明显，选用黄丁水洗剂、黄精水洗剂，煎汁，湿敷，然后再用五倍子五石散，植物油调糊或外扑，每日2次，还可用玉露散。皮疹以红斑、肿胀为主，选用大黄散或三黄散，植物油调成糊状，外敷患处，每日2次。

（三）其他疗法

1. 毫针法 合谷、曲池、三阴交、太溪。方法：施泻法，针刺得气后留针30分钟，每日1次。

2. 穴位注射法 三阴交、太溪。方法：常规消毒后，采用0.25%盐酸普鲁卡因注射液，针刺得气后，每次缓慢推注1～1.5ml，2日1次。

3. 刺血法　取八风穴。方法：常规消毒后，用28号1寸长毫针快速点刺出血，若不出血可在拔针后略挤压之以助出血少许，2～3日点刺1次。

【按语】

1. 脚癣患者因避免搔抓和烫洗等不良刺激。在急性期外用药物也应温和为好。
2. 渗出糜烂严重时，穴位注射对病情的控制颇有裨益。

念珠菌病

本病是由念珠菌属的真菌（白念珠菌为主）引起的皮肤、黏膜及内脏器官的急性或慢性感染。念珠菌属在正常情况下广泛分布于自然界和人体口腔、胃肠道、阴道黏膜及皮肤上，在免疫力低下的个体如大量使用广谱抗生素、皮质激素、免疫抑制剂和患“糖尿病”“肿瘤”的病人，很容易发生念珠菌感染。病变在口腔类似中医鹅口疮，系统性念珠菌病发生于肺部时属肺痿范畴，在肾脏属劳淋范畴，在肠部属下痢范畴。

【病因病机】

1. 心脾二经，热毒上攻或胎热蕴蓄，熏蒸于口。
2. 湿热下注，日久伤肾所致。
3. 脾胃湿热，内蕴或感受寒冷侵袭所致。

【诊鉴要点】

（一）诊断依据

1. 口腔念珠菌病　口腔黏膜上出现白色假膜，基底有红色糜烂、渗出。

2. 阴道炎　好发于糖尿病及妊娠妇女，阴道黏膜红肿、糜烂、表面有白色薄膜附着，白色或黄色凝乳状分泌物增多，自觉剧烈瘙痒。

3. 龟头包皮炎　常与性接触传染有关，在龟头及冠状沟和包皮内侧有针头或粟粒大的丘疱疹或小脓疱，可发展为糜烂，表面附着较多白色乳酪状膜，瘙痒剧烈。

4. 念珠菌性间擦疹　发生于间擦部位，包括指（趾）间浸渍、红斑、糜烂性损害。

5. 念菌性甲沟炎及甲病　甲沟红肿，挤之有少许分泌物，但很少化脓。甲板增厚，不易破裂，表面高低不平，可有白斑或呈棕黑色，但仍有光泽。

6. 念珠性肉芽肿　基本损害为结节、肉芽肿，表面可发生溃疡。皮疹好发于面部、头皮及指端，可呈疣状增生，高出皮肤表面2cm以上，表面有黏着的棕黄色痂，形如皮角，多见于慢性皮肤黏膜念珠菌病患者，伴有细胞免疫缺陷。

7. 系统性念珠菌病　为念珠菌侵犯内脏器官所致。支气管和肺念珠菌病最常见。常继发于口腔感染或血行播散，临床症状与一般肺部感染相似，但用抗生素治疗无效，消化道念珠菌病主要为食管炎及肠炎，泌尿道念珠菌病表现为尿路刺激症状，尿液混浊有絮状物，严重时可影响肾功能，念珠菌性心内膜炎常由白念珠菌以外的念珠菌引起，类似于亚急性细菌性心内膜炎的表现，还可有念珠菌性脑膜炎，症状与一般脑膜炎相同，严重时可发生脑脓肿和脑血栓。

8. 播散性念珠菌病 有念珠菌性败血症和皮肤黏膜等多个系统感染，血、尿、脑脊液及胸腹水培养均可阳性。

（二）实验室检查

1. 真菌学检查 采集自病变部位的标本直接镜检可见成群芽孢和假菌丝大量假菌丝存在说明念珠菌大量繁殖致病。播散性念珠菌病血培养阳性有助诊断。用改进法一溶解离心法可提高阳性率。

2. 血清学方法 ELISA 法或 AB－ELISA 法检测念珠菌多糖抗原对于部分系统性和播散性念珠菌病的诊断更为及时、准确，但也有可能出现假阳性或假阴性。

念珠菌病可与皮肤黏膜或内脏的许多疾病相似，其诊断应结合临床及真菌学检查的特点进行综合考虑。

【治疗】

（一）内治法

辨证论治

（1）湿热证（真菌性肠炎）：少腹疼痛，便后痛减，大便稀溏，夹有白色黏液，每日 1～10 次不等，伴有腹胀、纳差。大便常规检查：真菌（＋），培养：白念珠菌生长。

治宜清热燥湿，解毒杀虫。方选白头翁汤加减：白头翁 12g，秦皮 10g，苦参、千里光各 30g，云南白药 1g（冲下）。

（2）痰热证（霉菌性肺炎）：发热（37～39℃），咳嗽，吐白黏痰，胸痛，痰培养霉菌阳性。

治宜清热涤痰。方选沙参麦冬饮加减：沙参、冬瓜仁、麦冬、黄精、黄芩各 15g，胆南星、白及、法半夏、苦参各 10g，枳壳、茯苓各 10g，芦根 30g，甘草 3g。

（3）阳虚证（霉菌性肾盂肾炎）：高热，尿频，尿痛，腰痛，小便排出棉絮状异物，尿培养真菌阳性。

治宜健脾补肾，通利化浊。方选金匮肾气丸合八正散加减：山药、茯苓、狗脊、金樱子、锁阳、菟丝子、萹蓄、白蔹、薏苡仁各 12g，川牛膝、土茯苓、葎草各 15g，制附块、红参各 6g。

（4）实火证（口腔、外阴念珠菌病）：口内白斑雪片，啼哭不安或者外阴部位红肿糜烂，伴有尿黄、便秘，唇红，舌赤，苔黄，脉数。

治宜清泻实火。方选黄连解毒汤加味：黄连、黄柏、栀子各 6g，黄芩、生地、生石膏、板蓝根各 10g，莲子心 3g，灯心 3 扎。

（5）毒蕴下焦证（尿道霉菌感染）：尿潴留，尿道分泌物增多，自述尿道痛痒不适，尿培养：念珠菌生长。

治宜通淋利尿。方选三草饮：败酱草、夏枯草、车前草各 30g，千里光、蒲公英、薏苡仁各 15g，黄柏、知母、桃仁、川牛膝各 10g。

（6）虚火证（系统性念珠菌病调理阶段）：长期慢性病，或长期应用抗生素者。主症：面色无华，大便秘结或溏泄，舌淡，苔白，脉虚。

治宜扶正固本。方选保元汤加减。黄芪、党参、陈皮、白术、茯苓各 10g，肉桂、甘草、黄连、知母各3g。

（二）外治法

1. 口腔病变为主选用青液散外涂。

2. 病变在外阴区域选用五倍子12g，明矾6g，梅片0.8g，水煎，湿敷。每日2次。

3. 霉菌性肠炎用黄柏60g，青黛40g，肉桂10g，冰片2g，共研细末，加温开水300ml再煎10分钟，取药液待温，做保留灌肠。

【按语】

1. 大蒜新素60～100ml溶于5%葡萄糖溶液500ml静注。每日1次。

2. 氟康唑首剂400mg/d。静注或口服，以后200mg/d维持。系统性感染2～4周皮肤黏膜感染50mg/d，1～2周。龟头和阴道念珠菌病150mg即可。

3. 上述中药配合西药治疗，将会取得更好的效果。

4. 连续3次霉菌检查阴性后，方可认为治愈。

孢子丝菌病

本病是由申克孢子丝菌所引起的皮肤、皮下组织及其邻近淋巴系统的慢性感染。当孢子丝菌由损伤口进入组织，即可引起局部化脓性病变，机体抵抗力增强，损害局限于侵入部位附近者，即成固定型孢子丝菌病，若沿淋巴管蔓延，呈带状分布，称之皮肤淋巴管型孢子丝菌病，少数由血液循环播散全身，称之系统性孢子丝菌病。

【病因病机】

劳作不慎，皮肤破损，湿毒之邪，侵入皮肤、筋脉，致使气血凝滞，结块为病。

【诊鉴要点】

（一）诊断依据

1. 皮肤淋巴管型孢子丝菌病　又称树胶肿型孢子丝菌病，约占各种病例的75%，受伤后平均3周左右局部出现一小而硬的无痛性皮下结节，呈红、紫或黑色，当穿破皮肤后成为孢子丝菌下疳。初起溃疡，历经数周至数月可愈合并在它处出现新的损害，日久则沿其引流的淋巴管出现许多类似皮下结节。

2. 固定型皮肤孢子丝菌病　好发于面、颈、躯干，苏北地区发病率约占30%或更多，损害呈溃疡、肿胀状、疣状、痤疮样、浸润性、肉芽肿性或红斑样斑块，或呈鳞屑状斑片、丘疹、小结节等，有时自愈，也可持久不愈或愈合后又在局部呈其他形态复发。

3. 皮肤黏膜孢子丝菌病　少见，在口腔、咽喉部或鼻部发生红斑、溃疡或化脓性损害，后转变成肉芽肿性、赘生物性或乳头瘤样损害。

4. 皮外及播散性孢子丝菌病　主要侵犯骨、骨膜、眼和内脏，诸如肾、睾丸、乳腺、肝、脾、胰腺、甲状腺、心肌等。

5. 肺孢子丝菌病 主要由吸入孢子而发病，表现为慢性空洞型（发热、咳嗽、乏力等）和淋巴结病变型（肺门淋巴结、气管、支气管淋巴结）。

（二）鉴别诊断

应与兔热病、炭疽及其他细菌性疾病相鉴别，可从细菌学和血清学检查以资鉴别。此外，尚应与结节病、肿瘤等相鉴别。

【治疗】

（一）内治法

1. 辨证论治

（1）湿热痰浊证：在颜面或肢端的损伤区域，发现大小不一的结块，肤色暗红，疮顶变软破溃，少量稀薄灰黄色脓水外溢，愈后遗留瘢痕，或者在附近又发新起结节损害。

治宜清热化痰，和营散结。方选五神汤加减：金银花、茯苓、紫花地丁各15g，车前草、赤芍、当归各12g，海藻、昆布、一枝黄花各10g，黄药子、白僵蚕各6g。

（2）气血凝滞证：皮肤损害散在性分布于体表多处，同时在口腔内、咽喉壁出现溃疡，或伴有骨节疼痛，头痛头昏，舌质暗红，苔少，脉细涩。

治宜理气活血，通营散结。方选香贝养荣汤加减：制香附、浙贝母、玄参、干地黄、炒白芍各10g，白僵蚕、茯苓、当归、丹参、青陈皮各12g，夏枯草、连翘、赤小豆各15g，天龙1条。

（3）气阴两虚证：咳嗽痰少，胸闷不适，低热缠绵，体倦乏力，厌食，形体消瘦，眩晕等，舌质淡红，苔少或无苔，脉虚数。

治宜益气养阴，扶正固本。方选新定养肺琼玉汤加减：生地、人参、茯苓、黄芪、百合、山药、虎杖、阿胶珠各10g，炙甘草5g，生薏苡仁、蜂蜜各15g。

2. 单验方

（1）醒消丸：每日2次，每次3g，黄酒或温开水送下。适用于初期红肿疼痛阶段。

（2）小金丹（丸）：每日2次，每次1丸，温开水送下。适用结节难消或愈后瘢痕，有防止新起损害作用。

（3）松香500g，麻油45ml，烧酒60ml，百草霜少许混合熬炼成膏，外敷患处，7日换药1次，有一定疗效。

（二）外治法

1. 未溃时 选用金素膏，2日1次。

2. 已溃 选用九一丹撒在疮面上，外盖玉红膏，每日1次，直至疮敛。

【按语】

1. 手足被腐木外伤后，应立即作出相应处理，避免本病的发生。

2. 本病出现内脏损害时，应采取中西医结合治疗，10%碘化钾液为首选。对失效的病例，可改用两性霉素B。

放线菌病

本病是一种主要由厌氧放线菌所引起的慢性化脓性肉芽肿性疾患。最常见的致病菌为以色列放线菌。皮损溃破后，排出坚硬的硫黄颗粒，少数出现血行播散，类似中医所称颊疡。

【病因病机】

颊属阳明，风热痰浊，内侵肌腠，复遭外伤毒染，如拔牙、口腔黏膜损伤，毒邪乘隙侵入，以致气滞痰凝，经络阻隔，结肿成块所致。

【诊鉴要点】

（一）诊断依据

1. 患者多见于15～35岁之间，农业劳动者最多。

2. 病变多发生在下颌，初为局部肿痛，渐次发硬如木质，肤色暗红或黄紫色，酿脓变软，形成脓肿。

3. 脓肿溃破，流溢出带有黄白色的硫黄颗粒。

4. 病变向四周扩展，在陈旧结节上又起新的结节，再化脓、结疤，邻近脓肿可以互相沟通，相串成瘘管，严重时还会出现溃烂不敛，口吐臭痰，喘急神昏等危笃重证。

（二）鉴别诊断

1. 瘰疬性皮肤结核　流溢脓液呈败絮状，真菌检查阴性。

2. 奴卡菌病　原发感染在肺，75%病例有肺部症状。

【治疗】

（一）内治法

1. 辨证论治

（1）痰热壅滞证：初起患处硬结，肿痛不已，尚未成脓，周边红晕，质硬如木。伴有颈周臖核肿大，口渴心烦，便秘溲赤。舌质红苔黄，脉洪数。

治宜清热解毒，消肿散结。方选解毒散结汤加减：黄连6g，黄芩、栀子、生大黄、甲珠、当归尾、浙贝母、花粉各10g，金银花、夏枯草各30g。

（2）气血两亏证：脓成已溃，烂蚀穿透，日久不敛，相串成瘘。伴有面色少华，神疲乏力。舌质淡红，苔少，脉数无力。

治宜补气益血，扶正化毒。方选托里消毒散加减：党参、黄芪、当归各15g，白芍、白术、白芷、川芎、桔梗、浙贝母、白僵蚕各10g，金银花、蒲公英各30g，甘草6g，天龙1条。

加减法：痰浊壅盛加蛇胆陈皮末、竹沥、姜半夏，溃烂日久不敛加白蔹、金头蜈蚣、全蝎，神昏喘急加服安宫牛黄丸，口吐臭痰加鱼腥草、百部、芦根等。

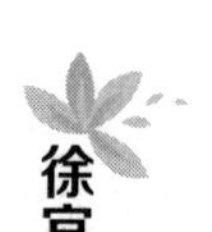

2. 单验方

（1）犀角升麻汤加减：黄芩、白芷、炒牛蒡子、浙贝母各10g，板蓝根、白僵蚕、金银花各15g，升麻、白附子、羌活、赤芍、川芎各6g。适用于初期、体质壮实者。

（2）二金散：郁金、鸡内金各等份，研细末，先用淡盐开水漱净，外撒患处。适用于疮蚀透腮颊阶段。

（3）双解贵金丸：大黄500g，白芷300g，研细末。水泛为丸，每次6～9g，每日2次。适用痰热毒壅证。

（二）外治法

1. 结块木硬未溃，金素膏、如意金黄散、紫金锭，任选一种，外敷患处；脓成初溃选用提脓散药线，引流脓液，外盖玉红膏。

2. 脓腐已尽选用二宝丹、生肌散，外盖玉红膏。

3. 若成瘘管则应扩创，再酌情撒去腐提毒、生肌长肉之品。

【按语】

血行性播散时，首选青霉素，静脉用药。若青霉素过敏者，改用红霉素，林可霉素也可。

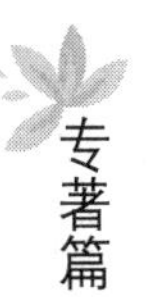

第八章　寄生虫、昆虫及动物性皮肤病

皮肤猪囊虫病

本病由猪肉绦虫的幼虫——猪囊虫寄生于人皮下、脑、眼等组织所引起的疾病。猪肉绦虫的天然中间宿主是猪，人既可以作为中间宿主，又是唯一的终宿主。类似中医所称痰核结聚证。

【病因病机】

食入未煮熟而带有虫体的猪肉，以及带有猪绦虫虫卵的蔬菜，或者饮用沾污了猪绦虫虫卵的生水，加之脏腑虚弱，致虫类繁殖滋长为本病。

【诊鉴要点】

（一）诊断依据

1. 分布广泛，主要在东北、西北、西南、华东、华北等地区。

2. 在皮下或肌肉内发生黄豆大至核桃大圆形或椭圆形痰核结块，质坚有弹性，可以推动，其中以躯干、四肢较多见。

3. 部分病例伴有头痛、呕吐，甚至神志模糊，步履不稳。若虫寄生于脑内某一区域，还会出现癫痫、抽搐等。

4. 伴见腹胀、腹泻、消瘦、贫血。

5. 囊包结节可自数个至数十个不等。

（二）鉴别诊断

1. 脂肪瘤　多发于肩、背等部位，为半球形肿块，大小不定，皮肤光滑，触之柔软，呈分叶状，类似橘瓣。

2. 皮脂腺囊肿　多发于面、颈等部位，为半球形囊肿，触之质硬，可有粘连，表面皮肤常萎缩变薄，有时可破溃，流出豆腐渣样物。

【治疗】

（一）内治法

1. 辨证论治

（1）痰湿阻络证：在躯干和四肢，可见皮下或肌肉结节状的疱肉，形态大小不一，皮核不粘连，偶有头昏乏力，食滞腹胀，遇寒冷则胀痛麻木感，舌质淡红，苔薄白，脉弦滑无力。

治宜消痰软坚，活血散结，杀虫通络。方选消瘤丸加减：丹参、党参、制半夏、陈皮各12g，茯苓、僵蚕、浙贝母各15g，炮山甲、全蝎、蜈蚣各10g，红花、石菖蒲、远志各6g。

（2）痰浊中阻证：除痰湿阻络证的证候外，还可出现各种临床表现，如剧烈疼痛，头重眩晕，视物不明，神情淡漠，痴呆不已，眩晕耳鸣，恶心呕吐，脘腹胀闷，四肢困重，食少纳呆。舌质胖大有齿痕，苔厚腻，脉弦数。

治宜涤痰利湿，醒脑通窍。方选涤痰方加减：陈胆星、制半夏各12g，枳实、橘红、茯苓各10g，石菖蒲、党参、浙贝母、天竺黄各6g。

（3）风痰上扰证：除痰湿阻络证的证候外，还可有皮肤与肌肉局部抽搐，手指麻木。重者偶可导致痫证发作，突然呼叫，失神跌仆、眼吊口歪，口吐涎沫，手足瘛疭，俗称羊角风。舌质胖大，苔白腻，脉沉弦滑。

治宜涤痰息风。方选化痰息风汤加减：清半夏、陈皮、地龙、钩藤、郁金各12g，茯苓15g，甘草10g，生龙骨、珍珠母、磁石各30g，蝉蜕6g。

加减法：大便镜检发现虫片加榧子、鹤虱、石榴皮，肌肤疱肉不消加鳖甲、甲珠、三棱、莪术，眩晕、肢颤加羚羊角、石决明、天麻、白花蛇、蛇蜕、僵蚕，猝然昏倒、舌强不语加菖蒲、远志、苏合香、冰片、麝香。

2. 单验方

（1）下虫丸：苦楝根皮、木香、桃仁、贯众、芜荑、槟榔、鹤虱、使君子、轻粉、干虾蟆。日服。

（2）化虫软坚丸：半夏、陈皮、南星、浙贝母、茯苓、昆布、海藻、甲珠、地骨皮、红花、远志、酸枣仁。口服。

（3）囊虫丸：雷丸、甲珠各150g，干漆炭、丹参各50g，雄黄25g，研细末，水泛为丸，如梧桐子大小。每日2次，每服2g。

（4）定痫丸：煅磁石、党参、茯苓各250g，全蝎、蜈蚣、琥珀各55g，甘草粉115g，贝母、天竺黄、青果、朱砂各30g，僵蚕125g。研细末，用鲜生姜125g（取汁）、鲜竹茹500g煎取浓汁泛丸，朱砂为衣。每日2次，每服6g，孕妇、出血及体弱者禁服。主治皮肤猪囊虫病兼有癫痫者。

（5）囊虫1号：雷丸90g，槟榔、使君子各60g，石榴皮、海螺、白矾各30g。制法：研细末，用白酒（50%～60%）1000ml，浸泡7日，密封备用。成人早晨空服15ml，每日1次。

（二）外治法

初期对个别皮下囊疱，可采用烙器（银制、铜制或铁制烙匙），烧赤烙之。

（三）其他疗法

1. 毫针法

（1）辨病取穴：主穴阿是穴（皮损区）；配穴：头痛头昏加百会、天柱、太阳、列缺，视力下降加睛明、养老，癫痫样抽搐加腰奇、长强、鸠尾、间使、四神聪、人中、后溪。方法：施泻法，针刺得气后留针30分钟，每日1次。

（2）局部取穴：阿是穴（皮损区）。方法：常规消毒后，采用0.5～1寸毫针，沿结节边缘的上下左右各斜刺1支，针尖朝结节中心，捻转得气后留针30分钟，3日1次。

2. 火针法 阿是穴（皮损区）。方法：常规消毒后，火针烧红后快速刺入肉疱后拔出，3～5日1次。

【按语】

1. 加强宣教，尽可能吃熟食。
2. 加强管理，禁止将感染囊虫的猪出售。

钩虫皮炎

本病是由于钩虫的幼虫侵入皮肤引起的皮肤损害。本病如发于农民，以夏秋湿热季节多见。钩虫的卵随大便排出，在土壤中孵化出有感染力的丝状蚴，钻入皮肤即引起钩虫皮炎。类似中医的粪毒块。

【病因病机】

夏秋之交，粪肥入田，雨后湿蒸，温热化虫，农田劳役，腠理虚开，触粪中毒。

【诊鉴要点】

（一）诊断依据

1. 患者以农民（包括菜农、蚕桑种植者）、矿工等为主。
2. 病变多发生于接触泥土的手足指（趾）、足背乃至踝部。
3. 夏天和初秋的湿热季节更易发病。
4. 初起仅感刺痒，继而出现红斑、丘疹、丘疱疹和风疹块，部分演变为水疱、脓疱、搔抓则能毒染成疮。
5. 部分在皮疹发生后的3～15日内，相继发现咳嗽、声嘶、气喘、怔忡、浮肿等全身症状。

（二）鉴别诊断

1. 足癣 脚趾缝内发生丘疱疹，浸渍腐白，抓破则腥臭脂水渗出，病情夏重冬轻。

2. 癣菌疹 皮疹常发生于活动性足癣后，对称性发生丘疱疹、水疱、抓破渗液，原发脚气疮治好后，本病也随之好转。

3. 黄疸病 遍身染黄，目珠亦黄，食呆少饮，体困肢软，大便灰白，怕吃油腻食品，手足无皮肤症状。

【治疗】

（一）内治法

1. 辨证论治

（1）湿热毒虫证：在接触泥土的区域，可见红斑、丘疹、丘疱疹和风疹块，自觉刺痒不适，舌质红，苔薄黄，脉濡数。

治宜清热化湿，杀虫止痒。方选集效丸加减：贯众、槟榔各12g，乌梅、广木香、使君子、芜荑各6g，炒枳壳、熟大黄各10g，甘草4.5g，藿香、佩兰、茵陈各15g。

（2）脾虚胃弱证：脘腹胀闷，四肢浮肿，大便溏泄，气短乏力，周身困倦，舌质胖嫩，苔少，脉虚细。

治宜扶脾固本，方选四君子汤加味：炙黄芪、党参、白术、甘草、法半夏各10g，茯苓、炒扁豆、山药各12g，砂仁（后下）、雷丸、使君子各6g。

（3）桑毒侵肺证：咳嗽、气喘、胸闷、甚者咯血，舌质红，苔少，脉浮数。

治宜宣肺止咳，解毒护阴，方选桑杏汤加减：桑叶、苏叶、杏仁、浙贝母、百合各10g，全栝楼、白术、白芍、天冬、熟地各12g，桔梗、甘草各6g。

2. 单验方

（1）驱虫类方剂还有驱钩虫方、贯众汤、粪毒汤、香榧丸、脱力丸等。

（2）纠正贫血类方剂，如导黄补血丸、资力丸等。

（二）外治法

1. 初起 仅有丘疹、丘疱疹和痒痛相兼时，选用苍肤水洗剂，或马齿苋水洗剂，或选用核桃树叶、麻柳树叶、丁香蓼、鹅不食草等，煎汁，外洗或湿敷。

2. 继发毒染时 选用三黄散、青黛散、陀僧散，或清凉油乳剂100ml加九一丹3g外搽。

【按语】

1. 加强粪便管理，注意做好个人防护。
2. 大便查到钩虫卵时，积极驱虫治疗。

皮肤丝虫病

本病是由于丝虫寄生于人体淋巴系统而引起的一种慢性传染病，通过蚊虫传播，人为终末宿主，蚊是中间宿主。我国丝虫病主要见于黄河以南地区，主要致病的为斑氏丝虫。类似中医所称蹁病。

【病因病机】

时染邪毒，以致毒流经络，营卫失调，气血阻滞，郁于肌肤，蒸腾于外而成。

【诊鉴要点】

（一）诊断依据

1. 患者以中年男女居多，通常发生于黄河以南的东南沿海和江湖较多的地区。

2. 初期 仅有灼热疼痛，臖核和红丝疔反复发作，病重时在下肢发生大片红斑，边清肤亮，状如丹毒，伴有寒战、高热、头重等全身不适。

3. 中期 主要在阴囊或女阴部发生水疱，多为绿豆或黄豆大小的半球形水疱，疱壁较厚，呈半透明状，如石榴子，若疱破则有乳白色脂水外溢。

4. 晚期　下肢皮肤粗糙发硬，4% ~7% 发生下肢淋巴水肿。一般而论，马来丝虫病下肢象皮肿绝大多数限于小腿部，肿胀较轻；斑氏丝虫病常累及全腿，肿胀较重。

（二）鉴别诊断

1. 丹毒　火毒郁于皮肤而发，起病急，蔓延快，皮色鲜红，如丹涂脂染，反复发作。

2. 阴囊急性湿疹　阴囊可有潮红、丘疹、结痂等多种皮疹，痒重，多为慢性。

【治疗】

（一）内治法

辨证论治

（1）湿热火郁证：下肢发生红线，股内臖核，或如丹毒，并向躯干方向走窜。伴有恶寒发热，头痛乏力。舌质红，苔薄黄，脉数。

治宜清热渗湿，活血通络。方选龙胆泻肝汤加减：炒胆草、焦栀子、炒黄芩各 6g，泽泻、车前子（包）、当归、赤芍、宣木瓜、川牛膝各 10g，忍冬藤、马鞭草、败酱草各 12g。

（2）气滞血瘀证：在外阴和乳房等处发生群状透明水疱，呈半球形，破溃则有乳白色脂液外溢，舌质淡红，苔白微腻，脉沉。

治宜理气通瘀，活血消肿。方选五苓散加减：泽泻、茯苓、陈皮、猪苓、青皮各 10g，荔枝核、橘核各 15g，槟榔、柴胡、黄芩各 6g，赤小豆 30g。

（3）痰瘀互结证：下肢、外阴和乳房发生象皮肿，伴有小便白浊，状如米泔水，或为粉红液体，口干苦，舌质红，苔黄腻，脉弦数。

治宜理气化痰，通络散结。方选少腹逐瘀汤加减：归尾、赤芍、柴胡、青皮各 10g，玄胡索、香附、宣木瓜、海桐皮各 12g，苏叶、槟榔、路路通各 6g，马鞭草、鱼腥草、车前草各 15g。

加减法：偏于寒湿加肉桂、吴茱萸，兼有流火加金银花、连翘、黄柏、大青叶，发热怕冷加荆芥、防风，肿胀严重加丹参、鸡血藤、红花，肿痛加五灵脂、玄胡索、郁金，伴乳糜尿加萆薢、瞿麦、萹蓄、凤尾草。

（二）外治法

1. 湿热火郁证　选用去毒洗剂，或用花椒叶、见肿消，煎汁，熏洗，每日 1 次。

2. 象皮肿　选用大脚风洗剂，或用鲜马柏叶、鲜樟树叶、松针各 60g，生姜 30g，煎汁，熏洗，每日 1 次。

（三）其他疗法

1. 毫针法

（1）循经取穴：行间、太冲、中封、蠡沟、膝眼、三阴交、漏谷、阴陵泉、公孙、商丘、复溜、照海、太溪、昆仑、仆参、委中、委阳、阳陵泉、阳交、悬钟、足三里、上巨墟、下巨墟、条口、解溪、环跳、风市、阴市、犊鼻、梁丘。方法：每次取 5 ~7 穴，施泻法，针刺得气后留针 30 分钟，每日 1 次。

（2）辨病取穴：关元、中极、肾俞、三阴交。方法：施补法，针刺得气后留针 30 分钟，每日1次。

（3）辨证取穴：主穴：阴廉、五里、血海、三阴交、足三里、行间、阴陵泉、太溪；配穴：发热加曲池，呕吐加内关，疼痛加风市、太冲。方法：施泻法、针后还可施隔姜片灸3~5壮。

2. 灸法

（1）直接灸：点燃艾条后，沿三阳经与三阴经循行的方向，先自上而下，后自下而上，往返施雀啄术，灸10~15分钟，每日1次。

（2）间接灸：取足三里、丰隆、三阴交。方法：鲜姜切片贴在穴位上，艾炷置于姜片上，每穴灸5~7壮，每日1次，适用于象皮肿。

3. 发汗疗法 红土加食盐调匀绑敷象皮腿局部，再用小火烘熏，使之局部出汗，反复应用。适用于象皮肿。

4. 包敷疗法 象皮肿包敷剂，用此药贴敷患处，药膏的厚度为0.5~0.8cm，3日1次。

5. 外涂法 商陆、山柰、食盐等份，研细末，白酒调成糊状，外涂患处。适用于淋巴水肿。

【按语】

加强宣传，做好防蚊、灭蚊工作。

虫咬皮炎

本病是指昆虫叮咬人类皮肤而引起的炎性皮肤病。这些昆虫的唾液中有多种抗原成分，进入皮肤可引起毒性反应和（或）过敏反应而致皮炎。十分类似中医的毒虫咬伤。

【病因病机】

毒虫叮刺后，毒毛或毒汁等从伤痕侵入，入于营血，或侵蚀筋脉，再及脏腑，引起轻重不同的局部或全身中毒症状。

【诊鉴要点】

（一）诊断依据

1. 各地皆有，但以江淮以南温热地区或山区林园，更为多见。

2. 皮疹多见于头面、颈项、手足等暴露部位。

3. 轻者仅在被叮咬处出现丘疹、小出血点、疱疹、风团及肿胀，重者还伴见身寒发热、头晕耳鸣、心烦身麻、头痛头胀、恶心思呕、食呆腹满等中毒症状。

4. 蜈蚣咬伤，被蜇处可见两个瘀点，四周红肿，其痛彻骨，重者还有浑身麻木、头痛眩晕、恶心、呕吐、心悸，甚者谵语及抽搐等。

5. 射工刺伤，又称毛虫伤。人触之毒毛，表现为斑块状或线条状风团、红晕，久则外痒内痛，皮肉皆烂，部分还引起眼红流泪。

6. 蝎蜇伤后，钩刺入肌肤后，顿时大片红肿，剧烈疼痛，重时出现流涎，恶心，呕吐，嗜卧，寒战，高热等，个别还会因手足痉挛、呼吸不畅窒息而死亡。

7. 蜂蜇伤，毒刺放出毒汁，伤处有瘀点，周围起红斑样的丘疹或风团，自觉瘙痒，剧烈疼痛，部分还会发生头晕、恶心，甚则昏倒等。

8. 蚂蝗咬伤，吸盘吸人血，留下丘疹或风团，中心有一瘀点，用力撕下蚂蝗，则吸处流血不止。

9. 蚊虫、跳蚤、臭虫咬伤，叮后引起皮肤红斑或风团样丘疹，中心瘀点，剧痒。

10. 蠓虫咬伤，叮蜇肌肤后可见瘀点、水肿性红斑、风团及水疱，奇痒难忍。

11. 隐翅虫咬伤，侵袭皮肤引起条状鲜红色水肿性斑片，重者有水疱及灼痛。

12. 甲虫咬伤，叮后可引起带状水疱，灼痛。

13. 蜱咬伤，叮咬后不仅引起皮肤红肿，痒痛，还可引起蜱咬热或蜱瘫痪等。

（二）鉴别诊断

1. 谷痒症　有接触谷物稻草或草席制品史，皮疹因剧痒而搔痕明显。

2. 丘疹性荨麻疹　以小儿多见，皮疹常为纺锤形风团，上有小水疱，主要分布在腰骶和四肢等处。

【治疗】

（一）内治法

辨证论治

（1）湿热毒袭证：凡初起患处发红发痒，生有粟疹或风团，形似云片，顶白根赤，顶有水疱，或虫咬痕迹，继则痒痛相兼，焮红漫肿．舌质红，苔白，脉滑数。

治宜清热解毒，除湿祛邪。方选解毒除湿汤加减：连翘、蒲公英各12g，半枝莲、马齿苋各15g，丹皮、野菊花、牛蒡子、生甘草、栀子各10g，绿豆衣、赤小豆各30g。

（2）燔营灼血证：叮咬之处，疼痛难忍，焮肿如馒，触之灼热，燎浆水疱，或小疱逐渐成大疱，有时伴血疱，疱液混浊，未破不坚，揩之即溃，津水黏稠，伴臖核肿大，口渴心烦，躁扰不宁，壮热谵妄，大便秘结，舌质红绛，苔少，脉数。

治宜清营凉血，解毒祛邪。方选清营汤加减：生地30g，丹皮、赤芍、半枝莲、生大黄、生甘草各10g，水牛角粉6g（冲服），连翘12g，莲子心4.5g，兼有昏谵加服安宫牛黄丸。

加减法：偏于火毒加黄连、黄芩、绿豆衣，风毒重加荆芥、蝉蜕、苏叶、青蒿，烦闷呕吐加玉枢丹，搐搦或项强加钩藤、僵蚕、天麻。

（二）外治法

1. 蜈蚣咬伤　选用五灵脂，或用苋菜、夏枯草，或用甘草、雄黄，或用鲜桑叶、南瓜叶等，任选一方，研细末或捣如泥，外敷。还可用蛇药片，水调外敷。

2. 射工刺伤　选用白芷适量，煎汁温洗，然后分别采用狗皮膏或象皮膏贴粘取出毒毛，再用王不留行籽，研细粉，冷开水调敷，若溃烂则用海螵蛸粉，撒布。

3. 蝎蜇伤　先用拔火罐吸出毒汁，再用雄黄、枯矾各等份，研末，茶水调涂。还可选用大蜗牛，或鲜大青叶、鲜马齿苋、鲜薄荷叶，捣烂如泥，外敷。

4. 蜂蜇伤　选用鲜佛耳草、鲜马齿苋、野菊花叶、鲜夏枯草、鲜蒲公英，捣烂如泥，外敷。此外，还可用米醋洗伤口。

5. 蚂蝗咬伤　蚂蝗吸附后，先用手轻拍叮咬周围，然后用米醋、白酒、唾液、盐水、烟油等涂擦叮咬处，若患处发生溃烂，外撒九一丹，盖黄连膏。若蚂蝗进入鼻孔，或阴器内，可涂蜂蜜、香油等，待虫体伸出时除之。

6. 蚊虫、臭虫、跳蚤咬伤 同蜂蜇伤。

7. 蠓虫咬伤 先用野菊花、蒲公英、葎草各10g，煎汁外洗，然后外涂生姜汁，或冬瓜叶捣敷。

8. 隐翅虫咬伤 同蝎蜇伤。

9. 甲虫咬伤 同蠓虫咬伤。

10. 蜱咬伤 发现蜱叮咬皮肤时，不可强行摘除，可用煤油、烟油、辣椒油涂在蜱的头部，数分钟后蜱自行脱下，然后采用葱白、甘草、旱莲草各20g煎洗。或用薄荷草放白酒内浸3日后外涂，或用雄黄、细辛各等量。研末水调外敷。

（三）其他疗法

1. 毫针法

（1）辨病取穴：手足部虫咬皮炎，取八邪、八风。昏迷、厥脱症，主穴百会、合谷、太冲，配穴人中、内关、足三里。壮热不退，取十宣穴。方法：施泻法，捻转提插后不留针，十宣穴施点刺出血，每日1次。

（2）局部取穴：手部螫伤取内关、合谷、曲池，足部螫伤取三阴交、太溪、足三里：方法：施平补平泻法，每日1次。

2. 耳针法 肺、肝、肾、神门、交感。方法：针刺后留针30分钟，其间行针3～5次，每日1次。适用于毒虫叮咬后所致瘙痒和轻微红肿。

3. 刺血法 阿是穴（肿胀明显处）。方法：采用三棱针点刺出血少许，再用闪火法拔罐5～10分钟，涤去恶血。

4. 穴位注射法 手部螫伤红肿剧疼，取合谷、外关透内关，足部螫伤红肿剧疼，取三阴交、太溪透照海。方法：采用0.25%普鲁卡因注射液，针刺后得气，各穴推注1.5～2.0ml，2日1次。

【按语】

1. 加强爱国卫生的宣传，做好环境卫生，杜绝毒虫滋生。
2. 注意个人防护。

血吸虫皮炎

本病是由血吸虫的尾蚴钻入皮肤引起的皮炎，又称尾蚴皮炎。类似中医的沙虱毒。

【病因病机】

夏秋之季，暑湿热盛，肤腠不密，水内虫毒侵袭肤表，酿成本病。

【诊鉴要点】

（一）诊断依据

1. 皮疹常发生在小腿、踝、足面及手腕、前臂等处，而陷入泥内部位多不发病。

2. 进入含有尾蚴的疫水后，数分钟始觉刺痒，遂出现皮疹。

3. 皮疹多为点状红斑、小丘疹或小斑丘疹，质硬韧，周围绕以红晕，进而演变为绿豆至黄豆大小的水肿性红色丘疹、丘疱疹、风团等，3～4 日可达高潮，1 周内消退。

4. 因搔抓造成继发感染，可伴发脓皮病、淋巴结（管）炎、蜂窝组炎等。

（二）鉴别诊断

毒鱼刺伤：多发于渔民、渔业加工工人及出售人员，皮疹一般在手指部，多有刺破伤痕、红肿、胀痛等，严重者为紫黑色水肿，剧痛。

【治疗】

（一）内治法

1. 辨证论治

（1）湿热虫毒证：初期在患处迭起粟疹，或丘疱疹，上留虫咬痕迹，自觉瘙痒，舌质红，苔薄白或黄腻，脉濡数。

治宜清热解毒，祛湿杀虫。方选三妙散加味：苍术、黄柏、连翘、苍耳子、苦参各 10g，川牛膝、白鲜皮、生薏苡仁各 12g，土茯苓、赤小豆各 30g。

（2）湿毒蕴结证：粟疹密集，顶有水疱，四周绕以红晕，部分因搔抓而，毒染成疮，伴有灼热痒痛，附近臀核肿大，舌质红，苔薄黄，脉滑数。

治宜清热解毒，凉血除湿。方选五味消毒饮：金银花、蒲公英、地丁、连翘 12～15g，丹皮、赤芍、萆薢、生甘草、紫草各 10g，生地 30g。

2. 单验方

（1）雄黄 30g，大蒜 60g，捣烂如泥，加水 500ml 搅匀后搽涂。

（2）薄荷 1g，樟脑 2g，白酒 100ml 浸泡 3 日后，外涂。

（3）五倍子、蛇床子各 30g，煎汁，外洗。

（二）外治法

1. 皮肤发痒，以伴有红色丘疹、丘疱疹为主，采用土花椒 6g 食盐少许，或用射干 750g 加水适量，或用明矾 12.5g，食盐 3g，任选 1 种，煎汁，外洗或湿敷。还可用 1% 薄荷三黄洗剂，或清凉膏，外涂。

2. 若有少量渗出和轻微毒染者，选用收湿散，外扑；若毒染而成按疔疮处理。

（三）其他疗法

1. 毫针法

（1）循经取穴：曲池、外关、合谷、血海、三阴交、足三里、风池、大椎、风门、膈俞。方法：每次取 3～5 穴，轮流选用，施泻法，每日 1 次。

（2）辨病取穴：主穴：1 组天枢、足三里；2 组膈俞、大肠俞；3 组胆俞、小肠俞。配穴：失眠加神门，干咳加肺俞，发热加大椎、陶道，剧痒加血海、曲池。方法：每次取主穴 1 组，加刺配穴，施泻法，每日 1 次。适用于初期或急感期。

2. 耳针法　心、肺、神门。方法：针后留针 30 分钟，其间捻转 3～5 次。适用于剧痒时期。

【按语】

避免接触疫水，若接触疫水发生本病时，除外治外，应做粪便检查，若发现虫卵，应按急性感染处理。

毒蛇咬伤

本病是我国南方、山区及农村的一种急症。蛇的毒液通过毒牙的导管注入伤口，引起局部和全身中毒症状，蛇毒主要分为神经毒、循环毒、混合毒3种类型，分别引起相应的症状。

【病因病机】

毒蛇的毒液通过毒牙注入体内，从而引起一系列全身中毒症状。中医学按其性质分风毒、火毒及风火毒3种，分述如下：

1. 风毒 风毒侵犯全身经络，轻则经气运行不利，致使气血不畅，重则经脉瘀阻，传导、联络功能受碍而麻痹。

2. 火毒 始侵气分，表现出一派热毒症状，或者毒蛇内结于脾胃，继而侵入营血，引致耗血、动血之变。

3. 风火毒 既有风毒之性，又具火毒之变，只是两者各有偏重而异。

【诊鉴要点】

（一）诊断依据

1. 被咬伤的部位集中于小腿、足背等处。

2. 咬伤后局部红肿、瘀斑，疼痛逐渐加剧肿胀扩散，肤色呈青紫，甚至坏死。

3. 全身症状据蛇毒不同而有别。偏于风毒主症：有头昏头痛，胸闷恶心，呕吐腹痛，眼睑下垂，视物模糊，筋骨疼痛，四肢麻木，严重时言语不清，吐沫流涎，呼吸困难，瞳孔散大，全身瘫痪，惊厥抽搐，终至呼吸麻痹而死亡。偏于火毒主症：有头昏头痛，恶寒发热，烦躁口渴，全身关节肌肉酸痛，腹泻腹痛，或大便秘结，广泛性皮下出血和大块瘀斑，以及内脏出血（如咯血、呕血、便血、尿血等），严重时常因蛇毒攻心，出现神昏谵妄，循环衰竭而死亡。

（二）鉴别诊断

主要分辨有毒或无毒蛇咬伤，无毒蛇咬伤仅在伤口上有一排整齐的小齿印，对人危害甚少。

【治疗】

（一）急救措施

1. 早期结扎 在伤口部位的近心端5～10cm处进行缚扎，以减少蛇毒的吸收与扩散，每隔15～30分钟松开1次，每次1～2分钟。结扎的解除应在扩疮排毒，敷药和服用有效的蛇毒药后0.5小时左右。如咬伤已超过12小时，则不宜结扎。

2. 冲洗伤口 结扎后立即洗去毒液，可选用生理盐水、过氧化氢溶液、肥皂水、0.1%高锰酸钾溶液等。

3. 扩疮排毒 消毒后，用1%的普鲁卡因局麻，沿伤口牙痕做纵行或“十”字形切开，长1～2cm，深至皮下（避开血管和神经），继以双手自近心端向远心端推挤，排出毒汁，并注意取出断牙。

4. 破坏蛇毒 常用方法有：①火柴爆烧法；②铁钉烙法；③伤口塞药法；④伤口注药法；⑤胰蛋白酶注射法。

5. 急救服药 立即服蛇伤成药，如蛇伤解毒片、广州蛇伤散、上海蛇药、南通蛇药、郴州蛇药等，任选一种。若无则可取新鲜草药，如半边莲、白辣蓼草120～250g洗净，加冷开水50ml，捣汁内服，且以药渣外敷伤口。

（二）内治法

1. 辨证论治

（1）风毒证：伤口肿痛轻微，或有麻木感，头晕眼花，视物模糊，声音嘶哑，口吐涎沫，四肢麻木，甚而瘫痪，呼吸息微，双目直视，惊厥抽搐，脉浮数或弦数。

治宜祛风解毒。方选祛风解毒汤加减：金果榄、徐长卿、青木香各10g，白芷、威灵仙、五灵脂、甘草各6g。

（2）火毒证：局部灼痛，肿胀显著，蔓延迅速，常有血疱、水疱，或皮肤青紫，或有瘀斑，甚者伤口坏死溃烂。全身发热，烦躁口渴，恶心呕吐，或身热夜甚，斑疹隐隐，七窍出血，舌红，少苔，或舌苔黄燥，脉洪数，或细数。

治宜清热解毒，凉血止血。方选祛毒散加减：夏枯草、连翘、蒲公英、地丁、白芷、甘草、大黄各10g，生地、紫草、仙鹤草各12g，半边莲30g。

（3）风火毒证：局部红肿疼痛，伴有麻木，或有血疱、水疱、坏死溃烂。兼有头晕眼花，畏寒发热，恶心呕吐，眼睑下垂，视力模糊，或有复视，心悸气促，烦躁不安，甚或谵妄，昏迷，脉弦数或洪数。

治宜祛风解毒。方选息风解毒汤加减：半边莲、野菊花各15g，白芷、钩藤、夏枯草各10g，蜈蚣3条，珍珠母30g，甘草12g，蝉蜕6g。

（4）蛇毒内结证：高热不退，神志不清，谵语，或烦躁，呼吸急促，喉中痰鸣，舌苔黄燥，脉洪数或沉数。

治宜清热解毒，通利二便。方选雄黄解毒丸，每日2次，每次4～6丸。

（5）蛇毒攻心证：高热不退，神志昏迷，谵语，或躁动不安，呼吸急促，喉中痰鸣，舌苔黄黑干燥。

治宜清热解毒，豁痰开窍。方选牛黄清心丸，每日2次，每服3～4.5g。

（6）亡阳证：壮热之后，心悸气促，或烦乱不安，面色苍白，四肢厥冷，冷汗时出，人事不省，脉微欲绝。

治宜强心解毒，温中回阳。方选回阳救急汤加减：干姜、甘草、五味子、上肉桂各3g，制附片、党参、白术、茯苓各12g，陈皮、法半夏各10g，细辛4.5g。

加减法：恶寒加防风、柴胡、荆芥，头晕眼花加白菊花、夏枯草，气喘痰鸣加川贝、竹沥、葶苈、法半夏，胸闷、呼吸困难加白芷、山梗菜，腹痛、便秘加青木香、槟榔、望江南，咽喉肿痛加玄参、山豆根、射干，或佐六神丸，血尿加白茅根、小蓟、藕节，咯血加仙鹤草、黄芩炭、蒲黄，便血加地榆、槐花、金银花炭，呕血加大黄炭、卷柏，昏谵加服安宫牛黄丸。

2. 单验方

（1）大黄散：生大黄10g，生地、赤芍、连翘、黄柏、槟榔、丹皮、车前子各6g，黄连3g。煎服，用于五步蛇咬伤。

（2）薏苡汤：生薏苡仁、车前子、连翘、射干各6g，茯苓、牛膝、贝母各9g，川连2g，木香2.5g，甘草3g煎服。用于竹叶青蛇咬伤。

（3）蚣蝎解毒汤：蜈蚣2条，全蝎2只，白芷、白菊花、重楼、夏枯草、赤芍、金银花、射干、花粉各12g，甘草3g。煎服，用于眼镜蛇咬伤。

（4）怀山汤：半边莲30g，青木香、白芷、赤芍、半夏、大黄、怀山药各10g，白菊花、金银花各15g。煎服。用于蝮蛇咬伤。

（5）毛萝藦（干品），轻症每日30~50g，重症每日50~60g煎服，分2次，同时，取其鲜草捣烂外敷局部。适用于各种毒蛇咬伤。

（三）外治法

1. 继续扩创排毒。凡急救时未行扩创排毒处理，或不彻底时，均应再扩创排毒，同时，还可针刺八风穴或八邪穴，微令出血、以利于消肿止痛（五步蛇伤不宜）。

2. 外敷消肿止痛药物，如蛇伤成药，或新鲜蛇草药，其方法是敷于伤口周围，或敷于伤口的近心端，防止肿势向上蔓延。

3. 伤口复染邪毒酿脓时，应及时切开引流，并保持引流通畅。

4. 伤口坏死，脓腐不脱，可选用银灰粉或八二丹等提脓去腐，脓腐已尽，可再用生肌散等生肌收口。

【按语】

1. 在毒蛇出入的地域，应做好防范措施。

2. 若被毒蛇咬伤，应按中西医结合的方法处理，防止中毒危及生命。

螨虫皮炎

本病由接触螨类后引起的皮炎。这些螨寄生于谷物、面粉、籽棉及软体昆虫的身上吸取营养。类似中医所称谷痒症。

【病因病机】

长夏多湿，米谷堆存，湿热生虫，毒虫繁生，毒虫伤人，毒汁侵肤而成。

【诊鉴要点】

（一）诊断依据

1. 病变部位主要在手部、臂部、下肢、胸部、背部、面部、颈部，重者可遍及全身。

2. 被叮咬处最初出现玫瑰色斑点，继之发生痒性红丘疹、风团，中央有一针头大的水疱，以后可变成脓疱。

3. 自觉瘙痒，晚间更重。

4. 个别伴有头痛、乏力、恶心、呕吐、腹泻、胸闷、发热等全身症状。

（二）鉴别诊断

1. 丘疹性荨麻疹 春秋多见，儿童好发，皮疹如纺锤状风团，搔破毒染成疮。

2. 疥疮 好发于指缝、小腹等处，夜间奇痒，难以入睡，并能传染他人。

此外还应与水痘、虱病等相区别。

【治疗】

（一）内治法

1. 辨证论治

（1）风热偏重证：皮疹散在性分布在上半身，丘疹如粟，风团似云，自觉灼热瘙痒，舌质红或正常，苔少，脉浮数。

治宜疏风清热，佐以止痒。方选消风导赤汤加减：防风、荆芥、苦参、蝉蜕各6g，生地、丹皮、炒黄芩、茯苓各10g，连翘、炒牛蒡子、甘草各4.5g，大枣7枚。

（2）湿热偏重证：皮疹以水疱或者脓疱为主，部分搔破有少许渗液，甚者毒染成疮，舌质淡红，苔薄黄，脉濡数。

治宜清热化湿，佐以解毒。方选萆薢渗湿汤加减：萆薢、赤茯苓、金银花、生薏苡仁各12g，苦参、白鲜皮、车前子（包）、海桐皮、连翘各10g，赤小豆30g，青陈皮各6g。

加减法：风盛痒重加蝉蜕、白蒺藜、地肤子、徐长卿，体热心烦加生石膏、知母、白薇，食滞脘胀加枳实、六曲、山楂、麦芽，血热偏重加丹皮、赤芍、紫草。

2. 单验方

（1）苦参、白鲜皮各20g，煎服，适用于初期。

（2）防风、五味子、乌梅、甘草各6g，煎服，适用于后期。

（3）三黄洗剂100ml掺入九一丹2g外搽。适用于毒染成疮阶段。

（二）外治法

（1）初期选用苍肤水洗剂，煎汁外洗，外涂雄黄解毒散洗剂。

（2）若破皮毒染选用一见喜30g，黄连10g，研细末，植物油调糊状，外涂，或用雄黄解毒散软膏外涂。

（三）其他疗法

1. 毫针法 主穴风池、合谷、曲池，配穴足三里、血海、三阴交、阳陵泉。方法：施泻法，留针30分钟，其间行针3~5次，每日1次。

2. 耳针法 取肺、心、脾、皮质下。方法：针刺后留针30分钟，每日1次。

3. 耳压法 取神门、脾、肝、肾。方法：王不留行附着在方形胶布上，紧贴穴位，嘱患者每日轻巧压揉1~3分钟，3日换1次。

【按语】

定期消毒，杀灭螨虫。

松毛虫病

本病是松毛虫引起的一种变态反应性疾病。松毛虫是寄生在松树上的毛虫，身上有毒毛，它爬过的地方或物品上可以沾上毒毛。

【病因病机】

毒毛随风飘扬，除沾染人体皮肤外，还可以通过呼吸进入人体内。毒毛飘入水田，漂浮在水面被泥鳅吃入，人再吃这种泥鳅，也可以发生松毛虫病。

【诊鉴要点】

诊断依据

1. 主要为低热、乏力和食欲不振等，而局部症状明显。大部分病例 10～15 日可痊愈，但损伤骨、软骨、关节者可迁延数月乃至数年。

2. 急性期　关节明显疼痛、肿胀。关节呈突然针刺样跳痛，持续或阵发性加剧，尤以午后和夜间为重，彻夜难眠，随之发生关节周围软组织肿胀，以及出现皮疹、斑丘疹、风团、瘙痒等皮炎，7～10 日内达高峰。

3. 慢性期　部分患者久治不愈，从急性转为慢性，关节仍疼痛，持续肿胀，功能障碍，变形或强直。

【治疗】

（一）内治法

辨证论治

（1）急性期　金银花、车前草、赤芍、蒲公英各 30g，野菊花 20g，连翘 15g，丹皮、紫花地丁各 12g，皂刺 10g。水煎服，每日 1 剂，连服 7～10 日。

（2）慢性期　羌活、独活、黄柏、威灵仙、川芎各 12g，丹参、车前草、白花蛇舌草、半枝莲、续断、当归、川牛膝、薏苡仁各 30g，黄芪 60g，秦艽、苍术各 15g，水煎服，每日 1 剂，连服 7～10 日。

（二）外治法

1. 急性期

方 1. 公丁香 30g，薄荷脑 5g，95% 乙醇 750ml。用法：先将公丁香研碎，加入 750ml 乙醇中，浸泡 3 日或 3 日以上，时常搅动，以药汁浸出为宜，然后用纱布过滤取汁，再加入薄荷脑，装瓶密封备用。同时，先将患处用橡皮胶布粘去刺入皮肤的毒毛，然后搽此药液。每日 2～

3 次。

方 2. 紫花地丁适量，捣烂外敷患处，或用蜈蚣、白芷各等份，研成细末，用鸡蛋清调敷患处。

2. 慢性期 威灵仙、苍术、玄胡索各 30g，川断 60g。熬水熏洗患处（关节疼痛处）。

【按语】

杀灭松毛虫，加强个人防护。

皮肤蝇蛆病

本病由蝇类的幼虫（蛆）进入皮肤所引起的蝇蛆病。类似中医所称的肉蛆。

【病因病机】

因皮肤不洁，夏日露宿，复受蝇虫叮咬，毒秽自外内袭，或皮肤破伤，或生疮疡痈疽，疮口不洁，蝇虫产卵疮上，孵化成蛆，均可致病。

【诊鉴要点】

（一）诊断要点

1. 病变部位多在暴露区域，如面、头和前臂、小腿。

2. 初起患处皮肤发红，肿胀疼痛，继则隆起肿块，少则一个，多者数枚，小如芡实、豌豆，大若梅李、鸡卵，中有小孔，时有脓血外溢，或肤起肿块，中有水疱，大若黄豆，疱壁菲薄充盈，破之可见蝇蛆，细如线头，其色黄红，蝇蛆出后，肿块也随之缩小。

3. 蝇蛆钻行之处常感闪击性疼痛，斑块处有瘙痒感。

（二）鉴别诊断

本病在未破溃前应与疖肿相鉴别。

【治疗】

（一）内治法

1. 辨证论治

（1）毒热外袭证：凡肤起肿块，内有蝇蛆，伴发热恶寒，痒痛相兼，恶心头痛，舌质红，苔薄黄，脉弦数。

治宜清热解毒，杀虫祛邪。方选化毒汤加减：金银花、生甘草、地丁、赤芍、苦楝皮、川楝子各 10g，连翘 12g。

（2）湿热蕴毒证：肤生水疱，内有蝇蛆，伴瘙痒疼痛，舌质红，苔腻，脉滑数。

治宜清热理湿，祛邪杀虫。方选龙胆泻肝汤加减：炒龙胆草、泽泻、车前子、鹤虱各 10g，木通、胡黄连各 6g，土茯苓 30g。

2. 单验方

（1）蝉花散：蝉蜕、蛇蜕、青黛、细辛。研末，黄酒调服。

（2）寒水石，或海参，或皂矾．任选一种，研细末，外掺患处，每日1~2次。

（3）藜芦、贯众、白蔹各等份，研细末，香油调敷患处，每日1~2次。

（二）外治法

丝瓜叶、百部各60g，鹤虱30g。煎水取药汁，洗涤患处，每日2~3次。

【按语】

1. 搞好环境卫生，加强粪便管理，防止成蝇滋生。
2. 搞好灭蝇灭蛆工作，做好个人卫生工作。

狂犬病

本病由狂犬咬伤或接触狂犬毒素引起的一种危害极大的疾病，其中以疯狼最凶，疯犬次之，疯猫又次之。类似中医所称疯犬咬伤。

【病因病机】

主要由疯犬，或疯猫，或疯狼等，咬伤人体体表，其毒自伤口侵入，而传染于人，或皮肤有破伤，误触疯犬唾液，或患者涎液、汗液，毒染而发。

【诊鉴要点】

（一）诊断依据

1. 被病兽咬伤至典型发作的潜伏期，长短不一，有7日而发，有1个月或2个月而发，亦有超过1年以上者，然大多数在伤后3个月左右发病。

2. 初起有微热，头痛，精神困顿，时有所惧，畏风战栗，对痛、风、光、声刺激开始敏感，而发生喉部紧缩感觉。

3. 毒发时则发狂，急躁骚动，恐惧不安，发热口渴，见水就怕，闻声即惊，轻微刺激即可引起抽搐，常有吞咽和呼吸困难，或做犬吠声，或其音不出。

4. 发狂期后，痉挛停止，出现各种瘫痪，肌肉松弛，下颌下坠，唾液直流，眼神露白，瞳孔散大，二便俱闭或失禁，则已属病危，最后神志昏迷而死亡。

（二）鉴别诊断

1. 破伤风　体表创伤而无兽咬，早期有开口困难和苦笑，但无狂躁、恐水等。

2. 脏躁证（癔病）　以扇扇之，不引起痉挛发作。

【治疗】

（一）内治法

1. 辨证论治

（1）早期：微热，头痛，乏力，食欲不振，畏风怕光，喉间哽塞，状有异物，伤口痛痒，麻木有异感，或筋脉拘急，舌质淡红，苔薄白，脉浮。

治宜解毒发表。方选人参败毒散加减：人参、羌活、独活、川芎各10g，柴胡、薄荷、生甘草各6g，茯苓、枳壳、前胡、地榆各12g。

（2）中期：时时发狂，急躁骚动，恐惧不安，见水就怕，闻声即惊，声如犬吠，或声嘶哑，涎流满口，汗出涔涔，发热口渴，不敢饮水，饮即抽搐痉挛，舌质红，苔黄腻，脉弦数或洪数。

治宜解毒、镇静、开窍。方选玉真散加减：生白附10g，防风、白芷、羌活各6g，金头蜈蚣1～2条，琥珀4.5g，莲子心3g，天麻、钩藤各15g，紫竹根30g。

（3）后期：痉挛停止，全身瘫痪，涎沫直流，眼神露白，神光散大，气促息高，二便秘结或失禁，脉微欲绝，或六脉皆无。

治宜益气解毒，回阳固阴。方选参附龙牡救逆汤、生脉饮合裁：人参、制附块、甘草各10g，生龙骨、生牡蛎、麦冬各15～30g，五味子6g，茜草12g，紫竹根30g，灯心3扎。

加减法：神志狂乱加雄黄、麝香，痉挛抽搐加蜈蚣，小便涩痛加琥珀、滑石，腹胀攻急加黑白二丑、大黄。

2. 单验方

（1）解毒活血丹：木鳖子3个（切片），斑蝥7个（陈土炒，去头足），米（炒）一撮，刘寄奴、大黄、茯苓各15g，麝香0.3g，各研细末，和匀。每服10g，黄酒调下。毒气全解，不必二服。

（2）万年青根500～1000g打汁温服（勿炖热，以微温为妙）1～2碗，将渣敷患处。次日再按此法敷、服1次。发作者3～5服自愈。

（3）狂犬病特效方：羌活、川芎、茯苓、菖蒲各9g，防风3g，天南星、薄荷、灯心各6g，川大黄、枳壳各15g，焦枣仁24g，加水3碗，煮至1碗，温服或鼻饲，早晚各1次。另，青风藤30g，煎汁早晚当茶饮。

（4）戊己丹点眼疗法：将本丹点眼角内（男左女右），点眼后闭目仰视，使药性下行。病重者，可同时速服1小瓶，温开水送下（孕妇忌用）。点（或服）药数次，以点（服）药后，小便或大便排出血丝，且以解尽为度。毒轻者，1小瓶药可以点治3人：毒极重者，连点与服，2～3瓶即可。该丹对狂犬病有预防与治疗作用。

（5）斑马散：羌活、独活、黄连、甘草、槐花、天竺黄、栀子各60g，金银花、木通、猪苓、泽泻、土茯苓各90g，细辛、僵蚕各45g，马钱子500g，斑蝥300g，除马、斑二药依法炮制外，余药烘干，共研细末，瓶储备用。5岁以下者每服0.9g，5～15岁服1.2g，15岁以上者服1.5g，早、晚各1次。服药期间及服药后3个月禁食鸡、羊肉、鲤鱼。

（6）溯源散：斑蝥7个（去头、足、翅）研末温酒调服，以小便见尿液如狗形为效，虽无犬形，亦不再发，后用辰砂益元散30g煎服解之。切忌饮酒和食猪肉、羊肉、鸡、鹅、鱼、虾等，仍忌房事120日，终身不可食狗肉。

（7）荔枝肉：敷贴被咬处，其痛立止。

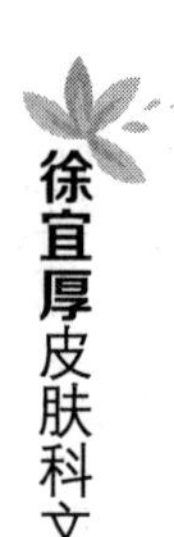

（二）外治法

早期伤口应立即刺其出血，继以药筒拔之，然后用葱白、甘草、地榆煎汤反复冲洗患处，外敷玉真散或追风如圣散。伤口溃烂时，可按外科溃疡进行换药。

【按语】

1. 加强犬的管理，消灭野犬，对家犬进行预防接种。
2. 对疯犬及时捕杀，可疑之犬，应捕获隔离。至少观察 14 日，再酌情处理。
3. 咬伤后，应立即注射抗狂犬病免疫血清。

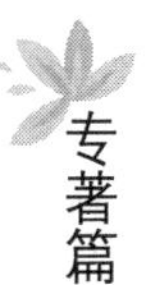

第九章　物理性皮肤病

冻　疮

本病是由于寒冷引起的局限性皮肤炎症损害。常有气候转暖而自愈，转年易复发的特点。类似中医所称冻风。

【病因病机】

暴露在外的肌肤，不善保护，触冒风雪寒毒之气，伤及皮肉，气血凝滞而成。

【诊鉴要点】

（一）诊断依据

1. 病变部位主要在暴露区域，如手、颧部、耳郭和足。

2. 初期皮疹仅为局限性瘀血性水肿，压之褪色，触之冰冷，压之苍白，撤去压力则又缓慢恢复红肿色泽，严重时还会出现水疱、大疱、疱破后发生溃疡，溃烂疮面，愈合甚慢。

3. 得暖后患处皮肤瘙痒不适。

4. 患者以儿童、妇女或久坐少动以及在低温下经常接触冷水和长时间处于湿冷环境工作者居多。

（二）鉴别诊断

多形性红斑：皮疹呈多形性，常发生在四肢的远端，并以春秋两季最为多发，无受温暖后痒感加重的表现。

【治疗】

（一）内治法

辨证论治

1. 轻症　患处红肿，甚则暗红，触之冰凉，遇热则瘙痒不适，舌质淡，苔薄白，脉沉细。

治宜益气温阳，通络散寒。方选桂枝加当归汤加减：当归、黄芪、党参、白术、茯苓皮各10g，桂枝、细辛、干姜各6g，甘草、活血藤、鸡血藤、丹参、金银花各15g。

2. 重症　患处呈肤色紫红，大小不等的水痘，疱破露出溃疡，或者溃疡日久不敛。伴有畏寒、肢冷，面色皖白少华。舌质淡，苔薄白，脉沉细无力。

治宜扶阳固本，通络敛疮。方选四妙汤加味：黄芪、金银花、党参各15～30g，茯苓、鸡血藤、山药、白术、制附块、熟地黄、炙甘草各12g，生姜3g，大枣5枚。

加减法：平素畏寒的阳虚之体加巴戟天、鹿角片（胶）、炮姜、九香虫，气血虚弱加高丽参、东阿胶，冻烂久不收敛加上肉桂、白蔹。

（二）外治法

1. 初期未溃阶段选用当归、红花、川乌、草乌各10g，透骨草12g，煎汁，先熏后浸泡。
2. 红肿或多形性红斑阶段，选用红灵酒外涂，或敷独胜膏。
3. 已溃烂，选用20%冻疮膏；伴有毒染，脓腐未脱，选用九一丹、盖灵异膏，待其腐脱新生，改用生肌散、盖玉红膏，每日换1次，直至成功。

【按语】

1. 加强体质锻炼，提高抗寒能力。
2. 内服外用的中药以益气温阳通络为主。如黄芪、桂枝、红花、丹参等。

冻　伤

本病是由于寒冷引起的局部或全身组织的损伤。类似中医所称冻烂疮。

【病因病机】

寒冷之邪，耗伤阳气，侵袭肌肤，内则血脉不畅，气血凝聚，外则肢体失于温煦，营卫结涩，不复流通，轻者痛肿成疮，重者损败肢节。

【诊鉴要点】

诊断依据

1. 病变部位大都发生在身体末梢和暴露区域，如手、足、耳、鼻、面颊等处。
2. 冻伤后仅有皮肤苍白、冰冷、疼痛和麻木，复温后才表现出特征，分为四度：

一度冻伤，局部皮肤从苍白色转为斑状蓝色，以后红肿、发痒、刺痛和感觉异常。

二度冻伤，局部红肿、发痒、灼痛，早期出现水疱，如无继发感染，疱液干涸，形成黑干痂。

三度冻伤，皮肤由苍白渐变为蓝色，再成黑色，感觉消失，冻疮周围可出现水肿和水疱，并有剧痛，坏死组织脱落，创面愈合缓慢，形成瘢痕后可能影响功能。

四度冻伤，皮肤呈暗灰色，感觉和运动功能完全消失，嗣后干性坏疽或湿性坏疽，遗留伤残和功能障碍。

【治疗】

（一）内治法

1. 辨证论治　首先要现场急救，其措施包括：撤离寒冷环境，终止致伤源，脱去冰冷潮湿衣鞋，积极保温和复温，将病人置入 40 ~42℃温水中浸浴，至机体接近正常体温时为止。配合西医抢救治疗，也十分必要。

（1）寒凝血瘀证：麻木冷感，肤色青紫，肿胀结块，灼痛发痒，手足清冷，脉沉或沉细，舌质淡红，苔薄白。

治宜温经散寒，祛瘀通脉。方选当归四逆汤加减：当归、赤白芍、活血藤、忍冬藤、石南藤各 15g，桂枝、川芎、桑枝、炙甘草各 10g，黄芪、干姜各 12g，细辛 6g，大枣 5 枚。

（2）寒凝血虚证：麻木冷痛，暗红漫肿，或有水疱，感觉迟钝，或者消失，神疲体倦，形寒畏冷，面色皖白少华，脉细弱或沉迟，舌淡苔少。

治宜补养气血，温通血脉。方选人参养荣汤加减：黄芪 15g，党参、白术、熟地、白芍各 12g，桂心、五味子、远志各 6g，制附片、甘草、鹿角片、活血藤、鸡血藤各 10g。

（3）寒化热毒证：疮面溃烂，滋水溢脓，四周红肿，疼痛加重，或伴有发热，舌质红，苔薄黄微干，脉数。

治宜养阴解毒，活血止痛。方选四妙勇安汤加减：黄芪、当归、玄参各 15g，忍冬藤 30g，茯苓、党参、白术、川牛膝各 10g，赤小豆 45g，制乳香、没药各 4.5g，地丁 6g。

（4）寒盛阳衰证：四肢厥逆，踡卧嗜睡，感觉麻木，肢末冷痛，面色苍白或略带青绀，脉沉微，舌质淡紫，苔少。

治宜回阳救逆，温通血脉。方选四逆加人参汤加减：制附片 30g（先煎），干姜、党参、白芍、甘草各 10g，桂枝、黄芪、甲珠、路路通各 12g，山药、山萸肉、巴戟天、桑寄生、丹参各 15g。

（5）寒气入脏证：神志迟钝，或知觉全无，四肢厥冷，甚则僵直，唇甲青紫，面色青灰，或瞳孔散大，呼吸息微，脉微欲绝，或六脉皆无。

治宜回阳救逆，散寒通脉。方选参附龙牡救逆汤加减：党参 30g（高丽参 3g），制附片 10g，龙骨、牡蛎、桂枝、桑寄生、麦冬、五味子各 12g，五加皮、鸡血藤、当归、丹参各 15g，老葱头 3 枚。

2. 单验方

（1）肉桂皮 50g 加入 95% 乙醇 500ml 浸泡 3 ~5 日，继而加入松香粉 100g，樟脑 25g 外涂，用于预后和治疗轻症冻伤。

（2）萝卜皮，或无花果，或楝树果，任选一种，煎汁，熏洗患处，每日 1 ~2 次。

（3）附子散。附子 15g，川椒、雄黄各 7.5g，白矾 22.5g，腻粉 6g。研细末，麻油调敷疮上。

（二）外治法

1. 未溃阶段，先用甘草、芫花各 15g，煎汁洗浴患处，继而外涂红灵酒或生姜汁，轻柔按摩。

2. 局部有水疱或血疱，可用注射器抽尽疱内液体，外盖红油膏包扎。

3. 已溃阶段，溃烂面积小者，按一般溃疡处理；损伤面积大，坏死组织脱落干净，肉色鲜而红活，选用生肌象皮膏，或者植皮。

4. 坏死严重，骨脱筋连，待其分界清楚时，可行手术疗法。

【按语】

1. 在寒冷地区，外出时应做好暴露部位皮肤的保暖。

2. 保持鞋袜干燥，受潮后及时更换。此外，适当运动以促进血液循环。

痱　子

本病是由于高温闷热环境中出汗过多，不易蒸发，致使汗腺导管口堵塞，汗液潴留后，汗管破裂，而汗液外溢，渗入周围组织引起的浅表炎症反应。类似中医所称汗疹。

【病因病机】

热盛汗出，阳气发泄而腠理疏松，反以寒水洗浴，则热气内郁于皮腠之间，轻者为痱，重者为痤也。

【诊鉴要点】

诊断依据

1. 多见于盛夏酷暑，以小儿及肥胖者易患。

2. 病变主要分布在头面、颈项、胸、背、腰、腹或见于肘及腘窝等处。

3. 针尖至针帽大浅表性小水疱，壁极薄，微亮，轻擦易破，干后有极薄的细小鳞屑。自觉轻微烧灼和刺痒感。脓疱：痱顶有针头大浅表性小脓疱，脓疱内容常无菌或为非致病性球菌。深痱：常见于严重且反复发生红色粟粒疹患者。当皮疹广泛时，可致热带汗闭性衰弱或热衰弱，伴有疲劳、食欲不振、倦睡、眩晕、头痛等全身症状。

【治疗】

（一）内治法

1. 辨证论治

痱疹色红或丘疱疹，密如撒粟，自觉痒痛不一，小便黄赤，舌红，苔少，脉浮数。

治宜清暑涤湿，解毒止痒。方选清暑汤加减：青蒿、鲜藿香、鲜佩兰、六一散（荷叶包煎）各15g，绿豆衣、金银花各12g，赤茯苓、沙参各10g，灯心3扎。西瓜翠衣、冬瓜皮各30g。

2. 单验方

（1）清凉痱子粉（六一散30g，枯矾、冰片各3g，白芷10g，甘松6g研细末和匀）纱布包扑患处，每日2～3次。

（2）马齿苋、虎杖、败酱草、鲜蒲公英任选2～3味，水煎取浓汁，外洗患处，每日2～3次，适用于痱毒。

（3）青蒿露、金银花露、地骨皮露等，代茶饮之。

（4）干擦散（滑石300g，氧化锌、炉甘石各60g，硼酸30g，硫黄306g，薄荷脑7.2g，研极细末），外扑患处，每日2～3次。

（二）外治法

1. 皮疹以红色丘疹、丘疱疹为主时，选用痱子草30g，鲜丝瓜叶15g水煎取汁，待冷湿敷或沐浴之。还可选用三黄洗剂、炉虎水洗剂、清凉粉、痱子粉外涂或外扑患处。

2. 若痱毒呈现脓疱时，选用玉露散、鹅黄散、植物油调成糊状，外涂，每日1~2次。

【按语】

1. 经常用温水清洗，保持皮肤清洁干燥。
2. 衣着宜宽大，勤换内衣，避免搔抓。
3. 内服中药以益气、涤暑、养阴为主。如沙参、生石膏、白茅根、浮萍。

日光性皮炎

本病是强烈日光（主要是中波紫外线290~320nm）照射引起皮肤的急性光毒性反应。类似中医所称日晒疮。

【病因病机】

盛夏酷暑，烈日当头，阳光曝晒，形成毒热，侵袭肤表，气血沸腾，伤肤腐肉，日渐成疮。

【诊鉴要点】

（一）诊断依据

1. 好发于皮肤裸露部位，如颜面、颈部四肢等处。
2. 多见于夏季，好发于妇女、儿童及室外作业者。
3. 在受晒部位出现弥漫性红斑、肿胀，表面光亮，甚则有红丘疹、水疱，疱破糜烂，渗水，不久干燥结痂。
4. 症状轻者，仅有局部灼热、刺痛；症状重者，晒伤面积大时，可伴有发热，头痛，恶心和全身不适。

（二）鉴别诊断

1. 接触性皮炎 与日晒无关，但接触某种刺激物后立即发病，红斑的范围与致病物的形态相一致，可发生于任何季节，自觉瘙痒。

2. 植物日光性皮炎 食入野菜，经日晒而发病，面部及暴露部位出现弥漫红斑水肿，双眼睑肿胀不能睁开。

【治疗】

（一）内治法

1. 辨证论治

（1）毒热证：受晒部位焮红漫肿，表现紧张光亮或有红色丘疹密布，局部灼热刺痒或刺痛，舌红，苔薄，脉数。

治宜清热祛暑，解毒消肿。方选清暑汤加减：金银花、连翘、车前子（包）、地丁、蒲公英各12g，青蒿、滑石（荷叶包）各30g，赤芍、泽泻、竹叶、甘草各10g。

（2）湿毒证：曝晒部位出现弥漫性红斑，面积较大，肿胀明显，有大量水疱密布，部分破溃糜烂，渗液，自觉瘙痒，身热，口渴，眼睑红，眵多，小便短黄，舌红，苔黄，脉滑数。

治宜清热渗湿，活血解毒。方选龙胆泻肝汤加减：炒胆草、柴胡、焦栀子各6g，生地、车前子（包）各15g，泽泻、茯苓皮、赤芍、赤小豆各12g，连翘、甘草各10g。

加减法：畏寒、发热，加柴胡、水牛角、生石膏；红肿刺痛，加绿豆衣、紫草；局部水肿，加冬瓜皮、木通、蝉蜕；口渴明显，加花粉、桑叶、菊花；水疱多，破裂糜烂，加苍术、马齿苋、黄柏；口不渴或渴不多饮，加藿香、佩兰、淡竹茹；神昏谵语，加琥珀、石菖蒲、远志，或加服紫雪丹或安宫牛黄丸。

2. 单验方

（1）鲜青蒿60g洗净，捣烂绞汁，取汁加冷开水适量，服之，其渣敷患处。

（2）黄柏、青黛各等份，研细末，香油调成糊状，外涂患处，每日2次。

（二）外治法

1. 皮损红肿、瘙痒，外扑清凉粉，或用三黄洗剂，或用青白散水调（香油调亦可），薄涂于患处，每日2~3次。

2. 水疱集簇未破，可用玉露散香油调敷外涂，或外敷玉露膏，每日1~2次。

3. 疱破渗出及糜烂，可用马齿苋水剂，或用野菊花、龙葵、楮桃叶、生地榆、贯众、青蒿、冬瓜皮等，每次取3~4味，水煎取汁，湿敷患处，每次30~45分钟，每日2次。干燥结痂后，可涂玉露膏。

【按语】

外出时，应戴宽边草帽，避免日光的直接照射。

多形性日光疹

本病是一种反复发作的慢性多形性光感性皮肤疾患。其中大约15%的病人有光敏家族史。中医尚无确切病名。

【病因病机】

禀赋不耐，湿热内蕴，时值春夏季节，天气渐暖，皮毛腠理不密，复受日光照射，阳光之热邪与体内久蕴湿热搏结，阻于肌肤而发病。

【诊鉴要点】

诊断依据

1. 多发于成年人，女性多见。

2. 皮疹主要发生于暴露部位，尤以面颊、额部、颈部、前臂、手背、小腿、足背等常见。

3. 临床上分急性型及慢性型两类。前者可在日晒后数小时发病，停止日晒，皮疹于1~2周内即消退；后者可由急性型反复发作所致，或以开始即为慢性表现，有的可反复数月至数年。

4. 按皮疹形态主要有　痒疹型：又称夏季痒疹，开始为红斑、风团，进一步演变为水肿性丘疹及小结节，慢性可形成苔藓样变。湿疹型：又称日光性湿疹，皮疹为红斑、肿胀、丘疹、水疱、糜烂、结痂等，严重时还可泛发全身；慢性者可形成苔藓样变。红斑或斑片型：又称日光性持久性红斑，或称日光性多形红斑。多在面部、手背等处发生境界清楚的水肿性红斑，或为较硬的红色斑片。多见于男性。荨麻疹型：又称日光性荨麻疹，在曝晒部位发生风团样损害，大小不等，中央消退呈白色的环状。混合型：在同一患者身上出现上述两种以上的皮疹。

【治疗】

（一）内治法

1. 辨证论治

（1）血热壅肤证：暴露部位的皮肤潮红，日渐出现红斑或暗红斑，边界清晰，略高出皮肤，亦可见针头至绿豆大小的红丘疹，集簇成片，对称分布，自觉瘙痒，时有口干渴饮，大便正常或偏于，小便短黄，舌质红，苔薄黄，脉数。

治宜清热凉血。方选皮炎汤加味：生地、生石膏、青蒿、金银花各15g，丹皮、赤芍、黄芩、连翘各10g，竹叶、甘草各6g，紫草12g。

（2）湿热蕴阻证：暴露部位的皮肤初起位红斑、丘疹，继则在潮红皮肤上出现丘疱疹、水疱，集簇成片，甚则糜烂、渗液，久则结痂、脱屑，自觉瘙痒，伴食欲不振，神疲肢倦，舌质略红，苔微黄或腻，脉沉濡或滑数。

治宜清热利湿。方选泻黄散加减：生石膏15～30g（另煎），生地、藿香、生薏苡仁各15g，青蒿12g，黄芩、焦栀子、赤茯苓各10g，竹叶、灯心各6g，莲子心3g，绿豆、赤小豆各30g。

2. 单验方

（1）青蒿丸：青蒿1000g，研细末，蜜炼为丸，每丸重10g，每日2～3次，每次2丸。

（2）赤小豆30g，炒扁豆、绿甄各15g炖烂，加冰糖少量，食之。

（二）外治法

皮肤潮红，自觉瘙痒时，外用九华粉洗剂，每日2～4次。若见糜烂、渗液时，用生地榆、马齿苋等份水煎，取浓汁凉湿敷患处，每次15分钟，每日2～3次。

【按语】

同日光性皮炎。

夏季皮炎

本病是由于在高温潮湿的环境中，汗液排出不畅而产生的皮肤炎症。类似中医所称暑热疮。

【病因病机】

禀赋不耐，血热内蕴，复遭盛夏酷暑之气外侵，与血热相搏而成，又有贪凉饮冷，脾阳受遏，湿热内阻，外发体肤所致。

【诊鉴要点】

诊断依据

1. 患者以成年人为主，儿童次之。
2. 皮疹好发于四肢伸侧，严重时也可播散全身。
3. 初期仅有皮肤发红，继而发现成片的针尖样的细小丘疹，部分搔破有少许渗液，结血痂。
4. 自觉灼热刺痒。
5. 部分伴有烦躁、胸闷、食少、睡眠不安、小便短赤等全身症状。
6. 秋凉后痒感和皮疹渐退乃至消失。

【治疗】

（一）内治法

1. 辨证论治

（1）暑热扑肤证：皮肤焮红，压之褪色，扪之则有灼热烫手之感，自觉痒重，伴有口干喜饮，心烦意乱，脉洪大，舌质红，苔少。

治宜清暑益气，散风止痒。方选变通白虎汤：生石膏 15～30g（先煎），知母 6～9g，粳米 9～12g，甘草 6g，沙参 12g，绿豆衣 15g，竹叶 9g，灯心 3 扎。

（2）湿热蕴肤证：皮疹以丘疹为主，病位偏在胫前，痒重，状如芒刺，抓破有少许渗出，结痂，伴有胸闷，食少，小便短黄，脉濡细，舌质红，苔薄黄微腻。

治宜清热化湿，和营止痒。方选用藿香正气散加减：藿香、佩兰、金银花、连翘各 10g，生薏苡仁、茯苓皮、赤小豆各 12g，苍术、苦参、陈皮、炒枳壳、防风各 6g。

加减法：偏于瘙痒加蝉蜕、浮萍、威灵仙，偏于皮炎加生地 12g，丹皮、赤芍、紫草各 6g。

2. 单验方

（1）徐长卿、葎草各 30g。煎浓汁，待凉外洗。

（2）玉泉散：生石膏 15g、生甘草 5g，研细末，每日 2 次，每次 10～15g。泡服。

（二）外治法

1. 皮疹以丘疹为主，选用百部酊、1% 薄荷三黄洗剂，或夏季皮炎酊剂，外搽。

2. 皮肤焮红，灼热，刺痒，选用炉虎水洗剂、止痒洗剂，外涂，然后外扑止痒扑粉、清凉粉，每日 2～3 次。

（三）其他疗法

1. 毫针法　合谷、曲池、足三里、血海。方法：施泻法，留针 30 分钟，每日 1 次。

2. 耳针法　肺、神门、皮质下，心。方法：针刺后留针 30 分钟，每日 1 次。

3. 刺血法　委中。方法：常规消毒，扎紧穴上方使之青筋显露，三棱针点刺，放血少许，5 日 1 次。

【按语】

同痱。

烧　伤

因热力（火焰，灼热的气体、液体或固体）作用于人体而引起的损伤。类似中医所称烫火伤。

【病因病机】

由于强热的作用，侵害人体，以致皮肉损伤，而且火毒炽盛，伤及体内阴液，或热毒内攻脏腑，以致变证甚多。

【诊鉴要点】

诊断依据

估计烧伤面积和深度，烧伤面积愈大，深度愈深，则其病愈重。烧伤深

【治疗】

（一）内治法

1. 辨证论治

（1）火热伤阴证：发热、口干引饮、便秘、尿短而赤、唇红而干，舌苔黄或黄糙，或舌光无苔、舌质红而干，脉洪数或弦数而细。

治宜养阴清热。方选黄连解毒汤、金银花甘草汤加减：金银花、沙参各15g，黄芩、黄柏、生地、甘草各10g，黄连、栀子、赤芍、丹皮各6g，莲子心、琥珀各3g。

（2）阴伤阳脱证：体温不升、呼吸气微、表情淡漠、神志恍惚、嗜睡、语言含糊不清、四肢厥冷、汗出淋漓，舌面光剥无苔或舌苔灰黑，舌质红绛或紫暗，脉微欲绝，或脉伏不起。

治宜扶阳救逆、佐以护阴。方选参附汤合生脉散：高丽参5～8g（另煎兑入），制附块10～12g（先煎30分钟），麦冬、沙参、石斛、玉竹各12g，甘草6g。

（3）火毒内陷证：壮热烦渴、躁动不安、口干唇焦、大便秘结、小便短赤、舌苔黄或黄糙，或焦干起刺，舌质红或红绛而干，脉弦数等。若热毒传心，可见烦躁不宁、神昏谵语，若热毒传肺，可见呼吸气粗、鼻翼扇动，咳嗽痰鸣、痰中带血，若热毒传肾，可见痉挛抽搐、头摇目窜；若热毒传脾，可见腹胀便秘，或有便溏黏臭而频，或有呕血便血。

治宜清营凉血解毒。方选清营汤、黄连解毒汤加减。水牛角30g（先煎30分钟），沙参、生地炭、金银花炭各15g，丹皮、赤芍、黄芩、栀子各10g。毒热传心加安宫牛黄丸，毒热传肺加紫菀、鱼腥草，毒热传肾加白茅根、大蓟、小蓟，毒热传肝加羚羊角、钩藤，毒热传脾加大黄、枳壳，呕血、便血加三七、白及。

（4）气血两伤证：低热或不发热，形体消瘦、面色无华、神疲乏力、食欲不振、夜卧不宁，自汗、盗汗、创面皮肉难生，苔薄白或薄黄，舌淡胖、苔白、舌质暗红，脉细数或细弱等。

治宜调补气血。方选八珍汤加味：黄芪、党参、茯苓、白术、甘草各12g，当归、干地黄、白芍各10g，川芎6g。

（5）脾胃虚弱证：口舌生糜、口干津少、嗳气呃逆、纳呆食少、腹胀便溏，光剥无苔，或舌质淡胖、苔白、舌质暗红，脉细数或细弱。

治宜调理脾胃。方选益胃汤、参苓白术散加减：沙参、麦冬、玉竹、石斛、党参、黄芪各12g，白术、茯苓、甘草各10g，山药15g。

2. 单验方

（1）人参（红参或党参）15g煎水内服，同时用大黄、木香各15g，地榆、六月雪、牡蛎、槐花各30g，加水600ml，煎至200ml，保留灌肠。适用于热毒传肾。

（2）虎杖100g，加水5000ml，煎煮浓缩至500ml，加苯甲酸、尼泊金等防腐剂即成。用法：外涂药液。每日2～3次。适用于Ⅰ度～深Ⅱ度。

（3）鲜姜捣烂揉汁，外涂患处，每日1～2次。

（二）外治法

1. 初期 创面清洁后，用清凉膏、万花油外搽，或地榆、大黄粉各等份，研末，麻油调敷。

2. 中期 创面有感染者，用黄连膏、红油膏、生肌玉红膏外敷；渗液多时，用2%黄连液、2%黄柏液或金银花甘草液湿敷。

3. 后期 腐脱生新时，用生肌白玉膏掺生肌散外敷；瘢痕疙瘩形成者，用黑布膏药外敷。

【按语】

做好个人防护，严重烧伤应采取中西医结合诊治。

火激红斑

本病为一种持久性的红斑或色素沉着，是局部皮肤长期受到温热作用（但未见烫伤）而引起的一种皮肤病。类似中医所称的火斑疮。

【病因病机】

腠理不密，卫外失固，复遭火热灼烤。火热虽微，内攻有力，久炙皮肤，入而为患，与气血相搏，因而成疮。

【诊鉴要点】

诊断依据

1. 本病多见于司炉、炊事员和经常进行高温作业的工人，以及热水袋热敷，或烤火取暖，或长期用红外线照射局部。

2. 初起局部皮肤充血，其色泽自淡红至深红或紫红及紫褐色，最后变成黑褐色。

3. 少数可伴水疱，毛细血管扩张、轻度皮肤萎缩及角质增生等。

4. 自觉灼热刺痛不适。

【治疗】

（一）内治法

1. 辨证论治

（1）火毒证：初起皮肤红斑，扪之灼热发烫，境界清楚，压之褪色，自觉灼刺瘙痒，口干心烦，渴喜冷饮，舌质红、苔黄，脉弦数。

治宜泻火解毒，凉血退斑。方选凉血解毒汤加减：生地、生石膏（先煎）各30g，丹皮、赤芍、连翘、金银花、栀子、知母各10g，竹叶6g。

（2）阴耗证：患处肤色紫红、紫褐或紫黑，其上生有水疱，甚则皮肤萎缩，呈网状外观，伴有灼热痒痛，短气乏力，大便干燥，小便短黄，舌质红绛，苔少，脉细数。

治宜解毒养阴，凉血清热。方选解毒养阴汤化裁：生地、白茅根各30g，麦冬、丹皮、金银花、沙参、生甘草各10g，生大黄6g，丹参15g。

2. 单验方

（1）清阳散火汤：升麻、白芷、黄芩、牛蒡子、连翘、石膏、防风、当归、荆芥、白蒺藜、甘草煎服。

（2）紫草、荆芥、苦参各等份，煎汁外洗，每日2~3次。

（二）外治法

1. 初起红斑、灼热刺痛时，选用薄芥汤，或用金银花30g，薄荷、绿豆衣各10g，煎汁，待冷，湿敷之。

2. 若似溃非溃时，选用柏黛散，植物油调涂；或用六一散30g，绿豆衣、寒水石各15g，黄柏粉10g，冰片1g研细末，外扑之。

【按语】

避免热源的接触，常可缓慢减轻。

植物日光性皮炎

本病是患者过多服食或接触藜（灰菜）或其他有光敏性的植物，并经受长期日晒后所引起的急性光毒性炎症反应。类似中医所称红花草疮。

【病因病机】

禀性不耐，皮毛腠理空疏不密，复因暴食过量的蔬菜，以致脾胃运化失职、蕴久化热，湿热内生，加以外晒阳光，阳毒外燔，相互影响，使之风热毒邪不得宣泄，郁于肌肤而成。

【诊鉴要点】

（一）诊断依据

1. 发病季节为3~8个月，尤以3~5月最多。

2. 发病前有过多食用某些蔬菜和日光照射史。

3. 病变发生在曝光部位，如面、手背，重者还可累及颈部和四肢。

4. 皮损以弥漫性实质性浮肿最多，其次有瘀点、瘀斑、水疱、糜烂和溃疡等。

5. 自觉局部有指尖麻木、疼痛（包括灼痛、刺痛、胀痛等）、瘙痒和蚁行感，间有头痛、发热等。

6. 水肿轻者3~5日，重者10日左右或更久消退。

（二）鉴别诊断

1. 血管性水肿 惯发于眼睑、口唇、外阴等组织疏松部位，与日光曝晒无关。

2. 漆性皮炎 感受漆气而发。虽多发于暴露部位，但往往较局限，接触的皮肤虽然突然红肿，但边界较为清楚。常可查询到接触漆类物品史。

3. 浮肿病 病起缓慢，水肿以凹陷和下沉部位为主，局部无自觉症状，常伴发于肾、心等疾患及阳性的实验室发现。

4. 烟酸缺乏病 损害初为边缘鲜明的急性红斑，继有棕黑色痂，皮损常增厚、粗糙、角化过度，常伴有胃肠道和精神症状。

【治疗】

（一）内治法

1. 辨证论治

（1）轻证：发病较急，但病势稍缓。常先在颜面、手背等处发生轻度浮肿，按之无凹陷，手触皮热、眼睑稍肿，局部麻木，微热微痒，口干便黄。舌微红，苔腻，脉滑。

治宜消风化斑，凉血解毒。方选化斑解毒汤加减：玄参、连翘、炒牛蒡子、淡竹叶各10g，生石膏15g，炒知母、炒黄连各6g，升麻、生甘草、蝉蜕各4.5g。

（2）重证：病势较快较重，在数小时内皮肤迅速焮红浮肿，可由头面发展到颈胸、手背、前臂、足背、胫踝等处，眼睑闭合不能启动，患处肿胀灼痛，继而出现瘀点、瘀斑，甲下瘀肿，胀痛不休。伴有发热头晕，胸闷纳呆。舌质红，苔黄，脉数。

治宜清热解毒，散风消肿。方选普济消毒饮加减：板蓝根、大青叶、蒲公英、金银花各12g，炒牛蒡子、炒黄芩、连翘、绿豆衣各10g，浮萍、桑叶、焦栀子各6g，车前子、生薏苡仁各15g。

（3）虚证：病势缓慢或发作数次，中度肿胀，皮损以淡红斑疹、丘疱疹和水疱为主。伴有食纳不佳，胸闷不适等。舌质淡红，苔少，脉虚细。

治宜疏风解毒，健脾利湿。方选参苓白术散、麻黄连翘赤小豆合裁：麻黄3g，连翘、车前子各12g，赤小豆、白茅根各30g，茯苓皮、炒白扁豆、土炒白术、生薏苡仁各15g，桑叶、杭菊花、浮萍、党参各10g。

加减法：

高度肿胀加防风、僵蚕、蝉蜕，瘀斑或大片紫黑斑加鲜生地、丹皮、紫草、大小蓟、仙鹤草，糜烂严重，甚则坏死加白蔹、紫草、阿胶、蒲公英、白花蛇舌草；呼吸急促，痰涎壅盛加蛇胆、陈皮末、桑白皮、甜葶苈、大枣；胸闷，大便秘结加炒枳壳、酒大黄、桔梗；高热烦躁，神志昏糊加服安宫牛黄丸或紫雪丹。

2. 单验方

（1）蒲公英30~60g煎汤代茶，药渣待冷还可湿敷患处。用于轻症。

（2）芙蓉花嫩叶，捣烂如泥，外敷患处，每日2~3次，用于浅表溃疡疮面。

（3）生乳香、生没药、乌贼骨各15g，雄黄4g、冰片2g，研极细末，香油调搽，每日2~3次。

（4）马齿苋 30g，黄柏 20g 水煎取汁，冷湿敷患处，每日 2～3 次。

（二）外治法

1. 皮疹以红斑、丘疹、丘疱疹为主，尚未溃烂时，选用蒲公英、徐长卿、野菊花、马齿苋、生甘草，每次 3～4 味，水煎取药汁，湿敷，每日 3～5 次，每次 15～30 分钟。

2. 破溃、糜烂，甚至坏死，用青黛膏、玉露膏外敷，每日 1 次。

【按语】

1. 避免过多服食和接触有关的植物，同时不得经受强烈日光暴晒。

2. 病情严重时可加用肾上腺皮质激素。

泥螺日光性皮炎

本病是指食用泥螺，复遭日晒后所致的一种急性光毒性皮炎。类似中医所称的泥螺毒。

【病因病机】

禀性不耐，多食泥螺动风发物，易致脾胃积热助湿，兼受日光照射，以致风湿热毒，阻滞肤表而成。

【诊鉴要点】

诊断依据

1. 患者以女性和儿童居多，常发生在我国沿海及江湖区域的农村及城镇。

2. 发病季节在春季或夏天。

3. 病变部位主要在头、面和手足背等处。

4. 病发之前有吃泥螺和日晒史，初起在暴露部位出现潮红，浮肿，大小不等的水疱，含澄清液体或血液，还可见到瘀斑、糜烂、坏死和溃疡，愈合后留有萎缩性瘢痕。

5. 部分伴有头昏、头痛、全身乏力，食欲不振，腹痛或腹泻等。

【治疗】

（一）内治法

辨证论治

面、手足背肿胀光亮，出现大小不等的水疱，偶见瘀斑、糜烂，自觉瘙痒或蚁行感，伴有周身困乏，纳谷差，舌红，苔薄黄微腻，脉滑数。

治宜散风，解毒，化湿。方选紫苏饮加减：紫苏、胡黄连各 6g，陈皮、大腹皮、山楂、赤芍、紫草各 10g，蒲公英 15g，归尾、浮萍、红花、凌霄花各 12g，白茅根 30g。

加减法：高热、便秘加大黄（后下），焮肿颇重加车前子、灯心，热盛伤阴加玄参、石斛、南沙参，胸闷加枳壳，尿赤加泽泻、车前子，气急加桑白皮、葶苈子，肿胀严重加服五苓散。

（二）外治法

参照植物日光性皮炎。

【按语】

同植物日光性皮炎。

放射性皮炎

【病因病机】

本病是由于放射线（主要是β、γ射线、X线及放射性同位素）照射引起的皮肤、黏膜炎症性损害，损伤肌肤所致。

由于接触放射治疗的患者因剂量、个体差异、部位、放射线性质的不同而发生许多内脏性损害，如放射性肺炎、肠炎、膀胱炎等。

【诊鉴要点】

诊断依据

1. 急性放射性皮炎 往往由于一次或多次大剂量放射线引起，分成三度。Ⅰ度：初为鲜红，以后呈暗红色斑，或有轻度水肿，自觉灼热与瘙痒，3～6周后出现脱屑及色素沉着。Ⅱ度：显著急性炎症水肿性红斑，表面紧张有光泽，有水疱形成，疱破后呈糜烂面，自觉灼热或疼痛。经1～3月痊愈，留有色沉或色脱，毛细血管扩张和萎缩。Ⅲ度：红斑水肿后迅速组织坏死，以后形成顽固性溃疡，其深度不一，可穿通皮肤及肌肉，直至骨组织。伴有头痛、头昏、精神萎靡、食欲不振、恶心、呕吐、腹痛、腹泻、出血及白细胞减少等，严重时可危及生命。

2. 慢性放射性皮炎 长期、反复小剂量放射线照射，或由急性放射性皮炎转变而来，其潜伏期数月至数十年。炎症表现不著，皮肤干燥萎缩、发硬、毛发脱落，指甲晦暗、不平和变厚，甚至脱落，皮损久之可继发鳞癌，少数为纤维瘤。

【治疗】

（一）内治法

1. 辨证论治

（1）邪毒证：皮肤仅见红斑，浸润较深，边缘不清，稍重见到水疱、糜烂，甚则形成溃疡，伴有头痛，食少，恶心，呕吐等，舌质红，苔少或黄腻且燥，脉细数。

治宜扶正驱毒，活血退疹。方选四妙汤加味：生黄芪、白芍、赤芍、连翘各12g，生薏苡仁、山药、赤小豆、金银花各30g，蛇舌草、蒲公英各15g，甘草、竹茹、半夏各6g。

（2）正虚证：病程略久，淡红色斑疹、干燥、脱屑，色沉，脱发，伴有头昏，精神萎靡，气短懒言，舌质淡红，少苔或无苔，脉虚细。

治宜益气护阴，健脾补肾。方选三才封髓丹加减：天冬、熟地、山药各15g，人参10g（另煎兑入），炒黄柏、甘草、生黄芪、炒白芍各12g，砂仁8g（后下）。

加减法：食少、呕恶加神曲、姜汁炒竹茹、鲜竹沥、鸡内金，腹痛、腹泻加服香连丸，神疲、头晕加龟胶、鹿角胶，皮下瘀斑加阿胶、红枣，溃烂日久不敛加白蔹、白芷、浙贝母。

2. 单验方

（1）取鸡蛋（去鸡蛋黄）3个，冰片（研细末）3g，加蜂蜜适量，搅匀，外涂患处局部使其结薄膜，每日1次。第二次外涂时，除去薄膜，再涂之。适用于急性放射性皮炎及水疱未破。

（2）鸡蛋黄油，外涂，每日2～3次，适用于溃疡阶段。

（3）生地榆、马齿苋各等份，水煎取浓汁，冷湿敷，每日2～3次，每次15分钟。适用于水疱或糜烂阶段。

（4）放灼一号：地榆120g，黄连18g，加水1000ml，煎取药汁500ml，冷湿敷。

（5）放灼二号：当归、黄连、生地各120g，象皮、血余、玄参各60g，龟板180g，麝香6g，小麻油960ml，猪板油480g，先将小麻油、猪板油小火溶化，放入龟板、生地煎熬1～2小时，再加入当归、黄连、血余、象皮，熬至焦黑，滤去药渣，稍冷，加入麝香收膏，备用。

（二）外治法

1. 皮疹以红斑、脱屑为主时，选用芦荟乳剂，外敷，每日2～3次。
2. 若见溃烂，选用东方一号药膏，外敷，每日1次。注意：避免外用含有汞类的腐蚀药，如红升或白降丹之类。

放射性膀胱炎

【病因病机】

毒邪损伤，膀胱气化不利，气滞血瘀，湿热郁积下焦所致。

【诊鉴要点】

诊断依据

1. 接受放射治疗后，感觉下腹部胀痛。
2. 尿频，尿急，尿痛，排尿困难，甚者不能自行排尿，尿管常被血块堵塞，膀胱区胀痛。
3. 肉眼血尿，甚至尿中有血块。

【治疗】

（一）内治法

辨证论治

（1）血热证：下腹胀痛，尿频数，尿血，甚者肉眼血尿。脉细数，舌红苔少。

治宜清热凉血，佐以解毒。方选白茅紫草汤：白茅根、紫草、败酱草、车前草各 30g，蒲黄、血余炭、槐花、地榆、白芍各 15g，三七 10g（冲服）

（2）血瘀证：小便癃闭，尿痛，尿道常被瘀血堵塞，膀胱区胀痛。脉细涩，舌暗红，苔少。

治宜解毒化瘀，通淋止痛。方选萹蓄茜草汤：萹蓄、大黄、木通、知母、黄柏各 10g，黄芪 60g，桔梗、薏苡仁、麦冬、旱莲草、蛇舌草各 30g，茜草 12g。

（二）外治法

1. 小便不通选用葱白 3 枚，麝香 0. 1g，共捣烂，填脐中，胶布包扎。

2. 瘀血堵塞尿道时选用葱白 100g 捣烂加盐少许，纱布包，加热后，熨小腹。每日数次。直至尿通。

放射性肠炎

【病因病机】

湿热毒邪，郁积于肠，致使传导失职。

【诊鉴要点】

诊断依据

1. 宫颈癌接受放射治疗后的一种较为多见的并发症。
2. 大便次数增多，呈黏液便或脓血便。排便前腹痛明显，自觉肛门灼痛。
3. 直肠镜检查肠黏膜水肿、充血、糜烂、溃疡、纤维化，排除直肠癌者。

【治疗】

辨证论治

（1）湿热型：大便黏液多，肛门灼痛，里急后重，尿短赤，舌红，苔腻，脉数。

治宜清热解毒，利湿化瘀。方选白头翁汤加减：黄芩 12g，黄连 10g，黄柏 12g，白头翁 15g，秦皮 10g，石莲子 12g，升麻 10g，马齿苋 30g，白芍 15g，陈皮 10g，厚朴 10g，白花蛇舌草 30g。

（2）脾虚湿困型：血便黏液多，肛门坠痛，纳呆，乏力，面色萎黄，舌胖苔白，脉细缓。

治宜祛湿健脾，兼清余热。方选参苓白术散加减：山药 30g，党参 30g，扁豆 12g，枳壳 10g，升麻 10g，葛根 30g，血余炭 10g，陈皮 10g，茯苓 10g，罂粟壳 10g，白术 12g，薏苡仁 30g，白豆蔻 10g。

（3）脾肾两虚型：肛门严重坠痛，排便不畅，血便多，食少乏力，清瘦贫血，烦热，咽干，舌红无苔，脉沉细无力。

治宜培补脾肾，养血祛邪。方选真人养脏汤加减：党参 30g，黄芪 30g，生地炭 12g，升麻 10g，葛根 30g，乌梅 12g，罂粟壳 10g，当归炭 10g，阿胶 12g（烊化），白术 12g，甘草 10g。

放射性肺炎

【病因病机】

射线侵害与损伤，影响肺的清肃下降。肃降失职，气逆而咳，诸证由生。

【诊鉴要点】

诊断依据

1. 刺激性干咳，胸痛气急，低热，伴有呃逆、吞咽不畅。
2. 照射部位皮肤呈萎缩或硬结，伴有毛细血管扩张。
3. 肺部可闻干、湿性啰音。
4. 病情重者可并发右心衰竭。如发绀、呼吸困难，颈静脉怒张，肝大，浮肿等。

【治疗】

内治法

辨证论治

干咳、气急、胸闷、偶带痰血，动时气急更剧，脉虚细，舌淡苔少。

治宜滋阴润肺。方选沙参麦冬饮加减：沙参、麦冬、生地、鱼腥草各30g，桃仁、红花、枇杷叶、阿胶（烊化）各10g，丹皮、桑白皮各15g。

加减法：气短者加黄芪、党参，痰中带血加白及、白茅根，痰湿重者加法半夏、栝楼。

【按语】

1. 严格遵守放射线操作规程，做好安全防护。
2. 在放疗过程中，密切观察局部皮肤和内脏的变化，如发生病变时应停止照射，做好对症处理。
3. 对皮肤损害的处理，以温和为好，避免刺激；对内脏的处理则根据辨证施治的原则作出相应的治疗。

鸡　眼

本病为足部皮肤局限性圆锥形鸡眼状角质增生性损害。发病与局部长期受挤压及机械性摩擦有关。

【病因病机】

穿紧或窄的鞋子，或足骨畸形（如妇人缠脚），使之高出的脚趾长期摩擦或受压。造成气血运行不畅，肌肤失养而发病。

【诊鉴要点】

（一）诊断依据

1. 病好发于受压和摩擦部，如足趾、跖侧、足跟、趾间等。
2. 初起损害为黄豆大小圆锥状，根埋肉里，顶起硬凸，状如鸡眼。
3. 鸡眼分硬、软两种，前者表面扁平，圆形或椭圆形的硬结，呈淡黄色；后者多发生于相邻两趾间的一趾侧面，由于趾间潮湿，常被浸软而呈灰白色。
4. 压之或撞之，疼痛颇重，使之步履艰难。
5. 患者多见于成年人，16 岁以下少年，儿童少见。
6. 不及时处理，可长期不愈，偶然有因处理不当而感染化脓。

（二）鉴别诊断

1. 胼胝为中央厚边缘薄的角质板，范围比鸡眼大，境界不明显，无压痛。
2. 跖疣好发于足底，表面粗糙不平，中心部凹陷，有刺状物，削去角质后，中央可见疏松的乳白色角质软芯，挤压作痛。

【治疗】

（一）外治法

皮疹较多，病程不长，选用狗脊水洗剂，或治瘊汤，煎汁，浸泡患处，每日 2 次，每次 10 ~ 15 分钟，待表面角质软化后，分别选用水晶膏，乌梅膏，鸡眼膏 1 号、2 号、3 号，肉刺散，千斤散，鸡眼散、紫玉簪膏，脚针膏等，保护好四周健康皮肤，外盖胶布，2 ~ 3 日后，揭去胶布，分离鸡眼，剔除腐渣，揩去后重按不痛，即为治愈。否则尚需继续治疗。

（二）单验方

1. 先用针刺破，再用蟾酥 1.5g 温开水溶化，调铅粉 3g 涂在患处，2 日 1 次。
2. 温水浸泡待软，以刀修净厚皮，再取河豚鱼胆，涂纸上贴之，2 ~ 3 次可愈。
3. 地骨皮、红花各等份，研细末，植物油调敷。

（三）其他疗法

1. 毫针法

（1）直刺法：鸡眼皮肤消毒后，毫针从鸡眼中心刺入至根部，然后用酒精灯烧针柄，使之患处感到温热，持续 3 ~ 5 分钟，退针后胶布固定。

（2）围刺法：在鸡眼周围（上下左右）各斜刺 1 针，针尖直达根底，呈锥形，留针 20 ~ 30 分钟，其间捻转行针 2 ~ 3 次，拔针后挤出少许血液外溢，外盖消毒纱布，3 日 1 次。

2. 灸法　鸡眼表面涂凡士林或麻油后，上置艾炷，连灸 4 ~ 5 壮，鸡眼焦枯，3 ~ 5 日后剔除残渣。

3. 火针法　常规消毒和局麻后，中号火针烧红，对准鸡眼中心坚硬如钉处，快速刺入，至针下有落空感或冒出少许白色分泌物，立即拔针。

4. 穴位注射法

（1）取太溪。方法：针刺得气后，将0.5%盐酸普鲁卡因注射液，缓慢推注1～1.5ml，每周1～2次。

（2）取外踝与内踝后连线的中点为治疗点。方法：采用0.5%～1%盐酸普鲁卡因注射液5ml和副肾上腺素0.1ml，5号针头刺入得气后，缓慢推注，每周2次。

5. 刺血法 鸡眼常规消毒和局麻，用三棱针点刺鸡眼中央，快刺快出，挤压出血少许，外盖消毒纱布，3日1次。

【按语】

不可穿过紧过硬的鞋子，矫正脚畸形等。

胼 胝

本病是由于手足长期受压或摩擦而引起的皮肤局限性扁平角质增生。发病与个体素质、足形及某些职业有关。

【病因病机】

1. 气血不畅 手足久受挤压或摩擦，使之气血瘔涩，或者气血不畅，肤失濡养而成。

2. 脏腑积热 脏腑积热或汗出涉水，远行伤筋，以致气滞血瘀，结成顽固硬皮肉，营卫不滋而生。

【诊鉴要点】

（一）诊断依据

1. 患者多见于农民、某些行业的工人等。
2. 好发于足跖前部、跗趾及小趾屈侧面，平足患者也易发生。
3. 损害为黄色或褐黄色的角质性斑块，呈圆形或椭圆形，扁平而隆起，质坚硬而光滑，光透明状，中央厚边缘薄，边界不清，数目多少不一。
4. 严重时可有压痛，部分毒染而脓汁腥臭，破溃成疡。

（二）鉴别诊断

1. 鸡眼 锥状硬结，根陷肉里，中顶色暗，步行疼痛。

2. 寻常疣 若发于掌跖者，其表粗糙，状似花芯，碰即出血。

【治疗】

（一）内治法

1. 辨证论治

（1）气血不畅证：皮肤变厚，顽硬肿起，赤疱焮起，自觉疼痛难行，舌质淡红，苔少，脉细涩。

治宜理气活血，解毒止痛。方选仙方活命饮加减：金银花、蒲公英各 15g，当归、制乳香、制没药、地丁、花粉、陈皮各 10g，甲珠、川牛膝、茯苓、木瓜、炒杜仲各 6g。

（2）脏腑积热证：初起局部红紫疼痛，溃破脓汁外溢，起气腥臭，日久难敛，舌质淡红，苔薄白，脉细数。

治宜固本，托毒生肌。方选人参养荣汤加减：党参、当归、黄芪、肉桂、白术、炙甘草各 10g，白芍 15g，熟地、山茱萸、茯苓、金银花各 12g，生薏苡仁、赤小豆各 30g。

2. 单验方

（1）生荸荠剖开，临睡前贴在老茧上，用布包扎，连续 7 日，老茧自脱。

（2）新砖烧红，韭菜汁泼之，将病足踏于其上烫之。

（3）乳香、没药、海螵蛸、赤石脂各等份，研细末，黄蜡化开，和匀做饼，外敷。

（4）木贼草 60g，王不留行 30g，乌梅 10g，煎汁，浸泡患处。

（二）外治法

1. 损害初起，皮厚顽硬时，选用狗脊水洗剂，浸泡患处，然后外贴胼胝膏。
2. 病程日久，皮厚难以溃破，可酌情决脓，促使脓汁外溢，选用牛角散。
3. 若皮肉难生，愈合缓慢时，选用生肌散，直至收功。

（三）其他疗法

1. 枯胝疗法　先用淡盐水洗涤患处，后用刀在胼胝周围，约距 1mm 处划一环形刀痕，深度以不出血为宜，划好后在划痕处敷极细的枯矾粉 1 ~ 3g 并用绷带固定，每日换药 1 次。2 ~ 3 日后，胼胝干枯成一坚硬的死肉，用有齿镊子钳稳胼胝剥落，渗血时外撒百草霜止血。

2. 火针法　阿是穴（胼胝区）。方法：火针烧红后，迅速针刺阿是穴中心，立即拔出，溢血少许亦可。

【按语】

同鸡眼。

擦烂红斑

本病是发生在皮肤皱褶部位的急性炎症性皮肤病。常可继发细菌或念珠菌病。类似中医所称汗淅疮。

【病因病机】

盛夏汗出沾衣，或平时久不洗浴更衣，则汗水污垢浸渍肌肤，尤其肥胖妇女及婴儿，则更易发生。

【诊鉴要点】

（一）诊断依据

1. 患者以肥胖的婴幼儿和成人多见。

2. 病变通常发生在天然皱褶部位，如腹股沟、肛周、颈项、乳房下褶、腋窝等区域。

3. 在上述区域初起时皮肤焮红、微肿，病程发展中出现丘疹、丘疱疹、水疱、糜烂、渗出，甚至毒染成疮。

4. 自觉灼热和瘙痒，糜烂时则刺痛感。

（二）鉴别诊断

1. 尿布皮炎 仅见于婴儿，皮疹也仅局限在臀部及其周围接触尿布的部位。

2. 股癣 边界虽清楚，但中心有自愈倾向，四周有散在性丘疹和鳞屑，真菌检查阳性。

【治疗】

（一）内治法

1. 辨证论治

（1）热郁肤表证：患处潮红肿胀，匡廓鲜明，摩擦鲜红，甚者呈现浅表溃疡，自觉灼热刺痛，舌质红，苔薄黄，脉数。

治宜清热、凉血、解毒。方选凉血地黄汤加减：生地、紫草、忍冬藤、马鞭草各15g，黄芩、防风、茯苓皮、黄柏各10g，黄连、知母、柴胡、甘草各6g。

（2）湿毒内蕴证：患处水疱云集，湿烂渗出，周边鲜红肿胀，甚则疱破脂水浸淫，自觉灼热刺痛，伴有心烦口渴，小便黄赤，大便干结，舌质红，苔腻，脉弦滑数。

治宜清热利湿，凉血解毒。方选退斑汤加减：黄连6g，金银花、连翘、生甘草、丹皮、赤芍、栀子、车前子（包）各10g，绿豆衣12g，滑石（先下）、白茅根各15g，赤小豆30g。

加减法：口渴溲赤加竹叶、锦灯笼，皮疹基底潮红、灼热加丹皮、地榆、生石膏，大便秘结加生大黄、炒枳壳、桔梗。

2. 单验方

（1）生龙骨60g，生牡蛎30g，研细末，加冰片3g，和匀，纱布包扎患处。

（2）绿豆衣10g，六一散12g，樟脑2g，分别研细末，先以黄柏水洗净患处后，纱布包扎，每日1次。

（3）真蛤粉、滑石各等份，研匀，外扑。

（二）外治法

1. 局部皮肤焮红，有糜烂趋势时，选用紫草油，或甘草油，清洗后，外扑蛤粉散。

2. 糜烂，渗出较重，选马齿苋30~60g，或生甘草30g、金银花20g煎汁，湿敷，然后选用湮尻散，或黄连膏，或青黛膏，外涂，扑蛤粉散至愈。

【按语】

1. 对婴幼儿和体形肥硕者，应做好皱褶区的清洁与干燥。

2. 若出现浸渍糜烂时，可先用温和药水清洗，然后再涂相应的甘草油类，外扑凉爽粉剂。

手足皲裂

本病是由于各种原因导致的手足皮肤出现干燥或皲裂，主要与掌跖、足跟部位皮肤角质层较厚、无毛囊和皮脂腺等有关。

【病因病机】

内因多责于气血不荣，外因既有触冒风冷寒邪，郁于皮毛，又有外力的摩擦、压力、浸渍，使肤腠抗病力下降，以致血脉阻滞，肤失濡养，燥盛枯槁而成。

【诊鉴要点】

（一）诊断依据

1. 手部多在拇指、食指伸侧的横纹关节活动部位，足部多发生在足跟及其两侧。

2. 易发生于冬季，以成年为主。

3. 初起时，自觉皮肤发紧、发硬，类似鱼鳞病样鳞屑及浅在的裂纹，继而皮肤粗糙、肥厚，同时出现较深的条状裂隙，2～3mm或更长，深度达真皮时，伴有出血和结痂。

4. 伴手足活动时疼痛，影响工作。

（二）鉴别诊断

1. 手癣、足癣 始发春夏，初起水疱，或见脱屑，晚期亦见皲裂，痒痛相间，往往传染他人，或有灰指（趾）甲。

2. 鱼鳞病 自幼即有，病程迁延，多见四肢伸侧，重者波及全身，掌跖亦受累，皮干而燥，无痒无痛。

3. 掌跖角化病 婴儿即病，常有家族史，多发于掌跖，肌肤干枯，迭见皲裂，入秋尤重。

【治疗】

（一）内治法

1. 辨证论治

掌跖皮肤干枯，关节活动处裂口较深，甚则出血或结痂，遇冷水或碰撞后疼痛颇重，舌质淡红，苔少，脉细数。

治宜益气补血，祛寒润燥。方选八珍汤加减：当归6g，白芍、茯苓、熟地、薏苡仁各10g，白术、生甘草各3g，生黄芪、鸡血藤各15g，川芎4.5g。

2. 单验方

（1）地骨皮，白矾各等份，煎汁，浸泡患处，再用蜡羊油溶化，入轻粉3g搅匀外涂。

（2）大蒜适量，捣烂如泥，外搽患处，三伏天外用，有良好的预防功效。

（3）红枣、猪油、黄酒等份，煮煨至枣烂，每日1次，每次1匙口服。

（4）新楝树果去核，加猪油，打烂如泥，外搽，每日2～3次。

（二）外治法

先用陈皮葱白汤煎汁，趁热浸泡患处，持续 10～15 分钟，拭干，再外搽润肌膏，或大枫子油、紫草油、黄丹膏、玉肌膏、三合油、獾油等，任选一种即可。

（三）其他疗法

1. 药烘疗法 患处搽一层疯油膏，然后用电吹风机热烘，每日 2 次，每次 30 分钟。

2. 贴膏药法 视病情分别选用皲裂胶布膏、象皮膏或白及硬膏，贴之。

【按语】

1. 劳动后用温热水洗净手足，随后外涂油脂性润肤剂以保护。
2. 尽量减少物理、化学性等刺激，如必须接触时应戴好手套等防护品。
3. 对并存的手足癣、湿疹等应采取相应治疗措施。

褥　疮

本病系患者身体局部长期受压后，影响血液循环，组织营养缺乏而引起的一种坏死。类似中医所称席疮。

【病因病机】

多因久病、大病之后，气血虚衰，脾胃功能虚弱，不能濡养肌肤，稍加外力摩擦，极易致使皮肤溃破或坏死。

【诊鉴要点】

诊断依据

1. 病变多发生于受压和易受摩擦的部位，如骶骨、枕骨、脊柱、肩胛、坐骨结节、股骨粗隆、足外踝及足跟等处。

2. 受压皮肤最初苍白、灰白或青红色，境界清楚，中心颜色较深。继而在表面发生水疱，破后形成溃疡，处理不及时或不正确，溃疡可深达肌肉、骨或关节，表面形成坏疽。

3. 部分溃疡面较大，偶尔继发感染而引起败血症。

【治疗】

（一）内治法

1. 辨证论治

（1）毒热偏盛证：病起初期，疮周焮赤肿胀，水疱或溃，脓腐尚稠，不易脱落，自觉疼痛，脉数，舌质红苔薄白。

治宜托里消毒，扶正活血。方选托里消毒散加减：党参、当归、白术、白芍、白芷各 10g，金银花、黄芪各15g，茯苓、桔梗、浙贝母、制乳香、制没药、甘草各6g，白花蛇舌草、草河车各30g。

（2）正虚余毒症：病程长，疮周肤色苍白，脓水稀薄或如粉浆污水。伴有周身困乏，肢软乏力，食少。脉沉细，舌质淡红，苔少。治宜扶正益脾，化解余毒。方选四妙汤加减：党参、桂枝、上肉桂、制附块各6g，枸杞子，生黄芪、金银花各15g，当归、赤白芍、白术、甘草、炒扁豆、山药、炒杜仲、白蔹各10g。

2. 单验方

（1）溃疡小而表浅，渗液少时，可用白糖，研极细末，外撒于疮面上，每日1次。

（2）腐肉已去，肉芽生长缓慢时，可用东方一号药膏，每日1次。

（3）人参养荣丸，或八珍丸，每日2次，每次6～10g，适用慢性期和疮面收敛缓解时。

（二）外治法

1. 未溃阶段选用红花酒或桂花酒，温熨患处，或用阴毒内消散12g，如意金黄散18g，混匀后，植物油或凡士林调敷。

2. 已溃阶段，若脓腐不脱，选用甲字提毒粉或提脓散，外撒疮面，外盖玉红膏，每日1次，待其腐脱，新肉红活如珠，改用生肌散或海浮散，外撒疮面，外盖玉红膏，每日1次，直至疮敛。

（三）其他疗法

艾灸法

（1）隔姜灸：新鲜姜片上，每次灸5～10壮，每日1次，10次为1疗程。

（2）直接灸：在清洁疮面上，将点燃艾条在患处施雀啄灸，每次3～5分钟，然后以回旋法灸之疮周，5～10分钟，每日1次，10次为1疗程。

【按语】

1. 定时翻身，避免过度受压。
2. 床铺应平整柔软，清洁干燥。
3. 局部应温和按摩，以利血液循环。同时注重营养物质的摄入，提高机体抗病能力。

逆　剥

本病是指手、足指（趾）、爪甲际的皮肤枯剥倒卷而翘起的皮肤病。类似中医逆胪。

【病因病机】

经脉空虚，风邪乘虚侵袭，以致血气运行痞涩，皮肤缺乏濡养，故指（趾）爪边缘皮裂倒卷。

【诊鉴要点】

辨证论治

1. 病者以学龄儿童常见，其次是妇人和部分皮肤粗糙的成年人。

2. 爪甲上缘皮肤剥裂，上翘倒卷，强力拉牵则有疼痛和出血的现象。

【治疗】

外治法

本病以外治为主：用细辛15g，艾叶30g，煎汁，待温，浸泡患指，每次10～15分钟，剪去翘起皮肤，然后用干姜1g，猪脂（羊毛脂亦可）10g，研细末调膏，外涂，每日1～2次。有柔软皮肤的作用，此法对本病有良好的治疗与预防效果。

【按语】

发现爪甲皮肤上卷时，切忌硬性撕拉，应涂油润之类的软膏。

嵌　甲

本病多因爪甲过长，嵌入肉内而引起的急性炎症性反应。类似中医所称甲疽。

【病因病机】

多因趾（指）甲过长，失于修剪，嵌入肉里，或因修剪之时，不慎伤及甲旁皮肉，或因靴鞋狭窄，久受研损，致令局部气血阻遏，复感风邪，是以患生本病。日久则毒染溃烂，甚至爪甲脱落。

【诊鉴要点】

诊断依据

1. 本病常见，调查人群患病率为7.6%。
2. 病变多生于足大趾内侧。
3. 初起时甲旁肿胀不甚，甲向内嵌，继而破烂，胬肉高突，若不去除嵌甲，可拖延很长时间而不愈。
4. 毒染后则化脓腐溃，红肿疼痛，步行艰难，并可发生臖核和红丝疔等合并症。

【治疗】

（一）内治法

甲旁红肿，胬肉外翻，脓汁淋漓，疼痛难忍，步履艰难，舌质红，苔薄黄，脉虚细。

治宜清热解毒，扶正敛疮。方选五神汤加减：茯苓、车前子（包）、紫花地丁各15g，金银花、赤小豆各30g，黄芪、党参、生薏苡仁、浙贝母各12g，青皮、川牛膝、地骨皮、甘草各10g。

（二）外治法

1. 初起肿胀，疼痛时，选用芪毒油，外涂。

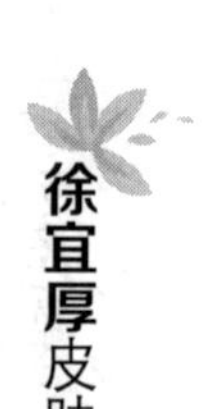

2. 胬肉外翻，时津黄水，疼痛不忍时，选用华佗累效散，外掺患处，盖白膏药，每日 1 次，胬肉消尽即愈。

【按语】

当发现爪甲内陷时，应及时剪除。

第十章　变应性皮肤病

接触性皮炎

变应性接触性皮炎

本病是指皮肤黏膜接触外界某些物质后，主要在接触的部位发生炎性反应性皮肤病，其中尤以化学物致病最为常见。中医根据接触物的不同主要分为漆疮、马桶癣（变态反应性接触性皮炎）、膏药风（刺激性接触性皮炎）。

【病因病机】

漆为辛热有毒之品，若患者禀性不耐，其肤腠不密，玄府不固，如接触漆树，或油漆，便会出现中漆毒。

【诊鉴要点】

（一）诊断依据

1. 有接触和闻到漆气之类病史。

2. 漆对人的危害主要在皮肤方面，最常见的有接触性皮炎：凡接触数小时或数日后，首先在接触部位有灼热刺痒，继而出现红斑、水肿、小丘疹、丘疱疹，并迅速变为水疱，疱内充满浆液，疱破糜烂，结黄痂，部分播散全身，其皮损以眼睑、阴囊等松弛部位肿胀特别明显，严重时伴有头晕、头痛、乏力、口渴、食欲不振、心慌、发热等。荨麻疹样皮疹：多在急性皮炎发生后几日内出现，可发生于原皮疹以外部位，抓后出现风团或划痕症状、消退较慢。腐蚀性皮炎：黏着漆液的皮肤，先为轻度红肿，数日后肿胀消退结成焦痂，重者引起溃疡，愈后遗有浅型瘢痕。

（二）鉴别诊断

1. 颜面丹毒　无接触大漆病史，多先有壮热，恶寒，头痛，恶心，呕吐，继而颜面皮肤焮红水肿，但常局限，其他部位未见发疹，且无痒感。

2. 植物－日光性皮炎　先有食用灰菜、紫云英等病史，但未接触大漆，经过日晒后发病，发疹多局限于暴露部位。

【治疗】

（一）内治法

1. 辨证论治

（1）风热壅盛：症见手腕、指缝、手背、前臂肌腠剧烈瘙痒，皮肤焮红肿胀，丘疹、浮肿风团，搔之更甚，舌质红，苔薄黄，脉浮数。

治宜清热消风。方选消风散加减：荆芥、苦参、蝉蜕、知母、木通各6g，生地、防风、炒牛蒡子，赤茯苓各10g，石膏15g，大青叶12g。

（2）毒热夹湿证：接触大漆区域，突然焮红赤肿，灼热刺痒，继而可见丘疹、丘疱疹，水疱攒聚，甚则还会出现大疱、血疱，搔破则脂水频流，湿烂渗液，显露糜烂，乃至浅表溃疡，舌质红，苔黄，脉滑数。

治宜清热解湿，化湿消肿。方选化斑解毒汤加减：玄参、炒知母、炒黄连、升麻各6g，生石膏（先煎）15g，炒牛蒡子、防风、浮萍各10g，白茅根30g，莲子心4.5g。

加减法：水肿明显加茯苓皮、滑石、冬瓜皮，热毒偏重加水牛角、炒黄连、炒黄柏，痒重加白芷、羌活、白鲜皮、钩藤。病变在上部加桑叶、杭菊花，病变在下部加炒龙胆草、青皮。

2. 单验方

（1）芒硝或用柳叶，或用橄榄叶，或用鲜石韦叶，煎浓汁，湿敷。

（2）螃蟹汁，外涂，每日数次。或食用苦瓜叶捣汁，凉敷。或生绿豆，加水捣烂成糊，外敷患处。

（3）生鸡蛋黄，或蟹沫，或韭菜汁，或猪膏，外涂。

（二）外治法

1. 皮疹以丘疹、红斑为主，选用炉虎水洗剂、三黄洗剂，外涂。

2. 丘疱疹、水疱、渗液、糜烂时，选用生地榆、黄柏各15g煎汁，冷湿敷，然后选用青黛散，或玉露散，植物油调成糊状，外涂。直至皮生疮敛。

刺激性接触性皮炎

【病因病机】

内蕴湿邪，外触药毒之气，致使皮肤受损而成。

【诊鉴要点】

诊断依据

1. 皮损发生在接触膏药的部位，边界清楚，或方或圆。

2. 局部潮红肿胀，甚则出现水疱、糜烂、渗出。

3. 自觉瘙痒剧烈，或有灼热感。

【治疗】

（一）内治法

辨证论治

皮损区可见焮红肿胀，丘疱疹、渗出糜烂、自觉痛痒，脉舌如常。

治宜化湿解毒。方选凉血解毒汤加减：生地、茯苓皮、连翘、赤小豆各12g、丹皮、赤芍、紫草、莲子心各6g，蝉蜕、浮萍、甘草各3g，白茅根、车前子草、白鲜皮各15g。

（二）外治法

1. 渗出糜烂严重时，选用石榴皮、马齿苋各12g，玄明粉15g，水煎取汁湿敷。每次15～20分钟，每日2～3次。

2 局部干燥痒重时选用黄连膏外涂。每日1～2次。

【按语】

1. 避免接触致敏性物质，包括医用外用药物。

2. 接触刺激性物或化学性质不明的物质后，应立即用清水冲洗。或采用其他有效方法除之。

3. 中药治疗的要点：一是散风清热，从肤表而散。二是利湿通尿，导邪外出。

染发皮炎

本病是由染发剂而引起的一种变态反应性接触性皮炎。其致敏原主要是对苯二胺。

【病因病机】

肤腠虚疏，毒邪触肤而成。

【诊鉴要点】

（一）诊断依据

1. 发病前有染发史，发病需一定潜伏期。

2. 皮疹轻者仅为红斑或斑丘疹、丘疹及丘疱疹，重则红肿、水疱、糜烂、渗液明显，尤以双眼睑红肿为著且多伴球结膜充血。

3. 皮损主要累及头皮、发际、面部、耳郭及颈部。由于冲洗或随污染的双手，将染发剂带到其他部位，也可出现类似皮疹。

4. 自觉瘙痒剧烈或烧灼、胀痛感，全身症状一般不明显。严重时可伴发热、畏寒、恶心等全身症状。

5. 病程多呈急性经过。去除残留染发剂及治疗及时适当，一般1～2周内痊愈。

（二）实验室检查

以1%对苯二胺凡士林膏或以5%～10%染发剂稀释剂做斑点试验呈阳性反应。

【治疗】

（一）内治法

辨证论治

（1）风热证：头部瘙痒，干燥脱屑，毛发焦枯，舌红苔少，脉浮数。治宜疏风清热。方选消风散加减：防风、荆芥、苦参各6g，生地、黄芩、羌活、白附子各10g，天麻、杭菊花、桑叶、白茅根各12g，升麻、石菖蒲各3g。

（2）湿热证：头皮焮红肿胀，渗出糜烂，自觉痛痒相兼。舌红，苔薄黄脉濡数。

治宜清热除湿。方选除湿胃苓汤加减：茯苓、陈皮、苍术、防风各10g，生地15g，黄芩、栀子、蝉蜕、苦参各6g，炒槐花、白茅根各12g。

（二）外治法

1. 红肿渗出明显时，选用桑白皮水洗剂湿敷。
2. 干燥脱屑刺痒时，选用黄连膏薄涂。

【按语】

1. 任何欲染发者，事先应做染发剂的斑贴试验。
2. 头皮如有伤口、皮损暂禁染发，否则将会加重病情。
3. 因职业需要，接触染发剂者，应做好个人防护。

尿布皮炎

本病由粪便中的氨形成菌在尿布上分解尿而产生氨，因氨刺激作用导致皮肤炎症，类似中医所称的湮尻疮。

【病因病机】

小儿皮肤娇嫩，大小便之后，未及时更换，粪尿污垢，湿热秽浊之邪，浸渍皮肤，还有因尿布烘烤未干，火气未除，风热相乘，刺激皮肤而生。

【诊鉴要点】

（一）诊断依据

1. 皮损主要发生于尿布覆盖部位，尤其是阴囊、会阴、大腿内侧、臀部、外阴等处。
2. 初起出现水肿性红斑，与尿布遮盖范围吻合，境界清楚，边缘整齐，继而可见丘疹、水疱、糜烂，甚则浅表溃疡。
3. 自觉刺痛不适，部分还会出现患儿哭闹不安，发热，不喜进食等。

（二）鉴别诊断

1. 擦烂红斑　多见于婴儿及肥胖妇女，皮损好发于皮肤皱襞处，多为境界清楚的红斑、糜烂、渗出。

2. 胎传梅毒 皮损好发于臀部、面部、眼、口、耳、鼻、肛门、掌跖等部位，呈铜红色浸润性斑块或溃疡，对称分布，患儿呈早老容貌。

【治疗】

（一）内治法

1. 辨证论治

（1）湿热蕴结证：患处发红肿胀，粟疹、水疱丛生，部分糜烂渗出，脂水频溢，兼有患儿吵闹不安，便秘溲赤，口舌生疮，舌质红，苔黄，脉濡数。

治宜清热利湿，凉血解毒。方选导赤散加减：生地 10g，木通 2g，栀子、川牛膝、金银花、连翘各 6g，赤芍、黄柏各 3g，灯心 3 扎，白茅根 12g。

（2）毒染成疮证：尿布浸渍日久不除，遂在患处出现丘疱疹、脓疱、糜烂，甚则浅表溃疡，自觉灼热刺痛，伴有发热，大便秘结，舌质红苔少，脉数。

治宜清热利湿，解毒止痛。方选银花甘草汤加味：金银花、野菊花、生薏苡仁各 12g，生甘草、炒胆草、赤苓、车前子（包）各 6g，绿豆衣 15g，生黄芪、赤小豆各 10g。

加减法：发热加生石膏、知母，哭闹不安加蝉蜕、生牡蛎，大便秘结加生大黄、玄参，小便溲赤加六一散（包）、车前子，局部红肿加金银花、连翘、赤小豆、紫草。

2. 单验方

（1）马齿苋 30g 或绿豆、连翘各等份，金银花 15g，煎汁，清洗或湿敷。

（2）海螵蛸（炒黄），或芙蓉叶（晒干），或绿豆粉，外扑之。

（3）苦参、野菊花各等量，煎汁，湿敷。

（二）外治法

1. 皮疹若糜烂、渗出和浅表溃疡时，用野菊花、蒲公英、黄连、石榴皮、五倍子、黄柏、生甘草等，任选 2 ~ 3 味，煎汁，清洗或湿敷患处，每日 2 ~ 3 次，每次 15 ~ 30 分钟，然后外涂紫草油、青黛膏。

2. 若红肿疼痛时，选用黄连膏、紫连膏、清凉膏，外涂，然后外扑清凉粉、枯矾粉、湮尻散、伏龙肝散等。

【按语】

1. 勤换尿布，保持局部清洁干燥。不用象皮布或塑料包扎于尿布之外。

2. 局部用药以温和为好。避免刺激性的外用药。

湿　疹

本病是以皮损多种、形态各异，糜烂渗出，自觉瘙痒，容易复发为特征的变态反应性疾病。

【病因病机】

湿疹的病因不外湿热风三者。湿：湿从内生。如多饮茶、酒而生茶湿、酒湿；多食鱼腥海味、五辛发物而生湿热；多吃生冷水果，损伤脾阳而水湿内生。热：心绪烦扰，神态不宁，心经有火，血热内生。风：流水日久，伤阴耗血，或因湿热内蕴，复受外风，或因过食辛辣香燥之物，而使血燥生风。

【诊鉴要点】

（一）诊断依据

1. 急性湿疹　皮损常有多形性的特征并同时见到红斑、丘疹、丘疱疹、小水疱，有时以某一型为主。水疱可自行破溃，形成小点状的糜烂、渗液黏稠，干燥形成点状、透明、略黄的结痂。反复发作，范围逐渐扩大，因搔抓形成糜烂，滋水淋漓、浸淫成片，病情由轻到重。继发感染者，水疱成为脓疱，疱液混浊，结蜡黄色脓性痂片，引起附近臀核肿痛。急性湿疹又分：

（1）红斑性湿疹：多在开始阶段，损害为边界不太清楚的局限性潮红为主，稍有肿胀。

（2）丘疹性湿疹：在一片潮红面上，有簇集的粟粒大小的红色丘疹，极小的水疱间杂其中，抓破后形成血痂。

（3）水疱性湿疹：在红斑上有众多的小水疱簇集，顶部较尖，基底水肿，破碎后有针点状的糜烂。

（4）脓疱性水肿：水疱继发感染，疱液混浊成脓，干燥结黄绿色厚的脓痂。

（5）糜烂性湿疹：水疱、脓疱抓破，浆液、血液、脓疱渗出，形成大小不等的糜烂。

（6）结痂性湿疹：水疱、脓疱、糜烂、干燥，结成白色、灰色、黄色、黄绿色等各种不同的痂片。

（7）脱属性湿疹：以上各种皮损，在痊愈时，都可形成糠秕状脱屑或细小的鳞屑。

2. 慢性湿疹　多由急性湿疹、亚急性湿疹反复发作转变而来。主要皮损为皮肤肥厚、粗糙、干燥、脱屑，皮纹增宽加深，色素沉着，苔藓样变明显。

3. 伴有性情急躁、夜寐不安、头昏眼花、腰酸肢软等症状。

4. 不同部位湿疹，由于发生在某些特定部位，或多或少地具有一定的特点，特分述如下：

（1）头皮湿疹：多见于成年女性。急性者潮红、水疱、糜烂、流滋，常因皮脂分泌过多结黄厚痂片，有时把头发黏集成团；继发感染者则为脓疱，可发展成毛囊炎、疖，伴有附近臀核肿痛，引起瘢痕性脱发。慢性者以瘙痒、脱屑为主。

（2）面部湿疹：较为多见，急性者多对称、弥漫性潮红、细小的丘疹、水疱，相互间杂存在，甚则眼睑、口周肿胀。

（3）耳部湿疹：常有潮红、糜烂、流滋、结痂，甚至肿胀，耳后裂开如刀割之状，痒痛并作，常有渗液，结黄色厚痂。

（4）乳房湿疹：皮损在乳晕或乳房，常表现为边界清楚的斑片，潮湿、糜烂、流滋，上覆盖鳞屑或结黄色痂片，瘙痒不堪。有时皲裂疼痛。日久则色素沉着，常经年累月不愈。

（5）脐部湿疹：中医称脐疮。皮损为鲜红或暗红色的斑片，潮湿、糜烂，汁水多少不定，多数结痂呈灰褐或褐黄色，痂下渗液往往带有臭味，边界清楚，多数局限，不向周围扩展，病程慢性，不易治愈。

（6）阴部湿疹：①阴囊湿疹：急性者潮湿、流滋颇多，常浸湿衣裤，肿胀、结痂、光亮、暗红，日久干燥肥厚，皱纹变深加阔如核桃皮状，有薄痂或鳞屑、色素沉着，亦有因搔抓而致色素减退者，剧烈瘙痒，无法安眠。②女阴湿疹：多发于大阴唇或大阴唇与股部之间的皱襞皮肤处，常为潮红、肿胀、糜烂、流滋，亦可肥厚、浸润，因搔抓、摩擦导致色素减退的为多。易感染而发生女阴炎、尿道炎、膀胱炎。③肛门周围湿疹：为常见的皮肤病，多局限于肛门口，很少累及周围皮肤。发作时潮湿、糜烂、流滋为主，慢性时则肥厚、浸润，往往发生辐射状皲裂，伴有色素减退或疼痛。

（7）皱褶部湿疹：颌下、腋窝，女性乳房下、腹股沟、阴部等处常因局部潮湿、经常摩擦而起疹。急性者潮红、糜烂、流滋、水肿，夹有丘疹、水疱。日久则肥厚、皲裂，有时色素减退。易继发念珠菌感染，是此处湿疹的特点。

（8）肘部湿疹：多见于肘窝或伸侧，常为不规则的干燥性斑片，皮肤浸润、肥厚，上有丘疹或细薄的鳞屑，受外界刺激后可有糜烂、流滋。

（9）手部湿疹：病因复杂，形态多样。在手背者常边界清楚、潮红、糜烂、流滋、结痂，在手掌者边缘不清，皮肤肥厚粗糙，冬季干燥皲裂、疼痛，病程极为缓慢。

（10）小腿部湿疹：多见于长期站立工作或伴有青筋暴露者，皮损主要在小腿下1/3内外侧皮肤上，初为暗红斑，表面潮湿、糜烂、流滋，或干燥、结痂、脱屑，呈局限性或弥漫性分布。常伴发小腿溃疡。以后皮肤肥厚，色素沉着中心部分可色素减退，形成继发性白癜风。

（二）鉴别诊断

1. 药物性皮炎 发热突然，皮损广泛。

2. 接触性皮炎 见表10－1。

表10－1 急性湿疹、接触性皮炎鉴别表

	急性湿疹	接触性皮炎
病因	复杂，不易查清	易找到致敏物
部位	对称泛发，屈侧为多	局限在接触部位
皮疹	多形性边界弥漫不清	单一形态皮疹。边界清楚，可有明显的肿胀和水疱
形态	不定	有时与接触物表面形态雷同
病程	较长，去除刺激物后不易很快好转	较短，去除病因后多易治疗
复发	易于复发	不再接触致敏物质一般不复发

3. 多形性红斑 皮损为孤立的丘疹、水疱、红斑，典型者呈虹膜状，多发生在四肢的末端。

【治疗】

（一）内治法

1. 辨证论治

（1）湿热型：皮损潮红、水疱、糜烂、流滋，边界弥漫，剧烈瘙痒，伴胸闷纳呆，大便干结，小溲黄赤，苔薄黄腻、脉象滑数等症状，此属湿热之邪流溢皮肤所致。多是急性湿疹的表现。

治宜清热利湿。方选萆薢渗湿汤合二妙丸加减：金银花、连翘、丹皮、苦参、苍术、黄柏、萆薢、茯苓皮、茵陈、大黄、生甘草等。加减法：发于上部或弥漫全身者，加桑叶、菊花、苍耳子、蝉蜕，去黄柏、茯苓皮；发于中部或肝经所分布者，加川牛膝、车前子；瘙痒甚加徐长卿、白鲜皮、地肤子，皮损焮红灼热者，加生地、赤芍、丹皮。

(2) 血热型：皮损以红斑、丘疹、抓痕、血痂为主，瘙痒剧烈，脱屑不多，常伴有口干舌红，脉象细数。

治宜凉血、清热、利湿。方选凉血除湿汤加减：鲜生地、赤芍、丹皮、黄连、生栀子、白鲜皮、地肤子、豨莶草、苦参、海桐皮、生甘草等。

(3) 湿阻型：皮损色暗，淡红或不红，水疱不多，但滋水浸淫，常伴有胃纳不香，饮食减少。面色萎黄，便溏溲少，苔白腻，脉濡滑等。

治宜健脾除湿。方选除湿胃苓汤加减：苍术、白术、猪苓、茯苓、怀山药、生薏苡仁、车前草、泽泻、徐长卿、茵陈、陈皮等。加减法：胃纳不香者加藿香、佩兰，胸闷不适者加厚朴、枳壳，大便溏薄者加金银花炭、黄芩炭，剧痒滋水过多者加滑石、苦参。

(4) 血燥型：湿疹反复发作，病程缠绵，数年不愈，常见消瘦，苔薄、舌淡，脉濡细。

治宜养血祛风，清热化湿。方选清热凉血汤加减：大生地、当归、白芍、小胡麻、白鲜皮、地肤子、萆薢、茯苓皮、蛇床子、生甘草等。加减法：瘙痒不能入眠加珍珠母、生牡蛎、夜交藤、酸枣仁，腰脊酸软加炙狗脊、仙灵脾、菟丝子，口渴咽干加玄参、麦冬、石斛，皮损粗糙加丹参、鸡血藤、干地龙或乌梢蛇3g（研粉分2次吞服），伴急性发作，潮红灼热加地骨皮、赤芍、丹参、紫草。发于头面部者，加川芎、羌活、白芷，发于乳房、脐窝者加茵陈、土大黄、车前子，发于四肢者加桑枝、川牛膝、忍冬藤，发于小腿而青筋暴露，皮色乌黑者加泽兰、莪术、川牛膝。

2. 单验方

(1) 急性湿疹：①清解片：每次5片，每日2次；地龙片：每次5片，每日2次。②二妙丸、三妙丸、龙胆泻肝丸、防风通圣丸、当归龙荟丸，任选1～2种，每次4.5g，每日2次吞服。③苦参合剂治阴部湿疹：苦参片60g，黄柏30g，蛇床子15g，金银花15g，微火煎2～3次后，再将先后药液混合，候凉后装瓶备用，服时摇匀。④徐长卿30g，生甘草3g煎汤内服。

(2) 慢性湿疹：可用当归片5片，每日2次，加乌梢蛇片或地龙片，每次选一种，用5片，每日2次吞服。

（二）外治法

1. 急性湿疹 ①糜烂、流滋较多者用10%黄柏溶液或蒲公英60g、野菊花15g煎汤待冷后湿敷。②红斑、丘疹、水疱，流滋不多者，用三黄洗剂外搽，每日5～6次；或用青黛散干扑，每日4～5次。③糜烂、脓疱、结痂时用黄连油或青黛散麻油调搽，每日3次。

2. 亚急性湿疹 一般用三黄洗剂或青黛散麻油调搽均可，每日3次。

3. 慢性湿疹 ①青黛膏或皮脂膏外涂，伴有小腿青筋暴露者，另加用缠缚疗法，②或用青黛膏加热烘疗法，每日1次。③20%猫眼草膏合80%青黛膏调匀外搽，每日2次，或黄柏霜合氟轻松软膏调匀外搽。

头部脂溢性湿疹

【病因病机】

脾胃湿热，蕴阻肤腠，循经上行于头面，兼之复受风热，两者相搏而成。

【诊鉴要点】

（一）诊断依据

1. 患者以青壮年和形体胖硕之人居多。

2. 病变区域好发于皮脂较丰富的部位，如头皮、耳后等。

3. 常自头部开始，渐向面颊、颈部发展，首先黄红色或淡红色红斑，继而发生丘疱疹，搔抓渗出，重者湿烂并结油腻污秽的痂皮，痒重。

4. 病程长，常反复发作，多年难愈。

（二）鉴别诊断

头部银屑病：好发于头皮和四肢伸侧，为红斑损害，边缘清楚，有云母样银白色鳞屑、薄膜、点状出血现象。

【治疗】

（一）内治法

1. 辨证论治

头面连及颈项等处，可见红斑、丘疹，破皮滋水外溢，时结橘黄厚痂，自觉痒重，心烦口苦，小便短黄，舌质红，苔黄微腻。

治宜清化湿热，疏风止痒。方选泻黄散加减：藿香、生石膏、生地、茵陈各15g，防风、荆芥、焦栀子、黄芩、赤茯苓各10g，蝉蜕、灯心、竹叶各4.5g，白茅根30g。

2. 单验方

（1）桑寄生、桑根皮各1握，白芷、川连各少许，煎汤，外洗患处，待痂皮去尽，拭干，再用皂角、麻竹箨，俱烧存性，黄柏、黄连、樟叶、白芷各等份，研细末，麻油调搽，每日1~2次。

（2）凌霄花、叶各适量，水煎取汁，外洗或湿敷，每日1~2次。

（二）外治法

1. 渗出和毒染阶段　山豆根水洗方，水煎取汁，外洗或湿敷，每日1次。

2. 红斑、血疱疹和毒染阶段　祛湿散、湿疹散，选用一种，植物油调成糊状外涂。

泛发性湿疹

【病因病机】

内因为主，不外心火、脾湿、肝风，由脏腑失调所致；外因为风与湿两邪较多。急性期多由风性数变，往来腠理则瘙痒，热性趋外，壅于体表则出现红色斑疹；湿性重浊，聚于肌肤则起水疱，又因湿性黏腻，恋结难除，慢性期则湿热久蕴于内而不化，日久则热伤营，渗水日久则伤饮，阴血耗伤则燥，症见皮损渐至肥厚、干燥、脱屑或皲裂。

【诊鉴要点】

（一）诊断依据

1. 可发生于身体任何部位，皮损多呈泛发性，对称分布。

2. 可见于任何年龄，部分患者有冬重夏轻倾向。

3. 皮损在急性发作时，呈现红斑、丘疹、水疱、丘疱疹、糜烂、渗出、结痂等多种形态，治疗或处理不当，拖延时间略长，糜烂、渗出减少，以丘疹、斑丘疹、鳞屑、结痂为主，经久不愈，转成慢性，皮损局限一处，浸润肥厚色黯，皮肤粗糙，鳞屑变多，有的呈苔藓样改变，甚则干燥皲裂。

4. 自觉剧烈瘙痒，当有皲裂时则疼痛。

（二）鉴别诊断

1. 接触性皮炎 有明显接触史，接触部位皮损多单一形态，如红斑边界清楚，易起水疱，病程短，去除原因，多易治愈。

2. 神经性皮炎 多见于颈、肘、尾骶部，有典型苔藓样皮损，无多形性皮疹，无渗出表现。

【治疗】

（一）内治法

1. 辨证论治

（1）风重于湿证：病变以上半身为重，丘疹色红，水疱少量，渗出不多，自觉瘙痒不止，舌红，苔薄白，脉弦滑。

治宜祛风除湿。方选消风散加减：荆芥、苦参、蝉蜕、知母、甘草各6g，防风、当归、苍术、炒牛蒡子各10g，生地、生石膏、白鲜皮各12g，木通3g。

（2）热重于湿证：发病较急，皮肤焮红、灼热，上起红粟为多，水疱少，自觉心烦、口渴、瘙痒，小便短赤，大便秘结，舌质红、苔薄黄，脉滑数。

治宜清热除湿。方选凉血除湿汤加减：生地、忍冬藤、白鲜皮、六一散（包）各15g，丹皮、赤芍、海桐皮、地肤子各10g，豨莶草、赤小豆各12g，莲子心6g。

（3）湿重于热证：病变主要发生于下半身，起水窠较多，皮色黯淡不红，搔破渗出，自觉瘙痒，纳谷不香，小便清白，大便稀溏，身疲乏力，舌质淡红，苔薄白，脉细缓。

治宜健脾理湿，方选除湿胃苓汤加减：苍术、陈皮、厚朴、炒枳壳各10g，生地、茯苓皮、车前子（包）、猪苓各12g，赤小豆、生薏苡仁、泽泻各15g，砂仁8g（后下）。

（4）湿热浸淫证：发病急，病程短，皮损形态繁多，诸如红斑、丘疹、水疱、糜烂、渗液等，伴有剧烈瘙痒，咽干，口不渴，或心烦口渴，便秘溲黄，舌质红，苔薄黄根微腻，脉滑数或弦数。

治宜清热利湿，消风止痒。方选龙胆泻肝汤加减：炒龙胆草、黄芩、柴胡、荆芥、蝉蜕各6g，生地、泽泻、白鲜皮各15g，车前子（包）、焦栀子、赤芍、防风各10g。

（5）脾虚湿阻证：病程较长，斑疹散在，呈浅红或黯红色，有少量水疱或丘疱疹，偶有少许脂水渗溢，自觉剧痒，脘腹不适，胃纳欠佳，面色萎黄，便溏溲少，舌质淡红，苔白腻或苔黄腻，脉沉濡弦滑。

治宜健脾除湿。方选健脾除湿汤加减：茯苓皮、茵陈、生地各15g，白术、黄芩、焦栀子、炒枳壳、白鲜皮各12g，赤小豆30g，生薏苡仁、炒谷麦芽各10g。

（6）阴伤血燥证：病程缠绵，反复发作，皮损浸润肥厚，呈黯红或灰垢，皮肤粗糙，抓痕累累，结痂或鳞屑，或见少量渗水，伴见剧痒难以入睡，精神疲惫，咽干，口渴，舌质红少津，苔薄或无苔，脉细滑或弦细。

治宜滋阴养血，除湿止痒。方选滋阴除湿汤加减：生地30g，玄参、当归、丹参、蛇床子各10g，茯苓、泽泻、白鲜皮各12g，炒扁豆、山药、生薏苡仁各15g，益母草、徐长卿各9g。

加减法：脘腹胀满者加厚朴、大腹皮、玫瑰花，胃纳欠佳者加佩兰、炒二芽、鸡内金，咽干口渴加麦冬、玉竹、石斛，剧痒不止加乌蛇、灵仙、徐长卿，瘙痒难眠加酸枣仁、夜交藤、生牡蛎、生龙骨，大便稀溏加扁豆、山药、仙灵脾，皮损呈苔藓样变加赤芍、桃仁、泽兰、丹参、地龙、皂刺、甲珠。

2. 单验方

（1）除湿丸：威灵仙、猪苓、栀子、黄芩、黄连、连翘、归尾、泽泻、丹皮各30g，紫草、茜草根、赤苓皮各45g。研细末水泛为丸，每日2次，每次6g。

（2）黄连消风散：黄连、紫草、僵蚕、丹皮各10g，大青叶、苦丁茶各30g，白鲜皮、土茯苓各15～30g，蜈蚣5条，全虫壳30g。

（3）皮鲜汤：生地、丹皮、赤芍、黄芩、苦参、地肤子、白鲜皮、丹参、生甘草。

（4）淫羊藿、荆芥、甘枣（去核）各6g，烧存性研细末，清油调搽。

（5）苦瓜30g、蛇蜕、露蜂房各15g，研细末，麻油调敷患处。

（二）外治法

1. 红斑、丘疹、水疱未破时，先用路路通方，煎汁湿敷，然后外涂湿疹一号膏，日2次。

2. 瘙痒剧烈，选用九华粉洗剂或蛇床子洗方，煎汁外洗，每日3～5次。

3. 病程较久，皮肤肥厚而剧痒，可用止痒药粉外扑患处，或用植物油调成糊状，外敷患处，每日1～2次。

4. 凡见渗出、糜烂时，选用马齿苋、生地榆各等量，煎汁，凉湿敷患处，每日2～5次，每次15分钟。

5. 皮损抓破化脓，伴见继发感染，选用青黛散油调成糊状，外涂，或外涂黄连膏。

6. 皮损肥厚，层层脱皮，可选用湿毒膏、薄肤膏，外涂；皮损干燥、皲裂，可外涂狼毒膏，每日1～2次。

（三）其他疗法

1. 毫针法

（1）循经取穴：主穴：曲池、血海、委中；配穴：大陵、肩髃、曲泽。

（2）远近取穴：会阴、中极、血海、三阴交、蠡沟、大敦。

（3）辨证取穴：湿热证：陶道、肺俞、曲池、神门、阴陵泉；血虚证：郄门、足三里、三阴交、大都。

（4）辨病取穴：急性期：大椎、曲池、肺俞、委中、血海、足三里、三阴交、阴陵泉；慢性期：足三里、阴陵泉、曲池、血海。

（5）经验取穴：湿疹点（在背部寻找针帽大小的丘疹或丘疱疹，呈灰色光亮）。方法：虚证施补法，实证施泻法，唯湿疹点施提插术，不留针，2 日 1 次。

2. 灸法

主穴：曲池、血海；配穴：肩髃、环跳、合谷、百会、大椎、阿是穴（奇痒处）。方法：艾条点燃后，在穴位上施温和灸，每穴持续 10 ~15 分钟，但其头面部的穴位少灸为好，每日 1 次。

3. 耳针法　肺、肾上腺、内分泌、脾、神门、相应区。方法：每次取 3 ~4 穴，针后留针 30 分钟，每日 1 次。

4. 电针法　阿是穴（皮疹区）。方法：采用毫针沿阿是穴四周各斜刺 1 针，然后将电治疗机正负极夹在针柄上，逐步加大电流，直至病人能够耐受为止，持续 20 分钟，1 ~2 日 1 次。

5. 围针法　阿是穴（皮疹区）。方法：采用毫针沿阿是穴四周各斜刺 1 针，针刺 1 针，针刺得气后留针 30 分钟，2 日 1 次。适用于慢性湿疹。

6. 穴位注射法

（1）循经取穴：足三里、曲池（均双侧）。

（2）经验取穴：曲池、血海（均双侧）。方法：采用板蓝根注射液或维生素 B_{12}100μg，针刺得气后，每穴各推注 1. 5 ~2. 0ml，2 日 1 次。

（3）局部取穴：长强。方法：采用异丙嗪 12. 5mg，针刺得气后推注 1ml，3 日 1 次。

丘疹性湿疹

【病因病机】

心火炽盛，以致血热生风，风窜肤表故而瘙痒无度。肝脾两经湿热，外受风邪，袭于皮肤，郁于肺经，或者风热郁火，日久血燥所致。

【诊鉴要点】

（一）诊断依据

1. 病变部位常发于下肢，严重时遍及全身。
2. 肤表初起粟米大小的丘疹或丘疱疹，搔破则津血或滋水外溢，或血痕累累。
3. 瘙痒极甚，并有日轻夜重的倾向。

（二）鉴别诊断

泛发性湿疹：皮肤潮红，出现丘疹、丘疱疹，流水，结痂，遍布全身。

【治疗】

（一）内治法

1. 辨证论治

（1）血热风盛证：初起皮肤可见红色粟疹，瘙痒无度，抓破津血，日轻夜重，夜不能寐，心烦口干，舌质红，苔薄，脉细弦数。

治宜凉血清热，散风止痒。方选《金鉴》消风散加减：当归、防风、蝉蜕、苦参、荆芥各6g，生地、生石膏、牛蒡子各12g，苍术、胡麻、钩藤、徐长卿各10g，甘草、木通各3g。

（2）湿热风袭证：肤起红粟，搔后则津水津血外溢，自觉瘙痒颇重，兼见烦躁，口渴，二便不调，舌质红，苔薄黄，脉弦滑。

治宜凉血祛风，渗湿止痒。方选凉血除湿汤加减：生地、忍冬藤、白鲜皮各15g，丹皮、赤芍、豨莶草、地肤子、茯苓皮各10g，赤小豆30g，连翘、海桐皮、生薏苡仁各12g。

（3）血虚风燥证：皮肤干燥，糠秕状脱屑，部分因搔抓而留下皮下瘀斑，自觉瘙痒，日轻夜重，舌淡或舌紫有瘀斑，苔少，脉虚细。

治宜养血祛风，润燥止痒。方选当归饮子加减：当归、熟地、白芍、白蒺藜各12g，何首乌、黄芪各15g，莲子心4.5g。

2. 单验方

（1）马齿苋20g，黄柏25g，煎汁，冷敷患处，每日1次。适用于轻微渗液阶段。

（2）龟板散：败龟板30g，黄连10g，红粉1.5g。研细末，花椒油调糊，外涂。

（二）外治法

1. 肤起红色粟疹，外涂苦参酒，或九华粉洗剂，每日2次。
2. 皮肤干燥发痒时，外搽黑油膏，或润肌膏。每日2次。
3. 滋水外溢，瘙痒不止，外用雄黄解毒散，柏油调搽，每日1次。

耳后间隙性湿疹

【病因病机】

饮食不节，多食鱼腥油腻发物，脾运失健，湿热上壅，循经而在耳部生疮。

【诊鉴要点】

诊断依据

1. 多发生在耳后皱褶处。
2. 初期可见红斑、丘疱疹等。
3. 痒重。
4. 部分还可由中耳炎，脓液外溢所致。
5. 多见于儿童。

【治疗】

（一）内治法

1. 辨证论治

（1）湿热蕴肤证：起病较急，耳郭肿胀，水疱云集，破皮则滋水外溢，呈湿烂剧痒外观。伴口苦且干，大便秘结，小便短黄。舌质红，苔薄黄微腻，脉滑数。

治宜清热凉血，祛湿止痒。方选龙胆泻肝汤加减：炒龙胆草、黄芩、车子、炒丹皮、焦栀子各10g。

（2）阴虚血燥证：病久迁延及反复，耳折缝裂开，鳞屑落之又生，自觉痛如刀割。伴见燥痒，口干，肤粗。舌质红少津，苔少，脉细数。

治宜滋阴养血，润燥除湿。方选滋阴除湿汤加减：生地30g，玄参、当归各15g，丹参、茯苓、泽泻各12g，白鲜皮、地肤子、钩藤各10g，柴胡、炒白芍各6g。

2. 单验方

（1）黄柏10g，香油12g，研细末，调成糊状，外涂。

（2）连蛤散：黄连、蛤粉、海螵蛸、黄柏、青黛各3g，枯矾1.5g，梅片0.03g。研细末，香油调敷。

（3）龙化丹：黄丹、枯矾、炉甘石、烟胶各3g，蚯蚓粪10g，冰片0.33g，研细末，香油调敷。

（二）外治法

1. 急性渗出阶段，选用路路通水洗方，或用地榆15g，黄柏、蒲公英各10g，水煎服取汁，湿敷患处，每日2～3次。

2. 皮损渗出减少，但还有轻微糜烂阶段：选用穿坟散、解毒丹、粉灰散、川粉散等，任选一种，香油调成糊状，外涂。

3. 糊膏剂　外涂地虎糊。

手足湿疹

【病因病机】

肤腠空虚，风湿外邪，乘虚而袭，风湿相搏于肤腠，遂成斯疾。脾胃有热，湿气少，风气多，耗血伤阴，肤失濡养，生风化燥而致。

【诊鉴要点】

（一）诊断依据

1. 病变主要发生于手足掌跖及指（趾）间等。

2. 皮肤损害分型　湿病疮：丘疹、丘疱疹，搔破出汁，湿烂。燥病疮：皮肤干燥坼裂、肥厚，角化明显。久病疮：长久反复，时轻时重，上述诸证互见。毒染疮：丘疱疹，迅及演变成黄白脓疱，痛痒相兼。

（二）鉴别诊断

1. 手癣　多先发于一侧，甚则可延及两手，境界清楚，真菌镜检阳性，病情往往是夏重冬轻。

2. 汗疱疹　掌跖可见深在性小水疱，小似米粒，大如绿豆，疱壁较厚，干燥脱屑，又反复发生，常与多汗有关。

【治疗】

（一）内治法

1. 辨证论治

（1）湿热内蕴证：皮损以丘疹、丘疱疹和潜在性水疱为主，搔破则滋水外溢，甚则浸淫结痂。伴大便干燥，小便短黄，自觉痒重。舌质红，苔薄黄或黄腻，脉浮数。

治宜清心渗湿。方选黄连解毒汤加减：炒黄连、焦栀子、桑枝各6g，炒黄芩、炒黄柏、白茅根各10g，生薏苡仁、山药、赤小豆各15g。

（2）风湿相搏证：皮肤干燥坼裂、肥厚，状如苔藓，脱屑，或间有少量新起丘疹、水疱，自觉瘙痒或干痒不适，舌质淡红，苔少，脉细数。

治宜祛风胜湿，佐以润燥止痒。方选祛风地黄丸加减：生地、熟地各15g，刺蒺藜12g，炒知母、枸杞子、桑椹子、钩藤、何首乌、防风、徐长卿、威灵仙各10g，菟丝子、独活、姜黄、桑枝、川牛膝各6g。

（3）血虚风燥证：皮肤粗糙，时有鳞屑脱落，甚则干燥坼裂作痛，经久不愈，反复发作，自觉痒感时轻时重，舌质红，苔少或无苔，脉虚细且数。

治宜养血润燥，滋阴除湿，方选滋阴除湿汤加减：生地15g，当归、沙参、黑料豆、何首乌、钩藤、山药各10g，丹参、白鲜皮，蛇床子各12g，茯苓皮、泽泻、桑枝各9g，赤小豆30g。

（4）湿热化毒证：掌跖反复发起水疱、脓疱，常是呈簇状出现，搔破则有津黄汁水外溢，皮损时轻时重，自觉痒痛相兼，舌质红，苔薄黄，脉濡数。

治宜清热解毒，化湿止痒。方选野菊败毒汤加减：野菊花、半枝莲、莲子心、紫花地丁各12g，豨莶草、茯苓皮、金银花、蛇舌草各15g，赤小豆30g，莲子心、焦栀子各6g。

2. 单验方

（1）螺壳30g，乱发、龙胆草、胡粉各15g，研细末，用清油脚，调涂之。

（2）漏芦散：漏芦、升麻、木通、赤芍、炙甘草、防风各30g，羌活、枳壳、朴硝各60g，研粗末，每次取药末15g煎汁，温服。

（3）乌蛇散：乌蛇60g，羌活、白鲜皮、苦参、枳实、白蒺藜、人参、黄芩、山茱萸、漏芦、牡蛎、附子、白僵蚕、玄参、秦艽、炙甘草、防风、甘菊花各30g，研细末，每次服15g。

（二）外治法

1. 皮疹以丘疱疹、脓疱为主，选用路路通水洗剂，或用苍肤水洗剂，煎汁浸泡成湿敷。
2. 湿瘑疮选用青蛤散，植物油调搽，或用五石膏。
3. 皮肤肥厚，选用薄肤膏，燥瘑疮选用黄连膏、润肌膏。
4. 久瘑疮选用藜芦膏。

眼睑湿疹

【病因病机】

饮食不节，过食辛辣，脾胃蕴热，复感风邪，引动内热，上攻于目，风热相搏，客于胞睑肌肤而致病。

【诊鉴要点】

诊断依据

1. 病变仅局限在眼睑区域。

2. 初起可见睑红赤，继则出现针尖大小的丘疹、丘疱疹和水疱等，疱破则糜烂，溃处色泽如涂朱砂，自觉痒痛并作。

3. 病程常是此起彼伏，迁延日久，若失治还有影响眼珠的可能。

【治疗】

（一）内治法

1. 辨证论治

（1）脾经风热证：眼胞睑红赤，灼痒肿痛，起疱，渗出黏液。

治宜清脾热，除风邪。方选除风清脾饮加减：连翘、防风、玄参、生地各12g，黄芩、桔梗、荆芥、知母、赤芍各10g，焦栀子、茺蔚子各6g。

（2）风热上攻证：胞睑红赤，干涩瘙痒，或焮痛难忍，局部溃烂。

治宜清热解毒，疏风散邪。方选普济消毒饮加减：黄芩、玄参、板蓝根、生地、连翘各12g，黄连、升麻、陈皮、马勃各6g，炒牛蒡子、柴胡、赤芍各10g。

（3）湿热偏重证：胞睑肿盛于痒，紫血脓烂而腥臭，痂壳湿秽堆积。

治宜清热除湿。方选除湿汤加减：连翘、茯苓、防风、炒枳壳各10g，滑石（包）15g，车前子12g（包），黄连、木通、荆芥、甘草各6g。

加减法：痒重加苍耳子、蝉蜕、蛇蜕、地肤子，赤痛重加赤芍、丹皮，溃烂脓血加土茯苓、金银花、蒲公英、紫花地丁。

2. 单验方

（1）祛风清脾饮：川黄连、栀子、赤芍、茯苓、枳壳、防风、葛根、前胡、连翘、甘草、荆芥、陈皮。适用于湿热偏重证。

（2）驱风散：白矾30g（煅过），铜青10g。研细末，每用1.5g热汤泡，澄清洗。适用于风热上攻证。

（3）泻脾汤：人参、黄芩、茯苓、大黄、桔梗、芒硝、玄参、茺蔚子。适用于脾经风热证。

（二）外治法

1. 皮肤红赤干燥或虽烂而黏汁不多者，可按干症施治，用青黛与麻油调敷之。

2. 黏水多，可按湿证治之，外敷滑石粉或精制炉甘石以除湿清热。

脐部湿疹

【病因病机】

洗浴汗出，更衣不勤，或尿液秽浊，黏湿浸渍，或由局部瘙痒，抠抓不洁，久则湿热秽浊，侵袭肤表，酿成本病。

【诊鉴要点】

诊断依据

1. 患者以幼儿为主，成年人偶尔有发生。

2. 在脐窝或脐周部位，轻者可见丘疹、丘疱疹，重者则浸淫渗出，甚则糜烂成疮，自觉红肿热痛，甚则还会出现发热、恶寒、口干等全身症状。

【治疗】

（一）内治法

1. 辨证论治

（1）水湿浸渍证：脐带脱落后，脐孔湿润不干，甚至有汁液外渗，浸渍淹滞，脐孔周围可见稍红肿，自觉轻微瘙痒。

治宜收敛燥湿。方选芩连平胃散加减：黄连、陈皮、生甘草、厚朴各10g，苍术12g，防风、蝉蜕各6g，灯心3扎，琥珀4.5g。

（2）湿郁化火证：脐边溃烂，脐周红肿发热，甚则糜烂，脓水流溢，可闻及臭味。

治宜清热解毒，敛疮生肌。方选清热利湿汤加减：炒龙胆草、焦栀子、黄芩、木通、炒丹皮各6g，赤芍、苍白术、车前子（包）各10g，金银花、黄芪、茯苓、六一散（包煎）各12g，生地、赤小豆各15g。

（3）邪热入里证：除局部红肿热痛加重外，可出现恶寒、发热、口干、便秘、溺赤、舌红苔黄等。

治宜清热解毒，凉血和营。方选清热消毒散加减：炒黄连、炒栀子各6g，连翘、当归、防风、炒牛蒡子、甘草各10g，生地、金银花、赤芍各12g，必要时加服犀黄丸，每日2～3次，每次3g。

2. 单验方

（1）神效散：黄连、郁金、黄柏各3g，轻粉0.5g，白矾1.5g。研细末，先以葱煎汤洗净患处，然后将药末掺撒脐上，每日3～4次。

（2）白矾散：枯矾、龙骨各等份，研细末，掺撒脐上，每日2～3次。适用于脐湿疮。

（3）掺脐散：枯矾、龙骨各15g，麝香0.5g。共研细末，外掺患处，每日1～2次，适用于脐湿疮。

（4）金黄散若干，金银花汁调成糊状，外敷患处，每日1～2次。适用于脐疮焮赤阶段。

（二）外治法

局部用药应以干燥、洁净、敛液、生肌为主要原则。酌情选用螵蛸散、珠红散、去湿生肌散、龙骨散等，其用法既可干掺患处，又可植物油调成糊，外敷之。

乳头湿疹

【病因病机】

肝胃湿热，循经外溢而成。

【诊鉴要点】

诊断依据

1. 乳头连及乳晕，可见暗红色斑丘疹，轻微渗出糜烂，或干燥脱屑。
2. 自觉痛痒相兼。小儿吮吸，则刺痛如刀割。
3. 伴有口苦，大便秘结，或小便短黄。

【治疗】

（一）内治法

辨证论治

（1）肝胆湿热证：乳头肤色潮红，丘疱疹渗出糜烂，或潮湿自觉刺痛难忍。舌红苔薄黄，脉弦数。

治宜清肝化湿。方选龙胆泻肝汤加减：炒胆草、焦栀子、柴胡、木通各6g，生地、茯苓皮、赤芍、车前子、防风各10g，白鲜皮、钩藤、薏苡仁各12g，甘草3g。

（2）脾虚热燥证：乳晕及其周围干燥脱屑，时有乳头破裂或皲裂，自觉刺痛难忍，舌质淡红，脉濡细。

治用扶脾润燥。方选益胃汤加减：北条参、麦冬、石斛、玉竹、生地各12g，防风、蝉蜕、莲子心各6g，山药、赤小豆、炒扁豆各15g。

（二）外治法

1. 渗出糜烂严重时，先用五倍子、吴茱萸各10g，蚕砂6g，水煎取汁，湿敷。待渗出减少后用蛋黄油外涂，直至病愈。
2. 局部干燥脱屑刺痛时选用黄连膏外涂，每日2～3次。

外阴湿疹

【病因病机】

1. 脾虚湿浊，循肝经所环部位，下注于外阴，浸淫湿痒俱生。
2. 肾经亏虚，风热外邪乘虚而袭，致使外阴肤燥、干痒，甚则皲裂。

【诊鉴要点】

（一）诊断依据

1. 病变主要发生在男性阴囊、女性外阴和肛周区域。
2. 初期皮肤黏膜轻度水性肿胀，继而丘疹、丘疱疹、渗出糜烂和结痂，日久因搔抓，则搔痕累累，皮肤浸润，肥厚，乃至皲裂等。
3. 奇痒难忍。
4. 女性常因月经及分泌物的刺激而使病程慢性难愈。

（二）鉴别诊断

1. 黏膜白斑 虽然皮肤瘙痒明显，但以角化性白斑为主。

2. 扁平苔藓 皮肤呈苔藓样变，色泽紫红，病变主要在大阴唇、小阴唇。

【治疗】

内治法

1. 辨证论治

（1）肝脾湿热证：皮疹肥厚，浸润亦深，状如席纹，搔破则滋水渗出，甚则糜烂，自觉剧痒，并有越痒越腐、越腐越痒的趋势，脉濡细且数，舌质淡红，苔薄黄。

治宜清肝扶脾，祛湿止痒。方选知柏地黄汤加减：盐水炒黄柏、炒苍术、小茴香、炒丹皮各6g，生地、山萸肉、赤茯苓各12g，山药30g，炒杜仲、川续断、蛇床子各10g。

（2）肾虚风袭证：皮损干燥、肥厚、粗糙，甚至皲裂，病程迁延日久，痒感日重夜轻，部分女性患者伴见大小阴唇萎缩或减色斑，男性患者则有阳事不举的现象。脉虚细，舌质淡红，苔少。

治宜补虚益肾，息风止痒。方选三才封髓丹加味：天冬、熟地各12g，玄参、黄柏、党参、茯神、炒苍术、炒杜仲各10g，砂仁（后下）、五味子、山萸肉各6g，山药、生龙骨、生牡蛎各30g。

加减法：剧痒，夜难入睡加炒黄连、枣仁、合欢皮、钩藤，女性带下淋漓加椿根皮、金樱子、芡实、生龙骨、生牡蛎，皮肤干燥、皲裂加地骨皮、枸杞子、桑椹子、何首乌、菟丝子。

2. 单验方

（1）滋阴除湿方：生地30g，玄参、丹参各15g，茯苓、泽泻、蛇床子、白鲜皮、当归各10g煎服。适用于慢性及亚急性期。

（2）石青散：熟石膏30g，苦参、黄柏、五倍子各10g，滑石15g，硼砂、青黛各6g，冰片3g。研细末，外搽或油调敷之。

【按语】

1. 尽可能寻找患者发病或诱发加重的原因，如生活习惯、工作环境、思想情绪及有关病史。

2. 尽量避免外界的不良刺激，如热水烫洗，剧烈搔抓、化纤、皮毛内衣以及易致敏和刺激性的食物。

3. 本病局部治疗，急性期应温和、无刺激，亚急性期常用糊膏，慢性期可选用软膏。

婴儿湿疹

本病是发生在2岁以下婴幼儿中，其发病与母亲食蛋白质食物、小儿消化功能障碍，以及食物性变应原敏感有密切关系。类似中医所称胎敛疮。

【病因病机】

多因在孕乳阶段母亲过食鱼腥肥甘及辛辣炙煿等动风化热食物所致；或因母体湿热内蕴，

遗于胎儿，以致出生后婴儿禀性不耐，复因喂养及调护失宜，导致湿热外发肌肤。

【诊鉴要点】

诊断要点

1. 好发于头面、颈，或波及躯干、四肢。

2. 多发于2岁以内婴儿。

3. 皮损或以红斑、丘疹、水疱、糜烂、渗出结痂为主，或以红斑上附有油腻性鳞屑，很少糜烂、渗水。

4. 剧烈瘙痒，哭吵不安，影响睡眠。

5. 反复发作，很难速愈。

【治疗】

（一）内治法

1. 辨证论治

（1）湿热证：患儿多肥胖，好发于头面、颈项并延及它处，皮损以红斑、丘疹、水疱为主，脂水渗溢明显，继而结痂，瘙痒明显，大便干结，小便短黄，脉滑数。

治宜清热化湿，滋阴止痒。方选泻黄散加减：藿香、炒黄柏、茯苓皮、炒黄芩各6g，生石膏10g，山药、防风、焦栀子各4.5g，甘草梢3g。

（2）胎热证：患儿多瘦弱，常见于营养欠佳、面黄肌瘦一类小儿，皮损以大片红斑、丘疹为主，覆有油腻性鳞屑或痂皮，皮肤粗糙、瘙痒，搔抓则有少量鲜血外渗，或结血痂，部分合并消化不良。如吮乳后不久则吐出乳块，大便稀溏，或完谷不化，舌质淡红，苔少，脉缓。

治宜清心导赤，扶脾育阴。方选三心导赤散加减：连翘心、栀子心各3g，莲子心、生地、玄参、蝉蜕各6g，山药、白术、炒白芍、炒谷麦芽各10g，甘草梢4.5g，灯心3扎。

2. 单验方

（1）鸡蛋（去白，炒取油）、杭粉10g。调搽。

（2）黄柏、煅石膏、白芷各30g，黄连、五倍子各15g，炉甘石24g，研细末，香油调搽。

（二）外治法

1. 皮疹以红斑、丘疹、水疱、渗出、糜烂等为主，选用生地榆、贯众各等份，煎汁，湿敷，然后选用青黛膏、地虎糊：黄艾油、文蛤散、青蛤散，植物油调成糊状，外涂。

2. 皮疹以大片红斑为主，糠秕鳞屑亦多，剧痒，选用润肤膏、鹅黄膏、玉红膏、乌云膏等。

【按语】

1. 注意患儿消化功能，避免致敏食品的摄入。

2. 避免热水烫洗或搔抓，晚上睡觉时可戴手套。

特应性皮炎

本病是一种与遗传因素有关的慢性、复发性、瘙痒性炎症性皮肤病。有如下特征：①哮喘、过敏性鼻炎、荨麻疹、湿疹等病的家族性倾向。②对异性蛋白过敏。③血清中 IgE 值高。③血液嗜酸性粒细胞增多。类似中医所称四弯风。

【病因病机】

禀赋不耐，肺脾两虚，复感风、湿、热诸邪，阻于肌肤而发病。

【诊鉴要点】

（一）诊断依据

1. 普通人群的发病率为 0.1% ~0.5%，婴儿更高，为 3%，女与男比为 2∶1 或 1.6∶1。

2. 在不同的年龄阶段，具有不同的特点：婴儿期，1 个月 ~2 周岁；儿童期：3 ~10 岁；青年期及成人期，12 ~23 岁。不过，多数在婴儿期自愈，平均有 10% 移行至成人期，年长患者较少见。

3. 不同阶段的主要症状归纳如下。

婴儿期：亦称婴儿湿疹，皮损多发生在躯干、额及头皮，个别可发展至躯干、四肢，渗出型者以肥胖有渗出性体质的婴儿为多，红斑，密集针尖大丘疹、丘疱疹、水疱和渗出，渗出干燥则形成黄色厚薄不一的痂皮，常因瘙痒、搔抓和摩擦而致痂脱而显露鲜红糜烂面，干燥型者常见瘦弱的婴儿，淡红或暗红斑片，密集小丘疹而无水疱，干燥无明显渗出，表面附有灰白色糠状鳞屑，病程迁延则呈现轻度浸润肥厚、皲裂、抓痕或结血痂。

儿童期：皮疹有两种形态。①湿疹型，与亚急性与慢性湿疹皮疹极似。②痒疹型：在四肢伸侧和背部可见丘疹小而硬，搔破后则结血痂与色素沉着等。

青年及成人期：主要在肘、膝窝、颈前及侧部，局限性干燥损害，浸润肥厚，苔藓样变，遗留色素沉着。

4. 过冷、过热、出汗，情绪变化，毛织品等接触皆可激发瘙痒。

（二）鉴别诊断

1. 湿疹　皮疹表现区别不大，但无一定发病部位，家族中无异位性病史。

2. 婴儿脂溢性皮炎　常见于出生后不久的婴儿，头皮局部或全部被有灰黄色或棕黄色油腻状鳞屑，痒轻。

【治疗】

（一）内治法

1. 辨证论治

（1）胎热证：婴儿期为主，皮疹常在两颊发生红斑，密集针尖大丘疹、丘疱疮、水疱和渗出，渗液干涸则橘黄色痂皮，痂剥又显露出潮红的糜烂面，舌质红苔少，指纹紫色。

治宜清心导赤，护阴止痒。方选三心导赤散加减：连翘心、栀子心各 3g，莲子心、玄参、生地、赤茯苓各 6g，山药 10g，车前子（包）、沙参各 12g，木通 1.5g。

（2）湿热证：儿童期为主，皮疹以针头大丘疹、丘疱疹和水疱为多见，部分融合成片，轻度浸润，并多集中在肘窝、腘窝等区域，自觉痒重，搔破渗血或渗液，舌质红，苔薄黄，脉濡数。

治宜清热祛湿，扶正止痒。方选除湿胃苓汤加减：茯苓皮、炒黄柏、陈皮、苦参各10g，猪苓、地肤子、白鲜皮、生黄芪各12g，生薏苡仁、赤小豆各15g，苍耳子、蝉蜕各6g。

（3）血燥证：成人期为主，皮疹主要发生在肘、膝、颈等处，肥厚而呈苔藓样变，境界不明显，搔抓或摩擦刺激后有少量渗出或血痂，干燥，甚则干裂不适，夜间痒重，舌质淡红，苔少，脉细数。

治宜滋阴除湿，润燥止痒。方选滋阴除湿汤加减：当归、炒白芍、柴胡、黄芩各6g，熟地、地骨皮、益母草各15g，炒知母、泽泻、防风、何首乌、甘草各10g。

加减法：渗液较多加汉防己、冬瓜皮、白茅根，剧痒加羌活、乌梢蛇、蝉蜕，合并哮喘加五味子、款冬花、炒枳壳、山萸肉，合并过敏性鼻炎加辛夷花、蔓荆子、白芷，皮疹肥厚苔藓样变加赤石脂、丹参、鸡血藤、夜交藤。

2. 单验方

（1）三妙散：槟榔、生苍术、生黄柏各等份，研细末，苏合油调搽。

（2）小儿化湿汤：苍术、陈皮、茯苓、泽泻、炒麦芽、六一散。水煎服。

（3）西角化毒丹（中成药）：周岁以内，每日1丸，分2次服，周岁以上每日2丸，分2次服。

（二）外治法

1. 婴儿期 用青黛散、祛湿散、湿疹散、龟板散等，任选一种，植物油调成糊状，外涂。

2. 儿童期 用黑油膏、藜芦膏、鹅黄膏、五石膏等，任选一种，外涂。

3. 成人期 若有少量渗出时选用琥珀二乌糊膏，外涂。若干燥乃至皲裂时选用润肌膏加湿疹散调搽。若痒感颇重而无渗出则用布帛搽剂，每日1～2次。

【按语】

1. 尽量避免外来刺激，包括衣着宽松，忌热水烫洗或搔抓。室温适宜，不可过热。
2. 避免过度紧张劳累，保持精神愉快。
3. 中医治疗，在婴儿期清心导赤，儿童期健脾除湿，成人期滋阴润燥。

荨麻疹

本病是一种由于皮肤黏膜小血管扩张及渗透性增强所引起的局限性、一过性水肿反应。其病因复杂，包括内源性与外源性两大类，其发病机制既可是免疫性又可是非免疫性，因此，临床上出现许多特殊类型。类似中医所称瘾疹。

【病因病机】

1. 禀赋不耐，气血虚弱，卫气失固，受到各种因素的影响均可发病。

2. 致病因素不离乎风，风气往来于腠理故见剧烈瘙痒。总之，外因侵袭，发病急骤。内风致病，病程缓慢。气血虚弱而生风，其证为虚；心火偏盛，血热生风，或经脉失和，血瘀生风，其证为实。若卫外不固或冲任失调，复受风邪，则病证反复发作，其证多属虚实夹杂。

【诊鉴要点】

（一）诊断依据

1. 可发生于任何部位，尤以喉部为急证。

2. 任何年龄均可患病。

3. 皮损以风团为主，大小不等，形态不一，色泽或鲜红或濡白，分布既可稀疏散在，又可相互融合似地图。

4. 发作无定时，倏现倏隐，消退后不留痕迹。

5. 伴有剧烈瘙痒，重证兼有恶心、呕吐、咽喉不利、胸闷气促、腹痛腹泻等全身症状。

（二）鉴别诊断

1. 丘疹性荨麻疹 多见于小儿，好发于躯干、四肢，皮损为纺锤形风团，花生米大小，顶点有小水疱，抓破则毒染成疮。

2. 多形性红斑 春秋多见，好发于手足背、手足掌跖等处，皮损为红斑、丘疱疹、风团、水疱等多形性，典型皮疹可呈环状或虹彩状，其色暗红或紫红。

【治疗】

（一）内治法

辨证论治

1. 风热相搏证 风团呈红色，相互融合成片，状如地图，扪之有灼热感，自觉瘙痒难忍，遇热则剧，得冷则缓，伴有微热恶风，心烦口渴，咽弓充血，舌质红，苔薄黄或少苔，脉浮数。

治宜疏风清热。方选银翘散加减：金银花、连翘、生地各12g，炒牛蒡子、大青叶、丹皮各10g，荆芥、防风、甘草、蝉蜕各6g。

2. 风寒外束证 风团色泽淡红，或者色如瓷白，风吹或接触冷水后，风团和痒感加重，得暖则减，伴恶风畏寒、口不渴，舌质淡红，苔薄白，脉浮紧。

治宜疏风散寒。方选麻黄汤加减：炙麻黄、桂枝各6g，炒白术、杏仁、羌活、党参、苏叶各10g，大枣7枚，生姜3片。

3. 卫外不固证 皮疹多为针帽至蚕豆大，相互融合成片的风团较少，但其风团往往在汗出着风，或者表虚恶风后则诱发成批皮损，自觉瘙痒不止，发作不休，伴有恶风自汗，舌质淡红，苔薄白或少苔，脉沉细。

治宜固表御风。方选玉屏风散加减：生黄芪15g，防风10g，土炒白术、桂枝、炒白芍、连翘各6g，赤小豆30g，益母草12g，生龙骨、生牡蛎各15g，五味子4.5g。

4. 气血两虚证 风团色泽淡红，或者与肤色相同，反复发作。迁延数月乃至数年未愈，或劳累后加重，伴有头晕，精神疲惫，面色㿠白，体倦乏力，失眠，舌质淡红，苔薄白或少苔，脉细缓。

治宜益气养血。方选八珍汤加减：党参、白术、当归、炒白芍各10g，茯苓、生熟地各12g，柴胡、甘草、黄芩各6g，阿胶15g（烊化）。

5. 冲任失调证 风团色泽淡红，主要分布在下腹、腰骶和大腿等区域，其皮疹在月经前加重，经后则渐次消失，常有月经不调，经来腹痛，舌质正常或淡红，苔薄白或少苔，脉弦细或弦滑。

治宜调摄冲任。方选二仙汤加减：仙茅、当归、川芎各6g，仙灵脾、生熟地、菟丝子、枸杞子、女贞子、旱莲草各12g，炒丹皮、益母草、玄胡索各10g。

6. 心经郁热证 风团焮红，自觉灼热刺痒，搔抓后迅即起条状划痕样风团，继而融连成片，晚间痒重，伴有心烦不寐，口舌糜烂，舌尖红，苔少，脉细数或滑数。

治宜清心凉血，安神止痒。方选莲子清心饮加减：石莲子、地骨皮、麦冬各12g，柴胡、黄芩、黄连各6g，党参、黄芪、甘草、木通、卷心竹叶各10g。

7. 脾胃不和证 风团色泽淡红，或者近于肤色，形如云片，风团发作时常伴有脘腹不适或者疼痛，或者腹泻，兼有恶心呕吐，食欲不振，舌质淡红，苔薄白或少苔，脉缓或沉弱。

治宜健胃和脾，祛风止痒。方选枳术散加味：炒枳壳、砂仁（后下），陈皮、荆芥、防风各6g，炒白术、制香附、乌药、广木香各10g，甘草4.5g，大枣5个，生姜3片。

8. 虫积伤脾证 患儿多见，风团与瘙痒，发作无时，形体瘦削，面色萎黄，或者面现虫斑，或时有脐周疼痛，或有偏食和零食以及咬指甲等不良习惯，部分患儿还会发生磨齿，舌质淡红，苔薄白，脉弱或濡。

治宜健脾消积，杀虫止痒。方选香砂六君子汤加减：香附、砂仁（后下）、姜半夏、乌梅各6g，党参、白术、陈皮、茯苓、神曲各10g，山楂、南瓜子各12g，使君子、甘草各4.5g。

9. 毒热燔营证 发病突然，大片红色风团，甚则弥补全身，或融合成片，状如地图。自觉瘙痒剧烈，伴壮热恶寒，口渴喜冷饮，或面红目赤，心烦不安，大便秘结，小便短赤，舌质红，苔黄或黄燥，脉洪数。

治宜清营凉血，解毒止痒。方选皮炎汤加减：生地、炒丹皮、赤芍、炒知母、连翘各10g，生石膏15g，金银花、绿豆衣各12g，玄参、沙参、生甘草各9g，赤小豆30g。

10. 血瘀经络证 风团色泽暗红或呈紫红，病变多数在腰围和表带压迫等部位，伴有面色黯晦，或口唇青紫，口干不欲饮，舌质紫黯或夹有瘀点、瘀斑，苔少，脉细涩。

治宜理气活血，通宣经络。方选通经逐瘀汤加减：桃仁、赤芍、川芎、地龙各6g，皂刺、刺猬皮、荆芥、防风各10g，当归、刺蒺藜各12g，乌药、香附、青皮各4.5g。

（二）外治法

1. 皮疹泛发，瘙痒剧烈时，楮桃叶、苦参、威灵仙、樟树（刨皮）、苍耳子、浮萍、路路通、香附、吴茱萸、百部等，任选3～5味，煎汁，外洗或外涂，每日1～2次。
2. 酌搽百部酊，每日2～3次。

（三）其他疗法

1. 毫针法

（1）循经取穴：风邪善犯阳经：取大椎、血海、足三里；湿邪善犯脾经：取脾俞、曲池、足三里；血燥生风易犯肝经：取三阴交、血海、行间。

（2）邻近取穴：风团主要发生在头面部取丝竹空、迎香、风池，在腹部取肺俞、肾俞，在下肢取伏兔、风市、足三里、委中。

（3）病因取穴：风热之邪所致者取大椎、风池、百会、委中；肠胃不和所致者取大肠俞、中脘、合谷、足三里。方法：虚证施补法，实证施泻法，针刺得气后留针10～15分钟，1～2日

1 次。

(4) 经验取穴：处方：①大椎。方法：施泻法，针刺深度 1.5 寸，大幅度捻转后不留针，每日 1 次，适用于急性荨麻疹。

处方：②大肠俞：方法：施补法，针刺得气后留针 30 分钟，其间行针 3 ~5 次，每日 1 次，适用于慢性荨麻疹。

(5) 针刺得气后留针 5 分钟。出针后，电刺曲泽、委中，挤出血液少许，每日 1 次。适用于慢性荨麻疹、胆碱能性荨麻疹。

2. 灸法 合谷、阳池、曲池、行间、足三里、血海、三阴交。方法：鲜生姜切片贴在穴位上，每穴灸 3 ~5 壮，每日 1 次，适用于慢性荨麻疹或寒冷性荨麻疹。

3. 耳针法 主穴：肺、荨麻疹。配穴：寒冷性荨麻疹加刺脑点、枕、交感。风热性荨麻疹加刺心、肝。胆碱能性荨麻疹加刺交感、肾上腺、抗过敏点。蛋白胨性荨麻疹加刺大肠俞、胃。血清病型荨麻疹加刺心、肾、神门。

方法：施泻法，针刺后留针 30 分钟，每日 1 次。

肠胃型荨麻疹

【病因病机】

脾胃虚弱，湿热蕴结，致使气滞或阻隔肤腠而成。

【诊鉴要点】

(一) 诊断依据

1. 病发时间多在夜晚或清晨，同时伴随荨麻疹出现。

2. 每次发作，均有腹部隐痛或脘腹绞痛，或上吐下泻，在腹痛较重时，全身发生片状红色风团，腹痛缓解后，皮损也随之消失。

(二) 鉴别诊断

阑尾炎：腹痛固定在右下腹，压痛和反射痛明显，但无风团同时发生。

【治疗】

(一) 内治法

1. 辨证论治

(1) 发作期：腹痛明显，风团泛发瘙痒较重，舌红，苔薄黄，脉细数。

治宜清化湿热，散风止痒。方选枳术赤豆饮加减：炒枳壳，炒白术、防风各 10g，赤小豆、薏苡仁各 15g，蝉蜕、苦参、甘草各 6g，砂仁 8g（后下）。

(2) 缓解期：腹痛时轻时重，风瘀时收时发，舌质淡红，苔少，脉濡细。

治宜益气扶脾。方选香砂六君丸加减：广木香、砂仁（后下）各 8g，白术、黄芪、党参、茯苓各 12g，防风、陈皮、半夏、厚朴各 10g。

2. 单验方

（1）藿香正气胶囊，每次3丸。每日2次，适用于湿热偏重发作期。

（2）香砂六君丸，每次3g，每日2次。适用于缓解期。

（二）其他疗法

毫针疗法：大肠俞（双）。方法：泻法。留针30分钟，每日1次，5~7次为1疗程。

【按语】

1. 患病期间宜半流质，禁食鱼腥之类。
2. 本病发作时，应与急腹证鉴别。
3. 内服中药以温通散风为主，如枳壳、砂仁、广木香、厚朴均为常用之药。

寒冷性荨麻疹

【病因病机】

阳气亏虚而不能卫外，风寒骤感而拂郁肌肤所致。

【诊鉴要点】

（一）诊断依据

1. 皮损发生在暴露区域为主，如面部、四肢等。严重时还可累及口、舌、咽等处黏膜水肿。
2. 风团呈淡红色接触冷水或冷风吹拂，明显加重。
3. 伴有四肢冰冷，或者腹痛、关节痛等全身症状。

（二）实验室检查

1. 冰块试验阳性。
2. 抗体IgE较正常高出5倍。

【治疗】

（一）内治法

1. 辨证论治

（1）脾阳虚：风团多发生于四肢，遇冷加重，遇热则减轻。舌淡红，苔少，脉濡细。

治用益气温阳。方选再造散加减：制附块、桂枝、白芍、党参、羌活各10g，防风、黄芪各12g，细辛3g，川芎、炙甘草各6g，生姜3片。

（2）肾阳虚：风团多发生在冬季，缠绵难消，伴有面色㿠白，肢冷乏力，舌淡苔少，脉沉细。

治宜温肾固表。方选右归饮加减：制附块、熟地、茯神、山茱萸各12g，山药、枸杞、鹿角片各10g，肉桂6g，黄芪15g，徐长卿30g。

加减法：痒重者加刺蒺藜、乌梢蛇，冲任失调者加仙茅、仙灵脾，失眠多梦者加夜交藤、珍珠母、牡蛎。

2. 单验方

(1) 人参固本丸：每次6g，每日2次。适用于调理巩固阶段。

(2) 古汉养生精：每次1支，每日2次。适用于脾肾两虚阶段。

(二) 其他疗法

灸法：主穴：大椎。配穴：足三里，肾俞。方法：艾条灸5~10分钟。每日1次，7次为1疗程。有良好的温阳固表作用。

【按语】

1. 本病常有遗传倾向，治疗效果较为缓慢。
2. 治疗的重点在于温阳补肾。

人工性荨麻疹

【病因病机】

体虚腠疏，风邪外客，拂郁肌肤，久则入络所致。

【诊鉴要点】

诊断依据

1. 任何年龄均可发病。
2. 搔抓处或腰带、袜带紧束处，出现风团。
3. 搔抓后皮肤瘙痒或灼热，呈线状风团。
4. 划痕试验阳性。

【治疗】

(一) 内治法

1. 辨证论治

(1) 血热证：搔抓后随手出现条状风团，灼热刺痒，伴有口舌糜烂，或月经一月两潮，脉细数，舌红苔少。

治宜凉血消风。方选凉血消风散加减：生地、生石膏各30g，当归、刺蒺藜、紫草、赤芍、玄参、知母各10g，荆芥、蝉蜕、桃仁、红花、甘草各6g。

(2) 风热证：瘙痒明显，风团呈散在性，抓后损害呈隆起条索状，夜间受热更甚，舌红苔薄黄，脉细数。

治宜疏风清热。方选乌蛇驱风汤加减：乌梢蛇、荆芥、防风、羌活、连翘各10g，蝉蜕、苦参、黄芩、黄连各6g，甘草3g。

(3) 血瘀证：病程较长，搔抓或碰触立即出现红色隆起状风团，夜间更重，舌质暗红，脉细涩。

治宜活血祛风，方选桃红四物汤加减：归尾、赤芍、桃仁、红花、荆芥、防风、金银花各10g，丹皮、蝉蜕、五味子、茜草各6g。

加减法：偏于风寒加制草乌、桂枝，偏风燥加首乌、枸杞子，偏湿重加厚朴、防己，偏血虚加黄芪、阿胶，偏气虚加黄芪、党参，偏脾虚加白术、茯苓，痒甚者加徐长卿、夜交藤，冲任不调加仙茅、仙灵脾，寒热错杂加制附块、干姜。

2. 单验方

（1）祛风二乌汤：乌梅、乌梢蛇、夜交藤、苏木、防风、甘草。

（2）乌丁饮：乌梅、公丁香、白芍、地骨皮。

（二）其他疗法

耳针疗法：主穴：心；配穴：肝、内分泌、交感。方法：针刺留针30分钟，2日1次。

【按语】

1. 本病病因复杂，因而治疗也往往是虚实同行，寒热并用，不可拘于一法一方。
2. 病程日久者，除常规治疗外，更应重视治肾活络。

血管性水肿

【病因病机】

因食鱼虾海鲜、辛辣炙煿之味，以及某些药物，致使脾肺燥热，兼之风热化燥，侵袭疏松的肤腠，导致肿胀充实而色红。

【诊鉴要点】

（一）诊断依据

1. 好发于口唇、眼睑及耳垂等处，严重时还可波及外阴及喉头。
2. 皮损以局限性水肿为主，边界不清，压之无凹陷，表面紧张发亮，色浅白或淡红。
3. 常突然发病，自觉局部胀满麻痒，若发生在咽喉，还可出现气闷，呼吸困难，甚至引起窒息。

（二）鉴别诊断

颜面丹毒：局部焮红肿痛，境界较清楚，常伴有恶寒壮热等全身症状。

【治疗】

（一）内治法

1. 辨证论治

（1）脾肺气虚，风寒相搏证：口唇、眼睑、耳垂等处，突然肿起，局部皮肤紧张发亮，呈正常肤色或浅白色，压之无凹陷色不变，往往持续数日不消退，伴微恶风寒，无汗，少气乏力，饮食欠佳，舌质淡、苔薄白，脉濡细或缓。

治宜补肺益脾，疏风散寒。方选补中益气汤、补肺汤合裁：黄芪、党参、熟地黄、炒白术、当归各 10g，升麻、柴胡、五味子、生甘草、陈皮、蝉蜕各 6g。

（2）脾肺燥热，风热壅滞证：发病部位以口唇、眼睑为主，甚则累及整个颜面，肿起如云片，边界不清，色浅红，压之无凹陷而色变浅，皮肤焮热，发病急促，消退较快，伴口干渴饮，身热，溲黄。舌质红，苔薄黄，脉数或滑数。

治宜清润脾肺，消散风热。方选四物消风散加减：当归、炒白芍、生地黄各 10g，荆芥、柴胡、蝉蜕、黄芩各 6g，浮萍、生石膏各 12g，白茅根 30g。

2. 单验方

（1）黄柏 15g，生石膏 6g，研细末，加豆腐 15g，调成膏状，涂敷患处。适用于小儿包皮水肿。

（2）冬瓜皮、地骨皮各 30g，水煎代茶，频饮之。还可饮冷米醋 15 ~ 30ml。适用于颜面突然宣浮肿胀。

（3）西河柳 30g，水煎取汁，湿敷。适用于颜面突然宣浮肿胀。

（二）外治法

1. 局部肿胀，选用如意金黄散或如冰散。冷开水外敷。
2. 局部肿胀痒重，选用九华粉洗剂，或三黄洗剂，外涂。

（三）其他疗法

针灸疗法

（1）辨病取穴法：眼睑区取四白、阳白、太阳，口唇区取地仓、人中、承浆、曲池、合谷，外阴区取中极、长强、水分。方法：施泻法，针刺得气后，留针 30 分钟，其间行针 3 ~ 5 次，每日 1 次，5 次为 1 疗程。

（2）邻近取穴法：膻中、合谷。方法：针刺得气后，将膻中穴针尖指向天突穴处，轻巧行针3 ~ 5分钟后拔出；合谷施泻法，留针 30 分钟，每日 1 次，3 次为 1 疗程。适用于喉头水肿，对消除窒息很有帮助。

【按语】

1. 发生喉头水肿等危急症状时，立即选用 0.1% 肾上腺素 0.3 ~ 0.5ml 皮下或肌内注射。
2. 对慢性荨麻疹可采取 H_1、H_2受体拮抗剂联合应用。
3. 应用抗组胺药物时，应提醒患者注意其副作用。
4. 饮食宜清淡为好，避免摄入海鲜鱼虾。

丘疹性荨麻疹

本病多为昆虫叮咬所致，常见的有蚊、蚤、螨、臭虫等。同一家族中，多人同时发病，类似中医所称水疥。

【病因病机】

外受虫咬，如蚊虫、蚤螨等的毒汁，以致湿热毒汁交阻于肌肤而引起，还有因禀性不耐，进食鱼虾之类动风之物，致使脾胃运化失调，湿热郁阻肌肤而发病。

【诊鉴要点】

（一）诊断依据

1. 患者以儿童多见，好发于夏秋两季。

2. 病变部位多数在腰骶、臀部、躯干和四肢。

3. 皮疹初起为花生米大小，椭圆形，红色浸润性风团，中央有丘疱疹或水疱，皮疹的多少不等，呈散在性分布，部分搔破则毒染化脓或结痂。

4. 自觉瘙痒。

（二）鉴别诊断

1. 荨麻疹 可发生于任何年龄，任何季节，皮疹为大小不等的风团，中央无水疱，或丘疱疹，发无定处，倏隐倏现，消退后不留痕迹，自觉剧痒。

2. 水痘 常先出现发热、恶寒等全身症状，继而在头面、躯干及四肢散发大量小水疱，水疱下无风团样损害，疱破渗出结痂。

【治疗】

（一）内治法

1. 辨证论治

（1）风热搏结证：红色浸润性风团，大小不等，中心少有丘疱疹或水疱，散在分布在上半身，往往成批出现，此起彼伏，自觉瘙痒，舌质红，苔薄，脉数。

治宜疏风清热止痒。方选银翘散加减：金银花、连翘各 10g，蝉蜕、炒牛蒡子各 4.5g，荆芥、防风各 6g，黄芩、丹皮各 3g。

（2）湿热郁结证：红色浸润性风团，中央常有水疱，抓破渗水，或见大疱、血疱，破溃表面湿烂，多散布于下身，自觉瘙痒，舌质红，苔红腻，脉滑数。

治宜清热祛湿，疏风止痒。方选枳术赤豆汤加减：炒白术、炒枳壳、蝉蜕、赤芍、防风各 6g，茯苓皮、赤小豆各 12g，荆芥 3g，砂仁 4.5g（后下），益母草 10g。

加减法：痒感剧烈加白蒺藜、白鲜皮、苍耳子、地肤子，大疱或血疱加丹皮、紫草、木通、车前子，皮疹糜烂流水加生地榆、马齿苋、赤石脂，因肠胃寄生虫而诱发加苦楝子、使君子，毒染化脓加紫花地丁、蒲公英、败酱草、绿豆衣，因食鱼虾或饮食不当加苏叶、焦三仙、胡黄连。

2. 单验方

（1）瘙痒明显，可用川椒 10g，野菊花、苦参各 15g，水煎外洗，每日 2～3 次。

（2）瘙痒兼有水疱、渗出，可用路路通、苍术各 60g，百部、艾叶、枯矾各 15g，水煎去渣取汁，外洗局部，每日 3～4 次。

(3) 患者以小儿为主，可服用市售牛黄清热散，每次 1/3～1/2 包，每日 2～3 次。

(二) 外治法

1. 皮疹以丘疹、丘疱疹为主时，选用百部酊、九华粉洗剂。
2. 疱破糜烂，可用马齿苋、生地榆等份，水煎取汁湿敷，每次 15～30 分钟。每日 2 次。
3. 皮疹毒染化脓，可用地虎散、植物油调成糊状，外涂患处，每日 1～2 次。

【按语】

注意环境及个人卫生，消灭蚊、蚤等昆虫，同时避免摄入过敏食物。

药物性皮炎

本病是指药物通过各种途径，如注射、口服、吸入、外用等进入人体后，引起的皮肤黏膜急性炎症性反应。重者伴有内脏损害。常见致敏药物有：①解热镇痛药；②磺胺类药；③抗生素类药；④安眠镇静及抗癫痫药；⑤其他药物如：呋喃唑酮、血清制品等。此外，某些中药也可引起本病，应予重视。

【病因病机】

1. 误服刚剂热药，火毒内攻，毒热扰营，邪热入血，致使气血两燔，遂发斑疹。

2. 过食肥甘厚味之品，脾气虚弱，运化失职，湿热内生，内不得疏泄，外不得透达，湿热与药毒相结，下注阴器则浸淫湿烂，焮肿灼痛。

【诊鉴要点】

(一) 诊断依据

1. 致敏时间一般为 7～10 日，但以前曾接受过同类药物或同类结构的药物，则可于数小时或 1～2 日内迅速发疹。

2. 表现多种多样，常见药疹皮损有荨麻疹及血管性水肿型，猩红热样或麻疹样发疹型，剥脱性皮炎或红皮病型，大疱性表皮松解萎缩坏死型，固定型药疹，多形红斑型，紫癜，湿疹样型，光敏皮炎型，扁平苔藓样皮疹，痤疮样疹，血管炎型。

3. 伴见发热，不适，头痛，头昏，食欲减退，恶心呕吐，腹泻等。

4. 血象检查　白细胞总数增多，可高达 $75\times10^9/L$。其中嗜酸性粒细胞增多。

5. 还会出现内脏损害，如肝、肾、肺及血液学方面的变化等。

(二) 鉴别诊断

1. 猩红热　无服药史，发病骤热，高热，头痛，咽痛，全身中毒症状明显，皮肤呈弥漫性的针头大小的点状红色丘疹，肘、腋和腹股沟处可见瘀点状线条，口周苍白，杨梅舌等。

2. 麻疹　经 9～11 日潜伏期，出现鼻流涕，眼部充血，怕光，口腔黏膜可见蓝白色或紫白小点，绕以红晕，经 2～5 日皮疹发全，伴高热，出疹 5～7 日后，热退疹没。

【治疗】

（一）内治法

1. 辨证论治

（1）毒热夹风证：皮疹泛发，以红斑、风团、丘疹为主，特别是红斑既可弥漫周身，又可局限某处，风团常是此起彼伏，或宣浮肿胀，伴有壮热，大便秘结，舌质红，苔薄黄，脉浮数。（致敏药物包括：呋喃唑酮、青霉素、水杨酸类、天花粉、艾、板蓝根、楮桃叶、穿心莲、满山香等，类似猩红热样红斑、荨麻疹样、麻疹样等）。

治宜清气解毒，凉血退斑。方选银翘散、白虎汤合裁：金银花12g，连翘、赤芍、黄芩各10g，生石膏30～60g（先煎），炒知母、炒牛蒡子、荆芥、防风各6g，山药、生地各15g，白茅根30g。

（2）血热发斑证：肤色焮红成片，或见密集针头大小的红色粟粒疹，压之褪色，伴有身热、关节酸痛，舌质红，苔薄黄，脉细滑带数。（致敏药物包括：抗生素、磺胺类、阿司匹林、保泰松、当归、白蒺藜、川贝母等，类似猩红热样红斑、麻疹样、光敏反应等）

治宜凉血解毒，活血退斑。方选皮炎汤加减：生地、生石膏各15g，丹皮、赤芍、金银花、连翘各12g，炒知母、竹叶、甘草各6g，紫草、绿豆衣各10g。

（3）血热夹湿证：皮疹以红斑、丘疱疹、水疱、渗出、糜烂等为主。既可泛发，又可局限，伴有食欲不振，腹胀不适，舌质红，苔黄微腻，脉濡数。（致敏药物包括解热镇痛药、磺胺类、碘剂、巴比妥、青霉素、六神丸、刺蒺藜、马齿苋等类似多形红斑型、红皮病型、固定性药疹、大疱性表皮松解萎缩型等）

治宜凉血解毒，清化湿热。方选犀角地黄汤加减：水牛角30g，绿豆衣、生地炭、金银花炭、生薏苡仁各30g，丹参、炒丹皮、紫草、茯苓皮各12g，赤小豆、蒲公英各15g。

（4）血瘀成斑证：皮疹黯红，紫红或见血疱，或见皮下结节，伴见疼痛，或痒痛相兼。舌质黯红或见瘀斑，脉细涩。（致敏药物包括颠茄、铋剂、利血平、巴比妥、花粉、地龙、花粉素等，类似结节性红斑、紫癜、血管炎型等）

治宜活血化瘀，通络退斑。方选通窍活血汤加减：当归、赤芍、生地、苏木各10g，白芷、川芎、香附各6g，紫草、丹皮、川牛膝、金银花、白茅根各12g，甲珠、皂刺、丝瓜络各4.5g。

（5）湿热下注证：皮疹主要集中在外阴区域和下肢，症见丘疱疹、水疱、渗出、糜烂，或结痂皮，伴有瘙痒，小便短黄，舌质红，苔黄腻，脉濡数。（致敏药物包括磺胺、安替比林、茶叶、青蒿、大蒜等，类似固定性药疹、湿疹样型等）

治宜清利湿热，导赤退斑。方选龙胆泻肝汤加减：炒胆草、柴胡、黄芩、焦栀子各6g，生地、忍冬藤、赤小豆、赤茯苓各15g，车前子（包）、白茅根、连翘各12g，甘草4.5g，灯心3扎。

（6）气阴两虚证：多见于后期，皮疹渐趋消退，或有许多鳞屑脱落，小如糠秕，大如落叶，自觉痒重，夜间尤剧，口干喜饮，气短乏力，神疲倦怠，舌质淡红，苔少或无苔，脉虚细。（类似多形红斑重症恢复期，红皮病、剥脱性皮炎、大疱性表皮松解萎缩型等重症恢复期）

治宜益气养阴，扶正解毒。方选增液汤加减：鲜生地30～60g，金银花、沙参、玄参、生黄芪各12g，绿豆衣、石斛、山药各30g，天冬、麦冬、玉竹、赤小豆各15g，玳瑁6g（先煎）。

加减法：瘙痒剧烈加钩藤、苦参、白鲜皮，热斥三焦加莲子心、焦栀子、黄连，大便秘结加大黄，壮热，昏谵危笃阶段加服安宫牛黄丸。

2. 单验方

（1）苦参汤加减：当归、丹皮、生白术各10g，茯苓皮、生薏苡仁、连翘各15g，苦参30～60g，白茅根20g，生甘草6g，煎服。适用于湿热型荨麻疹样药疹。

（2）清瘟败毒饮：生石膏、黄芩、黄连、金银花、连翘、淡竹叶、丹皮、知母、栀子、水牛角、玄参、桔梗、甘草、赤芍，煎服。适用于剥脱性皮炎型药疹。

（3）地榆炭油剂，外涂，适用于剥脱性皮炎或大疱性表皮松解性环死性药疹。

（4）金蝉蜕汤：桂枝、防风、苍术、薏苡仁、茵陈、猪苓、金银花、连翘、郁金各10g，大枣7枚，煎服。适用于荨麻疹样或紫癜样药疹。

（5）解百药方选：见表10－2。

（二）外治法

（1）皮疹以丘疹、焮红为主，选用三黄洗剂、三石水、九华粉剂，外搽。

（2）以丘疱疹、水疱、渗出、糜烂为主，选用马齿苋水洗剂，或用黄柏、地榆各15g煎汁，湿敷。

表10－2　解百毒方选择

主要证候		解毒方法
砒毒	烦躁如狂，心腹绞痛，面口青黑，四肢逆冷	1. 绿豆擂破，新汲水调服。2. 柏子壳炒、红土各10g研末鸡子清调
半夏	口不能言，倒地将死，或喉间麻痹	1. 姜汁灌之。2. 姜汁细呷，并饮甘草汤
藜芦	呕吐不止，喷嚏	1. 雄黄末温酒调服。2. 葱汤下咽便愈
乌头、草乌	心烦躁闷，遍身皆黑	1. 甘草煎浓汤服之。2. 绿豆、黑豆汁冷饮之
杏仁	目盲，须发脱落，气短	蓝汁饮之
附子	头肿，唇裂血流，或见内热诸症	1. 大豆汁，饴糖枣汤。2. 绿豆，黑豆嚼服或捣汁饮之
大戟	体虚者可致吐血	菖蒲解之
甘遂	呕心、呕吐、腹痛、头昏、心悸	大豆煮汁服之
蒙汗药	迷而不醒，头重脚轻，口吐唾沫，目瞪不言	茯苓、甘草、瓜蒂、陈皮煎汁服
断肠草	初觉胸中隐痛，后致腹痛、二便不通	1. 黑豆、生甘草，煎汁服之。2. 热羊血灌之。3. 冬青树叶，捣汁服之
川椒	咽喉气闷欲绝	大枣食之
巴豆	口渴面赤，五心烦热，泄不止	1. 川黄连10g煎服。2. 石菖蒲服之；霍汁饮之。3. 藿汁饮之

（3）辨证取穴：风热湿毒证（如荨麻疹样、多形红斑样等）取风池、大椎、曲池、合谷、血海，湿毒热盛证（如固定型红斑、大疱样损害）取膈俞、心俞、足三里、血海、曲池，营血两燔证（如红皮病样等）取百会、三阴交、人中、血海、风池、十宣。方法：施泻法，每日1次。

药物性肾炎

【病因病机】

药毒损伤肾络。

【诊鉴要点】

诊断依据

1. 致病药物主要为抗生素（庆大霉素）、磺胺类药物。
2. 尿频，尿急，尿痛，甚则血尿，腰痛。
3. 镜检有红细胞、蛋白、管型。严重时出现氮质血症。
4. 伴有恶心、呕吐，食欲欠佳，神疲乏力等全身症状。

【治疗】

（一）内治法

辨证论治

（1）湿热下注证（庆大霉素引起）：小便不利，尿色深黄或者呈血尿，自觉尿时刺痛，舌红，苔薄黄，脉濡数。

治宜清热利湿，凉血止血。方选萹蓄瞿麦饮：萹蓄、瞿麦、玄胡、小蓟、竹叶、紫草、蒲黄各 10g，生地、白茅根各 20g，丹皮 12g，甘草 6g，藕节 5 个。

（2）湿热上泛证：眼睑轻度浮肿，小便短涩，伴有呕恶，胃脘不适，舌红苔黄，脉滑数。

治宜和胃降逆、导湿下行。方选二陈汤加减：半夏 12g，陈皮 6g，土茯苓 30g，丹参、大黄、桃仁各 10g，甘草 3g。

（3）阴浊内聚（磺胺类引起）：下肢浮肿，四肢逆冷，小便短少，伴有神疲乏力。舌淡苔少，脉沉细。

治宜温肾宣肺。方选真武汤合麻黄汤加减：附块 30g（先煎），麻黄、茯苓各 12g，桂枝、杏仁、陈皮、升麻、川牛膝、甲珠各 10g，柴胡、琥珀各 6g。

（二）其他疗法

毫针法　主穴：关元。配穴：气海、三阴交、命门。方法：施泻法。每日 1 次。适用于磺胺结晶堵塞尿道而致尿少或尿闭。

【按语】

1. 询问患者有无药物过敏史，如已出现过药疹时，应在病历的显要部位注明致敏药物。
2. 严格执行有关药物的常规皮试制度。
3. 避免应用对肾脏有损伤的药物。
4. 出现肾衰竭时，应采用中西医结合诊治。

第十一章　职业性皮肤病

沥青皮炎

本病是由接触沥青所引起的皮肤炎症。其中以煤焦油沥青对皮肤损害最为严重。类似中医所称沥青疮。

【病因病机】

禀赋不耐，皮毛腠理不密，复感沥青热度之气，再遭日光照射，两热相搏，蕴蒸肌肤而生。

【诊鉴要点】

（一）诊断依据

1. 患者以炼钢、搬运和建筑工人为主。
2. 病前均有接触沥青和复照日光史，且以夏秋季为多。
3. 病变主要发生在颜面、颈项、手腕等暴露部位，严重时还会遍布全身。
4. 初起出现红斑、丘疹、丘疱疹，搔破有少量渗出，或结血痂；若反复发作则皮疹逐渐加重，并变肥厚，状如苔藓。
5. 部分伴有头昏、头痛、咳嗽、神疲乏力等全身症状。

（二）鉴别诊断

日光性皮炎：在阳光曝晒下，暴露部位如面、手等出现红斑、小疱或水疱，自觉灼热刺痛且痒，无接触沥青史。

【治疗】

（一）内治法

1. 辨证论治　（1）干性证：皮损为光泽红斑，干燥，少许脱屑；若转为暗红，经 3～4 日后轻微脱屑而自愈，自觉灼痛或微痒。

治宜凉血解毒，活血退斑。方选犀角地黄汤加减：绿豆衣 30g，生地、紫草、板蓝根各 12g，焦栀子、制大黄、炒丹皮、赤芍各 6g，红花、凌霄花各 4.5g，生石膏 15g（先煎）。

（2）湿性型：初起时皮肤焮红，继而肿胀，上起丘疹和水疱，甚则水疱破裂糜烂，滋水淋漓，约经 7 日后肿消，14 日后滋水减少而愈。自觉剧痒或微痛。

治宜凉血清热，解毒利湿。方选龙胆泻肝汤加减：炒龙胆草、焦栀子、炒黄连、炒黄芩各4.5g，茯苓皮、金银花、绿豆衣、车前子（包）各12g，木通、竹叶各6g，生地15g。

上述出现头昏、咳嗽、神疲等按内科处理。

2. 单验方

（1）蒲公英30～60g或用10%黄柏溶液湿敷，每日3～4次，每次30～45分钟。适用于湿性型沥青疮。

（2）青黛散，用冷开水或茶汁调糊外涂，适用于干性型沥青疮；用植物油调糊外涂，适用于湿性型沥青疮。

（3）清凉油乳剂（风化石灰500g，清水500ml，麻油适量），外涂，每日4～5次，适用于湿性型。

（二）外治法

1. 皮损肿胀、焮红、丘疱疹为主时，选用马齿苋水洗剂、湿敷。
2. 疱破糜烂时，选用青白散、祛湿散、植物油调成糊状，外涂。

【按语】

1. 严格遵守操作规程，改进运输方法。
2. 暴露部位的皮肤，应涂防护药膏，如10%氧化锌软膏。若皮肤沾染后，应立即清除。可用二甲苯清拭。

稻田皮炎

本病是农民在从事稻田劳动中由于各种原因而引起的多种皮肤病的总称。类似中医所称水渍疮。

【病因病机】

湿热互结，久浸水浆，肤腠空虚，复加局部摩擦，易致湿毒侵肤而成湿烂。

【诊鉴要点】

（一）诊断依据

1. 患者多为从事稻田劳动的农民和长时间浸渍冷水的洗涤、罐头等工种的工人。
2. 由于浸水时间、水温、摩擦部及皮肤的反应等不同，临床症状也有较大的差异，主要有指间浸渍擦烂型，是最多见的一种，危害性大，是防治的重点。先在三、四指（趾）间表皮浸软、变白、起皱，继而摩擦发生红色糜烂，重者向四周扩展。掌跖虫蚀状角层剥脱，被水浸的掌跖出现点片状，较深的表皮剥脱，呈蚕蚀状，微痒，下水后则有灼热感或疼痛感。丘疹、水疱、脓疱：在擦烂区域邻近的趾（指）背和踝部，可见针头至绿豆大的丘疹、水疱、脓疱等。红肿丘疱疹：长期接触稻根后，皮肤发痒或刺痛，速现红斑水肿、密集丘疹和风团等。甲沟炎、甲床炎和化脓性指头炎：多由浸渍擦烂继发感染而得。

（二）鉴别诊断

1. 手癣、足癣 皮疹常为水疱、鳞屑及干裂，以痒为重，可传染他人，病程较长。

2. 汗疱疹 好发于手掌，有时脚趾也有小水疱，干涸，脱皮，反复发作，兼有手足多汗。

【治疗】

（一）内治法

1. 辨证论治

（1）水毒侵肤证：患处皮肤变白起皱，浸渍肿胀，复因擦破则渗液、糜烂、红肿，自觉痒痛相兼，舌质红，苔白，脉滑数。

治宜清热解毒，化湿止痒。方选换肌消毒散加减：土茯苓、生薏苡仁各30g，金银花、连翘各12g，白芷、泽泻、生甘草各10g，六一散（包）、白茅根各15g，木瓜、木通各6g。

（2）湿热毒盛证：患处湿烂、浸渍、滋水频流，基底鲜红，甚则合并丹毒、红丝疔、沿爪疔等，伴有灼热痒痛，小便黄赤，舌质红，苔腻，脉弦滑。

治宜清热利湿，凉血解毒。方选清热除湿汤加减：炒龙胆草、连翘、冬瓜皮各12g，车前子（包）、黄芩、六一散（包）、萆薢、赤茯苓各10g，生地30g。

2. 单验方

（1）石榴皮或白头翁、金银花，或当归、蒲公英、甘草，或鲜羊蹄、车前草，任选一种各30~50g，煎汁，湿敷，每日3~5次。适用于渗出、糜烂和痒痛相兼阶段。

（2）枯矾，或赤石脂、花蕊石，或密陀僧（煅赤、置地下去火性），任选一种粉末外扑患处，每日1~2次，适用于浸渍腐白、起皱阶段。

（3）鲜旱莲草，或马齿苋，或鲜韭菜，任选一种，捣烂如泥，外敷患处。适用于患处红肿毒染初期。

（二）外治法

1. 局部仅见腐白、浸渍，选用陀僧枯矾散，或用黄丹10g，花蕊石3g，研细末扑在患处。
2. 若有滋水渗出、糜烂，选用五倍子、射干、蛇床子各30g，煎汁，浸泡或湿敷。
3. 若毒染成疔之类，选用青黛散、玉露膏、清凉膏等，任选一种敷贴。

（三）其他疗法

1. 毫针法 上肢取曲池、合谷，下肢取足三里、太溪。方法：施平补平泻法，针后留针30分钟，每日2次。

2. 穴位注射法 上肢外关透内关，下肢足三里、丰隆。方法：采用0.25%普鲁卡因注射液，或当归注射液，任选一种，针刺得气后缓慢推注1.5~2.0ml，3日1次。

【按语】

1. 改善劳动条件，实现农业机械化。
2. 加强个人防护，下田前局部涂用防水性皮肤防护剂。或者外搽动、植物油。
3. 农田干湿轮作，以减少水渍时间。

化妆皮炎

本病是接触化妆品而引起的一种变态反应性皮肤病。类似中医所称粉花疮。

【病因病机】

素体禀赋不耐．腠理空虚，复感风毒或铅毒之类所致。

【诊鉴要点】

（一）诊断依据

1. 患者多为喜用各种化妆品的妇女。

2. 早期仅在外涂化妆品的颜面区域，出现密集性针头至针帽大小的丘疹，呈淡红或红色，部分相互融合成片，境界清楚。

3. 伴有程度不一的痒感。

4. 日久留有色素沉着和粗糙。

（二）鉴别诊断

1. 皮脂溢出 肤色淡红，糠秕状鳞屑，多发生在皮脂腺丰富区域。

2. 油彩皮炎 由油彩而引起，以演员为主，其皮损呈多种形态，如湿疹、痤疮、皮炎等。

【治疗】

（一）内治法

1. 辨证论治 颜面部出现针帽状小丘疹，淡红色，微痒。

治宜解毒悦色。方选绿豆汤加减：绿豆衣、冬瓜仁、山药各30g，茯苓、炒扁豆、柴胡、升麻各10g，归尾、炒白芍、甘草、红花、凌霄花各6g。

2. 单验方

（1）干荷叶揉碎，每次用1.5g滚开水冲后加盖3～5分钟后，饮之，每日1～2次。

（2）淀粉15g，菜子油调泥碗内，用艾1～2团，烧烟熏之，俟烟尽，覆地上，一夜取出，油调搽。

（二）外治法

选用如玉散，人乳调成糊状，晚上临睡时外涂。第二日早上洗去。

【按语】

过敏体质者，对化妆品应持慎重态度。若需要使用时，需做该化妆品的斑贴试验。

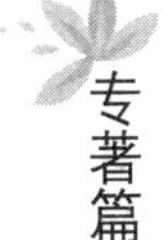

油彩皮炎

本病是指戏剧、电影演员应用油彩所引起的接触性皮炎。类似中医所称的粉花疮。

【病因病机】

因禀性不耐，腠理不密，玄府失固。复由外涂油彩，如大红、朱红、肉色、棕色和黄色最易诱发，尤其是含有油质、填料、香精、铅、砷、汞等有毒物质，以致染毒化热侵袭肤表，壅于肌肤，则发为病。

【诊鉴要点】

（一）诊断依据

1. 以中青年演员为主，女性略多。

2. 病变主要发生在面部，尤以眼周常见。

3. 按皮损分型　①皮炎型：以水肿性红斑、丘疹为主，边界往往不清，以眼周、前额及两颧颊部为突出。②粉刺型：以毛囊性丘疹为主，与寻常痤疮相似，主要见于前额、两颊及下颌部。若已患痤疮者，外涂油彩往往使病情加重。③色素沉着型：大多继发于皮炎反复发作后，少数无皮炎史。为大小不等的黑褐色或灰褐色色素斑。位于眼周、颞、颊及耳前，分布多对称。④瘙痒型：多在外涂油彩后不久发生，卸妆后几小时内能自行消失，无明显皮疹可见。

4. 自觉不同程度的瘙痒或灼热感。

（二）鉴别诊断

1. 寻常痤疮　青年男女居多，炎性丘疹、脓疱、结节、囊肿，皮肤油腻，青春期后病情见愈或减轻。

2. 湿疹　皮疹呈多形性，常易反复，剧烈瘙痒等。

【治疗】

内治法

1. 辨证论治

（1）血热证：病起较急，患处焮红肿胀，肤起白屑，灼热痒痛，发热口渴，烦躁不眠。舌红，苔黄，脉弦数。

治宜清热凉血，散风解毒。方选化斑汤加减：生石膏30g（先下），生地15g，炒丹皮、赤芍、知母、生甘草各10g，金银花、连翘、绿豆衣各12g，防风、蝉蜕、紫草各6g。

（2）湿毒证：患处潮红湿烂，脂水浸淫，自觉瘙痒剧烈。舌红，苔腻，脉滑数。

治宜清热利湿，凉血解毒。方选解毒除湿汤加减：连翘、丹皮、赤芍、车前子（包），六一散（包），黄芩、泽泻、龙胆草各10g，大青叶15g，茯苓皮30g。

2. 单验方

（1）龙胆泻肝丸加减（中成药），每次 6g，每日 3 次，适用于湿毒证。

（2）连翘败毒丸（中成药），每次 6g，每日 3 次，适用于痤疮症。

【按语】

1. 研究新的油彩，提高油彩质量。是防治本病的关键。
2. 加强宣传教育，使演员知晓油彩的理化性质，做好面部皮肤的清洗或保养。

第十二章　神经功能障碍性皮肤病

神经性皮炎

本病是以阵发性皮肤瘙痒和皮肤苔藓样变为特征的慢性皮肤炎症。发病与精神因素和某些外来刺激因素有关。类似中医所称摄领疮。

【病因病机】

情志内伤，风邪侵扰是本病的诱发因素，营血失和，经脉失疏，加之衣物摩擦和反复搔抓，亦会加重病情，导致皮肤粗糙肥厚。

【诊鉴要点】

（一）诊断依据

1. 好发于颈项、肘、膝等，但亦可泛发于四肢、眼周和尾骶等处。

2. 患者多见于成人，无明显季节变化。

3. 皮损常对称分布，有不规则或多角形红色扁平丘疹密集或融合成片，表面粗糙，纹理加深，日久皮损淡红，渐至褐色，皮肤增厚，呈大片苔藓变，上覆干燥细碎鳞屑。

4. 自觉剧烈瘙痒，夜间尤甚。病程慢性，常反复发作。

（二）鉴别诊断

1. 银屑病　有明显季节性，冬重夏轻，皮疹为大小不等的潮红斑疹，常覆有多层银白色干燥鳞屑，刮除鳞屑则有点状出血现象，若发生在头部，其毛发呈束状。

2. 慢性湿疹　无固定部位，局部皮疹显著变厚，搔痕，甚则渗出，轻度糜烂，时常反复发作。

【治疗】

（一）内治法

1. 辨证论治

（1）血热风盛证：皮疹初起为红色扁平丘疹，迅速融合成红色斑片，高出皮肤，边界清楚，表面粗糙，纹理加深，上覆细薄干燥鳞屑，可见抓痕或血痂，自觉剧烈瘙痒，伴有心烦口渴，睡眠不佳，舌质红，苔薄黄，脉弦滑或滑数。

治宜凉血清热，消风止痒。方选消风散加减：荆芥、防风、苦参各6g，炒牛蒡子、生地、丹参、炒丹皮各10g，生石膏、茯苓皮、地肤子，白鲜皮各12g。

（2）阴虚血燥证：皮损日久不退呈淡红或灰白色，局部干燥肥厚，甚则皮损泛发，伴有剧烈瘙痒，夜间尤重，影响睡眠。舌质红，苔少，脉虚细。

治宜养阴润肤，息风止痒。方选四物润肤汤加减：当归、胡麻仁、秦艽各10g，炒白芍、干地黄、何首乌、钩藤各12g，生赭石、珍珠母、沙参各15g，枣仁6g，山药30g。

（3）风湿蕴郁证：病程日久，经治未愈，皮疹浸润肥厚，状如牛领之皮，自觉剧烈瘙痒，舌质红绛，苔少，脉沉涩。

治宜搜风化湿，清热止痒。方选乌蛇驱风汤加减：乌蛇、荆芥、黄芩、羌活各10g，防风、连翘、金银花各12g，蝉蜕、生甘草各6g，苦参4.5g，徐长卿、赤小豆各30g。

加减法：情绪偏急，暴怒或易怒，加生龙骨、生牡蛎、合欢皮、五味子、夜交藤；伴有肠胃功能紊乱，加炒枳壳、白术、橘皮；伴有月经不调，加益母草、乌药、制香附、月月红；皮损肥厚，状如席纹，加赤石脂、酒大黄、桃仁、苍术、甲珠；偏于风热，加浮萍、蝉蜕；偏于寒湿，加生薏苡仁、威灵仙、麻黄；偏于风毒，加苍耳子、全蝎、乌梢蛇；夜寐欠安，加柏子仁、远志、琥珀。

2. 单验方

（1）鸡蛋3枚，食醋250ml，加盖密封，放置阴凉处，浸泡七日七夜后，取鸡蛋弃醋，将蛋清蛋黄充分搅匀。临用时，用棉签蘸蛋液外搽患处，每日2~3次。

（2）赵炳南熏药：苍术、苦参、黄柏、防风各9g，大枫子、白鲜皮各30g，松香、鹤虱风各12g，五倍子15g，共碾粗末，用较厚草纸卷药末成纸卷，燃烟，熏皮损处，每次15~30分钟，温度以病人能耐受为宜。每日1~2次。

（二）外治法

（1）皮损局限，瘙痒剧烈时，外用羊蹄根酒、斑蝥醋浸剂、新五玉膏。

（2）皮损较薄时，外用黑油膏、皮癣膏。

（3）皮损较厚时，外用薄肤膏；皮疹泛发时，外用布帛擦黑油膏。

（三）其他疗法

1. 毫针法

（1）经验取穴：主穴：曲池、血海；配穴：合谷、三阴交、阿是穴（皮损区）。方法：施平补平泻法，针刺得气后留针30分钟，每日1次，10次为1疗程。适用于局限性神经性皮炎。

（2）循经取穴：风池、天柱、风府、哑门、大椎、曲池、内关、合谷、委中、足三里、血海。方法：每次选5~6穴，施泻法，针刺得气后留针30分钟，每日1次，10次为1疗程。适用于播散性神经性皮炎。

2. 灸法

（1）直接灸：阿是穴（皮损区）。方法：分着肤灸和艾卷熏灸，前者在阿是穴周围，每间隔一定距离，放置艾炷5~7壮，依次点燃灸之，后者点燃艾条后，在患处熏灸之，其温度以患者能忍耐为度。

（2）间接灸：阿是穴（皮损区）。方法：在阿是穴上放置鲜姜片或鲜蒜片，将艾炷放其上，每次灸3~5壮，每日1次，10次为1疗程。

3. 围刺法

（1）局部围刺法：阿是穴（皮损区）。方法：采用毫针在上下左右不同方向斜刺，针刺得气后留针 30 分钟，2 日 1 次，5 次为 1 疗程，适用于局限性神经性皮炎。

（2）电针围刺法：阿是穴（皮损区）。方法：在阿是穴四周各斜刺 1 针，针尖指向皮损中心，针柄接通 G6805 型电麻仪，拟用连续波 500～600 次频率刺激之，留针 15～30 分钟，1～2 日 1 次，10 次为 1 疗程。

4. 七星针法

（1）局限性神经性皮炎：病变在头面颈区域，取颈椎两侧压痛区、患处、背部条索状阳性物、曲池、内关、太渊、合谷；病变在上肢区域，取第 4 颈椎至第 5 胸椎两侧压痛区和条索状阳性物、患处、内关、曲池、肺俞、心俞；病变在下肢区域，取腰骶区条索及疱状阳性物、患处、血海、足三里、肾俞；病变在腹部、会阴区域，取第 10～12 胸椎两侧、患处、脾俞、肾俞、关元、三阴交、足三里。

（2）播散性神经性皮炎：治疗阶段取脊柱两侧、结节和条索阳性物、患处、风池、曲池、血海、足三里，调理巩固阶段取脊柱两侧、患处、肺俞、心俞、脾俞、太渊、足三里。方法：体质强壮者可重叩刺，体质虚弱者可轻叩刺，2 日 1 次，7 次为 1 疗程。

【按语】

1. 消除精神过度紧张，调节精神系统功能。
2. 避免各种机械性、物理性刺激。
3. 对烟酒、咖啡、浓茶以及辛辣食品，应尽量避免摄入。

瘙痒病

本病是指仅有皮肤瘙痒而无原发性损害的皮肤病。临床上分全身性和局限性两大类，发病原因十分复杂，包括内外界因素。全身性皮肤瘙痒多与慢性疾病有关，如糖尿病、肝胆病、尿毒症、恶性肿瘤等，外因常与工作环境、气候变化、饮食、药物等有关。局限性瘙痒多与局部摩擦刺激、细菌、寄生虫或神经官能症有关。类似中医风瘙痒。

【病因病机】

内因，如脏腑气血失调，或久病之躯，表现为气虚血弱，肝肾亏损以及情志不遂等；外因，包括风、寒、湿、热等，均致经气不畅而瘙痒不已。此外，接触皮毛、羽绒、化纤织品以及摩擦，均可诱发皮肤瘙痒。

【诊鉴要点】

（一）诊断依据

1. 好发于身体大部分或全身。
2. 多见于成年人，尤其老年人。
3. 皮肤无原发疹，而有阵发性瘙痒，以夜间尤甚。瘙痒程度和持续时间因人而异。常因剧痒，反复搔抓后出现大量抓痕或血痂，亦可见湿疹样变，甚则呈苔藓样变及色素沉着等继发皮损。

4. 伴发全身症状，因人而异。

（二）鉴别诊断

需要与瘙痒性皮肤病相鉴别的疾病很多，主要与荨麻疹、疥疮、虫咬症、药疹等相鉴别，这些病变多为原发皮疹伴有瘙痒，但风瘙痒则是无原发皮疹而有剧痒，详见有关病种。

【治疗】

（一）内治法

1. 辨证论治

（1）血热生风证：多见于青壮年人，好发于夏季，症见皮肤瘙痒，触之灼热，搔破处呈条状血痕，遇热逢暖则剧，近寒得冷则轻，每随心绪烦躁或食入辛辣则瘙痒加甚，伴心烦口渴，舌质红，苔薄黄，脉弦数。

治宜凉血清热，消风止痒。方选止痒息风汤加减：生地、生龙骨、生牡蛎各15g，玄参、当归、白蒺藜、丹参各10g，防风、甘草、蝉蜕、黄芩各6g。

（2）风盛作痒证：多发于春季，症见周身瘙痒，痒无定处，搔破出血，随破随收，很少毒染化脓，破损处干燥或结痂，很少渗液，经年累月，患处皮肤肥厚，或状如牛领之皮，或状如席纹，舌质红，苔薄黄，脉弦数。

治宜搜风清热，败毒止痒。方选乌蛇驱风汤加减：乌蛇、羌活、蝉蜕、荆芥、黄芩各6g，防风、连翘、金银花各10g，赤小豆、钩藤、刺蒺藜各15g。

（3）风热客肤证：多发生在长夏之季，以青壮年居多，症见皮肤剧烈瘙痒，由于反复搔抓或热水烫洗，呈湿疹样外观，舌质淡红，苔白腻，脉弦滑。

治宜祛风盛湿，清热止痒。方选全虫方加减：全蝎、皂刺、苦参各6g，白蒺藜、威灵仙、白鲜皮、黄柏各12g，生薏苡仁、赤小豆各15g，丹皮、防风各10g。

（4）风寒束表证：多发于冬季，以阳气不足者居多，瘙痒可见于周身，胫前区域尤为明显，寒冷诱发或加剧，或因气温急剧变化，如自寒冷室外，骤入暖室之内，或解衣卧睡之时，均会导致瘙痒加剧，症见皮肤干燥，上覆少许糠秕状鳞屑，瘙痒逢暖或汗出时，则可减轻，舌质淡红，苔薄白，脉浮紧或浮缓。

治宜散寒祛风，和营止痒。方选麻黄桂枝各半汤加减：麻黄绒、桂枝各1.5g，炒白芍、桔梗、荆芥、防风、干姜各6g，羌活、独活、甘草各4.5g，大枣7枚。

（5）血虚生风证：多见于老年人或体虚之人，好发于秋冬季节。症见皮肤干燥，遍布抓痕，夜间痒甚，或因过度劳累，痒感加重，伴见神情倦怠，面色㿠白，昼不振，夜不眠，心悸失眠，食欲不振，舌质淡红，苔少或薄白，脉虚细且数。

治宜养血消风、润燥止痒。方选养血润肤饮加减：当归、天冬、麦冬、花粉、黄芪各10g，生熟地、何首乌、钩藤各15g，黄芩、红花、桃仁各6g，皂刺、升麻各4.5g。

（6）瘀血阻滞证：可发生于任何年龄，不分季节，瘙痒多限于腰围、足背、手腕和腰骶等区域，症见抓痕累累，部分抓破则有瘀血外溢，或紫色条痕明显，伴有面色晦黯，口唇色紫：舌质暗或有瘀点或瘀斑，苔少，脉细涩。

治宜活血化瘀，消风止痒。方选活血祛风汤加减：当归、桃仁、益母草、防风各10g，荆芥、红花、甘草、蝉蜕、赤芍各6g，白蒺藜、钩藤各12g。

（7）脾虚卫弱证：多见于恣食鱼虾、海鲜，或者接触皮毛等物，症见瘙痒时轻时重，常在皮肤上见到抓痕和针帽大小的血痂，兼有气短乏力，倦懈懒言，不任劳作，大便干结或稀溏，舌质淡红，苔少或苔薄，脉虚细弱。

治宜健脾益气，佐以固表。方选人参健脾汤加减：党参、黄芪各10～12g，土炒白术、陈皮、防风各10g，茯苓皮12～15g，荆芥、砂仁（后下）、炒枳壳、玫瑰花、甘草各6g，炒黄连1.5g，广木香3～6g。

加减法：瘙痒病变在上半身加白附子、桑叶、杭菊花，瘙痒病变在下半身加炒杜仲、桑寄生、川牛膝，瘙痒泛发全身加浮萍、刺蒺藜、苦参、白鲜皮、地肤子，顽固瘙痒加皂刺、炙山甲、乌梢蛇、全蝎、苍耳子、威灵仙，淫痒渗液加僵蚕、茯苓皮、茵陈、赤小豆，瘙痒抓破易致毒染加焦栀子、黄柏、蛇舌草、蒲公英、野菊花，血热甚者加地榆、紫草，风邪甚者加防风、全蝎，皮肤肥厚加姜黄、莪术、丹皮、丹参、阿胶，口渴、便秘加生大黄、知母，心悸、失眠加枣仁、柏子仁、夜交藤，神疲乏力加何首乌、人参，恶寒、肢冷加炮附块，血虚者加当归身、桑椹子。

2. 单验方

（1）石菖蒲30g，川椒、艾叶各7.5g，葱白15g，或用苦参250g，或用白蒺藜20g. 皂刺30g，加水适量，煎汁，待温外洗。

（2）浮萍、苍耳子各等份，或苦参、徐长卿各等份，研细末，炼蜜为丸，每日3次，每次6～9g。适用于风毒较重者。

（3）何首乌、干地黄、山药各12g，黄柏、五味子各6g，菟丝子、沙苑子、生龙骨、生牡蛎各15g，茯苓9g。伴肝胆疾病加茵陈、金钱草、川楝子，头昏目涩加桑叶、杭菊花、枸杞子、苦丁茶，口干多饮、夜尿多加玄参、石斛、金樱子，刺痒不适加苦参、钩藤，怕冷、尺脉沉迟加淫羊藿、巴戟天、仙茅，失眠加合欢皮、百合。适用于老年性皮肤瘙痒病。

（4）当归、白芍、大生地、制首乌、玉竹、珍珠母（先煎）、生牡蛎（先煎）、秦艽、苦参、红枣、黑芝麻（打）。适用于情志抑制所致皮肤瘙痒病。

（二）外治法

1. 痒感泛发时，选用地肤子、苍耳子、浮萍、益母草、丝瓜络、木贼草、香附、蚕砂、金钱草、吴茱萸、厚朴、蛇床子等，任取3～4味，各30～60g，煎汁，温洗全身，或酌情外搽苦参酒，或九华粉洗剂，或三石水，或百部酊，然后外扑清凉粉甘石散等。

2. 皮肤干燥发痒，且有肥厚时，选用黑油膏、润肌膏外涂。

（三）其他疗法

1. 毫针法

（1）辨证取穴：血热生风证：主穴风池、大椎、血海，配穴风府、曲池、足三里。血虚生风证：主穴血海、膈俞、足三里、三阴交，配穴百会、丰隆、行间。风盛作痒证：主穴风池、风府、百会、血海，配穴太冲、大椎、阳陵泉。风湿外袭证：主穴条口、丰隆、中脘、曲池，配穴风池、下脘、足三里。风寒外束证：主穴气海、关元、足三里、百会、风池，配穴肾俞、中脘、三阴交。

（2）辨病取穴：全身性瘙痒病：主穴曲池、血海，配穴合谷、足三里、肺俞。方法：实者泻之，虚者补之。针刺得气后留针30分钟，每日1次。

2. 灸法 膈俞、血海、肝俞、三阴交。方法：艾条点燃后，直接灸之穴位，持续5～10分钟，每日1次。

3. 耳针法 处方1：神门、交感、肾上腺、内分泌、肺、痒点。处方2：神门、肺、过敏点、内分泌。方法：快速刺入，留针30分钟，1～2日1次。

4. 穴位注射法 大椎、肩髃、血海、风门、心俞、风市、曲池、足三里。方法：每次取3～4穴，采用0.1%～0.25%盐酸普鲁卡因注射液5～10ml，针刺得气后，每穴缓慢推注2～3ml，2日1次。

耳　痒

【病因病机】

肝经湿热，或风火上乘，皆可导致耳痒。病久多责于肾。

【诊鉴要点】

诊断依据

1. 耳郭连及耳内发痒。
2. 痒感时轻时重，甚则搔抓渗液或渗血。

【治疗】

（一）内治法

辨证论治

（1）湿热证：耳内潮湿发痒，掏之有少许黏稠状分泌物，缠绵难愈，痒感时轻时重，舌尖红，苔薄黄，脉弦数。

治宜清肝化湿。方选清肝汤加减：柴胡、黄芩、赤茯苓、栀子、丹皮各6g，防风、生地、泽泻、茵陈各10g，蝉蜕、甘草各3g。

（2）风火证：外耳或内耳突然暴痒，隔段时间又痒，舌红苔少，脉浮数。

治用疏风清热。方选清胆汤加减：荆芥、防风、刺蒺藜、钩藤、天麻各10g，柴胡、栀子、黄芩各6g，苦参、苍耳子、羌活各3g。

（3）肾虚证：耳内奇痒难忍，非要挑剔出血不可，舌淡苔少，脉虚细。

治宜固肾清肝。方选玄参贝母汤加减：知母、黄柏各6g，生地、玄参、贝母、山茱萸、丹皮、茯苓、泽泻各10g，蝉蜕6g，钩藤、杭菊花各12g。

（二）外治法

（1）耳内发痒，选用花椒10～15g，麻油85～90ml浸泡1周，滤去药渣，取油滴耳，每次1～2滴，每日1次。

（2）耳内干痒，用75%乙醇滴入耳内1~2滴，每日1~2次。

眼睑痒

【病因病机】

湿热或夹风邪，循经上扰眼睑而成。

【诊鉴要点】

诊断依据

1. 眼睑区域发痒，或如虫行，或如针刺。
2. 眼缘伴见轻微渗出、糜烂、脱屑。
3. 常并发湿疹样或溃疡性眼睑炎、眼缘炎。

【治疗】

（一）内治法

辨证论治

（1）风毒证：眼睑发痒，痒如虫行，重者奇痒难忍，经常摩擦，舌红苔少，脉浮。

治用搜风止痒。方选驱风一字散加减：制川乌、川芎、羌活各3g，荆芥、防风各10g，杭菊花、钩藤各12g，甘草6g。

（2）风热证：眼睑发痒，并见轻微充血或少量鳞屑，舌脉正常。

治宜疏风清热。方选银翘散加减：金银花、连翘、炒牵牛子、荆芥、防风各10g，生地、大青叶各12g，蝉蜕、浮萍各6g，白茅根30g。

（3）湿毒证：眼睑发痒，兼见潮湿，轻微糜烂或者浅表溃疡。舌红苔薄黄，脉濡数。

治宜清热除湿。方选除湿汤加减：生地、茵陈、薏苡仁、赤茯苓各12g，苍术、防风、刺蒺藜各10g，炒胆草、栀子、黄芩各6g。

（二）外治法

1. 眼睑潮湿发痒时，选用黄连油外涂，每日1~2次。
2. 眼睑干燥脱屑发痒时，选用玉红膏外涂，每日1~2次。

鼻　痒

【病因病机】

疳火或湿热上熏于鼻所致。

【诊鉴要点】

诊断依据

1. 鼻内或鼻前庭发痒，重时奇痒。
2. 鼻翼可见潮红湿烂。
3. 伴有手足心热、形瘦腹胀、毛发焦枯等症状。

【治疗】

（一）内治法

辨证论治

（1）疳毒证：患儿鼻痒，时用手掏，伴见形体瘦削，腹胀，偏食，毛发焦枯，口臭。舌淡，苔腻，脉细弱。

治宜调脾和胃。方选六君子汤加减：党参、茯苓、白术、陈皮、半夏各10g，砂仁（后下）、蝉蜕、使君子、防风各6g，辛夷花、胡黄连各3g。

（2）湿热证：鼻翼或鼻前庭潮红湿烂，奇痒，抓破少量渗出，伴有手足心发热，大便不调。舌红，苔薄黄，脉濡数。

治宜清化湿热。方选五福化毒丹加减：连翘、玄参、甘草各10g，生地、桔梗、炒牵牛子、赤芍各6g，青黛、黄连各3g，绿豆衣15g。

（二）外治法

1. 鼻内发痒，选用青黛散，麻油调成糊状外涂。每日2次。
2. 鼻翼湿烂，发痒，选用鼻疳散（百部6g，密陀僧7.5g，川贝母1.5g，梅片0.9g，研极细末）植物油调外涂，每日1~2次。

唇　痒

【病因病机】

风火循经上扰于唇所致。此外化妆品的刺激也是本病的主要原因。

【诊鉴要点】

诊断依据

1. 痒感主要发生在口唇及其周围。
2. 口唇或有红肿或见干裂，或见表皮翘起。

【治疗】

（一）内治法

口唇红肿或皲裂，痒感时轻时重，舌红苔少，脉濡数。

治宜清脾泻火，佐以辛散。方选泻黄散加减：藿香、佩兰、防风、石斛各10g，生石膏、玄参各12g，白芷、升麻、黄芩、枳壳、甘草各6g。

（二）外治法

唇痒时外涂黄连膏少许，每日1～2次。

手足掌跖痒

【病因病机】

心脾湿热循经于末端所致。

【诊鉴要点】

诊断依据

1. 手足掌跖时常有瘙痒感觉。
2. 掌跖偶有深在性丘疱疹和疱疹，部分干燥脱皮。
3. 伴有心烦意乱，或肠胃功能不调。

【治疗】

（一）内治法

辨证论治 掌跖奇痒或灼热，或干燥脱皮。伴有脾气急躁，失眠易怒，舌质淡红，苔少，脉细数。

治宜养心扶脾，佐以祛湿止痒。方选归脾汤加减：黄芪、党参、枣仁、柏子仁、太子参各12g，远志、五味子各6g，煅龙骨、生牡蛎各30g，莲子心3g。

（二）外治法

灼痒或有潜在性丘疱疹选用陈皮水洗剂：陈皮、乌梅、五倍子各15g，葛根、枯矾各12g。水煎浸泡患处，5～10分钟。每日1～2次。

女阴瘙痒

【病因病机】

肝胆湿热，循经下趋，下注于阴所致。

【诊鉴要点】

1. 大阴唇、阴阜可见明显抓痕，或干燥呈肥厚样外观。
2. 痒感常与月经不调有关，或经前痒感明显加重。
3. 伴有乳胀或腹痛，行经夹有瘀块。

【治疗】

（一）内治法

辨证论治

（1）湿热证：外阴瘙痒，时轻时重，部分抓破有轻微渗出，或糜烂。舌红、苔薄黄，脉弦数。

治宜清肝化湿。方选知柏地黄丸加减：盐水炒黄柏、炒知母、炒丹皮各 6g，干地黄、山茱萸、茯苓各 12g，钩藤 15g，柴胡 3g。

（2）肾虚证：女阴瘙痒日久缠绵，局部干燥，甚则皲裂。舌红苔少，脉细弱。

治宜温肾活血。方选沉香丸加减：生熟地、山药、胡芦巴、荔枝核各 12g，沉香、柴胡各 3g，炒杜仲、蛇床子各 10g。

（二）外治法

1. 女阴瘙痒，有少量渗出时，选用路路通方，水煎外洗。每日 1 次。
2. 女阴瘙痒，局部肥厚或轻微皲裂，选用黑油膏薄涂。每日 1 次。

阴囊瘙痒

【病因病机】

肝肾两虚，肌肤失养所致。

【诊鉴要点】

（一）诊断依据

1. 病位发生在阴囊，甚则连及阴茎。
2. 局部可见抓痕，或结血痂或肥厚。
3. 伴有头昏、肢软、乏力，失眠等。

（二）鉴别诊断

需与阴囊湿疹相鉴别。

【治疗】

（一）内治法

辨证论治　阴囊瘙痒，时轻时重，伴有头昏乏力，腰酸膝软。舌质淡红，脉沉细。

治宜滋肝补肾。方选麦味地黄汤加减：麦冬、干地黄、茯神、白芍、山茱萸各12g，炒杜仲、钩藤、徐长卿各10g，五味子6g。

（二）外治法

同女阴瘙痒。

尿毒症瘙痒

【病因病机】

湿热蕴毒，浸淫肌肤所致。

【诊鉴要点】

诊断依据

1. 瘙痒部位多在头部、躯干及四肢。
2. 抓痕明显，干燥脱屑，夜间痒感更重。
3. 伴见恶心、呕吐、腹胀，小便短少。

【治疗】

（一）内治法

辨证论治　皮肤瘙痒，干燥脱屑，以头部、躯干、四肢为重。伴有慢性肾衰竭体征，舌质淡红，苔少。

治宜利尿解毒。方选木通大黄汤加减：大黄20g，车前草、地肤子、白鲜皮各30g，蛇床子15g，木通、琥珀各6g。

（二）外治法

瘙痒较重时选用败酱草、大黄、金银花各30g，制附子10g，加水800～1000ml煎至200ml保留灌肠。每日1次。

（三）其他疗法

毫针法　主穴：血海。配穴：曲池，足三里，三阴交，阴陵泉，阳陵泉。

方法：施泻法。留针30分钟。每日1次。

糖尿病瘙痒

【病因病机】

嗜酒厚味，损伤脾胃，酿成内热，热窜肤腠而成。

【诊鉴要点】

（一）诊断依据

1. 原患糖尿病。
2. 皮肤干燥发痒，部分还有阴痒。
3. 烦渴多饮，皮肤干燥，小便频数量多。
4. 病者绝大多数年龄在40岁以上。

【治疗】

内治法

1. 辨证论治

（1）肺热证：皮肤干燥发痒，鳞屑呈糠秕状，伴见烦渴多饮，小便次数多，舌红苔燥，脉细数。

治宜养阴清肺。方选沙参麦冬饮加减：南沙参、麦冬、生地、白芍各12g，花粉、玉竹、玄参、地骨皮、白鲜皮各10g，黄连6g。

（2）肾虚证：除皮肤痒外，还可出现阴部瘙痒，小便频数量多，舌质红苔少，脉虚细。

治宜甘寒清润。方选六味地黄汤加减：生地、麦冬、山药、黄精各12g，枸杞子、山茱萸、丹皮各10g，钩藤、徐长卿各15g，五味子、莲子心各6g。

2. 单验方

（1）滋膵饮：山药、生地各30g，黄芪、山茱萸各15g，生猪胰子10g。适用于糖尿病。

（2）酒炒熟地、麦冬、沙苑子、五味子各9g，花粉、野台参、石斛各15g，绿豆衣、玄参各12g，生黄芪、山药各30g，猪胰子1条。适用于糖尿病阴痒。

肝胆病瘙痒

【病因病机】

肝失疏泻，脾虚失运。湿热之毒，阻于肤腠而成。

【诊鉴要点】

诊断依据

1. 40% ~50% 的肝病患者常有皮肤瘙痒的发生。
2. 皮肤痒感甚为剧烈，夜间更重，非一般抗组胺药物所能控制。
3. 皮肤可见条状抓痕，甚者表皮脱落，结有血痂，或者继发感染。
4. 病变部位在躯干、四肢伸侧及臀部。

【治疗】

（一）内治法

辨证论治

（1）肝热证：皮肤燥痒，干燥脱屑，伴有口苦咽干，舌红，苔薄黄，脉弦数。

治宜清肝泻热。方选丹栀逍遥散加减：焦栀子、炒丹皮、黄连各 6g，茯神、生地、当归、白术、白芍各 10g，茵陈、川楝子各 12g，莲子心 3g。

（2）脾湿证：瘙痒部位多在四肢或臀部，抓痕明显，部分抓破，有少量渗出，伴有纳谷不香，体倦乏力，舌质淡红，苔薄黄，脉濡数。

治宜扶脾化湿。方选茵陈蒿汤加味：青蒿、党参、茯苓、赤茯苓、泽泻、白术各 12g，茵陈、赤小豆、山药、白鲜皮各 15g，黄芩、栀子、黄连各 3g。

（二）外治法

1. 周身皮肤瘙痒时，选用路路通方水煎外洗，2 日 1 次。
2. 痒感以外阴为主时，选用苦参、徐长卿各 15g，吴茱萸、蚕砂各 12g，水煎外洗 2 日 1 次。

【按语】

1. 皮肤瘙痒原因复杂，辨证治疗必须遵循有是病用是药，不可因痒而偏于用风类药物。
2. 在瘙痒的施治中，应重视原发性疾病的治疗。
3. 避免进食辛辣、海鲜、酒类、咖啡、浓茶等。切忌热水烫洗。
4. 内衣以宽松的棉织品为宜。不可穿紧身衣裤。

痉挛性瘙痒症

本病常有强烈精神创伤后，致使皮肤发生剧烈瘙痒的一种癫痫样疾病。类似中医所称骨羡疮。

【病因病机】

情志抑郁，五志化火，火动则血燥，肤失濡润。在外，则躁痒不宁；在内，则躁扰不安。

【诊鉴要点】

诊断依据

1. 发病前，常有强烈的精神创伤史。

2. 全身或局部突然发生皮肤剧烈瘙痒，呈阵发而不可忍受的痉挛，甚者手舞足蹈，抓无定处，自顾不暇，有时伴有喃喃自语或大声喊叫。

3. 每次发作 30 ~40 分钟，可逐渐自愈，但以后再受精神刺激又可重新发病。

4. 无原发疹，发病时患处皮肤可因搔抓而引起充血、表皮剥脱，血痂等继发性损害。

【治疗】

（一）内治法

1. 辨证论治

（1）心肝火旺证：情绪有易于激动，烦躁不安，坐卧不宁，皮肤瘙痒突发，其剧痒难忍。伴有胸中懊侬，哭笑无常，失眠多梦，口干喜饮，便燥溲黄。脉细数，舌质红，苔薄黄。

治宜滋养心肝，清火宁神。方选甘麦大枣汤合百合地黄汤加减：小麦、百合、生地各 15g，甘草、枣仁、琥珀、茯神、何首乌各 10g，山药、钩藤各 12g，莲子心 6g，炒黄连 3g，大枣 5 枚。

（2）肝气郁结证：性急易怒，皮肤燥痒，时轻时重，伴有胸胁烦闷，脘痞纳呆，偶尔喃喃自语或者大声喊叫。脉弦，舌淡红，苔薄白。

治宜疏肝调气，解郁定志。方选甘麦大枣汤合逍遥散加减：小麦 30g，当归、白芍、白术、茯苓各 10g，生地 12g，柴胡、甘草、薄荷各 6g，生姜 3 片，大枣 5 枚。

2. 单验方

（1）救祟汤：人参 15g，黄芪、当归各 30g，金银花 60g，茯苓、贝母各 10g，草乌 3g 水煎服。适用于由心情抑郁所致的瘙痒证。

（2）苦参丸：苦参 30g，皂角 60g（水煎取汁）。苦参研细末，皂角汁泛丸如桐子大，每日 2 次，每次 3 ~4. 5g。适用于湿毒淤滞者。

（二）其他疗法

1. 毫针法 取神门、曲池、血海。方法：施泻法，针刺得气后留针 30 分钟，其间行针 3 ~5 次，每日 1 次。

2. 耳针疗法 取心、肝、安神。方法：针后留针 30 分钟，每日 1 次。

痒　疹

本病是一组以小风团样丘疹、结节、奇痒难忍为特征的急性或慢性炎症性皮肤病。但其病因复杂。既与变态反应有关，又与虫咬、消化功能紊乱、内分泌失调，或精神、神经因素有关。类似中医所称血疳。

【病因病机】

风热外邪客于肤腠，闭郁不宣，外不能透达，内不能清解，邪游皮里膜外之间，故而瘙痒不已。

此外，昆虫刺咬、营养欠佳、卫生状况较差以及偏食腌制之品，血液恶浊，亦可诱发本病，或者加重病情。

【诊鉴要点】

（一）诊断依据

1. 患者以儿童和成年妇人多见，其他年龄亦可发病。

2. 皮疹通常发生在四肢和躯干。

3. 自觉剧烈瘙痒。

4. 临床特征

（1）成人急性单纯性痒疹：多见于30岁以上的女性，四肢伸侧、腰及肘、膝等处发生绿豆至豌豆大的圆形或顶部略扁平的丘疹，色泽暗红或红褐，散在分布，瘙痒剧烈，搔破可结血痂或继发感染。

（2）单纯性痒疹：多见于中年人，男女皆可患病，皮疹好发于躯干或四肢伸侧，原发性丘疹较小，较多，可反复发疹和剧烈瘙痒。

（3）小儿痒疹：多在儿童期发病，皮疹好发于四肢伸侧，下肢较上肢为重，初起为风团或风团样丘疹，继而出现痒疹小结节，搔抓后继发感染，发生脓疱疮等。

5. 伴有失眠、消瘦和营养不良等症状。

（二）鉴别诊断

1. 丘疹性荨麻疹　多发于春秋两季，病程短，皮疹呈纺锤状。

2. 疥疮　无一定发病年龄，皮疹多在指间、腋窝、少腹和腹股沟等处，可查到疥虫。

3. 疱疹样皮炎　皮疹虽为多形性，但以水疱或大疱为主，呈环状排列，状如珠戒，是其典型特征。

【治疗】

（一）内治法

1. 辨证论治

（1）风热扑肤证：凡初起病急，皮疹形如黄豆大小，色泽暗红，自觉瘙痒，伴有心情烦躁，大便干结，小便短赤，口干喜饮，舌质红，苔薄黄，脉弦数。

治宜疏风清热，祛邪止痒。方选疏风清热饮加减：丹皮、赤芍、荆芥、黄芩、牛蒡子、皂刺各10g，蝉蜕、熟大黄各6g，连翘12g。

（2）脾虚生风证：皮疹多见于四肢，尤以下肢为重，风团样丘疹，呈散在性分布，自觉瘙痒，搔破则有渗出或结血痂，或毒染呈疮，伴有形体瘦削，食欲不振，口臭，大便秘结，舌尖红、苔黄微腻，脉濡数。

治宜扶脾化湿，疏风止痒。方选枳术丸加减：炒枳壳、厚朴、陈皮、砂仁（后下）、蝉蜕、生甘草各6g，神曲、防风、白术、山药、炒二芽各10g，藿香、佩兰各4.5g。

（3）血虚风燥证：病程长，病情反复发作，皮肤枯燥，伴有失眠，神疲乏力，面色萎黄，舌质淡红，少苔，脉细无力。

治宜养血息风，润肤止痒。方选养血润肤汤加减：当归身、鸡血藤各15g，生地、熟地各30g，白芍、白蒺藜、荆芥、防风、川芎各10g，何首乌12g，夜交藤、合欢皮各18g。

（4）瘀血阻肤证：病程旷久，皮疹坚实，色泽黯褐，呈散在孤立分布，自觉剧烈瘙痒，搔破则可见浊血外溢或结血痂，舌质暗红或夹瘀斑，脉沉涩。

治宜理气化瘀，活血散结。方选桃红四物汤加减：荆芥炭、防风、地肤子、黄芩、桃仁、红花各10g，生地15g，三棱、莪术、甲珠、川芎、皂刺各6g，益母草30g。

加减法：皮疹泛发，损害鲜红加紫草、丹皮、仙鹤草；皮疹坚实，难以软化加王不留行、土贝母、地龙；剧痒加徐长卿、乌蛇、全蝎、苍耳子、苦参；夜难入睡加辰砂拌远志、百合、生龙骨、生牡蛎、琥珀、合欢皮、夜交藤；月经不调或伴痛经加茺蔚子、菟丝子、玄胡索、仙茅、仙灵脾、香附；纳呆或恶食加炒谷麦芽、山楂、鸡内金。

2. 单验方

（1）大黄䗪虫丸，每日2次，每次3~6g温开水送下。适用于皮疹坚实不化者。

（2）消风散：防风、荆芥、生地、当归、苦参、苍术、蝉蜕、胡麻、牛蒡子、石膏、知母、木通、甘草。适用于初期或风热扑肤证。

（二）外治法

1. 初期选用苍肤水洗剂，或路路通水洗剂，煎汁外洗或湿敷，然后外涂百部酊，或1%薄荷三黄洗剂，或九华粉洗剂。

2. 后期皮肤干燥，或疹块坚实时，选用布帛搽剂、葛布袋搽剂外搽之，每日2~3次。

（三）其他疗法

1. 毫针法 主穴：血海、曲池、神门；配穴：足三里、合谷、三阴交、委中。方法：施补法。针刺得气后留针30分钟，其间行针3~5次，每日1次。

2. 灸法 阿是穴（皮损区）。方法：隔姜灸，每次灸3~5壮，3日1次；直接灸，先用独蒜涂搽患处，点燃艾条在阿是穴上，施雀啄术，每次3~5次，每日1~2次。

3. 耳针疗法 取肺、心、肾上腺。方法：针后留针30分钟，每日1次。

【按语】

1. 尽量寻找病因，并去除之，如防止虫咬，纠正消化功能紊乱等。

2. 饮食以清淡，而富有营养为主，避免过食辛辣、厚味、咖啡、浓茶等。

结节性痒疹

本病又称疣状固定性荨麻疹，是发生于成年妇女小腿伸侧的慢性痒疹类皮肤病。类似中医所称马疥。

【病因病机】

饮食失节，脾胃不和，使之体内蕴湿，复受风邪侵扰，则风湿热邪相搏，蕴结肌肤，或毒虫叮咬，毒汁内侵，湿邪风毒凝聚，经络阻隔，气血凝滞，形成结节而作痒。

【诊鉴要点】

（一）诊断依据

1. 主要发生于上肢和下肢，偶尔累及背部。

2. 初起为淡红色丘疹，迅速变为半球形结节，黄豆至蚕豆大小，表面粗糙，呈疣状外观，色泽红褐或灰褐，触之有坚实感。

3. 剧烈瘙痒，因搔抓而发生表皮剥脱、出血及血痂等继发损害。

4. 数目多少不一，少者数个，多者数十个以上，呈条状排列，慢性经过，可长期不愈。

（二）鉴别诊断

1. 寻常疣 损害表面角质增殖，呈乳头样，色灰白或污黄，好侵犯儿童及青年，大多无自觉症状。

2. 丘疹性荨麻疹 主要临床表现为风团，中央有丘疹及小水疱形成，好发儿童，病程较短。

【治疗】

（一）内治法

1. 辨证论治

（1）湿热风毒证：病程较短，皮疹结节略有粗糙，色泽红褐，自觉剧痒，部分抓破则有污血渗出，或结血痂，伴有心烦口渴，大便不调，小溲黄赤，舌质红，苔腻，脉滑数。

治宜除湿清热，疏风止痒。方选全虫方加减：荆芥、防风、当归、赤白芍、泽泻各10g，皂刺、全蝎各6g，苦参、白鲜皮、萆薢、车前子（包）各10～15g。

（2）瘀阻肌肤证：病程较长，结节较大而坚硬，表面粗糙，呈疣状外观，色泽灰褐，自觉剧烈瘙痒，面色晦暗，夜不能寐，精神不振，舌质暗红或见瘀斑，苔少，脉涩滞。

治宜活血软坚，通络止痒。方选大黄䗪虫丸加减：酒大黄、桃仁、赤芍、青皮各10g，生地、炒黄芩、丹参各15g，水蛭0.6g，威灵仙、炒枳壳、陈皮各12g，甲珠6g。

2. 单验方

（1）乌蛇驱风汤化裁：乌蛇、羌活、荆芥、防风、黄连、黄芩、连翘、全蝎、白蒺藜、蝉蜕。适用于风毒较重而剧痒者。

（2）散结灵（中成药）：适用于结节经久不消阶段。

（二）外治法

1. 结节较小，浸润不深时，可将鲜芦荟折断，蘸雄黄解毒散或化毒散外搽之，或用鲜黄瓜、鲜荸荠蘸搽黄粉散外搽。

2. 皮疹较多呈泛发倾向时，选用路路通水洗剂或苍肤水洗剂，煎取浓汁，敷熨或外洗之。

3. 结节较大，浸润又深时，选用黑色拔膏棍加温外贴，还可选用康肤硬膏贴之。

【按语】

中药治疗的重点在于扶正、化瘀、软坚。常用药有黄芪、皂刺、甲珠、乌蛇等。

妊娠痒疹

本病是在妊娠期中出现的一种瘙痒性皮疹，分娩后常可自行消失。

【病因病机】

瘀血阻于肤腠而成。

【诊鉴要点】

诊断依据

1. 皮损多发生在胸背、上臂、股部和腹壁妊娠区。
2. 痒疹发生在受孕的 3 ~4 个月后，分娩 3 周内自行消失。
3. 皮损为绿豆大小的丘疹、丘疱疹和风团样损害，对称发生，偶尔泛发全身。
4. 痒感颇重，影响睡眠。搔抓厉害时，出现苔藓样继发损害。
5. 皮损严重时还会有死胎出现。

【治疗】

外治法

痒感较重时，使用金钱草 30g，香附、吴茱萸、苦参各 15g，水煎外搽。每日 1 ~2 次。

【按语】

皮损严重时，可内服肾上腺皮质激素，以防止死胎的发生。

拔毛癖

本病为自身强迫性神经官能性疾病。部分病人与遗传因素有关。

【病因病机】

湿热困于中宫，进而化痰化火，痰火上扰，蒙蔽清窍而神明不聪，故躁动而拔弄头发。

【诊鉴要点】

诊断依据

1. 患者多为孩童，但青壮年亦可发病。

2. 病人用手或铁夹、镊子等物，将自己的毛发强行拔除，受累部位以头顶部前方及颞部较为常见，但眉毛和睫毛亦可累及，成人还会累及胡须、腋毛和阴毛。

【治疗】

内治法

1. 辨证论治

（1）食热内扰证：偏食或食多善饥，面色黄，形体瘦，时常躁动，用手或镊子无意识地拔除头部的毛发，口干苦，口臭，大便燥结，舌质红，苔黄腻，脉滑数。

治宜消食导滞，方选保和丸、栀子豉汤合裁。神曲、山楂各12g，法半夏、陈皮、连翘心各10g，茯苓、栀子、竹叶各6g，琥珀3g。

（2）心脾两虚证：面色萎黄少华，神目呆痴，动作细微，时弄头发或者拔除，舌质淡红，苔少，脉细弱。

治宜扶脾宁心，安神定志。方选归脾汤加减：黄芪、党参、干地黄、白芍、茯神各12g，麦冬、五味子、莲子心各10g，枣仁、石莲子、生决明各15g，钩藤30g。

2. 单验方

（1）朱砂安神丸：朱砂1.5g，黄连、甘草各3g，干地黄、当归各10g。适用于情绪急躁者。

（2）茯神散：知母、茯神、麦冬各10g，通草、升麻、桂心各3g，紫菀、竹茹各6g，赤石脂15g。适用于心脾郁热者。

【按语】

1. 消除紧张情绪，有条不紊地安排学习与工作。

2. 鼓励参加文体活动，转移对疾病的注意力。

股外侧皮神经炎

本病的主要症状为股外侧的皮肤感觉异常，属于中医痹证范畴。

【病因病机】

多由肝胆气盛，忧思伤脾，经络气血运行紊乱，经脉失于濡养所致。

【诊鉴要点】

（一）诊断依据

1. 患者多为20～50岁较肥胖的男性。

2. 股外侧（尤其是股外侧下 2/3）出现感觉障碍，如麻木、蚁走感、刺痛、烧灼感、发凉、出汗减少及沉重感等，但以麻木最为多见。

3. 患处皮肤呈轻度菲薄，稍干燥，毳毛减少，但无肌萎缩及运动障碍。

4. 病程缓慢，时轻时重，常数月至多年不愈。

（二）鉴别诊断

应与麻风早期鉴别，一是询问流行病史，二是对病理活检等进行综合分析后，加以区别。

【治疗】

（一）内治法

辨证论治

（1）经络阻滞证：本病早期，在大腿前外侧区域发现麻木，或刺痛，或蚁行，时轻时重，脉舌正常。

治宜疏通经络，调和气血。方选凉血五根汤加减：板蓝根、紫草根、栝楼根各 10～12g，白茅根、活血藤、忍冬藤各 15g，青皮、橘络、皂角刺、炙地龙各 6g。

（2）筋脉失养证：本病晚期，麻木时轻时重，进而发生寒凉，若行走或站立久时，症状加重，局部皮肤变薄，上覆少许鳞屑，舌质淡红，苔少，脉虚细。

治宜养血舒筋，扶中通络。方选姜黄散加减：姜黄、丹皮、莪术、红花、川芎各 6g，首乌藤、鸡血藤、熟地、黄芪各 12g，玄胡索、当归、白芍各 10g，上肉桂、甲珠各 3g。

（二）外治法

酌情外涂正红花油或红灵酒，每日 2 次。

（三）其他疗法

1. 毫针法

（1）循经取穴：环跳、风市、中渎、阳陵泉。方法：施平补平泻法，针刺得气后留针 30 分钟，每日 1 次。

（2）局部取穴：阿是穴（感觉异常区中心点）。方法：阿是穴直刺 4cm 得气后，再在距中心点 3～4cm 处，各斜刺 1 针，针尖指向中心点，深 3～5cm，留针 20 分钟，2 日 1 次。

2. 穴位注射法

（1）肾俞旁穴（肾俞旁开 0.5～1 寸处）、股上穴（髂前上棘下约 4～5 寸处）、股外下穴（髂前上棘至股骨外上踝连线 3 等分的中下 1/3 交点处）。

（2）阿是穴（感觉异常区最强烈的上下两端处）。方法：取 0.5% 普鲁卡因注射液 1ml，维生素 B_{12}100μg，两者混合液，针刺得气后，每穴缓慢推注 1.5～2ml，2 日 1 次。

【按语】

1. 中医治疗多在痹证有瘀血理论的指导下，予以祛风、逐瘀、通络可以提高疗效。

2. 顽固而严重的疼痛时，可考虑西医疗法。如乙醇封闭、神经切断术或松解术。

第十三章　红斑鳞屑性皮肤病

银屑病

本病俗称牛皮癣，是一种有特征鳞屑性红斑的复发性、慢性皮肤病。在自然人群中的发病率为0.1%～0.3%。其病因尚不完全清楚，不过研究发现本病的发生与遗传、感染、免疫、代谢及内分泌等方面有关。急性发作或病情加重往往由上呼吸道感染或扁桃体炎激发。本病临床上分为四种类型，即寻常型、脓疱型、关节病型和红皮病型。类似中医所称白疕。

【病因病机】

外因风寒湿热燥毒诸邪，侵袭肌腠；内因多由禀素血热，饮食不节，情志内伤等。

总之，病初主要表现在血分变化，包括血热、血燥、血瘀等；病久则反映在脏腑功能上的盛衰，其中以肝、肾两脏最为突出。

【诊鉴要点】

（一）诊断依据

1. 寻常性银屑病

（1）好发于头皮及四肢伸侧，尤其是肘、膝关节的伸侧，其次为背部。

（2）损害的数目、大小、形态极不一致，最少时仅见一小片，长时间变化不大，最多则遍布全身。

（3）初起为鲜红色或暗红色斑、斑丘疹或丘疹，表面呈蜡样亮光，稍久表面似覆鳞屑，多层易剥脱，呈云母状，显示银白色。

（4）将鳞屑刮去，其下可见一层红色半透明的湿润薄膜，称薄膜现象，刮去薄膜可见散在孤立的小出血点，呈露珠状或筛孔状，称点状出血现象，是本病的重要特征。

2. 特殊型银屑病

（1）红皮病型银屑病：亦称银屑病剥脱性皮炎，约占银屑病的1.62%。多由寻常型银屑病治疗不当，如进行期外涂刺激性强烈的药物，或者因食鱼虾、酒或滥用发汗解表药而引起。全身皮肤均呈弥漫性红色或暗红色，皮损脱屑，掌跖部有角化过度的破碎鳞屑。病程长，顽固难治，常数月不愈。部分伴有体温升高及肝、肾损害。

（2）脓疱型银屑病：较少见。泛发性脓疱型银屑病多见于中年人。全身性广泛的炎症性鳞屑斑，其上有密集的针头至粟粒大小脓疱，数目众多，常互相融合成片。伴高热、关节痛和肿胀，部分侵犯指（趾）甲病变等。掌跖脓疱型银屑病主要侵犯掌跖部，对称性红斑，上有多数针头至粟粒大的脓疱，经10日左右自行干枯结褐色痂，痂落鳞屑下又有新脓疱形成。

（3）关节炎型银屑病：约占银屑病1%～2.5%，好发于女性。常在寻常型银屑病久病后出现，也可经反复发作症状恶化时造成。大小关节均可侵犯，特别是手指小关节，表现为疼痛、肿胀，甚则僵硬或畸形。X线拍片可见特异性改变。

（4）蛎壳状银屑病：损害呈灰褐色或淡黄色，鳞屑堆积重叠成厚痂，外观颇似蛎壳。

（二）鉴别诊断

1. 干性皮脂溢 头皮部可见较多的灰白色鳞屑，或为灰褐色油腻性细小鳞屑，日久伴有脱发。

2. 玫瑰糠疹 皮疹主要在躯干，呈椭圆形，鳞屑少且薄，有自愈趋势。

【治疗】

（一）内治法

1. 辨证论治

（1）风热证：初发或复发病不久，皮疹发展迅速，红色或深红色丘疹，斑丘疹及小片红斑散布于躯干、四肢，亦可见于头皮、颜面，表面覆有银白色鳞屑，易脱落，剥刮后有点状出血，或偶见同形反应，伴有瘙痒，发热，口渴，咽干咽痛，舌质红，苔薄黄，脉浮数。

治宜疏风解表，清热凉血。方选消风散加减：苦参、知母、荆芥、防风、蝉蜕各6g，生地、丹皮、炒牛蒡子、黄芩各10g，红花、凌霄花各4.5g。

（2）风寒证：皮损形态或呈点状，或如钱币，或呈红片状，上覆鳞屑极易脱落，虽然四季可发，但以冬季较剧，至夏多能缓解和隐退，舌质淡红，苔薄白，脉浮紧。

治宜疏风散寒，活血调营。方选四物麻黄汤加减：生麻黄、桂枝各1.5g，当归、白芍、生地、北沙参各12g，杏仁、甘草各6g，干姜皮3g，大枣3枚。

（3）湿热证：皮疹好发于皮肤皱褶处，如腋窝、乳房下部、腹股沟、会阴部、腘窝、肘窝及阴部，皮损基底较薄，潮红或浅红，常互相融合成大斑片，局部湿润或有渗液，鳞屑少而薄，伴微痒，口干不渴，身热，体倦，舌质红，苔黄或根腻，脉滑数。

治宜清热利湿，凉血解毒。方选消银二号汤加减：炒胆草、苦参、黄芩、苍术各6g，茯苓、泽泻、萆薢、北豆根各10g，草河车、土茯苓各15g，丹皮12g。

（4）风湿痹阻证：除有红斑、丘疹、银白色鳞屑、点状出血等银屑病典型皮疹外，尚有关节肿痛，屈伸不利，受累关节以小关节多见，特别是指（趾）末端关节受累较为常见，舌质红，苔黄腻，脉弦数或滑数。

治宜祛湿清热，解毒通络。方选独活寄生汤加减：羌活、独活、防风、秦艽各10g，桑寄生、木防己、豨莶草、透骨草、乌蛇各12g，络石藤、半枝莲、鬼箭羽各15g，制川乌、制草乌各6g。

（5）血热证：初发或复发病不久，皮疹发展迅速，呈点滴状，钱币状或混合状，常见丘疹、斑丘疹，大小不等的斑片，鲜红或深红色，散布于体表各处或几处，以躯干、四肢多见，亦可先从头面开始，逐渐发展到周身，新皮疹不断出现，表面覆有银白色鳞屑，干燥易脱落，剥刮后有点状出血，偶见同形反应，伴瘙痒，心烦口渴，大便秘结，小便短黄，舌质红赤，苔薄黄，脉弦数或滑数。

治宜凉血解毒、活血退斑。方选银花虎杖汤加减：金银花、虎杖、丹参、鸡血藤各15g，生地、归尾、赤芍、槐花各12g，大青叶、丹皮、紫草、北豆根、沙参各10g。

（6）血瘀证：病程较长，皮损硬厚，多为钱币状，大小斑块状，少数为蛎壳状，色素暗或黯红，覆有较厚干燥银白色鳞屑，不易脱落，新皮疹较少出现，伴有不同程度瘙痒或不痒，口干不欲饮，舌质暗紫或黯红有瘀斑，苔薄白或薄黄，脉弦涩或沉涩。

治宜活血化瘀，通络散结。方选黄芪丹参汤加减：丹参、泽兰、茜草、活血藤各15g，黄芪、香附、青陈皮各10g，赤芍、三棱、莪术、凌霄花、丝瓜络、乌蛇各6g。

（7）血虚证：患者体质虚弱，病程迁延日久，皮损较薄，多斑片状或皮疹泛发周身，色泽淡红或暗淡，覆有大量干燥银白鳞屑，层层脱落，新皮疹较少出现，伴瘙痒或轻或重，面色无华，体倦乏力，或头晕，少眠，食欲不振，舌质淡红，苔少或净，脉弦细或沉细。

治宜养血和营，益气祛风。方选养血祛风汤加减：黄芪、党参、当归、麻仁各10g，玄参、白芍、熟地、鸡血藤、麦冬各12g，白鲜皮15g，白芷、白蒺藜各6g。

（8）血燥证：病程缠绵，皮损经久不消退，散布躯干、四肢等处，多为混合状、斑块状或环状，色暗红、红褐或淡红，干燥易裂，覆有或薄或厚的银白色干燥鳞屑，不易脱落，伴有瘙痒或不甚，咽干唇燥，五心烦热或掌心发热，口干不多饮，大便秘结，舌质红少津，苔薄黄而干，脉弦细或细数。

治宜滋阴润燥，清热驱风。方选养血润肤汤加减：当归、丹参、丹皮、赤芍各10g，何首乌、熟地、北豆根、麦冬各12g，草河车、白鲜皮、白蒺藜各15g。

（9）冲任不调证：皮损的出现与妇女经期、怀孕、生产有密切关系，多数在经前、孕中、产前发病或皮损加重，亦有于经后、产后发病者。周身散布丘疹和斑片，色鲜红或淡红，覆有银白色鳞屑，初发者有点状出血现象，伴微痒，心烦口干，或头晕腰酸，周身不适，舌质红或淡红，苔薄，脉滑数或沉细。

治宜调摄冲任。方选二仙汤加减：仙茅、黄柏，知母各6g，仙灵脾、巴戟天、菟丝子、熟地各12g，当归10g，女贞子、旱莲草各15g。

（10）肝肾不足证：病程缠绵，反复发作，久治不愈，除寻常型银屑病皮损存留外还会出现关节疼痛，日见加重，骨质破坏，以致关节变形，活动受限，腰膝酸痛，舌质淡红或暗红，苔少或净，脉沉滑或细弱。

治宜补益肝肾，祛风除湿。方选健步虎潜丸加减：熟地、山萸肉、川续断、炒杜仲各12g，木瓜、龟板（先煎）、乌蛇、伸筋草、豨莶草各10g，金毛狗脊、土茯苓各15g。

（11）湿热蕴毒证：起病急，周身迅速出现大片红斑，斑上有密集的脓疱，针头至粟粒大小，成批出现，彼伏此起，疱壁薄，破后融合成片，结痂与鳞屑相兼附于表面，皮肤皱褶处湿烂，结脓痂，甲板受损破碎缺损或肥厚，浑浊，伴壮热，心烦口渴，颜面红赤，或关节肿痛，便秘溲赤，舌质红，苔黄腻，脉弦滑或弦数。

治宜祛湿清热，凉血解毒。方选克银一号加减：北豆根、生地、丹皮、草河车、野菊花各12g，生石膏、蒲公英、地丁各15g，泽泻、黄芩、炒胆草、车前子（包）各10g。

（12）脾虚毒恋证：经过一段时间治疗后，红斑基本消退，或转为暗红、红褐色、脓疱大部分消失，偶尔新起或残留少量脓疱、结痂，鳞屑明显减少，伴体倦肢乏，饮食减少，或大便稀溏，舌质红，苔黄根腻，脉濡或滑。

治宜健脾除湿，清解余毒。方选除湿胃苓汤加减：炒白术、苍术、厚朴、陈皮、焦栀子、黄芩各10g，茯苓、泽泻各12g，草河车、半枝莲、土茯苓、薏苡仁各15g。

（13）毒热伤营证：发病迅速，周身及颜面遍布弥漫潮红斑，或为深红、紫红斑，触之灼热，压之褪色，略有肿胀，鳞屑层叠，反复脱落，伴壮热，恶寒，心烦口渴，精神萎靡，肢体乏力，舌质红赤或红绛少津，苔薄或净。脉弦数或滑数。

方选羚羊化斑汤加减：羚羊角3g，生地30~45g，金银花、紫草、白花蛇舌草各15~30g，丹皮、赤芍、玄参、沙参、连翘各10g，黄芩、黄连、知母各6g，生石膏30g。

加减法：皮疹以四肢为重加片姜黄、桑枝，皮损以躯干为主加柴胡、郁金，皮疹以腰骶为主加炒杜仲、豨莶草，皮疹以头面为主加白附子、杭菊花、桑叶，红皮病证加玳瑁、水牛角、龟板，脓疱病证加白花蛇舌草，七叶一枝花，或酌服西黄丸，关节炎型加老鹳草、制川乌、制草乌，女性患者加紫贝齿、夜交藤、合欢皮、合欢花，男性患者加龟胶、枸杞子等。

2. 单验方

（1）青黛片：每片0.5g。虎杖苷片、雷公藤片、芦笋片。方法：视病情而服用。

（2）土茯苓丸、山白草丸、四味解毒丸、银屑1号丸、复方狼毒胶囊。方法：视病情而服用。

（3）复方抗银剂：金刚藤30g，板蓝根、半枝莲、白花蛇舌草、白术各15g，合欢皮、莪术、三棱、丹参、红花各9g，适用于血热明显时期。

（4）吴氏家传方：丹皮、白鲜皮、五加皮、广皮、荆芥、连翘、白芷、乌蛇各15g，桑白皮、丹参、白蒺藜、金银花、生地各20g，防风、蝉蜕、僵蚕、全蝎各10g，蜈蚣1条。煎服。加减法：进展期辨为风热型加赤芍、川芎、鸡血藤、薄荷、蒲公英、牛蒡子、苦参；皮疹肥厚，斑块浸润明显辨为血瘀型，加红花、桃仁、鸡血藤、当归、赤芍、土茯苓；病情旷久辨为血燥型加天冬、麦冬、玉竹、首乌、当归、熟地。

（5）金银花解毒汤：金银花60g，生槐花24g，白茅根、土茯苓、白鲜皮、生地各30g，五灵脂12g，桃仁、红花各10g，紫草、大黄、乌蛇各15g。加减法：风盛者加刺蒺藜、蝉蜕，夹湿邪加茵陈、赤茯苓皮、车前子，血热盛加丹皮、赤芍，血瘀明显加丹参、三棱、莪术。

（6）乌梅活血方：乌梅30~75g，生牡蛎、煅牡蛎各45g，红花12g，莪术9g，白公英30g，丹参6~9g，适用于血瘀证。

（7）平肝活血方：乌梅30~45g、菝葜60~90g，三棱6~9g，莪术6~12g，生牡蛎30~60g，磁石30g，珍珠母15~30g，生甘草3~6g。适用于情志抑郁所致血瘀证。

（8）芩连地丁汤：黄芩、黄连各9~12g，地丁、野菊花、豨莶草、苍耳子各12~15g，七叶一枝花20~30g，生黄芪12g，生甘草6~10g。适用于掌跖脓疱型银屑病（湿热蕴毒证）。

（二）外治法

1. 皮疹初起呈点滴状，或色红呈地图状，并有红皮病倾向趋势，选用性质温和软膏，如普连膏、紫连膏、清凉膏，外涂。

2. 皮疹顽固，鳞屑较多阶段，选用苍肤水洗剂、路路通水洗方，煎汁外洗，然后酌情选用黑红膏、复方喜树碱软膏以及喜树酊等。对汞过敏者忌用。

【按语】

1. 增强体质，尽量避免上呼吸道感染。

2. 外搽的药物以温和为好，少用或避免刺激性强的药物，否则容易出现皮肤激惹，演变为红皮病。

3. 特殊型银屑病，如关节炎型、脓疱型、红皮病型，可酌情加用肾上腺皮质激素，对控制症状颇有益处。

副银屑病

本病是一种较为少见的皮肤病，以红斑、丘疹、浸润、脱屑而无自觉症状或轻微瘙痒为其特征。病情顽固，与银屑病无任何联系。

【病因病机】

由脾虚阴亏，血分郁热外搏肌肤，或气虚血瘀，瘀热蕴结于肌肤而成。

【诊鉴要点】

诊断依据

1. 点滴状副银屑病

（1）皮疹为淡红色或红褐色针头至指甲大小，略有浸润的斑或斑丘疹，互不融合，表面附以细薄鳞屑。经数周皮疹可消退，留暂时性色素减退斑，但又可陆续出现新损害。

（2）皮损主要分布在躯干两侧及四肢。

（3）常为青年期发病，男性多于女性。

（4）无自觉症状。

（5）病程缓慢，一般数月或1年左右自愈。也有数年不愈，但不影响健康。

2. 斑片状副银屑病

（1）皮疹为边界清楚的斑片或斑块，色淡红、黄红或紫褐色，表面少许鳞屑，硬币至手掌大小，呈圆形、椭圆形或不规则形，数目不定。

（2）好发于躯干与四肢，不侵及黏膜。

（3）多于中年发病，男性多见。

（4）无明显自觉症状，可有轻度瘙痒。

（5）病程慢性，皮损可持续存在，多冬重夏轻，病久后出现苔藓样肥厚或萎缩，类似皮肤异色病样外观，部分可发展成蕈样肉芽肿。

3. 急性痘疮样苔藓状糠秕疹

（1）皮疹为多形性，有淡红色或红褐色针头至豌豆大小的圆形丘疹、丘疱疹，并易有出血坏死、结痂或鳞屑，愈后留有微凹陷性痘疮样瘢痕。由于皮疹不断成批出现，故同时可见不同发展阶段的皮损为本病特点。

（2）皮疹泛发，主要在躯干及四肢屈侧，有时可见口腔及生殖器黏膜损害。

（3）任何年龄均可发病，但青年较多见。

（4）自觉症状不明显，有时可伴乏力、发热、关节痛及淋巴结肿大等。

（5）多发病急，病程较短，一般数周至半年可自然消退。

【治疗】

内治法

1. 辨证论治

（1）热毒型：除皮损外，伴有发热、乏力、关节酸痛等全身症状，舌红、苔黄腻，脉数。

治宜清热解毒，凉血祛瘀。方选犀角地黄汤加减：水牛角屑、赤芍、玄参、知母、丹参、青蒿（后下）、蒲公英各30g，生地60g，知母各12g，秦艽15g。

（2）气阴两虚型：除皮损外，伴消瘦，头昏，口干欲饮，苔剥，舌有瘀点，脉滑数。

治宜益气养阴，清热活血。方选沙参麦冬饮加减：生地60g，黄芪、党参、麦冬、沙参、白花蛇舌草、丹参、赤芍、白茅根各30g，金银花、天冬、丹皮各15g，玉竹12g，水煎服。

2. 单验方

（1）凉血祛风汤：生地、白蒺藜、茯苓皮各12g，丹皮、黄芩、槐花、紫草各9g，大青叶、薏苡仁各15g，甘草5g。适用于血热证。

（2）地玄芩连汤：生地30g，玄参、黄芩、知母、丹皮各9g，水牛角（先煎）15g，胡黄连、甘草、竹叶各6g，适用于热毒证。

【按语】

1. 皮损往往不易消退，治疗必须守法守方。
2. 病情严重的痘疮样型可给予中等剂量的肾上腺皮质激素，有时可获效果。

剥脱性皮炎

本病以全身皮肤弥漫性潮红、反复大片脱屑为其特征的急性皮肤病，类似中医所称的脱皮疮。

【病因病机】

心火炽盛，复感风热，蕴结化毒，热毒渐入营血，消津灼液，肤失濡养所致。

【诊鉴要点】

（一）诊断依据

1. 起病较急或由其他疾病演变而来，其发生率占皮肤病的0.15%～0.5%。

2. 皮肤黏膜，大致分两类：其一为“剥脱性皮炎样”，发病快，全身症状明显，主要有全身性皮肤弥漫性潮红、肿胀、渗液，尤以皱襞和关节活动部位更为明显，合并黏膜症状，如眼结膜炎、眼睑缘炎、唇炎、口角炎以及女阴、尿道、肛门糜烂等；其二为“红皮病样”，以皮肤弥漫性潮红浸润为主，剥脱症状相对较轻，瘙痒较重，可见抓痕、血痂、条状剥脱、继发感染等。

3. 毛发 不同程度的毛发脱落。

4. 指（趾）甲 可见萎缩、混浊、凹陷、纵嵴和反翘等改变。

5. 淋巴结 2/3有不同程度淋巴结肿大。

6. 肝脾 1/3～2/3可伴有肝大、脾大，或肝脾同时肿大，药物过敏时，肝脾肿大机会较多。

7. 部分伴有较重的全身症状，如低热或中等发热，畏寒，食欲不振，周身关节、肌肉酸楚，心烦不安，口渴喜饮等。

（二）鉴别诊断

1. 落叶性天疱疮 在身体表面常有成批大疱发生，疱破结痂，状如酥饼。

2. 先天性鱼鳞病样红皮病 初生不久，迅即出现全身皮肤发红，粗糙肥厚，鱼鳞状脱屑，尤以四肢屈面更著。

【治疗】

（一）内治法

1. 辨证论治

（1）气血两燔证：皮肤潮红焮肿，脱皮如树叶，兼有壮热，烦躁不安，口渴喜饮，舌质红绛，苔黄微干，脉数（相当于红皮病型，脱屑性红皮病的初、中期）。

治宜清气凉血，解毒化湿。方选玉女煎加减：生石膏 30～60g（先煎），炒知母、炒丹皮、赤芍、炒黄芩各 10g，玄参、沙参、麦冬、生地各 15g，板蓝根、地骨皮、蒲公英各 12g。

（2）热灼营血证：皮肤焮红或暗红，或见瘀斑，偶有青紫，糠秕状鳞屑脱落较多，伴有发热，口干唇燥，甚者热陷心包，神昏谵语，舌质红，苔少或无苔，脉细数（相当于红糠疹型、红皮病型和脱屑性红皮病的后期阶段）。

治宜清营凉血，解毒护阴。方选清营汤加减：水牛角 15～30g（先煎），鲜生地、鲜白茅根、生石膏各 30～45g，麦冬、天冬、金银花、玄参各 12g，绿豆衣 15g，炒丹皮、紫草、红花各 10g，山药 30g。

（3）气血两亏证：本病后期，气血俱亏，症见皮肤干燥，淡红，特别是手足脱皮后，赤肉裸露，伴有口干，目涩，燥痒，大便干结，舌质淡红，苔少，脉虚细。

治宜益气养阴，扶正助脾。方选滋燥养荣汤加减：当归、黄芪、生地、熟地各 10g，炒白芍、麦冬、沙参、玄参各 12g，茯苓、甘草、白术各 6g，天冬、石斛各 15g，山药 30g。

加减法：大便秘结加生大黄（后下）、火麻仁、郁李仁，瘙痒颇重加白鲜皮、苦参、钩藤，热毒偏亢加黄连、黄柏，阴津耗伤加鲜石斛、王竹、花粉，高热神昏，甚者热毒内陷加人工牛黄粉（分吞）或加服安宫牛黄丸，气急咳嗽加鱼腥草、白茅根、鲜竹沥、法半夏。

2. 单验方

（1）化斑解毒汤加减：生石膏、知母、玄参、连翘、紫草、升麻、黄芩、牛蒡子、大青叶、甘草。适用于热毒蕴结。

（2）清瘟败毒饮加减：生石膏、知母、黄芩、栀子、生地、赤芍、金银花、茵陈、猪苓、茯苓、大黄、甘草。适用于热毒夹湿证。

（3）增液汤加减：鲜生地、玄参、麦冬、鲜石斛、知母、花粉、生石膏、甘草，适用于热甚伤阴证。

（4）解毒凉血汤：水牛角、生地炭、金银花炭、莲子心、白茅根、花粉、地丁、生栀子、重楼、甘草、黄连、生石膏。煎服。适用于本病初期。

（5）解毒养阴汤：西洋参、南北沙参、耳环石斛、玄参、佛手参、生黄芪、干地黄、丹参、金银花、麦冬、玉竹、蒲公英。适用于本病晚期。

（二）外治法

1. 皮肤潮红，干燥脱屑时，选用甘草油，或紫草油外涂，再扑青黛散，或清凉散。

2. 若有渗出潮湿时，选用青黛散，植物油调糊外涂。

3. 若有毒染现象，特别是黏膜区域，用锡类散，或绿袍散，或用月白珍珠散（适用于外阴部）外扑。

【按语】

1. 病时以单人为好，同时注意定期消毒和保暖。
2. 注意皮损和口腔的清洁卫生，防止感染。
3. 采用中西医结合治疗，特别是及时给予足够剂量的激素和支持疗法至关重要。

毛发红糠疹

本病是一种少见的慢性炎症性皮肤病。类似中医所称狐尿刺。

【病因病机】

脾虚不健，中气不足，肤腠空虚，易招外邪侵袭，使之气血不和，精微难以敷布，肌肤失养，故皮肤小刺丛生。

【诊鉴要点】

（一）诊断依据

1. 病者以青年和儿童多见，中年人也可发病。
2. 病变部位主要发生在四肢伸侧，特别是腕、肘、膝关节和手背更为明显，少数严重病人也可泛发全身。
3. 淡红色或红色毛囊焦化性丘疹，状如锉刀，指（趾）甲粗糙、增厚，易与甲癣相混淆，严重时波及全身，类以红皮病。

（二）鉴别诊断

1. 银屑病　皮疹为大小不等、形态不一的红斑，上覆银白色的鳞屑，刮除鳞屑，其下呈筛状出血。

2. 扁平苔藓　皮疹为针帽大小的丘疹，色泽紫红，表面呈蜡样光泽。

【治疗】

（一）内治法

1. 辨证论治

（1）脾胃虚弱证：皮肤淡红，干燥，鳞屑细小，状如糠秕，层层脱落，掌跖角化，甚则干裂，指（趾）甲增厚，伴有少汗，口干，唇燥，舌质淡红，苔白或微黄，脉弦微缓。

治宜健脾和胃，养血润肤。方选八珍汤加减：党参、山药、丹参、鸡血藤各15g，干地黄、炒白芍、陈皮、沙参、当归、白术、甘草各12g，何首乌10g，生薏苡仁30g。

（2）气血两亏证：皮肤潮红，上覆糠秕状鳞屑，自觉瘙痒，夜间尤重，口干唇燥，舌质红，苔少或苔薄，脉细数。

治宜益气养阴，活血散瘀。方选增液汤加减：沙参30g、生地、玄参、石斛各15g，花粉、紫草、虎杖、丹参各10g，红花、桔梗各6g，山药、炒白扁豆、玉竹各12g。

（3）风热客肤证：初起病急，皮损蔓延迅速，肤色焮红，上覆糠秕状白屑，自觉瘙痒，毛发枯干且黄而稀少，舌质红，苔薄黄，脉浮数。

治宜疏风清热，散邪止痒。方选荆防败毒散加减：荆芥、防风、赤白芍、白鲜皮、川芎、白蒺藜各10g，当归、生地各12g，蝉蜕、苦参各6g。

2. 单验方

（1）苍术膏（苍术浓煎3次取汁，合并一起再浓缩，加糖适量、收膏），每日3次，每次10ml温开水送下。

（2）地龙片（地龙研粉，加适量赋形剂轧片，含生药0.3g），每日2～3次，每次5片，口服。

（3）丹参片（丹参研极细末，水泛为丸），每日2～3次，每次6g口服。

（二）外治法

1. 皮损区域干燥，状如小刺，外涂白杨膏。

2. 皮疹泛发倾向，干燥粗糙，或者肥厚，外用蛋黄油、甘草油各等份混匀，外搽之，每日2次。

【按语】

1. 忌用肥皂擦洗，洗澡也不宜过勤，每周1次即可。

2. 平时多食胡萝卜之类，有利于皮损的康复。

玫瑰糠疹

本病是一种常见的自限性炎症性皮肤病，类似中医所称风热疮。

【病因病机】

本病之因，一是血热内蕴，二是复受风热，内外合邪，郁于肌肤，闭塞腠理而发病。

【诊鉴要点】

（一）诊断要点

1. 好发于躯干及四肢近端。

2. 多见于成年人，春秋多发。

3. 皮损为身体腋区或少腹区，先出现一个母斑，经1～2周后，躯干等处成批出现斑疹，色泽初起淡红或黄褐、红褐，逐渐变成玫瑰色，斑疹呈椭圆形，长轴与皮纹平行，散在分布，斑上覆有细薄糠秕状鳞屑。

4. 伴有不同程度瘙痒感。

（二）鉴别诊断

1. 体癣 皮损圆形、半圆形或同心圆形斑片，边界清楚，中心愈合向外扩展，周边有小丘疹、水疱，冬轻夏重。

2. 银屑病 红斑疹上有多层干燥银白色鳞屑，刮除则见筛状出血。

3. 脂溢性皮炎 多见于头皮、颜面，有油腻性鳞屑，发于躯干者，皮损排列无特殊性。

【治疗】

（一）内治法

辨证论治

（1）风热证：起病急，皮疹遍布躯干和上肢，其母斑多数发生在腋胁区，呈圆形或椭圆形斑疹，不仅皮疹大，而且常有相互融合的倾向，状如地图样，斑疹呈淡红色或鲜红色，上覆较多的糠秕状鳞屑。自觉中度偏重的瘙痒感，皮疹发生前后伴有轻度发热，咽疼不适，轻微咳嗽，口渴欲饮，舌质微红，苔薄黄或少苔。

治宜辛凉清解。方选银翘散加减：金银花、绿豆衣各15g，炒牛蒡子、桔梗、荆芥、防风、生甘草各6g，生地、炒丹皮、连翘、大青叶各10g，南沙参12g。

（2）血热证：病程较短，皮疹主要集中在躯干，尤以胸腹区为重，中等大小的圆形或椭圆形环状斑疹，其直径很少超过2~5cm，斑疹色泽较红，遇热或午后更为明显，中央覆盖少许薄皱纸状鳞屑。自觉轻微瘙痒，偶有短暂性刺痛感。伴有性情急躁，心烦易怒，夜难入睡，小便短黄。舌质红，苔少，脉细数。

治宜凉血消风。方选凉血消风散加减：生地18g，紫草、炒槐花各12g，炒丹皮、赤芍、茜草、黄芩各10g，焦栀子、荆芥炭、防风、桑白皮、红花、凌霄花各6g。

（3）血燥证：病程迁延日久未愈，通常在下腹、腰骶和大腿等处，发现不规则圆形或椭圆形斑疹，皮疹边缘参差不整齐，色泽淡褐色至褐色，表面覆盖较多的细碎状糠秕状鳞屑，皮肤干燥，偶有轻度肥厚，或少量渗出和轻度糜烂，自觉痒重。伴有咽喉轻微干燥作痛，纳谷欠佳。脘腹时有膨胀不适，口干，饮水不多，小便赤涩。舌质红，苔少或无苔，脉滑数有力。

治宜滋阴润燥。方选滋阴除湿汤加减：南北沙参各30g，玄参、石斛、生薏苡仁、白术各12g，当归、泽泻、炒白芍、丹参各10g，白鲜皮、生地各15g，甘草6g。

加减法：皮疹主要在下腹和大腿内侧加炒杜仲、桑寄生、生薏苡仁，皮疹在腋窝、胁肋区加柴胡、青蒿，大便秘结加炒枳壳、熟大黄、火麻仁、桔梗，瘙痒感重加钩藤、地肤子、苦参，病程超过4~6周时酌加炒槐花、益母草、赤小豆、丹参，便溏加山药、苍术。

（二）其他疗法

毫针法

（1）循经取穴：主穴合谷、风池、血海，配穴大椎、曲池、足三里。方法：皮疹鲜红时施泻法，皮疹淡红时施补法。针刺得气后留针30分钟，每日1次，10次为1疗程。

（2）经验取穴：臑会（双）、天窗（双）、胃俞（双）。方法：施平补平泻法，针刺得气后，留针15分钟，每日1次，10次为1疗程。

【按语】

1. 发疹期，忌食辛辣等刺激性食物，也不可外涂刺激性强的药物。
2. 紫草通常认为是治疗本病的有效药物。

多形红斑

本病是由多种原因所致的一种急性炎症性皮肤病。其病因既可是细菌、真菌、病毒、原虫等，又可是某些药物如磺胺类、巴比妥类、水杨酸类及生物制品等。还可由某些系统性疾病如红斑狼疮、恶性淋巴瘤等以及月经、妊娠、寒冷等引起。类似中医所称猫眼疮。

【病因病机】

内因多责脾、肺湿热蕴结，外因常以风、热、寒三淫为主。此外，毒邪内侵，与湿热搏结，突然发病，病情危重，则表现出毒热入营。

【诊鉴要点】

（一）诊断依据

1. 好发于手足背、前臂、小腿，亦可见于颜面、颈部等处。
2. 春秋多见，冬季亦有。
3. 皮损为多形性，如丘疹、斑丘疹、水疱或大疱，典型皮损形如猫眼，中心常有小水疱，重者唇、口腔内易糜烂或溃疡。
4. 初病有头痛、肢乏，纳呆，重者伴壮热、关节酸痛等全身症状。

（二）鉴别诊断

1. 寻常型天疱疮　在皮肤上出现大小不等的水疱，疱壁松弛易破，发病期间用手推，皮肤易破裂浮起。

2. 冻疮及冻伤　均好发于手、足、耳、鼻尖，患处冰冷有水肿性红斑或斑块，冻伤尚见到有水疱及坏疽。

以上三种疾病均无猫眼状皮损。

【治疗】

（一）内治法

1. 辨证论治

（1）湿热郁肤证：猫眼状皮疹较多，大小不等，色潮红，并有红丘疹、水疱散布，舌质红，苔薄根腻，脉滑数或濡。

治宜清热利湿。方选清肌渗湿汤加减：苍术、柴胡、黄连、焦栀子、升麻各6g，厚朴、陈皮、泽泻、泽兰、丹参各10g，赤小豆、生薏苡仁各15g，茯苓12g，红花4. 5g。

（2）寒湿瘀结证：猫眼状皮损散布手足，色泽紫红或暗红，间有少量水疱，四肢不温，遇寒加重，得热减轻，舌质淡红，苔薄白根微腻，脉沉紧或弦紧。

治宜散寒祛湿，温通经脉。方选当归四逆汤加减：当归、桂枝、赤芍、白芍各10g，活血藤、鸡血藤、石楠藤各15g，细辛、干姜各6g，炙甘草、甲珠各4.5g，大枣5枚。

（3）毒热入营证：在皮肤上可见大片水肿性红斑、瘀斑、水疱、血疱，或鼻、口腔等处糜烂明显，发热，头痛，乏力，关节疼痛，舌质红绛，苔少，脉细数或滑数。

治宜清营凉血，解毒祛湿。方选犀角地黄汤加减：水牛角15～30g，丹皮10g，生地炭、金银花炭、连翘、石斛各15g，紫草12g，沙参、生薏苡仁各30g，红花、凌霄花、甘草各6g。

加减法：偏于风热加炒牛蒡子、防风、桔梗、白僵蚕，偏于风寒加青葱、姜黄、九香虫，偏于寒湿加秦艽、独活、木瓜、防己，偏于血热加茜草根、白茅根，伴有壮热加羚羊角、生石膏，关节疼痛加豨莶草、鬼箭羽、桑寄生、老鹳草，手足冰冷加淡吴萸、干姜、制附块，正气虚弱，时常复发加黄芪、党参。

2. 单验方

（1）三花一子藤汤：生槐花、款冬花、菊花、地肤子、首乌藤。

（2）凉血消风汤：生地、白茅根、玄参、白芍、生石膏、知母、金银花、牛蒡子、荆芥、防风、升麻、甘草、水牛角。

（二）外治法

1. 皮肤焮红，瘙痒，外涂九华粉洗剂。

2. 水疱多且有破溃渗出者，选用生地榆、贯众各30g，煎汁，湿敷患处，每日2次，每次30分钟。

3. 皮损以丘疱疹为主，有猫眼状皮损，可选用玉红膏，外涂。

4. 局部紫暗，四肢不温，选用川椒、艾叶、红花、桂枝各15g，透骨草、王不留行各30g，煎汁，待温浸泡患处，洗后再涂紫色溃疡膏。

5. 口腔糜烂先用青果水洗剂，漱口，后用养阴生肌散外吹患处，每日3～5次。

（三）其他疗法

针灸疗法　上肢取外关、曲池、合谷，下肢取足三里、阳陵泉、解溪。方法：施泻法，针刺得气后留针30分钟，行针3～5次，每日1次，7次为1疗程。

【按语】

1. 因药物而引起的，应立即停用该药。

2. 对重证患者，应注意创面的清洁卫生，每日更换消毒床单，同时做好眼、鼻、口、肛门及外生殖器的护理。

3. 重证应尽早给予激素治疗，同时注意纠正水、电解质紊乱，保肝、肾功能。

环状红斑

本病是一种以向周围扩展的环状红斑为特征的慢性复发性皮肤病，类似中医所称火丹瘾疹。

【病因病机】

暑热或风热，暑湿外邪，皆可侵袭肤腠，阻滞经络，进而波及血分，蕴结肤表而成。

【诊鉴要点】

（一）诊断依据

1. 病者多见于中年，男女均可发生。

2. 皮疹好发于躯干、四肢、臀部和大腿内侧，很少发生在面部。

3. 初起皮疹仅为一个或数个红色丘疹，逐渐扩大，中央消退，边缘隆起呈环状，其环状直径可达几厘米或更大，数环融合也可形成花环形、弧形、多环形或回纹形，有时中心部分消退又可出现新的皮疹。

4. 部分皮疹可在许多年内呈周期活动。

5. 病变加重时，伴有低热、轻度痒感等。

（二）鉴别诊断

1. 多形红斑 多见于冬春季，常对称发生于手足背部，典型皮疹为虹彩状的红斑，多数为外红内紫，边缘高起，中心常有水疱，伴有烧灼及痒感，严重时还会发现口腔黏膜损害和全身症状。

2. 环状肉芽肿 多侵犯儿童，好发于手背部，为扁平的皮肉结节逐渐扩展而成略微隆起的环形或弧形皮疹，可持续存在数月。

【治疗】

（一）内治法

1. 辨证论治

（1）风热证：皮疹色红，进展较快，常是数环相互融合，状如花环，自觉轻微瘙痒，舌质红，苔薄白，脉浮数。

治宜疏风、清热、凉血。方选四物消风散加减：炒牛蒡子、连翘、赤芍、紫草、丹皮各10g，薄荷、荆芥、防风各4.5g，蝉蜕3g，细生地12g，玉泉散（包）15g。

（2）暑湿证：皮疹色淡，边缘略高起，且有发硬，并有脱屑现象，在阴雨闷热时，皮疹明显加重，舌质淡红，苔薄黄微腻，脉数。

治宜利湿清热，涤暑通络。方选凉血五根汤加减：紫草根、板蓝根、茜草根各10g，鸡血藤、海风藤、忍冬藤、马鞭草各12g，红花、凌霄花、生地、丹皮、丝瓜络、炒槐花各6g，生薏苡仁、赤小豆、鲜藿香各30g。

加减法：发热加水牛角粉，肢痛加秦艽、桑枝、鸡血藤、木瓜，皮疹鲜红，口干加生石膏、竹叶，皮疹暗红，迁延日久加桃仁、凌霄花、苏木。

2. 单验方

（1）鲜生地18g，生石膏30g，淡竹叶9g。

（2）知母、茵陈、徐长卿各15g。

（3）炒牛蒡子、苍耳子、白鲜皮、豨莶草、金银花、黄柏、生地、板蓝根、地骨皮、西河柳、生甘草。

（4）大黄䗪虫丸：适用于病程较长，虚实夹杂之类。

（二）外治法

酌情选用解毒雄黄散，柏油调敷；或金花散，蜂蜜和水，调匀外涂；或用清凉粉外扑。

（三）其他疗法

1. 针灸疗法 大椎、中脘、曲池、足三里、阿是穴（皮疹四周）。方法：施泻法，针刺得气后留针 30 分钟，每日 1 次，7 次为 1 疗程。

2. 刺血法 委中、承山。方法：常规消毒后，取小号三棱针点刺，放血少许，5 日 1 次，3 次为 1 疗程。

【按语】

1. 注意饮食卫生，不吃发霉食品，避免毒虫叮咬。
2. 委中针刺放血，效果甚好。

酒性红斑

本病是指饮用含有乙醇之类饮料后，引起周身弥漫性红斑或麻疹样损害的急性皮肤病。类似中医所称酒毒。

【病因病机】

禀赋不耐，酒毒所伤而致。

【诊鉴要点】

（一）诊断依据

1. 病前有饮用含有乙醇之类的饮料。
2. 多数在饮料进入体内，经过几分钟或 1 小时后，在颜面乃至周身皮肤上，出现猩红热样红斑或麻疹样丘疹，持续约 10 分钟或 1 日内，逐渐消退。
3. 皮疹有自限性，并有少许糠秕状鳞屑脱落，兼见轻重不一的痒感。
4. 少数病情严重时，还会出现烦闷、呕吐、躁动等全身中毒性症状。
5. 若再饮酒又会复发。

（二）鉴别诊断

应与药疹（如猩红热样、麻疹样）及中毒性红斑相鉴别。

【治疗】

（一）内治法

1. 辨证论治

（1）轻证：酒后始觉烘热，继而瘙痒，与此同时在颜面、颈项乃至全身皮肤出现弥漫性红斑或红色丘疹，压之褪色，自觉口干喜饮，烦躁或兴奋多语，舌质红，苔少，脉洪大。

治宜清气凉血，醒酒退斑。方选白虎汤加减：生石膏15～30g（先煎），绿豆衣30g，生地、赤芍、黄芩、紫草、枳椇子各12g，炒丹皮、炒黄连、焦栀子各6g，泽泻、车前子（包）、白茅根各15g。

（2）重证：除皮疹外，伴见昏晕烦乱，干呕恶心，饮食即吐，身热头痛，胸膈痞塞，口燥舌干，心神恍惚，小便混浊，舌质红，苔黄腻或黄燥，脉数且细。

治宜清化湿热，扶脾醒酒。方选葛花解酲汤加减：青皮0.6g，广木香1.5g，橘红、人参、猪苓、茯苓各4.5g，神曲、泽泻、白术、葛花各10g，白豆蔻、砂仁各6g。

加减法：内热偏重加寒水石、黄柏、莲子心；酒毒内攻，如烦躁、呕吐，加竹茹、竹沥、甘蔗汁。

2. 单验方

（1）凉血散风汤：菊花、蝉蜕、丹皮、生地、赤芍、栀子、苦参、白鲜皮、豨莶草、生甘草。煎服。

（2）枳椇子，或用蔗，或用白萝卜。捣烂取汁，频频饮之。

（3）解炎化毒汤：人参（黄芪可代）、柞木枝、茯苓、黄连、寒水石、石菖蒲煎汁，冷饮之。

（4）葛花煎浓汁，饮之。

（二）外治法

皮肤焮红，状如红斑、丘疹，自觉烘热刺痒，选用炉虎水洗剂，每日2次，有安抚止痒的效果。

【按语】

患有此疾者，应避免饮酒，包括药酒，否则有加重之虑。

中毒性红斑

本病是由多种原因引起的全身弥漫性红斑急性炎症性皮肤病。类似中医所称诸物中毒。

【病因病机】

暴食过量的不洁鱼、虾、蟹等海鲜和畜类及禽类动风发物为主，一则损伤脾胃，二则蕴生毒热，两者导致脾胃不和，湿热蕴结，煎灼营血，毒热外扑于肌腠，而见皮肤焮红发丹。

【诊鉴要点】

（一）诊断依据

1. 初起在皮肤上仅见孤立小片红斑，严重时口腔黏膜也会受到侵害。
2. 部分病例还能见到皮肤点状瘀斑或出血点。
3. 皮损在恢复的过程中，常有较多的鳞屑脱落，常见糠秕状鳞屑。
4. 自觉轻重不一的瘙痒。
5. 部分伴见壮热、厌食、关节疼痛、大便秘结、小便短赤等全身症状。

（二）鉴别诊断

1. 酒性红斑 病前有饮酒或含有酒精的饮料，饮后数分钟内，颜面和颈项，乃至周身皮肤出现麻疹样红色丘疹，或猩红热样红斑，持续数小时，不治亦能消退，不遗留任何痕迹。

2. 猩红热样药疹 病前有药物过敏史，红斑突然发生，数小时至2～3日内，红斑达到高潮，甚则弥漫全身，严重病人伴有脱发和指甲脱落的现象。

【治疗】

（一）内治法

1. 辨证论治

（1）风热扑肤证：初起仅有肤疹，色泽鲜红，继而蔓延全身，形如麻疹样损害，压之褪色，伴有发热恶寒，咽喉红肿，渴喜冷饮，大便秘结，小便短赤，舌质红，苔薄黄，脉浮数。

治宜清热祛风。方选银翘大青汤加减：金银花、连翘各12g，大青叶、炒牛蒡子各9g，荆芥、薄荷（后下）各3g，绿豆衣、生地各12g，丹皮、甘草各6g。

（2）血热毒盛证：肤表可见大片红斑，弥漫全身，下肢和腰骶等受压区域，间有瘀点、瘀斑，压之不退，伴壮热，口干，咽喉肿痛，关节屈伸不利，二便不调，舌质绛红或夹瘀斑，苔黄微干。

治宜清热凉血，解毒消斑。方选消斑青黛散加减：青黛、水牛角粉（冲服）各6g，生地30g，丹皮、赤芍、生川军（后下）、知母、栀子各10g，大青15g，玄参12g。

加减法：毒热内闭卫、气阶段加生石膏、沙参、浮萍、白茅根，壮热不退加水牛角、羚羊角、生地炭、金银花炭，咽痛喉肿加北豆根、马勃、射干、挂金灯，合并疖肿加野菊花、地丁、蒲公英、蛇舌草，大便秘结加炒枳壳、大黄（后下），食少或呕恶加竹茹、藿香、神曲、谷麦芽，咳嗽、音嘶加桔梗、玉蝴蝶、玄参，唇、眼睑浮肿加浮萍、蝉蜕、蚕砂、白茅根，红斑压之褪色加紫草、黄芩，红斑压之不褪色加红花、凌霄花。

2. 单验方

（1）解毒清营汤：金银花、连翘、蒲公英、生地、白茅根、生玳瑁、丹皮、赤芍、黄连、绿豆衣、茜草根、生栀子。煎服。

（2）解食用部分动、植物毒详见表13－1。

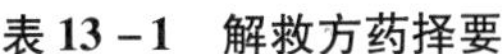
表 13－1　解救方药择要

	主要证候	解救方药
瘟牛肉	腹胀口渴，心下痞坚，发热妄语，口吐白沫，不省人事	①稻草，煎服。②消肉化毒丹（山楂、神曲、大黄、雷丸、枳壳、厚朴）煎服
马肉毒	同上	①杏仁（去皮）研。②黄柏末，水送下
河豚毒	舌麻、心闷、口开声不出，腹胀气难出	①花，煎浓汁服。②橄榄、煎服。③加味瓜蒂散（白茅根　芦根　瓜蒂），煎服
蟹毒		①紫苏叶，服之。②蒜汁，或冬瓜汁，或黑豆汁，或韭汁，服之
鳖毒	腹痛欲死，手足发青	白芷、雄黄、丹砂、山楂、枳实、茯苓，煎服
野菌、地草	心疼胸胀、腹痛腹泻	①榄汁，服之。②金汁，服之。③绿豆生甘草，浓汁饮。④解菌汤（甘草、白芷），煎服
六畜瘟疫		立效丹（硼砂、白附子、高良姜、猪牙皂、雄黄、火硝、麝香，研细末）。用法：牛马驴 3 分，猪羊只用 1 分，俱吹左鼻孔内，再点眼角，避风立效

（二）外治法

1. 全身皮肤焮红，外扑清凉散或清凉粉。
2. 咽痛喉肿，可吹入锡类散。

【按语】

1. 不吃不洁或陈旧变质的食物。
2. 忌用热水烫洗，可酌情外扑温和安抚之类的粉剂，以减轻瘙痒。

扁平苔藓

本病是一种原因不明的皮肤病，类似中医所称的紫癜风。

【病因病机】

七情失调，五志化火，则血热生风，蕴于肌肤，或饮食失调，脾胃失和，湿热内生，外受风邪侵扰，则风湿热邪，阻于肌腠，壅滞经络，外发体肤，均能致病。

【诊鉴要点】

（一）诊断依据

1. 好发于四肢，泛发全身者少，口腔、唇舌、龟头、阴唇等处也可累及。
2. 患者以成年人为主。
3. 皮损为粟粒至绿豆大小的扁平丘疹，多为紫红色，或暗红、红褐色，表面光泽，日久也可融成斑片，表面粗糙，上附鳞屑，呈苔藓状。
4. 部分患者在口腔、唇舌、龟头等皮肤黏膜移行区，可见灰白色丘疹或网状条纹。

5. 自觉剧痒，既可急性发作，又可迁延较长时间。

（二）鉴别诊断

1. 神经性皮炎 多于颈、肘等处，皮损为大小不等的红褐色斑片，皮嵴高，皮沟深，久则呈苔藓样外观，无黏膜损害。

2. 银屑病 好发全身，皮损为红斑丘疹，上有银白色鳞屑，刮出后有点状出血。

【治疗】

（一）内治法

1. 辨证论治

（1）风热搏结证：发病较急，皮疹泛发全身，红色丘疹或斑丘疹或起大疱，自觉痒重，舌质红，苔少，脉浮数。

治宜疏风清热，佐以通络。方选消风散加减：生石膏、生地各15g，荆芥、苦参，蝉蜕各6g，炒牛蒡子、当归、防风、地肤子各10g，生薏苡仁、丹参各12g，丝瓜络4.5g，苍耳子、乌梢蛇各3g。

（2）风湿蕴结证：皮疹以斑丘疹，或相互融合成带状或斑块为主，色泽紫红，表面光滑，如蜡所涂，女性患者伴有带下淋漓，自觉瘙痒，舌质淡红胖嫩，苔薄白或微腻，脉濡缓。

治宜祛风利湿，活血通络。方选大防风汤加减：防风、羌活、僵蚕、赤芍各10g，党参、白术、白鲜皮各12g，丹参、路路通各15g，川芎、炮附子各6g。

（3）脾虚湿热证：病程缓慢，在口腔黏膜或外阴部位，发生灰白色斑丘疹或大疱，或者糜烂、破溃，时轻时重，时愈时发，舌质淡红，苔薄白，脉虚细。

治宜扶脾化湿，清热解毒。方选参苓白术散加减：党参、白术、茯苓、陈皮各10g，炒扁豆、丹参、活血藤、忍冬藤各15g，山药、赤小豆各30g，炒黄柏、升麻、砂仁（后下）、炒胆草各6g。

（4）血瘀经脉证：病程日久，皮损增厚、粗糙，上覆少量鳞屑，状似苔藓，色泽灰暗或暗红或褐红，自觉剧痒不止，舌质暗或有瘀斑，苔少，脉沉涩。

治宜活血通络，软坚止痒。方选通经逐瘀汤加减。生地30g，桃仁、红花、莪术、乌梢蛇、白芷、连翘、防风、川牛膝、地龙各10g，当归、何首乌、丹参、白蒺藜各12g，桔梗6g。

（5）肝肾阴虚证：损害主要发生在口腔、唇部、颊黏膜、舌和齿龈等处，可见乳白色网状条纹，或者斑丘疹，严重时还会出现糜烂，兼有头昏目涩，视物不明，周身软弱无力，舌质红，苔少或无苔，脉沉细。

治宜养肝滋阴肾，滋阴降火。方选麦味地黄汤加减：干地黄、山茱萸、茯苓、炒丹皮各10g，麦冬、天冬、石斛、枸杞子各12g，玄参、沙参、黄柏各15g，黄芪、升麻各6g。

加减法：口腔黏膜偏重时加金莲花、金雀花、金果榄，或加服二冬膏，金银花方，严重时两方同服，痒重加蝉蜕、乌梢蛇，损害在外阴部位为主加炒杜仲、炒胆草，皮疹为大疱者加紫草、汉防己、苍术皮、红花。

2. 单验方

（1）止痒合剂：防风、当归、首乌藤、苦参、白鲜皮、白蒺藜。适用于剧痒阶段。

（2）乌蛇驱风汤：乌梢蛇、荆芥、黄芩、防风、白芷、羌活、黄连、连翘、生甘草、金银花、蝉蜕。适用于急性发作阶段。

（3）牛黄0.3g，冰片1.5g，黄连3g，硼砂、玄明粉各4.5g，共研极细粉末，外涂患处，每日3次。适用于口腔黏膜损害。

（4）冰片、朱砂各6g，玄明粉15g，硼砂、白糖各9g，共研细末，外涂患处，每日3次。适用于口腔黏膜损害，可和上方交替选择应用。

（二）外治法

1. 损害发生在口腔伴有糜烂，选用养阴生肌散、锡类散、西瓜霜，每日3～5次，外吹患处。
2. 损害发生在外阴兼有糜烂，先用路路通水洗剂，洗涤患处，然后扑用月白珍珠散，每日1～2次。
3. 损害发生在皮肤上，以瘙痒为主时，外用百部酊、九华粉洗剂、10%三黄薄荷水洗剂。
4. 若皮疹肥厚，外用大枫子油、黄柏霜、一扫光等。

（三）其他疗法

1. 毫针法 损害在上肢，取太渊、列缺、合谷、手三里、曲池；下肢取风市、委中、足三里、承山、太溪。方法：施平补平泻法，每2日1次。

2. 耳针法 取脾、心、肾、内分泌。方法：针刺后留针15～30分钟，每2日1次。

【按语】

1. 限制烟酒或刺激性食物。
2. 积极寻找和治疗体内慢性感染病灶。
3. 常服麦味地黄丸，对口腔和外阴的损害有康复作用。

单纯糠疹

本病是好发于儿童和青少年面部，以浅表性、干燥性、脱屑性为特征的淡色斑。类似中医的吹花癣。

【病因病机】

1. 春季阳气外发，复感风邪，风热相搏，拂郁腠理，因而发病。
2. 内有虫积，脾失健运，湿热互结随之上熏于面而生。

【诊鉴要点】

（一）诊断依据

1. 患者以妇女和儿童居多。
2. 病变好发于面部，亦可偶发其他部位，如颈部、肩、臂等处。
3. 皮损常为淡白或淡红色斑片，大小不等，边界不清，覆有少量干燥细薄鳞屑。
4. 多为自觉症状，或有微痒，且以春季发病率较高。

（二）鉴别诊断

1. 白癜风 皮损色白，边界清楚而不规则，无鳞屑，周身均可发病。

2. 脂溢性皮炎 亦好发于面部，有浅红斑片，多覆有油腻性鳞屑。

【治疗】

（一）内治法

1. 辨证论治

（1）风热蕴肤证：颜面可见淡红色斑片，上覆糠秕状鳞屑，微痒。

治宜疏风清热，和胃止痒。方选消风散加减：荆芥、炒牛蒡子、杭菊花、浮萍、连翘、丹皮各10g，生地15g，白茅根30g，蝉蜕6g，黄芩、焦栀子各4.5g。

（2）脾失健运证：面部淡白斑，搔之白屑，纳谷不香，胃脘不适。

治宜健脾和胃，佐以杀虫。方选香砂六君汤加减：广木香、炒白术、党参、茯苓各10g，砂仁、防风、荆芥、使君子、槟榔各6g，蝉蜕4.5g。

2. 单验方 凉血五花汤（红花、鸡冠花、凌霄花、玫瑰花、野菊花）适用于风热蕴肤证。

（二）外治法

1. 初起仅有淡红色斑丘疹时，选用皮癣水、苦参酒、三黄酒、三黄洗剂，外涂，每日1～2次。

2. 干燥、脱屑、微痒，选用兰油膏、润肌膏、生肌白玉膏，每日2～3次。

【按语】

1. 鉴于本病多在春天发生，外出后，应用温水及时清洗。
2. 患病期间避免辛辣之类的食品。
3. 小儿可酌情加用驱虫剂。

连圈状糠秕疹

本病是一种少见的轻度角化性皮肤病，首次由日本远山报告。

【病因病机】

肺阴不足，津液干涸，不荣肤表，故见皮肤干涩而不润泽，乃至表皮粗糙和不易剥落的糠秕状鳞屑。此外，肝肾阴虚，精血匮乏，致使肤失濡养，也是后期的致病因素。

【诊断要点】

（一）诊断依据

1. 好发于20～40岁中年成人，女青年略多见。

2. 皮损主要发生在腹及腰部，其次为胸、背、臀、上臂及股部。

3. 皮损为圆形或卵圆形的污褐色斑片，大小不一、其直径一般为4～5cm，大者可达20cm左右，互相融合成多圆形或花瓣状斑片，境界明显，表面粗糙或有细小的皱纹，有的皮疹略有萎缩，上覆菲薄的秕糠状或鱼鳞状鳞屑，不易剥落。

4. 皮损冬季加重，夏季减轻，偶有轻度瘙痒。

（二）鉴别诊断

1. 鱼鳞病 始自幼年，皮疹分布对称，以四肢伸侧面最为明显。

2. 花斑癣 皮损为不规则的斑点状，主要分布在胸、背、颈、上腹等，附有菲薄鳞屑，易查见真菌，夏季加重。

【治疗】

（一）内治法

辨证论治

（1）肺阴不足证：皮肤粗糙不润泽，隐约可见大小不等的圆形花瓣状斑片，鳞屑菲薄，不易剥脱，自觉轻度瘙痒，舌质红，少苔或无苔，脉虚细。

治宜清养肺阴，生津润燥。方选沙参麦冬饮加减：沙参、山药各30g，麦冬、天冬、玉竹、白扁豆、天花粉、百合、紫菀各12g，甘草、桑白皮、枸杞子各10g。

（2）肝肾阴亏证：病程迁延日久，或其病情轻重与妊娠关系密切，躯干尤其胸、腹区域损害明显，色泽污褐，斑片融合呈圆形，痒感晚上加剧，舌质红绛，苔少，脉细数。

治宜甘寒滋润，养肝益肾。方选大补地黄汤加减：大熟地、山药各15g，玉竹、石斛、花粉、玄参各12g，白芍、菟丝子、山茱萸、细辛3g，甘草10g。

（二）外治法

皮肤干燥、脱屑时，可外涂甘草油，或薄荷黑油膏，每日2～3次。

【按语】

1. 注意寻找慢性消耗性疾病，如肺结核、肝硬化，并给予对症治疗。

2. 女性患者在妊娠或月经期发病时，应从调整内分泌的角度治疗。

小棘苔藓

本病是一种有角质小棘突出、触之粗糙的慢性皮肤病。类似中医所称鸡皮症。

【病因病机】

先天禀赋不足，后天脾不布津，终致血燥或津液虚少，肌肤失养所致。

【诊鉴要点】

（一）诊断依据

1. 病者多见于男性儿童，成人很少发现。部分学者认为有遗传倾向。

2. 皮损部位好发于颈、躯干、上肢伸侧、腘窝及臀部。对称发生，偶尔泛发全身。初起皮损为针头大的毛囊性丘疹，中央有丝状干燥性角质小棘突出，呈灰白色，或正常皮损，触之坚硬。

3. 病程缓慢，常于数月可自行缓解。但也可持续较长时间。

（二）鉴别诊断

维生素A缺乏病：除有毛囊性角化丘疹外，同时合并夜盲、角膜干燥等体征。

【治疗】

（一）内治法

1. 辨证论治

（1）血燥失养证：病情处于进展阶段，在颈项、躯干等处，可见毛囊角化性丘疹，外观呈鸡皮状，触之坚硬，轻微瘙痒，舌质淡红，苔少，脉虚细。

治宜养血润燥。方选六味地黄饮子加减：当归、白芍、白术各10g，干地黄、首乌、沙苑子、山药、枸杞各12g，川芎、五味子、甘草各6g。

（2）脾不布津证：病情处于静止阶段，在躯干四肢可见角化性丘疹，部分融合成片，呈卵圆形，伴有偏食，舌淡，苔少，脉濡细。

治宜健脾助运。方选参苓白术散加减：党参、茯苓、白术、炒扁豆、陈皮各10g，山药、沙参、麦冬、花粉各12g，陈皮、广木香、山楂、砂仁（后下）各6g。

2. 单验方

（1）苍术膏：苍术适量，熬膏，每次10ml，每日2次，开水冲下。适用于调理阶段。

（2）乌蛇片：乌梢蛇适量，研末压片，每片含药3g，每次2~3片，每日2~3次。适用于本病初期。

（3）当归片：当归适量，研末压片，每片含药3g，每次2~3片，每日2~3次。适用于血燥阶段。

（二）外治法

角化丘疹呈泛发倾向，伴有微痒时，选用黑油膏或疯油膏薄涂。每日1~2次。

【按语】

1. 避免过食辛辣、炙煿、油腻、酒酪。鼓励多吃胡萝卜之类的清淡饮食。

2. 患处不宜用热水烫洗。

3. 苍术膏对本病既有治疗作用，又有预防效果。

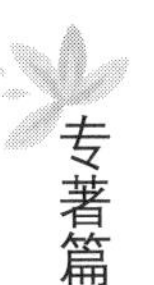

第十四章　大疱及疱疹性皮肤病

天疱疮

本病是一种以皮肤黏膜松弛性水疱、大疱为主要特征的自身免疫性疾病。临床分寻常、增殖、落叶和红斑四型，其中以寻常性天疱疮最常见。类似中医所称天疱疮。

【病因病机】

心经郁热化火，脾虚水湿不运，火热与水湿内蕴，湿随火热外壅肌肤而发病。皮疹以上半身为主者，多为风热偏盛；皮疹以下半身为重者，多为湿热偏盛；病久阴液亏损，元气受伤，多为气阴两虚。

【诊鉴要点】

（一）诊断依据

1. 多见于中年及老年人。

2. 好发于躯干、四肢，口腔黏膜也常累及。

3. 皮损以水疱为主，大小不等，疱壁松弛，疱液清澈充盈，易破，呈糜烂、渗出状，或红斑上出现水疱，斑上结油腻性黄痂。有的在糜烂面上逐渐出现乳头瘤样增殖，表面有恶臭的脓性分泌物，结之厚痂。有的在原皮损上出现大量脱屑及结痂。尼氏征阳性。

4. 临床类型

（1）寻常性天疱疮：多发生于中年人，皮损泛发全身和黏膜，尤以受压迫或受摩擦部位尼氏征阳性，糜烂面愈合可形成疣状增生，病程长短不一，很少数患者可以治愈，大多最后死于各种并发症。

（2）增殖性天疱疮：是寻常性天疱疮的一个类型，通常是指恶性增殖性天疱疮，除水疱性损害外，疱破后的糜烂面渐形成肉芽肿性增殖，有血性分泌物，晚期可形成干燥的疣状过度角化增殖，病情较重，多数最后死亡。

（3）落叶性天疱疮：皮损初发于头皮、上胸和背部，不仅水疱及其周围湿润结痂，而且无水疱无糜烂处也有渗出或结痂，若全身受累则像剥脱性皮炎，所异者是表皮易剥脱，并有不完全性水疱，糜烂渗出较重，大多数病程迁延，可数年不愈，但健康一般不受影响，只是皮肤常有不适感。

（4）红斑性天疱疮：早期类似落叶性天疱疮，仅见红斑与鳞屑角化性损害，湿润及结痂，很少发生不完全性水疱，日光可加重损害。部分病人常伴发热、畏寒、乏力、食欲不振等症状。

（二）实验室检查

间接免疫荧光（IIF）活动期患者血中可查出抗表皮棘细胞间质抗体，其滴度与病情活动度平行。

（三）鉴别诊断

主要应与大疱性类天疱疮、疱疹样皮炎相鉴别，见表14－1。

表14－1　疱疹性疾病鉴别要点

	寻常性天疱疮	大疱性类天疱疮	疱疹样皮炎
性别比例（男：女）	3：1	1：1	2：1
发病年龄	中年以上和老年	主要是老年，少数青年和儿童	主要是成年，儿童极少
儿童发病	无	有	无
皮损形态	多为松弛性水疱，向边缘扩展，呈大疱，疱萎瘪	水疱饱满而大	群簇性、多形性损害，水疱较小而饱满
糜烂面	为匐行性大的糜烂面，不易愈合	非匐行性糜烂面少，愈合倾向良好	糜烂面少而小，愈合倾向良好
口腔损害	晚期100%有	约1/3有	很少
组织病理	表皮内裂隙性疱，有棘松解	表皮下张力性疱，无棘松解	表皮下张力性疱，无棘松解
荧光免疫	免疫荧光在细胞间质内	在表皮下呈线状为IgG，有循环抗体	在乳头顶部有IgA呈颗粒状，无循环抗体

【治疗】

（一）内治法

1. 辨证论治

（1）脾湿蕴蒸证：躯干、四肢及口腔出现大量水疱，小如芡实，大如棋子，疱壁松弛，疱液清澈充盈，破后呈糜烂面，渗水较多，伴体倦肢乏，食欲不振，或腹胀便溏。脉沉濡或滑细，舌质淡，苔白腻。

治宜清热化湿，凉血解毒。方选清脾除湿饮加减：赤茯苓、生地、连翘、茵陈各15g，炒苍白术、麦冬、泽泻、炒枳壳各10g，焦栀子、黄芩各6g，赤小豆、白花蛇舌草各30g。

（2）热盛湿蕴证：颜面、胸背等处可见大片红斑并有大小不等水疱，表面覆盖油腻性鳞屑、结痂，层层脱落，状如酥皮。伴心烦，口干不喜饮，腹胀纳呆。脉弦数或滑数，舌质红，苔黄腻。

治宜清热、凉血、除湿。方选解毒泻心汤加减：黄芩、炒牛蒡子、防风、滑石（包）各10g，黄连、炒知母、生栀子、荆芥各6g，生石膏，玄参各12g，木通、生甘草各3g，紫草15g。

（3）气阴两伤证：病情缠绵，经久不愈，水疱时起时伏，结痂干涸而不易脱落。伴精神疲惫，体倦肢乏，气短懒言，自汗或盗汗，口干不多饮，烦躁少眠，腹胀纳呆。脉沉细无力，舌质淡有齿痕，苔薄白或剥苔。

治宜益气养阴，扶正固本。方选参芪知母汤加减：天麦冬、黄芪、党参各12g，白蔹、白术、炒白芍、赤茯苓各10g，知母，金银花各15g，山药、绿豆衣、赤小豆、蛇舌草各30g。

加减法：壮热、神昏加水牛角、羚羊角、玳瑁、莲子；食少或口腔黏膜起疱加北沙参、白蔹、砂仁、藿香、佩兰；水疱大且数量多，糜烂重加五加皮、冬瓜皮、紫草、红花、茯苓皮、车前子草；渗液多并有恶臭，气味难闻加藿香、佩兰、茵陈、生薏苡仁；瘙痒重加苦参、白鲜皮、地肤子、钩藤；灼热刺痛加地骨皮、炒黄连、桑白皮；口舌糜烂加金莲花、金雀花、藏青果、金果榄；疱破滋水不止，不易愈合加黄芪、煅牡蛎；烦躁不眠加莲子心、连翘心、生栀子；大便秘结加玄明粉、炒枳壳、熟大黄。

2. 单验方

（1）雷公藤制剂（含糖浆、片剂），每日 2 次，每次 0.5 ~ 1.0g，但白细胞偏低时勿用。

（2）金莲花片：每日 2 ~ 3 次，每次 2 片，含化，适用于口腔黏膜糜烂。

（3）清瘟败毒饮加减：水牛角 6g（冲），丹皮、栀子、黄芩、地丁、生甘草各 10g，生地、生石膏各 30g，白茅根 15g，莲子心 4.5g，适用于湿热蕴蒸证和热盛湿蕴证急性阶段。

（4）淀粉散：淀粉（火煅为末）10g，丝瓜叶（捣汁半茶盅）、轻粉 1.5g（为末），雄黄 10g，将淀粉、雄黄、轻粉共研细末，将丝瓜汁调成糊状，外涂患处，每日 1 ~ 2 次。适用于糜烂湿润疮面阶段。

（5）仙炉脂：香炉盖上胭脂 10g，黄连、青黛各 6g，冰片 0.6g，各研细末，鸡子清调或猪汁调敷，每日 1 ~ 2 次。适用于糜烂面日久不敛。

（二）外治法

1. 水疱较小未破，散布面积较大时，选用青黛散，或用石珍散，或用清凉膏，外涂或植物油调成糊状外敷。

2. 水疱较大，疱破渗水较多，糜烂明显时，先用生地榆、马齿苋各等量，或用龙葵、五倍子各等量，或用生甘草，水煎取浓汁，湿敷，后用青黛散，植物油调搽。鳞屑结痂多且厚，外涂湿毒膏。

3. 口腔黏膜破溃或糜烂，选用养阴生肌散、锡类散、珠黄散，外吹或外涂患处，每日 3 次。

【按语】

1. 病情活动期首选肾上腺皮质激素，其剂量以尽快控制病情为标准。根据临床经验：泼尼松 60 ~ 80mg/d，5 ~ 7 日后，病情控制，尼氏征阴性，方可递减。

2. 中药早期以养阴解毒为主，中期扶脾固本，后期滋阴补肾。

3. 对落叶性天疱疮，可考虑冲击疗法。

4. 加强保暖和皮肤护理，防止继发感染。

家族性良性慢性天疱疮

本病是一种常染色体显性遗传，可能系表皮细胞间黏合分子异常引起棘层松解所致。

【病因病机】

先天禀赋不足，后天脾气虚弱，湿邪内蕴，加之暑热内侵，感染毒邪所致。

【诊鉴要点】

（一）诊断依据

1. 发病无性别差异，大部分病人于青春期后发病。

2. 50% ~70% 的患者有家族发病史。

3. 皮损好发于颈、腋、乳房下、脐周及腹股沟、肛周等摩擦部位。夏重冬轻，在潮热季节皮疹加重，在干燥寒冷季节皮疹减轻。

4. 正常皮肤或红斑基础上出现松弛性水疱，很快破裂出现糜烂结痂，反复发作，皮疹消退后遗留色素沉着斑。

（二）鉴别诊断

本病应与脓疱疮、体癣、湿疹相鉴别。

【治疗】

（一）内治法

辨证论治

（1）脾虚证：皮损多在躯干及肛周等摩擦部位，水疱呈松弛性，破裂则渗出糜烂，结有橘黄色的痂皮，舌质淡红有齿痕，脉象虚缓。

治宜益气扶脾。方选参苓白术散加减：党参、茯苓、白术、陈皮各 10g，黄芪 15g，山药、茵陈、生地各 12g，莲子心、连翘、焦栀子、甘草各 6g。

（2）肾虚证：皮损反复发作，时轻时重，且有明显的家族史，舌质淡红，苔少，脉细弱。

治宜益肾固本。方选麦味地黄汤加减：麦冬、玄参、丹皮、泽泻各 10g，山茱萸、黄芪、山药、生地各 12g，五味子、制附块、白薇各 6g。

加减法：渗出较重时加赤小豆、茵陈、汉防己，糜烂较重时加蛇舌草、半枝莲、金银花、蒲公英，病变在颈、腋等处加柴胡、川楝子，夏天病情重时加藿香、佩兰、六一散（荷叶包煎）。

（二）外治法

1. 渗出糜烂时，选用马齿苋水洗剂湿敷，每日 2 ~3 次。

2. 糜烂较重时选用青黛散麻油调成糊状外涂。

【按语】

本病病程长，恶化、缓解交替出现，因此治疗必须坚持，不可经常改法易方。

类天疱疮

本病是一种慢性、全身泛发性表皮下大疱性皮肤病，好发于老年人。类似中医所称火赤疮。

【病因病机】

心火脾湿内蕴，外越皮肤所致，久则湿火化燥，灼伤胃津。

【诊鉴要点】

（一）诊断依据

1. 皮损好发于躯干、腋窝、腹股沟及四肢屈侧。

2. 基本损害为正常皮肤或红斑基础上出现的张力性水疱、大疱，疱壁厚呈半球形，尼氏征阴性。

3. 约25%患者有口腔损害，偶尔侵犯结膜及外阴黏膜。

4. 自觉程度不等的瘙痒，水疱破溃后较易结痂愈合，遗留色素沉着斑，有时有粟丘疹。

（二）实验室检查

免疫荧光疱周皮肤DIF示表皮基底膜带（BMZ）线状荧光，系IgG、C3沉积所致，60%～80%活动期患者血清中可检出IgG类抗体BMZ抗体。

（三）鉴别诊断

本病应与天疱疮、大疱性多形红斑相鉴别。

【治疗】

内治法

辨证论治

（1）心火证：周身可见红斑性大疱，以胸腹、四肢屈侧为主，伴有发热、关节酸痛，舌质红，苔薄黄，脉数。

治宜清心解毒。方选赤豆饮加减：赤小豆、紫草各15g，生地、丹皮、栀子、金银花、连翘各10g，木通、竹叶各6g，灯心3扎。

（2）脾湿证：水疱泛发，疱壁紧张，疱破则渗出糜烂，伴有纳谷不香，舌质胖嫩，苔薄黄，脉滑数。

治宜益气健脾，化湿解毒。方选五苓散加减：党参、白术、黄柏、茯苓、苍术各10g，薏苡仁、茵陈各15g，大腹皮、车前子、地肤子、白鲜皮各12g，苦参6g。

加减法：发热者加金银花、黄芩、板蓝根，血癌者加丹皮、仙鹤草、白茅根，瘙痒甚者加白鲜皮、徐长卿、蝉蜕。

【按语】

1. 本病好发于老年人，故而在治疗中加清补之品，有益于病情的康复。

2. 在病情较重时，可酌情加服肾上腺皮质激素。

疱疹样皮炎

本病多见于中青年，病程较长，部分学者推测可能是患者对摄入的谷胶产生抗体，引起谷胶敏感性肠病及皮肤损害。类似中医所称紫疥疮。

【病因病机】

内有湿热结聚，外感风湿毒气，三邪相搏，蕴积肌肤而成。

【诊鉴要点】

（一）诊断依据

1. 患者多发生于20~55岁，5岁以前很少发病，男性比女性多一倍。

2. 病变部位好发于腋后皱襞、肩胛、骶尾、臀和前臂等，特别是近肘部的伸侧面。

3. 早期皮损为红斑、丘疹、荨麻疹样风团，红斑上可见小水疱，直径为3~4mm，疱液始清后浊，呈群簇对称发生，形如环状或地图状不等。

4. 约有2/3的患者可并发肠病，部分患者可并有恶性肿瘤，如结肠腺癌、绒毛膜上皮癌、淋巴肉瘤、霍奇金病、白血病、黑色素瘤等。

5. 病程缓慢，易复发。

（二）实验室检查

免疫荧光DIF示真皮乳头颗粒状荧光，系IgA沉积所致，部分患者血清中可检出抗谷胶抗体。

（三）鉴别诊断

1. 痒疹　好发于儿童，皮损为散在的丘疹、风团、丘疱疹或有结节，以四肢伸侧为多。重者可累及全身，常伴有腹股沟淋巴结肿大。

2. 疱疹样脓疱病　多见于妊娠后期或产后不久的妇女。皮损为在红斑上起针头至绿豆大小的脓疱群，没有水疱是本病的特征。

【治疗】

（一）内治法

1. 辨证论治

（1）心火妄动证：皮损以丘疹、丘疱疹为主，呈环状排列，旧的皮损消退，新的皮损又生，自觉剧烈，搔痕明显，抓破则有少许鲜血渗出，并结血痂，脉细数，舌质红，苔少或无苔。

治宜泻火解毒，散风止痒。方选芩连解毒汤加减：黄芩、苍术、白术、苦参、防风各10g，炒黄连、焦栀子各6g。炒知母、蝉蜕各4.5g，藿香、佩兰、白鲜皮、地肤子各12g，六一散（包）、赤小豆各30g，苍耳子3g。

（2）湿盛脾困证：皮损以丘疱疹、水疱、脓疱为主，呈聚集倾向，搔破则有滋水浸淫，自觉瘙痒，伴大便稀溏，纳呆食少，脉濡且滑，舌质淡红，苔薄白或薄滑微腻。

治宜健脾除湿，散风止痒。方选参苓白术散加减：焦白术、炒扁豆、防风、泽泻各10g，藿香、怀山药、佩兰、白鲜皮、地肤子各12g，黄芩、胡黄连、苦参各6g。

（3）阴虚血燥证：慢性反复发作，除红斑、水疱外，以抓痕、血痂、皮肤肥厚、粗糙，色素沉着为主，伴头昏乏力，四肢倦怠，消瘦纳少，脉细数，舌质红，苔少。

治宜养血润燥，滋阴清热。方选当归饮子加减：当归、炒白芍、熟地、玄参各10g，沙参、何首乌、山药、蛇舌草、白鲜皮各15g，防风、钩藤、花粉、生甘草各12g。

加减法：纳呆加鸡内金、生山楂、炒谷麦芽，心烦不眠加合欢皮、柏子仁、子，肢软乏力加菟丝子（包）、炙狗脊、徐长卿，剧痒不适加乌梢蛇、苦参、威灵仙、益母草，皮损主要集中腰背部加豨莶草、炒杜仲，脓疱偏多加蒲公英、草河车、野菊花。

2. 单验方

（1）疏风清热饮加减：荆芥、六一散（包）、防风、丹皮、乌梢蛇、川芎各10g，蝉蜕6g，白鲜皮、豨莶草各12g，适用于剧烈瘙痒阶段。

（2）清肌解毒汤：升麻、干葛根、粉甘草、防风、荆芥、连翘、薄荷、白芷、栀子、白术、苍术、黄连、苦参、花粉、桔梗、羌活、胡麻、青皮、胆草、当归、川芎、生地、赤芍、威灵仙、白蒺藜。

（二）外治法

1. 皮损以丘疹、丘疱疹为主，伴有剧痒时，选用苍肤水洗剂、路路通水洗剂，还可用楮桃叶、香附各60g，木贼草30g，水煎取浓汁，外洗。

2. 若见水疱、脓疱、渗出较多时，选用石榴皮水洗剂，水煎取浓汁，湿敷，待渗液干涸后，再用青黛散，植物油调涂之。

【按语】

1. 皮损泛发时，可加服肾上腺皮质激素，病情控制后，逐渐减药。

2. 中药治疗以散风清热化湿为主，其中，在用散风药的过程中酌加养阴之品，以防化燥伤津，痒感更重。

3. 患者忌面食及面筋之类谷胶食品，主食应以米饭为主。

疱疹样脓疱病

本病是一种少见的急性危重性皮肤病，多见于孕妇。在红斑的基础上，出现对称性群集小脓疱，常成批发生，伴有严重的全身症状，类似中医所称的登豆疮。

【病因病机】

1. 胎热偏盛　素食辛热之类食品，致使胎热偏盛，久郁化毒，毒热扰于营血，熏蒸肤腠，疮发遍体。

2. 湿浊毒盛　湿浊内困，浊气阻遏，蕴结湿浊化毒，内入营血，外发肤表而成疱疮。

【诊鉴要点】

（一）诊断依据

1. 常在妊娠的最后3个月发病，但也偶发于非妊娠妇女或男性。

2. 病变部位好发于股内侧、阴股或腋下、脐窝、乳下等皱襞，舌及颊黏膜也可受累。

3. 初起往往在红斑上发现针帽至绿豆，乃至更大的脓疱，部分融合呈环状，部分为不规则的群集分布，疱液干涸，结污灰色薄痂，但在陈旧皮损又出现新的脓疱，如此反复发作，甚则扩展到全身。

4. 伴有持续性或间歇性高热，寒战，腹泻，呕吐，甚至谵妄，手足搐搦等全身症状。

（二）实验室检查

血液和脓液细菌培养，一般为阴性，血钙较正常偏低。

（三）鉴别诊断

1. 妊娠疱疹 多形性皮疹，以水疱为主，无全身症状，预后良好。

2. 角层下脓疱性皮病 常伴有小水疱，无全身症状，病理改变为角层下脓疱。

3. 脓疱性银屑病 皮疹弥漫广泛，多数如粟粒大，脓疱形成斑片，大的疱液较少，常有指甲损害。

【治疗】

（一）内治法

1. 辨证论治

（1）胎火偏盛证：以孕妇为主，在红斑上发生群集性脓疱，疱周焮红，不断扩大，严重时泛发全身，舌质红，苔薄黄，脉滑数。

治宜清热解毒，佐以护胎。方选五味消毒饮加减：蒲公英、金银花、地丁各15g，黄芩、漂白术各10g，茯苓皮12g，山药30g，甘草、莲子心、焦栀子、连翘各6g。

（2）湿浊毒盛证：儿童与老年人偶患此疾，皮损多发生在股内、腋窝等处，脓疱既大又多，疱周肤色淡红，舌质红，苔黄微腻，脉濡数。

治宜清热化浊，凉血解毒。方选赤小豆当归饮加减：赤小豆30g，生地炭、金银花炭、生薏苡仁各15g，藿香、佩兰、赤芍各12g，炒丹皮、焦栀子、车前子（包）各10g。

加减法：壮热加羚羊角、生玳瑁、板蓝根，剧痒加白鲜皮、苦参、刺蒺藜，脓疱大且多加赤茯苓、冬瓜皮、草河车、白花蛇舌草，呕吐加竹茹、刀豆子、姜半夏，神昏谵妄加莲子心及安宫牛黄丸一粒，红斑不退加红花、凌霄花、仙鹤草、紫草。

2. 单验方

（1）清瘟败毒饮化裁：黄连、黄芩、栀子、赤芍各10g，玄参、连翘各12g，生石膏30g，水牛角粉6g（冲），大青叶15g。适用于毒热偏盛的急性期。

（2）滋阴解毒汤化裁：生地30g，麦冬、丹皮、赤芍、连翘、花粉各10g，玄参、石斛各12g，大青叶15g。适用于反复发作的缓解期。

（3）黄连、黄柏各 15g，冰片 1g 研细末和匀，香油调涂患处，每日 1～2 次。适用于疱破糜烂和结痂将脱阶段。

（二）外治法

1. 水疱、脓疱初起时，选用清凉膏敷之。
2. 疱液干涸，鳞屑似脱非脱时，选用甘草油或紫草油外涂。
3. 痒重、红斑明显时，选用三黄洗剂或黄柏搽剂，每日 2～3 次。

【按语】

1. 严重病例应考虑终止妊娠。
2. 肾上腺皮质激素有较好的治疗效果，开始用泼尼松 30～60mg/d，病情控制后递减。
3. 在清心解毒药中，犀牛角禁用，可选用生地炭、金银花炭。

连续性指端皮炎

本病是一种慢性、复发性、无菌性脓疱性皮肤病，好发于指（趾），常在外伤后发病。类似于中医所称镟指疳。

【病因病机】

内因多责于脾胃湿热，外因主要是感受时邪热毒，内外合并，湿与热毒与腐互结，病情留滞难除。

【诊鉴要点】

（一）诊断要点

诊断依据

1. 病变局限于单侧一个手指或足趾的末端，不超过腕、踝关节。
2. 初起在患处可见浅层针尖至米粒大的水疱或脓疱，部分融合、溃破，露出鲜红的糜烂面，少量渗液结痂，亦可见自行干枯、结痂、脱屑，原有皮疹将愈，但在皮层下又反复出现脓疱。
3. 病程迁延则会累及指（趾）甲，使之发生营养不良性变形和增厚，甚至脱落。
4. 发展缓慢，迁延难愈，愈后容易复发。

（二）鉴别诊断

1. 掌跖脓疱病　脓疱主要发生于手掌、足跖的中心，或见于大小鱼际，不累及黏膜。

2. 疱疹样脓疱病　以女性为多，且多见于孕期，初发于躯体部，在焮红的红斑上起针头大小脓疱，孕妇常见流产或死胎。全身症状明显，病情恶化者可致死亡。

【治疗】

（一）内治法

1. 辨证论治

（1）毒热证：指（趾）部位成批出现簇状脓疱，焮红肿胀，破皮渗出脂水或脓汁，指甲四周肿胀，久则爪甲脱落或变厚或变形，兼有瘙痒或灼热疼痛，脉洪数，舌质红，苔薄黄。

治宜清热解毒。方选内疏黄连汤加减：炒黄连、焦栀子各6g，炒黄芩、炒黄柏、赤茯苓、片姜黄各10g，忍冬藤、马鞭草、败酱草各15g，赤小豆30g。

（2）湿热证：指（趾）皮肤焮红湿烂，脓汁浸淫延开，间见水疱、脓疱相兼而生，或没而复生，缠绵不断，脉濡数，舌质红，苔黄微腻。

治宜清化湿热，活络解毒。方选五苓散加减：白术、苍术、炒胆草各6g，金银花15g，猪苓、泽泻、茯苓皮、花粉各10g，上肉桂0.6g，炒黄连、焦栀子、丝瓜络、橘络各3g，丹参、赤小豆各30g。

加减法：视病变部位，分别加引经报使药：病在手拇指（手太阴肺经）加桔梗、升麻、葱白、白芷，病变在手食指（手阳明大肠经）加白芷、升麻、生石膏，病变在足次趾（足阳明胃经）加白芷、升麻、生石膏、葛根、苍术、白芍，病在手小指外侧（手太阳小肠经）加藁本、黄柏，病在手小指内侧（手少阴心经）加黄连、细辛，病在足小趾外侧（足太阳膀胱经）加羌活，病在足掌心（足少阴肾经）加羌活、知母、肉桂、细辛，病在手中指（手厥阴心包经）加柴胡、丹皮，病在手无名指外侧（手少阳三焦经）加连翘、柴胡，病在足小趾、次趾外侧（足少阳胆经）加柴胡、青皮，病在足大趾（足厥阴肝经）加青皮、吴茱萸、川芎、柴胡。脓疱反复发作加半枝莲、龙葵、白花蛇舌草、土茯苓。

2. 单验方

（1）三黄丸、清解片、龙胆泻肝丸，任选一种口服。适用于轻症。

（2）西黄醒消丸，或醒消丸，或新消片，任选一种口服。适用于重症。

（二）外治法

皮疹以丘疹、水疱、脓疱为主，选用苍肤水洗剂，或路路通水洗剂，煎汁，浸泡或湿敷。然后酌情选用玉露膏、龟板散，植物油调成糊状。

【按语】

1. 根据脾主四肢的原则，本病的治疗以清脾胃、利湿热为其基本治疗法则，应贯穿于各种不同证型，与此同时，酌加引经药也至关重要。

2. 寻找并消除感染病灶，是治疗效果好坏的中心环节。

掌跖脓疱症

本病是一种慢性复发性疾病，好发于掌跖，在红斑的基础上周期性发生深在性无菌性小脓疱，伴有角化、脱屑等皮肤损害。

【病因病机】

1. 毒热偏盛 暑热火毒，外客肌肤，肌中蕴热，淫于肤表，两热相搏，化火生毒。

2. 金石毒攻 误食含有金石药毒，或者口内镶有金属牙料，毒性化为毒火，循经走窜掌跖而发深在性脓疱。

3. 脾经湿热 久病多虚，正不胜邪，湿热蕴结，外溢肤表，遂见脓疱反复发作，缠绵难瘥。

【诊鉴要点】

（一）诊断依据

1. 患者女性比男性多，好发年龄在 30~50 岁，患病率最高。

2. 病变主要发生在掌跖，而跖部又比掌部多见，尤以足弓处最重。

3. 初起为小水疱，继而演变成脓疱，经 5~7 日后，脓疱液吸收，干燥脱皮，间隔一段时间，又成批出现上述皮疹。

4. 各种外界刺激（肥皂洗涤，外用刺激性药物等）、夏季出汗增多、经期前、精神创伤均可促使发作，使症状恶化。

（二）实验室检查

脓疱细菌培养阴性。

（三）鉴别诊断

1. 连续性肢端皮炎 常发于轻微外伤之后，呈单侧性，常由指端开始，伴有甲廓感染，且有甲的变化。

2. 手足癣 皮疹常发于趾间、趾蹼及指侧，可发现真菌。

【治疗】

（一）内治法

1. 辨证论治

（1）毒热偏盛证：掌跖成批出现大小不等的水疱、脓疱，或者疱破而糜烂，自觉疼痛，步履困难，伴有全身不适，发热，口渴，舌质深绛，苔少，脉数。

治宜清热解毒，化湿泻火。方选清瘟败毒饮加减：板蓝根、炒黄芩、炒黄连、焦栀子、升麻各 6g，金银花、连翘、大青叶、绿豆衣各 12g，生薏苡仁、赤芍、赤小豆各 15g，黄柏、滑石、泽泻各 10g。

（2）脾经湿热证：皮疹主要发生在足跖区域，水疱、脓疱相兼而生，疱破渗液，糜烂较重，舌质红，苔薄黄或黄腻，脉濡数。

治宜清热化湿，益气扶脾。方选二妙丸加味：苍术、陈皮、炒黄柏各 10g，黄芪、党参、山药、生薏苡仁各 15g，忍冬藤、蒲公英、马齿苋各 12g，赤茯苓、泽泻、黄芩各 18g。

（3）金石毒攻证：皮疹不仅发生在掌跖，而且还可泛发他处，如足背、小腿、膝盖、手背、肘部等，皮肤暗红，角质增厚，并有糠秕鳞屑，伴有中等或严重瘙痒，舌质红、苔光剥或少苔，脉细数。

治宜清解毒火，护心止痒。方选黄连解毒汤加减：炒黄连、焦栀子、连翘心各 6g，绿豆衣 30g，玄参、石斛、麦冬、甘草各 12g，炒黄芩 10g，琥珀 6g，灯心 3 扎。

（4）余毒未清证：病情稳定或慢性反复发作，缓解期长短不一，恶化期常在 3～5 日发作 1 次，舌质红，苔少或光剥，脉沉细。

治宜养阴益气，清热解毒。方选五味消毒饮加减：蒲公英、地丁、茯苓皮、连翘各 12g，沙参、石斛、太子参、熟地、山药各 15g，当归、白芍、甘草、浙贝母各 10g，生薏苡仁、白花蛇舌草各 30g。

2. 单验方

（1）黄柏末 30g，枯矾 3g，共研细末和匀，外掺患处。适用于红斑、脓疱明显时。

（2）雷公藤煎剂：每日 3 次，每次 10～15ml（每 1ml 相当生药 10g）。

（二）外治法

1. 凡水疱、脓疱较多阶段，选用苍肤水洗剂、皮炎洗剂。湿敷或浸泡患处每日 2～3 次，每次 15 分钟。

2. 若浸淫湿烂，自觉疼痛时，湿疹散、吃疮粉任取一方，植物油调成糊状，外涂，每日 1 次，直至疮愈。

【按语】

1. 对患有扁桃体炎、鼻炎者，应积极治疗，旨在除去感染病灶。

2. 除掉镶有金属牙料及填充剂，对于减轻病情是有好处的。

3. 局部外用药宜温和，避免刺激性药品。有利于皮损的康复。

角层下脓疱性皮病

本病是一种慢性、良性复发性脓疱性皮肤病，好发于中年妇女。

【病因病机】

心火脾湿，蕴结不解，遂化为毒，毒窜肌肤而成。

【诊鉴要点】

（一）诊断依据

1. 易发于中年女性，男女之比约为 1∶4，发病年龄为 27～75 岁，偶发儿童。

2. 好发部位主要集中在腹股沟、腋窝、乳房下部、四肢屈侧、足趾背部及趾间。

3. 初发为一过性水疱，迅即变成脓疱，其内容混浊而不饱满，周围绕以红晕，若向周围扩大则可形成弧状、环状或回状。经数日后脓疱干燥结痂或形成鳞屑，脱落后遗留淡褐色色素沉着。

4. 愈后经数日、数周或数月后，在原发损处又可发生新的脓疱。

（二）鉴别诊断

1. 脓疱疮传染，系化脓菌感染，抗生素易治愈。

2. 天疱疮　疱大而紧张，泛发全身，每批皮疹存在时间长，基底膜有 IgG 沉积。

【治疗】

（一）内治法

辨证论治

（1）心火偏亢证：皮疹泛发全身，疱液浑浊，四周绕以红晕，原有皮疹向外扩展，或呈弧状，或呈环状，伴有轻度瘙痒，舌质红，苔少，脉细数。

治宜苦寒抑火。方选黄连解毒汤、五味消毒饮加减：炒黄连、甘草各 12g，黄芩、黄柏、焦栀子、连翘、玄参各 10g，蒲公英、草河车、野菊花、赤芍各 12g，白花蛇舌草、生薏苡仁各 15g。

（2）脾虚湿阻证：脓疱损害顶部液体澄清，基底浑浊，甚则互相融合密集成片，结痂或鳞屑呈湿疹状，反复发作，其间隔时间，可数日、数周或数月不等，舌质淡红且胖嫩，苔薄白。脉濡细。

治宜清化湿热，扶脾固本。方选泻黄散加减：藿香、佩兰、生地各 10g，生石膏、车前子（包）、山药、黄芪各 15g，生薏苡仁、炒扁豆、赤小豆、黑料豆各 30g，党参、白术各 12g，砂仁（后下）8g。

（二）外治法

详见蜘蛛疮（疱疹样皮炎）。

【按语】

1. 鉴于皮损部位多在阴暗潮湿区域，选药应从化湿、解毒入手。

2. 现代医学认为本病与内分泌异常和精神创伤有关，因此，可适当加入二仙汤和归脾汤。

获得性大疱性表皮松解症

本病是一种自身免疫性疾病，其自身抗原可能是表皮基底膜致密板下方的Ⅶ型前胶原。

【病因病机】

本病多因先天素亏，胎元不足，禀赋不充，脾肾俱虚，复遭辛热遗毒，流传胎儿，以致毒热凝结，蕴于胞中而成。

【诊鉴要点】

（一）诊断依据

1. 患儿多数在出生后即可发病。

2. 皮疹好发于四肢伸侧，尤其肘、膝关节附近。

3. 皮疹系大小不等的水疱或大疱，偶见血疱，疱壁紧张，疱破则有脂液外溢，干燥结痂，痂脱后留下轻重不一的瘢痕，然后又可新发。

4. 部分伴有四肢冰冷、畏寒、羞明、牙齿缺少和毛发脱落等。

（二）实验室检查

免疫电镜发现 IgG 主要沉淀在基底板下纤维内。

（三）鉴别诊断

迟发型皮肤卟啉症：水疱常发生于手背，且可见多毛症。

【治疗】

（一）内治法

1. 辨证论治

（1）胎热证：常发于出生后不久的婴儿，在受摩擦的部位，如肘、膝、腰骶等处，可见大小不一的水疱，疱液常以血性为主，疱破则结血痂，伴有口唇赤红，夜间吵闹，小便短黄，舌红苔黄，脉数，指纹紫。

治宜清心导热，解毒宁神。方选清热解毒汤加减：生地、金银花、连翘、赤芍各 10g，黄连、木通、生甘草各 3g，薄荷 1.5g，灯心 3 扎。

（2）脾湿证：患儿肥胖，在肘、膝等部位，反复发生水疱，小如黄豆，大如樱桃，疱壁紧张丰满，疱破则脂液外溢，病情时轻时重，伴有食呆，便溏，舌质淡红胖嫩，苔薄白，脉弦细。

治宜益气健脾，化湿消疱。方选健脾化湿汤加减：赤茯苓、茯苓皮、冬瓜皮各 15g，泽泻、炒枳壳、苍白术各 10g、赤小豆 30g，茵陈、砂仁（后下）各 6g。

（3）肾虚证：病程迁延较久，多见于乳儿期，形体瘦弱，头发稀少，齿不健全，爪甲缺损，手足不温，伴有五更泄，食少乏味，舌质淡红或胖嫩，脉沉细。

治宜扶阳补肾，固正益元。方选右归饮加减：制附片（先煎）、炒杜仲、麦冬、陈皮各 10g，山药、山萸肉、枸杞子、熟地、炒扁豆、阿胶（烊化）、党参各 12g，鹿角胶（烊化）、龟胶（烊化）各 6g。

2. 单验方

（1）黄芪、孩儿参、焦白术、车前草、土茯苓、金银花、白鲜皮、黄柏、甘草。适用于气虚湿毒蕴阻型。

（2）仙茅、仙灵脾、菟丝子（包）、肉苁蓉、黄芪、白术芍（各）、丹参、生甘草。适用于脾肾阳虚，气血不足型。

（二）外治法

1. 皮疹以水疱或血疱为主，外敷清凉膏。

2. 若继发毒染可选用青黛膏，或玉露膏外涂，每日 1 次。

【按语】

1. 皮损发于肘尖、膝盖、脚底时，应避免摩擦损伤，否则有加重病情的趋势。

2. 中医治疗始终要顾及扶脾补肾，不可过多地使用苦寒燥湿之品。

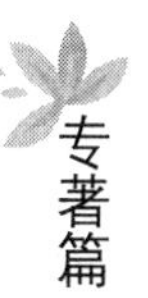

第十五章　血管炎

变应性皮肤血管炎

本病是由于各种因素（如病毒或细菌感染、异性蛋白、药物或化学药品等）在体内产生的免疫复合物引起真皮上部毛细血管及小血管的坏死性血管炎。除暴发型及严重内脏损害外，一般预后良好。部分学者认为本病类似中医所称瓜藤缠。

【病因病机】

热毒内蕴，瘀血阻络所致。

【诊鉴要点】

（一）诊断依据

1. 皮疹形态多种多样，典型损害为出血性斑丘疹，其他如红斑、丘疹、风团、紫癜、血疱、小结节及溃疡等均可出现，部分患者皮损痊愈后有色素沉着或浅表萎缩性瘢痕。

2. 发病部位以下肢多见，亦可累及全身各处，甚至黏膜及内脏。

3. 内脏损害以肾脏受累较为常见，亦可表现为多脏器损害，如胃肠道、肺、心、肝、脾及中枢神经系统。

4. 损害较轻时可无症状，或局部瘙痒、烧灼感或疼痛，较重时伴有发热、关节疼痛及脏器受损的表现。

5. 本病具有自愈倾向，病程一般为 2 ~4 周，但易于反复发作。

（二）实验室检查

可有血沉增快，补体 C3 及总补体降低，可有贫血、白细胞升高及嗜酸性粒细胞增高，肾脏受损时可出现蛋白尿、血尿及管型。

【治疗】

（一）内治法

1. 辨证论治

（1）热毒证：损害以结节为主，在小腿下 2/3 处可见大小不等的结节，色泽鲜红，伴有关节肿胀，肌肉酸痛，舌红苔少，脉数。

治宜清热解毒、软坚散结。方选三妙散加减：青黛6g，穿心莲、黄柏各9g，玄参、郁金、鸡血藤、牛膝、苍术各12g，丹参、薏苡仁各30g，姜黄2g。

（2）血瘀证：结节除发生在下肢外，还可累及上肢，色泽暗红，反复发作，伴有肌肉酸痛。舌质暗红，苔少，脉细涩。

治宜化瘀散结。方选桂枝茯苓丸加减：桂枝、丹皮各10g，茯苓15g，赤芍12g，桃仁9g，三棱、莪术各6g。

加减法：气虚者加黄芪、党参，瘀结难化者加皂刺、甲珠、天龙，低热疲劳者加银柴胡、青蒿、白薇，下肢浮肿者加赤小豆、汉防己。

2. 单验方

血管炎合剂：赤芍、丹皮、丹参、黄芩、茯苓、桃仁各125g，铁树叶、白花蛇舌草、防己各332g。加水至1000ml，煎2次，每次2小时，合并滤液，浓缩至配制剂量。酌加砂糖和防腐剂。每日3次，每次10～20ml。

（二）外治法

结节损害难消时，选用南通蛇药片外涂，每日1次。

过敏性紫癜

【病因病机】

外因多在风、热、湿诸邪，内因主要在脾，两者均能导致血不循经，溢出外络，凝滞肌肤，发为紫斑，累及脏腑则致腹痛、便血、尿血诸症。

【诊鉴要点】

诊断依据

1. 皮疹成批分批出现，类似多形红斑的环形红斑。严重病例可见水疱或大疱。
2. 泌尿系统表现　以高血压、急性肾小球肾炎、肾功能不全、尿毒症多见。
3. 肺部病变　伴有哮喘的相应体征和症状，并可发生胸膜渗液。
4. 腹痛。
5. 多数病人有关节痛、头痛、复视和中枢神经系统的相应征象。
6. 本病常见的三种特殊类型。

（1）急性病毒肝炎前驱症类血清病型：本病在发病过程中有10%发展为急性肝炎，乙型或者非乙型，在肝炎的潜伏期间，黄疸前1～6周发生皮疹、荨麻疹、游走性多关节炎，偶可呈急性关节炎，其发病持续时间一般仅数日（可有例外）。当发病是轻度或一过性时常被忽视。

（2）低补体血症性血管炎：McDuffie等于1973年叙述低补体血症性血管炎，其发病率不详，亦不常见，好发于青年妇女。

（3）混合性冷球蛋白血症：本病为紫癜、关节痛、无力、冷球蛋白血症、肾小球肾炎，中年女性尤其多见。

【治疗】

内治法

1. 辨证论治

（1）风热伤营证：斑色初起鲜明，后渐变紫，分布较密，发现与消退均较快，伴有瘙痒，或有关节肿痛，脉浮数，舌质红，苔薄黄。

治宜凉血活血祛风，兼以化斑解毒。方选消斑青黛散加减：青黛、玄参、沙参、柴胡各10g，知母、黄连、甘草、莲子心各6g，生石膏、生地各15g，炒牛蒡子、荆芥各12g，绿豆衣30g。

（2）湿热蕴阻证：紫斑多见于下肢，间见黑紫血疱，时有糜烂，伴有腹痛较剧，甚则便血或黑便，腿踝肿胀，轻者腹胀微痛，纳呆，恶心呕吐，舌质红或紫，苔黄腻，脉濡数。

治宜清热化湿，活血通络。方选三仙汤、芍药甘草汤、失笑散合方化裁：薏苡仁、滑石（包）各15g，赤芍、杏仁、蒲黄炭、甘草各10g，白通草、竹叶各6g，白茅根、赤小豆各30g，丹皮、紫草各12g。

（3）阴虚火旺证：紫红斑，色不鲜明，分布不密，反复发作，兼有虚热烦躁，面赤火升，腰酸膝软，血尿、蛋白尿和管型尿等，舌质红，苔少，脉细数。

治宜养阴清热、降火止血。方选六味地黄丸加减：生地、炒丹皮、玄参、大蓟、小蓟各12g，山药、白茅根各30g，茯苓、龟板（先煎）、枸杞子、紫草、泽泻各15g。

（4）统摄无权证：起病较缓，紫斑色暗淡，分布较稀，时愈时发，迁延日久，伴有腹胀便溏，恶心、纳呆、面色萎黄或虚浮，自汗，气短，精神萎靡，肢倦无力，心悸头昏，目眩，唇淡，舌质淡，苔少，脉虚细。

治宜健脾益气，摄血止血，方选归脾汤加减：炙黄芪、党参、茯神、熟地黄各15g，当归、炒白芍、白术、炙甘草各10g，桂圆肉12g、广木香6g、阿胶12g（烊化）。

（5）脾肾阳虚证：慢性发作，病程日久，斑色淡紫，触之欠温，遇寒加重，伴有面色苍白或紫暗，头晕、耳鸣，身寒肢冷，腰膝酸软，纳少便溏，腹痛喜按，舌淡或偏紫，脉细弱。

治宜补肾健脾，温阳摄血。方选黄土汤加减：伏龙肝45g（包），白术、甘草、阿胶（烊化）各10g，制附片、菟丝子、仙鹤草各12g，黄芩6g。

加减法：高热加生石膏、羚羊角、水牛角、玳瑁，咽炎、鼻衄加北豆根、大青叶、麦冬、沙参、马勃，关节红肿疼痛加鬼箭羽、千年健、金毛狗脊、海风藤、桑枝、秦艽、络石藤、老鹳草，皮疹顽固不退加赤小豆、椿根皮、鳖甲、知母，便血加地榆、槐花、三七，血尿加白茅根、旱莲草、小蓟，蛋白尿加玉米须、莲须、金樱子、芡实、冬瓜皮，腹痛加玄胡索、川楝子、广木香、乳香、没药、炒枳壳、厚朴，恶心呕吐加黄连、姜半夏、竹茹、刀豆子，纳呆加砂仁、焦三仙、鸡内金，气虚加黄芪、党参、升麻，斑色瘀紫，舌暗紫加三七粉或云南白药，神昏谵语加紫雪丹。

2. 单验方

（1）红枣10枚，或连翘10g，或甘草5g，或紫珠草5g，任选一种，煎服。

（2）旱莲草、女贞子、茜草根、黄芩、侧柏叶、生地、阿胶、丹皮、仙鹤草、龟板煎服。

（3）生龟板、仙鹤草、生地榆各30g，地骨皮60g，煎服。

（4）紫草根提取物（片剂）每日服药量相当于生药4.5～6g，或用生药24～30g煎服。

（5）银翘土苓汤：金银花、连翘、土茯苓、当归、玄参、鸡血藤、赤芍各 30g，生地 60g，丹皮、秦艽各 15g，甘草 12g，蝉蜕 10g。适用于荨麻疹性血管炎。

（6）新桂枝茯苓汤：桂枝 5g，茯苓皮 20g，赤芍 10g，丹皮 10g，桃仁 10g，半枝莲 30g，白花蛇舌草 30g，香谷芽 10g。适用于变应性血管炎。

（7）活血通络汤：黄芩 9g，滑石块 30g，木通 9g，车前子 12g，土茯苓 30g，赤芍 30g，当归 15g，赤苓皮 30g，木瓜 12g，生甘草 12g，防己 12g，牛膝 12g。适用于坏死性血管炎。

主动脉弓动脉炎

【病因病机】

多系先天禀赋不足，后天失于调养，或患其他病，以致阴阳失调、气血亏损，气日以衰，脉道不利，乖变多端。或脾肾阳虚，失于温煦，内寒自生，寒凝脉泣。或气血亏损，运行无力，血脉不得充盈。或肝肾阴虚，筋脉失养，均可导致本病的发生。

【诊鉴要点】

（一）诊断依据

1. 动脉狭窄后，或闭塞所引起的症状以及高血压，颈动脉窦反射亢进引起症状。

2. 四肢麻木感，四肢发冷，知觉异常，步行障碍或间歇性跛行。

3. 心脏症状有心悸、气急或呼吸困难，心绞痛，胸痛，左右心力衰竭，咯血，心包摩擦音，二尖瓣关闭不全等。

4. 由于高血压引起的症状为头痛、呕吐、肩痛。

5. 由于颈动脉窦反射亢进引起的征象，如转动头部可引起神志丧失，眩晕发作。

6. 动脉炎动脉的狭窄部位发生桡动脉触及感觉的有无，以及上下肢血压的差异，在上肢两侧血压差异中以左侧上肢低血压较多见。

7. 眼征象表现为视力障碍或视力减退，早期症状多为一过性雾视或眼前发黑，起立或行走时一眼或两眼视力减退或消失，还有羞明、复视、黑点、流泪、结膜充血、瞳孔散大等。

8. 肠系膜动脉狭窄可引起腹痛、腹泻、肠胃道缺血和出血，肺动脉炎可引起呼吸困难、咯血和肺动脉高压。

（二）实验室检查

1. 多数显示正色素性贫血，血小板大多数正常。血沉常为中度或高度增快。

2. 约 1/3 病例可见蛋白阳性。

3. 有左右心室肥大、左房增大、右束支传导阻滞、心房颤动等异常。

4. 胸部平片可见约 1/2 患者心脏增大，主动脉各段可见内收、扩张、边缘不规则、动脉瘤形成，钙化等病变。

【治疗】

内治法

1. 辨证论治

（1）风湿入络，血分蕴热证：症见下肢结节，肤色发红或正常，伴有发热不适，周身乏力，肌痛或骨关节疼痛，舌质红，苔白，脉滑数。

治宜祛风除湿，凉血通络。方选独活寄生丸加减：独活、茯苓、防风、炒丹皮、赤芍各10g，丹参、忍冬藤、鸡血藤各15g，鬼箭羽、陈皮、豨莶草、泽兰、秦艽各12g。

（2）气滞血瘀，瘀阻经络证：症见下肢结节，以下肢为甚，肤色焮红，结块压痛明显，偶尔伴有瘀斑或网状青斑，或有坏死溃疡。脉细涩，舌质暗红苔少。

治宜调和营卫，活血通络。方选桃红四物汤加减：归尾、赤芍、桃仁、苏木各10g，青皮、制香附各6g，草河车、夏枯草、忍冬藤各15g，川牛膝、地龙各4.5g。

（3）气阴不足，脉络不畅证：症见下肢结节，色黯，身倦乏力，纳食减少，心悸失眠，自汗盗汗，口干唇燥，舌干少津，脉细数，舌质红，苔少。

治宜益气养阴，和营通络。方选生脉散加味：太子参、沙参各15g，玄参、生黄芪、麦冬、生地、丝瓜络各10g，络石藤、地骨皮、茜草、青风藤各12g，青皮、五味子各6g。

（4）胸阳不通，心血瘀阻证：症见心前区疼痛，胸闷，心悸不宁，甚则面青、唇甲青紫，脉细涩，舌质暗红，苔少。

治宜宣痹通阳，活血化瘀。方选栝楼薤白汤加减：栝楼、苏梗、炙甘草各10g，薤白、五味子、琥珀各6g，干地黄、沙参、茯神各12g，丹参30g，桑枝、红花各4.5g。

（5）阴虚阳亢，肝风内动证：症见头痛眩晕，肢体麻木，晚期或病情处于危笃阶段，则会突然惊厥、半身不遂，脉细涩，舌质红，苔少。

治宜滋阴平肝，息风开窍，活血通络。方选镇肝熄风汤加减：怀牛膝、生赭石、生龙骨、生牡蛎各30g，石菖蒲、远志各6g，生杭芍、天冬、青蒿、生麦芽各15g，钩藤、干地黄各12g。

加减法：发热，重用金银花炭、蒲公英、地丁；关节酸痛，加海桐皮、豨莶草、老鹳草；病久体虚，加高丽参、冬虫夏草、山药；津亏口渴，加用石斛、玉竹、知母；结节不散，加天龙、土贝母、甲珠；坏死，溃疡日久不敛加白薇、鹿角胶、地骨皮。

2. 单验方

（1）四妙勇安汤、顾步汤、补阳还五汤、血府逐瘀汤可任选一方，适用于病程短、属实证者。

（2）人参养荣丸、八珍丸、十全大补丸可任选一方，适用于病程长，属虚证者。

结节性红斑

【病因病机】

脏腑湿热流注于下，寒湿凝聚，最终转归均是络有瘀阻，气血瘀滞，故均见红斑、结节绕颈而生。

【诊鉴要点】

（一）诊断依据

1. 好发于青年女性，尤以春秋两季发病率高。

2. 病前常有轻重不同程度的发热、恶寒、头痛、咽痛等全身不适症状。

3. 小腿伸侧发现豌豆至枣大的皮下结节，略高出皮肤表面，颜色鲜红，结节消退后不遗留任何痕迹。

4. 自觉灼热胀痛，触压更重。

（二）鉴别诊断

1. 硬红斑病 起缓慢，疼痛轻微，结节好发于小腿后侧，易于破溃，常伴有结核史。

2. 皮肤变应性血管炎 损害以皮下结节为主，几个至几十个不等，常伴有条束状块物，疼痛较轻，反复发作，病程较长。

【治疗】

（一）内治法

1. 辨证论治

（1）血热偏盛证：下肢结节，大小不一，小如豆，大如梅，色泽鲜红，压痛明显，自觉灼痛不适，身热，大便秘结，小便溲黄，舌质红，苔少，脉浮数或滑数。

治宜清热通络。方选通络方加减：当归、赤芍、泽兰、茜草、牛膝各6g，红花、青皮、香附各4.5g，生地、丹皮各10g，忍冬藤、大青叶、紫草各15g，赤小豆30g。

（2）湿热下注证：下肢结节，肤色深红，腿脚浮肿，甚则局部漫肿，压之可凹，自觉疼痛轻微，关节酸痛明显，全身困乏无力，小便黄浊，舌质淡红，苔黄腻，脉沉濡或沉细数。

治宜清热化湿，活血通络。方选凉血五根汤加减：紫草根、茜草根、黄柏、汉防己、瓜蒌根各10g，白茅根、伸筋草、赤芍、鸡血藤各15g，忍冬藤30g，红花6g，木瓜12g。

（3）寒湿凝聚证：下肢结节黯红或暗紫，结节反复发作，经年不愈，伴有面色皖白，心悸气短，手足厥冷，舌质淡红，苔薄白，脉细弱。

治宜散寒祛湿，通络和营。方选黄芪桂枝五物汤加减：黄芪、桂枝、赤芍、红花、炒白术、秦艽、炙甘草各10g，熟附片6g，肉桂末（冲）3g，鸡血藤、鬼箭羽各15g，炮黑姜、细辛各4.5g。

加减法：发热、头痛、咽痛加炒牛蒡子、薄荷、山豆根，关节酸痛加金毛狗脊、千年健、羌活、独活、威灵仙，结节顽固难化加土贝母、槟榔、天龙、丹参、炙山甲、海藻、山慈菇、莪术、三棱，结节压触疼重加制乳香、制没药、玄胡索，足胕浮肿加陈皮，气虚者加党参、炙黄芪，血虚者加生熟地、当归。

2. 单验方

（1）昆明山海棠疗法：①昆明山海棠（去皮根部）20g煎服（儿童量减半），每日1次，连服5日，休息1日，为1疗程。②昆明山海棠浸膏片0.25g，每日3次，儿童酌减，饭后即服用。

（2）中成药小金丹、散结灵、大黄䗪虫丸、鸡血藤浸膏片，任选一种，服之。

（3）结节性红斑汤：当归、白芷、桔梗、苏叶、防风、白芍各6g，党参、黄芪各10g，枳壳、川芎、乌药各5g，官桂、槟榔、厚朴各2g，木通、甘草各3g。

（4）结节性红斑Ⅱ号：金银花、生地各10g，蒲公英15g，草红花、赤芍、牛膝、桃仁、当归尾、泽泻、防风各6g，生牡蛎、丹参各9g。

（二）外治法

1. 初期红肿明显，疼痛较重时，选用玉露膏或如意金黄散，龙井茶调敷。
2. 结节日久不消时，紫金锭，蟾酥丸，任选一种，醋磨汁，外涂。

【按语】

1. 避免使用可疑致敏性药物和致敏性食物，对感染灶应予积极治疗。
2. 合并内脏受损时，应给予肾上腺皮质激素治疗。

雷诺病

本病是由于血管神经功能紊乱引起的肢端小动脉痉挛性疾病，分原发性和继发性两型。前者病因未明，可能与血液黏滞性改变，特别是在低温条件下影响到手指的血流量有关。后者则可找到病因，如结缔组织病、冷凝集素血症、巨球蛋白血症等。通常将继发性者称为雷诺征或雷诺现象，原发性者称为雷诺病。

【病因病机】

内因，主要是脾肾阳虚，温煦四肢之力微弱；外因当与寒邪关系密切。两者皆能影响血液的运行，在血行受阻，痹阻不通或欠畅的情况下，皆可导致本病的发生。

【诊鉴要点】

（一）诊断依据

1. 好发于青年女性，病变通常发生于双侧肢体的末端，手指最多，足趾次之，偶见耳郭、鼻尖、舌尖、颊和颏等。
2. 初期为缺血表现，皮肤苍白，手指发凉，刺痛，知觉异常、麻木，手指发硬不能自由屈伸；中期，皮肤肿胀，发绀，甚则深青或黑褐，伴有刺痛和跳动感；后期缓解，局部变暖，颜色变红，跳动感增强，终至恢复局部正常。
3. 寒冷季节发作次数增多，症状较重，严重时还会出现溃疡。
4. 肢端尖削呈杵状，指甲裂纹或扭曲变形。

（二）鉴别诊断

1. 血栓闭塞性脉管炎　多半发生在单侧下肢，绝大多数是男性，自觉痛甚，足背动脉搏动减弱或消失，晚期出现干性坏疽。

2. 闭塞性动脉硬化症　患者多为50岁以上的男性，下肢为主，上肢极少，患肢体位改变可引起患处皮肤颜色变化。

【治疗】

（一）内治法

1. 辨证论治

（1）脾肾阳虚证：肢冷苍白，触之如冰，久不转红，逐渐蔓延扩张，自觉肢端麻木疼痛，轻者转潮红肿胀，重则持续苍白或发绀，伴肢冷疼痛，唇甲色青，腰膝无力，面色㿠白，食少纳差，大便溏薄，舌淡，苔少，脉沉细。

治宜温补脾肾，驱寒通络。方选附子理中汤加减：炮附子、干姜、白术、炙甘草、川芎、王不留行、甲珠各10g，党参、黄芪各12g，丹参、鸡血藤各15g，路路通6g。

（2）气血衰少证：四肢末端冰冷，甚则发绀，指尖略有变细、僵硬，兼有畏寒无力，少气懒言，面色㿠白，偶有刺痛，舌质淡红，苔少，脉沉细无力。

治宜益气温阳，养血通络。方选益气养血汤加减。生黄芪30g，党参、当归各15g，桂枝、鸡血藤、熟地各10g，玄胡索、路路通、活血藤、石楠藤各12g，地龙、甲珠、苏木各6g。

（3）寒邪外袭证：肢端寒冷，麻木疼痛，患处喜暖怕冷，遇冷则肢端皮肤苍白、青紫，继转潮红，得温则缓解，舌质淡，苔薄白，脉细迟。

治宜温经散寒，活血通络。方选当归四逆汤加减：当归、黄芪各30g，桂枝、甘草各15g，红花12g，川芎、细辛各6g，羌活、地龙、丹参、橘络各4.5g。

加减法：病发在手加姜黄、桑枝，病发于足加川牛膝、宣木瓜，寒甚加炮姜、炙麻黄、制附子，肢端拘急加全蝎、金头蜈蚣，病久肢端变尖或轻度萎缩加何首乌、透骨草、络石藤、僵蚕等。

2. 单验方

（1）活血温阳汤加减：当归20g，川芎、赤芍、红花各12g，丹参、鸡血藤、黄芪各24g，党参、桂枝各15g，附子、干姜各10g，炙甘草9g。

（2）毛冬青片，每日3次，每次3~5片。

（3）补阳还五汤加减：生黄芪、当归尾、赤芍、川芎、桃仁、地龙、延胡索、苍术、丹参、干姜、制附片。

（二）外治法

1. 选用麻黄、细辛各15g，苍耳子、威灵仙各30g，煎汁，先熏后浸泡，每日2次，每次15~30分钟。

2. 继而外涂红灵酒。

3. 若出现溃烂，按溃疡处理。

（三）其他疗法

1. 毫针法

（1）辨证取穴：主穴：极泉、臂中（腕横纹联线中点）、阳池、三阴交；配穴：体虚加关元、足三里，心情抑郁加太冲、合谷。

（2）辨病取穴：病变以双手指为主，取缺盆、十宣；配穴：病在拇指、食指加手五里，在中指加内关，在无名指加小海。病变在足趾，取三阴交、照海；配穴：足十宣、环跳、秩边。

（3）经验取穴：上肢病变取合谷、八邪、手三里、外关，下肢病变取八风、三阴交、足三里。方法：施平补平泻法，十宣点刺放血少许，每日1次，15次为1疗程。

2. 灸法 分两组取穴：1组大椎、至阳、命门、上脘、中脘；2组足三里、膈俞、脾俞、胃俞、肾俞。方法：每次取1组2穴，2组1穴，施直接灸，每日2次，每次灸7~9壮。

【按语】

1. 继发者应重视对原发性疾病的治疗。
2. 中医以温补脾肾、活血通络为其主要法则，必要时酌加虫类药物，更有利于通络。

色素性紫癜性皮肤病

本病是一组以紫癜样丘疹及含铁血黄素沉着为主的慢性皮肤病。类似中医血瘙。

【病因病机】

风邪客于血分，郁久化火，火损血络，血溢脉外，则离经成瘀，干燥瘙痒，日久阴血被伤，瘀血凝滞，阻碍新血之化生，络道受阻，营血不得宣通，血燥伤阴，肌肤失养，故皮肤粗糙，奇痒难忍。

【诊鉴要点】

诊断依据

1. 病变部位惯发于小腿，上肢少见。
2. 初起皮疹为针尖至米粒大小的点状光滑丘疹，呈圆形或角形紫癜，色泽棕黄或暗褐，继而逐渐扩大、增多，部分融合成片，表面轻度苔藓样和少量糠秕状鳞屑，边缘还可见紫红色小点散在，或见成片铁锈色丘疹，渐见性呈现肥厚、粗糙。
3. 自觉剧痒，导致部分病人常因瘙痒难忍而喜用热水烫洗，使之皮疹加重。

【治疗】

（一）内治法

1. 辨证论治

（1）血热证：病程较短，皮疹以红色丘疹和部分融合的斑丘疹为主，伴有瘙痒，部分搔破还可见少许渗血，舌质红，苔少，脉数。

治宜凉血活血，解毒退疹。方选凉血地黄汤加减：生地12g，当归、杏仁、玄参各10g，黄连、黄芩、焦栀子、荆芥、蝉蜕、红花各6g，甘草3g。

（2）风热证：起病较急，皮疹泛发，下肢为重，上肢亦见，色泽以鲜红为主，兼见暗红，自觉痒重难忍，口干或咽燥，舌质红苔薄黄，脉浮数。

治宜和血消风，清心止痒。方选消风散加减：荆芥、防风、苦参、蝉蜕、炒牛蒡子各6g，当归、赤芍、泽兰、益母草各10g，川牛膝4.5g，赤小豆30g。

（3）血瘀证：病程较长，斑色渐转棕紫色，或者遗留铁锈色样的色素沉着，舌质暗红，苔薄白，脉细涩。

治宜理气和血，化瘀通络。方选桃红四物汤加减：桃仁、荆芥、防风、红花各6g，归尾、赤芍、生地、丹皮、丹参各10g，川芎、苦参、苏木、川牛膝、甘草各4.5g。

（4）血燥证：血瘀阻络，肌肤失新血濡养，故皮肤粗糙、肥厚，干燥脱屑，或见丘疹密集粗厚而刺痒，伴有口干舌燥，舌质红且光，苔少，脉细弱或涩。

治宜养血润燥，活血止痒。方选活血润燥生津散加减：当归、麦冬、熟地、白芍各10g，桃仁、红花、川牛膝各6g，花粉、丝瓜络各12g。

加减法：肢肿加忍冬藤、汉防己，剧痒加白鲜皮、浮萍、苍耳子、地肤子，皮肤粗糙、干燥、脱屑加胡麻仁、鸡血藤、钩藤、何首乌，皮肤肥厚，状如苔藓或席纹加赤石脂、炒枳壳、全蝎、乌梢蛇等。

2. 单验方

（1）紫草制剂：①鲜紫草24～30g（有时加少量地肤子、槐花、大枣）煎服。②紫草根提取物片，相当于生药4.5～6g，为1日服量。

（2）大黄䗪虫丸：每日2次，每次6g，适用于晚期阶段。

（3）清肌渗湿汤：归须、白芷、甘草、升麻、苍术、白术、川芎、酒芍、炒栀子、连翘、炒黄连、炒黄柏、知母、木通、青皮、木瓜、泽泻、茯苓、苦参、枳壳、柴胡、石菖蒲，煎服。

（二）外治法

1. 初期 选用金银花、陈皮各30g，川椒10g，食盐60g，加水煎洗，但不可太热，只宜温洗或湿敷，或用鲜芦荟蘸云苓粉6g、寒水石10g、冰片2g外搽。

2. 后期 皮肤粗糙，苔藓样变，外用大枫丹（灯油调成软膏），或用楮桃叶、苍耳秧各150g煎汤，外洗，尤适用于血燥瘙痒。

【按语】

1. 避免持重物及长久站立，鼓励多吃蔬菜和水果。
2. 伴有静脉曲张时，应予治疗，轻者可用弹力绷带包扎，重者劝其手术。

肢端青紫症

本病为手足皮肤呈持续性青紫色、冰凉而多汗的一种皮肤血管性疾病。常发生于青年男女。

【病因病机】

内因在虚，外因在寒。其发病机理既有阳虚内寒，脉络瘀滞的一面，又有因气虚血少，寒凝寒痹的缘故。

【诊鉴要点】

（一）诊断依据

1. 患者常发生于青年男女，智力缺损及精神分裂症病人患此病者较正常人为多。

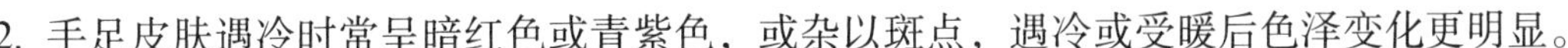

2. 手足皮肤遇冷时常呈暗红色或青紫色，或杂以斑点，遇冷或受暖后色泽变化更明显。

3. 趾（指）苍白，知觉迟钝。

4. 手足变化可在接触寒冷后呈一时性发作，或持续整个冬季，甚至夏季亦可出现。

5. 伴有手足多汗，易发冻疮及网状青斑、红绀病等。

6. 部分指（趾）尖端皮肤凉冷、青紫和坏死，自觉疼痛，此乃间歇性坏死性肢端青紫症，是本病的另一型。

（二）鉴别诊断

1. 肢端硬化病 手指逐渐变细，皮肤光亮绷紧，多发生雷诺现象，自轻度血管痉挛无皮肤持久性改变发展到严重发作性血管功能不全，引起指尖溃疡或坏疽。

2. 雷诺现象 肢端冰冷、苍白，进而青紫，若抬高患肢则又渐恢复原貌等。

【治疗】

（一）内治法

1. 辨证论治

（1）脾肾阳虚证：患处冰冷，冬天或遇寒尤重，肤色青紫发绀，喜烤火，或用热水袋之类取暖，以图暂时性轻松，夏日将至，上述症状略有缓解，但难恢复。兼有畏寒，唇青，食少，便溏。脉沉细微，舌质淡红，苔薄白。

治宜扶阳抑阴，活血通脉。方选四逆汤加减：制附片、干姜片各6g，党参、黄芪、当归、制乌头各10g，丹参、路路通、秦艽各12g。

（2）血气衰损证：指（趾）端苍白、冰凉，肤色青紫发绀，冬天容易合并冻疮，夏天潮湿多汗，肤色仍然发绀，很难退尽，兼有面色㿠白，气短少力，形体困倦，脉沉细弱，舌质淡红，苔少。

治宜温补气血，佐通孙络。方选人参养荣汤加减：党参、黄芪、炙甘草、白术各10g，当归、熟地、炒白芍、山药各15g，桂心、陈皮、橘络、甲珠各6g。

加减法：肾阳偏虚加淫羊藿、仙茅、鹿角片，脾阳偏虚加九香虫、高良姜、淡吴萸，元气素弱加人参、鹿茸。

2. 单验方

（1）通脉汤：当归15g，川芎、桃仁、红花、血竭各9g，丹参20g，鸡血藤、黄芪各30g，穿山甲、牛膝各12g。煎服。

（2）加味乌头煎：乌头、白蜜、全当归、丹参、川芎，煎服。

（3）右归饮加味：鹿角胶、熟地、山药、山萸肉、杜仲、当归、枸杞子、菟丝子、附子、肉桂、路路通、炮甲珠。煎服。

（二）其他疗法

1. 毫针法 取肾俞、关元、大椎。方法：每个穴位上放置姜片1块，每次灸5～7壮，每日1～2次。

2. 温针法 上肢取内关、曲池，下肢取三阴交、足三里。方法：针刺得气后，针柄上放置艾炷一团，点燃任烧至灰尽，每日1次。

3. 穴位注射法 膈俞、大肠俞、关元俞、小肠俞、次髎、伏兔。方法：取维生素 B_1、维生素 B_{12} 各 1 支混合，每次选用两穴，针刺得气后各推注 1ml，2 日 1 次。

【按语】

1. 戒烟，避免饮茶和咖啡。
2. 注意保暖，加强锻炼，乃为预防之重点。

网状青斑

本病是一种由多种原因引起的皮肤呈网状的紫绀色变色。

【病因病机】

寒邪外袭，营卫失和，气血凝滞；或禀赋不耐，腠理不密，寒邪入侵，阻于经脉；或素有肝肾阴亏，久而气血运行不利所致。

【诊鉴要点】

诊断依据

1. 患者以青年女性居多。

2. 在足、下肢、躯干及前臂等处，出现紫红色网状或树枝状斑纹，遇冷后皮损症状加重，暖后有所减轻。

3. 临床分型 大理石状皮肤：50% 儿童和成人，在下肢可见斑驳状蓝色静脉曲张像大理石，伴发冻疮、肢端青紫症或红绀病倾向。特发性网状青斑：多发生于 30～50 岁妇女，皮损较大理石皮纹略重，病久后可持续不退，常有刺痛和麻木感，亦可发生轻度水肿。继发性网状青斑：系继发于某些潜在性疾病和药物，其皮损多呈斑片状或不对称，潜在性疾病包括结节性多动脉炎、红斑狼疮、皮肌炎、风湿热、结核、梅毒等先天性网状青斑，出生后可见青斑。

【治疗】

（一）内治法

1. 辨证论治

（1）寒凝证：皮肤呈蓝色大理石样，遇冷尤重，甚则为青紫色，伴有麻木、隐痛和紧张感，舌质淡红，苔薄白，脉沉细且弱。

治宜温经散寒，调和营卫。方选桂枝汤加减。炙麻黄、干姜各 3g，桂枝、白术、甘草各 10g，丹参、黄芪、当归各 12g，大枣 7 枚。

（2）气滞证：皮肤暗红，站立时加重，躺下减轻，自觉胀痛不适，伴有刺痛或胀痛，舌质红，苔少，脉细弱且涩。

治宜理气活血，疏通经脉。方选四物汤加减：丹参、赤芍、香附、陈皮、干地黄各 10g，苏木、地龙、红花、茜草各 6g，鸡血藤、海风藤各 12g。

（3）肾虚证：皮肤冰冷、发绀、冬重夏轻，或者持续不退，伴有畏寒，唇爪苍白，舌质淡红，苔少，脉沉细。

治宜滋肝补肾，佐调气血。方选二至丸加味。女贞子、旱莲草、生地、熟地各12g，山萸肉、枸杞子、杜仲、当归、川芎、赤芍各10g，紫草、柴胡、黄芩、甘草各6g。

2. 单验方

（1）阳和丸（中成药），每日2次，每次6～10g，温开水送下。既有预防作用，又有治疗价值。

（2）复方丹参片，或三七片，或毛冬青片，每日2次，每次6～10g。适用于恢复期。

（二）外治法

视病情选用红花酒外搽，并按摩之，每日1次。

（三）其他疗法

1. 毫针法 取血海、足三里、复溜。方法：施平补平泻手法，针刺得气后留针30分钟，每日1次。

2. 灸法 取风市、阴陵泉、三阴交。方法：将艾条点燃后，在穴位上施雀啄灸3～5分钟，每日1次。

【按语】

1. 冬天重视指端的保暖，以防寒邪的侵袭。
2. 坚持口服益气温阳的中成药，如十全大补丸、全鹿丸等，可减轻症状和控制复发。

血栓闭塞性脉管炎

本病是一种慢性复发性中小动脉和静脉的节断性炎性疾病。好发于手足血管。类似中医所称脱疽。

【病因病机】

本病之标则系寒湿或火毒所犯，病位“在于脉则血凝而不流”，其本则由肝肾亏损或气血虚弱，病位在“大脉空虚，发为脉痹”。

【诊鉴要点】

（一）诊断依据

1. 本病多见于男性，女性少见，男女发病率之比为7.5∶1，年龄多在25～45岁之间。
2. 趾（指）疼痛，夜间尤甚，常抱足而坐，彻夜不眠。
3. 间歇跛行，行路时小腿胀痛或抽筋，休息后缓解，重复发生。
4. 肢体畏寒怕冷。
5. 患肢皮肤粗糙干燥，趾（指）甲生长迟缓，增厚变形，肌肉萎缩。

6. 中晚期病人发生坏疽、溃疡、趾（指）节落。

（二）鉴别诊断

1. 雷诺病 多见于青壮年女性，以阵发性肢端对称的间歇苍白、发绀和潮红为其临床特征，常为情绪激动或受寒所诱发，发作过后即恢复正常，很少发生坏疽和溃疡。部位多见于手指，下肢受累者少见。

2. 无脉症 多见于青年女性，肢体麻木、发凉，酸胀乏力，下肢则可见间歇性跛行，动脉搏动减弱或消失，肢体无坏疽发生，颈部两侧或腰腹部可闻血管杂音。

【治疗】

（一）内治法

1. 辨证论治

（1）寒湿侵袭证：患肢发凉怕冷，麻木疼痛，遇冷则甚，得热则缓，皮肤苍白干燥，趺阳脉搏动减弱，舌质淡红，苔薄白，脉沉细迟。

治宜温经散寒，通瘀活血。方选阳和汤加减。炙麻黄、炮姜、甲珠、地龙各6g，熟地、忍冬藤各45g，丹参、活血藤、鸡血藤各15g，黄芪、党参、川牛膝、甘草各10g。

（2）气滞血瘀证：患肢肤色紫红，或暗红，或青紫，下垂时更甚，肢端还可见瘀血斑点，活动时患肢则呈白色或苍黄色，肌肉萎缩，步态跛行，自觉麻木、酸楚，呈持续性固定性疼痛，趺阳脉减弱或消失，舌质暗红或有瘀斑，脉沉细而涩。

治宜活血化瘀，理气止痛。方选桃红四物汤加减。当归30g，熟地、赤白芍、川牛膝、青皮各10g，丹参、制乳香、制没药、玄胡索、蒲公英、金银花各12g，鸡血藤、五加皮各15g。

（3）湿热蕴毒证：患肢喜冷怕热，小腿酸胀，肿痛，肢体沉重无力。溃疡面渗出，糜烂，呈湿性坏疽的外观，伴有面色灰滞或萎黄，胸闷，纳呆，口渴而不欲饮，小便短赤，舌质淡红，苔白腻或黄腻，脉滑数或细数。

治宜清热化湿，活血通络。方选茵陈赤豆汤加味：茵陈、忍冬藤、赤小豆、生薏苡仁各15～30g，茯苓皮、川牛膝、木瓜、丹参各12g，丝瓜络、汉防己、连翘、地丁各10g，砂仁8g（后下）。

（4）热毒侵肤证：患肢坏疽，局部红、肿、热、痛，脓液较多，并可闻恶臭。伴有高热或低热，烦躁，口渴引饮，便秘溲黄，纳呆食少，精神萎靡，屈膝危坐，痛苦异常。舌质紫或红绛，苔黄腻，或板黄，或见黑灰，或见舌苔中剥，脉洪数或弦数。

治宜清热解毒，活血养阴。方选四妙勇安汤加味：玄参、甘草、赤小豆、地丁、蒲公英各15g，金银花、蛇舌草、丹参各30g，黄芩、焦栀子、连翘、丹皮各10g。

（5）气血两虚证：溃疡疮面久不愈合，脓液稀薄，肉芽灰暗，疼痛减轻，皮肤干燥，肌肉消瘦，伴有肢体乏力，精神疲惫，面容憔悴，心悸、失眠，舌质淡红，苔薄白，脉沉细无力。

治宜补益气血，调和营卫。方选八珍汤加减：当归、白芍、川芎、党参、甘草各10g，熟地黄、丹参、黄芪各15g，浙贝母、地丁、蒲公英各12g，赤小豆30g。

加减法：病变在下肢，加牛膝、青皮、木瓜；病变在上肢，加桑枝、姜黄、桂枝；局部瘀斑血瘀，加地龙、土鳖虫、水蛭、泽兰；兼寒，遇冷加重加制附片、炮姜、九香虫；兼湿，渗液较多加薏苡仁、赤小豆、茯苓皮；湿热难除，加赤茯苓、猪苓、滑石、车前子；兼气虚加黄芪、党参、山药、西洋参；兼阳虚加山萸肉、菟丝子；兼热毒，加羚羊粉、绿豆衣、莲子心；

兼口苦心烦，加栀子、黄芩、丹皮；疼痛颇重，加玄胡索、五灵脂、制乳香、制没药；神昏谵语加服紫雪丹，口渴加知母、生石膏、花粉；疮面日久不敛加白蔹，重用黄芪、北条参。

2. 单验方

（1）顾步汤：黄芪、人参、石斛、当归、金银花、牛膝、菊花、甘草、蒲公英、地丁，水煎服，适用于血瘀兼气虚。

（2）四顾汤：金银花、甘草、土茯苓各20g，玄参15g，石斛、党参、黄芪、牛膝、红花各10g，鸡血藤30g，水煎服。适用于气阴两虚。

（3）通脉灵：郁金30g，丹参、鸡血藤各75g，乳香、没药各12g，研细末，炼蜜为丸，每丸重12g。每日3次，每次服1丸。

（4）金头蜈蚣若干，焙干黄，研细末，每日服2~3次，每次3g，有良好的止痛作用。

（5）象牙屑若干，研细末，每日2次，每次3g，有促进朽骨分离的作用。

（二）外治法

1. 未溃，患处发凉麻木，肤色苍白或青紫，或结节肿块，选用解毒洗药。

2. 初期红肿未溃，仅有疼痛时，选用甘草油或金黄膏外敷，或用红灵酒少许外涂。

3. 已溃，脓腐较多，外掺五五丹，外盖黄连膏；待其脓腐渐少，呈现新肉红活如珠，脓腐尽除，外掺生肌散或冰石散或八珍宝丹、外盖生肌玉红膏，直至出现朽骨，选用推车散，直至疮敛。

（三）其他疗法

1. 毫针法

（1）辨证取穴：寒湿证：阳陵泉、三阴交、足三里、下巨墟、太渊、上巨墟。血瘀证：列缺、尺泽、膈俞、上巨墟、下巨墟。热毒证：太溪、复溜、列缺、尺泽、鱼际、阴陵泉。气血两虚证：列缺、尺泽、阴陵泉、足三里、上巨墟、鱼际。肾虚证：膻中、膈俞、三阴交、尺泽、太溪。方法：实证泻之，虚证补之，针刺得气后留针30分钟，每日1次。

（2）分期取穴：早期：内关、太渊、足三里、阳陵泉、三阴交、太溪。中期：神门，余下穴同上。晚期：冲阳、太溪，余下穴同上。方法：早期施补法并灸之；中期施泻法，并加用三棱针点刺出血少许；晚期在溃破处周围施灸法，2日1次。

（3）邻近取穴：下肢取环跳、三阴交透绝骨、足三里、阳陵泉透阴陵泉、解溪，上肢取曲池、外关、合谷、中渚。方法：施平补平泻法，针刺得气后留针30分钟，每日1次。

（4）对症取穴：下肢主穴：环跳、三阴交、足三里、阳陵泉、血海、脉根、阴包；配穴：病变在踇指加阴陵泉、地机，2~3趾加足三里、丰隆，4趾加阳陵泉、悬钟，5趾加承山、昆仑，足底加太溪。上肢主穴：曲池、郄门；配穴：病变在拇、食指加手三里，中指加内关，小指加通里，无名指加外关，前臂及手掌加大陵。方法：施平补平泻法，针刺得气后留针30分钟，每日1次。

2. 灸法 患肢踝关节周围穴，如复溜、太溪、中封、商丘、昆仑、光明、丘墟、照海、申脉，或用血海、肾俞、委中、承筋。方法：艾卷点燃灸，每次灸至舒适感为度，每日灸2~4次。

【按语】

1. 本病组织坏死阶段，疼痛剧烈，难以入睡，可用金头蜈蚣焙干研末，装入3号胶囊中口服有良好的止痛效果。

2. 指端呈黑色坏死时，应手术截肢，预防蔓延。

3. 注意保暖，禁止吸烟，节制房事。

红斑性肢痛症

本病是一种阵发性血管扩张性疾病，多发于脚，以灼热疼痛、潮红发热为特征。类似中医血痹。

【病因病机】

脾运失健，湿热内生。湿热之邪，下注于肢末足趾，湿热入络，热蕴络痹，致使气血凝滞不通而发病。

情志过激，五志化火，脏腑失调，阴伤液耗，火聚不散，搏结于脚趾，使脉络痹塞不畅，气血流行不利而发本病。

热与火之邪多由内生，特别是情志偏激而发生的五志之火，更居首位。

【诊鉴要点】

（一）诊断依据

1. 患者多见于青年男性，偶见于女性，但广州地区报告青年女性占92.86%。

2. 常见双足，少数累及双手，以趾（指）部症状较为明显。

3. 病变区域皮肤色泽，先呈玫瑰红色，后变为紫红色，境界清楚。

4. 局部皮肤温度增高，可比正常高2~3℃，常伴有出汗，局部动脉搏动，静脉扩张。

5. 常在红斑出现之前发生疼痛。常为灼痛、刺痛或胀痛，夜间痛重，热刺激、活动、站立及足垂吊姿势，均可使疼痛加剧，休息，浸入冷水中，抬高患肢或将足外露，又可使疼痛暂时缓解。

6. 慢性经过，夏天加重，长期持续发作者可引起瘀血、营养障碍，造成患处皮肤及皮下组织肥厚或萎缩，坏疽、甲变形、骨萎缩等。

（二）鉴别诊断

1. 肢端发绀症　多发于青年女性，手足肤色紫红或青紫，局部温度低，遇冷则病情加重。

2. 雷诺病　以青年女性居多，病变常在手部，足部很少，病时肢端突然苍白、发绀，继而潮红，仅有麻木，剧痛少见。

【治疗】

（一）内治法

1. 辨证论治

（1）湿热羁绊证：患肢肤色焮红，肿胀，偶有水肿，自觉灼痛、剧痛，遇热加重，舌质红，苔薄黄，或黄而腻，脉滑数濡。

治宜清热利湿，活血通络。方选龙胆泻肝汤加减：炒胆草、焦栀子、炒黄柏各6g，生地、赤茯苓、忍冬藤、丝瓜络、青风藤各15g，川牛膝、赤小豆、生薏苡仁、青皮各10g。

（2）郁火搏聚证：脚趾皮肤红肿，自觉痛如油煎，不能落地，若将患肢放入冷水中浸泡，或者放置在冰凉石板上，甚感舒适，疼痛、灼热感也可稍微缓解。舌质红或红绛，苔少，脉数疾。

治宜养阴清热，散火止痛。方选解毒养阴汤加减：南沙参、耳环石斛、玄参、干地黄、麦冬各12g，金银花、蒲公英、丹参、黄芪各15g，丝瓜络、地龙、甘草各10g。

此外，还可酌情选用西黄丸，或用四妙勇安汤加紫花地丁、地龙以清热活血，通络止痛，经年累月不愈者。

治宜育阴散火，和营通络，方选祛火汤。

2. 单验方

（1）凉血解毒汤：白芍、金银花、玄参、丹皮、防风各6g，川芎、麦冬各3g，生地、黄芩、栀子、土茯苓各9g，白鲜皮12g。

（2）活血消炎丸：乳香（醋炙）、没药（醋炙）各18g，菖蒲膏（干）2.25g，黄米（蒸熟）9g，牛黄0.45g（兑研），每日2次，每次6g。

（3）玄参15g，忍冬藤、紫花地丁各30g，当归10g，生甘草4.5g，白芍、生地各12g，丹皮9g。

（二）外治法

1. 患处胀痛，状如油煎，酌用当归、乳香、没药各30g，红花15g，加水适量，浓煎2次，并入一起，待冷，浸泡患处，每日1~2次。

2. 若局部肤色焮红，剧痛，用玉露散冷开水调敷，或用鲜马齿苋捣烂如泥，敷贴患处，每日1次。

（三）其他疗法

1. 毫针法

（1）循经取穴：主穴：三阴交、太溪、太冲；配穴：内庭、行间、解溪、丘墟、中封。偶发手部加刺曲池、合谷、阳溪、外关、阳池。

（2）邻近取穴：患肢趾尖井穴；配穴：足三里。

（3）经验取穴：行间（双）、侠溪（双）、百会。方法：虚证补法，实证泻法，2日1次。

2. 温针法　主穴：三阴交、太冲；配穴：行间、足三里。方法：施泻法，针刺得气后，在其针柄上点燃拇指大艾绒一团，任其燃尽，2日1次。

3. 穴位注射法　主穴：解溪、足三里；配穴：合谷、昆仑。方法：采用复方维生素$B_6$0.5~2ml，针刺得气后，缓慢推注0.5ml，每日1次。

【按语】

1. 寻找原发疾病，予以相应治疗，有利于本病的缓解。

2. 避免长期内服温热之性的药品。以防损津伤液，更助本病的恶化。

第十六章　维生素及一些代谢障碍性皮肤病

本病证是指由于体内维生素不足而引起的皮肤黏膜病变。引起维生素缺乏的因素有几个方面：摄入不足，如长期饮食调配不合理或烹调不当；机体需要增加，如妊娠和哺乳期妇女，生长发育快的儿童和青少年及慢性消耗性疾病等；吸收不良和排泄增加，如消化功能障碍，糖尿病或服利尿药物后使维生素等排泄增加。

维生素 A 缺乏症

【病因病机】

肝血亏损，眼目、皮肤失其濡养所致。

【诊鉴要点】

（一）诊断依据

1. 初为皮肤干燥、粗糙脱屑，逐渐形成坚实与毛囊一致的角化性小丘疹，中心有棘状角质栓，去除角栓则留一凹坑。此外常伴有毛发干燥，无光泽，呈弥漫性稀疏脱落。指甲变形、变脆。
2. 好发四肢伸侧，也可累及颈、肩、背及臂部。
3. 常见于儿童和青少年。
4. 可伴有夜盲，视力不清，角膜干燥。严重者出现角膜软化、穿孔。
5. 有导致维生素 A 摄入不足或消耗过度的病史。

（二）实验室检查

血浆维生素 A 水平低于 100μg/L（正常 200～400μg/L）。

（三）鉴别诊断

本病需与毛周角化相鉴别，后者皮损见于上臂伸侧及股伸侧，为与毛囊一样的角化性丘疹，去除角栓可见一卷曲的毳毛，不伴有其他症状，多见于青壮年，可有家族病史。

【治疗】

内治法

单验方

（1）苍术 18g，水煎服，每日 2 次。

（2）猪肝散（煅牡蛎、槟榔、文蛤、夜明砂、去壳使君子、炒莱菔子各3g，再用鲜猪肝切碎混合蒸熟，不加油盐）每日3次，适量食之。

维生素B_2缺乏性口角炎

【病因病机】

脾胃积热，循经脉而凝结于口角。后天偏食，使部分营养供应不足而成。

【诊鉴要点】

诊断依据

1. 患者以小儿居多，且为群体发病，成人偶然有之。

2. 口角初起呈轻微红肿，继则成灰白色糜烂、横形皲裂或角化，严重时还会出现口干、舌燥、咽痛等。

3. 自觉局部灼热干痛，口唇开阖不利，伴有出血和附近臀核肿大。

【治疗】

（一）内治法

1. 辨证论治　口角轻微红肿，甚则灰白色糜烂、皲裂，伴有口干、咽痛，舌燥等。

治宜清解脾胃积热。方选清胃散加减：生石膏15g，炒丹皮、炒黄芩、连翘各10g，玄参、玉竹、石斛、山药各12g，升麻、炒黄连各4.5g，一枝黄花、野蔷薇各15g。

2. 单验方　麸皮15g，竹叶4.5g，生石膏（打碎）18g，煎汤代茶，频饮。

（二）外治法

选用青吹口油膏或黄连膏，外涂，每日3~4次。

维生素B_2缺乏症

【病因病机】

过食鱼腥发物，茶酒五辛，肥甘炙煿，则湿热内生，下注前阴而生斯疾。

【诊鉴要点】

（一）诊断依据

1. 阴囊　皮损分三型，即皮炎型、红斑型和湿疹型，前两型相对多见，主要对称布于阴囊正中缝两侧，为境界清楚的淡红斑，上覆灰色或褐色发亮鳞屑，重者边缘有棕色厚痂；后者弥漫性干燥，脱屑和结痂，日久后呈浸润肥厚，皱纹加深，或有糜烂、渗出、化脓和皲裂等。

2. 口角炎 占90%以上，口角发白、浸渍、糜烂、线状皲裂和角化。

3. 舌炎 早期舌面呈鲜红色，重者整个舌面肿胀，舌乳头初期肥大，久后变平萎缩，舌中可有深浅不等的裂纹。

4. 颜面症状 鼻、口周、耳周可见淡红斑和鳞屑，睑缘炎，结膜炎，畏光，烧灼感或痒感等。

（二）实验室检查

血维生素 B_2 水平降低（正常 15～60μg/100ml），24 小时尿排泄维生素 B_2 减少（正常按 30μg/g 肌酐计算）。

（三）鉴别诊断

1. 阴囊神经性皮炎 阴囊可见成片扁平丘疹，搔痕明显，肤如席纹。

2. 阴囊瘙痒症 初期阴囊皮肤正常，隐隐作痒，有如虫行，抓破血溢，血痕累累，或干结血痂。

【治疗】

（一）内治法

辨证论治

（1）湿热下注证：阴囊皮肤淡红，境界清楚，糠秕状鳞屑，或者搔破则有脂液渗出，自觉灼热疼痛，势如火燎，或者痒痛相兼，伴有口苦、舌干、目痒，目赤或视物不清，脉弦数，舌质红，苔薄黄。

治宜清化湿热，散风止痒。方选龙胆泻肝汤加减。炒胆草、焦栀子、黄芩、木通各6g，生地、泽泻、赤茯苓、车前草各12g，炒丹皮、黄连（吴茱萸炒）各4.5g。

（2）肾虚风袭证：阴囊皮肤干燥、肥厚、脱屑、结痂，或者皲裂，伴见口角干裂，舌干唇燥，鼻赤，眼目昏花，腰腿酸楚，舌质淡红，苔少，脉虚数。

治宜补虚固肾，佐以息风止痒。方选六味地黄丸合四生散加减：熟地、山萸肉、茯苓、黄芪各12g，炒丹皮、独活、刺蒺藜、白附子各6g，泽泻、防风、桑叶、杭菊花、枸杞子、石斛各10g，山药30g。

（二）外治法

1. 皮肤起疙瘩，状如粟米，顽痒不已，选用蛇床子汤，煎汁，加入白矾少许，先熏后洗。酌情外搽狼毒膏。

2. 口腔内损害酌情选用锡类散、珠黄散、养阴生肌散等。

维生素D缺乏症

【病因病机】

先天不足，后天失调，致使脾肾亏损所致。

【诊鉴要点】

诊断依据

1. 病者多见于2岁以下的婴幼儿，以及孕妇、授乳及生育较多的女性。
2. 毛发稀少，多汗，牙齿生长迟缓，背偻。
3. 髋关节和背部疼痛，或突然自发性骨折。

【治疗】

（一）辨证论治

1. 脾肾虚弱证（佝偻病） 面色萎黄，毛发稀少，语音低微，纳谷不香，舌淡苔少，脉细弱。

治宜益脾补肾。方选益元散加减：太子参、白术、茯苓、苍术、当归各10g，黄芪、熟地、珍珠母、女贞子各12g，炙甘草、五味子各6g。

2. 肾气亏损证（骨软化病） 背偻，背部和髋关节疼痛，汗多，行走迟缓，舌质淡红苔少，脉细弱。

治宜补肾壮骨。方选补益地黄丸加减：鹿角、龟板、当归、党参各10g，巴戟天、肉苁蓉、怀牛膝、熟地各12g，胎盘粉（吞服）6g。

加减法：汗多加龙骨、牡蛎、珍珠母，大便溏泄者加山药、神曲、鸡内金，纳呆者加砂仁、山楂，夜惊不安者加蝉蜕。

（二）单验方

1. 益气温中糖浆 黄芪，党参各9g，黄精10g，丁香1.5g。每剂煎成15ml。每日3次，每次5ml。

2. 龙牡散 龙骨、牡蛎各50g，苍术15g，五味子5g，共研细末，每日3次，每次1.5g，温开水送下。

烟酸缺乏症

【病因病机】

脾肾阳虚，兼有血瘀所致。

【诊鉴要点】

（一）诊断依据

1. 主要表现 有皮肤、胃肠道、精神系统三大症状。但三者同时存在少见，常表现1～2种。

2. 皮损表现 为鲜红色、暗紫红色的斑，似晒斑，边缘有一鲜红色晕轮，境界清楚，肿胀明显，逐渐变成褐色或暗褐色，粗糙脱屑。可伴有口炎、舌炎、舌尖发红，舌面糜烂、舌乳头干燥、萎缩。

3. 胃肠道症状 轻者有食欲不振，恶心、呕吐、腹泻或便秘或便中带血、黏液等。

4. 神经精神症状 以神经衰弱表现常见，如焦虑、抑郁及失眠等。少数人伴有周围神经炎，如麻木、烧灼感。

（二）实验室检查

全血烟酸低于正常（0.61mg/100ml），血清含量低于0.3mg/100ml。

（三）鉴别诊断

本病应与日光性皮炎相鉴别。后者皮损在光照部位，自觉明显瘙痒。春夏季常见。不伴胃肠道及神经系统症状。

【治疗】

内治法

辨证论治 肢体暴露部位发生对称性皮肤潮红、红斑或水疱，疱破结痂，日久遗留色沉或黏着性黑色鳞屑，粗糙，伴有记忆力减退，惶恐不安，失眠多梦，口角糜烂，腹泻，食欲减退等。舌质淡红，苔剥离。

治宜扶脾、温阳、和血、润燥。方选首乌四物汤加减：何首乌、当归、熟地、赤芍、山药、党参各12g，黄芪15g，红花、桃仁、川芎、香附、乌药各10g。

【按语】

1. 避免偏食的不良习惯，鼓励患者多食肉类、豆类、新鲜水果、蔬菜和动物肝肾。
2. 及时补充所缺维生素类药物，也是十分必要的。

皮肤淀粉样变

本病是指一种均匀无结构的淀粉样蛋白沉淀在组织或器官，并导致沉积的组织或器官产生不同程度功能障碍性疾病。根据有否内脏损害可分为系统性淀粉样变及局限性皮肤淀粉样变。系统性淀粉样病指淀粉样蛋白广泛沉积于内脏、肌肉、黏膜和皮肤。本节仅介绍常见的局限性皮肤样淀粉样变。类似中医的松皮癣。

【病因病机】

素蕴湿热，复感风热外邪，使之气血运行失调，凝滞肌肤，郁久化热，化燥伤阴，阴血俱亏，肤失濡养而致。

【诊鉴要点】

（一）诊断依据

1. 患者多数在中年发病，男女均有。
2. 病变主要在小腿胫前，严重时还会波及臀部。
3. 初起皮疹密集而不融合，常为坚硬的、半球形、棕色、褐色、黄色或正常皮色的丘疹，由针头大扩展至绿豆大，光滑发亮，上覆少许鳞屑而显得粗糙，呈苔藓样淀粉样变，外观酷似苍松之皮。
4. 自觉瘙痒。
5. 特殊皮疹包括结节状和芝麻至绿豆大小的色素减退与增加相互交织。

（二）鉴别诊断

1. 神经性皮炎 好发于颈部，亦可见于四肢、肘部，早期皮疹为密集扁平丘疹，后期呈苔藓样变。

2. 扁平苔藓 皮疹为紫蓝色的多角性小丘疹，融合成斑块，好发于前臂屈侧、小腿、龟头和口腔黏膜。

【治疗】

（一）内治法

1. 辨证论治

（1）风湿互结证：小腿胫前皮疹肥厚，相互融合而成，部分搔破可见少量渗出或渗血，或结痂，自觉顽木或瘙痒，舌质淡红，苔少，脉濡数。

治宜祛风利湿，活血软皮。方选元戎四物汤加减：当归、赤白芍、生熟地各12g，红花、桃仁、川芎、豨莶草、厚朴、炒枳壳各10g，丹参、徐长卿、炒山楂、丝瓜络、路路通各15g，珍珠母30g，川牛膝4.5g。

（2）阴血耗损证：病程日久，皮疹有播散倾向，损害坚硬，抓之起白痂，互相融合，状如苍松之皮，舌质淡红、少苔或无苔，脉细数。

治宜养血润肤，护阴止痒，方选全虫方加味。全蝎、黄柏、皂刺、灵仙各6g，刺蒺藜、炒槐花、当归、丹参、鸡血藤、钩藤、川牛膝各12g，首乌藤、益母草、熟地黄各15g。

2. 单验方

（1）秦艽、僵蚕各10g，徐长卿、白花蛇舌草各30g，生山楂、玄参、紫丹参各15g，生甘草6g。煎服。

（2）当归、赤白芍、苍耳草各10g，丹参、豨莶草、地肤子、生山楂、枳壳各12g，生薏苡仁30g，麦芽、生甘草各6g。

（3）当归片、地龙片，每日2次，每次各5片，同时加服二陈丸9g。

（二）外治法

1. 皮疹初期阶段，选用苍肤水洗剂，或路路通水洗剂、止痒洗剂，煎汁，外洗或湿敷，然后外涂黑油膏，每日1～2次。

2. 后期皮疹坚实如松皮，选用滚刺疗法（采用滚刺筒在病变部位推滚，后用象皮膏外封），5～7日推滚1次。

（三）其他疗法

穴位注射法 主穴：曲池、足三里；配穴：上肢加手三里，下肢加血海，肩胛区加膈俞。方法：采用丹参注射液，或当归注射液，或维生素B注射液，任选一种，针刺得气后，每穴缓慢推注1～1.5ml，3日1次。

【按语】

1. 避免热水烫洗或搔抓，以防继发感染。

2. 少食肥甘油腻或鸡类动风之物，减少剧烈瘙痒的诱发。

3. 中药治疗处理好燥湿与滋阴的关系，皮肤肥厚以燥湿为主，滋阴为辅。皮肤剧痒则反之。活血通络贯穿始终。

卟啉症

本病又称血紫质病，是血红蛋白形成过程中因遗传或后天性不同酶的缺陷使卟啉生物合成在不同环节发生障碍产生的一组疾病，分红细胞生成性卟啉症和干性两大类。

【病因病机】

系气滞血瘀、瘀热相搏于胃肠所致。

【诊鉴要点】

（一）诊断依据

1. 外露部位如面、颈、手背等处皮肤对光敏感，日晒后出现红斑，久之表现为多毛和色素沉着。以后皮肤脆性增加，稍受摩擦或外伤就出现水疱、糜烂、结痂。逐渐形成色素沉着和浅疤，上有粟丘疹。有的表现为面容苍老起皱，也有的暴露部位皮肤像硬皮病样。

2. 常见40岁左右的中年人。

3. 可伴有肝大、肝硬化和糖尿病。

4. 急性发病前常有服用巴比妥、磺胺及避孕药或酒精中毒史。有的患者有长期酗酒或接触含氯的农药史。

（二）实验室检查

尿液卟啉明显增加，置于Wood灯下显示珊瑚样荧光。血清铁水平增高，可有肝功能异常。

（三）鉴别诊断

1. 大疱表皮松解证 婴幼儿发病，皮损在易摩擦部位，如四肢末端及关节伸侧。不伴有内脏受损，尿卟啉正常。

2. 多形性日光疹 皮损为多形性，有明显季节性，剧痒。组织病理可资区别。

【治疗】

辨证论治

1. 瘀热蓄血型 腹痛持续，阵发绞痛，以脐周及下腹为剧，按之痛剧，烦躁谵妄，面色暗黄，或巩膜发黄，便秘尿赤，舌质暗，苔黄，脉弦涩。

治宜清热化瘀。方选失笑散加味：当归、赤芍、桂枝、五灵脂各12g，桃仁、大黄、芒硝、土鳖虫、延胡索、蒲黄、甘草各10g，白芍30g。

2. 湿热阻滞型 腹痛、腹胀，恶心呕吐，胸闷纳呆，面色萎黄，便干或溏，小便短赤，舌暗红，苔黄腻，脉弦细。

治宜清热化湿。方选茵陈蒿汤加味：茵陈30g，黄芩、大黄各15g，藿香、厚朴、白豆蔻、枳实各12g，法半夏、桃仁、竹茹各10g，丹参20g。

3. 气血两虚型 腹部隐痛或闷痛，时作时止，面色苍白，神疲乏力，自汗盗汗，便畅尿黄，舌淡苔白，脉沉细。

治宜气血双补。方选黄芪四物汤加减：白芍、黄芪、党参各30g，当归、川芎、桃仁、桂枝各12g，甘草、生姜各10g。

加减法：湿重呕恶者加佩兰、藿香、半夏，瘀血重者加土鳖、丹参，腹痛甚者加延胡索、川楝子，腹胀加枳壳、厚朴，烦躁加天麻、钩藤，肢麻加牛膝、地龙，黄疸加茵陈、栀子，血压高加石决明、夏枯草，谵语加珍珠母、琥珀。

【按语】

1. 血卟啉病患者应避免精神刺激，增加高糖饮食，禁止饮酒。
2. 避免阳光照射或外伤。
3. 避免摄入或接触对本病有害的药物和化学物质，如巴比妥类、磺胺类及雌激素等。

黄瘤病

本病是由于脂质沉积引起的一种皮肤表现。有的伴有高脂蛋白血症，也可侵犯内脏器官。

【病因病机】

脾虚气弱，运化失职，导致水谷精微输布、气血生成、津液代谢、物质运行均失常，瘀阻或沉积于肌腠，表现为黄色脂质的固着。实证病程较短，皮疹局限，病位在脾，多为湿热；虚证病位在肝，多属阴血不足。

【诊鉴要点】

（一）诊断依据

依据临床形态、大小、好发部位的不同，皮肤黄瘤可分以下几种：

1. 结节性黄瘤　好发于任何年龄，皮疹好发于膝、肘关节，其次踝、趾关节、腹股沟皱褶处，为扁平或圆形隆起，呈黄或橘黄结节，既可多发又可单发，伴有脂质代谢改变，部分还发生动脉粥样硬化性心血管疾病。

2. 腱黄瘤　好发于肌腱上，其皮疹为 2～25mm 直径的丘疹或结节，伴有胆固醇及脂蛋白的代谢异常等。

3. 发疹性黄瘤　可发于任何部位，但以臂、臀、大腿屈侧、膝、腹股沟、腋窝皱褶和口腔黏膜多见，皮疹由小的橘黄或黄色丘疹构成，周围有红晕，成群状分布，自觉剧烈瘙痒，伴有血中三酰甘油过高。

4. 扁平黄瘤　好发于颈、躯干、肩和腋窝，也可发生在大腿内侧、肘前、腘窝等处，皮疹系扁平或稍隆起境界清楚的斑块，褐黄或橘黄色，常伴有脂蛋白血症。

5. 掌黄瘤　好发于掌跖部和指屈皱褶处，皮疹为黄色结节或不规则的斑块，呈线状分布，常伴有高胆固醇血症及高甘油三酯血症。

（二）鉴别诊断

粟丘疹：多见于青年，好发于眼睑、额、颧部，皮疹为针头至粟粒大的坚实丘疹，呈白色或黄白色，挑破可挤出乳白色皮脂样物。

【治疗】

（一）内治法

1. 辨证论治

（1）湿热蕴肤证：皮疹泛发，尤以膝、肘和腘窝处多见，其形态如线状，或如结节，色泽淡黄至橘黄不等，伴见肥胖或臃肿，气短乏力，食欲欠佳，肢疲倦怠或者嗜睡，腹胀或便秘等，舌质淡红，苔薄黄微腻，脉濡数。

治宜清热利湿，扶脾益胃。方选茵陈虎杖汤加减：茵陈、茯苓、蒲公英各 15g，虎杖、麦芽、生薏苡仁、赤小豆各 30g，山楂、升麻、陈皮、炒枳壳、熟军各 6g。

（2）肝血不足证：病程迁延数年，皮疹或局限或泛发，色泽褐黄或橘黄，肤色晦暗或粗糙，夜寐欠安，或梦多纷纭，或肌肉关节怯冷麻木等。舌质暗红，苔少或无苔，脉虚细。

治宜养血柔肝，甘寒通络。方选四物五藤汤加减：熟地、白芍、天冬、山药、忍冬藤、活血藤各 15g，鸡血藤、络石藤、海风藤、川牛膝各 12g，当归、川芎、甲珠各 6g。

2. 单验方

（1）虎杖片（中成药）：每日 3 次，每次 4 片，温开水送下。

（2）脉安冲剂（中成药）：每日 2 次，每次 1 袋，冲服。

（3）龙胆泻肝丸（中成药）：每日 2 次，每次 4.5g。适用于肝胆湿热偏重，拟用姜开水送下，每周服 5 日，休息 2 日，以防伤胃。

（二）外治法

皮疹局限时，选用稀释拔膏，2～3日换1次。

【按语】

1. 控制饮食，少吃动物脂肪和内脏。宜低脂肪高蛋白类食物。
2. 本病系脂质代谢性疾病，需坚持治疗方可见效。

类脂蛋白沉着症

本病又名 Urbach－Wiethe 综合征，主要在皮肤、黏膜或内脏有无定型嗜伊红透明物质沉积。

【病因病机】

肝肾不足，风湿热之邪郁于血分，内伤肾阴，外搏肌肤。

【诊鉴要点】

诊断依据

1. 各种年龄、性别均可发病，以婴儿多见。
2. 婴儿发病则不能哭叫。
3. 在唇、口腔、咽、声带、眼睑、颈、手指、肘、膝、阴囊等部位的皮肤黏膜区出现泛发性丘疹、斑块、溃疡等。
4. 无内脏器官受累征象。

【治疗】

内治法

辨证论治 膝盖等处出现黄色瘤样的斑块，并有向全身播散的趋势，眼睑增厚，肤色呈暗红，声音嘶哑，舌质淡红，苔少，脉细涩。

治宜祛风和血，滋养肾阴。方选地黄饮子加减：刺蒺藜、制首乌、干地黄、丹参各12g，杭菊花、丹皮、赤芍、女贞子、旱莲草、胡麻各10g，蛇蜕6g，蝉蜕、甘草各3g。

【按语】

1. 避免日光照射。
2. 儿童期，喉部受累时，感觉呼吸困难，视病情酌情做器官切开。

单纯性肥胖症

本病系进食过多的热量，从而超过了消耗量，导致多余的营养物质转化为脂肪储存于皮下及各组织形成肥胖。类似中医的痰湿证。

【病因病机】

真元之气不足，痰湿内停所致。

【诊鉴要点】

诊断依据

1. 多发生于40岁以上，尤以女性为多。
2. 畏热、多汗，呼吸短促，容易疲乏，不能耐受较重的体力劳动。
3. 常伴有头晕、头痛、心悸、腹胀、下肢轻度浮肿等。
4. 极度肥胖可出现呼吸困难、嗜睡。严重时可导致心肺功能衰竭。

【治疗】

（一）内治法

辨证论治

1. 痰湿证 形体肥胖，时有头昏、心悸、腹胀，四肢重着。舌胖苔少，脉滑数。

治宜燥湿化痰。方选二陈汤加味：橘红、半夏、炒二丑、枳壳各10g，胆南星、远志、竹茹各6g，茯苓、赤小豆、泽泻各12g，生大黄（后下）4.5g。

2. 气虚型 身体虚胖，下肢浮肿，气短，怠倦，嗜睡。舌质淡红，苔少，脉虚。

治宜益气扶脾。方选参芪汤加减：黄芪、党参、白术、汉防己各15g，首乌、茵陈、山楂各12g，番泻叶6g。

（二）其他疗法

耳贴法 主穴：饥点、口、肺、脾。配穴：内分泌、肾、直肠下端。方法：取王不留行子贴在穴上，胶布固定，每日按压2~3次，每次1~2分钟。每周换1次，5次为1疗程，休息10日后，再进行第2疗程。

【按语】

1. 饮食清淡，避免摄入过多的动物脂肪和油腻食品。
2. 适当参加力所能及的体育锻炼。

月经前综合征

本病是由于月经前期内分泌失调，卵泡内分泌过盛，黄体功能不全所致。

【病因病机】

肝郁气滞，偏于火化，则波及营血，导致血热扑肤，症见红斑、风团等；偏于湿化，则影响脾胃，致使湿热窜皮，症见大疱、水疱和丘疱疹等。

【诊鉴要点】

诊断依据

1. 患者多为40岁以上的妇女，亦有少数发生于青年期。
2. 月经前期，先出现面部、指关节浮肿，乳房充血，乳头感受性亢进等。
3. 还能见到湿疹、荨麻疹、血管神经性水肿，以及头痛、便秘、恐怖感等。
4. 上述症状主要发生在月经前，月经开始即消失。

【治疗】

（一）内治法

辨证论治

（1）火化证：在小腿和躯干下垂区域，发现大小不等、形态不一、对称分布的皮下瘀点、瘀斑、色泽鲜红或暗红，伴有月经量少，发热舌质红，苔少或薄黄，脉弦数。

治宜清肝泻火，育阴调经。方选丹栀逍遥散加减：炒丹皮、柴胡、焦栀子各6g，当归、炒白芍、茯苓、白术各12g，干地黄、阿胶（烊化）各10g，大枣7枚，何首乌15g，菟丝子30g。

（2）气滞证：痛经较重，月经来潮前，周身骤然发生风团、红斑、水疱或皮炎样皮疹，特别是在腰骶、大腿内侧和下腹等部位，常是上述皮疹的好发部位，伴有性情急躁，乳房胀痛等，舌质淡红，苔少，脉弦细。

治宜理气活血，佐以调经。方选益母胜金丹加减：益母草、茺蔚子、干地黄、当归、炒白芍、绿萼梅各10g，乌梅、制香附、玄胡索、白术各10g，甘草、防风、茯苓各6g。

（3）湿化证：月经来潮前数日，始觉口腔或外阴黏膜处出现溃疡，或者水疱，或者肿胀，时轻时重，伴有进食少，胸闷不适，舌质淡红，苔薄黄，脉濡数。

治宜清化湿热，解毒涤浊。方选甘露消毒丹加减：茵陈、藿香、连翘、炒黄芩各12g，赤茯苓、木通、车前子各6g，茯苓、白术、白豆蔻各10g，升麻、白薇各4.5g，炒杜仲、小茴香各8g。

（二）外治法

1. 皮疹以红斑、风团为主，选用三黄洗剂外涂，然后再扑清凉粉，每日1～2次。
2. 皮疹以湿疹、皮炎样为主，可参照有关章节原则治之。

【按语】

在经前5～7日，是其治疗的关键时刻，此时可依据病情而施治，方可获得良效。

痛　风

本病是嘌呤代谢障碍性疾病，血清尿酸水平升高，尿酸盐以结晶形式沉积于组织，表现有急、慢性痛风石，肾结石和肾脏病变。类似中医所称历节风。

【病因病机】

平素过食膏粱厚味，以致湿热内蕴，兼因外感风邪，侵袭经络，气血不能畅通而成。若反复发作，遂使瘀血凝滞，络道阻塞，以致关节畸形。

【诊鉴要点】

（一）诊断依据

1. 病者大多为中年肥胖男子，男女之比约为20∶1。

2. 临床分期　无症状期：仅见中尿酸升高而无明显症状；急性期：多为一侧单关节，尤以左第一跖趾关节最常见，其次为踝、腕、膝、肘及足部关节。关节红、肿、热、痛，夜间发作，伴发热，天明后疼止，出汗退热，经3～10日才停止发作，后又复发。慢性期：关节畸形，皮下结石，谓之痛风石，常在关节附近，溃破则排出白色坚硬的尿酸钠结晶。

3. 常见并发症有糖尿病、肥胖及动脉硬化。此外，还可出现肾结石及肾功能损害。

4. 有遗传倾向。

（二）鉴别诊断

应与表皮下钙化结节、耳轮慢性结节性软骨皮炎相鉴别。

【治疗】

（一）内治法

1. 辨证论治

（1）湿热蕴结证：关节红肿，灼热光亮，剧痛，病势急骤，伴有烦躁口渴，小便黄赤，头痛，发热，恶寒，舌质红苔薄黄，脉濡数。

治宜清利湿热，通络止痛。方选当归拈痛汤加减：当归、白术、党参、黄芩各10g，苍术、猪苓、泽泻、防己各12g，炒胆草、苦参、知母、升麻各6g，生薏苡仁、赤小豆各15g。

（2）痰瘀阻络证：多次反复发作，关节肥厚，活动受限，甚则形成关节畸形或僵硬，发作时伴见高热、头痛、心悸等，舌质暗红、苔少，脉细涩。

治宜和营祛瘀，化痰通络，方选桃红四物汤加减：当归、赤芍、桃仁、木瓜各10g，红花、灵仙、桂枝、川草乌各6g，野赤豆、浙贝母各12g，丝瓜络、皂刺、甲珠各4.5g。

加减法：急性期关节红肿热痛加苍术、黄柏，慢性期关节畸形僵硬加蟑螂、甲珠、桃仁，痛风结石加晚蚕砂、苏木、胆南星、桃仁，尿道结石加石韦、金钱草，体虚加黄芪、党参。

2. 单验方

（1）薏苡仁汤：薏苡仁、当归、白术、麻黄、甘草、桂枝、白芍、煎服。适用于慢性期间歇发作。

（2）萆薢、白术、土茯苓、猪苓、滑石、川牛膝、瞿麦、萹蓄、车前子、制大黄、桂枝、生薏米。煎服。适用于高尿酸血症。

（3）痛风方：南星姜（制）、苍术（米泔浸）、黄柏（酒炒）各60g，川芎、神曲（炒）各30g，白芷、桃仁、防己各15g，威灵仙、羌活、桂枝各10g，红花（酒洗）、龙胆草各4.5g，共研细末，神曲糊丸如梧桐子大，每日 2 次，每次 50 丸。适用于湿热蕴结证。

(4) 宣痹方：防己、杏仁、滑石、薏苡仁、连翘、栀子、半夏、晚蚕沙、赤小豆煎服，痛甚加片姜黄、海桐皮。适用于急性期。

（二）外治法

1. 初起选用玉露散膏掺红灵丹，或用金黄膏掺冲和散，外敷，每日 1～2 次。

2. 后期选用回阳玉龙膏，姜、酒调糊外敷，或用红灵酒，外涂，每日 1～2 次。

【按语】

1. 平时少食肉类、醇酒，多饮开水和碱性饮料。

2. 痛风石的个别损害，可考虑手术治疗。

成人硬肿病

本病约有半数病例的发病年龄小于 20 岁，其特征是皮肤弥漫性非凹陷性肿胀和发硬，大多可自然痊愈。类似中医冷流肿。

【病因病机】

内因气虚血弱，卫外不固，外因风寒湿邪。乘虚侵袭，阻于经络肌表血脉之间所致。

【诊鉴要点】

（一）诊断依据

1. 患者女性多于男性，10 岁以前者占 29%，10～20 岁者占 22%，余为成人。偶有家族史。

2. 发病前几日至 6 周有感染史，如流感、扁桃体炎、咽炎、麻疹、腮腺炎、猩红热、脓疱疮或蜂窝织炎。

3. 皮损自颈或背、头面开始，两侧对称，呈现肿胀发硬，与正常皮肤间界限不清，表面光滑、苍白、发凉，肿胀呈凹陷性，似木板样硬肿。

4. 面部无表情，呈假面具状，病人皱额、笑及张口均有困难，舌咽部受累，可致吞咽困难。

5. 心肌受损时有心电图改变，腮腺和眼亦可受损，伴糖尿病和肥胖的顽固病例可有心血管病变，故称之为特殊类型硬肿病。

（二）鉴别诊断

1. 系统性或局限性硬肿病　起病缓慢，发硬区呈象牙色，境界清楚，边缘呈淡紫红色，伴有雷诺症。

2. 皮肌炎　虽有皮肤水肿，但面部尤其是上眼睑现紫红色斑，肌痛明显。

【治疗】

（一）内治法

1. 辨证论治

（1）风寒袭腠证：颈背肩皮肤肿硬，伴有恶风，微热，身倦，骨节疼痛。舌苔白，脉弦略数。

治宜祛风散寒，通络和血。方选独活寄生汤加减：黄芪、党参各 12g，当归、丹参、茯苓、桑寄生各 15g，羌活、独活、秦艽、威灵仙、海桐皮各 10g，甲珠 6g。

（2）脾胃虚弱证：病程较久，周身皮肤硬肿。伴有倦怠乏力，纳食欠佳，胃脘满闷，腹胀便溏。舌苔白，脉濡。

治宜健脾和胃，理气通痹。方选参苓白术散加减：党参、炒白术、陈皮、法半夏各 10g，黄芪、活血藤、丹参、乌药各 15g，砂仁 8g（后下），炒二芽、鸡内金各 12g，甲珠、桂枝、炙甘草各 6g。

（3）脾肾阳虚证：病程旷久，皮肤硬肿，伴有身疲乏力，少气懒言，腰寒畏冷。舌质淡红，苔薄白，脉沉细。

治宜温补脾肾，活血通痹。方选温阳健脾汤加减：党参、白术、茯苓、炒杜仲、补骨脂、续断、胡芦巴各 10g，当归、海风藤、陈皮各 12g，巴戟天、熟地黄、鸡血藤、丹参各 15g。

2. 单验方 硬肿膏：肉桂 12g，丁香 6g，川乌、草乌、乳香、没药、干姜各 15g，红花、当归各 30g，共研细末，按 50% 浓度采用羊毛脂及凡士林调膏，外敷患处，2 日 1 次。

（二）外治法

视病情而选用红花酒、红灵酒，蘸药酒揉搽，每次持续 15 分钟，每日 2 次。

【按语】

本病的治疗，在散寒通痹的过程中，酌加督脉类的药物，效果将会更好。

小儿硬肿病

本病是新生儿皮肤或皮下脂肪变硬，或见水肿的疾病。类似中医所称胎肥症。

【病因病机】

先天不足，元阳衰微，不能蒸化津液，推运气血，加之后天护理失当，保温措施不佳，而致寒气内袭，引起气血凝滞，肌肤僵硬而发病。

【诊鉴要点】

（一）诊断依据

1. 多见于出生后 1 周左右的早产儿或体弱儿。

2. 病变部位主要集中在小腿、臀部，严重时波及全身。

3. 初起全身发凉，局部皮肤僵硬，不能用手指捏起，重时面颊肌肤僵硬，关节强直，活动受阻，吮乳困难。

4. 伴有精神萎靡、气息低微、腹泻、出血、咳喘等危笃重证。若抢救和治疗不当，常能在数日内死亡。

（二）鉴别诊断

初生儿水肿：多在生后数小时或1～2小时内发生，系全身性水肿，伴有心悸、气喘、发绀等。

【治疗】

（一）内治法

1. 辨证论治

（1）阳气虚衰证：患儿体质羸弱，精神萎靡，反应迟钝，啼声无力，气息微弱，甚则不能吮乳，体温偏低，肌肤僵硬，乃至波及全身，皮硬冰冷，或有浮肿，咳喘、腹泻，唇舌暗淡，脉沉细且弱，指纹淡滞。

治宜温阳益气，佐以通络。方选参附汤、保元汤合裁：红参3g（另煎兑入），制附片、黄芪、茯苓各6～10g，肉桂、川芎、红花、甲珠、炙甘草各4.5g，生姜3片。

（2）寒凝血滞证：全身欠温，四肢发凉，皮肤硬肿，多以臂、臀、腿、足等部分为重，色泽略带青色，或红肿如冻伤，面色晦暗，爪甲青紫，大便难，时吐涎水等，舌暗脉沉。

治宜散寒通络，温经通脉。方选当归四逆汤加减：桂枝、制川乌各6g，细辛3g，当归、赤芍、鸡血藤、生黄芪各12g，蝉蜕、木通、甘草各4.5g。

加减法：水肿明显，加白术、茯苓皮、汉防己；关节僵硬，屈伸不利加木瓜、姜黄；气虚明显加黄芪、党参；皮肤硬肿紫胀加麻黄、桃仁；咳喘加服鲜竹沥汁（兑下），或蛇胆陈皮末。

2. 单验方 人参5g，制附片3g，石菖蒲3g，小火煎汁，用滴管频频喂之，每次5～10滴。

（二）外治法

皮疹波及全身选用浴体法，取天麻、白矾、青黛各6g，蝎尾梢、朱砂各4.5g，乌蛇肉10g（酒浸焙末），麝香少许，共研粗末，每次取10g加水适量，桃枝一握，并叶5～7片，同煎至10沸，温热浴之。此外酌情选用红花酒，分次小面积温熨按摩之。

【按语】

因保暖不良所致者，预后良好。若因早产，或合并肺出血者难治。

第十七章　色素障碍性皮肤病

雀　斑

本病是局部色素增加形成的斑点。为常染色体显性遗传。日光照射对雀斑有促发作用并使其加重。

【病因病机】

1. 五志化火，风邪外搏，火郁孙络，发为雀斑。
2. 肾水亏损，不能上荣于面，火滞郁结而为斑。

【诊鉴要点】

诊断依据

1. 为淡褐色或褐色针头至芝麻粒大小斑点。圆形或不规则形状，数目不定，少则几个，多则上百个，皮疹不融合，颜色随季节而变化，春夏季明显，秋冬季则变淡。
2. 常见面部尤其是鼻及两颧部，对称分布。颈、肩及手背处也可见。
3. 常有家族发病史。

【治疗】

（一）内治法

1. 辨证论治

（1）火郁证：患者以年轻女性为主，色泽常是夏日加深，冬日略减，脉象偏数居多。

治宜散火解毒。方选犀角升麻汤加减：绿豆衣、山药、冬瓜仁各30g，羌活、防风、白附子、川芎、红花、凌霄花各6g，生地、黄芩各12g。

（2）水亏证：患者年龄偏大，色泽不仅较深，而枯暗不华，脉象沉细。

治宜滋阴化源。方选六味地黄丸加减：生熟地、山茱萸、炒丹皮各10g，茯苓12g，山药30g，升麻、白附子、细辛各3g，巴戟天、淡苁蓉、甘草各10g。

2. 单验方

（1）桃花、冬瓜仁各等份，研细末，蜜调成糊，晚上外涂患处，白天洗去。

（2）绿豆适量，研细末，常取药粉洗面，每日3次。

（3）白茯苓适量，研细末，取药粉放在掌心，蘸水少许，外搽患处，每日3次。

（4）黑牵牛适量，研细末，鸡子清调成糊状，晚上外涂患处，白日洗去。

（二）外治法

视病情分别选用玉容散、玉肌散、玉磐散、玉容丸、改容丸、玉容肥皂等，外搽或洗面，每日 1 ~3 次。

【按语】

应减少日光照射，在夏季显得更为重要。

黄褐斑

本病是一种常见于面部的黄褐色斑。原因有多方面，妊娠、口服避孕药、慢性肝肾疾患、月经不调、内分泌功能障碍均可认为是发病诱因。日晒、精神神经因素等可促发本病。类似中医面尘。

【病因病机】

七情内伤，肝郁气滞，饮食劳倦，妇人经血不调等均可致病。总之，本病与肝、脾、肾三脏相关，气血不能上荣于面为其主要病机。

【诊鉴要点】

诊断依据

1. 患者以妊娠期妇女、中年男子以及肝病者居多。

2. 病变部位主要在前额、面颊、口鼻四周。

3. 淡褐色至深褐色色素沉着，形态、大小很不一致，在妊娠期或肝病发展时，色素加深，范围扩大，反之，分娩后或肝病好转，色沉也会随之减淡，乃至消退。

【治疗】

（一）内治法

1. 辨证论治

（1）肝郁证：患者以妇女为主，同时伴不孕或月经不调病史。部分患肝病的男性，皮损为浅褐至深褐色斑片，大小不定，匡廓易辨，呈地图状或蝴蝶状，对称分布于两颧、眼周，伴见胁胀胸痞，烦躁易怒，纳谷不香，女子月经不调，或经前斑色加深，乳房作胀或疼痛，舌苔薄白，脉弦滑。

治宜疏肝理气，活血退斑。方选逍遥散加减：柴胡、青皮、川楝子、当归各 10g，茯苓、炒白芍、白术各 12g，红花、凌霄花各 6g，干地黄 15g。

（2）脾湿证：鼻翼、前额、口周可见灰暗、灰黑或淡褐色斑片，伴有气短乏力，神疲纳少，脘腹胀闷，或宿有痰饮内停，或带下清稀。舌质淡红微胖，苔薄黄微腻，脉濡细。

治宜扶脾化湿，活血悦色。方选人参健脾丸加减：炙黄芪、党参、白术、茯苓、当归各 12g，红花、凌霄花、砂仁（后下）、白附子、升麻各 6g，山药、冬瓜皮各 30g，炙甘草 10g。

（3）肾虚证：以鼻为中心，对称分布于颜面，皮损为灰黑色或灰暗色，如蒙灰尘，清洗不去，伴有形寒肢冷，腰膝软弱无力，五心烦热，夜尿频清，男子遗精，女子不孕或不调。舌红、苔少，脉沉细数。

治宜温阳益肾，化瘀退斑。方选金匮肾气丸加减：制附块、山茱萸、仙灵脾各10g，干地黄、茯苓、山药各15g，菟丝子、巴戟天各12g，红花、凌霄花、细辛各6g。

加减法：胸闷乳胀加郁金、炒川楝子、金橘叶、绿萼梅，腹胀便溏加党参、炒山药、炒扁豆，腹胀纳差加炒谷麦芽、玫瑰花、陈皮、厚朴，妇女经血不调如丹参、益母草，经来血块加桃仁、红花，遗精、盗汗加金樱子、芡实、莲须，失眠多梦加生龙骨、生牡蛎、酸枣仁、柏子仁、合欢皮。

2. 单验方

（1）菟丝祛斑汤：菟丝子、女贞子、生熟地各15g，旱莲草、白芍、当归各10g，何首乌12g，阿胶、枸杞各9g，合并贫血加党参、鸡血藤、黄芪、破故纸。

（2）韩氏化斑汤：珍珠母20g，白僵蚕、白菊花、丝瓜络、赤芍、白芍各9g，茵陈、夏枯草、六月雪、白茯苓各12g，生甘草3g。

（二）外治法

徐氏悦肤散，临睡前先用温水洗净面部皮肤，然后取悦肤散适量，净水少许调成糊状，均匀外涂患处，2日1次，每次保留45～60分钟后，再用温水洗去。

（三）其他疗法

1. 针法

（1）辨证取穴：肝郁气滞证：主穴足三里、三阴交、太冲，配穴阴陵泉、行间、肝俞、脾俞。脾虚痰浊证：主穴中脘、足三里、三阴交，配穴脾俞、上脘、下脘。肾水亏损证：主穴太溪、三阴交，配穴肾俞、阴陵泉。方法：实证泻之，虚证补之。

（2）循经取穴：主穴大椎、曲池、血海、足三里、三阴交、风池，配穴太溪、命门、神门、内关、乳根、中极、夹脊。方法：施补法，针刺得气后留针30分钟，每日1次，10次为1疗程。

2. 耳针法 主穴：肝、肾、脾、面；配穴：痛经配卵巢、内分泌，体倦乏力配皮质下、神门。方法：针后留针30分钟，2日1次，10次为1疗程。

3. 穴位注射法 肺俞、心俞、肝俞、肾俞。方法：分别采用注射液，如血虚用当归注射液，血瘀用川芎注射液，肝郁用丹参注射液，偏虚用胎盘组织液。每穴推注2ml，2日1次，10次为1疗程。

【按语】

1. 减少日晒，夏日外出，应戴草帽。
2. 对应用某些药物及化妆品所引起者，应立即停用。
3. 中医治疗应从肝、肾、脾三脏辨证入手，酌加避光或活血之品，效果更好。

黑变病

黑变病是一种以外露部位弥漫性色素沉着为特点的皮肤病。病因不明，长期接触焦油、沥青、石油制品、油彩、外用劣质化妆品和环境因素都可促发本病。日光敏感也是一个重要因素。类似中医所称黧黑病。

【病因病机】

肝肾阴亏，水不制火，加上思虑抑郁，血弱不能外华于肤，以致火燥结成黑斑，色枯不泽，遂在颜面出现黧黑病变。

【诊鉴要点】

（一）诊断依据

1. 好发于青壮年，尤以女性居多。

2. 在面额、颈项等处，严重时还会波及胸、腋、脐、腰、腹、背等处，发现黄褐至灰黑的色素沉着，相互融合成片，境界不清楚。

3. 皮肤干燥，并有少量糠秕状鳞屑脱落。

4. 兼有头昏、食少和形体消瘦等全身症状。

（二）鉴别诊断

1. 焦油黑变病 有长期接触煤焦油的历史，皮损主要在面颊暴露部位，呈弥漫性色素沉着，往往伴有痤疮样炎性反应。

2. 艾迪生病 色素沉着除在皮肤外，黏膜上也有褐黑色斑片，常伴有神疲乏力，怕冷等症状。

【治疗】

（一）内治法

1. 辨证论治

（1）肝郁证：病变初期，面色灰黑，日晒更重，并感到刺痒和潮红，常伴有性情急躁，纳呆泛恶，五心烦热。舌质红，苔薄黄，脉弦数。

治宜疏肝解郁。方选逍遥散加减：醋柴胡、小青皮、甘草各6g，熟地黄、白芍、茯苓、炒白术各10g，黄芪、鸡血藤、青蒿各15g，地骨皮、炒谷麦芽、冬瓜皮、炒扁豆各12g。

（2）痰湿证：色泽灰暗少华，形态大小不一，但主要集中在鼻梁区，兼有食少腹胀，痰多，形体胖硕，舌质胖有齿痕，苔薄白，脉濡数。

治宜扶脾化湿，涤痰悦色。方选桂苓甘术汤加减：茯苓15g，土炒白术、甘草、白僵蚕、山药、炒扁豆各10g，炒枳壳、红花、凌霄花、升麻、陈皮、竹茹各6g，冬瓜仁30g，泽泻12g。

（3）肾亏证：病程迁延日久，面色黑暗状如煤炭，伴有腰酸膝软乏力，头昏耳鸣，舌质淡红，苔剥，脉沉细。

治宜滋补肾元，佐以悦色。方选六味地黄丸加减：熟地黄、泽泻、山萸肉、枸杞子、仙茅各10g，仙灵脾、女贞子、旱莲草、山药各12g，炒丹皮6g，丹参15g，青蒿30g。

2. 单验方

（1）国老膏：甘草适量，依法熬膏，每次10ml，每日2～3次。

（2）普济白面方：牡蛎打粉，水飞，蜜丸梧子大。每服 30 丸，每日 1 次。

（3）千金白面方：牡蛎 150g，土瓜根 30g，研细末，白蜜调之。晚上洗脸后涂药，清晨洗净。

（4）太平变白方：云母粉 30g，杏仁 30g，依法研细末，夜卧时涂面，清晨洗净。

（二）外治法

徐氏悦肤散，临睡前先用温水洗净面部皮肤，然后取悦肤散适量，净水少许调成糊状，均匀外涂患处，2 日 1 次，每次保留 45 ~ 60 分钟后，再用温水洗去。

（三）其他疗法

1. 毫针法

（1）辨证取穴：肝郁气滞证：主穴足三里、三阴交、太冲，配穴阴陵泉、行间、肝俞、脾俞；脾虚痰浊证：主穴中脘、足三里、三阴交、风池，配穴脾俞、上脘、下脘；肾水亏损证：主穴太溪、三阴交，配穴肾俞、阴陵泉。方法：实证泻之，虚证补之。

（2）循经取穴：主穴大椎、曲池、血海、足三里、三阴交、风池，配穴太溪、命门、神门、内关、乳根、中极、夹脊。方法：施补法，针刺得气后留针 30 分钟，每日 1 次，10 次为 1 疗程。

2. 耳针法　主穴：肝、肾、脾、面；配穴：痛经配卵巢、内分泌，体倦乏力配皮质下、神门。方法：针后留针 30 分钟，2 日 1 次，10 次为 1 疗程。

3. 穴位注射法　肺俞、心俞、肝俞、肾俞。方法：分别采用注射液，如血虚用当归注射液，血瘀用川芎注射液，肝郁用丹参注射液，偏虚用胎盘组织液。每穴推注 2ml，2 日 1 次，10 次为 1 疗程。

【按语】

1. 性情开朗，切忌忧思和过度劳累。
2. 中医治疗有虚实之分，实证健脾化痰，虚证滋肝补肾，适当酌加针刺疗法，效果更佳。

太田痣

本病在 1938 年首次由日本学者太田报告，其特点是一种波及巩膜及同侧面部三叉神经分布区域的灰蓝色斑状损害，称之为眼上腭部青色痣。

【病因病机】

先天禀赋不足，气血违和，以致经脉循行蹇滞，气血不能濡煦肌肤，瘀阻经络而成青记。

【诊鉴要点】

（一）诊断依据

1. 病变好发于颜面一侧的上下眼睑、颧部及颞部，偶尔发生于两侧。
2. 皮疹通常为斑状，偶见结节，其颜色可为褐色、青灰、蓝、黑或紫色，分布广泛，波及

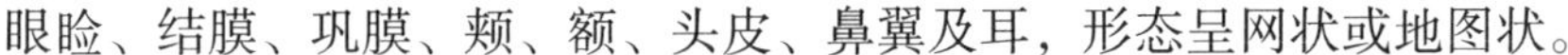

眼睑、结膜、巩膜、颊、额、头皮、鼻翼及耳，形态呈网状或地图状。

3. 分型 轻型：轻眼眶型（淡褐色限于上下眼睑）和轻颧骨型（淡褐色限于颧骨部）；中型：深青灰色到紫褐色，分布于眼睑、颧骨及鼻根部；重型：深蓝到褐色，分布于三叉神经支配区；双侧型：约占5%。

4. 外伤后或在结膜炎后，病情可加重。

（二）鉴别诊断

需与色痣、蓝痣、蒙古斑、伊藤痣相鉴别。详见表18－1。

表18－1 各种黑色素细胞痣的特点

病名	太田痣	色痣	蓝痣	蒙古斑	伊藤斑
损害	斑，很少分散的丘疹似蓝痣	斑或丘疹（半球形疣状等）	通常为丘疹（稍高起）	斑	斑很少为分散的丘疹似蓝痣
大小	通常5cm或更大	通常几毫米或较大	通常可达1.5cm	通常5cm或更大	通常5cm或更大
颜色	青灰褐蓝	晒黑褐黑	明显蓝色	青灰褐蓝	青灰褐蓝
毛发	正常	较粗，较正常为多	正常	正常	正常
分布	单侧	两侧	单侧	通常在中线部位	单侧
数目	单个或多数	平均15个或更多	单个，极少多个	单个有时多个	单个有时多个
部位	面眼周三叉神经区	任何部位	四肢侧面、手、足、背、臀、面部	腰骶区	肩及上臂
种族	黄种人及黑皮肤者	黑皮肤者较少	黑皮肤者较多	黄种人	黄种人及黑皮肤者
家族史	很少	某些病例	无	很多病例	很少
性别	80%女性	无差别	60%女性	无差别	80%女性
出现年龄	60%在出生时	10～20岁以前	在出生或出生不久	在出生时	60%在出生时
发展	很少消失通常不变	年长时有时可消失	不变	通常生后可消失	很少消失通常不变
恶化趋势	很少	很少但约50%恶性黑色素瘤由此开始	很少	无	很少

【治疗】

（一）内治法

1. 辨证论治

（1）实证：皮损范围波及较广，其色呈褐青、紫蓝，甚则灰黑，伴舌质暗红，上有瘀点或瘀斑，脉涩滞。

治宜活血化瘀，通行经络。方选通窍活血汤加减：麝香0.1g（绢包或用白芷10g代替之），赤芍、川芎、桃仁、苏木、白附子、生姜各10g，血竭6g，老葱3根，黄酒100ml。

（2）虚证：发病部位仅限于上下眼睑、颧、颞部，色泽较淡，呈淡褐或青灰色，舌暗红，脉细涩。

治宜滋肾养阴，调和气血。方选六味地黄丸加减：熟地、丹参各15g，山药、山萸肉、丹皮、阿胶10g（烊化），凌霄化、茯苓各10g，香附6g。

加减法：气虚加黄芪，血虚加何首乌，阴虚加麦冬、石斛，肾阳虚加仙灵脾，肾阴虚加地骨皮、覆盆子。

2. 单验方

（1）消青饮：生黄芪、当归、川芎、白芍、熟地、桃仁、红花。内服。

（2）桂枝茯苓丸加味：桂枝、赤芍、当归、香附各15g，茯苓、薏苡仁各30g，丹皮、桃仁、红花各12g，甘草3g，内服。血瘀重者加丹参、益母草，湿重者加苍术。

（3）血竭白扁豆汤：当归、生地、川芎、赤芍、桃仁、红花、血竭、白扁豆、白僵蚕、白附子、白芷、鹿角胶、阿胶、龟板胶。内服。

（二）外治法

视病情选用洗面药粉、血木洗方，煎汁外洗，每日2次，每次15～30分钟，洗毕再用温水冲洗局部。

（三）其他疗法

1. 毫针法 取阳白、鱼腰、太阳、四白、印堂。方法：施平补平泻法，针后留针30分钟，2日1次。

2. 耳压法 取肾、内分泌、卵巢、肝。方法：采用王不留行籽贴于穴上，外用胶布固定，5日换1次，其间嘱患者每日压按3～5次，每次1分钟左右。

【按语】

1. 局部不可乱涂刺激性药物和抓碰擦伤，以免色素沉着加深。
2. 中药和针灸治疗对于控制和减轻色素沉着，颇有好处。

胡萝卜素血症

本病是由于摄入体内的胡萝卜素因代谢不良，不能及时转化所形成的疾病。类似中医所称黄疸。

【病因病机】

湿阻中焦，脾失健运，寒湿之邪久羁化热，熏蒸肝胆而成。

【诊鉴要点】

诊断依据

1. 手掌、脚跖、前额和鼻区的皮肤呈橙黄色，但巩膜无黄染。
2. 伴有头昏头重，纳谷不香，胃脘痞闷，四肢欠温，小便黄等。
3. 肝功能和尿三胆均属正常。

【治疗】

内治法

辨证论治 因食过量的胡萝卜和橘类等，致使皮肤颜色发黄，伴有纳呆、肢冷、胸闷、舌淡红，苔薄白，脉濡细。

治宜健脾温中，利湿祛黄，方选茵陈蒿汤加减：茵陈60g，白术、猪苓、制附块（先煎30分钟）各12g，茯苓、泽泻各15g，桂枝10g。

【按语】

若甲状腺功能低下或肝功能不全者，应少吃含有胡萝卜素较丰富的食物，如柑、橙和番茄等。

白癜风

本病是由于皮肤黑色素细胞减少或缺少而引起的色素脱失斑。多数认为与黑色素细胞自身破坏、自身免疫有关。此外神经化学因素、血清铜离子降低及遗传因素都认为与发病有关。类似中医所称白驳风。

【病因病机】

内有七情不遂，外有风邪乘虚而侵，或者跌仆损伤，皆可导致气血违和，瘀血阻络，肌肤失之濡煦或滋养，酿成皮肤色素脱失而现白斑。

【诊鉴要点】

诊断依据

1. 各年龄均可发生，但青年多见，儿童偶患。

2. 皮损系大小不一的局限性脱色斑，边缘清楚，日晒后有灼热感和焮红，部分毛发患处亦可变白。

3. 数目多少不一，范围大小无定。

4. 按分布分型　神经型：多为单侧，沿神经分布。自体免疫型：境界清楚，边缘不规则的小型白斑，多分布于眼睑周围、四肢远端，尤其常在手足部位，合并甲亢、恶性贫血、斑秃、糖尿病等。混合型：上述两型的特征均可见到。

【治疗】

（一）内治法

1. 辨证论治

（1）风燥证：白斑光亮，多发于上半身或者泛发全身，发病快，病情进展亦快，患者以青壮年居多，舌质红，苔少，脉洪数。

治宜散风润燥。方选二至丸加减：女贞子、旱莲草各12，桑椹子、刺蒺藜各15g，丹参、防风、浮萍各10g，白附子、甘草各6g，黑芝麻30g。

（2）湿热证：白斑呈淡褐色或粉红色，多发生在颜面七窍周围或颈项区域，并有夏秋进展快、冬春不扩展的趋势，日晒或遇热，肤痒尤重，患者多为中青年人，老年人次之，舌质淡红，苔薄黄或微腻，脉濡数。

治宜除湿清热。方选胡麻丸加减：大胡麻15g，苦参、防风、石菖蒲各10g，白附子、苍术、重楼、红花、蛇蜕各6g，豨莶草15g。

（3）寒凝证：白斑晦暗，病变多在下半身和四肢末端，病情进展缓慢，常为多年以至终身不愈，患者以中、老年居多，舌质淡红，苔薄白，脉沉细。

治宜散寒通络。方选神应消风散加减：党参、白芷、苍术各10g，何首乌、鸡血藤、夜交藤、丹参各15g，红花、路路通、麻黄各6g，全蝎1~2个。

（4）肝郁证：白斑淡红，多数局限于某一处或者泛发全身，病情的进展，常与思虑过度、精神抑郁有关，患者以女性为主，伴有月经不调等病史，舌质暗红，苔少。脉弦数。

治宜疏肝解郁，活血增色。方选逍遥散加减：当归、炒白芍、茯苓、干地黄各10g，郁金6g，八月札、益母草各15~30g，苍耳子12~15g，灵磁石（或自然铜）30g。

（5）肾虚证：白斑如白瓷器，分布无一定规律，病情的进展与劳累、房劳等密切相关，患者以男性为主，常伴有阳痿、头昏、肢倦等，舌质淡红，苔少，脉细弱。

治宜滋补肝肾。方选五子惢宗丸加减：沙苑子、蛇床子、覆盆子各12g，枸杞子、车前子、生熟地、赤芍各10g，当归、何首乌、刺蒺藜各15g，黑芝麻10~15g。

加减法：心情急躁易怒加丹皮、重楼、焦栀子，乳房胀痛，甚则结块加远志、延胡索、王不留行。皮疹以头面部为主加羌活、升麻、桔梗、藁本，胸部加栝楼皮、薤白，腹部加木香、乌药、香附，下肢加川牛膝、木瓜、蚕砂、萆薢，上肢加桑枝、姜黄，皮疹泛发加蝉蜕、豨莶草、佩兰、浮萍、葱白。偏于血瘀加泽兰、浮萍、葱白，偏于风加秦艽，偏于寒加桂枝，偏于湿加藿香、佩兰，皮疹顽固加檀香、沉香、麝香，偏血虚加阿胶、桑椹子，跌仆损伤而发加乳香、没药、苏木，气不足加黄芪。女性崩漏加阿胶，男性遗精加生龙骨、生牡蛎，伴有家族病史加服六味地黄丸。

2. 单验方

（1）潼蒺藜60g研细末，鲜猪肝爆炒，蘸药末食之。

（2）紫背浮萍，晒干研细末，炼蜜为丸，每日2次，每次4.5g，温开水送下。

（3）苍耳茎、叶、子各等量，晒干研末，炼蜜为丸，每日3次，每次3g，温开水送下。

（二）外治法

1. 白附子、硫黄各9g研细末，姜汁调匀，搽患处。

2. 细辛6g，雄黄、白芷各3g，研细末，醋调搽。

3. 荆芥穗、防风、羌活、归尾、透骨草、雄黄、枯矾各3g，地肤子9g，研细末，猪大肠打烂和匀药粉，夏布包裹搽患处。

4. 白及（晒干）9g，密陀僧、雄黄各6g，雌黄、白附子（晒干）各15g，麝香0.9g，梅片0.6g，硫黄、原液砂各4.5g，研细末，醋调或鲜茄子切片蘸药粉，外搽患处。

【按语】

中医治疗多从局部与泛发两方面着手，前者宜活血祛风，后者宜滋肝补肾。酌加伞形科的药物，如白芷、当归等。

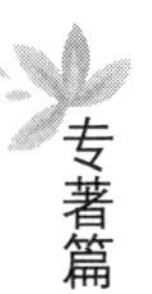

第十八章　内分泌障碍与遗传性皮肤病

艾迪生病

本病是慢性肾上腺皮质功能减退时，在皮肤、黏膜上出现特征性色素沉着、乏力、体重减轻等症状，并伴有消化、循环、内分泌系统及糖代谢功能紊乱等病变。类似中医虚损证。

【病因病机】

先天禀赋不足，五脏柔弱或生育过多，精血亏耗，也可因后天疾病损伤所致。

【诊鉴要点】

诊断依据

1. 男性多于女性，其比例为3∶1，且年龄在30～50岁之间。

2. 前额、眼周、四肢屈侧、肩、腋、腰、臀皱襞及掌跖皮纹等处，可见青黑或棕红色色素沉着。此外，乳头、乳晕、生殖器等处色素较之原色素更深。

3. 伴见头晕、眼花、心悸、厌食、恶心、呕吐、腹胀、腹痛等症状，甚则失眠，性功能减退等。

【治疗】

内治法

1. 辨证论治

（1）肾精虚损证：病程较久，精神萎靡，面色及肤色黑晦，甚或黧黑，畏寒怕风，肤凉肢冷，久则形体消瘦，或浮虚似肿，夜尿量、次增多，舌质淡瘦或胖大，舌苔浮白或舌净无苔，脉象细微或沉迟，两尺尤不足。

治宜补肾填精，温肾扶阳。方选补精扶阳汤：熟地黄、枸杞子、山茱萸各15g，红参5～10g，黄芪15～30g，白术、茯苓、鹿角霜、补骨脂、菟丝子、淫羊藿各15g，肉桂5～10g。

（2）心肾虚损证：病程较久，面色黧黑，肤色黑晦，精神萎靡，稍劳则心累气短，或心慌动悸，夜寐不安，噩梦易惊，表情淡漠，记忆减退，注意力难以集中，甚或时发昏厥，劳力丧失，乃至危及生机，唇色瘀暗，舌质淡瘦瘀暗，齿龈紫暗，舌苔白或白腻，脉象细弱或虚细而数。

治宜温肾扶阳，补心宁神。方选补肾益心汤：红参5～10g，酸枣仁、五味子、炙甘草各10～15g，菟丝子、淫羊藿各15～20g。

（3）脾肾阳虚证：病程较长，面色萎黄而黧黑，唇色青紫，皮肤黑晦，畏寒怕冷，肌肤失温，纳呆食少，或恶心呕吐，或腹胀腹痛，或久泻难治，精神萎靡，困倦乏力，形体消瘦，妇女经少或闭经，男性阳痿，阴毛脱落，小便清冷，夜尿量次增多，或淋涩难出，尿后余沥难尽，舌质淡瘦或淡胖，舌苔浮白无根，或舌净无苔，脉象沉弱或沉迟，右脉尤不足。

治宜温肾扶阳，健脾益胃。方选温肾扶脾汤加减：制附片 10～15g，肉桂、红参各 5～10g，黄芪 30g，炮姜 10g，丹参 15～30g，炙甘草、白术、茯苓、菟丝子、淫羊藿、鹿角霜各 15g。

（4）肝肾阴虚证：形体消瘦，精神萎靡，面色黑晦或黧黑，手足心热，或心烦易躁，或午后发热，夜半咽干，小便黄热量少，或夜尿次多、频急，舌质瘦红苍老，瘀暗不荣，齿龈晦暗，舌质黄少剥苔，或舌光无苔，脉象细弦或虚细而数。

治宜滋肾养肝，育阴助阳。方选补肾益肝滋阴汤加减：熟地黄、制何首乌、枸杞子、山茱萸、黄精、麦门冬、当归、白芍、炙甘草各 15g，炙龟板 30g，菟丝子 15～20g。

（5）气血虚损证：面色苍白或晄白，萎黄而黑晦，肤色晦暗。精神萎靡，稍劳则心累气短，心慌动悸，多汗自汗，噩梦易惊，怕风畏寒，极易外感，大便不调，舌质淡白或苍白，晦暗不荣，舌苔浮白无根，或舌苔白滑，脉象细弱。

治宜温肾扶脾，益气养血。方选人参养营汤加减：红参、肉桂各 5～10g，黄芪 30～60g，白术、茯苓、当归、白芍、炙甘草、阿胶（烊化）、菟丝子、鹿角胶（烊化）各 15g，丹参 15～30g。

2. 单验方

（1）右归饮加减：制附片、由萸肉各 5g，桂枝 3g，熟地、山药、菟丝子、补骨脂、仙灵脾、鹿角霜各 9g 煎服。

（2）右归丸加丹参、田三七、龟板胶、甘草内服。

（3）白术汤：白术、桂心、豆豉、干葛、杏仁、炙甘草煎服。

【按语】

1. 尽量避免过度疲劳、精神刺激、感染受伤等应急情况，同时凡见大量失水失钠时，均应及时处理。

2. 长期应用糖皮质激素时，应提防该药对垂体－肾上腺的抑制。

甲状腺功能亢进症

本病是由于甲状腺分泌甲状腺激素过多而引起的一系列病理生理异常，包括甲状腺呈弥漫性、结节性或混合性肿大，尤其以弥漫性肿大多见。

【病因病机】

地处偏僻，水土不宜，或感山岚水气，不能濡养筋脉，致使气血郁滞，津液停滞成痰，气血痰饮裹结，渐成瘿肿。年深日久，正气虚损，则会出现肢肿、纳呆、便溏、神疲等症。

【诊鉴要点】

诊断依据

1. 病者多为 20～40 岁女性。

2. 甲状腺呈弥漫性对称性肿大，质软。

3. 心悸、胸闷，运动时气促，日久则出现心律不齐，严重时可见心力衰竭。

4. 多数有突眼症。

5. 女性月经少，周期延长或闭经，男性阳痿。

6. 局限性黏膜性水肿。

【治疗】

（一）内治法

1. 辨证论治

（1）痰气交阻证：颈粗，伴有精神抑郁，或易怒、烦躁、胸闷不舒，两胁微胀，妇女则月经不调，纳食少味，舌淡红，苔薄白，脉弦，或滑或细。

治宜疏肝解郁，理气化痰。方选四海舒郁丸加减：柴胡12g，香附、枳壳、陈皮、半夏、茯苓、黄药子、浙贝母各10g，海藻、海蛤壳各15g，生牡蛎25g。

（2）脾胃火盛证：目胀，头昏，眼花，多食易饥，形体消瘦，口苦唇干，心悸烦躁，失眠多梦，四肢颤动，多汗，或大便干结，舌红，苔白少津或黄，脉数、滑、弦。

治宜清脾泄胃。方选清肝芦荟汤加减：当归、白芍、生地各12g，青皮、芦荟、昆布、海粉、花粉、连翘各10g，牙皂、黄连、甘草各6g。

（3）阴精亏损证：瘿肿或大或小，形瘦面赤，易激动，怕热多汗，心悸易惊，夜不安寐，头目昏眩，双目干涩，肢颤手抖，或五心烦热，舌红，质瘦或颤动，苔少或无，少津，脉细数，或弦细，或细滑。

治宜育阴清热。方选加味三甲复脉汤：生地18～30g，白芍、首乌、枸杞子、龟板、黄药子各12g，菊花10g，钩藤、生石决明、生龙骨、生牡蛎各30g，生鳖甲、夏枯草各25g。

（4）气血瘀结证：瘿肿日久，质地软硬不一，伴有胸闷，音哑等，舌质暗，苔薄白，脉细缓。

治宜活血化瘀，消痰散结。方选结破散加减：海藻、昆布、海蛤各10g，龙胆草、通草、三棱、莪术、青皮各6g，麦曲、半夏、浙贝母各12g。

（5）脾肾虚弱证：面色不华，消瘦乏力，自汗冷湿，胸闷，短气，心悸不安，口淡无味，纳呆，腹胀，便溏，或足、面浮肿，或神呆嗜睡，舌淡红，苔薄白，脉细弱，或细数。

治宜健脾益肾，扶正化湿。方选顺气归脾丸加减：党参、黄芪、当归、白术、陈皮、乌药各10g，茯神、合欢皮、山药、炒扁豆各12g，广木香、炙甘草、浙贝母各6g。

加减法：大便燥结，消谷善饥加生石膏、知母、川大黄、芒硝，兼气虚加生晒参、黄芪，痰多加南星、半夏，妇人月经不调加香附、益母草、赤芍、丹参，甲状腺肿大或腺瘤加三棱、莪术、小金丹。

2. 单验方

（1）柴芍龙牡汤：柴胡、白芍、龙牡、玉竹、茯苓、桑椹、甘草。煎服。适用于肝阳偏亢。

（2）消瘿制亢汤：生地、玄参、麦冬、龟板、牡蛎、贝母、郁金、海藻、昆布、海浮石、乌贼骨。煎服。

（3）消甲亢Ⅱ号煎剂：黄柏、黄芩、黄连、胆草、石膏、熟地、当归、黄芪、生牡蛎、黄药子、甘草。煎服。适用于肝火胃热。

（4）甲亢丸：三棱、海藻、昆布、浙贝、黄药子、夏枯草、煅牡蛎、半夏、橘红、云苓、琥珀、朱砂、甘草。煎服。

（5）甲亢重方：黄芪、首乌、生地、白芍、香附、夏枯草、煅牡蛎、半夏、橘红、云苓、琥珀、朱砂、甘草。煎服。适用于气痰互结。

（6）清瘿汤：太子参、麦冬、五味子、煅蛤粉、生牡蛎、昆布、海藻、夏枯草、枣仁、栝楼皮、川贝母。煎服。适用于虚实夹杂。

（二）外治法

颈部肿大，可选用消瘿膏外敷；或用黄药子、生大黄各30g，全蝎、僵蚕、土鳖虫各10g，重楼15g，明矾5g，蜈蚣5条，研细末，用醋、酒各半调敷，保持湿润。

（三）其他疗法

1. 毫针法

（1）辨证取穴：瘿气郁结证：取瘿（位于四、五颈椎间旁开7分处）、间使、合谷；心肝火旺证：取上天柱（天柱穴上6分处）、风池、间使、太冲、三阴交；心肾阴虚证，取间使、神门、复溜；胃强脾弱证：取间使、内关、合谷、足三里。

（2）辨病取穴：主穴取水突、扶突、天突、内关、合谷；配穴：失眠加百会、神门，多饮多食加中脘、足三里，胸闷、心悸加间使、膻中，高血压加太冲、曲池，多汗加阴郄，烦躁加风池，突眼加四白、攒竹、丝竹空、睛明、四框穴（眼球边缘的上下左右）。

（3）循经取穴：主穴取廉泉、人迎、足三里、合谷、间使；配穴：三阴交、曲池、内关、阳陵泉、外关、神门、风池、百劳、太冲。

（4）经验取穴：腺体穴（位于甲状腺体的中心点）、平瘿、上天柱。方法：虚证补之，实证泻之。针刺得气后留针30分钟，每日1次。

2. 灸法

（1）主穴：大杼、风门、肺俞、风府、大椎、身柱，风池；配穴：内关、间使、太溪、照海、复溜、三阴交。

（2）主穴：天突、通天、云门、臂臑、曲池、中封、膻中、风池、大椎、气舍、臑会、天府、冲阳。方法：采用直接灸或艾条隔纸灸，每日1次，每次持续3~5分钟。

【按语】

1. 缺碘所致者应注意补充碘的摄入。
2. 避免情志扰动，怡情快志，开怀为要。应重视精神护理及心理疏导。
3. 饮食宜清淡，少食肥甘厚味，忌食油腻、辛辣食物。

甲状腺功能减退症

本病是甲状腺分泌不足引起的疾病。类似中医肤胀、虚劳证。

【病因病机】

其病之初，多为脾阳虚衰，继则由脾及肾，引起肾阳不足，命门衰微。

【诊鉴要点】

诊断依据

1. 皮肤呈非凹陷性水肿，肤色苍白或蜡黄色。
2. 面部特征为鼻翼增宽，厚唇，舌大光滑，发红，表情迟钝，眼睑水肿呈半透明度。
3. 毛发稀少或脱落，理解力和记忆力减退，四肢冷，腹胀厌食。
4. 实验室检查　基础代谢率常在20%以下。

【治疗】

内治法

辨证论治　异常畏寒，四肢厥冷，形体胖肿，纳呆腹胀，少言懒语，表情淡漠，呆板，面目四肢虚肿，性欲减退，男性阳痿，腰酸痛，舌质淡胖，有齿印，苔白润，脉沉而迟。

治宜扶脾温肾。方选二仙汤加减。熟附片、仙灵脾、仙茅、肉苁蓉各15g，鹿衔草12g，鹿角胶20g（烊化），炙黄芪30g，茯苓、法半夏、补骨脂、白芍各10g。

加减法：①脾阳虚突出者：甲减病初，纳呆不知饥，腹胀、怕冷，去肉苁蓉、鹿衔草、鹿角胶、仙茅、白芍，加白术、砂仁、广木香、炮姜、神曲。心肾阳虚为主者：黏液性水肿，四肢厥冷，心悸气短，表情呆滞，去鹿衔草、鹿角胶、补骨脂、法半夏，加桂枝、当归、石菖蒲、龙眼肉。②阴阳俱虚者：症见畏冷，纳呆，皮肤干燥而冷，多屑，毛发稀疏脱落，去附片、肉苁蓉、鹿衔草、鹿角胶、法半夏，加当归、川芎、熟地黄、黑芝麻、制何首乌、龙眼肉。③皮肤干燥多屑而不冷者，加丹皮、桑白皮。④兼血瘀者：皮肤干燥甲错，妇女闭经，口唇紫暗，加全当归、川芎、益母草，经治疗若血瘀改善不著者，再加红花或桃仁。⑤兼湿浊内阻者：神情呆滞，腹胀不思食，去肉苁蓉、白芍，加党参、苍术、薏苡仁、泽泻。⑥肿甚者：酌加车前子、陈葫芦之类。⑦兼痰凝气结者：颈前常有瘿瘤加莪术、三棱、土贝母、白芥子；若瘿瘤不易消退者可用川乌、草乌、土贝母、煅龙骨、煅牡蛎，共研为末，醋调，外敷患处。

【按语】

1. 甲减危症　病人体温骤降，四肢厥冷，面色灰白，精神委顿，甚至神志昏愦，呼吸气微，舌淡而润，脉微欲绝，这是阳微欲脱，气阴两竭的危险证候。

治宜回阳固脱，益气敛阴。方选参附汤：红参30g，制附片20g。急煎频频口服或鼻饲。或用人参附子注射液，肌注或静滴。同时应立即供氧，注意保暖。并配合T_3（三碘甲状腺原胺酸）等静注或鼻饲，积极抢救。

2. 妇女血崩　患者阴道出血量多，持续时间长，头昏心慌，气短脉细弱。

治宜补气摄血。方选胶艾汤加减：艾叶20g，阿胶15g（烊化），莲房炭30g，红参10g，黄芪25g，白芍12g，熟地黄15g，炮姜10g，三七末6g（冲）。必要时，配合静注止血剂，输液、输血。

3. 大便秘结　甲减病人有大便秘结，是命门火衰而致的寒秘，一般经温补脾肾可渐好转。若不见好转，其症较突出，需加强温补命火，可服半硫丸，每次5～6g，早晚各1次，见效后即停服，间断服用。

桥本甲状腺炎

本病是一种自身免疫性疾病，多发于中年妇女，也散见于儿童。类似中医的瘿瘤。

【病因病机】

忧愁思虑，或所欲不遂，致肝脾气机郁结，不能敷布津液，津液停聚为痰，痰气交阻，结于而成。

【诊鉴要点】

（一）诊断依据

1. 两侧甲状腺肿大，表面光滑，质地坚韧而无压痛，可随吞咽移动，局部淋巴结可肿大。
2. 伴有疲倦、怕冷、皮肤干燥、体重增加等。
3. 发展过程相当缓慢。

（二）实验室检查

1. 甲状腺球蛋白抗体阳性效价高。
2. 白蛋白降低，γ 球蛋白升高，血清蛋白结合点升高。
3. 甲状腺穿刺和组织检查可以用于确诊。

【治疗】

辨证论治

1. 初期　颈前对称性漫肿，呈分叶状，光滑，压之如橡皮，推之移动，皮色苍白，胸胁满闷，或易怒，善太息，甚则烦热，自汗，或经前乳胀，少腹痛。舌质淡红或红，苔薄白或薄黄，脉弦或弦数。

治宜理气疏肝，化痰消瘿。方选四海舒郁丸合消瘰丸加减：牡蛎 30g，海螵蛸、海蛤粉各 20g，玄参、黄药子 15g，陈皮、浙贝母、木香各 10g，诸药为丸。常规服用 3 ~ 6 个月或更长时间，视病情而定。

2. 后期　颈前肿大，触之较硬，推之移动，或伴呼吸、吞咽不利，头昏，心悸，神疲，乏力，气短，或面色㿠白。舌质黯或淡白，苔薄白，脉沉细无力。

治宜豁痰祛瘀，益气养血。方选活血消瘿汤加减：党参、黄芪、白芍、赤芍、法半夏、丹参各 15g，生地黄、川芎、陈皮、茯苓、青皮、木香各 10g，肉桂、红花、当归 6g，牛靥 1 具。诸药为丸，常规服用，连服半年至 1 年，甚至更长时间。

3. 加减　胸胁胀满甚，者加柴胡、白芍、佛手、玉蝴蝶、桔梗、枳壳；肝郁化火，心烦易怒，恶热，自汗者加牡丹皮、栀子、黄芩、青黛、芦荟；阴虚五心烦热，夜不能寐，唇舌干燥者加生地黄、麦门冬、当归；气虚甚者，加人参、白术；血虚者，加熟地黄、阿胶、枸杞子；水肿明显者，加泽泻、木通、车前子。

【按语】

中药治疗 3 个月疗效不显著者，可加服甲状腺素 90～180mg，每日 1 次，应长期或终身服。

鱼鳞病

本病是一组遗传性皮肤病。临床分为寻常型、板层型、表皮松解性角化过度及胶样婴儿四型。类似中医所称蛇身。

【病因病机】

因先天禀赋不足，而致血虚风燥，或瘀血阻滞，肤腠失养而成。

【诊鉴要点】

诊断依据

1. 好发于四肢伸侧，重者可波及全身。
2. 自幼发病，可有家族史，冬重夏轻。
3. 皮损轻者表面附有较薄的鳞片，呈网状排列，干燥粗糙；重者鳞屑较厚，污秽色，鱼鳞状排列，甚则掌跖角化肥厚，易发生皲裂。
4. 一般无自觉症状。

【治疗】

（一）内治法

辨证论治

（1）气血痞塞证：多由先天禀赋不足，多自幼年发病，有家族病史，皮肤干燥，脱屑，宛如鱼鳞或蛇皮，伸侧尤甚，掌跖皮肤粗糙或者弥漫角化，严重时还会出现皲裂，伴见两目黯黑，舌质紫暗无华，有瘀点或瘀斑，脉涩滞。病情往往冬重夏轻，或者时轻时重。

治宜益气活血，宣肺润肤。方选鱼鳞汤加减：生黄芪 50g，黑芝麻 40g，丹参、地肤子各 25g，当归、生地、熟地、首乌各 20g，山药、防风各 15g，甘草 10g，枸杞子 12g。

（2）营血不足证：常无家族病史，幼年发病，皮肤干燥粗糙，状如乌蛇之皮，上覆污秽色或灰白色鳞片，其间白色网状沟纹，如同干鱼之皮，肌肤甲错，或见手足发胼，易于皲裂，毛发干稀少泽，指甲变脆，仅有轻度瘙痒，冬重夏轻，体质瘦弱，面色㿠白无华，舌质淡，苔净，脉弦细。

治宜养血活血，润肤柔皮。方选养血润肤饮加减：当归、赤芍、白芍、天冬、麦冬、熟地、黄芪、陈皮、党参各 10g，丹参、鸡血藤、山药、沙参各 15g，茯苓、首乌各 12g。

加减法：伴血虚加阿胶、桑椹子，伴血瘀加水蛭、虻虫，伴失眠加枣仁、柏子仁，伴大便干秘加肉苁蓉、麻仁、肥海参，伴体质素弱加服十全大补丸。

（二）外治法

1. 皮肤干燥粗糙，状如鱼鳞时，选用杏仁洗方，趁热洗浴患处，然后外涂胡桃膏、大枫子油等。

2. 若过度角化或者皲裂时，选用润肌膏外涂。

【按语】

1. 避免风寒刺激皮肤，注意衣着保暖。

2. 忌食辛辣刺激食物，多吃蔬菜水果等。有条件者可进行温泉浴，并涂护肤油脂，使之皮肤柔润，减轻鳞屑和瘙痒。

鳞状毛囊角化病

本病是一种原因不明的角化性皮肤病，与鱼鳞病可能为同一类疾病。

【病因病机】

凡先天不足，素禀血虚之体，则肌肤失于荣润，故体肤失养，或血虚风燥，迭起鳞屑。

【诊鉴要点】

诊断依据

1. 皮损为淡灰色或褐色鳞屑性斑疹，直径约 0.5cm。圆形或椭圆形，中心有毛囊一致的小黑点，皮损多数散在分布。

2. 多对称分布于腹部、腰部、臀及股外侧。

3. 冬季加重，夏季减轻，一般无自觉症状。对健康无影响。

4. 好发于青壮年，无性别差异，或有家族史。

【治疗】

（一）内治法

1. 辨证论治 血虚风燥皮损呈褐色，状如鳞甲边缘翘起。

治宜养血活血、息风润燥法。方选养血润肤饮化裁：当归、熟地、麦冬、花粉各 10g，桃仁、红花、黄芩各 6g，黄芪 12g。

加减法：血虚甚者加阿胶、何首乌，便秘者加当归身、肉苁蓉，瘙痒者加白鲜皮、蛇床子。

2. 单验方

（1）何首乌 500g，水煎 3 次，浓缩，加蜂蜜 1000g 成膏，每日早晚各服 1 匙。适用于阴虚型。

（2）阿胶 10g，黄酒 60g，加水 200ml 炖服。隔日 1 次，连用 1 个月。适用于血虚型。

（3）苍术膏（苍术适量熬膏），每日 3 次，每次 1 匙。适用于治疗。

（二）外治法

皮肤干燥时，可适当外用润肌膏。

【按语】

同鱼鳞病。

毛囊角化病

毛囊角化病是一种少见的遗传性角化不良性疾病，类似中医所称肌肤甲错。

【病因病机】

先天不足或后天脾不运津，终使血燥或津液不布，致使肌肤失养为患。

【诊鉴要点】

诊断依据

1. 多见于男性，常从幼年开始发病。

2. 皮疹好发于颈、肩、面、四肢屈侧、腋窝、腹股沟、前胸、背中线等处。

3. 初发皮疹为针尖大或粟粒大，坚实毛囊性丘疹，群簇发生，丘疹顶端覆有灰白色或棕褐色油腻性污垢样痂皮。

4. 若发生在腋窝、腹股沟、耳后等皱褶处，多为乳头瘤样或疣状增殖性损害；发生在头皮可见脂溢样痂皮；发生在唇部，多为结痂、皲裂、溃疡；若发生在掌跖，多表现为角化过度性丘疹，或为角质层弥漫性增厚；若发生在口腔黏膜，可见光滑而扁平的小结节，有糜烂和浅溃疡；若侵犯食管，则黏膜发红，有白色角化性丘疹，可引起吞咽困难；少数还可发生大疱性损害，称大疱性达里埃病。

5. 夏日加重，易于光敏性，冬天减轻，偶尔可发展为鳞状细胞癌。

【治疗】

（一）内治法

1. 辨证论治

（1）血燥失养证：初期阶段，皮疹好发于头面、颈胸、鼠蹊及四肢屈侧，表面多有油腻污垢痂，其损害呈粟粒大小，触之较硬，状如蟾皮，触之甲错，趾、指甲脆薄而裂，伴有口舌干燥，舌质红，苔少，脉细数。

治宜养血润燥法。方选清燥救肺汤加减：沙参、麦冬、枇杷叶、杏仁各12g，山药、炒扁豆、麻仁各15g，阿胶、桑叶、石斛、玉竹、甘草各10g。

（2）脾不布津证：见于静止期，皮损好发于面颊、肩背、腋胁、鼠蹊、外阴等处，分布较广泛，皮疹呈绿豆大小，触之如胼胝，兼见身重懒言，腹胀便溏等，舌质淡红齿痕，脉细无力。

治宜健脾助运法。方选参苓白术散加减：党参、白术、陈皮、甘草各10g，苍术、山药各15g，半夏、炒白扁豆、炒枳壳、炒谷麦芽、鸡内金各12g，砂仁8g（后下）。

加减法：午后低热，加地骨皮、丹皮、当归身、生地、熟地；口舌干燥，加花粉、玉竹、沙参；皮损伴脓样黏液及恶臭，加藿香、佩兰，病久不愈，皮损坚硬，加服大黄䗪虫丸；伴有家族病史者，加服六味地黄丸。

2. 单验方

（1）五倍子15g，白芷10g，黄柏6g，研细末和匀，麻油调敷患处。适用于糜烂者。

（2）核桃仁10g，杏仁6g，郁李仁3g，捣烂如泥，加轻粉0.1g，外搽。适用于皲裂、干燥。

（二）外治法

早期伤口应立即刺令出血，继以药筒拔之，然后用葱白、甘草、地榆煎汤，反复冲洗患处，外敷玉真散或追风如圣散。伤口溃烂时，可按外科溃疡进行换药。

【按语】

1. 不宜过食辛辣炙煿、油腻、酒酪等，主张多食胡萝卜及清淡食物。
2. 患者应和顺七情，禁忌忧思恼怒等情志内伤。

毛周角化病

本病是一种生理性角化性皮肤改变。

【病因病机】

内因可由先天禀赋不足．肌肤失养，外因可由风湿侵袭，跌仆损伤所致。此外多伴有家族史。

【诊鉴要点】

诊断依据

1. 病变部位通常发生在面部、颈、肩、四肢的手足以及外阴等。
2. 初起皮疹呈火山口多角性小丘疹，缓慢扩大形成环状、地图形或不规则形，边缘呈堤状，色泽灰黄、浅褐或如肤色。
3. 数目因人而异，少至1个，多时达百个以上。
4. 受外伤处常会出现新的皮疹。
5. 皮损有的长期静止不变，亦可缓慢不规则扩展，消退后可留有永久性萎缩斑，亦可不留痕迹。

【治疗】

（一）内治法

辨证论治

（1）风湿外袭证：多见于初起阶段，常发于成年人，皮损以四肢为多，可分布于手、足、前臂、大腿等处，匡廓鲜明，发于趾间者，形似鸡眼，发于颜面、颈部，边缘清楚而不隆起，皮损多呈孤立角化损害，或边缘纤细，宛若圈纹，可缓慢向外扩展，中有褐色斑片，舌质淡红，苔白，脉弦细。

治宜祛风除湿，养血润燥。方选苍术膏加减：苍术1000g，当归、何首乌、白鲜皮各200g，水煎3次，浓缩，加蜂蜜500ml收膏，每日2次，每次1匙，口服。

（2）瘀血阻滞证：多在早年发病，伴有家族史。皮损为褐黑色角化性斑疹，近圆形或不规则形，周边隆起，触之甲错棘手。皮损静止不变，很少向外扩展，舌质暗红或有瘀斑，苔少，脉涩滞。

治宜活血化瘀，疏通经络。方选通窍活血汤加减：当归、赤芍、生地各12g，川芎、桃仁、陈皮、丝瓜络、甲珠、皂刺各10g，白芷6g。

（3）肝肾不足证：病变主要发生在口腔，可见乳白色斑片，发于阴部，可有糜烂，病程缓慢，不易消失，舌质淡红，少苔，脉细数。

治宜补益肝肾，化痰软坚。方选新六味片：生地4000g，山药、女贞子各2000g，茯苓、赤芍、泽泻各1500g，共研细粉，过100目筛，加适量赋形剂，轧片，每片含生药0.3g，每日3次，每次5片。

加减法：伴血虚加何首乌，倍用当归；伴脾虚，配服参苓白术丸；伴痰凝加服小金丸。

（二）外治法

外搽红灵酒，每日1~3次。

【按语】

避免潮湿、寒冷的刺激，鼓励多吃南瓜和胡萝卜等。

掌跖角化症

本病是一组慢性、先天性、角化性皮肤病。常有家族遗传史。

【病因病机】

脾虚营血不足，不能荣养四末而成。

【诊鉴要点】

诊断依据

1. 病变主要在手掌、足底。
2. 皮损为淡黄色、发硬的表皮增厚、干燥、光亮，冬季皲裂。轻者呈米粒样点滴状分布，重者呈疣状增殖和虫蚀样凹陷。
3. 冬重夏轻，皲裂时可有疼痛。

【治疗】

（一）内治法

1. 辨证论治 掌跖皮肤肥厚，状如松皮，呈半透明状，夏天汗渍变白，冬天皲裂疼痛，舌淡苔少，脉细弱。

治宜健脾和营，养血润燥。方选理中丸加减：党参、白术、当归、川芎、白芍各10g，干姜、甘草各6g。

加减法：血虚倍用当归身、熟地、首乌，气虚加山药，皮肤燥裂加阿胶、黑芝麻。

2. 单验方

（1）肥海参1条，浓煎取汁，顿服，每周1次。

（2）鲜山药50g，白木耳3g，冰糖30g，加水500ml炖服，每周1~2次。

（二）外治法

雄黄膏或疯油膏涂后加热烘疗法。每日2次。

【按语】

1. 掌跖应避免接触汽油、乙醇、乙醚、苯等化学物质。
2. 不滥用外涂药物。

神经纤维瘤

本病是由显性基因畸变而引起的神经外胚叶异常的一种疾病。类似中医所称的瘤赘。

【病因病机】

先天禀赋不足，肺气不宣，腠理不密，湿痰气郁，相互纠结，阻滞经络而发于肌肤。

【诊鉴要点】

1. 咖啡色斑常为最早的表现，起于幼年期，若超过5处则提示有本病可能。

2. 软纤维瘤　多数散布于躯干和四肢，始系无蒂的叶状或圆顶的肿块，继而发展有蒂，呈软的淡红色瘤。

3. 象皮病样多发性神经瘤　界限清楚的淡棕色斑，2~5cm长，有为卵圆形的咖啡色斑，也可呈小的暗色斑，20%可见腋窝及会阴部有小雀斑样色素斑，5%~10%可见口腔损害，60%伴智力发育障碍，10%可伴脊柱弯曲，40%伴有神经系统病变，颅内肿瘤可致癫痫发作，5%~15%最终发生神经纤维瘤的肉瘤改变，大多在40岁以后发生，也可在儿童期出现。

【治疗】

（一）内治法

辨证论治

（1）湿痰证：咖啡色斑大小不一，呈散布性，空泡样肿瘤，大小不等，小者如豆，大者如瓜，压之柔软，色泽污褐，伴有痴呆，偶发癫痫，舌质淡红，苔薄黄，脉滑数。

治宜理气化痰，活血散结。方选温胆汤加减：半夏、茯苓、陈皮、炒枳实各10g，竹茹、胆南星、石菖蒲、远志各6g，熟大黄4.5g（后下），当归、赤白芍、丝瓜络各12g。

（2）气郁证：全身有大小不等、皮色正常的疝状肿瘤，并有随喜怒而消长的现象，或兼癫痫样发作，或伴夜寐欠安，梦多，舌质红，苔少，脉细弱。

治宜中和气血，软坚内消。方选活血逐瘀汤加减。丹参、赤芍、鸡血藤各15g，厚朴、橘络、土贝母、炒白芥子、白僵蚕、丝瓜络各10g，柴胡、黄芩各6g。

（二）外治法

一般无须外治，肿瘤较大时宜手术摘除。《外科真诠》介绍的熏洗法，不妨一试。药用苍耳子草一把，苦参、白芷各100g，水一大锅，煎汤倾在浴盆内，外用席围而遮之，趁热而熏之，待水温而洗，至水冷为止。

【按语】

避免近亲结婚，对咖啡色斑，勿滥用褪色类外搽药膏或药霜。

汗管角化症

本病是一种圆形斑块、角化明显的慢性皮肤病。患者以男性较为多见，常有家族遗传史。

【病因病机】

肝肾不足，痰瘀凝结肌肤所致。

【诊鉴要点】

诊断依据

1. 皮损多发在足趾、背侧、臀部等摩擦部位。
2. 初期为角化性丘疹，逐渐向外扩大，边缘有硬的突起，中央轻度萎缩，毳毛脱失。呈圆形或不规则形，色灰黄、淡褐或正常皮色，境界清楚。
3. 病变多发面部、四肢等暴露部位，偶可累及黏膜。
4. 发在面部的斑片，边缘清楚而不突起，发在足趾、背侧、臀部等摩擦部位边界非常清楚，发在口腔黏膜边缘浸渍而呈乳白色。
5. 病程缓慢，不易消失。

【治疗】

（一）内治法

辨证论治 在下肢、臀部等处，可见形态不规则的淡褐色斑丘疹，若在口腔部位浸润则呈乳白色。舌质淡红，脉细数。

治宜补益肝肾，化痰软坚。方选新六味片加减：生地12g，山药、女贞子各10g，茯苓、赤芍、泽泻、陈皮、连翘、浙贝、花粉各10g。

（二）外治法

红灵酒外擦，每日2~3次。

【按语】

本病与日光有关，应避免日晒。

进行性对称性红斑角化症

本病是一种掌跖红斑角化明显，有进行性倾向的慢性皮肤病。

【病因病机】

1. 血热内蕴 素禀血热之体，易于化燥，风从内生，肌肤失养，荣卫不能濡煦，从而发病。

2. 血虚生风 病久不愈，灼伤阴血，阴伤则血虚，风燥从内而生，肌肤不荣，故血虚风燥，从而发病。

【诊鉴要点】

诊断依据

1. 如四肢伸侧、肘膝和指关节伸侧等呈对称性分布。
2. 皮损开始为境界清楚的红斑，其上角化过度，覆有发白的角化鳞屑，以后逐渐蔓延扩大。
3. 自觉瘙痒，有皲裂时则发生疼痛。

【治疗】

（一）内治法

1. 辨证论治

（1）血热风燥证：多在初起阶段，皮损逐渐扩展，基底潮红，甚则皲裂，可伴痒痛，表面有黄白色鳞屑，不易剥除。伴有心烦易怒，渴喜冷饮，便干溲赤，脉弦滑数，舌红苔薄黄。

治宜凉血清热、息风润燥。方选皮癣汤、凉血解毒汤化裁：赤芍、当归、黄芩各10g，生地、地肤子、白鲜皮各12g，苦参、苍耳子、甘草各6g，首乌、刺蒺藜各15g。

（2）血虚风燥证：皮损多不再扩展，基底淡红，表面细薄白屑，如糠似秕，可轻微瘙痒。每受风冷则加剧。指、趾甲可肥厚干枯，失去光泽，伴有心悸失眠，短气乏力，舌质色淡，脉象弦细。

治宜养血息风，润燥生津。方选当归饮子化裁：当归、白芍、首乌、黄芪各10g，熟地、刺蒺藜各12g，荆芥、防风、甘草各6g

加减法：心烦易怒者加栀子、莲心，口干便秘者加生大黄、生石膏，皮损痒甚者加徐长卿、蝉蜕，心悸失眠者加枣仁、柏子仁，血虚便秘者倍用当归身，加肉苁蓉，短气乏力者加党参、生黄芪，口渴者加白芍、黄精。

2. 单验方

（1）鲜杏仁15g，桃仁20g，捣烂如泥，煎水外洗，隔日1次，每5次为1疗程。

（2）核桃5枚，去壳取仁，捣研如脂，另用余皮煅烧为灰，再与核桃仁泥同研，后入蛋青少许，外涂患处，每日1次。

（二）外治法

黄柏霜或白玉膏外搽。

【按语】

1. 忌食腥发动风及辛辣酒酪食物。
2. 患处不宜滥用刺激性强的外涂药物。或用热水烫洗患处。
3. 避免日光曝晒或寒冷刺激。

第十九章　黏膜性皮肤病

唇　炎

本病因接受日光照射或外涂药物，所引起的唇部黏膜的急性或慢性炎症，类似中医所称唇风。

【病因病机】

多因偏食辛辣厚味，胃腑积热化火，复受风热外袭，风火相搏，熏灼唇部，气血凝滞而成。或因思虑伤脾、抑郁伤阴，血热化燥生风，风盛则瞤，燥热熏灼则口唇干裂流水，甚如无皮之状。此外，外晒阳光、风吹、舔唇、咬唇等不良习惯，亦能诱发或加重病情。

【诊鉴要点】

诊断依据

1. 患者以儿童和青年妇女为主。
2. 病变常是先从下唇中部开始，逐渐扩展到整个下唇，乃至上唇。
3. 初起仅有轻度红肿，继而干裂，脱屑，屑脱则显露潮湿弥漫面，复结痂皮，反复发作不已。
4. 自觉灼热疼痛不适。

【治疗】

（一）内治法

1. 辨证论治

（1）胃经风火证：起病迅速，初发时唇部发痒，色红肿痛，继而裂干流水，如无皮之状，唇瞤动，伴口渴口臭，喜冷饮，大便秘结，舌质红苔薄黄，脉滑数。

治宜清热泻火，凉血疏风。方选双解通圣散：防风、荆芥、连翘、白术、黄芩、白芍各10g，当归、桔梗、甘草、栀子、升麻各6g，生石膏、滑石（荷叶包煎）各15g。

（2）脾经血燥证：发病缓慢，唇部肿胀，干燥如火燎，皲裂脱屑，或干裂流水，状若无皮，伴口甜黏浊，小便黄赤，舌质红，苔干少津，脉数。

治宜凉血润燥，祛风清热。方选四物消风饮加减：生地30g、当归、赤芍、防风、黄芩各10g，柴胡、荆芥、甘草、升麻各6g。

(3) 气虚风盛证：唇风日久，淡红肿胀，破裂流水。伴气短乏力，食少腹胀，大便溏泄，肌肉消瘦。舌质淡红、苔薄白，脉细数。

治宜健脾、益气、疏风。方选参苓白术散加减：党参、白术、茯苓、陈皮、炒扁豆各10g，山药、薏苡仁各30g，砂仁8g（后下），桔梗、甘草各6g。

2. 单验方

(1) 炒薏苡仁、防己、赤小豆、炙甘草各等份，入姜为引煎服。治疗风湿入脾，唇口瞤动。

(2) 柴胡、防风、荆芥、生栀子、生甘草、当归、赤小豆、薏苡仁。水煎服，治唇瞤。

(3) 取白荷花瓣。冷开水浸后贴在唇上，每日换3~5次。

(二) 外治法

干裂痛痒：选用橄榄散，香油调涂，每日1~2次。或用甘草油、紫草油等外涂，每日1~2次。

【按语】

1. 少食辛辣厚味，戒除舔唇、咬唇，接剥唇口鳞屑的不良习惯。
2. 鼓励加用食疗，如用薏苡仁、芡实、荸荠、赤小豆煲粥食之。

复发性阿弗他口腔炎

本病是指口腔黏膜反复发生表浅溃疡。发病与口腔黏膜的机械、物理刺激、消化功能障碍、精神紧张、劳累、维生素缺乏和微量元素锌、铁缺乏等有关，近年认为免疫功能缺陷、病毒感染也可引起本病。类似中医所称口疮。

【病因病机】

过食辛辣炙煿，脾胃积热，或情志内郁，心阳亢盛，致心脾火热循经上冲，熏蒸口舌，热腐肌膜，即成口疮溃疡。或病后伤阴，或劳伤过度，心、脾、肾等脏阴液不足，虚火妄动，上炎口舌，灼腐肌膜而成本病。总之，病分虚与实、新与久。大凡实证多因心火上炎，脾胃热盛；虚证则系阴虚火旺，脾盛阳衰。

【诊鉴要点】

(一) 诊断依据

1. 口腔肌膜部位，如唇、舌、颊及齿龈等处，出现黄白色大小不等的单个或多个表浅小溃疡点。
2. 自觉疼痛或饮食刺激时痛重。
3. 一般7~10日可自愈，但易复发。
4. 伴有程度不一的全身症状，如口渴、心烦、精神萎靡、纳呆等。

(二) 鉴别诊断

1. 轻型多形渗出性红斑 其特征是口腔黏膜或舌面等处糜烂如粥样，并伴有特殊气味，其溃烂面多呈片状。

2. 口腔白斑 口腔黏膜部位的灰白色斑片，不肿不痛，或有粗糙感觉，病久斑片较硬，久不愈可以转变癌瘤。

【治疗】

（一）内治法

1. 辨证论治

（1）心火上炎证：口疮发于舌部，患处肌膜溃疡，溃疡大小不等，甚则融合成片，周围红肿明显，灼热而痛，言语或饮食时疼痛加重，口渴心烦，舌质红，苔黄，脉数。

治宜清心凉血，消肿止痛。方选导赤散加减：生地、金银花各15～30g，竹叶、栀子、甘草梢各10g，木通6g，灯心3扎，琥珀4.5g，车前子、紫草各12g，滑石15g（荷叶包煎）。

（2）脾胃热盛证：口疮发于唇、龈、颊与上腭等处，多溃烂成片，红肿疼痛，或流热涎，口渴便秘，舌质红，苔黄，脉滑数。

治宜清胃泻火，消肿止痛。方选清胃散加减：当归、生地黄、花粉、菊花、炒丹皮各10g，生石膏15g，葛根、苦参、熟大黄、升麻各6g。

（3）阴虚火旺证：口腔溃疡点分散量少，溃疡面周围微红微肿，或绕以红晕，疼痛轻微，溃疡反复发作，心悸虚烦少寐，腰膝酸软，手足心热，耳鸣颧红，小便黄。舌干少津，舌尖红赤，脉细数。

治宜滋阴，清热，养血。方选归芍天地煎加味：当归10g，炒白芍、天冬各12g，熟地黄15g。偏脾阴虚，口干纳减，加石斛、茵陈；兼气虚乏力加太子参、茯苓；偏肾阴虚，加山萸肉、山药、知母；口疮日久不愈者，加瓦松、五倍子。

（4）脾肾阳虚证：口腔黏膜溃烂面个数少而分散，患处色白痛轻，周围不红肿，四肢欠温，不思饮食，大便溏泄，小便清长，舌质淡红，苔白微腻。

治宜温中散寒，健脾益气。方选附子理中汤加减：党参、炒白术、甘草各10g，制附片12g，干姜6g。

加减法：泄泻口渴，呕吐酸水加黄连，身半以下恶寒，小便清长，尺脉沉弱加干地黄、山萸肉、山药、丹皮、茯苓、泽泻，口疮久不愈加苍术、五倍子。

2. 单验方

（1）蜜炙黄柏与青黛为末，掺之。治心脾热，口颊舌上生疮。

（2）生附子为末榨面调敷足心，男左女右，每日再换之，治久患口疮。

（3）金莲花，研粗末，每次用6g开水冲后加盖3～5分钟，做茶频饮之。

（二）外治法

1. 各种证型，作为消毒或清洁剂，野蔷薇根或金石斛煎汤含漱，或用10%蔷薇根或金石斛煎汤含漱。

2. 实火证选用冰麝散，虚火证选用锡类散，阳虚证选用柳花散，日久不愈的选用养阴生肌散、珠黄散等。

（三）其他疗法

贴敷法：吴茱萸研细末，敷贴涌泉穴。治实火口疮。

【按语】

1. 寻找诱因并除去，注意口腔卫生，少食辛辣厚味和坚硬油煎食品。
2. 中药治疗当辨火之虚实。实者治在心胃，以清为主；虚者治在肝肾，以温为主。

多形渗出性红斑

本病是以发热、满口糜烂、舌红灼痛等为特征的黏膜性疾病。类似中医所称口糜。

【病因病机】

过食膏粱厚味，喜好饮酒，致使胃中生湿生热，火性上炎，燔灼脾胃，导致满口糜烂，出血、疼痛，甚则牙龈肿胀。

思虑过甚伤脾，脾病则虚火动，热毒内蕴，消铄津液，而致满口糜烂生疮。

【诊鉴要点】

（一）诊断依据

1. 发病急骤，多发生在春、秋、冬三季。
2. 口腔内可见大小不一的糜烂，色红，渗血，疼痛，甚则腮舌俱肿。
3. 伴有心烦，口干舌燥，不思饮食，夜寐不安，尿赤便秘等。

（二）鉴别诊断

白喉：其病变多在咽喉部位，偶见于鼻部或口腔，其白膜坚韧厚实，属急性传染病。

【治疗】

（一）内治法

1. 辨证论治

（1）心火证：思虑过度，则火起于心。心与小肠相表里，心经实火，下移于小肠，则出现小便短赤，灼热疼痛。舌为心之苗，心火炽盛，则出现舌赤糜烂，出血，烦躁不安等，脉浮数。

治宜清心泻火。方选导赤散加减：生地、车前子（布包）、金银花、连翘各15g，竹叶、玄参、赤茯苓、黄芩各10g，炒黄连、莲子心、琥珀、木通各4.5g，灯心3扎。

（2）胃火证：胃热炽盛，出现齿龈及口舌大片糜烂，唇红部形成脓血痂皮，疼痛剧烈，发热、脉洪数。

治宜清泻胃火。方选清胃散加减：生石膏30g，生地、玄参、地骨皮、天麦冬各10～15g，石斛、玉竹、炒白芍、桔梗、炒枳壳各10g，熟大黄6g（后下）。

2. 单验方

（1）硫黄研末，水调涂于足心，每日1次。

(2) 细辛研末，醋调贴脐窝处，每日1次。

(3) 橄榄核30g，儿茶15g，冰片0.6g研细末，外搽。

(4) 缩砂仁衣，煅研细末，外搽。

(二) 外治法

先用冰硼散化水（1∶100）含漱，然后外掺或外吹冰片散、养阴生肌散、化腐生肌定痛散。每日2~3次。

【按语】

1. 避免过敏性药物的摄入，少食辛辣厚味。

2. 保持口腔卫生，心情要舒畅豁达。

疱疹性口炎

本病是急性感染性口炎的一种，多由单纯疱疹病毒所引起。类似中医所称口疳。

【病因病机】

多因思虑过度，心脾积热，郁久化火，虚火上炎所致，亦有过食肥甘或辛辣，脾胃积热，熏蒸于上而成。

【诊鉴要点】

(一) 诊断依据

1. 病变部位主要在口、舌、腮颊、腭，甚者连及咽喉。

2. 初起出现粟粒大小的小水疱，数小时后疹破形成溃疡，继而溃疡上覆黄白色纤维素性渗出物，自觉灼热刺痛。

3. 伴有全身症状，如烦躁不安，口干便秘，饮食不佳，颌下臖核肿大按痛，小便短黄等。

(二) 鉴别诊断

1. 复发性口疮　溃疡大如绿豆或黄豆，复发较频繁，全身症状不明显。

2. 念珠菌病　可发生在口腔任何部位，黏膜上有乳白色绒状膜，似凝乳，略为凸起，不易剥离，若强行剥离，则发生溢血。

【治疗】

(一) 内治法

1. 辨证论治

(1) 实火证：多见于婴幼儿，口内发红，溃烂布满口舌，甚至连及咽喉，恶寒发热，啼哭不安，口干便秘，流涎拒食，舌质红，苔黄，脉浮数。

治宜清热解毒，散风止痛。方选玄参连翘饮加减：玄参、连翘各12g，金银花、地丁、炒牛蒡子、僵蚕、炒丹皮各10g，板蓝根20g，生地15g，薄荷6g（后下），灯心3扎，琥珀4.5g。

（2）虚火证：多见于成年人，溃疡以舌和两腮居多，色淡红，口不渴，夜寐欠安，大便溏泄，舌质淡红，苔薄，脉细数。

治宜养阴清热，解毒止痛。方选增液汤加减：大生地15～30g，天麦冬、玉竹、石斛、玄参、花粉、炒白芍、当归各10g，炒黄柏、炒知母、炒丹皮各6g，山药、山茱萸各15g。

加减法：大便秘结加凉膈散（包煎），小便短黄加车前子（包），失眠多梦加酸枣仁、五味子、柏子仁或肉桂末0.9g（饭丸吞服），腰膝酸痛加川续断、怀牛膝、炒杜仲。

2. 单验方

（1）红枣10枚（烧存性），冰片0.6g研细末，吹患处。

（2）好儿茶30g，五倍子（炒黄）1.2g，黄柏（蜜炙）1.5g，冰片0.6g，研细末，吹搽患处。

（3）人中白（煅）60g，铜青11.5g，冰片0.6g，麝香0.3g。研细末，冷浓茶净口，吹少许。重证还可加犀牛黄0.3g。

（二）外治法

1. 散剂　实火证：口疳散、珍珠散、养阴生肌散；虚火证：柳花散、青吹口散等。

2. 溶液剂　实火证、虚火证均可选用青果水洗剂，漱口。

【按语】

反复发作者，在病愈后，可酌情内服滋肝补肾的中成药，如麦味地黄丸之类，可减少复发。

坏疽性口炎

本病是龈乳头及龈缘发生坏死，形成腐肉的一种急性龈口炎。类似中医的走马疳。

【病因病机】

多因素嗜肥甘，日久蕴热上蒸，或小儿胎毒，时疫痧痘后毒热上攻，或久病之后体虚正衰，虚火上炎诱发。

【诊鉴要点】

诊断依据

1. 患者多发生在全身抵抗力极度低弱的1～7岁儿童，成人极少见。

2. 早期在牙龈及颊黏膜发生局部充血性硬结，迅即腐溃，疼感不明显；中期（发病4～5日后）有大量腐肉脱落，牙龈腐蚀骨露，重者延及口唇腮鼻；晚期（治疗及时、可转危为安）在局部呈现严重损坏，造成腮瘘破唇、露齿见骨、面部塌陷等畸形。

3. 合并败血症、肺炎等，可导致死亡。

【治疗】

（一）内治法

1. 辨证论治

（1）毒热上壅证：口臭似腐尸，迅速龈溃，腐根、破唇蚀腮颊，热血迸出。舌质红绛，苔黄腻，脉数或细。

治宜清热解毒。方选芦荟清肝饮加减：芦荟、炒牛蒡子、银柴胡各10g，羚羊角0.3～0.6g，玄参、甘草各12g，生石膏30g，炒黄连、炒栀子、薄荷（后下）各6g，花粉、紫草、桔梗各12g。

（2）虚火上炎证：牙龈腐烂，溢脓清稀，蚀骨齿豁，腮颊穿通，伴见面无血色，精神萎靡，舌质淡红，少苔，脉沉细无力。

治宜补益气血，兼清火毒。方选当归补血汤合五味消毒饮加减：当归、炒白芍、地丁、浙贝母各10g，黄芪、金银花、蛇舌草各30g，蒲公英、连翘、玄参各12g，玉竹、石斛、沙参各15g。

加减法：早期酌加蝉蜕、马勃、白芷、僵蚕，中期加生地、赤芍、紫草、丹皮，晚期加乳香、没药、麝香、花粉。脾胃虚加服人参茯苓粥，痧痘余毒未尽加服清疳解毒汤（人中黄、黄连、柴胡、知母、连翘、牛蒡子、玄参、荆芥、防风、石膏、竹叶、灯心），邪毒内陷加安宫牛黄丸。

2. 单验方 人中白（煅）、川黄连、五倍子、黄丹、雄黄、血竭各3g，青黛（澄清）、硼砂各0.9g，冰片、麝香、牛黄各0.3g，研细末，洗净患处后吹之。疼痛时用丝瓜藤一把，川椒一撮，灯心一把，水煎浓汁漱口。适用于腐肉脱落，出血成脓阶段。

（二）外治法

（1）初起用淡盐汤漱口，外掺紫金散，每日3次。

（2）若见坚硬青紫、腮穿齿摇者用芦荟散擦之，甚者用秋霜散。

（3）腐烂渐开，以致穿腮破唇，用青莲膏外贴之。

【按语】

本病进展迅速，加之多为体弱或小儿，应采取中西医结合治疗较为妥当。

黏膜白斑

本病是发生于口腔和外阴黏膜的局限性白斑。分别称口腔白斑和女阴白斑。口腔白斑与吸烟、饮酒、义齿后咬合不良有关。女阴白斑与阴道分泌物刺激、雌激素水平降低、维生素及营养物质缺乏有关。

【病因病机】

1. 恣食辛辣炙煿之味，致使脾胃积热，久而化火、化毒，火毒循经上炎或者下趋，皆可

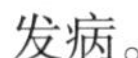

发病。

2. 情志所伤，或郁闷不乐，使之肝失条达，郁而化火，脾土被克，失其健运，积湿生热，阻于阴户，或熏蒸口腔，均可导致黏膜白斑诸证迭见。

【诊鉴要点】

（一）诊断依据

1. 多发生于40岁以上的成年人。

2. 口腔黏膜白斑以男性患者多见。白斑病可发生在黏膜、唇黏膜、舌、女阴、肛门和生殖器部位，但以口腔和外阴部为多见。

3. 口腔病变在黏膜上可见局限性角化过度、浸润、肥厚、颜色变白或有乳白色光泽，或白斑间以色素沉着而呈网状。病变形态及大小不一，呈点状、片状、斑块状或互相融合成弥漫性，热饮料或刺激性食物后可引起针刺感或轻度疼痛。

4. 外阴白斑病多见于闭经期后的妇女，局部为白色角化性损害，也可呈灰白色、灰蓝色或紫红色，早期角化过度，浸润肥厚，后期呈增生性或萎缩性病变，多数伴瘙痒，长期搔抓之后，继发性病变而引起湿疹样变、苔藓化、皲裂、溃烂和继发感染。

（二）鉴别诊断

1. 扁平苔藓　多角形扁平角化性丘疹，多见于牙齿咬合线的颊黏膜。

2. 慢性唇炎　弥漫均匀分布，反复糜烂、溃破和结痂，黏膜腺的炎症明显，局部分泌物增加。

【治疗】

（一）内治法

1. 辨证论治

（1）心脾虚火证：病变多数发生在唇、颊黏膜、舌背和上腭等处，先发现乳白色小点，继而扩大融合成网状斑片，日久增厚变硬，遇冷、热及辛辣刺激物则感疼痛，伴有性情烦躁，夜寐欠安，口干，舌质红，苔少，脉细数。

治宜养阴清热，解毒安神。方选增液汤加减：玄参、沙参、枣仁、炒黄柏各10g，石斛、山豆根、炒白芍、茯苓各12g，柏子仁、甘草各6g，山药30g。

（2）肝郁脾湿证：口腔或外阴损害中心发白，边缘稍红，入夜外阴区域奇痒，有时抓破则红肿灼痛，兼见胸胁胀痛，口苦，胸闷太息，经前乳胀，食少腹胀，带下色黄，舌质红，苔黄腻，脉弦数。

治宜疏肝理脾，清热利湿。方选逍遥散加减：柴胡、当归、炒龙胆草、苦参各6g，生地、炒白芍、炒白术、陈皮、车前子（包）各10g，茯苓、薏苡仁、赤小豆各15～30g。

（3）肝肾阴虚证：外阴白斑干燥、皲裂，分泌物少，自觉干涩，时痒不痛，口干且感刺痛，兼见腰酸眩晕，目涩耳鸣，颧红咽干，多梦不眠，舌质红，少苔，脉弦细数。

治宜滋肝补肾，息风潜阳。方选归芍地黄丸加减：归身、炒白芍、熟地、炒丹皮、山萸肉各10g，山药、生龙骨、生石决明各15g，何首乌、活血藤、鸡血藤各12g。

（4）气血两亏证：外阴皮损色淡枯萎，痒轻，兼见无力，自汗，倦怠食少，大便不实，尿清长，月经后期，量少色淡。部分病例尚见心悸气短，怔忡健忘，夜寐不安，面白无华。舌质淡，脉沉细无力。

治宜补气养血。方选八珍汤加减：当归身、黄芪、熟地、白术、茯苓各12g，川芎、白芍、远志、枣仁各10g，炙甘草、砂仁（后下）、莲子心各6g，丹参、鸡血藤各15g。

（5）脾肾阳虚证：黏膜损害色泽枯白，或粗厚或枯萎，喜近热熨，瘙痒或灼痛并不严重，兼见面色㿠白或晦暗，四肢不温，腰膝酸痛，或腰以下冷感，带下清稀，月经后期，色淡质稀，尿频数或遗尿，性欲淡漠，舌质淡且胖，苔薄白或滑，脉细或沉缓无力。

治宜温肾健脾，活血散坚。方选二仙汤合理中汤加减：仙茅、干姜、甘草、陈皮各6g，仙灵脾、黄柏、生熟地、茯苓、白芍、党参各12g，桃仁、皂角刺各10g，制附块（先煎）、山萸肉、山药各15g。

加减法：自觉剧痒，搔破则渗液较多加炒杜仲、何首乌、白茅根、炒地榆，皮疹粗糙或坚硬加红花、桃仁、益母草，带下淋漓加芡实、金樱子、煅龙牡，口舌反复糜烂、溃疡加天门冬、麦门冬、白花蛇舌草、石斛、夏枯草。

2. 单验方

（1）仙灵脾、一枝黄花、白鲜皮、苦参、鸡血藤、野菊花、土槿皮各30g，泽泻、艾叶各15g，花椒12g，冰片1g，煎汁，外涂湿敷，适用于外阴糜烂明显。

（2）茵陈、蒲公英、地肤子各30g，地丁15g，冰片1.5g，煎汁外洗，适用于血虚肝郁证。当归、地肤子各30g，鹤虱、补骨脂各15g，防风、川椒、淫羊藿各9g，煎洗，适用于气血两虚型。淫羊藿30g，白蒺藜、川断、当归、白鲜皮各15g，硼砂9g。煎洗，适用于肝肾阴虚型。

（3）解毒清热汤：蒲公英、野菊花、大青叶、地丁、重楼、花粉、赤芍、煎服。适用于口腔黏膜白斑病。

（4）活血散瘀汤：苏木、赤芍、白芍、红花、桃仁、鬼箭羽、三棱、莪术、木香、陈皮煎服。适用于口腔黏膜白斑病。

（二）外治法

1. 初起仅有痒感，肤色灰白，选用淫羊藿、鹿衔草各30g煎汁，外洗患处。
2. 如口舌颊黏膜糜烂、溃疡，选用养阴生肌散。
3. 外阴区域皮损角化肥厚时，选用治白膏1号。
4. 皲裂稍破时选用治白膏2号。
5. 萎缩瘙痒时选用仙灵脾、鹿衔草、覆盆子各等份，研细末，凡士林调涂。
6. 皲裂或破溃糜烂时选用章丹、蛤粉各等份，研细末，香油调敷。

【按语】

1. 注意口腔与外阴处的清洁卫生，避免各种外来刺激。
2. 定期复查，提防癌变。特别是外阴区域，更应重视。
3. 中医治疗当从肝、脾、肾三脏入手。脾宜扶、肝宜柔、肾宜补，为其治疗要点。

黑毛舌

本病为丝状乳头增生和角化过度，加上产生色素的细菌或真菌作用，局部色素增加，使舌质表面呈黑色，类似中医所称黑舌苔。

【病因病机】

1. 邪热内传阳明，与有形燥实内结，邪热上熏于舌，故苔起芒刺而焦黑。

2. 久病既能阳损及阴，又能阴损及阳，终至脏腑虚怯而阴寒内盛，阴寒滞凝舌上，故色黑而滑。

【诊鉴要点】

（一）诊断依据

1. 多见于中年人，小儿少见。

2. 病变初起在舌后侧，渐向前向两侧发展，色泽从黄色到棕灰色、黑色不等。

3. 少数病人有不适和里证出现。

（二）鉴别诊断

染舌：可询问是否进食染舌食品，如杨梅；此外还有药品，一旦中断，渐可恢复原色。

【治疗】

（一）内治法

1. 辨证论治

（1）阳明实热证：舌苔变燥裂，芒刺干焦，伴有腹胀，便秘，口苦，纳呆，脉沉伏。

治宜急下救阴。方选大承气汤加减：生石膏 15～30g（先煎），玄参、玄明粉（冲）、熟大黄、甘草各 10g，炒枳壳、升麻各 6g。

（2）阳虚内寒证：舌黑薄润，无朱点，无芒刺，无燥裂，刮之明净，如水浸猪肤。伴有畏寒，肢冷，口不苦，唇不燥，腰酸，头晕，耳鸣，遗精。脉迟沉而微。

治宜益气扶正，温阳散寒。方选附子理中汤加减：制附块 10g，熟地黄、炒白术、党参、炙甘草各 12g，炮干姜 4.5g，黄芪 15g，上肉桂 3g。

2. 单验方

（1）金匮肾气丸（中成药）：每次 6g，每日 8 次，淡盐开水，送下。适用于阳虚内寒证。

（2）还少丹：熟地、山药、牛膝、枸杞、山萸肉、茯苓、杜仲、远志、五味子、楮实、小茴香、巴戟天、肉苁蓉、石菖蒲。适用于阴阳两虚阶段。

（二）外治法

选用 0.5% 黄连溶液外搽舌体，每日 3～4 次，有加速黑舌苔消退或脱落的作用。

【按语】

1. 本病的出现多为里证、重证和危证，应密切观察疾病的演变，并及时作出处理。

2. 在吃杨梅之类水果，或内服某些药物后，也会造成某些染舌的假象，应予排除。

3. 注意口腔卫生，经常刷牙，尽量少吸或不吸烟。

4. 中医治疗对实证急下存阴，容易见效；虚证温阳散寒，见效缓慢。此外，还要防止虚脱之证的发生。

龟头炎

本病是指龟头、阴茎包皮的急性、慢性炎症。常有外伤、局部刺激、各种感染及包皮过长等引起。类似中医所称袖口疳。

【病因病机】

肝经湿热下注，必致阴器受病，若又因包皮过长，洗浴不勤，污垢浸渍，污浊蕴结而发病。交媾不洁，或者外涂春药，淫毒鸠张，损及阴茎而致。

【诊鉴要点】

（一）诊断依据

1. 龟头处初起发红肿，继而脂水浸渍，湿烂渗出，甚则上覆乳白脓苔。

2. 自觉灼热刺痛，或者臊臭难闻。

3. 临床表现

（1）急性浅表性龟头炎：局部水肿性红斑、糜烂渗液和出血，摩擦后疼痛明显，伴有轻度全身症状，如疲劳、乏力、低热、腹股沟淋巴结肿大。

（2）环状溃烂性龟头炎：龟头及包皮发生红斑，逐渐扩大呈环状或多环状，以后形成浅表性溃疡。

（3）念珠菌性龟头炎：既可原发于念珠菌病，又可继发于糖尿病、老年消耗性疾病及抗生素和激素治疗之后，表现为表面光滑红斑，边缘轻度脱屑，并有卫星状分布的丘疱疹和小脓疱，病变部位可找到念珠菌。

（4）浆细胞性龟头炎：中年患者多见，为单个或多个，局限性斑块，形成缓慢，其表面或光滑，或脱屑，或潮湿，浸润明显，边缘清楚不形成溃疡。

（5）阿米巴性龟头炎：少见，常在原有包皮龟头炎病变的基础上，失去屏障作用，肠阿米巴病传染而成，表现为浸润、糜烂、溃疡，组织坏死等，分泌物直接涂片找到阿米巴原虫。

（6）云母状或角化性假上皮瘤性龟头炎：龟头浸润肥厚，局部角化过度并有云母状痂皮，呈银白色，龟头失去正常弹性，日久呈萎缩性改变。

（7）滴虫性龟头炎：龟头起丘疹、红斑，范围逐渐扩大，并可见针头大至粟粒大的小水疱，互相融合，形成轻度糜烂面，分泌物中可找到滴虫。

（二）鉴别诊断

1. 软下疳 多发生于阴茎包皮、冠状沟、包皮系带和龟头，溃疡面污秽，边缘参差不齐，疼痛严重，病原体为杜诺凡小体。

2. 淋菌性尿道炎 尿道口红肿、发痒及轻微刺痛，继有稀薄黏液排出，引起排尿不适，分泌物可查到淋病链球菌。

【治疗】

（一）内治法

1. 辨证论治

（1）湿热下注证：急骤发生，龟头红肿，局部肿胀，排尿刺痛或涩痛，摩擦后尤为明显，伴有发热恶寒，心烦口干，乏力倦怠，臀核肿痛，脉滑数，舌质红，苔薄黄微腻。

治宜清热化湿，解毒祛邪。方选龙胆泻肝汤加减：炒胆草、焦栀子、炒黄芩、木通、柴胡各6g，赤茯苓、马鞭草、忍冬藤、败酱草、鱼腥草各15g，车前草30g，生地10g。

（2）淫毒蚀阴证：病前曾有过嫖妓娈童，或者外涂过春药之类，龟头红肿或暗红，溃烂如红烛，黄色脓性痂皮不易脱落，伴有小便淋漓，尿道刺痛不适。脉细数，舌质红，苔少或无苔。

治宜泻火祛毒。方选暗治饮加减：黄柏、蒲公英各10g，茯苓、白芍各15g，生甘草、龙胆草、柴胡各3g，豨莶草、琥珀各6g，白茅根、赤小豆各30g，灯心3扎。

（3）湿热蕴毒证：龟头已溃烂成疮，脓液外溢，气味臊臭，局部肿胀灼痛，附近臀核肿大，影响正常步履，小便淋漓不畅，脉弦数，舌质红，苔薄黄。

治宜清热利湿，解毒凉血。方选金银花解毒汤加减：金银花、白茅根各30g，连翘、丹皮、焦栀子、黄柏、车前子（包）各10g，赤芍、地丁各12g，生甘草、白花蛇舌草各15g。

2. 单验方

（1）蜗牛（焙干）、枯矾各等份，研极细末，外掺或香油调搽之。

（2）生甘草30~60g，浓煎取汁，外洗。适用于新婚损伤龟头出现肿痛者。

（二）外治法

红肿、渗液较多时，选用马齿苋水洗剂、龙胆水洗剂，然后选用月白珍珠散、青黛散，外掺或植物油调成糊状外涂患处，每日1~2次，直至伤愈。

【按语】

1. 加强道德教育，加强性病防治知识的教育，提高自我防范和自我诊察的能力。
2. 包皮过长者，待红肿消退后，宜尽早做环切术。

阴茎硬结症

本病是海绵体白膜与阴茎筋膜之间，产生纤维性硬结。可能与外伤、维生素E缺乏、硬化性炎症、退行性疾病、梅毒等有关。类似中医所称的玉茎结疽。

【病因病机】

脾肾俱衰，气滞血瘀所致。

【诊鉴要点】

（一）诊断依据

1. 阴茎肤色皮温如常，结节较硬，但疼痛不甚，从不溃破。
2. 少数患者伴有腰酸痛怕冷，少腹坠胀，失眠便溏，阳痿或早泄。
3. 本病多见于中年人。在阴茎勃起时，呈弯曲，严重时影响性生活。

（二）实验室检查

阴茎X线检查可发现钙化或骨化阴影。

【治疗】

（一）内治法

辨证论治 阴囊背侧可触及条索状和斑块结节，质较硬，表面不光滑，不移动，伴有小便不畅，怕冷，大便稀溏，舌质淡红，苔少，脉细弱。

治宜温肾健脾，活血通络。方选四物地黄汤加减：山药、熟地、当归、丝瓜络、鸡血藤各15g，生地、玄参、丹参各12g，白芥子、莪术各10g，橘核30g。

加减法：腰酸、阳痿、早泄加川断、桑寄生、仙灵脾，阴茎硬结肿痛明显加玄胡、川楝子、浙贝母，硬结日久不消加皂刺、甲珠、桃仁、红花，小腹胀满，尿液不尽加乌药、木通、琥珀。

（二）外治法

阴茎硬结可酌情选用阳和解凝膏或黑布膏药，敷贴患处。

【按语】

1. 本病为良性疾患，坚持治疗，消除恐惧心理，预后良好。
2. 治疗期间禁房事，同时配服维生素E。

急性女阴溃疡

本病是发生在女性外阴部的急性炎症。类似中医所称阴蚀。

【病因病机】

湿热内蕴，化生为毒，毒热之邪，随肝经所循而下趋于阴器，导致本病的发生。或由肾脏虚邪，热结下焦，经络痞涩，气血不行，或房劳洗浴不洁，以致生疮。

【诊鉴要点】

（一）诊断依据

1. 患者以青少年女性为主。

2. 病变部位通常发生在大小阴唇的内侧和前庭的黏膜，偶尔在口腔内发生溃疡。

3. 发病前，常有发热、关节痛及全身不适等症状。

4. 依其临床特征分型　坏疽型：溃疡较深，呈圆形、卵圆形或不规则形，边缘软而锐利，表面覆盖污黄色或青黑色脓性分泌物，严重时造成一侧小阴唇全部溃烂阙如，疼痛剧烈，且伴高热等全身症状。下疳型：溃疡呈圆形或卵圆形，深浅不一，边缘不整齐，触之柔软，表面覆以污黄色脓苔，外观极似软下疳，病程较长。

（二）鉴别诊断

1. 软下疳　有不洁性交史，分泌物中查到革兰阴性杆菌。

2. 糖尿病性溃疡　除女阴溃疡外，身体其他部位亦可发生溃疡，查尿糖阳性，血糖升高，有其他糖尿病的症状。

【治疗】

（一）内治法

1. 辨证论治

（1）肝火湿热证：患处焮红肿胀，溃烂成疮，脓水黄稠且多，自觉剧疼，伴有畏寒发热，口苦咽干，带下黄白，腥臭气味颇重，脉滑弦数，舌质红，苔黄干或微腻。

治宜泻火、利湿、杀虫。方选龙胆泻肝汤合芦荟丸化裁：炒龙胆草、焦栀子、木通各6g，当归、生地、柴胡、芦荟、泽泻各10g，车前子15g，炒黄连、胡黄连各3g，青皮4.5g。

（2）肝肾亏损证：病初始觉阴器剧痒，隐忍不就医，因循日久，则见外阴多处溃烂，大小不一，状如虫蚀，时有清稀脓液，淋漓不尽，病情反复发作，严重时阴器蚀去大半，自觉攻刺疼痛，入夜更剧，伴有心烦寐少，腰酸头昏，低热形瘦，食少乏力，脉虚细数，舌质淡红，苔少或薄白。

治宜养肝滋肾，清热化湿。方选知柏地黄丸合萆薢渗湿汤化裁：盐水炒黄柏、炒丹皮各6g，山茱萸、泽泻、赤茯苓、干地黄各10g，山药、薏苡仁各15g，赤小豆、败酱草各30g。

加减法：心烦少寐，纳呆加服归脾汤；腰酸，头昏，眼花加炒杜仲、续断、菟丝子、枸杞子、茺蔚子；溃疡日久不敛，脓液稀薄加黄芪、白蔹；带下黄白，淋漓不尽加金樱子、椿根皮、乌贼骨、煅龙骨、煅牡蛎；尿频如淋加滑石、琥珀、瞿麦等。

2. 单验方

（1）蛇床子30g，白矾15g，加水适量，浓煎取汁，外洗。

（2）桃仁10g（研泥），雄黄少许，和匀做成药栓，外包纱布一层，洗净后塞入阴中。

（3）艾叶、苎麻叶、槐叶、柳叶、白及、防风、白芷、升麻各等份，研粗末，加麝香少许，共研细末，点燃烟熏。

（4）芜荑、蛇床子、硫黄、川椒、樟脑、枯矾、雄黄、海螵蛸、黄连各等份，麝香少许，共研细末，取鲜鸡肝涂药末后，纳入阴器内，每日1~2次一换。若无鸡肝，可用凡士林按15%~20%浓度调成软膏，外涂。

（二）外治法

1. 病变初期，脓水淋漓不尽，痛痒相兼阶段，分别选用苦参汤、溻痒汤，水煎2次，兑入一起，先趁热气熏蒸患处，待温后洗之，或者湿敷。

2. 若疮面溃烂，脓腐渐少，疼痛不重，酌情选用银杏散、珍珠散，每次取药粉1.5g，纱布或丝绵包裹做成栓剂，先用上方熏洗或湿敷后，再将药栓纳入阴器内，每日1~2次（小便时取出，便后洗净，再纳入）。

3. 溃疡脓腐虽然脱尽，但新肉生长迟缓，可分别外掺月白珍珠散、银粉散于溃疡上，外盖黄连膏或玉红膏贴敷之，每日1~2次。

【按语】

1. 重视外阴区域的卫生，少食辛辣油腻食品。

2. 反复发生，缠绵难愈时，可考虑肌注丙种球蛋白，或用胸腺素、转移因子等，调节免疫功能。

阴道炎

本病是由各种不同的病原菌导致不同类型的阴道炎症。其特点是阴道分泌增多，伴有外阴瘙痒或灼热不适，临床常见有老年性阴道炎、滴虫性阴道炎、念珠菌性阴道炎和幼女性外阴阴道炎。

老年性阴道炎

【病因病机】

肾阴亏损，湿热蕴结所致。

【诊鉴要点】

诊断依据

1. 多见于绝经后的老年妇女。
2. 外阴、阴道呈萎缩性外观。
3. 白带增多，呈黄色水样，或脓性，或桃花脓性，甚至阴道少量出血。
4. 外阴有瘙痒或灼热感。
5. 伴有下腹及阴道坠胀不适，若炎症侵及尿道口，还可见尿频、尿痛。

【治疗】

（一）内治法

辨证论治 带下增多，略有腥臭，外阴灼热或瘙痒，伴有口咽干燥，心烦易怒，舌质红，苔少，脉细数。

治宜滋养肾阴，清热除湿。方选知柏地黄丸加减：黄柏、知母、丹皮、泽泻、山茱萸各10g，茯苓、干地黄各20g，山药、贯众各15g，金银花30g，车前子12g。

加减法：带下夹有血丝加旱莲草、茜草，阴道干涩加麦冬、玄参、石斛，纳呆、胸闷加茵陈、豆蔻，大便秘结加麻仁、杏仁。

（二）外治法

1. 白带多，痒重，用蛇床子、地肤子、五味子、黄柏各15g，水煎熏洗。
2. 阴道干涩，刺痒不适，用蛋黄油外涂。
3. 外阴灼痛，用紫草油外涂。

滴虫性阴道炎

【病因病机】

湿热下注或不慎摄生，通过房事发生。

【诊鉴要点】

（一）诊断依据

1. 带下增多，质稀薄呈泡沫状。
2. 外阴瘙痒或灼热疼痛。

（二）实验室检查

白带化验能查到阴道滴虫。

【治疗】

（一）内治法

带下阴痒，尿频尿痛，伴有口苦咽干，舌红苔少，脉弦数。治宜清热理湿，杀虫止痒。方选止带汤加减：黄柏、栀子、丹皮、川楝子、猪苓各10g，茯苓、泽泻、赤芍、白鲜皮各15g，贯众、薏苡仁、蒲公英各20g。

（二）外治法

1. 白带多用生乌梅10g煎水冲洗阴道，每日1次。

2. 阴痒用乌梅15g，千里光30g，蒲公英、黄柏、秦皮、白鲜皮各20g，水煎熏洗，每日1~2次。

念珠菌性阴道炎

【病因病机】

肝脾湿热，遏于阴中所致。

【诊鉴要点】

（一）诊断依据

1. 白带增多，外阴瘙痒或灼痛。
2. 白带呈乳白色豆腐渣样。
3. 在小阴唇内侧和阴道黏膜擦去附着的白色膜状物，可见充血糜烂。
4. 伴有尿频、尿痛及性交疼。
5. 抓痕明显。

（二）实验室检查

白带化验可查到真菌。

【治疗】

（一）内治法

同滴虫性阴道炎。

（二）外治法

1. 阴道瘙痒白带多时，用蛇床子15g水煎冲洗，每日2次。
2. 外阴处见充血、糜烂时用冰硼散1支，锡类散2支，混匀后，外扑局部，每日1次。
3. 白带多，痛痒相兼，用蛇床子、苦参、川槿皮、小蓟各15g，川椒目、艾叶各9g，水煎，先熏后洗，每日1次。

幼女性外阴阴道炎

【病因病机】

湿热蕴毒，注于下焦，或体弱外毒侵袭而成。

【诊鉴要点】

诊断依据

1. 外阴红肿，脓性分泌物增多。
2. 外阴痛痒。
3. 患儿烦躁不安，哭闹不休。

【治疗】

（一）内治法

辨证论治 外阴区域红肿，阴道时有脓性分泌物，吵闹不安，常用手搔抓阴部。舌红苔少，脉弦数。治宜清热除湿，养阴扶正。方选二至丸加减：女贞子、旱莲草各10g，金银花、野菊花各12g，蒲公英、贯众、黄柏、竹叶、甘草各6g，薏苡仁、生地、车前子各15g。

加减法：小便灼痛加木通、滑石，口干喜饮加麦冬、花粉，食欲欠佳加麦芽、扁豆，烦躁不安加琥珀、莲子心。

（二）外治法

1. 带下多，痒痛相兼时用蒲公英、金银花、野菊花各12g，苦参、赤芍各5g，水煎坐浴。每日1次。
2. 抓痕明显或红肿，紫草油外涂，每日1～2次。

【按语】

1. 注意个人卫生，经常清洗外阴。
2. 在中医常规治疗效果欠佳时，应考虑病因性治疗，如滴虫性阴道炎用甲硝唑，念珠菌性阴道炎用制霉菌素，老年性和幼女性阴道炎可考虑补充雌性激素类药物。

白念珠菌病

本病是由白念珠菌所引起的一种感染性疾病，类似中医所称的鹅口疮。

【病因病机】

1. 心脾两经积热，热气循经上熏于口，致使满口皆生白斑雪片。
2. 病后失调，特别是热病之后，气阴两虚，外邪乘虚而袭，虚火上炎，火热结聚，熏蒸于口。

【诊鉴要点】

（一）诊断依据

1. 好发于婴、幼儿营养不良者和病后失调。

2. 病变部位可发生在口腔任何区域，但以舌、颊、软腭及口底更为多见。

3. 在病变处发现乳白色绒状膜，似豆腐渣或凝乳状，刮去时基底发红，容易出血。

4. 部分伴见口角发红、浸渍、脱屑，甚则糜烂，并有皲裂等现象。

5. 部分有灼痛感，婴幼儿拒食，流涎，烦躁不安和低热等。

（二）鉴别诊断　详见表20－1。

表20－1　各类口腔疾病鉴别

病名	口疮	口糜	口疳	鹅口疮
年龄	青壮年较多	青壮年	婴幼儿	婴幼儿居多
疾病性质	慢性，无身热	急性	急性，恶寒恶热	急性或亚急性，有时身热
健康情况	一般	一般	一般	哺乳期婴幼儿或营养不良或重病或长期应用抗生素者
病因病机	脾胃虚弱，外邪入侵，饮食不节，情志不舒，冲任失调	毒火内蕴，饮食不节，思虑太甚	脾胃积热，外感风邪，火毒上攻或虚火上炎	胎热上攻心脾，虚火上炎
病损特征	溃疡散在，形如绿豆或黄豆，稍凹陷，被覆浅黄色或灰白色薄膜，边缘红晕不出血	满口大片糜烂，早期无膜，1～2日后溃疡覆盖微灰黄色膜状物，出血	口内溃疡，小如针尖，大似黄豆，不出血	色红或色淡的黏膜上有白色突出细点或绒面斑片，不出血
疼痛感觉	疼痛影响饮食	疼痛剧烈	灼热疼痛	灼热样疼痛
病程	7～10日，自愈	2～3周，自愈	7～10日，自愈	不处理，病情能发展
复发性	易复发	有复发史	有时复发	不易
预后	好	一般良好	一般良好	一般良好，失治危及生命

【治疗】

（一）内治法

1. 辨证论治

（1）实火证：多见于婴幼儿。口内色红，满口皆生白斑雪片，口涎增多，啼哭不安，难于哺乳，小便短赤，大便秘结，唇红舌赤，苔黄，指纹透三关，色暗紫。

治宜清泻实火。方选黄连解毒汤加减：炒黄连、木通、莲子心各3g，炒黄芩、炒黄柏、焦栀子各6g，金银花、连翘、赤茯苓各10g，灯心3扎，竹叶4.5g。

（2）虚火证：多见于成人及长期慢性病，如消渴或癥瘕积聚、白血病等重病患者，或长期应用抗生素者，口内色淡，白斑细点散布于口，甚者陷露龟纹，不思饮食，面色无华，大便秘结或溏泄，舌苔白或厚腻，脉虚。

治宜扶正补虚。方选保元汤加减：炙黄芪、党参、茯苓、炒白术各10g，上肉桂1.5g，黄连、琥珀各6g，山药、生地、熟地、炒白芍各12g，白薇、甘草各4.5g。

加减法：热甚加地骨皮、生石膏；湿甚加苍术、枳壳、陈皮或养胃汤，或平胃散；饱胀加栝楼、枳实、山楂或凉膈散。

2. 单验方

（1）天南星或吴茱萸为末，醋调涂足心。

（2）青黛、硼砂各1.5g，黄柏3g，冰片0.3g研细末，搽于患处。

（3）冰硼散250g兑入蜂蜜454g调成糊状，外涂患处。

（二）外治法

1. 实火证 选用野蔷薇露，或金银花露，或一枝黄花30g，外洗或搽拭患处白点。

2. 虚火证 选用青吹散或柳花散、冰硼散、青液散洗净后，外涂或吹患处。

【按语】

增强体质，积极治疗，预后良好。不过，对重证要防止危及生命的发生。

第二十章　皮肤附属器疾病

痤　疮

本病是毛囊皮脂腺的慢性炎症。多数认为与雄性激素、皮脂腺和毛囊内微生物密切相关。此外，遗传、饮食、胃肠功能、环境因素、化妆品及精神因素亦与发病有关。类似中医所称肺风粉刺。

【病因病机】

素体血热偏盛是发病的内因，饮食不节，外邪侵袭是致病的条件；若血郁痰结，则会使之病情复杂加重。

【诊鉴要点】

（一）诊断依据

1. 初起损害为与毛囊一致的丘疹，用手挤压时可见乳白色脂栓排出。有的丘疹由于毛囊开口脂栓的氧化变成黑色，称为黑头粉刺，也有的丘疹顶端呈白色或灰白色，毛囊开口不明显，不易挤出脂栓称为白头粉刺。皮损在发展过程中可出现炎性丘疹及脓丘疹。

2. 少数病变可成为结节或囊肿，深居于皮下，可略高出皮肤表面。红色或暗红色，大的囊肿表面有波动感。愈后留浅凹坑状瘢痕。结节、囊肿性损害一般多见于男性。

3. 皮损好发颜面部，尤其是前额、颊部、颏部，其次为胸背和肩胛间部。对称分布。

4. 常伴有面部脂溢，出油多。毛孔扩大，头发光泽油亮，头皮屑多。

5. 多见于青壮年，一般在 23 岁后减轻或自愈。

6. 多数无自觉症状，但是由于影响美观，患者心理上的负担往往较重。吃刺激性食物、脂肪多及甜食可加重皮损，部分女性患者皮疹可在月经前加重。

（二）鉴别诊断

1. 酒渣鼻　患者大多数为中年人，皮损以面部中央区为主，早期表现为红斑、毛细血管扩张，以后出现丘疹、脓丘疹及结节。

2. 颜面播散性粟粒狼疮　损害多为暗红色或带棕黄色的丘疹及小结节，损害与毛囊并不一致。在眼睑下缘呈堤状排列的皮损具有特征性，玻片压诊可见苹果酱色改变。

【治疗】

（一）内治法

1. 辨证论治

（1）肺胃蕴热证：多见于颜面、前额，重者还可发生在胸背区域，皮疹呈散在分布，针头至芝麻大小的丘疹，色红或稍红，部分疮顶可见黑头，挤压可出粉刺或黄稠脓头，肤色油滑光亮。伴见口干，便秘，溺黄。舌质红，苔薄黄或厚腻，脉滑数。

治宜清宣肺胃。方选枇杷清肺饮加减：枇杷叶、焦栀子、连翘、赤芍、桑白皮各10g，黄芩、炒丹皮、红花、凌霄花各6g，生地、金银花、冬瓜仁、冬瓜皮各12g。

（2）气血郁滞证：颜面皮疹经年不退，肤色红或暗红。伴有经血来潮时，皮疹加重，经后皮疹减轻，或者平素月经不调，经行带血块，腹痛。男性患者面色晦暗或紫红。舌质暗红或有瘀斑，脉沉细涩。

治宜行气理血，解毒散结。方选凉血清肺饮加减：生地、金银花、茵陈、白花蛇舌草各30g，炒丹皮、黄芩、赤芍、桃仁各10g，益母草、浙贝母、连翘、地丁各12g，炒知母、枇杷叶各6g。

（3）痰瘀结聚证：面颊及下颌部的皮疹反复发作，经久不消失，并且增至黄豆或蚕豆大的肿块，高凸不平，色紫红，扪之柔软，挤压可见脓血或黄色胶样物。破溃后遗留瘢痕。舌质淡红，苔滑腻，脉濡滑。

治宜活血化瘀，消痰软坚。方选海藻玉壶汤加减：海藻、浙贝母、陈皮、海带、法半夏各10g，连翘、夏枯草、生龙骨、生牡蛎各12g，当归、川芎、青皮各6g，天龙1条。

加减法：颜面肤红，日久难退，加鸡冠花、玫瑰花、生石膏、寒水石，脓肿胀痛较重，加蒲公英、地丁、草河车、虎杖，大便秘结，加炒枳壳、熟大黄、番泻叶，皮损呈结节或囊肿较重，加黄药子、土贝母、皂角刺、昆布、金头蜈蚣，月经不调或经前皮疹加重，加益母草、首乌、香附、淫羊藿、炒白芍、当归，皮肤油腻感重，加五味子、茵陈、虎杖。

2. 单验方

（1）硫贝散：硫黄、浙贝母、煅石膏、枯矾各10g，冰片3g。研细末，稀蜜水调搽。每日1～2次。适用于油脂较多的痤疮患者。

（2）白草枇杷饮：白花蛇舌草50～60g，生枇杷9～15g，当归、生栀子、黄柏各9g，白芷6g，桑白皮12g，黄连3～5g，生甘草3g。适用于囊肿性及硬结性痤疮。

（3）痤疮平：金银花、蒲公英各15g，虎杖、山楂各12g，炒枳壳、酒大黄各10g，适用于炎性丘疹、丘疱疹和脓疱为主要损害的痤疮。

（4）山慈菇研细末，温开水调成糊状，夜间临睡时调敷患处，晨起不用。适用于结节性和囊肿性痤疮。

（5）皂角、透骨草各30g。水煎取汁，湿敷患处，每日2次，每次30分钟，适用于脓疱或结节性痤疮。

（二）外治法

1. 皮损以丘疹、丘疱疹和少许脓疱为主，用三黄洗剂、痤疮洗剂，任选一种外涂。

2. 皮损以结节、囊肿瘢痕为主，用黑布膏、祛斑膏及独角莲硬膏外敷或外贴。

（三）其他疗法

1. 毫针法

（1）辨证取穴：肺经风热证取大椎、脾俞，脾胃湿热证取足三里、合谷，冲任失调证取三阴交、肾俞。

（2）循经取穴：曲池、合谷、三阴交、迎香、攒竹。

（3）邻近取穴：太阳、攒竹、迎香、颧髎、印堂、颊车。方法：施平补平泻手法，针后留针30分钟，每日1次，7次为1疗程。

2. 耳针法

（1）辨病取穴：主穴：肺（双）、肾（双），配穴脓疱加心，大便秘结加大肠，皮脂溢出加脾，痛经加肝、内分泌。

（2）经验取穴：肺（双）、神门、交感、内分泌、皮质下。方法：针后留针30分钟，2日1次，10次为1疗程。

3. 刺血法 取大椎、肺俞（双）。方法：采用小号三棱针点刺出血少许，3日1次，5次为1疗程。

【按语】

1. 注意调整消化功能，少吃脂肪和甜食，多食蔬菜和水果。
2. 常用温水洗涤和湿敷面部，避免用手挤压。
3. 禁用溴剂、碘类药物。

酒渣鼻

本病是一种发生于颜面中部的慢性炎症，常与胃肠功能、内分泌失调、嗜酒、辛辣饮食、冷热刺激有关。局部能查到毛囊虫。提示毛囊虫可能诱发本病。类似中医所称鼻赤。

【病因病机】

肺经阳气偏颇，郁而化热，热与血相搏，血热入肺窍，使鼻渐红，而生病矣。复因嗜食辛辣之品，生热化火，火热循经熏蒸，亦会使鼻部潮红，络脉充盈。

【诊鉴要点】

（一）诊断依据

1. 多发生在中年以后的男女及嗜酒者。
2. 病变主要集中在鼻及两侧。
3. 初期鼻准呈暂时性红斑，其间夹有针帽大小的丘疹、脓疱等，进而出现红斑不退，血丝隐约可见，后期则在鼻准处发生高低不平的结节性增生，状如瘤赘。

（二）鉴别诊断

1. 痤疮 多发生于青春期男女，可见黑头粉刺，无弥漫性红斑和毛细血管扩张。

2. 酒渣鼻样结核疹 皮疹主要发生在两颊，以密集针头大或更大的丘疱疹为主，病理检查可证实。

3. 鼻红粒病 多见于儿童，皮疹为局限性红斑，上有圆形尖顶丘疹，局部多汗。

【治疗】

（一）内治法

1. 辨证论治

（1）肺胃积热证：鼻区皮肤发红，持久不退，形成弥漫性红斑，遇热更红。伴见口干渴饮，皮肤油腻光亮。舌质红，苔黄，脉数。

治宜清泄肺胃积热，方选枇杷清肺饮加减：炙枇杷叶、枯芩、地骨皮各10g，桑白皮12g，炒丹皮、炒知母、生甘草各6g，红花4.5g，酒大黄3g，生石膏15g。

（2）血热壅聚证：患者肤色转为深红色，并有血丝显露，鼻尖常见针头至高粱大小的红色丘疹及脓疱。伴见大便干，小便黄。舌质红，苔薄黄，脉滑数或弦数。

治宜凉血清肺，方选凉血清肺饮加减：生地、黄芩、生石膏各12g，炒丹皮、赤芍、桑白皮、枇杷叶各10g，甘草6g，焦栀子4.5g，白茅根30g。

（3）血瘀凝滞证：鼻部暗红或紫红，并有逐渐肥厚增大，或者结节增生如瘤状，终至鼻赘，全身症状不明显。舌质暗红或有瘀斑，脉弦涩。

治宜活血化瘀，方选通窍活血汤加减：归尾、赤芍、桃仁、甲珠各10g，白芷、川芎各6g，生地、炒丹皮各12g，凌霄花、炒槐花各9g，升麻、酒大黄各3g。

加减法：伴见脓疱加蒲公英、金银花、地丁；肤色焮赤，加白花蛇舌草、草河车；大便秘结，加炒枳壳、厚朴、炒黄连；酒热熏蒸，加枳椇子、葛花、苦参，月经潮前皮疹加重，加益母草膏或四制香附丸。

2. 单验方

（1）栀子金花丸（栀子、黄柏、黄芩、花粉、知母各10g，黄连、酒大黄各3g，研细末，水泛为丸），每次4.5～6g，每日2次。适用于红斑、丘疹和脓疱为主的阶段。

（2）凌霄花散（凌霄花、栀子各等份），每次6～10g，每日2次，开水冲泡或煎服均可。适用于红斑、丘疹和脓疱为主的阶段。

（3）大黄䗪虫丸（《金匮》方），每次6～10g，每日2～3次，适用于鼻赘早期。

（二）外治法

1. 丘疹、脓疱、红斑为主的阶段用颠倒散，或用明矾、硫黄、乳香各等份，研细末，冷开水调搽。

2. 丘疹、红斑、脓疱和轻度鼻赘阶段用去斑膏、四黄膏、银脑四仁膏、酒渣鼻膏，任选一种，外搽。

（三）其他疗法

1. 水针疗法 取迎香（双）。方法：0.25%普鲁卡因溶液，在两侧迎香穴各推注0.5ml，每周2～3次，10次为1疗程，效果不显著加印堂穴。

2. 刺络疗法 取阿是穴（鼻赘区域）。方法：局部消毒后，采用三棱针点刺放血后，用脱色拔膏棍贴敷，2 ~ 3 日换药 1 次。

【按语】

1. 避免刺激饮食，最好忌烟酒，调整胃肠功能。
2. 鼻赘期可考虑冷冻或手术治疗。

斑　秃

本病是突然发生的局限性斑状脱发。常与精神因素、惊恐、内分泌失调有关。也有认为与自身免疫有关。类似中医所称鬼剃头。

【病因病机】

本病发病原因有虚实两端：虚，一指气血之虚，一指肝肾之虚，一旦阴血亏损，不能化生精血，毛根空虚，发无生长之源，即致头发大片脱落。实，多因过食辛热，炙煿厚味，或者情志抑郁化火，暗耗阴血，血热生风，或者血瘀毛窍，毛根得不到阴血的濡养，都能导致头发不知不觉地脱落。

【诊鉴要点】

（一）诊断依据

1. 患者以青壮年居多。
2. 无意中发现一块乃至数块圆形脱发，范围大小不一，境界清楚，严重时还会出现眉毛、胡须、腋毛、阴毛的脱落，此时称为“全秃”。
3. 部分伴有气血虚弱或肝肾不足全身症状。

（二）鉴别诊断

1. 白癣　本病以儿童多见，毛发干枯，容易折断，日久也会引起脱发，但到青春发育期，大部分可以不治自愈。

2. 干性皮脂溢出　头部能见到弥漫而均匀的干性糠秕状鳞屑，落之又生，自觉痒重，日久也会出现脱发。

【治疗】

（一）内治法

1. 辨证论治

（1）血热生风证：突然脱发，进展较快，常是大片大片的头发脱落，偶尔有头皮瘙痒，部分伴有头部烘热，心烦易怒，急躁不安，舌质红，苔少，脉细数。个别患者还会相继发生眉毛、胡须脱落的现象。

治宜凉血息风，养阴护发。方选四物汤、六味地黄丸合裁：生地、女贞子、桑椹子各 15g，炒丹皮、赤白芍、山茱萸各10g，玄参、巨胜子、菟丝子各12g，茯神、当归、侧柏叶、生赭石各18g。

（2）血瘀毛窍证：脱发前先有头痛或头皮刺痛等自觉症状，继而出现斑块状脱发，时间一久，则会发生全秃。伴有夜多噩梦，烦热难以入睡、齘齿等全身症状。舌质暗红或夹有瘀点，苔少，脉沉涩。

治宜通窍活血。方选通窍活血汤加减：归尾、赤芍、生地各12g，川芎、甘草、桃仁、红花、酸枣仁、杭菊花、桑叶各10g，白芷、蔓荆子、远志各6g。

（3）气血两虚证：患者多系病后、产后、疮后，脱发往往是渐进性加重，范围由小而大，数目由少而多。头皮光亮松软，在脱发区还能见到散在性参差不齐的残存头发，但轻轻触摸就会脱落。伴有唇白，心悸，气短语微，头昏，嗜睡，倦怠无力。舌质淡红，苔薄白，脉细弱。

治宜益气补血。方选八珍汤加味：当归、熟地黄、炒白芍、党参、漂白术各12g，黄芪、茯神、女贞子、何首乌、桑椹子、黄精各15g，川芎、白附子、炙甘草各6g。

（4）肝肾不足证：平素头发焦黄或花白，患者年龄多数在40岁以上，发病时头发常是大片而均匀的脱落，严重时还会出现眉毛、腋毛、阴毛乃至汗毛的脱落，伴有面色㿠白，肢冷畏寒，头昏耳鸣，腰膝酸软，龟头冷，舌质淡红有裂纹，苔少或无，脉沉细无力。

治宜滋肝益肾。方选七宝美髯丹加减：何首乌、枸杞子、菟丝子、当归各15g，女贞子、黑芝麻、胡桃肉、怀牛膝各12g，黄精、桑椹子、远志、石菖蒲各10g。

加减法：心悸，夜难入眠加五味子、百合、朱麦冬、柏子仁、石莲子，情志抑郁，多愁善感加合欢皮、合欢花、郁金、香附，食少腹胀加香谷芽、鸡内金、玫瑰花、厚朴花、佛手片，风热偏胜，脱发迅猛加天麻、白附子、茺蔚子。

2. 单验方

（1）生发丸：党参、白术、熟地黄、柏子仁各45g，何首乌、菟丝子各30g，茯苓15g，川芎、甘草各6g，共研细末，炼蜜为丸，每丸重9g，每次1丸，每日3次。

（2）侧柏丸：侧柏叶120g，当归60g，共研细末，炼蜜为丸，每丸重9g，每次1丸，每日2次。

（3）生发饮：制首乌、桑椹子、生黄芪、枸杞子、菟丝子、玄参各15g，酒当归9g，酒川芎3g，补骨脂、生熟地、党参各12g，黑芝麻24g，水煎服。

（4）一麻二至丸：黑芝麻30g，女贞子、旱莲草、制首乌、侧柏叶、枸杞子各10g，生熟地各15g，黄精20g，水煎服。

（5）益肾荣发丸：熟地黄240g，制首乌160g，补骨脂120g，菟丝子120g，骨碎补120g，大川芎60g，炙黄芪180g，紫河车180g，制黄精180g，党参180g，广陈皮90g，炒白术120g，茯苓120g，炙甘草60g。共研细末，白蜜和白水等量，泛丸如绿豆大，每次10g，每日2~3次，饭前白开水送服。

（二）外治法

斑秃选用生发酊、桂枝斑蝥酮、冬虫夏草酒等，任选一种，外搽患处。

（三）其他疗法

1. 毫针法

（1）辨证取穴：血热证：风池、血海、足三里；血瘀证：太冲、内关透外关、三阴交、膈俞；血虚证：肝俞、肾俞、足三里；肝肾不足证：肾俞、肝俞、太溪、血海、三阴交。

（2）循经取穴：主穴：足三里、三阴交；配穴：头维、足临泣、侠溪、昆仑、太冲、太溪。

（3）近邻取穴：主穴：百会、上星、后顶；配穴：痒重加风池、大椎，失眠加四神聪、神门，两鬓脱发加头维、率谷，食欲不振加中脘、足三里，脱眉加鱼腰透丝竹空。

（4）经验取穴：主穴：防老（百会穴后1寸）、健脑（风池下0.5寸）；配穴：痒重加大椎，头发油腻加上星，两鬓脱发加头维。

手法：实证泻之，虚证补之。针刺得气后留针30分钟，其间行针3~5次，2日1次，10次为1疗程。

2. 梅花针法

（1）辨病叩刺：主穴：阿是穴（斑秃区）；配穴：两鬓脱发加头维，头顶脱发加百会、前顶、后顶，痒重加风池、风府，失眠加安眠，肾虚加肾俞、太溪。

（2）循经叩刺：阿是穴（斑秃区）、风池、太渊、内关、颈部、骶部、腰部。

（3）局部叩刺：阿是穴（斑秃）。方法：既可采用中等刺激，又可采用电刺激，2日1次，每次10分钟，14次为1疗程。

【按语】

1. 解除精神负担，增强治疗信心。
2. 中医主张综合治疗，包括内治、外治、针灸等。

脂溢性脱发

本病是因皮脂分泌过多所造成的一种均匀性脱发。常与内分泌紊乱、颈椎病及摄入脂肪和甜食过多，类似中医所称发蛀脱发。

【病因病机】

干性脱屑而痒，头发稀少干焦或枯黄者，多为血热化风化燥所致；湿性脱屑而痒重，头发黏腻或如油涂水洗者，常由湿热上蒸所为。

【诊鉴要点】

（一）诊断依据

1. 患者以青壮年男性居多。
2. 在头顶区域均匀性脱发，有的油腻，如同油涂水淋，有的头发焦枯柔细，缺少光泽。
3. 鳞屑较多，抓之叠叠飞起，落之又生。
4. 自觉瘙痒，时轻时重。
5. 部分伴见早老性脱发（又名高额）。

（二）鉴别诊断

1. 斑秃　脱发可发生在头部的任何区域，病变多数为圆形或椭圆形，很少伴有瘙痒。

2. 干性皮脂溢 多发生在头面、耳项发际等处，初感微痒，继起糠秕状白屑，搔之白屑飞起，脱之又生，虽伴脱发但不严重。

【治疗】

（一）内治法

1. 辨证论治

（1）血热风燥证：头发干枯，略有焦黄，均匀而疏稀脱落，搔之则白屑飞扬，落之又生，自觉头部烘热，头皮燥痒，舌质红、苔微黄或微干，脉细数。

治宜凉血消风，润燥护发。方选凉血消风散加减：生地黄、当归、白蒺藜各12g，荆芥、蝉蜕、羌活、苦参各6g，巨胜子、女贞子、旱莲草、杭菊花、桑叶、玄参各10g。

（2）脾胃湿热证：患者平素恣食肥甘厚味者居多，头发潮湿，状如搽油或水浸，甚则数根头发彼此粘连一起，鳞屑油腻呈橘黄色，固着很紧，难以涤除。舌质红，苔黄微腻，脉濡数。

治宜健脾祛湿，清热护发。方选祛湿健发汤加减：炒白术、泽泻、猪苓、白鲜皮各12g，干地黄、何首乌、赤石脂、苍术各10g，羌活、川芎各3g，山楂、虎杖、茵陈、生苡仁各15g。

（3）肝肾湿热证：患者以体弱或脑力过度者为主，头顶头发均匀而稀少性脱落，呈渐进性加重，头发花白缺少光泽，头皮松软，油腻感重，伴有口苦乏力，虚烦难寐，头顶和颜面汗多，舌质红或微胖，苔少或根部黄腻，脉虚弦而滑。

治宜清肝泻火，滋阴化湿。方选龙胆泻肝汤、知柏地黄丸合裁：炒胆草、焦栀子、黄芩、黄柏、柴胡各6g，生地黄、茯苓、泽泻、山药、山茱萸各12g，炒丹皮、白鲜皮、车前子各10g，五味子、木通各3g。

加减法：头发潮湿或油多，加蚕砂、赤茯苓、滑石；头发焦黄干枯，加桑椹子、菟丝子、何首乌；痒感颇重，加白附子、蔓荆子、天麻、杭菊花、茺蔚子；头皮潮红，或生疮疡，加金银花、莲子心、连翘、紫草；头汗多，头油重，加五味子、桑叶、蝼蛄等。

2. 单验方

（1）赞化血余丹加减：血余炭、菟丝子、炒枣仁、白芍各15g，熟地、当归各20g，枸杞子、桑寄生、山药、桑椹子、旱莲草、女贞子各30g，鹿角胶25g，何首乌60g，共研细末，炼蜜为丸约320g，每丸重3g，每日2次，每次9g。

（2）敛液生发汤：生地、白芍、白术各12～15g，当归、女贞子、五味子、桑叶各9～12g，制首乌、桑椹子、旱莲草、女贞子各30g，人参6～9g（党参15～30g），水煎或蜜丸服。

（3）脱发方：生黄芪15g，当归、炒白术各9g，阿胶、牛蒡子、茯苓、枳壳、桂枝各6g，党参12g，甘草3g。

（4）巨胜子丸：巨胜子、黑芝麻、桑椹子、川芎、当归、甘草各9g，菟丝子、首乌、白芍各12g，炒白术15g。水煎服，每日1剂。

（二）外治法

1. 湿热偏重，头发油腻时，选用透骨草水洗剂、脂溢洗方、山豆根洗方。

2. 湿热证，选用生姜牛黄酊。

3. 血热证，选用侧柏羊花碎补酊。

（三）其他疗法

针灸疗法　主穴：百会、四神聪、头维、生发穴（风池与风府连线的中点）。配穴：皮脂溢出过多，配上星；失眠，配安眠（合谷与三间连线的中点）或翳风。手法：平补平泻，针刺得气后留针30分钟，或加用适量电流刺激，2日1次，10次为1疗程。

【按语】

1. 调整胃肠功能，饮食宜清淡而富有营养。
2. 不宜常用热水烫洗头发，夏天3日1次，冬天5日1次为好。
3. 在中药治疗中酌加葛根、川芎之品，有利于颈椎血行的改善，促进毛发生长。

黄　发

本病指毛发枯萎变黄，干燥脆裂而言。

【病因病机】

1. 久病失养，热病伤阴，或者产后失血过多等，均能导致气血亏损，发失荣润而成。
2. 患儿饮食不节，或者偏食，或者恣食生冷、油腻和香燥之物，致使脾胃损伤，运化无力，气血生化无源，阴血不能濡养毛发而成。

【诊鉴要点】

诊断依据

1. 患者以小儿或青少年居多。
2. 头发干枯或焦黄，末端分叉。
3. 部分伴有消化功能不良和面色㿠白少华，气短乏力，神疲倦怠等全身症状。

【治疗】

（一）内治法

1. 辨证论治

（1）气血亏损证：头发色枯而黄，干燥易折。伴有面色萎黄、四肢羸瘦，大便溏泄，食不甘味。舌质淡红，苔少，脉细弱。

治宜益气补血，滋阴乌发。方选八珍汤加减：炙黄芪30g，参、茯神、炒白术、白芍、阿胶各10g，熟地、当归身各15g，何首乌12g。

（2）脾虚胃弱证：小儿头发枯黄少泽，萎软纤细，易于折断，或者生长迟缓，倦怠，面黄肌瘦，肚大青筋，神情委顿，大便不调，舌质淡红，苔微黄且腻，脉滑数。

治宜消肝理脾，驱虫清热。方选消疳理脾汤加减：焦神曲、槟榔、陈皮、使君子、胡黄连、炒白术各6g，炒麦芽10g，青皮、莪术各3g，鸡内金、山药、炒扁豆、山楂各12g。

（3）阴虚血燥证：头发变黄且脆，末端纵裂成多条细丝，呈羽毛状。伴有五心烦热，面色潮红，小便短黄。舌质红，苔少，脉细数。

治宜滋阴养血，润燥乌发。方选养血润肤饮加减：当归身、生熟地、天麦冬各15g，何首乌、黑芝麻、玉竹、石斛各12g，升麻、远志各6g，竹叶10g。

2. 单验方

（1）秦椒丸：秦椒（去目）、杏仁各10g，干地黄各15g，酒浸一宿，取出与杏仁共捣如泥，炭烧令赤，候冷取出，研细末，入糯米饭500g共捣为丸，如梧桐子大，每次3～6g，空心温酒送下，每日1次。

（2）菟丝子丸（一名牛膝丸）：菟丝子、地骨皮各15g，枳壳30g，生牛膝、生地黄各12g，研细末，蜜炼为丸，每次6～1g，每日2次。

（二）外治法

黄发选用巫云散、柏叶散、一染黑等外洗之。

【按语】

1. 避免碱性洗涤剂洗发，而且不宜太勤。5～7日1次为好。
2. 鼓励食品多样化，尤其是增加紫菜、核桃、黑芝麻之类。克服偏食习惯。

白　发

本病是毛发全部或部分变白，有先天与后天之分。

【病因病机】

1. 青少年，血气方刚，易于激动，致使水不涵木。肝旺血燥，血热偏盛，毛根失其濡养，故头发早白或花白。

2. 所思不遂，或者忧愁恚怒过度，肝失疏泄，脾失运化，进而损及心脾，一则气机郁结，血气运行不畅，二则郁热化火，暗灼营血，故而，形伤在外则为白发。

【诊鉴要点】

（一）诊断依据

1. 多数从头顶开始，然后向它处扩展，亦有从两鬓角开始，终至满头白发。
2. 初期黑白发间杂一起，有的持续不变，有的迅速变白。
3. 少数伴有头昏耳鸣、神疲乏力、倦怠肢软等症状。

（二）鉴别诊断

1. 白癜风　病变发生在头部时，除局部头发白外，其基底部皮肤亦脱色变白。

2. 斑秃　在病情恢复的过程中，初生白毛，稀疏细软，时间一久，渐变黑、变粗，乃至完全变黑。

【治疗】

（一）内治法

1. 辨证论治

（1）血热偏盛证：患者以青少年为主，头发早白，或先是焦黄后渐变为花白，病情有的静止数年不再发展，但有的迅速发展而变白，成为所谓少年白头，伴有烦躁易怒，头部烘热，舌质红，苔少，脉数。

治宜凉血，滋阴，乌发。方选草还丹加减：菟丝子、枸杞子、桑椹子各15g，生地、赤芍、桑叶各12g，炒丹皮、杭菊花各10g，川芎、白芷、蔓荆子各6g。

（2）情志烦劳证：患者性格抑郁，加之烦劳过度，往往在较短的时间里头发变白，严重时满头银发，病变多从两鬓开始。伴有精神抑郁，纳谷不香，口干咽燥，腹胁胀痛。舌质淡红，苔薄白，脉虚大。

治宜疏肝扶脾，宁神乌发。方选归脾汤加减：炙黄芪、干地黄、漂白术、茯苓各10g，党参、龙眼肉、枣仁、合欢皮各12g，软柴胡、炙甘草、广木香、远志各6g，何首乌、香谷芽各15g。

（3）精亏血虚证：患者多数在40岁以上，白发从两鬓角开始，继而扩大乃至白头，亦可见于少数青少年。伴有头昏眼花，视物不明，健忘，腰膝酸软，不耐劳作，倦怠嗜睡。舌质淡红有裂纹，苔少，脉沉细。

治宜补肾益精，柔肝乌发。方选七宝美髯丹加减：干地黄、何首乌、巨胜子、菟丝子各15g，黑芝麻、桑椹子、茯神、山茱萸各12g，龟板胶（烊化）10g，甘草6g。

2. 单验方

（1）女贞子膏（女贞子，洗净，阴干、熬膏）。每次15~30ml，每日2~3次。

（2）桑麻丸：冬桑叶240g，黑芝麻120g，共研细末，水泛为丸。每次4.5g，每日2次。

（3）血热白发方：生地12~15g，丹皮、赤芍、当归、黄芩、女贞子各9~12g，制首乌、旱莲草各15~30g，黑芝麻30g。

（4）肝郁白发方：生地12~15g，丹皮、白芍、当归、茯苓、白术各9~12g，薄荷3~6g，栀子9g，柴胡6~9g，制首乌15~30g，桑叶9~15g。

（5）肾虚白发方：何首乌、旱莲草、桑椹子、黑豆各15~30g，熟地、枸杞子各12~15g，当归、菟丝子、补骨脂、女贞子各9~12g，黑芝麻30g。

（二）外治法

从美容角度出发，可酌情选用染发，如卫生易简染黑方、染头发方、乌云散。

【按语】

1. 避免烦恼，保持心情舒畅，在无内证的情况下无须治疗。
2. 染发要防止药物过敏，一旦过敏，按接触性皮炎处理。

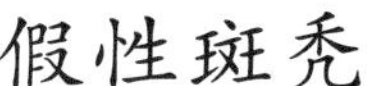

假性斑秃

本病为一种原因不明的较少见的疾患，头皮出现脱发区而像斑秃，但局部皮肤萎缩，不再生发。类似中医所称发不生。

【病因病机】

外伤后包括火灼、机械性损伤以及某些病愈后，遗留瘢痕致密，气血不荣．难以宣通腠理，故毛发不能生长。

【诊鉴要点】

（一）诊断依据

1. 头部不规则的秃发，头皮表面萎缩略有凹陷。
2. 头发发育不良，稀少，甚至全秃。
3. 患者以中年男性或小儿居多。
4. 可寻找到外伤或家族遗传史。

（二）鉴别诊断

1. 斑秃　突然发生斑块状秃发，头皮不萎缩，尚能自愈。

2. 盘状红斑狼疮　损害边缘炎症明显，局部皮肤有色泽改变，同时脸部有典型皮损。

【治疗】

（一）内治法

辨证论治

（1）气血不荣证：头部可见明显萎缩性瘢痕，头皮薄而光滑，头发极少，乃至全无，周身症状不明显，舌质正常或红，苔少，脉细涩。

治宜益气养血，宣通腠理。方选麻黄四物汤加减：炙麻黄、川芎、石菖蒲各6g，全当归、生地、炙黄芪、党参各15g，桂枝、杏仁、甘草、白芍各10g，大枣5枚，生姜3片。

（2）肾气不充证：小儿为主，头发稀少、细软、焦枯少泽，甚则不生，乃至眉毛亦无，牙齿疏少，疲倦多卧，面色无华，舌质淡红，少苔。

治宜扶阳益阴。方选还少丹加减：熟地黄、枸杞子、山茱萸、肉苁蓉各10g，五味子、楮实子、远志、小茴香各6g，山药、茯苓、补骨脂各12g。

（二）其他疗法

灸法：取涌泉、血海。方法：艾条灸，每次10～15分钟，每日2次。

汗疱症

【病因病机】

思虑过度，劳伤心脾，脾气虚弱，失其转输，湿热内蕴，复感暑湿，内外合邪，不得透达疏泄，熏蒸肤腠，循经流窜掌跖而发病。

【诊鉴要点】

（一）诊断依据

1. 发病时间多数在春末夏初，夏季加重，冬季常能自愈，每年定期复发。
2. 主要在手掌、手指侧面及指端，对称分布，手背、足底少见。
3. 初起仅为潜在性小水疱，米粒大小，呈半球形，略高出皮面，无炎症反应。
4. 疱内水液清澈，发亮，偶变混浊，干涸后脱皮，露出红色新生上皮，薄而嫩，此时常感疼痛。
5. 伴有不同程度的瘙痒及烧灼感。

（二）鉴别诊断

1. 汗疱型癣菌疹 水疱较浅，疱壁较薄，常有活动的皮癣菌病灶，病灶治愈后癣菌疹即自愈，癣菌素实验阳性。

2. 剥脱性角质松解症 皮损主要表现为表皮剥脱，与汗疱疹十分相似，有时很难鉴别，但本病无潜在性小水疱。

【治疗】

（一）内治法

辨证论治

（1）湿热蕴结证：病程较短，水疱攒起成群，疱液清澈，偶变混浊，自觉灼热瘙痒，伴有腹胀纳呆，大便不调，小便短黄，脉滑数，舌质红，苔薄黄微腻。

治宜清热化湿，扶脾解毒。方选泻黄散加减：藿香、佩兰、生薏苡仁各15g，炒黄连、焦栀子、木通各6g，泽泻、连翘、车前子（包）、六一散各12g，山药30g，白鲜皮、金银花、黄芩各10g，桑枝4.5g。

（2）心脾两虚证：病程较长，或者每年复发，疱液干涸，层层脱皮，露出嫩肉，时觉灼痛，伴有乏力倦怠，食少气短，偶尔动则汗出，脉虚细，舌质淡红，苔少。

治宜补心益脾，敛汗止痒。方选归脾汤加减：黄芪、党参、茯神、酸枣仁、柏子仁各12g，防风、白术、麦冬、五味子各10g，煅龙骨、煅牡蛎各30g，莲子心、远志各6g。

（二）外治法

1. 水疱初起，痒痛兼有时，选用干葛水洗剂，煎汁，待温浸泡患处，外涂2号癣药水，或

10% 土槿皮酊，每日 2 ~3 次。

2. 若嫩肉外露，灼热疼痛时，选用甲珠膏外涂，每日 1 ~2 次。

（三）其他疗法

1. 针灸疗法 主穴：合谷、劳富、后溪、八邪、八风、涌泉。配穴：曲池、外关、足三里、解溪。方法：施泻法，每日 1 次。

2. 穴位注射疗法 手掌取内关、合谷。足跖取三阴交、太溪。方法：用 50% 当归注射液，或用 0. 25% 普鲁卡因溶液，针刺得气后，每穴各推入 1. 5 ~2. 0ml，2 日 1 次。

【按语】

1. 因外伤而引起的，治疗效果不佳。

2. 改善营养结构，多食牛奶、肉汤之类，积极防治营养不良性疾患。

多汗症

本病指皮肤出汗过多，有功能性和器质性两种，前者与情绪紧张有关，后者见于内分泌功能失调、神经系统疾病等。类似中医所称多汗。

【病因病机】

阳气亢盛，内热熏蒸，可致汗液蒸化过多，或卫阳虚不能固摄汗液，也能导致多汗。尚有湿盛和气血瘀阻也可引起多汗。

【诊鉴要点】

（一）诊断依据

1. 患者以青年人为主，男性多于女性。

2. 局部多汗，多见于掌、跖、前额、腋下、外阴等处，对称发生，其中以掌、跖多汗最为常见。

3. 病情轻者溱溱汗出，重者汗珠不断，情绪激动时尤为明显，严重时可引起水疱、糜烂或角化过度，妨碍行走，汗液分解，产生特殊的臭味，还易继发真菌感染。

（二）鉴别诊断

1. 盗汗 睡熟时通身汗出，醒后汗渐见收。

2. 色汗 汗出沾染衣服后，遗留色渍。

【治疗】

（一）内治法

1. 辨证论治

（1）内热熏蒸证

1）进食时，头额部多汗，责在阳明胃热。

治宜清胃泄热。方选白虎汤加减：生石膏 15 ~30g（先煎），炒知母、甘草、焦栀子、炒黄芩各6g，山药15g，玄参、石斛各12g。

2）情绪紧张，心烦多汗，责在少阴心火偏亢。

治宜清心泻火。方选清心莲子汤加减：黄芩、麦冬、地骨皮、生甘草各10g，石莲子、茯苓、生黄芪、党参各12g，灯心3扎，车前子15g（包）。

3）急躁易怒，乍然汗多，责在厥阴肝郁化火。

治宜清泄肝火。方选当归龙荟丸加减：炒胆草、焦栀子、炒黄连各6g，炒黄柏、炒黄芩、炒白芍、当归各10g，柴胡、青黛各4.5g。

4）手心、足心烘热而多汗，伴咽燥颧红，责在阴虚内热。

治宜养阴清热。方选麦味地黄丸加减：麦冬、干地黄、山萸肉各12g，茯苓、泽泻、地骨皮、炒丹皮各10g，山药15g，五味子6g，煅龙骨、煅牡蛎、石决明各30g。

（2）阳虚腠疏证

1）动则多汗，伴有恶风，神疲、肢冷等，系由卫外阳虚，营卫失和所致。

治宜调和营卫，固表敛汗。方选桂枝汤加减：桂枝、甘草各6g，炒白芍、黄芪、煅龙牡、党参、白术各12g，麻黄节4.5g，大枣7枚。

2）遇风汗出不已，兼有心悸、失眠等，系心阳虚所致。

治宜益气温阳。方选参附汤加味：党参、麦冬、甘草、生地、地骨皮各10g，制附片12g，生黄芪、当归各6g，五味子4.5g。

3）在冬天时腋窝多汗，并越冷汗泄越多的现象，伴有畏寒，四肢不温等，系心肾阳虚所致。

治宜扶正助阳。方选右归饮加减：制附片10~15g，山萸肉、炒杜仲、熟地、枸杞子各10g，山药15g，甘草、上肉桂各4.5g。

（3）湿热熏蒸证

1）头汗多，兼有身热，系湿热上蒸。

治宜清脾泄热。方选泄黄散加减：藿香、佩兰、茯苓各10g，生石膏15g，焦栀子、炒黄连、炒黄芩、升麻各6g，泽泻12g。

2）手足多汗，时常不断，系湿热旁流。

治宜清热燥湿，方选清脾饮加减：柴胡、黄芩、厚朴、制半夏各6g，白术、生石膏、炒牛蒡子各12g，炒知母，炒黄连各3g。

3）阴囊多汗，或股内汗湿沾衣，系湿热下趋。

治宜清肝泻火。方选龙胆泻肝汤加减：炒胆草、焦栀子、柴胡、黄芩各6g，泽泻、炒白芍、炒杜仲、茯苓各12g，车前子15g（包）。

（4）气血瘀阻证

1）虚证：身体或左或右，或上或下，汗出如雨，病者以年高体弱者居多，系气血不调。

治宜补气益血。方选十全大补汤加减：生黄芪、党参、茯苓、白术、陈皮各10g，当归、赤白芍、熟地各12g，川芎、丹参、红花各4.5g。

2）实证：身体某处汗出如雨，时轻时重，系气滞血瘀。

治宜理气活血。方选复元活血汤加减：酒当归、炒白芍、干地黄、花粉各10g，熟大黄、炒枳壳、柴胡、生甘草各6g，丹参、益母草各12g。

2. 单验方

（1）额汗方：丹参、当归、茯神、地黄、枣仁、黄芪、白芍、龙眼肉。

（2）牡矾丹：牡蛎粉、黄丹、枯矾，共研细末，外涂，适用于手足多汗。

（3）安肾丸：胡芦巴、补骨脂、川楝肉、茴香、川断、杏仁、桃仁、山药、茯苓，蜜丸服。

（二）外治法

1. 全身多汗时，酌情选用麻黄根、牡蛎各20g，龙骨、赤石脂各15g。研细末，布袋装之，外扑患处。

2. 手足多汗选用干葛水洗剂，煎汁浸泡患处，每日1次。

（三）其他疗法

1. 毫针法

（1）全身性多汗，取合谷、后溪、复溜、鱼际。

（2）局限性多汗，颜面一侧多汗取达治（翳明、风池两穴连线上，靠近风池2/3处）。

（3）头颈面多汗取大椎、合谷、复溜。

（4）手足多汗取合谷、复溜、阴郄。方法：虚者补法，实者泻法，每日1次。

2. 敷脐法 取五倍子，或何首乌，研细末，温开水调敷贴在脐部外盖消毒纱布，次晨除去。

3. 穴位注射法 手掌多汗取内关、合谷，足跖多汗取三阴交、太溪。方法：用0.25%普鲁卡因注射液，针刺得气后，每穴缓慢推入1ml，2～3日1次。

【按语】

1. 根据病因给予相应治疗。

2. 若出现汗出如油，汗出如珠、汗多喘满，汗水淋漓等，该属败证，应及时抢治。

臭汗症

本病是指汗多而带有臭味。类似中医所称狐臭。

【病因病机】

湿热内蕴，气血不和，使之精液杂秽，或由受秉未形之初，父母遗传，腋下多有稷纹数孔，浊气随汗从毛孔而出，故令人散发臭气。

【诊鉴要点】

（一）诊断依据

1. 患者多为青年男女，以女性更为常见。

2. 病变部位主要集中在腋窝、脐窝、阴部和足趾等处。

3. 夏天臭气加重，冬天减轻，乃至闻不到。

4. 青年发育期臭气最浓，随着年龄的增长，臭气减轻，乃至消失。

（二）鉴别诊断

色汗症：在腋窝仅能见汗液颜色染衫的变化，常见黄色汗、蓝色汗等，无臭气散发。

【治疗】

（一）内治法

1. 辨证论治

（1）秽浊内蕴证：常有家族病史，多在青春期开始发病，腋下、乳晕、脐周、鼠蹊部、阴部均可散发出如野狐臊臭气，盛夏或汗出时更甚。尤其腋下有稷纹数孔时，则汗出色黄如柏汁而沾衣。耳道多有柔软耵聍，舌脉可如常人。

治宜芳香辟秽法。方选五香丸加减：藿香12g，丁香、木香、香附、零陵香各4.6g，白芷、当归、槟榔各10g，茯苓、汉防己各15g，柴胡、黄芩各6g。

（2）湿热熏蒸证：常无家族史，好发于夏天，腋下多汗，染着衬衣呈黄色，有轻微狐臭气味，经洗浴后，可暂时减轻或消除，舌质红，苔黄微腻，脉滑数。

治宜清热利湿，芳香化浊法。方选甘露消毒丹加减：茵陈30g，藿香、连翘、滑石（荷叶包）各12g，石菖蒲、川贝母、木通各6g，佩兰、甘松各10g。

2. 单验方

（1）寒水石、密陀僧各等份，研细末和匀，外扑患处，每日3次。洗后再用更佳。

（2）枯矾30g，蛤蜊壳、樟脑各15g，研细末和匀，外扑患处，每日3次。

（3）公丁香30g，冰片6g，研细末和匀外扑。

（4）胡粉、牛脂各等份，调成软膏外涂患处，每日1次，连用1周。

（5）白芷10g，丁香20g，密陀僧15g，分别研细末和匀，纱布包，扑患处。每日1次。

（二）外治法

选用干葛水洗剂、白芷水洗剂，水煎，待温洗涤局部，然后分别选用狐臭粉、五香散、密陀僧散、腋香散扑之。每日3次。

【按语】

1. 少吃或不吃强烈刺激性食品，戒除烟酒。
2. 经常洗澡，保持干燥。足臭者可穿透气鞋。

黄　汗

【病因病机】

表虚营卫失和，水湿侵袭，湿热交蒸，均可造成黄汗；肝经湿热下注，可致阴囊潮湿而黄汗外渗。

【诊鉴要点】

诊断依据

1. 黄汗可发生于任何年龄。

2. 病变部位主要集中在腋窝、阴囊等处。
3. 汗出色黄，沾在衣服上如黄柏汁所染。
4. 部分伴有程度不一的全身症状，诸如身瞤、身疼重、烦躁和小便不利等。

【治疗】

内治法

1. 辨证论治

（1）湿热交蒸证：黄汗，兼有身肿，发热，汗出而渴，脉沉迟。

治宜温化水湿，固表扶阳法。方选黄芪芍药桂枝苦酒汤加减：黄芪 15g，炒白芍、桂枝各 10g，茵陈、焦栀子、车前子各 12g。加水煎时兑入苦酒 1/7，温服之。

（2）阳郁不宣证：黄汗，兼身痛，发热、肌肉瞤动，烦躁，胫冷，小便不利。

治宜益气行阳，调和营血法。方选桂枝加黄芪汤加减：桂枝、炒白芍各 10g，黄芪、防风、甘草各 12g，大枣 7 枚，桔梗、桑白皮各 6g，煅牡蛎 15g。

（3）湿热下注证：阴囊汗出，色黄染衣。伴有瘙痒和臊臭气味，衣厚或衣紧则局部灼热难忍，黄汗不止。舌质红，苔薄黄微腻，脉弦数。

治宜清肝火、祛湿热。方选龙胆泻肝汤加减：炒胆草、焦栀子、柴胡、当归各 6g，泽泻、赤茯苓、赤小豆、忍冬藤各 12g，青皮、小茴香各 4.5g，炒杜仲、蛇床子各 10g。

2. 单验方

苍术白虎汤加减：生石膏（先煎）、茵陈各 30g，知母、苍术、白术、防风、黄芪、黄柏、六一散（包）各 10g。适用于湿热内蕴，迫汗外溢之黄汗症。

【按语】

1. 不宜过食辛辣炙煿、葱蒜酒酪，避免病情加重。
2. 热身汗出时，应以温水洗浴，切忌冷水淋洗。

血　汗

本病是一种罕见疾患，常与严重神经疾患及传染病有关。

【病因病机】

心、胃、火盛均能迫血妄行，随汗而出。五志化火，火伤元气，使之气乱，随之血乱而溢于脉外。总之，实证偏于火炽，虚证多宗虚极。

【诊鉴要点】

（一）诊断依据

1. 汗出色赤如血，染赤衣衫。
2. 腋窝、手掌等某一局部血汗。

（二）鉴别诊断

应与鼠疫、血友病、月经异常或严重神经疾患相鉴别。

【治疗】

内治法

1. 辨证论治

（1）火热亢盛证：汗血兼见身热，烦渴，大便干结，尿黄。伴心火偏亢者见心烦不眠，口舌糜烂，舌尖红赤等；肝火偏亢者见目赤，口苦，急躁易怒，脉弦数；胃火偏亢者见口臭，消谷善饥，牙龈肿痛等。

治宜清热降火，和气宁血。方选凉血地黄汤加减：黄芩、荆芥穗、蔓荆子各0.3g，黄柏、知母、川芎各0.6g，黄连、柴胡、升麻、防风各0.9g，生地、当归各1.5g，甘草3g，红花0.5g，炒丹皮6g。

加减法：心火加百合、蒲黄，肝火加服当归龙荟丸，胃火加仙鹤草、紫草、糯稻根。

（2）伤阴动血证：血汗兼见口干咽燥，手足心热，头晕目眩，心悸，肢麻，唇指色淡等，舌光剥，脉细数无力。

治宜滋阴清热，养血宁血。方选增液汤合四物汤加减：石斛、沙参、麦冬、生地各12g，花粉、丹皮、当归、白芍各10g，紫草15g，玄参、三七末各6g，鲜藕节7枚为引。

（3）血随气乱证：血汗兼见喜怒无常，或情志抑郁，冲气上逆，胸闷胁胀，舌淡脉弦。

治宜调气安中，和络宁血。方选逍遥散合甘麦大枣汤加减：醋柴胡、当归、丹皮、甘草各6g，生地、茯苓、白术、麦冬、苏梗各10g，炒谷麦芽、玫瑰花、丝瓜络各12g，大枣5枚。

（4）脾虚失统证：血汗兼见纳呆，乏力，腹胀，舌淡有齿痕，或有腻苔，脉缓。

治宜健脾利湿，益气。方选归脾汤加减：当归、远志、广木香、柴胡各6g，熟地、炒白芍、炙黄芪、党参各12g，白术、茯苓各10g，赤小豆、生薏苡仁各30g。

（5）肺虚腠疏证：血汗兼见气短，乏力，畏风，自汗，舌质淡红苔少，脉缓无力。

治宜调补肺金，充实皮毛。方选人参清肺汤加减：人参（沙参重用）、地骨皮、炒知母、桑白皮各10g，阿胶6g（烊化），杏仁、甘草各4.5g，乌梅3枚，蒲黄9g。

加减法：血虚火甚加服当归六黄汤，气虚血少服当归补血汤加桑白皮、地骨皮、丹皮、蝉蜕、棕榈炭、黄芩、秦皮等。

2. 单验方

（1）脉溢汤：人参、黄芪、归身、茯神、麦冬、石莲肉、生地黄、五味子、朱砂。上方既可煎服，又可为丸内服。

（2）养心汤化裁：柏子仁、炒枣仁、五味子、麦冬、党参、茯神各10g，浮小麦、生龙骨、生牡蛎（先煎）各30g，灵磁石12g（后下），适用于心气不足所致血汗。

【按语】

积极治疗原发性疾病。

石棉状糠疹

本病是一种毛囊口角质增生，继而演变成糠状鳞屑的慢性疾病。类似中医白皮疾患。

【病因病机】

1. 湿热互结，循经上行于头，症见糠状鳞屑堆积难除。
2. 喜食肥甘辛辣，火助燥热，怫郁肌肤，症见鳞屑纯白，酷似石棉结晶。

【诊鉴要点】

（一）诊断依据

1. 患者女性多于男性。
2. 以毛囊或毛干为中心，周围绕以灰白色的鞘状物，酷似石棉状结晶。
3. 鳞屑为小片状，常在毛发近端黏着成块，堆积成屋瓦状。
4. 毛发不受影响，既不变质，又不脱落，也无炎症反应，仅伴轻度瘙痒。

（二）鉴别诊断

1. 白癣　灰白色鳞屑呈卫星状分布，头发无光泽，容易折断，真菌检查阳性。

2. 头部银屑病　头皮有鲜红或暗红色的斑疹，表面附着多层银白鳞屑，皮损头发呈束状，身体其他部位常有同样损害。

【治疗】

（一）内治法

1. 辨证论治

（1）湿热上壅证：灰白色或污堆性鳞屑，围绕毛干而堆积，状如霜雪，但搽之不易脱落，偶尔还可闻及腥臭气味，舌质红，苔薄黄微腻，脉濡数。

治宜清化湿热。方选三仁汤、二妙散加减：生薏苡仁15g，炒苍术、炒黄柏、炒丹皮、羌活各10g，通草、竹叶、焦栀子、砂仁（后下）各6g，赤茯苓、川牛膝各12g，赤小豆30g，灯心3扎。

（2）燥热怫郁证：白色鳞屑，成片状分布于头皮，堆积成屋瓦状，形如石棉覆盖在头，伴有轻微瘙痒，心烦、易怒、口干，鼻燥，舌质红、苔薄黄微干少津，脉细数。

治宜润燥养阴，息风止痒。方选知柏地黄汤加减：炒黄柏、炒丹皮、焦栀子、莲子心各6g，生地、天门冬、玉竹、石斛、花粉各12g，天麻、钩藤、白附子各10g，何首乌、生龙骨、生牡蛎各30g。

2. 单验方

（1）加味当归饮：当归、白芍、黄柏、生地黄各10g，沙参、滑石各15g，炒知母、大黄、甘草各6g，桑叶、杭菊花各12g。

（2）加减甘露饮：熟地黄、生地黄、天冬、枇杷叶各10g，黄芩、石斛各12g，茵陈30g，升麻、白附子、石菖蒲各6g，虎杖15g。

（3）羌活散加减：羌活、淡竹叶、白附子、焦栀子、黄芩各6g，泽泻、茯苓、薏苡仁各15g，木贼草、防风、藁本各10g。

（二）外治法

同白屑风方，还可选用桑白皮水洗方。

【按语】

1. 调整胃肠功能，多食新鲜蔬菜，少食动物脂肪、辛辣、酒类、咖啡等。
2. 中医主张内外同治，效果更好。

脂溢性皮炎

本病是发生于皮脂溢出部位的一种炎症性皮肤病。类似中医所称面游风。

【病因病机】

内因为过食油腻、辛辣和炙煿食品，使之积热在里；外因为触犯风湿热邪，以致热壅上焦，气血沸扬。

【诊鉴要点】

（一）诊断依据

1. 面部、耳后，或累及胸背、腋下、腹股沟等处，重则延及全身。
2. 多见于成年人及新生儿。
3. 皮损为散在性红丘疹，或见黄红斑片，边界清楚，覆灰白色鳞屑或油腻性鳞屑，或有橘黄色厚性油腻痂皮。
4. 不同程度瘙痒，抓后则有滋水外溢。

（二）鉴别诊断

1. 头部银屑病 头皮有大小不等的红斑，上覆干燥银白色鳞屑，毛发呈束状，身体其他处也有同样皮损。冬重夏轻。

2. 皮脂溢出症 有油腻性或灰白色鳞屑，但无边界清楚的红斑。

【治疗】

（一）内治法

辨证论治

（1）热盛风燥证：头皮、颜面等处可见浅红斑或黄红斑，散在少量红丘疹，覆有灰白色秕糠状鳞屑，皮肤粗糙，自觉轻度瘙痒，舌质红，苔薄，脉数。

治宜凉血清热，消风止痒。方选消风散加减：荆芥、防风、蝉蜕各6g，生地、煅石膏各12g，当归、苍术、炒牛蒡子、升麻、红花、凌霄花、苦参各10g。

（2）湿热蕴阻证：头面、胸背及腋窝等处见大片红斑、黄红斑，覆有较多油腻性鳞屑，或少量渗出后结橘黄色厚痂皮，自觉瘙痒，咽干、口不渴，便溏、纳呆，舌质红，苔腻，脉弦滑。

治宜清热利湿。方选泻黄散加减：藿香、佩兰各12g，炒黄连3g，炒黄芩、羌活各6g，赤茯苓、生薏苡仁、茵陈、泽泻各12～15g，桑叶、杭菊花各10g。

加减法：干性鳞屑较多，瘙痒较重时加何首乌、小胡麻、干地黄、徐长卿，滋水较多，并结橘黄或脓痂，加炒龙胆草、炒黄柏、金银花、炒地榆，大便秘结加酒大黄、炒枳壳，热重加寒水石、白花蛇舌草，皮损若累及外阴、脐周、乳头等，加柴胡、焦栀子、炒胆草、郁金。

（二）外治法

1. 滋水较多或伴感染阶段，选用海艾汤或用马齿苋、龙胆草各30～60g，加水适量，煎取药汁，湿敷。

2. 风热偏盛证，选用摩风膏、润肌膏，任选一种外搽，每日2～3次。

3. 湿热蕴阻证，翠云散、玉肌散、冰硫散等，任选一种，外掺香油或茶水调搽。

【按语】

1. 节饮食，限制脂和糖类食物，忌饮酒和辛辣刺激性食品。

2. 生活规律，充足睡眠。

皮脂溢出

本病是皮脂腺功能紊乱所致的皮脂腺分泌过多症。表现为头发、皮肤多脂发亮，头皮油腻，鳞屑较多。类似中医所称白屑风。

【病因病机】

多食炙煿食品，肤腠内热偏盛，风邪侵入毛发，郁而化燥，肤腠失养；或湿热内阻，复受风邪，风湿热三邪蕴蒸，循经上行于面。

【诊鉴要点】

（一）诊断依据

1. 油性脂溢　颜面、头部和鼻部异常油腻，皮脂与尘埃混杂，形成脂垢堆集，手指挤压，极易挤出白色线状软脂。发病年龄以20～40岁最重，年老则减轻，常合并痤疮，易继发脂溢性脱发等。

2. 干性脂溢　头皮可见灰白色细小鳞屑，梳头或搔抓则飘扬坠落，犹如麸皮。洗头后很快又生新的鳞屑，自觉瘙痒，日久头发逐渐稀疏脱落，进行性加重。

（二）鉴别诊断

1. 头部银屑病 头皮鲜红色或暗红色，其上附有多层银白色的鳞屑，皮损处头发呈束状，皮损常超过发际，多数有冬重夏轻的现象，身体其他部位也有同样损害。

2. 脂溢性皮炎 好发于皮脂腺分布较多的部位，特别是毛发部位，如头部、腋窝、阴毛部，炎症较明显，部分病人渗出较著。

【治疗】

（一）内治法

1. 辨证论治

（1）肌热风燥证：头面可见大量细碎白屑，叠叠飞起，脱之又生，自觉瘙痒。舌红，苔薄，脉数。

治宜凉血清热，消风止痒。方选凉血消风散加减：荆芥、白附子各3g，羌活、防风各6g，泽泻、杭菊花、钩藤各12g，川芎、苍耳子各4.5g，生薏苡仁30g，生地、冬瓜仁、炒丹皮各15g。

（2）湿热蕴蒸证：头皮、颜面油光滑亮，毛囊口扩大，覆有油腻性污垢或少量鳞屑，洗浴后油脂仍多，时有微痒。舌质红，苔薄。脉滑数。

治宜清热除湿，散风止痒。方选祛风换肌散加减：威灵仙、苦参、苍术、川芎各6g，当归、赤茯苓、大胡麻、何首乌各10～12g，茺蔚子、杭菊花、山楂片、虎杖、茵陈各15g。

加减法：鳞屑偏多，加蔓荆子、王不留行、萆薢，剧痒加刺蒺藜、天麻、石菖蒲，油腻感重加五味子、白花蛇舌草、青蒿。

2. 单验方

（1）紫草、当归各等量，研细末，香油调和，外搽患处。适用于肌热风燥证。

（2）苍耳子、贯众各30g，水煎，外洗。用于油腻污垢多者，或颜面油腻多者。

（二）外治法

1. 头部油腻，鳞屑堆积较多，选用苍肤水洗剂、透骨草水洗剂、山豆根水洗剂、脂溢洗方等。

2. 头部用翠云散，面部用玉肌散，颈项部用冰硫散等。

3. 肌热风燥证用润肌膏，湿热蕴蒸证用白屑风酊（软膏）。

4. 肌热干燥，白屑较多者，选山豆根油剂、零陵香油剂等。

（三）其他疗法

毫针法：取风池、风府、承山、脾俞、胃俞、肝俞、胆俞。方法：施泻法，其中对胆俞施点刺术，2日1次，5次为1疗程。

【按语】

1. 少食辛辣、肥甘食品，如酒、生姜、生蒜、肥肉、浓茶等，宜食清淡食物，如蔬菜、水果、豆制品等。

2. 洗头、面不要过勤，忌用碱性大的肥皂，可适当选用含有硫黄的药皂洗浴。

3. 中医在治疗的过程中，应处理好燥与湿的关系。同时酌加虎杖、山楂、首乌，将会提高疗效。

口周皮炎

本病首先由 Frumess 等在 1957 年描述，当时称之为光感性皮脂溢出疹。以后又陆续被称为酒渣鼻样皮炎、口周酒渣鼻、口周脂溢性皮炎、口周综合征等。

【病因病机】

偏食辛味或油腻之品，致使脾胃湿热内蕴，循经上扰而成，或肺脾内郁热邪，复遭风邪外袭，阻于肤腠所致。

【诊鉴要点】

（一）诊断依据

1. 病者以 20 ~40 岁年龄的女性为主。

2. 皮疹通常发生在鼻唇沟、上下唇，但其口唇周围仅有一狭窄皮肤并不受累。

3. 皮疹主要有红斑、丘疹、丘疱疹、脓疱、脱屑等，若进热食、饮酒，或寒冷刺激，或日光暴晒后，上述皮疹明显加重。

4. 自觉瘙痒或灼热感。

（二）鉴别诊断

1. 酒渣鼻　发病年龄偏高，毛细血管扩张明显，但有部分病例亦难分辨。

2. 脂溢性皮炎　除颜面部有皮疹外，头部也往往有类似皮疹。

【治疗】

（一）内治法

辨证论治

（1）肺脾郁热证：口周可见大小不等的红色丘疹、丘疱疹，甚则还夹有少许脓疱，呈密集分布，伴有口干喜饮，大便干燥，舌质红、苔少、脉浮数。

治宜宣肺清脾，凉血止痒。方选凉血五花汤加减：红花、凌霄花、焦栀子、炒黄芩各 6g，金银花、青蒿、生石膏、生地各 12g，升麻 4. 5g，生大黄 3g（后下）。

（2）脾胃实火证：口唇四周连续不断地出现丘疹脓疱和不易消退的红斑，糠秕状鳞屑落之又生，舌质红，苔薄黄，脉濡数。

治宜清脾泻火，化湿清热。方选泻黄散加减：藿香、佩兰、黄芩、生地各 12g，生石膏 15 ~30g，黄连、升麻、防风各 6g，焦栀子、蒲公英、玄参各 10g，生薏苡仁 15g。

加减法：湿重加炒槐花、山楂、赤小豆，风重加白附子、羌活、桑叶，便秘加炒枳壳、熟大黄。

（二）外治法

皮疹以丘疹、丘疱疹为主，选用月石散，温开水调搽，每日2～3次。

【按语】

中医治疗以清化脾经湿热为主，酌加凉血散风之品，如红花、凌霄花、浮萍、白茅根，将会有良好效果。

多毛症

本病有先天与后天之分，全身多毛与局限多毛之别。此外还有遗传因素。类似中医所称异毛恶发。

【病因病机】

阳明内热，夹冲脉上逆，转荣唇口及其皮毛，故而多毛丛生，又因禀赋不足，肾经亏虚，虚火妄炎，气血逆乱，则异毛恶发妄生。

【诊鉴要点】

诊断依据

1. 除掌跖、唇红、乳头、龟头、大阴唇内侧外，均能见到体毛的过度而异常的生长。
2. 男性在胸腹部多毛，女性在口唇长须为其典型症状。
3. 部分兼有口干、咽燥，大便秘结，状如羊粪等。

【治疗】

（一）内治法

1. 辨证论治

（1）虚火妄炎证：凡出生后即可见全身性硬毛，面部形如猫脸，或如猴面，牙齿发育异常，多数伴有家族史，累代不绝，舌质红或裂纹，苔少，脉虚细且数。

治宜滋阴补肾，清降虚火。方选知柏地黄汤加减：炒知母、炒黄柏、山萸肉、炒丹皮、杭菊花、玄参各6g，熟地、黑芝麻各10g，女贞子、旱莲草各15～30g。

（2）阳明胃热证：多毛始于青春期，面部的上唇生须，胸腹、胫前等处体毛浓黑而密，伴有唇红，口干，大便秘结，小便短黄或短赤。舌质红、苔少，脉洪数。

治宜清热养阴。方选净肤汤加减：生地15～30g，天冬、花粉、石斛各12g，煅牡蛎30g，紫草15g，炒黄连、炒黄芩各6g，玄参24g。

加减法：鼻衄、牙龈出血，加丹皮、大黄，重用生地；腹部癥瘕，加三棱、莪术、皂角刺。

2. 单验方

（1）祛毛散：生牡蛎、炉甘石各30g，海浮石15g，月石10g，冰片1g，研细末和匀，纱布包搽患处，每日 2 次。

（2）养血润肤饮加减：生地、熟地各 30g，当归 15g，升麻 6g，麦冬、石斛、川芎各 10g，花粉 12g，生牡蛎 45g。

（二）外治法

选用净肤剂，用棉花蘸药物轻轻摩擦，以微红为度，每日 1 次；若病变在上唇区，则用药粉调入 50% 甘油中如糊状，外涂，每日 1 次。

【按语】

先天性多毛症治疗困难，后天性多毛症只要辨证准确，坚持治疗，可获毛落或生长缓慢的效果。

甲　病

本病是指发生在甲床、甲周和甲板部位病变的总称。有先天、后天以及周身疾病在爪甲部位反应的不同。因此临床表现十分复杂。

【病因病机】

肝血不足，筋失濡养，可致薄甲、缺甲、甲营养不良等；若肝经血燥，爪失所润，就会出现甲剥离、甲层裂等；若爪受外伤或内中诸毒等因素，将会见到色甲病变等。

【诊断与治疗】

诊断与治疗详见表 21 – 1。

表 21 – 1　各类甲病主症与治疗

病名	主症	治疗
反甲	甲板扁平两侧缘游离翘起甚至翻转呈匙状	山茱萸丹参汤口服
厚甲	指（趾）甲厚，干枯少光泽	内服龙胆泻肝汤，外用拔甲膏
钩甲	甲的长轴向一侧压入侧甲沟大者弯如羊角	手术拔除
缺甲	指（趾）甲完全阙如	六味地黄丸
甲萎缩	甲板逐渐变薄萎缩变小甚至无甲	逍遥丸、六味地黄丸，交替服之
脱甲	甲板由甲根开始向甲的游离缘逐渐与甲床分离以至甲完全脱落	还少丹口服
脆甲病	甲板菲薄变脆，易碎，失去正常光泽	十全大补丸
点凹甲	甲板表面呈点状的小凹窝多为针尖大小疏散分布或排列线状	苍术膏、六味地黄丸交替服
球拍甲	指（趾）末节较正常变短变宽，甲板失去正常曲度而变扁平，呈乒乓球拍状	改变不良习惯，如吸吮或咬甲等
软甲	甲板变薄，变软，甲板易弄弯曲，呈白色半透明状	当归补血汤加味
甲层裂	甲板平面分裂成大小不等的多层薄片	八珍汤加味
甲剥离	甲板从游离缘起逐渐与甲床分离，但不脱落，活动时疼痛	十全大补丸口服
甲纵裂	甲板变薄，部分或全部自前向后纵行裂开，有时纵裂前宽后狭呈楔形	六味地黄丸口服

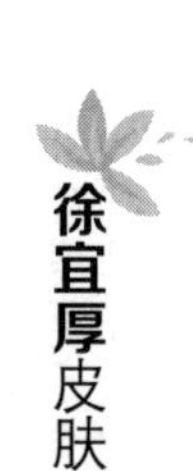

续表

病名	主症	治疗
甲营养不良	甲的继发性改变，轻者仅见甲纵纹、甲横纹，重者纵横交错呈分裂、萎缩层裂等	逍遥丸、六味地黄丸交替服
白甲	甲板透光改变而使甲呈现浊白色，临床分点状白甲、条状白甲、部分性白甲、泛发性白甲四种	固阴煎
黑甲	黑色的纵线称黑纵纹或黑带，一是甲下黑色素增多呈纵行带状或甲变灰黑色，二是含有铁血黄素沉着呈黄黑色	要警惕甲下黑色素瘤的存在，尽早治疗
绿甲	甲板受到色素性物质的着色及铜绿假单胞菌感染呈现绿色	五味消毒饮加味，西黄丸
褐甲	全甲呈褐色	通常与某些化学物质有关，停用即可渐复正常
黄甲	甲板发育迟缓变厚时，甲板颜色变黄	除去病因，对症治疗
蓝甲	甲板颜色变蓝，可因染色所致	除去病因
甲着色	有些甲的颜色是由于外染所致，如小儿及妇女喜欢用凤仙花染甲等	无须治疗

【按语】

除去病因，对证治疗，多数可得到改善。若与遗传有关，则治疗困难。

第二十一章　皮肤肿瘤

皮　角

本病是一种临床病名，可考虑为光线性角化病的增生型，属于癌前病变。类似中医所称脑湿。

【病因病机】

脑部湿气，蕴蒸郁勃，向外冲击所生。

【诊鉴要点】

诊断依据

1. 病变部位主要在头部，其次颜面，也可发生在手、龟头等处。
2. 皮角的大小、形态、颜色都不一定，有的像豆大，最大者可像兽角似的，呈圆锥形或圆柱形，微屈或笔直，表面光滑或粗糙，呈淡黄、淡褐或黑褐色。
3. 既有单个，又可多个，数目不一。
4. 根基充血发炎，则为恶变的先兆。
5. 一般无全身症状。

【治疗】

（一）内治法

治宜除湿升阳。方选除湿防风汤加减：苍术12g，防风10g，茯苓、白术、猪苓、炒白芍各6g，白花蛇舌草30g，草河车15g。

（二）外治法

皮损单发者，选用千金散敷贴，2～3日1次，皮损多发者，选用蜂房12g，香附、木贼草、金毛狗脊、陈皮各30g，水煎两次，取药汁，先湿敷，后洗涤每日2～3次。

【按语】

若发现鳞癌样改变时，应手术治疗。

汗管瘤

本病是小汗腺的一种错构瘤，部分有家族史。类似中医气瘤。

【病因病机】

风热之邪袭入皮毛所致。

【诊鉴要点】

诊断依据

1. 皮疹常为1～2mm的扁平丘疹，正常皮色或淡褐色。质地软，皮疹常多发，散在或密集而不融合。

2. 皮疹多见于眼睑，特别是下眼睑以及颊部、颈部，有时也可见于上胸、腰及外生殖器等部位。

3. 主要见于中青年女性，病程发展慢，无自觉症状。不能自行消退。

【治疗】

内治法

在胸腹、眼睑、大腿等处可见豌豆大小的丘疹，色黄质软，部分伴有夏天出汗或日晒时有灼热感或痒感。

治宜散风清热，凉血止痒。方选凉血消风散加减：防风、浮萍、僵蚕、金银花、黄芩、丹参、赤芍各10g，茯苓、白鲜皮各12g，川芎、甘草、丹皮各6g，蝉蜕3g。

【按语】

本病为良性肿瘤，数目不多时可考虑切除。

血管瘤

本病是一类由新生的血管所组成的良性肿瘤，多发生于婴儿或儿童，其中以枕部的鲜红斑痣为最常见。类似中医所称血瘤。

【病因病机】

多因元气不足，气滞血结，经络不通，复受外邪所搏，脉络壅聚所致。

【诊鉴要点】

（一）诊断依据

1. 患者多发生在婴儿或儿童，女性多于男性约2倍。

2. 临床上分四型 ①包括鲜红斑痣或葡萄酒样痣：好发于头颈区，表现为一或数个暗红色或青红色斑片，边缘不整，压之褪色，常持续终生。②毛细血管瘤：又名杨梅痣。通常在出生后数周出现，表现为一个或数个鲜红色、柔软呈分叶状肿瘤，压之不褪色，数月内增大，1岁为其最大限度。③海绵状血管瘤：按其发生频率顺序为皮肤、骨、肝、骨骼、肌及肠，表现为大而不规则、柔软的皮下肿块，常伴毛细血管瘤，如增大发生破溃，继发感染，最后形成瘢痕。④混合型血管瘤：由两种类型血管瘤混合存在，而以一型为主。

（二）鉴别诊断

血管痣：多数皮疹局限，手压检查时其大小和色泽均无变化。

【治疗】

（一）内治法

1. 辨证论治

（1）血热瘀滞证：初起如瘤，肤色红，或肿胀，或患处有热感，舌质红，少苔，脉细数。

治宜凉血活血，滋阴抑火。方选芩连二母汤加减：黄芩、知母、贝母、酒炒当归各6g，炒白芍、生地、熟地、地骨皮各10g，川芎、甘草、蒲黄、羚羊角各4.5g、紫草12g。

（2）寒凝血瘀证：病久或瘤色紫暗，兼见畏寒，疼痛，入夜更甚，舌质暗红，苔少，脉细涩。

治宜温经补气，活血行瘀。方选通窍活血汤加减：当归、赤芍、黄芪、生地、熟地各12g，川芎、桂枝、制附片各10g，三棱、莪术、干姜、甲珠各6g，活血藤、鸡血藤各15g，制乳香、制没药各4.5g。

（3）气虚血瘀：皮疹初起为圆形或半圆形隆起，表面见错杂孙络交织如网，色泽鲜红或暗红，质软如绵，压之变小变平，去压后则复原样，舌质淡红，苔少。

治宜益气凉血，滋阴通络。方选四物汤加减：生地、赤白芍、炒丹皮、紫草、丹参各10g，黄芪30g，党参、蜀羊泉、木馒头、土茯苓各15g。

（4）血络瘀阻证：出生即有，或出生后不久，在头颈区，特别是枕部发现鲜红或绛红色斑片，局限一处，表面光滑，变化甚少，舌质正常或微暗，苔少，脉细小。

治宜活血通络，凉血退斑。方选桃红四物汤加减：桃仁、红花、赤芍各6g，归尾、鸡血藤、忍冬藤各12g，陈皮、丝瓜络各10g，鬼箭羽15g。

2. 单验方

（1）甘草缩瘤法：甘草煎膏，笔蘸涂瘤之四周，上3次，再用芫花、大戟、甘遂各等份为末，醋调，别以笔妆敷其中，勿近甘草。次日缩小，又以甘草膏妆小晕3次如前，仍上次药，自然焦缩。适用于瘤体较大。

（2）消瘤方：海藻、昆布、黄药子各15g，夏枯草30g，泽漆、僵蚕各18g，天龙、白芥子各6g，芋艿丸（包）、牛蒡子、山慈菇、大贝母各9g，山楂肉、玄参各12g，紫草、丹皮各9g，煎服。

（3）夏氏血管瘤方：黄芪、蜀羊泉、木馒头、土茯苓各30g，党参、白芍各12g，紫草，丹皮各9g，煎服。

（4）凉血散结汤加减：生地30g，丹皮、赤芍、紫草、玄参、栀子、夏枯草各10g，水牛角粉 6g（冲服），生牡蛎 15g（先煎）。煎服。

（二）外治法

1. 血瘤体积不大者，可以针穿抽出血液，压迫止血，外敷清凉膏。
2. 初起而浅表者，选用银锈散外搽，使其坠落。
3. 若擦破出血者，选用桃花散外掺包扎止血。

鲜红斑痣

【病因病机】

禀赋不足，气血未充，经脉塞滞，壅于肌肤，或气血不和，风邪外束，阻遏经络，循行不畅，均能酿成本病。类似中医所称赤疵。

【诊鉴要点】

诊断依据

1. 初起患处即有淡红或暗红斑片，少则 1 个，多则数个，匡廓鲜明，边缘不整，压之褪色，离手又复原。
2. 临床上依据部位分两种，包括项部鲜红斑痣：病变在枕骨粗隆和第五颈椎棘突间，其长轴向上或向下，有的国家统计在人群中约 5% 以上罹患此病；中线鲜红斑痣：婴儿常见，在前额眉间，至儿童期有消失趋向，常合并癫痫。
3. 常伴 1 个或数个肢体较大血管畸形。
4. 除侵犯皮肤外，还可累及黏膜，多见于口腔黏膜。
5. 无自觉症状，属发育缺陷。

【治疗】

（一）内治法

辨证论治

（1）经脉塞滞证：皮疹波及范围较大，颜色鲜红或暗红，分布较广，不能自愈，舌质暗红，苔少，脉涩。

治宜活血化瘀，通经活络。方选通窍活血汤加减：桃仁、红花、川芎、赤芍、炒丹皮各 10g，当归尾 12g，白芷、白附子各 6g，黄酒 50ml。煎服。

（2）气血不和证：皮疹范围较为局限，色泽淡红，匡廓清楚，边缘不整齐，压之褪色，离手又复原，舌质淡红，苔少，脉细数。

治宜理气和血，通络退斑。方选血府逐瘀汤加减：当归、生地、红花、川芎各 10g，炒枳壳、柴胡、香附、桃仁、桔梗、羌活各 6g，赤芍、丹参活血藤各 15g。

（二）外治法

范围局限者可选用五妙水仙膏，涂搽。

【按语】

1. 部分血管瘤在难以外治时，采用凉血化瘀、养阴清热的中药治疗，有一定的效果。如海绵状血管瘤。

2. 根据血管瘤的类型和部位等具体情况，分别给予外科切除、冷冻、激光、放射和注射硬化剂治疗。

粟丘疹

本病为潴留性囊肿，起源于表皮或其附属器。

【病因病机】

湿痰瘀积于肤表，或者外伤之后，瘀滞于孙络而成，或有遗传因素。

【诊鉴要点】

诊断依据

1. 可发生于任何年龄、性别，也发生于新生儿。
2. 病变部位最常见于面部，尤其是眼睑、颊及额部，成年人还可发生于生殖器。
3. 单个损害为白色或黄白色，表面光滑，甚似米粒埋于皮内。

【治疗】

外治法

为良性病变，无自觉症状，无须内治。如有美容需要时，可在消毒后用针头或小刀挑除囊肿即可。

毛鞘囊肿

本病原称皮脂腺囊肿，但发现囊壁细胞与皮脂腺无关，近年证实其角化属于毛鞘角化形，故称之毛鞘囊肿。类似中医所称粉瘤。

【病因病机】

脏腑失调，聚瘀生痰，随气留滞，凝结于肤腠而成。

【诊鉴要点】

（一）诊断依据

1. 病变部位多分布在头部、躯干或生殖器的皮肤、皮下组织内。

2. 损害为1个或数个球形肿物，小者如绿豆，大者比鸡蛋还要大。

3. 表面紧张外凸，呈淡白色或带青色，皮脂腺口塞有1个黑头粉刺样小栓，挤压时可挤出白色蜡样物质。

4. 如有继发感染，可化脓破溃。

（二）鉴别诊断

1. 脂肪瘤 皮下脂肪堆积，较软，体积较大。

2. 纤维瘤 顶中心无黑头粉刺，也没有扩大的毛囊孔。

【治疗】

（一）内治法

大小不等、数目多少不一的球形肿物，压之或软或硬，部分毒染则红肿疼痛，进而脓浊外泄，舌脉正常。

治宜理气化痰，通络散结。方选礞石滚痰丸加减：青礞石、姜半夏、陈皮、茯苓各12g，地丁、夏枯草、浙贝母各15g，皂角刺、竹茹、炒枳壳、炒白芥子、胆南星各10g。

（二）外治法

1. 未溃时，选用胆南星或雄黄，醋磨取汁外涂，每日3次。

2. 已溃时，先用艾条灸之，挤尽粉样物质，再插入白降丹，2日1次，脓成溃破后按上法处理。

（三）其他疗法

火针法：阿是穴（局部肿物）。方法：火针快速刺入中央，然后轻压，促使蜡样细腻物溢出。5~7日施术1次。

【按语】

单个体积较大时，可考虑手术治疗。

瘢痕疙瘩

本病系结缔组织过度增生而形成，皮肤外伤为常见诱因。另外，种族、遗传等因素也与发病有一定关系。类似中医所称黄瓜痈。

【病因病机】

先天禀赋，加之遭受金创、水火之伤，余毒未尽，气滞血瘀，湿热搏结而成。

【诊鉴要点】

诊断依据

1. 病变通常发生在外伤、烧伤，以及化脓性损害上。

2. 初起时，原有创口瘢痕高起，继而坚硬斑块，色泽淡红或色白，表面光滑，皮肉高突，形如蟹足或蜈蚣，或如黄瓜横卧，大小不一，数目亦有多少不定。

3. 自觉瘙痒或刺痛不适。

【治疗】

（一）内治法

辨证论治

（1）余毒凝聚证：本病初起，肿块高突，状若蟹足，其色淡红，时有瘙痒，舌质红，苔薄白，脉弦滑。

治宜解毒散结，行经通络。方选解毒通络饮加减：连翘、金银花、丹皮、赤芍、夏枯草各10g，路路通12g，当归、山慈菇各15g，制香附、甲珠、皂角刺各6g。

（2）气滞血瘀证：病程较久，肿块超出创口范围，状如蜈蚣或树根，边缘不规则地向外扩展，其色紫暗，刺痛或瘙痒，时轻时重，舌质暗瘀斑，脉涩。

治宜活血理气，解毒软坚。方选桃红四物汤加减：桃仁、红花、青皮、归尾各6g，赤芍、党参各10g，三棱、莪术各4.5g，黄芪、皂刺、茯苓各12g，甲珠、枳壳、广木香各4.5g，土鳖虫9g。

加减法：瘢痕初起，色泽鲜红，病浅加茜草、鬼箭羽、忍冬藤、石楠藤，瘢痕色泽暗红，病深加水蛭、全蝎、猪牙皂角、土贝母、煅牡蛎。

（二）外治法

1. 初起选用生附子、密陀僧、煅牡蛎、川芎、茯苓各15g，研细末，油调成糊，外敷。

2. 病程稍久，选用黑布药膏，瘢痕软化膏、鸦胆子软膏，外敷。

【按语】

1. 避免外伤和乱涂腐蚀性药物，以防扩大。

2. 黑布药膏外用加服益气散结软坚之剂，效果更好。

淋巴管瘤

本病是一种淋巴管的良性过度增生的疾病。类似中医所称足尰。

【病因病机】

先天禀赋不足，荣卫失和，风邪内侵，经脉蹇滞；或脾胃失调，湿热内蕴，外溢肌肤而成。

【诊鉴要点】

诊断依据

1. 病变部位主要在颈、肩、腋窝皱襞、上臂、股部、四肢远端等。

2. 常在出生时或生后不久，在肢端等处出现弥漫性肿胀，柔软而有波动感。

3. 初起典型损害系在患处可见群集水窠，小如粟米，大似芡实，状若鱼卵，一般为淡黄色。如混合小血管，则可呈淡红、红蓝色，逐渐增大形如黄豆，色似葡萄，搔破后渗流脂水，涓涓不止。

【治疗】

（一）内治法

1. 辨证论治

（1）脾虚湿盛证：患处初见鱼卵状皮损，水疱色淡透明，搔破则涓流不止，舌质淡红，苔滑少津，脉细滑。

治宜健脾和中，淡利水湿。方选参苓白术丸加减：党参、茯苓、白术、苍术各10g，炒扁豆、炒薏苡仁、冬瓜皮各12～15g，姜半夏、陈皮、胆南星各12g，白茅根、猪苓各15g，红花、川牛膝各6g。

（2）湿瘀阻络证：疱液色红，或者状如葡萄，搔破则有血水外溢，舌质淡红，夹有瘀斑，苔少，脉细涩。

治宜健脾除湿，通络活血。方选理中活血汤加减：白术、丹皮、赤芍、川芎各10g，茯苓、泽泻、党参、当归、紫草各12g，丹参15～30g，桂枝、甲珠各6g。

加减法：局部肿胀不消加炒二丑、炒白芥子、海浮石，或加服小金丸；病变在口舌区域，加炒黄连、升麻、板蓝根；病变在会阴或阴囊区域，加炒胆草、炒杜仲；病变在腋窝加柴胡、川楝子等。

2. 单验方

（1）气血虚弱者：治宜双补气血，疏通经络，以八珍汤化裁；湿气下注者，治宜健脾利湿，以加味胃苓汤化裁（《中医外科学》）。

（2）脾虚痰阻者：治宜健脾化湿，理气蠲痰，方选香砂六君子汤加白僵蚕、制南星、路路通，海桐皮、天龙。（《中医皮肤科诊疗学》）

（二）外治法

生南星，米醋磨成浓汁，外涂患处，每日1～2次。

【按语】

本病以中西医结合治疗为好。单纯性可采用激光，囊性或海绵状可用手术根治。

脂肪瘤

本病是由成熟的脂肪细胞构成的良性肿瘤。类似中医所称肉瘤。

【病因病机】

多因饮食不节，过食肥甘厚味、辛辣炙煿，乃致脾运不健，湿痰阻络，与气血凝结而成。

【诊断要点】

（一）诊断依据

1. 病变部位常在乳房、背部、腹部、颈部、肩部、腋部、前臂、上肢、股部等处。

2. 单发或多发，圆形或分叶，结节柔软似面团状，一般直径 2～10cm，肤色正常，略感微凉。

3. 临床分型　多发性脂肪瘤：2 个或 2 个以上甚至百个成群，融合、无痛性、形状不一的肿瘤，见于身体任何部位，生长快时可有疼痛，女性多见。颈部对称性脂肪沉积症：又名马德隆氏颈。在颈后和肩部发现范围大的块状肿瘤，弥漫性多叶状，呈披肩样分布，多见于男性。隆起状脂肪沉积：多发生于臀部，俗称脂臀，是非常特殊的。纤维脂肪瘤：是一种含有相当多结缔组织的脂肪瘤。浸润脂肪瘤：是罕见的无包膜脂肪瘤，出现在深层软组织，可浸润到骨骼肌。

（二）鉴别诊断

1. 血管脂肪瘤　外形相似，但有疼痛感。

2. 皮脂腺囊肿　形似脂肪瘤，但囊肿中心有点状小窝。

【治疗】

（一）内治法

1. 辨证论治

（1）气滞痰凝证：初起体质壮实，或形体肥胖，瘤体分布在背、肩及腹部等处，触之柔软如绵，或有胀感，舌质胖嫩，苔薄白，脉滑实。

治宜行气散结，燥湿化痰。方选二陈汤加味：陈皮、姜半夏、炒白芥、炒枳壳各 10g，青礞石、茯苓、生龙骨、生牡蛎各 15g，制南星、昆布、海藻各 6g，苍术、厚朴各 12g。

（2）气虚痰浊证：日久瘤体渐大，甚则如碗，捏起松软，肤色正常，伴有纳呆食少，神疲乏力，或见浮肿便溏，舌质淡红，苔白腻，脉濡缓。

治宜健脾益气，宽中化痰。方选顺气归脾丸加减：陈皮、浙贝母、香附、乌药各 10g，茯苓、黄芪、党参各 12g，白术、广木香、炒二丑、甘草各 6g，远志、皂角刺、川芎各 4.5g。

（3）肝脾不和证：体生肉瘤，或软或硬，兼见胸闷胁胀，烦躁易怒，食纳欠佳，舌质淡红，苔白微滑，脉弦细。

治宜疏肝和脾，理气活血。方选十全流气饮加减：乌药、香附、广木香、青皮各 10g，茯苓、白芍、当归、浙贝母、山慈菇各12g，夏枯草30g，玫瑰花、郁金各6g。

2. 单验方

（1）桃仁四物汤合二陈汤加减：当归、赤芍、桃仁、红花、三棱、莪术、陈皮、半夏、白芥子、白花蛇舌草、生山楂、皂角刺、牡蛎、甘草。煎服。

（2）海藻玉壶汤加减：海藻、陈皮、浙贝母、昆布、法半夏、青皮、当归尾、炒三棱、川芎煎服。

（3）化坚二陈汤加减：法半夏、陈皮、茯苓、生牡蛎、僵蚕、夏枯草、白术、炙甘草、浙贝母煎服。

（二）外治法

1. 初起可外敷消瘤膏，或取山慈菇醋磨浓汁，外涂患处，每日3~5次。
2. 瘤体过多，伴有疼痛，尤其出现恶性变征象时，应迅速手术切除。

【按语】

1. 避免过食油腻食品，以新鲜蔬菜或豆制品为好。
2. 瘤体小且多发时，中药治疗较妥。瘤体大呈单发时，手术治疗为上。

基底细胞癌

本病是由多潜能基底样细胞异常增生而形成，可以向表皮或附属器分化，生长缓慢，极少发生转移。类似中医所称癌疮。

【病因病机】

内因多由喜怒忧思，肝脾两伤，外因常遭风、湿、热邪侵袭，以致无形之气郁与有形之痰浊，相互交凝，结滞肌簇，湿热相蕴，日久化毒，毒蚀肌肤而浸淫不休。

【诊鉴要点】

（一）诊断依据

1. 早期为一表面光滑的具有珍珠样隆起边缘的圆形斑片，表现为淡红色珍珠样苔藓样丘疹或斑块。稍有角化，或小浅糜烂、结痂、溃疡等。

2. 临床分型　溃疡型：始为一种小而有蜡样光泽的结节，缓慢增大，中央溃疡，周围绕以珍珠样隆起，严重时破坏局部软组织和骨骼，造成毁形。色素型：与上型不同点在于皮损有黑褐色色素沉着，易误诊为恶性黑色素瘤。硬斑病样或纤维化型：硬化的黄色斑块，边缘不清，最后发生溃疡。浅表型：一或数块红斑或脱屑性斑片，稍有浸润，向周围慢慢扩展，部分绕以细小珍珠样边缘，或连续成线条样堤状，并见小的浅表性溃疡和结痂。

3. 以上四型以结节型最多见，其次为色素型，前三型多发生于面部，浅表型发生于躯干，一般不转移。

（二）鉴别诊断

通常应与翻花疮（鳞状细胞癌）相鉴别。

【治疗】

（一）内治法

辨证论治

（1）初期：皮疹初发，结节范围较小，表面轻度溃疡，周围绕以红晕，根盘收束，伴有口干或口苦，经微痒痛偶有发生，舌质红，苔少，脉滑数。

治宜清热解毒，活血祛腐，化痰软坚。方选金银地丁散：金银花、白花蛇舌草、半枝莲各30g，地丁、浙贝母、野菊花、蒲公英、丹参各15g，赤芍、乳香、没药各10g，山慈菇、黄芪、升麻、花粉各6g。

（2）后期：病程旷久，疮面溃烂不收，脓水淋漓不尽，旧的皮损边缘又新起珍珠样斑块或丘疹，舌质淡红，苔少，脉细弱。

治宜益气扶正，化痰散结，祛腐生肌。方选黄芪散加减：黄芪15g，麦冬、白芍、茯苓、党参各12g，桂心、升麻、甘草各6g，地骨皮、白薇、白蔹、熟地各10g，白花蛇舌草30g。

加减法：毒气内攻，呕逆不止，药食不下加绿豆、姜汁炒竹茹、伏龙肝，低热、气短，乏力加沙参、银柴胡、青蒿，口干，大便秘结加火麻仁、郁李仁、炒枳壳、熟大黄、花粉，根盘浸润较深，结毒不化加山慈菇、皂刺、金头蜈蚣、全蝎等。

（二）外治法

1. 皮癌净　红砒3g，指甲、头发各1.5g，大枣（去核）1枚，碱发白面30g，外用，去腐生新。

2. 五虎丹　水银、白矾、青矾、牙硝各180g，食盐6g外用，腐蚀癌组织早日脱落，促进新肉生长。

3. 消癌散　红矾、红粉、紫硇砂、达克罗宁、花粉各5g，外用。腐蚀癌组织，促使早日脱落，有利于新肉的生长。

4. 肿节风片（成药）　每日3次，每次5片，内服。适用于肿块难化阶段。

5. 消金丸（片）　每日2次，每次1.2g，内服。适用于硬结不化。

6. 农吉利（洗净去渣）　研细粉末。外掺或生理盐水调成糊状，外敷患处。每日1次。

【按语】

1. 溃疡换药时，要避免虚邪贼风的侵袭，在内治法中以清补托毒为好。
2. 近些年来，用皮癌净、五虎丹等中药外治，效果不错。

鳞状细胞癌

本病是表皮或附属器的一种恶性肿瘤。鳞癌的恶性程度较基底细胞癌高，易发生转移。类似中医所称翻花疮。

【病因病机】

疮疡溃后，日久不敛，风邪外袭或肝风发泄于外，症见疮形胬肉外翻如菌，触损则鲜血渗出。

总之，发病原因，在外为触犯风邪，在里为气血虚损。就脏腑定位而言，主要与肝、脾、肾三脏关系较为密切。

【诊鉴要点】

诊断依据

1. 多发生在皮肤与黏膜交界及皮肤暴露部位，如下唇、外生殖器、眼睑下、颊鼻、外耳、额部等。

2. 初起皮损为圆形隆起的干燥疣状小结节，基底坚硬，暗红色，表面毛细血管扩张，中央有角质疣状赘生物，与皮肤粘连很紧，不易剥落。剥落后易引起出血，露出潮红面，日久则增生如菜花样肿物，伴有恶臭。

3. 临床上分两型。溃疡型：较常见，肿块质硬，深埋于皮肤中，界限不清，中央破溃，表面不平，边缘和基底较硬，有黏稠的分泌物，恶臭。乳头瘤型：整个溃疡面塞满菜花状角质增生物，覆有痂皮，痂去易出血。

【治疗】

（一）内治法

1. 辨证论治

（1）疮感风毒证：原患疮疡，日久不敛，翻出胬肉，形状如菌，头大蒂小。追蚀药用后，胬肉非但不平复，反更复翻，范围扩大，形如菜花，色泽晦暗，时流腥臭脓水。舌质红，苔薄黄微干，脉弦数。

治宜清肝解郁，息风化毒。方选逍遥散加减：当归、炒白芍、茯苓各10g，漂白术、金银花、天麻各12g，羌活、防风各6g，金头蜈蚣1条，白花蛇舌草30g。

（2）肝火血燥证：疮形干涸，痂皮固着难脱，疮面高低不平，形如堆粟，稍有触动则渗血不止，其色鲜红。若情志波动，所思不遂或抑郁不快，或盛怒气逆，均可导致病情明显加重或者恶化。舌质暗红，苔少或无苔，脉弦数。

治宜清肝热，养肝血。方选栀子清肝散加减：焦栀子、炒丹皮、生甘草各6g，炒白芍、当归、干地黄、漂白术各10g，半枝莲30g，山药、何首乌、旱莲草各15g。

（3）元气虚弱证：疮面板滞少生机，色泽晦淡，疮溃似岩石，常流稀薄腥臭脓水，同时伴有周身疲惫乏力、食少无味、面目浮肿等全身症状，舌质淡红，苔少，脉虚细。

治宜扶正固本，益气托毒。方选补中益气汤加减：生黄芪、党参、山药各15g，当归、茯苓、陈皮、浙贝母各10g，昆布、海藻、柴胡、升麻各6g，干地黄、黄精、山药各12g，金银花30g。

（4）肝肾亏损证：疮面灰褐或灰黑，恶肉难脱，或者疮面脓水甚少，缺乏生机，稍有触动则污秽之血外溢，自觉疼痛，常是日轻夜重，兼有形体消瘦，低热难退，头昏目涩，舌质淡红或绛红，苔少或无苔，脉虚数重按无力。

治宜养肝滋肾，固本托毒。方选大补阴丸加减：熟地、黄芪、龟板（先煎）各12g，盐水炒黄柏、炒知母、山萸肉、炒丹皮、天麦冬各10g，薏苡仁、金银花、白花蛇舌草各30g，白蔹、浙贝母、山慈菇各6g，天龙1条。

加减法：后期疼痛者加玄胡索、制乳香、没药，或参三七粉（分吞）；发热者加柴胡、地骨皮；夜眠不安者，加炙远志、酸枣仁、合欢皮，出血不止者，加炒阿胶、生地榆、生蒲黄、仙鹤草；淋巴转移者，加昆布、海藻、西黄丸；阴虚火旺者，加金石斛、旱莲草、麦冬。

2. 单验方

（1）五烟丹：胆矾、丹砂、雄黄、矾石、磁石各30g，共研细末，置瓦罐内，另用一罐将口扣严，用泥密封。罐下用炭火连烧三日三夜，去火冷却，24小时后打开瓦罐，扫得罐上灰白色粉末，研极细封存备用。外掺患处，至瘤体脱落分离后停用。

（2）生肌象皮膏：象皮90g，头发，全当归各60g，生地、生龟板各120g，生石膏150g，煅炉甘石250g，黄蜡、白蜡各180g，芝麻油2500ml依法熬膏，备用。停用五烟丹后，继敷生肌象皮膏至疮面愈合。

（3）砒枣散：红砒1粒（如绿豆大），冰片少许。将红枣去核，纳入红砒，置于瓦上，用炭火煅之存性，研极细末，再加入冰片少许（约15粒红枣加冰片0.6g）和匀，备用，外用。

（4）白砒条：白砒10g，淀粉50g。上二药加水适量揉成面团，捻成线香状，待干备用。常规消毒后，于肿瘤周围间隔0.5~1.0cm处，刺入白砒条，深达基底部，呈环状，外盖一效膏。

（5）消瘤膏：血竭、紫草根各30g，水蛭、炮甲珠、地鳖虫各15g，松香120~150g，蓖麻子（或蓖麻油代替）适量，麝香少许，依法制成硬膏外贴。

（二）外治法

1. 初期阶段选用藜芦膏外敷患处，每日换1次，或许可缩小范围，或有移毒由深出浅的功效。

2. 疮面腐溃如菜花状，时流污秽脓血，可酌情选用皮癌净、五虎丹、消癌散、单猪屎豆碱等，以上四方，既可直接外掺在疮面上，又可用植物油调成糊状，涂在疮面上，1~2日换1次，与此同时，在病变的附近区域，若发现臖核肿大，选用消瘤膏敷贴，4日换1次，以防止扩散。

【按语】

本病发生于50岁以上者，有转移趋势，应采用中西医结合治疗。

舌　癌

本病是口腔恶性肿瘤中最常见的一种，其恶性度高，转移性大，应十分谨慎。类似中医所称舌菌。

【病因病机】

若情志有所不遂，心绪烦扰则生火，致心火炽盛；思虑过度则伤脾，使脾气郁结。心脾郁火循经上升，结于舌部则可发病，或口腔卫生不佳，或有长期吸烟史，或不整齐的环牙，不合适的义齿、牙托等长期刺激局部，亦可诱发本病。此外，舌白斑、慢性溃疡等，治疗不彻底时，亦可恶化而演变为本病。

【诊鉴要点】

（一）诊断依据

1. 患者以40岁以上的中老年人为主，男性多于女性。

2. 病变部位半数以上在舌前2/3与舌后1/3交界处的边缘部，舌根、舌背、舌尖、舌底较少。

3. 初起仅形如豆粒状硬结，逐渐扩大，后则长大如菌，头大蒂小，糜烂焮红，自觉疼痛，朝轻暮重，晚期癌肿长大充盈整个口腔，妨碍饮食，语言不便，唾液臭秽逼人，甚者侵犯口底、颌骨等处，日渐衰败，终至不救。

（二）鉴别诊断

舌部白斑：癌变初期较难鉴别，必须做活组织检查以区别。

【治疗】

（一）内治法

辨证论治

（1）郁火上攻证：舌部变厚，或为硬结，如豆如菌，或有糜烂，突若泛莲，疼痛难忍，流涎臭秽，心烦不寐，尿黄量少，苔黄，脉数。

治宜清心降火，解毒化郁。方选导赤散加减：生地、蒲公英各30g，炒黄连、炒栀子、竹叶各6g，山豆根、草河车、藤梨根、郁金各12g，木通4.5g，车前子15g（布包），灯心3扎。

（2）火盛阴伤证：舌紫青肿痛，溃烂臭秽，转动不便，妨碍饮食，身热口渴，日渐消瘦，苔黄厚，脉滑数。

治宜清热解毒，泄火滋阴。方选清凉甘露饮加减：水牛角30g，茵陈、石斛、麦冬、生地、夏枯草各15g，黄芩、炒知母、枇杷叶、灯心、北豆根各10g，甘草、竹叶、银柴胡、炒萆薢、山慈菇各6g。

（3）气血两亏证：病之晚期，舌本短缩，不能转动，言语困难，身体瘦削，心悸气短，神疲倦怠或虚烦不寐，苔薄白，脉细弱无力。

治宜补益心脾，益气养血。方选归脾汤加减：黄芪、党参、炒白术、当归、干地黄各12g，炒白芍、炙甘草、桂圆肉各10g，广木香、柴胡、莲子心、炒黄连各6g。

加减法：阴虚热盛加生地、玄参、金石斛、天冬，癌肿明显加龙葵、白毛藤、铁扁担、野百合、白花蛇舌草，颈颔臀核加海藻、昆布、夏枯草，疼痛剧烈加西黄醒消丸，大便溏薄加山药、扁豆或加服六君子丸。

（二）外治法

1. 初起选用北庭丹或青吹口散，外搽。
2. 后期出血不止，选用蒲黄炭末撒疮面上。
3. 颔下肿核初起外敷锦地罗醋磨浓汁涂之，或敷红灵丹油膏。
4. 溃后改用生肌玉红膏掺九黄丹或海浮散敷之。

【按语】

1. 注意口腔卫生，除去龋齿、坏牙和牙托。
2. 本病对人危害较大，应早期综合治疗，包括手术和放疗。

唇　癌

本病是口腔中常见的恶性肿瘤之一，其发病率在口腔癌中居第三位。类似中医所称茧唇。

【病因病机】

既有心思忧虑、饮食不节引起的脏腑功能失调等全身因素，又有慢性刺激的局部因素，然其性质则以脾胃积火结聚为主。

【治疗】

（一）内治法

辨证论治

（1）津伤证：唇部小结如豆，或大若蚕茧，突肿坚硬，白皮皱起，伴有不痛或微痛，口干而渴，舌质红少津，苔薄白，脉细数。

治宜润燥生津，清热凉血。方选清凉甘露饮加减：水牛角30g（先煎），银柴胡、黄芩、知母、竹叶各10g，生地15g，麦冬12g，炒枳壳、甘草各6g，灯心3扎。

（2）实火证：初期或中期，唇部肿结，坚硬疼痛，干燥皲裂，妨碍饮食，面赤，便秘，舌质红，苔薄黄微干，脉滑数有力。

治宜泄热通便。方选凉膈散加减：黄芩、焦栀子、连翘、炒枳壳各10g，熟大黄、生甘草、芒硝（冲下）各6g，薄荷、升麻各3g，炒白芍、山药各12g。

（3）虚火证：见于晚期，肿结破溃，时流恶臭血水，久不愈合，伴见五心烦热，两颧潮红，口干咽燥，形体瘦削，舌质红，少苔或光红无苔，脉虚数无力。

治宜滋水养阴，扶正托毒。方选麦味地黄丸加减：麦冬、干地黄、山药、蛇舌草、黄芪各30g，浙贝母、茯苓、草河车、金银花各15g，炒丹皮、山萸肉、泽泻、升麻各10g，天龙1条，莲子心、焦栀子、五味子各6g。

若溃破翻花出血，伴有消渴症状者，当参照内科消渴治法。

（二）外治法

1. 初起阶段选用蟾酥饼、密陀僧膏盖之。
2. 溃后可外涂生肌玉红膏或紫归油。
3. 早期以手术切除为主。

【按语】

1. 吸烟时，避免烧灼口唇，最好不要吸烟。

2. 早期发现，早期手术治疗，也是一项重要的治疗措施。

疣状痣

本病因角质和乳头显著增殖而形成较硬的疣状物或结节。故而又称硬痣。

【病因病机】

先天禀赋不足，营卫失调所致。

【诊鉴要点】

（一）诊断依据

1. 多数在出生后就有，也可发生于几岁之后。

2. 皮损为粟粒至黄豆或更大的硬性疣状增生，表面有角质剥脱，色泽淡褐、深灰、深褐，甚至黑色。

3. 皮疹排列或断或续，呈条状或片状，或弧形排列。

4. 少数有瘙痒感，极少数在老年后可继发鳞状细胞癌。

（二）鉴别诊断

应与寻常疣、日光性角化病、脂溢性角化病、线状扁平苔藓等鉴别。

【治疗】

（一）内治法

皮疹呈线状或弧状排列，色泽淡褐或深褐，自觉瘙痒，舌脉正常。

治宜行血活血，疏通经络。方选四物汤加味：当归、赤芍、青皮、桃仁、苏木各10g，甲珠、丹参、柴胡、土贝母各6g，刘寄奴、活血藤、泽兰、生地各12g，川芎、炙地龙、橘络各4.5g，瓦楞子、生石决明各15g。

加减法：头部加蔓荆子，上肢加桑枝，胸胁加郁金、川楝子，下肢加川牛膝。

（二）外治法

皮疹范围广泛时，先用孩儿茶、防风、威灵仙、乌药各10g，大枫子、制草乌各15g，煎水取汁，外洗。然后外涂半夏、白芥子等份，研末，配成20%的软膏外搽。

【按语】

本病局限时，外涂半夏白芥子之类软膏有效。若范围较大，则考虑激光或手术治疗。

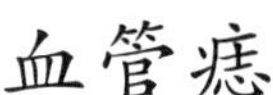

血管痣

本病是指皮肤上的一种小的血管异常。类似中医所称血痣。

【病因病机】

常与先天禀赋有关，或由肝火郁结，气滞血瘀，阻于脉络，或者气血不和，复遭风邪搏结于肤而成。

【诊鉴要点】

（一）诊断依据

1. 多数在出生即有或数年后出现。
2. 病变部位主要在面部、躯干等处。
3. 初起在肤表上发生红色针尖至豌豆大微高出的血管性丘疹或小结节，圆形或不规则形。
4. 压之褪色或褪色不明显，伴有轻微角化。

（二）鉴别诊断

应与蜘蛛痣相鉴别。

【治疗】

（一）内治法

1. 辨证论治

（1）肝郁血热证：血痣呈散在性分布，色泽鲜红，不慎触破则有鲜血外溢，伴有心烦易怒，舌质红，苔少，脉弦数。

治宜凉血清热。方选凉血地黄汤加减：川芎、炒黄连、焦栀子各6g，生地、紫草、炒地榆各15g，炒白芍、茯苓、党参、花粉各10g，红花4.5g。

（2）气滞血瘀证：出生后即有斯疾，色泽暗红，形态不规则，压之褪色不明显，舌脉正常。

治宜活血通络，方选桃红四物汤加减：丹参、当归、赤芍、茜草、香附、泽兰各10g，桃仁、红花、炙地龙、青木香、刘寄奴各6g，花蕊石12g。

（3）风邪外袭证：血痣多分布于躯干，压之褪色，色泽淡红，境界明显，小者如粟，大者如豆，轻微痒痛，舌质淡红、苔少，脉浮数。

治宜调和营卫。祛风通络。方选五藤饮加减：海风藤、鸡血藤、石楠藤、当归、黄芪、防风各10g，路路通、首乌藤、忍冬藤各12g，桂枝、川芎、甲珠各4.5g。

2. 单验方

（1）五妙水仙膏（周达春医生创制），用棉签蘸药点在痣上，或以棉球蘸药20倍稀释液快速涂布。

（2）干漆、炭皮、雄黄、雌黄、白矾各30g，巴豆3枚，分研细末，和匀，以鸡蛋白和涂血痣处。

（3）血竭适量，研细末，用黄酒调后外敷。适用于血痣触破流血阶段。

（4）虻虫为末，姜醋调搽，或用郁金、三棱醋搽，日数次。主治血痣。

（二）外治法

1. 初起，范围较小时，选用冰狮散，外涂，枯去其痣，然后再用珍珠散外掺，促使生肌而愈。

2. 若擦破出血则选用桃花散搽之，加压包扎止血。

【按语】

范围小时，可选用五妙水仙丹膏点涂，常有良效。

湿疹样乳头癌

本病多发生于女性乳头、乳房。可能来源于乳腺导管或汗腺。类似中医所称乳疳。

【病因病机】

思虑不遂，或恚怒忧思，或因过食辛辣，嗜酒肥腻，或因久病，脏腑虚损，皆可导致肝郁胃热，脾失健运，湿热内生，凝结而生。

【诊鉴要点】

（一）诊断依据

1. 通常发生于40~60岁妇女，40岁以内很少。

2. 病变部位在单侧乳头、乳晕及其周围，甚至发生于阴部、肛围、腋窝、脐窝等处，称之为乳房外Paget病。

3. 乳头及乳晕区域为境界清楚的红色斑片，表面多有渗出结痂或角化脱屑，呈湿疹样外观。

4. 经数年或数月后，浸润明显，发生溃疡。

（二）鉴别诊断

主要与湿疹、黑色素瘤、Bowen病相鉴别，此时往往需要通过病理检查方能证实。

【治疗】

（一）内治法

1. 辨证论治

（1）肝脾湿热证：乳头连及乳晕红斑、湿烂和渗出橘黄色清汁，或结痂皮不易脱落，自觉痒痛相兼，脘腹不适，口苦微干、舌质红、苔薄黄微腻，脉濡数。

治宜疏肝健脾，解毒通络。方选乳疳汤加减：柴胡、龙胆草、黄芩、紫草、白术、炒槐花各10g，茯苓、山药、炒白扁豆各15g，白花蛇舌草、草河车、半枝莲各30g，浙贝母12g，丝瓜络6g。

（2）肝火郁滞证：乳头及乳晕焮红肿胀，境界清楚，上覆糠秕状鳞屑，自觉干痒不休，心烦易怒，小便短黄，夜寐欠安，舌质红、苔少，脉弦数。

治宜清肝解郁，方选清肝解郁汤加减：生地、白芍、炒丹皮、浙贝母、党参、白术各10g，当归、香附、川芎、姜半夏、甘草各6g，夜交藤、合欢皮、生薏苡仁各15g，莲子心、栀子各3g。

（3）浊痰阻络证：乳头或乳晕结块明显，色泽深褐，溃烂延扩，伴见头昏肢软，或腋窝、股内臀核肿胀，舌质淡红，苔薄黄且腻，脉滑数。

治宜养营益气，佐以软坚，方选香贝养荣汤加减：香附、桔梗、川芎、当归、陈皮各6g，党参、熟地、茯苓、白芍各10g，浙贝母、僵蚕，夏枯草各12g，山慈菇、三棱、莪术、皂角刺各4.5g。

（4）心脾亏损证：病程旷久，约经数月或数年，肤色紫褐，乳头回缩，甚则破落，基地坚硬，伴有体羸瘦弱，胸胁抑郁，月经不调，心慌气短，舌质淡红、苔少，脉虚细。

治宜健脾养心，扶正固本。方选归脾汤加减：党参、茯神、黄芪、枣仁各12g，白术、熟地、白芍、炙甘草、远志、龙眼肉各10g，山药、蛇舌草各15g。

加减法：乳晕四周硬结或肤色紫暗加丹参、桃仁、红花、僵蚕、天龙，渗出津汁偏多加苍术、黄柏、白扁豆、萆薢，瘙痒剧烈加白鲜皮、苦参、徐长卿，疼痛明显加川楝子、玄胡索、乳香、没药，病变发于阴部加知母、黄柏、车前子（包），气血两虚加太子参、冬虫夏草、黄芪、刺五加等。

2. 单验方

（1）逍遥散加减：柴胡、当归、赤白芍、龙胆草、紫草、黄芩、夏枯草、土茯苓、丝瓜络、野百合，煎服。

（2）三石散：炉甘石（煅）、熟石膏、赤石脂各等份。研细末，外掺或植物油调糊外涂。

（3）太平马齿苋膏：马齿苋、白矾、皂荚各30g，研细末。用好醋500ml慢火熬膏，贴患处。

（二）外治法

1. 渗液或糜烂时，选用马齿苋水洗剂，煎汁湿敷，然后外涂藜芦膏或黑布膏。
2. 若疮面干裂，或刺痛，或干痒时，可用蛋黄油外涂。

【按语】

本病为恶性肿瘤，一旦确诊，应尽早治疗，以手术治疗为最佳方案。

黑　痣

本病是自幼发生，以成年时逐渐增多，可发于皮肤任何部位及口、眼结膜等处。中西病名相同。

【病因病机】

风邪搏于血气，致使气滞血瘀，经络痞阻，遂生黑痣；或肾中浊气熏蒸于面，致使阳气收束，结成黑子。

【诊鉴要点】

（一）诊断依据

1. 多数自幼发生。

2. 皮疹初期形如霉点，小者如黍，大者如豆，略高出皮肤表面。

3. 不觉痛痒。

4. 在人体虚损时，若部分黑子病变区域色泽变黑、流血，则演变成黑砂瘤，有危及生命之可能。

（二）鉴别诊断

雀斑：多数生于臀腿，肿突大小不一，以手摄起，内有黑色是也。

【治疗】

（一）内治法

1. 辨证论治

（1）风邪搏结证：皮疹广泛，颜面、四肢、躯干均可发现黑子，大小不一，色泽深浅不一，多数呈灰黑色，部分伴有肤色白嫩，日光敏感，或有胃肠不调等证，舌质淡红，苔少，脉虚浮。

治宜疏风清热，理气祛痰。方选《准绳》羌活汤加减：羌活、川芎、炒枳壳、黄芩各6g，茯苓、甘菊花、青蒿、防风、生地各12g，细辛、炙麻黄、蔓荆子各4.5g，百合、山药、沙参各15g。

（2）肾浊混阳证：黑子呈泛发倾向，伴有体质虚损时，则色泽加深，且有轻度痒感，不慎搔破可能有演变异证之可能，舌质淡红，苔少，脉细数。

治宜滋肾化源，活血退斑。方选小菟丝子丸加减：菟丝子、山药、熟地、山茱萸各15g，石莲子、炒丹皮、泽兰各12g，红花、桃仁、川芎各6g，冬瓜仁30g。

2. 单验方

（1）水晶膏：矿子石灰水化开，取15g又用浓碱半茶盅浸入石灰水内，以碱水高石灰二指为度，再用糯米50粒，撒在灰上，如水渗下，陆续添之，泡一日一夜，冬天两日一夜，将米取出，捣烂成膏，挑少许点于痣上，不可太过，恐伤好肉。

（2）杨氏如圣膏：黑豆梗灰、荞麦梗灰、桑柴灰、矿灰、炭灰各等份，研末，以水1000ml淋取汁，将此汁再淋2次，慢火熬膏。每用少许，针刺破靥子敷之。

（3）冰狮散：大田螺5枚（去壳），白砒3.6g（面裹煨熟），冰片0.3g，硇砂0.6g晒干，田螺切片，煨熟，白砒研末，加硇砂再研，小罐密收。方法：外点痣上，日久自落。

（二）外治法

1. 痣浅根浮，色泽浅褐时，用针挑开痣头，外涂点痣膏，约经3～4日后结痂。其痣自落。

2. 痣深根紧，色泽灰暗时，可选用拔痣法，其方法详见《外科正宗·黑子》。痣落后再掺珍珠散，生皮敛口而愈。

（三）其他疗法

火针法：阿是穴（痣区）。方法：常规消毒，据痣大小而选用粗细适宜的针具（24～26号），放在酒精灯上将针尖烧红约2cm后，迅速刺入痣中心，其深度视痣的种类而不同，痣与皮肤相平，进针不宜超过皮下，高出皮肤表面，进针可稍深，均以不刺伤正常组织为度，刺后1周内不接触水，以防感染。并嘱患者结痂后待其自行脱落，不可用手抠掉。

【按语】

若色素加深，范围扩大，则应考虑手术治疗。

指节垫

本病是一种发生在指关节伸侧皮肤纤维性增厚的皮肤病，往往有家族史。

【病因病机】

禀赋不耐，腠理空疏，复遭外力压迫，导致气血瘀滞而成。

【诊鉴要点】

（一）诊断依据

1. 病变部位最常见于近侧指间关节，少数还可发生于膝关节和足背关节。
2. 发病年龄一般在15～30岁，也有更早者。
3. 皮肤损害为扁平或隆起的局限性角化增生，表面光滑，有时隆起很高，呈明显硬结。
4. 发展缓慢，有些损害发生多年而未被觉察。

（二）鉴别诊断

应与发生在手部的慢性盘状湿疹相鉴别。

【治疗】

外治法

1. 皮肤损害略厚时可选用陈皮水煎剂，浓煎取汁，先熏后泡，每日2～3次，每次15分钟，可获软皮去胝的功效。
2. 若过度隆起时，亦可手术切除，但要防止瘢痕的发生。

【按语】

局部治疗有较好的效果，不过时间较长。

恶性黑素瘤

恶性黑素瘤是黑素细胞恶性肿瘤，恶性度高，且易发生血行及淋巴转移，预后不良。发病可能与种族、局部外伤、日光照射等因素有关。

【病因病机】

脏腑积毒，真阴枯灼所致。

【诊鉴要点】

诊断依据

1. 原位恶性黑素瘤

（1）恶性雀斑样痣：常见于老年人的暴露处，初为一境界不清之黑褐色斑，皮损缓慢增大，色素不均一，约1/3 皮损10 年以后才发生浸润性生长。

（2）帕哲样原位恶性黑素瘤：主要见于中年人非暴露部位，肿瘤初为不规则斑或斑块，直径多在2. 5cm 以下，黄褐色或黑褐色，色调不均一，常在1 ~2 年内出现浸润，表现为结节、溃疡。

（3）肢端雀斑样原位恶性黑素瘤：以黄种人和黑种人为多，也为我国恶性黑素瘤的好发类型。皮损以足最多见，手掌及甲床次之。早期为褐色或黑色斑，境界清楚，不规则，可在短期内发生侵袭性生长。

2. 恶性黑素瘤

（1）恶性雀斑样黑素瘤：由恶性雀斑样痣发展而来。在原有皮损之上出现蓝黑色结节，生长缓慢，晚期可出现局部淋巴结转移。

（2）浅表扩散性恶性黑素瘤：由帕哲样原位恶黑发展而来。局部出现结节、溃疡等。

（3）结节性恶性黑素瘤：为黑色结节性斑块，生长快，早期可发生转移。

除上述情况外，恶性黑素瘤也可发生于眼、阴道、口腔黏膜、肛门等处，也应予以重视。

【治疗】

（一）内治法

辨证论治　在皮肤表面出现黑痣或棕色、蓝色、黑色小点，生长迅速、出血溃破等。

治宜补养气血，解毒散结。方选菊藻丸（菊花、海藻、三棱、莪术、党参、黄芪、金银花、山豆根、山慈菇、漏芦、黄连各100g，重楼、马蔺子各75g，制马钱子、蜈蚣各50g，紫草25g，熟大黄15g 为末，紫石英浸泡过的黄醋水2000ml 调和为丸，如梧桐子大每次25 ~30 粒），每日服2 ~3 次。

（二）外治法

1. 去腐拔毒用五虎丹外涂或插入瘤组织内，1 ~2 周，病灶坏死脱落，继用去腐提脓，促使疮面愈合。

2. 局部溃烂或出血，用茯苓拔毒散（茯苓、雄黄、矾石各等份，研极细末），患处常规消毒，外敷药粉，每日换药 1 ~2 次，也可用熟麻黄油调敷。

【按语】

本病早期（1 ~2 级）手术切除成活率较高，晚期则效果不好。

蕈样肉芽肿

本病是一种原发于皮肤 T 淋巴细胞的恶性肿瘤。病程属慢性，分红斑期、斑块期及肿瘤期。有时可迁延数十年之久，但也可见速发者。至晚期肿瘤可侵及内脏。

【病因病机】

痰瘀蕴结皮下，发为肿块。

【诊鉴要点】

诊断依据

1. 红斑期 皮疹呈多形性，出现红斑、丘疹、斑片、苔藓样等，但以红色或红褐色斑片最为常见，表附鳞屑，境界清楚，椭圆形或不规则，主要见于躯干，伴明显瘙痒。此期可持续数年以上。

2. 斑块期 主要为浸润性斑块或结节。表面光亮，红色、黄红色或褐色。浅淋巴结可肿大。

3. 肿瘤期 多从斑块期发展而来，有时也可从正常皮肤上出现，此时称暴发型。肿瘤为隆起的斑块或结节，半球状或分叶状。黄红或棕红色，可破溃。

【治疗】

内治法

周身皮肤出现界限清楚、大小不等的肿块，色泽暗红或如肤色。自觉瘙痒或疼痛。舌暗红，苔少，脉滑数。

治宜活血逐瘀，涤痰散结。方选瘰疬丸加减：水蛭 3g，桃仁、三棱、莪术各 10g，赤芍、昆布、海藻、玄参、浙贝各 15g，生牡蛎、山慈菇各 12g，土鳖虫 6g，蜈蚣 3 条。

【按语】

本病在红斑期采用中药以润肤止痒为好，斑块期和肿瘤期则可采用化疗。

第二十二章　其他皮肤病

坏疽性脓皮病

本病为一种慢性、破坏性、炎症性皮肤病，可能是一种自身免疫疾患。类似中医蜒蚰疮。

【病因病机】

正气虚损，邪气鸱张，热度蕴结，逆于肉里，正虚邪实，以致热毒乘隙蔓延，肌肤溃疡不已。

【诊鉴要点】

诊断依据

1. 好发于成年人。

2. 初起于四肢、躯体起水疱、脓疱或小结节、硬结，渐向周边沿开，形成大小不一之肿疡，溃疡蔓延，中心形成瘢痕变薄，边缘呈弧形，呈暗紫红色，自觉疼痛。

3. 常伴有泄泻、便血等症，反复发作，缠绵不愈。

【治疗】

（一）内治法

辨证论治

（1）急性期：在下肢躯干等处可见大小不等的炎性丘疹、脓疱、结节，中心坏死，边缘隆起，然后在溃疡周围又出现卫星状小溃疡，伴有消化功能紊乱和关节痹痛。舌红苔少，脉数。

治宜托里解毒，方选四妙汤加减：金银花、黄芪、党参、白术、鸡血藤、甘草各10g，土茯苓30g，羊蹄草6g。

（2）慢性期：病情反复发生，或者时轻时重，发时伴有发热等全身不适等症。

治宜清热解毒，活血杀虫。先用牛黄解毒散（牛黄4.5g，雄黄105g，枯矾75g，冰片30g，乳香150g，没药150g，共研细末），每次服0.6g，早晚各服1次，再服麝香解毒丸（即上方去牛黄改为麝香2.55g，蜜丸）每丸1.5g，早晚各服1丸。

（二）外治法

局部溃疡，并有少量脓性渗出时，外用黄柏、石膏（煅）等量，共研细末，香油调敷。

【按语】

1. 在急性进展和病情较重时，应选用肾上腺皮质激素，以尽快控制病情不良进展。

2. 慢性期在撤减激素的同时，加服中药，常能收到相得益彰的效果。

环状肉芽肿

本病是一种慢性良性病变。病因不明，有研究发现可能是因感染后产生的一种特殊反应，另外播散型者与紫外线照射似有一定关系。

【病因病机】

湿热蕴结，搏于气血，流窜经脉，络道阻塞，气血凝滞而致，此外，与先天禀赋不耐也有一定的关系。

【诊鉴要点】

（一）诊断依据

1. 典型的皮疹为排列状的、细密的、小的、光滑的坚实丘疹，或为较大的、深在的皮下结节，高出皮面。

2. 色泽呈象牙色、珍珠色或红色、紫红色，周围有红晕。

3. 皮疹发展缓慢，长久存在，最终自行消退而不留痕迹。

4. 临床分型　局限型：见于儿童，好发手背、膝、腕，呈环状损害。泛发型：多见成年妇女，对称发生于腕、前臂、股等处，皮疹为肉色或红斑丘疹，排列成环状。丘疹型：见于中年，轻度浸润的丘疹，红色，倾向融合，可能为糖尿病的一种皮肤表现。皮下型：皮下结节，见于掌部、指部、前臂与头皮。多形型：丘疹，1 年内发展成 15cm 大小的圆形或卵圆形斑块，高出皮面数毫米，中央微凹下。

（二）鉴别诊断

1. 环状扁平苔藓　多角形丘疹，中央有脐窝，互相融合而呈环状，瘙痒剧烈。

2. 结节病　结节、斑块、肿瘤及弥漫性浸润。

【治疗】

（一）内治法

1. 辨证论治

（1）湿热久蕴证：皮疹主要在下肢和前臂等处，始为粟状丘疹，紧拥成簇，周边延展，中央稍平，形成蝶状，色泽肉色或淡红，伴有心烦，脘胀，肢倦，舌质红，苔薄黄微腻，脉滑数。

治宜清热利湿，兼以通络。方选和营活血汤加减：赤芍、泽兰、防己、桃仁各 10g，炒丹皮、皂角刺各 6g，忍冬藤、赤小豆各 30g，鸡血藤、活血藤、蛇舌草各 15g，甲珠、甘草各 6g。

（2）血瘀孙络证：病程较长，皮损好发于膝、腕、头面等处，细密而光滑的坚实丘疹或皮下结节，或者相互排列成环状或地图状，色泽暗红或深褐，舌质红或有瘀点，脉细涩。

治宜理气活血，通络退斑。方选活血和气饮加减：川芎、青皮、丹皮、桃仁各6g，泽兰、丝瓜络、路路通、滑石各12g，白芍、甘草各10g，金头蜈蚣1条。

2. 单验方

（1）50%徐长卿糖浆，每日2~3次，每次15~20ml。适用于皮肤瘙痒。

（2）中成药鸡血藤片、当归浸膏片、消散片，任选1种，每日2次，每次6g温开水送下。适用于皮疹渐消退后的巩固阶段。

（二）外治法

1. 四肢和膝、腕等处，酌情选用香桂活血膏，外贴患处。2日1次。
2. 面和头皮处，选用紫连膏外涂，每日2~3次。

【按语】

损害播散或长期不愈时，则应加服泼尼松治疗，同时给予中药，则可防止停服激素后复发的倾向。

结节性发热性非化脓性脂膜炎

本病为多发性对称性成群皮下脂肪层炎性结节，部分患者可能与脂肪代谢、变态反应、自身免疫及某些药物有关。类似中医所称恶核。

【病因病机】

饮食失节，起居不调，湿邪内蕴，郁久化毒，阻滞经络，凝聚体肤，酿成硬结，或脾运不健，痰湿内生，外受风毒侵扰，气血阻遏，痰浊壅滞，结聚肌腠，久而成病。

【诊鉴要点】

诊断依据

1. 患者以20~40岁的女性多见。
2. 病变好发于四肢、躯干，特别是大腿和臀部更为常见。
3. 皮疹骤然发生，大小不一，小者如豆，大者如桃，皮核粘连，略呈红色，或现水肿，约经数周或数月后结节消退，局部留下凹陷而萎缩性瘢痕，结节偶可穿破，流出黄色油样液体。
4. 波及内脏，主要有腹痛、包块、腹膜炎、肝大，肝功能异常，心包炎、不规则发热或高热、乏力、肌痛和关节酸痛等。

【治疗】

（一）内治法

1. 辨证论治

（1）风毒证：皮中痰核，累累似串，焮红赤肿，疼痛异常，兼有壮热或寒热往来，舌质红，苔薄黄，脉浮数有力。

治宜清热化湿，解毒散结。方选牛蒡解肌汤加减：炒牛蒡、金银花、连翘、玄参各10g，夏枯草30g，浙贝母、海藻、苍术各6g，白花蛇舌草、丹参、虎杖各15g，薄荷、荆芥各4.5g。

（2）痰热证：皮中结块，皮核粘连，色泽暗红，时时隐痛，或压痛明显，部分酿脓欲溃，伴有发热、口干、恶心、呕吐，舌质红，苔黄微腻，脉弦滑。

治宜理气化痰，清热散结。方选温胆汤加减：姜半夏、茯苓、陈皮、浙贝母、连翘各10g，炒白芥子、川牛膝、青皮、橘络各6g，泽兰、当归、丹参、赤芍各12g，青礞石15g，天龙1条。

（3）药毒证：骤然起病，皮里结核坚硬，色泽暗红，部分穿溃，时流油状物质，伴有纳少，神疲，无力，舌质红绛，苔少，脉细数。

治宜扶正托毒，清热护阴。方选四妙汤加减：生黄芪、金银花各15g，甘草、当归、石斛、丹参、连翘各10g，天仙藤、首乌藤、鸡血藤、钩藤、南沙参各12g，浙贝母、胆南星、橘皮各6g。

加减法：壮热加羚羊角、水牛角，结节日久不消加制香附、槟榔、炮甲珠、皂角刺、天龙，低热加银柴胡、地骨皮、青蒿，疮面日久不敛加白蔹、白薇，疼痛明显加乳香、没药、玄胡索，心烦多梦加莲子心、连翘心、紫石英，呕恶、食少加鲜竹茹、鲜竹沥、神曲、谷麦芽、鸡内金、姜汁炒黄连、法半夏。

2. 单验方

（1）化坚二陈汤加减：泽兰、茯苓、当归尾各12g，连翘、金银花、黄芩、清半夏、陈皮、姜黄各10g，板蓝根15g，煎服。

（2）蛇舌二根汤：炒牛蒡子、金银花、连翘、茅莓根、茶树根、蛇舌草、制苍术、海藻、丹参、虎杖、土茯苓、嫩桑枝煎服。

（3）五藤汤加减：天仙藤、首乌藤、鸡血藤各15g，钩藤、石斛、厚朴、赤芍、连翘、大青叶、金银花各10g，大黄5~10g，丹参18g，煎服。

（二）外治法

结节未溃选用冲和膏、醋、酒、油各1/3，调成糊状，外涂，每日2~3次；若发现溃烂则按照溃疡处理。

【按语】

1. 急性期采用中西医结合治疗。待体温下降，结节消退后，减量或停用激素。

2. 仅有皮肤损害，治疗恰当可获良效；若合并内脏损害，预后较差。通常死于循环衰竭、出血、败血症和肾衰竭。

结节病

本病与免疫反应有关，并有细胞免疫缺陷，近来有报告发现用PCR技术在本病的组织中找到了结核杆菌的DNA序列，这显示结核菌感染仍可能是本病的病因之一。

【病因病机】

肺阴虚热，复遭风热，致使气滞痰凝，或者肝火上炎之类标急症状的出现，因而涉及的脏腑，主要是肺、肝两脏。

【诊鉴要点】

（一）诊断依据

虽可侵犯人体的任何一个器官，但以肺、淋巴、皮肤为主。据统计，肺门淋巴占90%以上，周围淋巴40%，皮肤25%，肝20%，脾18%，骨骼10%。临床症状复杂多样。

1. 皮肤表现 急性期以结节性红斑为主，伴有全身症状；亚急性期以丘疹、结节和溃疡为主；慢性期以冻疮样狼疮为主。各期临床特征详见表23－1。

2. 一般症状 急性期常有疲劳、乏力、低热、盗汗、干咳、呼吸困难、胸痛等。

表23－1 结节病各期及其主要特征归纳

分期	类型	主要特征
急性期	结节性红斑型	多见于青年女性，急性经过，伴有发热，多关节炎，皮疹为红肿热痛，分布在面、背、四肢伸侧；血沉快，肺门淋巴肿大
	瘢痕性结节病	皮疹发生在瘢痕部位，色紫红，表面光滑，不痒，常发生在手术瘢痕上或卡介苗、结合菌素注射的部位
	丘疹型（Boeck型）	病变在面部和四肢伸侧，皮疹为半球状小结节，针头至豌豆大，早期橘黄色，晚期棕红色，多个皮疹组合成丛或苔藓样改变
	播散型（包括红斑或红斑丘疹型、红皮病型）	弥漫分布的红斑，夹有丘疹，呈紫红色，浸润显著和脱屑，面部红斑有时像酒渣鼻
亚急性期	瘢痕性结节病	同急性期播散型
	丘疹型	同急性期播散型
	播散型	同急性期播散型
	结节型（环状结节型，血管冻疮节型，皮下结节型）	病变主要在面、躯干和四肢，皮疹呈结节状，比豌豆大，数量少，初为黄红色，后为紫红色，质硬或软，有时像小肿瘤
慢性期	结节型	同亚急性期结节型
	斑块型（冻疮样狼疮型）	病变主要在鼻、颧、耳、指、手背等处，中年妇女常见，紫红色炎症性斑块或结节，表面光滑，有时中央消退呈环状，伴毛细血管扩张

3. 肺部 肺门淋巴结增大，肺的血管周围和支气管周围有细致的斑点状或粟粒状浸润，或不规则的浸润斑，后期有肺气肿和肺心病。

4. 骨节 关节肿胀疼痛等。

5. 网状内皮系统 30%～70%浅表淋巴结肿大，5%～40%伴有肝脾大。

6. 心脏 心动过速，心律不齐，甚则肺动脉高压和心力衰竭等。

7. 眼 1/4～1/2伴有虹膜炎、急性或慢性虹膜睫状体炎等。

8. 神经系统 常侵犯第八对脑神经。

9. 肾脏 少见，但可直接侵袭。

（二）实验室检查

轻度贫血，白细胞和淋巴细胞减少，急性期血沉增快，慢性期半数患者有高球蛋白血症、γ和α_2球蛋白增加为主等。

【治疗】

（一）内治法

1. 辨证论治

（1）血热证：病处急性期，皮疹多为结节红斑型、播散型（红斑、斑丘疹、红皮病型），兼有发热，周身疲倦，干咳，胸痛，舌质红，苔少，脉细数。

治宜凉血解毒，宣肺退斑。方选犀角地黄汤加减：绿豆衣、赤小豆各30g，生地炭、金银花炭、连翘、板蓝根、炒黄芩各12g，僵蚕、浙贝母、桔梗、炒牛蒡子各10g，丹皮、柴胡各6g。

（2）血瘀证：病处亚急性期，皮疹多为丘疹型、瘢痕型、结节型（环状结节、血管冻疮样结节、皮下结节），兼有淋巴结肿大，身软无力，关节酸痛，舌质暗红，苔少，脉细涩。

治宜理气活血，化瘀散结。方选通经导滞汤加减：当归、熟地、炒枳壳、川芎各10g，赤芍、赤小豆各15g，陈皮、香附、甘草节、牛膝各12g，独活、柴胡、黄芩各6g。

（3）寒湿证：病处慢性期，皮疹以结节型、斑块型（冻疮样狼疮型）为主，常是遇寒、遇湿加重，指（趾）关节疼痛，舌质淡红，苔薄白，脉沉紧。

治宜散寒祛湿，通络止痛。方选茯苓甘草汤加减：茯苓、桂枝、白术、丹参各10g，甘草、细辛、制附片各6g，山药、山茱萸各12g，生姜3片。

（4）肺热证：咳嗽，痰黄且稠，胸闷气急，兼有皮下结节，舌质红，苔少或无苔，脉虚数。

治宜清肺化痰，活络散结。方选枇杷清肺饮加减：桑白皮15g，枇杷叶、黄芩、制半夏、陈皮、茯苓、川贝母、紫菀、甘草各10g，鱼腥草、沙参、天冬各12g。

（5）肝郁证：四肢或颜面可见大小不一的结节，色泽暗红，伴有双目红赤，发颐肿大，舌质黯紫，苔薄黄，脉弦数。

治宜疏肝解郁，解毒散结。方选柴胡清肝饮加减：柴胡、黄芩、焦栀子各6g，香附、青皮、陈皮、土贝母、赤芍、桃仁、栝楼各10g，夏枯草、生龙骨、生牡蛎、半枝莲、鱼腥草各15g，白花蛇舌草30g。

加减法：伴有咳嗽、痰喘、气短者加蛇胆陈皮末（冲下），或加服黑锡丹；伴有心慌、怔忡，加朱麦冬、五味子、沙参、老苏梗；伴有目赤畏光、羞明，加杭菊花、桑叶、谷精珠，伴有食少，体软乏力加高丽参、鸡内金、谷麦芽；伴有浅表淋巴结肿大不散加天龙，或加服小金丹。

2. 单验方

（1）西黄丸：每日2次服，每次3g。适用于伴见肺部病变的结节病。

（2）醒消丸：每日2次服，每次3g。适用于斑块型结节病。

（二）外治法

（1）皮疹以红斑、丘疹为主时，酌情选用紫连膏外涂。

（2）皮疹为瘢痕结节时，选用胆南星，外敷，每日1次。

【按语】

系统损害应首选激素治疗，但因其副作用较多，加用中药则可避免减少激素后所出现的反跳现象。

附　录

中医皮肤科常用内治方剂

一　画

一贯煎（《柳州医话》）

沙参　麦冬　当归　生地　枸杞子　川楝子

二　画

二仙汤（上海曙光医院经验方）

仙茅　仙灵脾　巴戟天　黄柏　知母　当归

二至丸（《证治准绳》）

墨旱莲　女贞子

二妙丸（散）（《丹溪心法》）

黄柏　苍术

二陈汤（《太平惠民和剂局方》）

半夏　橘红　茯苓　炙甘草

七宝美髯丹（《医方集解》）

何首乌　茯苓　牛膝　当归　枸杞子　菟丝子　补骨脂

十全大补汤（《太平惠民和剂局方》）

当归　白芍　川芎　熟地　人参　茯苓　白术　甘草　黄芪　肉桂　生姜　大枣

八珍汤（《瑞竹堂经验方》）

当归　川芎　熟地　白芍　人参　白术　茯苓　炙甘草

人参健脾汤（《景岳全书》）

人参　砂仁　枳壳　甘草　山药　木香　薏苡仁　山楂　白术　谷芽　扁豆　芡实　莲子　陈皮　青皮　当归　神曲

人参败毒散（《小儿药证直诀》）

人参　柴胡　前胡　枳壳　羌活　独活　茯苓　桔梗　甘草　生姜　薄荷　川芎

三　画

三妙散（《丹溪心法》）

苍术　黄柏　牛膝

三心导赤散（经验方）

连翘心 6g　栀子心 3g　莲子心 3～6g　生地　玄参　车前子各 10g　甘草梢 4.5g

大青薏苡仁汤（经验方）

生赭石　生龙骨　生牡蛎　生薏苡仁各 30g　马齿苋 15g　大青叶 12g　归尾　赤芍　丹参各 10g　升麻 6g

大青连翘汤（经验方）

大青叶　玄参　贯众　枯芩各 6g　连翘　金银花　生地各 12g　车前子　车前草　赤芍　马齿苋各 9g　甘草 6g

大黄䗪虫丸（《金匮要略》）

大黄䗪虫　干漆（煅）　甘草　赤芍　生地　黄芩　桃仁　杏仁　虻虫　水蛭　蛴螬

大补地黄加减丸（经验方）

生熟地　枸杞子　山萸肉各 12g　炒黄柏　当归　炒白芍　肉苁蓉　玄参　花粉　天冬　麦冬各 10g　山药 15g　炒知母 6g

大定风珠（《温病条辨》）

白芍　阿胶　龟板　生地　麻仁　五味子　牡蛎　麦冬　甘草　鳖甲　鸡子黄

小柴胡汤（《伤寒论》）

柴胡　黄芩　半夏　生姜　大枣　人参　甘草

小青龙汤（《伤寒论》）

麻黄　芍药　细辛　干姜　甘草　桂枝　半夏　五味子

小金丹（《外科证治全生集》）

白胶香　草乌　五灵脂　地龙　金钱子　乳香　没药　当归身　麝香　墨炭

小建中汤（《伤寒论》）

桂枝　炙甘草　大枣　芍药　生姜　饴糖

四　画

六味地黄丸（汤）（《小儿药证直诀》）

地黄　山药　山萸肉　泽泻　茯苓　丹皮

六神丸（雷允上方）

牛黄　珍珠　麝香　冰片　雄黄　蟾酥

五苓散（《伤寒论》）

猪苓　白术　茯苓　泽泻　桂枝

五神汤（《外科真诠》）

茯苓　金银花　牛膝　地丁　车前子

五味消毒饮（《医宗金鉴》）

金银花　野菊花　蒲公英　地丁　紫背天葵

五子衍宗丸（《医学入门》）

枸杞子　菟丝子　覆盆子　炒车前子　五味子

化斑汤（《温病条辨》）

生石膏　知母　生甘草　玄参　水牛角　粳米

化斑解毒汤（《外科正宗》）

玄参　知母　石膏　人中黄　黄连　升麻　连翘　牛蒡子　甘草　淡竹叶

丹栀逍遥散（丸）（《内科摘要》）

柴胡　当归　白术　茯苓　甘草　丹皮　栀子　生姜　白芍　薄荷

内疏黄连汤（《医宗金鉴》）

栀子　连翘　薄荷　甘草　黄芩　黄连　桔梗　大黄　当归　白芍　槟榔　木香

内消瘰疬丸（《疡医大全》）

夏枯草　玄参　青盐　海藻　浙贝母　薄荷叶　花粉　海蛤粉　白蔹　连翘　熟大黄　甘草　生地　桔梗　枳壳　当归　硝石

王氏清暑益气汤（《温病经纬》）

西瓜翠衣　荷叶　鲜石斛　麦冬　西洋参　竹叶　知母　黄连　生甘草　粳米

双解通圣汤（《医宗金鉴》）

防风　荆芥　当归　白芍　连翘　白术　川芎　薄荷　麻黄　栀子　黄芩　煅石膏　桔梗　生甘草　滑石

牛蒡解肌汤（《疡科心得集》）

牛蒡子　薄荷　荆芥　连翘　栀子　丹皮　石斛　玄参　夏枯草

少腹逐瘀汤（《医林改错》）

当归　赤芍　蒲黄　灵脂　川芎　官桂　干姜　玄胡　没药　小茴香

止痒熄风汤（《朱仁康临床经验集》）

生地　玄参　当归　丹参　白蒺藜　甘草　煅龙骨　煅牡蛎

五　画

四物汤（《太平惠民和剂局方》）

当归　地黄　白芍　川芎

四妙汤（散）（《外科精要》）

黄芪　当归　金银花　甘草

四物消风散（广州方）

当归　川芎　防风　荆芥　赤芍　生地　白鲜皮　生薏苡仁

四物润肤汤（经验方）

当归　胡麻　秦艽各9g　白芍　生地　何首乌　石斛　钩藤　玉竹　山药各12g　沙参30g　刺蒺藜18g

四妙勇安汤（《验方新编》）

玄参　金银花　当归　甘草

白虎地黄汤（《中国医学大辞典》）

生石膏　生地　当归　枳壳　大黄　木通　甘草　泽泻

玉女煎（《景岳全书》）

生石膏　知母　牛膝　熟地　麦冬

玉屏风散（《世医得效方》）

黄芪　白术　防风

甘草泻心汤（《金匮要略》）

甘草　黄芩　生姜　半夏　人参　大枣

甘露消毒丹（饮）（《温热经纬》）

滑石　茵陈　石菖蒲　木通　川贝母　藿香　薄荷　白蔻仁　连翘　射干

左归丸（饮）（《景岳全书》）

熟地　山萸肉　枸杞子　菟丝子　山药　鹿角胶　龟板　胶牛膝

右归丸（饮）（《景岳全书》）

鹿角胶　熟地　山药　山萸肉　杜仲　当归　枸杞子　菟丝子　附子　肉桂

龙胆泻肝丸（汤）（《太平惠民和剂局方》）

龙胆草　栀子　黄芩　柴胡　车前子　泽泻　当归　木通　甘草　生地

归芍地黄汤（上海方）

当归　白芍　熟地　山萸肉　山药　泽泻　茯苓　丹皮　麦冬　五味子

归脾汤（丸）（《济生方》）

人参　茯神　白术　黄芪　当归　枣仁　龙眼肉　甘草　远志　木香

生脉散（《内外伤辨惑论》）

人参　麦冬　五味子

仙方活命饮（《医宗金鉴》）

穿山甲　皂角刺　当归　甘草　金银花　赤芍　乳香　没药　花粉　陈皮　防风　贝母　白芷

皮炎汤（《朱仁康临床经验集》）

生地　丹皮　赤芍　生石膏　黄芩　金银花　连翘　竹叶　甘草

石膏解毒汤（《中医外科学》）

生石膏　知母　丹皮　玄参　赤芍　连翘　金银花　大青叶　白茅根

叶氏养胃汤（《临证指南》）

麦冬　玉竹　沙参　扁豆　桑叶　生甘草

六　画

竹叶石膏汤（《伤寒论》）

竹叶　石膏　玄参　粳米　半夏　甘草　麦冬

玄参连翘饮（北京方）

玄参　连翘　金银花　地丁　板蓝根　丹皮　牛蒡子　僵蚕　何首乌　甘草

托里排脓汤（《医宗金鉴》）

人参　白术　白芍　甘草　当归　黄芪　陈皮　茯苓　连翘　金银花　贝母　肉桂　桔梗　牛膝　白芷　生姜

托里透脓汤（《医宗金鉴》）

白术　穿山甲　白芷　升麻　甘草　人参　当归　黄芪　皂角刺　青皮

至宝丹（《太平惠民和剂局方》）

水牛角　玳瑁　琥珀　朱砂　雄黄　龙脑　麝香　牛黄　安息香　金箔　银箔

导赤散（《小儿药证直诀》）

木通　生地　竹叶　甘草

当归拈痛汤（《外科正宗》）

羌活　当归　防风　茵陈　苍术　苦参　升麻　白术　葛根　甘草　知母　泽泻　猪苓　人参　黄芩

当归四逆汤（《伤寒论》）

当归　桂枝　赤芍　细辛　木通　甘草　大枣

当归饮子（《医宗金鉴》）

当归　熟地　白芍　川芎　首乌　黄芪　荆芥　防风　白蒺藜　甘草

竹叶黄芪汤（《医宗金鉴》）

人参　黄芪　石膏　麦冬　白芍　川芎　当归　黄芩　生地　甘草　竹叶　生姜　灯心

安宫牛黄丸（《温病条辨》）

牛黄　郁金　水牛角　黄连　栀子　雄黄　黄芩　珍珠　麝香　冰片

防风羌活汤（《医宗金鉴》）

防风　羌活　连翘　甘草　升麻　夏枯草　牛蒡子　川芎　黄芩　海带　海藻　僵蚕　薄荷

防风通圣散（丸）（《宣明方论》）

防风　荆芥　连翘　麻黄　薄荷　川芎　当归　白芍　白术　栀子　大黄　芒硝　石膏　黄芩　桔梗　甘草　滑石

阳和汤（《外科证治全生集》）

麻黄　熟地　白芥子　炮姜炭　甘草　肉桂　鹿角胶

托里消毒散（《外科正宗》）

人参　黄芪　白术　茯苓　白芍　当归　川芎　金银花　白芷　甘草　桔梗　皂角刺

防风通经丸（辽宁方）

白花蛇　乌梢蛇　黄连　苍耳子　丁香　苦参　威灵仙　百部　白鲜皮　蔓荆子　川乌　草乌　白附子　羌活　归尾　五加皮　石菖蒲　牙皂　川牛膝　防风　白莲叶　大枫子　僵蚕　木瓜　全蝎　白蔹　当归　蝉蜕　橘皮　天麻　栀子　郁金　黄柏　苍耳子　笠红根　笠黄根（或红管根）

异功散（《小儿药证直诀》）

人参　茯苓　白术　陈皮　甘草

导痰汤（《济生方》）

制半夏　陈皮　茯苓　甘草　制南星　生枳实　生姜　生地　玄参　当归　丹参　白蒺藜　甘草　煅龙牡

七　画

麦冬地黄丸（汤）（《医级》）

麦冬　五味　山萸肉　山药　丹皮　泽泻　生地　茯苓

赤小豆当归散（《金匮要略》）

赤小豆　当归

芩栀平胃散（《外科证治全书》）

黄芩　栀子　陈皮　厚朴　苍术　甘草

苍术膏（《朱仁康临床经验集》）

苍术

还少丹（《医方集解》）

肉苁蓉　熟地　山药　牛膝　枸杞子　山萸肉　茯苓　杜仲　远志　五味子　楮实子　茴香　巴戟天　石菖蒲

杞菊地黄丸（汤）（《医级》）

地黄　山药　牛膝　枸杞子　山萸肉　茯苓　泽泻　枸杞　菊花

克银一方（朱仁康经验方）

土茯苓　忍冬藤　山豆根　板蓝根　草河车　白鲜皮　威灵仙　甘草

补中益气汤（《东垣十书》）

黄芪　甘草　人参　白术　当归　陈皮　升麻　柴胡

附子理中汤（《太平惠民和剂局方》）

附子　人参　干姜　白术　甘草

辛夷清肺饮（《外科正宗》）

辛夷　黄芩　栀子　百合　石膏　知母　升麻　麦冬　甘草　枇杷叶

何首乌酒（《医宗金鉴》）

何首乌　当归身　当归尾　穿山甲　生地　熟地　蛤蟆　侧柏叶　松针　五加皮　川乌　草乌

沙参麦冬汤（《温病条辨》）

沙参　麦冬　玉竹　花粉　桑叶　甘草　扁豆

驱风清脾饮（《眼科纂要》）

黄连　栀子　赤芍　茯苓　枳壳　防风　葛根　前胡　连翘　甘草　荆芥　陈皮

补肝汤（《金匮翼》）

干地黄　当归　白芍　川芎　陈皮　甘草

八　画

苓桂术甘汤（《伤寒论》）

茯苓　桂枝　白术　甘草

枇杷清肺饮（《医宗金鉴》）

人参　枇杷　桑白皮　黄连　黄柏　甘草

知柏地黄汤（丸）（《医宗金鉴》）

熟地　山萸肉　山药　知母　黄柏　丹皮　茯苓　泽泻

金匮肾气丸（《金匮要略》）

熟地　山萸肉　山药　丹皮　茯苓　泽泻　附子　肉桂

金铃子散（《太平圣惠方》）

玄胡　川楝子

乳疳汤（《中医外科学》）

柴胡　龙胆草　黄芩　白花蛇舌草　土茯苓　槐花　紫草　丹皮　猪苓　三棱　莪术　丝瓜络

泻黄散（《小儿药证直诀》）

藿香　栀子　石膏　甘草　防风

治疣方（《外科学》）

灵磁石　紫贝齿　代赭石　牡蛎　桃仁　红花　山慈菇　白芍　地骨皮　黄柏

治瘊汤（《外科学》）

熟地　首乌　杜仲　白芍　赤芍　桃仁　红花　丹皮　赤小豆　白术　牛膝　穿山甲

建瓴汤（《医学衷中参西录》）

山药　牛膝　代赭石　龙骨　牡蛎　生地　白芍　柏子仁

参苓白术散（《太平惠民和剂局方》）

人参　茯苓　白术　扁豆　陈皮　薏苡仁　山药　甘草　莲子　砂仁　桔梗

参附汤（《妇人良方》）

人参　附子　生姜　大枣

参芪知母汤（经验方）

天冬　麦冬　山药　黄芪　党参　青蒿　白蔹各12g　苍术　白术　生地　熟地　赤芍　白芍各9g　茯苓皮　知母各15g　生薏苡仁30g

泻青丸（《小儿药证直诀》）

当归　龙脑　川芎　栀子　大黄　羌活　防风　竹叶

固真汤（《证治准绳》）

人参　茯苓　白术　甘草　黄芪　附子　肉桂　山药

鱼鳞汤（周鸣岐）

生黄芪　黑芝麻　丹参　地肤子　当归　生地　熟地　枸杞子　何首乌　白鲜皮　生山药　苦参　防风　川芎　桂枝　蝉蜕　甘草

实脾饮（《济生方》）

白术　茯苓　大腹皮　木瓜　厚朴　草豆蔻　木香　附子　干姜　甘草　生姜　大枣

软坚清肝饮（经验方）

生牡蛎　代赭石　夏枯草各30g　柴胡　黄芩　连翘各6g　生薏苡仁　板蓝根　大青叶各10g

变通白虎汤（经验方）

生石膏30～45g　知母　莲子心　甘草各6g　沙参　山药　白茅根各15～30g　浮萍10g　蝉蜕3g

九　画

荆防败毒散（《外科理例》）

荆芥　防风　人参　羌活　独活　前胡　柴胡　桔梗　枳壳　茯苓　川芎　甘草

荆防牛蒡汤（《医宗金鉴》）

荆芥　防风　牛蒡　金银花　陈皮　花粉　黄芩　蒲公英　连翘　皂角刺　柴胡　香附　甘草

茵陈蒿汤（《伤寒论》）

茵陈　栀子　大黄

拯阴理劳汤（《医宗必读》）

桂枝　芍药　甘草　生姜　大枣　麻黄　杏仁

桃红四物汤（《太平惠民和剂局方》）

当归　熟地　白芍　川芎　桃仁　红花

真武汤（《伤寒论》）

附子　茯苓　芍药　白术　生姜

柴胡清肝饮（《症因脉治》）

柴胡　青皮　枳壳　栀子　木通　钩藤　苏梗　黄芩　知母　甘草

柴胡疏肝饮（《景岳全书》）

柴胡　枳壳　芍药　香附　乌药　川芎　甘草

逍遥散（《太平惠民和剂局方》）

当归　柴胡　白芍　白术　茯苓　甘草　生姜　薄荷

健脾除湿汤（《赵炳南临床经验集》）

薏苡仁　扁豆　山药　芡实　枳实　萆薢　黄柏　白术　茯苓　大豆黄卷

益胃汤（《温病条辨》）

沙参　麦冬　生地　玉竹　冰糖

凉血地黄汤（《外科大成》）

生地　当归　赤芍　黄连　枳壳　黄芩　槐角　地榆　升麻　花粉　甘草

凉血五根汤（《赵炳南临床经验集》）

白茅根　栝楼根　茜草根　紫草根　板蓝根

凉血四物汤（《医宗金鉴》）

生地　当归　赤芍　川芎　红花　茯苓　黄芩

凉血解毒汤（《赵炳南临床经验集》）

水牛角　生地　金银花　莲子心　白茅根　花粉　地丁　栀子　重楼　甘草　黄连　生石膏

凉血除湿汤（《朱仁康临床经验集》）

生地　丹皮　赤芍　忍冬藤　豨莶草　海桐皮　地肤子　白鲜皮　六一散　二妙丸

凉膈散（《医宗金鉴》）

黄芩　薄荷　栀子　连翘　大黄　甘草　芒硝　竹叶

凉血五花汤（《赵炳南临床经验集》）

红花　鸡冠花　凌霄花　玫瑰花　野菊花

凉血消风散（《朱仁康临床经验集》）

生地　当归　荆芥　蝉蜕　苦参　白蒺藜　知母　生石膏　甘草

消风散（《医宗金鉴》）

当归　生地　防风　蝉蜕　知母　苦参　胡麻　荆芥　苍术　牛蒡子　石膏　甘草　木通

消风导赤汤（《医宗金鉴》）

生地　茯苓　金银花　牛蒡子　白鲜皮　薄荷　黄连　木通　甘草　灯心

海藻玉壶汤（《外科正宗》）

海藻　贝母　陈皮　海带　青皮　川芎　当归　半夏　连翘　甘草　独活

祛湿健发汤（《赵炳南临床经验集》）

炒白术　泽泻　猪苓　萆薢　车前子　川芎　赤石脂　白鲜皮　桑椹子　干地黄　熟地黄　首乌藤

祛风解毒汤（《中医外科学》）

金果榄　徐长卿　青木香　细辛　甘草

胃苓汤（《丹溪心法》）

甘草　茯苓　苍术　陈皮　白术　官桂　泽泻　猪苓　厚朴

香砂六君子汤（《太平惠民和剂局方》）

人参　白术　茯苓　甘草　半夏　陈皮　木香　砂仁

香贝养荣汤（《医宗金鉴》）

香附　贝母　党参　茯苓　陈皮　熟地　川芎　当归　白芍　白术　桔梗　甘草　生姜　大枣

复元活血汤（《医学发明》）

柴胡　花粉　当归　红花　甘草　甲珠　大黄　桃仁

独活寄生汤（《备急千金要方》）

独活　桑寄生　杜仲　牛膝　细辛　秦艽　茯苓　桂心　防风　川芎　人参　甘草　当归　芍药　地黄

养血消风散（朱仁康经验方）

熟地　当归　荆芥　白蒺藜　苍术　苦参　麻仁　甘草

养血润肤饮（《外科证治全书》）

当归　升麻　皂刺　生地　熟地　天冬　麦冬　花粉　红花　桃仁　黄芩　黄芪

养阴清肺汤（《重楼玉钥》）

生地　麦冬　甘草　薄荷　玄参　贝母　丹皮　白芍

除湿胃苓汤（《医宗金鉴》）

苍术　厚朴　陈皮　猪苓　泽泻　赤茯苓　白术　滑石　防风　栀子　木通　肉桂　甘草　灯心

除湿解毒汤（《赵炳南临床经验集》）

大豆卷　生薏苡仁　土茯苓　栀子　丹皮　金银花　连翘　地丁　木通　滑石　生甘草

荆防方（《赵炳南临床经验集》）

荆芥　防风　僵蚕　金银花　牛蒡子　丹皮　浮萍　干生地　薄荷　黄芩　蝉蜕　甘草

枳术赤豆饮（经验方）

炒枳壳　土炒白术　陈皮　砂仁各6g　赤小豆15g　荆芥　防风　蝉蜕　甘草各3g

枳术丸（《洁古家珍》）

白术　枳实

活血效灵丹（《医学衷中参西录》）

当归　丹参　乳香　没药

茵陈虎杖汤（经验方）

茵陈 12g　虎杖　山楂各 15g　首乌 10g

十　画

秦艽丸（《赵炳南临床经验集》）

秦艽　苦参　大黄　黄芪　防风　漏芦　黄连　乌蛇

理中汤（《伤寒论》）

党参　白术　干姜　甘草

桂枝白虎汤（《伤寒论》）

知母　甘草　石膏　粳米　桂枝

桂枝麻黄各半汤（《伤寒论》）

桂枝　芍药　生姜　甘草　麻黄　大枣　杏仁

通经逐瘀汤（《医林改错》）

桃仁　红花　川甲　皂刺　连翘　地龙　柴胡　乳香

通经导滞汤（《外科大成》）

香附　枳壳　陈皮　紫苏　川芎　当归　赤芍　熟地　丹皮　红花　牛膝　独活　甘草

桑杏汤（《温病条辨》）

桑叶　杏仁　沙参　贝母　豆豉　栀子皮

桑菊饮（《温病条辨》）

桑叶　菊花　连翘　桔梗　薄荷　甘草　牛蒡子　竹茹　芦根

十一画

黄芪桂枝五物汤（《金匮要略》）

黄芪　芍药　桂枝　生姜　大枣

黄芪内托散（《医宗金鉴》）

黄芪　当归　川芎　白术　金银花　花粉　皂角刺　泽泻　甘草

黄芪建中汤（《金匮要略》）

黄芪　桂枝　甘草　大枣　芍药　生饴糖

黄连解毒汤（《外科秘要》）

黄连　黄芩　黄柏　栀子

萆薢渗湿汤（《疡科心得集》）

萆薢　薏苡仁　黄柏　茯苓　丹皮　泽泻　滑石　木通

金银花解毒汤（《疡科心得集》）

金银花　地丁　丹皮　连翘　黄连　夏枯草

银翘大青汤（经验方）

金银花　连翘　绿豆壳　生地各 12g　大青叶　牛蒡子各 9g　荆芥　薄荷各 3g　丹皮　甘草各 6g

麻黄连翘赤小豆汤（《伤寒论》）

麻黄　连翘　赤小豆　杏仁　桑白皮　生姜　大枣　甘草

麻黄汤（《伤寒论》）

麻黄　桂枝　杏仁　甘草

麻黄桂枝各半汤（天津方）

麻黄　桂枝　芍药　杏仁　生姜　大枣　甘草

麻黄四物汤（《医宗金鉴》）

麻黄　桂枝　杏仁　甘草　生姜　大枣　当归　熟地　川芎　白芍

羚羊钩藤饮（《通俗伤寒论》）

羚羊角　桑叶　川贝　生地　钩藤　菊花　茯神　白芍　甘草　竹茹

清营汤（《温病条辨》）

水牛角　生地　竹叶　金银花　连翘　黄连　玄参　麦冬　丹参

清暑汤（《外科证治全生集》）

连翘　花粉　赤芍　金银花　甘草　滑石　车前子　泽泻

清胃散（《脾胃论》）

黄连　当归　生地　丹皮　升麻

清肝解郁汤（《医宗金鉴》）

生地　当归　白芍　川芎　陈皮　半夏　贝母　茯神　青皮　远志　苏叶　栀子　木通　甘草　香附　生姜

清瘟败毒饮（《疫疹一得》）

石膏　生地　水牛角　黄芩　栀子　知母　赤芍　玄参　连翘　丹皮　黄连　桔梗　竹叶　甘草

清燥救肺汤（《医门法律》）

桑叶　石膏　人参　甘草　麻仁　阿胶　麦冬　杏仁　枇杷叶

清宫汤（《温病条辨》）

玄参　莲子心　竹叶　麦冬　连翘　水牛角

野菊败毒汤（经验方）

野菊花　玄参　连翘　地丁各9g　金银花12g　蒲公英15g　浙贝母6g　甘草3g

十二画以上

越鞠丸（《丹溪心法》）

苍术　香附　川芎　神曲　栀子

葛花解醒汤（《脾胃论》）

青皮　木香　陈皮　人参　猪苓　茯苓　神曲　泽泻　生姜　白术　白豆蔻　葛花　砂仁

葛根芩连汤（《伤寒论》）

葛根　黄芩　黄连　甘草

紫雪丹（《太平惠民和剂局方》）

滑石　石膏　寒水石　磁石　羚羊角　木香　水牛角　沉香　丁香　升麻　玄参　甘草　朴硝　硝石　朱砂　麝香

紫苏饮（《济生方》）

紫苏　当归　川芎　芍药　人参　陈皮　大腹皮　甘草　姜

紫草木通汤（经验方）

紫草　生薏苡仁　赤小豆各15g　茯苓皮　焦栀子　茵陈　车前子　车前草　生地各10g　木通　红花　甘草各6g

普济消毒饮（《东垣十书》）

黄芩　黄连　甘草　玄参　连翘　板蓝根　马勃　牛蒡子　薄荷　僵蚕　升麻　柴胡　桔梗　陈皮

温胆汤（《备急千金要方》）

半夏　竹茹　枳壳　陈皮　生姜　甘草

滋阴除湿汤（《朱仁康临床经验集》）

生地　玄参　当归　丹参　茯苓　泽泻　白鲜皮　蛇床子

犀角地黄汤（《备急千金要方》）

水牛角　生地　赤芍　丹皮

解毒养阴汤（《赵炳南临床经验集》）

西洋参　南北沙参　石斛　玄参　佛手参　黄芪　生地　丹参　金银花　蒲公英　天麦冬　玉竹

解毒清营汤（《赵炳南临床经验集》）

金银花　连翘　蒲公英　生地　白茅根　玳瑁　丹皮　赤芍　川连　绿豆衣　茜草　栀子

解毒清热汤（《赵炳南临床经验集》）

蒲公英　菊花　大青叶　地丁　重楼　花粉

解毒凉血汤（《赵炳南临床经验集》）

水牛角　生地　金银花　莲子心　白茅根　花粉　地丁　栀子　重楼　甘草　黄连　石膏

增液汤（《温病条辨》）

玄参　麦冬　生地

膈下逐瘀汤（《医林改错》）

五灵脂　当归　川芎　桃仁　丹皮　赤芍　乌药　玄胡　甘草　香附　红花　枳壳

薏仁赤豆汤（经验方）

生薏苡仁　赤小豆各15g　茯苓皮　金银花　地肤子　生地各12g 车前子　车前草　赤芍　马齿苋各9g　甘草6g

藿香正气散（《太平惠民和剂局方》）

藿香　苏叶　白芷　桔梗　大腹皮　厚朴　陈皮　半夏　白术　茯苓　甘草

镇肝熄风汤（《医学衷中参西录》）

牛膝　代赭石　龙骨　牡蛎　龟板　白芍　玄参　天冬　川楝子　麦冬　茵陈　甘草

醒消丸（《外科证治全生集》）

乳香　没药　麝香　雄精

蠲痹汤（《医学心悟》）

羌活　独活　桂心　秦艽　当归　川芎　甘草　海风藤　桑枝　乳香　木香

绿豆解毒汤（经验方）

绿豆衣15g　生地、炒槐花、金银花各10g　红花、凌霄花、枯芩各6g　升麻3　g

蜂房散（经验方）

蜂房6g　泽泻　地丁　赤苓　赤芍各12g　金银花　蒲公英各15g　羌活4.5g　僵蚕9g

中医皮肤科常用外治方药

一　画

一扫光（《外科正宗》）

苦参　黄柏　烟胶　枯矾　木鳖肉　大枫子肉　蛇床子　点红椒　潮脑　硫黄　明矾　水银　轻粉

二　画

二宝丹（《中华外科学》）

煅石膏　升丹

二味拔毒散（《医宗金鉴》）

明雄黄　白矾

二号癣药水（《实用中医外科学》）

米醋　百部　蛇床子　硫黄　土槿皮　白砒　斑蝥　白国樟　轻粉

丁桂散（《临证一得录》）

公丁香　肉桂

七三丹（《中医外科学讲义》）

熟石膏　升丹

九黄丹（《中医外科学》）

制乳香、制没药　川贝　石膏　红升　腰黄　辰砂　煅月石　三梅

九一丹（《医宗金鉴》）

熟石膏　升丹

儿茶散（《疡医大全》）

铜绿　儿茶

三　画

大枫子油（市售成药）

大枫子油　硼酸　冰片　麝香

大黄散（经验方）

大黄　苍术　黄柏各等份

三仙丹（《疡医大全》）

水银　白矾　火硝

三黄洗剂（《中医外科学》）

大黄　黄柏　黄芩　苦参

三品一条枪（《外科正宗》）

白砒　明矾　明雄黄　乳香

土槿皮酊（10%）（《中医外科学》）

土槿皮　高粱酒

干洗头方（《脱发的中医防治》）

滑石　川芎　王不留行　白芷　细辛　防风　羌活　独活

干葛水洗剂（《疡医大全》）

干葛根　枯矾

马齿苋水洗剂（经验方）

马齿苋120g（鲜品180g）

山豆根洗方（经验方）

山豆根30g　桑白皮　蔓荆子　五倍子各15g　厚朴12g

四　画

五石膏（《朱仁康临床经验集》）

青黛　黄柏　枯矾　蛤粉　煅石膏　滑石　凡士林　芝麻油

五虎丹（湖南方）

水银　白矾　青矾　牙硝　食盐

五倍五石散（经验方）

五倍子6g　煅石膏　花蕊石　钟乳石各12g　滑石　炉甘石各15g

止痒扑粉（经验方）

炉甘石　煅石膏各15g　滑石粉　绿豆粉各30g　梅片　樟脑各2.5g

止痒洗剂（《中医外科学》）

黄柏　苍术　荆芥　蛇床子　防风　明矾

化毒散（《赵炳南临床经验集》）

川连　乳香　没药　贝母　花粉　大黄　赤芍　雄黄　甘草　冰片　牛黄

月白珍珠散（《医宗金鉴》）

青缸花　轻粉　珍珠

乌梅水洗剂（经验方）

乌梅15g　蚕砂　吴萸　明矾各10g

五　画

玉肌散（《外科正宗》）

绿豆　滑石　白芷　白附子

玉容散（《医宗金鉴》）

白牵牛　团粉　白蔹　白细辛　甘松　白鸽粪　白及　白莲蕊　白芷　白术　白僵蚕　白

茯苓　荆芥　独活　羌活　白附子　鹰条白　白扁豆　防风　白丁香

玉露散（膏）（《药敛启秘》）

芙蓉叶

甘草油（《赵炳南临床经验集》）

甘草　香油

甘石散（经验方）

炉甘石　石决明　煅龙骨各30g　熟石膏　松花粉各60g　枯矾15g　冰片6g

龙胆草水洗剂（经验方）

龙胆草30g　龙葵15g

平胬丹（《外科诊疗学》）

乌梅肉　月石　轻粉　冰片

东方一号药膏（《创伤处理和更换敷料》）

茅术　黄柏　防己　木瓜　玄胡　郁金　白及　煅石膏　炉甘石　麻油

布帛擦剂（经验方）

川槿皮　枯矾　大黄　雄黄　花粉各5g　白芷10g　槟榔7g　草乌8g　樟脑2g　大枫子15g　逍遥竹10g　杏仁　胡黄连各6g。

白降丹（《医宗金鉴》）

朱砂　雄黄　水银　硼砂　火硝　食盐　白矾　皂矾

甲字提毒药粉（房芝萱方）

轻粉　京红粉　血竭　琥珀　朱砂　麝香　冰片

白芷水洗剂（经验方）

香白芷60g　厚朴30g　蔓荆子15g

生肌散（《重楼玉钥》）

赤石脂　乳香　没药　轻粉　硼砂　煅龙骨　儿茶　梅片

生肌玉红膏（玉红膏）（《外科正宗》）

当归　白蜡　甘草　白芷　轻粉　血竭　紫草　麻油

生肌白玉膏（白玉膏）（上海方）

尿浸石膏　制炉甘石

生肌象皮膏（《疡科纲要》）

真象皮　真轻粉　锌氧粉　白占　血竭　降香　密陀僧　生龙骨　梅片

冬虫夏草酒（《赵炳南临床经验集》）

冬虫夏草　白酒

皮癌净（鹿邑方）

红砒　指甲　头发　大枣　碱发白面

皮癣水（《朱仁康临床经验集》）

土槿皮　紫荆皮　苦参　苦楝根皮　生地榆　千金子　斑蝥　蜈蚣　樟脑

发际散（《朱仁康临床经验集》）

五倍子　雄黄　枯矾

石榴皮水洗剂（经验方）

石榴皮30g　五倍子　威灵仙各15g　陈皮10g

六　画

百部酊（20%）（《医宗金鉴》）

百部　高粱酒

西瓜霜（《疡医大全》）

西瓜　皮硝

回阳玉龙膏（外科正宗》）

草乌　干姜　赤芍　白芷　南星　肉桂

冰硼散（《外科正宗》）

玄明粉　硼砂　朱砂　冰片

冰黄散（《咽喉经验秘传》）

冰片　黄柏　蒲黄　人中白　甘草　青黛　朴硝　硼砂　黄连　薄荷　枯矾

冰石散（经验方）

煅石膏 30g　梅片 0.6g

冰麝散（《中医喉科学》）

黄连　黄柏　玄明粉　白矾　甘草　鹿角霜　煅硼砂　冰片　麝香

汗斑擦剂（《朱仁康临床经验集》）

密陀僧　硫黄　白附子

汗斑方 1 号（蚌埠方）

雄黄　硫黄　黄丹　密陀僧　生南星　冰片

汗斑方 2 号（蚌埠方）

雄黄　硫黄　黄丹　密陀僧　生南星　冰片

阴痒外洗方（《张赞臣临床经验选编》）

威灵仙　蛇床子　当归尾　砂仁壳　苦参　土大黄　胡葱头

阳和解凝膏（《外科正宗》）

鲜牛蒡子根叶梗　鲜白凤仙梗　川芎　川附子　桂枝　大黄　当归　肉桂　草乌　地龙　僵蚕　赤芍　白芷　白蔹　白及　乳香　没药　续断　防风　荆芥　五灵脂　木香　香橼皮　陈皮　苏合香　麝香　菜油

红升丹（《医宗金鉴》）

朱砂　雄黄　水银　白矾　硝石　皂矾

红灵酒（《中医外科学》）

生当归　杜红花　花椒　肉桂　樟脑　细辛　干姜

红花酒（《经验方》）

红花 15g　干姜 10g　50% 乙醇 75ml　甘油少许

如意金黄散（《医宗金鉴》）

大黄　黄柏　姜黄　白芷　南星　陈皮　苍术　厚朴　甘草　花粉

羊蹄根酒（《朱仁康临床经验集》）

羊蹄根　土槿皮　制川乌　槟榔　海桐皮　白鲜皮　苦参　蛇床子　千金子　地肤子　番木鳖　蝉蜕　大枫子　蜈蚣　白信　斑蝥

地虎糊（经验方）

生地榆　虎杖各等份

冲和膏（《外科正宗》）

荆芥皮　独活　赤芍　白芷　石菖蒲

地榆二苍糊膏（经验方）

黄柏　苍术　苍耳子各18g　地榆36g　薄荷脑3g　冰片　轻粉各1.5g

七　画

苍乌搓药（经验方）

苍耳子　楮桃叶　威灵仙　丁香各60g　乌贼骨120g

苍肤水洗剂（经验方）

苍耳子　威灵仙　地肤子　艾叶　吴茱萸各15g

芦荟乳剂（经验方）

鲜芦荟45g　桉叶油4.5g　阿拉伯胶10g

芫花洗方（《医宗金鉴》）

芫花　川椒　黄柏

龟板散（市售成药）

败龟板　黄连　红粉

补骨脂酊（经验方）

补骨脂180g　75%乙醇（或高粱酒）400ml

鸡眼散（《中医外科学》）

朱砂　水杨酸　淀粉

鸡蛋黄油（经验方）

生鸡蛋10～15个

陀僧枯矾教（经验方）

陀僧　枯矾各10g　花蕊石20g

冷水丹（经验方）

黄连　白芷　紫草　樟脑各6g　黄蜡适量　麻油180g

八　画

青白散（《朱仁康临床经验集》）

青黛　海螵蛸　煅石膏　冰片

青吹口散（《中医外科学》）

煅石膏　煅人中白　青黛　三梅　薄荷　川连　黄柏　煅月石

青果水洗剂（经验方）

藏青果9～15g　木贼草9g　金莲花6g

青蒿膏（经验方）

青蒿20g　凡士林80g

苦参酒（《朱仁康临床经验集》）

苦参　百部　野菊花　凤眼草　樟脑

拔甲膏（北京方）

蓖麻子　蛇蜕　天南星　川椒　大枫子　生川乌　乌梅　皂角　地肤子　杏仁　威灵仙　凤仙花子　千金子　五加皮　僵蚕　生草乌　凤仙花　地骨皮　香油

锡类散（《金匮翼》）

青黛　象牙屑　牛黄　人指甲　珍珠　冰片

萹水洗剂（经验方）

金钱草 45g　萹蓄 30g　楮桃叶 60g

炉虎水洗剂（经验方）

炉甘石 10g　虎杖粉 5g　薄荷脑 1g　甘油适量

净肤剂（《上海中医药杂志》）

浮石　炉甘石

狐臭粉（经验方）

寒水石　陀僧各 10g　枯矾 5g

花蕊石散（经验方）

花蕊石 30g　西月石 10g　枯矾 20g　滑石 40g

狗脊水洗剂（经验方）

金毛狗脊　陈皮各 30g　细辛　香附各 15g

九　画

柳花散（《丹溪心法》）

玄胡索　黄柏　黄连　密陀僧　青黛

复方土槿皮酊（《中医外科学》）

土槿皮　柳酸　樟脑　甘油　纯乙醇

养阴生肌散（经验方）

牛黄　麝香各 0.3g　青黛　煅石膏　儿茶　西月石　黄柏　胆草各 6g　薄荷 3g

浮萍醋（经验方）

防风　荆芥　生川乌　生草乌　威灵仙　羌活　独活　牙皂各 10g　浮萍　僵蚕　黄精各 12～15g　鲜凤仙花 1 株（去根，用花、茎、叶）

香木水洗剂（经验方）

木贼草　香附　地肤子各 30g　细辛 9g

洗面药（经验方）

冬瓜仁 30g　天门冬 15g　蜂蜜适量

独胜膏（《外科金鉴》）

独头蒜

染头发方（《经验秘方》）

白僵蚕　零陵香　百药煎　白及　青黛　白芷　滑石　甘松

柿叶去斑霜（《新医药杂志》）

柿叶（《提取有效成分》）

十　画

桂枝红花汤（经验方）

桂枝 15g　红花　川椒各 10g

桂枝斑蝥酊（经验方）

桂枝 15g　红花　川椒各 10g

桃花散（《医宗金鉴》）

白石灰　大黄片

珠红散（经验方）

飞滑石　乳香　蛤粉　黄连　煅石膏各 30g　冰片 3g

脂溢洗方（《朱仁康临床经验集》）

苍耳子　王不留行　苦参　明矾

胼胝膏（《中医外科学》）

生石灰　苛性钠　肥皂　樟脑粉

消瘤膏（鹿邑方）

血竭　紫草根　水蛭　山甲　地鳖虫　松香

消癌散（旅大方）

红矾　红粉　硇砂　花粉　达克罗宁

消炎膏（经验方）

如意金黄散 20～25g　凡士林 75～80g

海艾汤（《外科正宗》）

海艾　菊花　薄荷　防风　藁本　藿香　甘松　蔓荆子　荆芥穗

酒渣鼻擦剂（《朱仁康临床经验集》）

轻粉　杏仁　硫黄

透骨草水洗方（经验方）

透骨草 60～100g　皂角、王不留行 30～60g　厚朴 15～30g

祛湿散（《赵炳南临床经验集》）

川黄连　黄柏　黄芩　槟榔

绿袍散（《卫生宝鉴》）

黄柏　炙甘草　青黛

桑白皮方（经验方）

桑白皮 30g　五倍子 15g　青葙子 60g

徐氏悦肤散（经验方）

冬瓜仁　山药　绿豆粉各 30g　茯苓 12g　白僵蚕 10g　川芎 5g

十一画

银杏无忧散（《医宗金鉴》）

水银　轻粉　杏仁　芦荟　雄黄　狼毒　麝香

银杏散（《外科正宗》）

杏仁　轻粉　水银　雄黄

黄丁水洗剂（经验方）

黄精　丁香各30g　明矾10g

黄连油（《中医外科学》）

黄连　植物油

黄连膏（《医宗金鉴》）

黄连　当归　黄柏　生地　姜黄　麻油　白蜡

黄精水洗剂（《中医外科学》）

藿香　黄精　大黄　皂矾　徐长卿

黄艾油（经验方）

黄连30g　艾叶　适量植物油

推车散（《外科证治全书》）

推车虫（滚矢蜣螂）

蛇床子洗剂（《疡医大全》）

蛇床子　花椒　白矾

脱色拔膏棍（《赵炳南临床经验集》）

黑色拔膏棍，经过脱色而成，其组成见黑色拔膏棍

脚气粉（《中医外科学》）

黄柏　枯矾　滑石　樟脑

清凉粉（经验方）

六一散120g　梅片12g

清凉膏（《医宗金鉴》）

石灰　麻油

康肤硬膏（经验方）

大枫子　制马钱子　苦杏仁各30g 川乌　草乌　全蝎　斑蝥　蜈蚣　硇砂各15g　麻油750g

菟丝子酊（25%）（经验方）

菟丝子25g（打碎）　50%乙醇75ml

麻风溃疡膏（江苏方）

陈石灰　枯矾　阳树皮炭　熟松香　象皮粉　蜂蜡　血余炭　白芷　黄芪　甘草　龟板　大枫子仁　当归　麻油　猪油

十二画

斑蝥酊（经验方）

斑蝥 10 个　75% 乙醇 200ml

琥珀膏（《医宗金鉴》）

淀粉　血余　轻粉　银朱　花椒　黄蜡　琥珀末　麻油

硫黄膏（《中医外科临床手册》）

硫黄　凡士林

硫黄熏药（经验方）

硫黄 120g　细辛 15g　闹羊花 9g　肉桂 6g

蛲虫软膏（《中医外科学》）

百部浸膏　甲紫　凡士林

腋香散（《中医外科学》）

密陀僧　生龙骨　红粉　冰片　木香

鹅掌风浸泡剂（上海方）

大枫子仁　烟膏　花椒　五加皮　皂荚　地骨皮　龙衣　明矾　鲜凤仙花　米醋

鹅黄膏（《外科正宗》）

石膏（煅）　炒黄柏　轻粉

鹅黄散（《外科正宗》）

绿豆粉　滑石　黄柏　轻粉

稀释拔膏（《赵炳南临床经验集》）

组成及制法同黑色拔膏棍，唯每 500g 药油加樟丹、药面各 30g，官粉 210g，松香 60g。

湿疹散（经验方）

黄芩　煅石膏各 150g　寒水石 250g　五倍子 125g

琥珀二乌糊膏（经验方）

五倍子 45g　琥珀　草乌　川乌各 15g　寒水石　冰片各 6g

葛布袋剂（《救急奇方》）

花椒　雄黄　煅白矾　蛇床子　水银　轻粉　樟脑　杏仁　大枫子　木鳖子　胡桃仁

十三画以上

溻痒汤（《外科正宗》）

苦参　灵仙　蛇床子　当归尾　狼毒　鹤虱草

薄荷三黄洗剂（1%）（《中医外科学》）

大黄　黄柏　黄芩　苦参　薄荷脑

薄荷炉甘石洗剂（《中医外科学》）

薄荷　炉甘石　氧化锌　甘油

颠倒散（《医宗金鉴》）

大黄　硫黄

颠倒散洗剂（《中医外科学》）

山慈菇　五倍子　大戟　千金霜　麝香　雄黄　朱砂

紫色消肿膏（《赵炳南临床经验集》）

紫草　升麻　贯众　赤芍　紫荆皮　当归　防风　白芷　草红花　羌活　荆芥穗　儿茶　神曲

紫连膏（经验方）

紫草 30g　黄连 15g　麻油 1000ml

紫草油（经验方）

紫草 100g　黄芩 50g　麻油 450g

黑布膏（《赵炳南临床经验集》）

黑醋　五倍子　蜈蚣　蜂蜜

黑布化毒散膏（《赵炳南临床经验》）

黑布药膏　化毒散软膏

黑虎丹（《中医外科诊疗学》）

灵磁石　母丁香　公丁香　全蝎　僵蚕　炙甲片　炙蜈蚣　蜘蛛　麝香　牛黄　冰片

黑油膏（经验方）

煅石膏　枯矾　轻粉　煅龙骨各 30g　五倍子　寒水石各 60g　蛤粉　冰片各 6g　薄荷脑 4.5g

黑色拔膏棍（《赵炳南临床经验集》）

鲜羊蹄根梗叶　大枫子　百部　皂刺　鲜凤仙花　羊踯躅花　透骨草　马钱子　苦杏仁　银杏　蜂房　苦参子　山甲　川乌　草乌　全蝎　斑蝥　金头蜈蚣　硇砂

黑退教（《中医外科临床手册》）

川乌　草乌　生南星　生半夏　生磁石　公丁香　肉桂　乳香　没药　松香　硇砂　冰片　麝香

黑红膏（经验方）

黑豆油软膏 60g　红粉 30g　凡士林 500g

癣酒（《外科证治全生集》）

白槿皮　南星　槟榔　樟脑　生木鳖　斑蝥

路路通水洗剂（经验方）

路路通　苍术各 60g　百部　艾叶　枯矾各 15g

增色散（经验方）

雄黄　硫黄　雌黄　密陀僧　冰片　麝香　斑蝥

橄榄散（经验方）

橄榄（炒）10g　人中黄 2g

中西医病名对照

西医病名	中医病名
病毒性皮肤病	
单纯疱疹	热气疮
带状疱疹	缠腰火丹
水痘	肤疹
Kaposi 水痘样疹	痘风疮
疣	
寻常疣	千日疮
扁平疣	扁瘊
跖疣	足瘊
丝状疣	线瘊
传染性软疣	鼠奶
手足口病	
风疹	风痧
鼠咬热	肿毒
鹦鹉热	温病
斑疹伤寒	湿温、疫毒
登革热	温疫、湿热疫、暑温
传染性红斑	丹痧
幼儿急疹	奶麻
急性发热性皮肤黏膜淋巴结综合征（川崎病）	温毒
麻疹	麻疹
猫爪病	
球菌性皮肤病	
脓疱疮	黄水疮
深脓疱疮	臁疮
葡萄球菌烫伤样皮肤综合征	胎溻皮疮
毛囊炎	发际疮
项部硬结性毛囊炎	项后肉龟疮
脱发性毛囊炎	火珠疮
单纯性毛囊炎	湿毒暑疖
疖与疖病	疖
假性疖肿	热疖
痈	痈
须疮	羊胡疮
丹毒	丹毒

蜂窝织炎	有头疽
脓肿性穿掘性头部毛囊周围炎	蝼蛄串
化脓性汗腺炎	腋痈
猩红热	烂喉丹痧
化脓性甲沟炎	代指
面部脓皮病	面发毒
增殖性脓皮病	脓窝疮
新生儿脓疱病	胎毒
慢性下肢溃疡	裙边疮
杆菌性皮肤病	
麻风	大麻风
皮肤结核	
瘰疬性皮肤结核	蟠蛇疬
寻常狼疮	鸭啗疮
颜面播散性粟粒性狼疮	颜面雀啄型血风疮
硬红斑	腓腨发
布鲁杆菌病	虚痨痹证
类丹毒	伤水疮
皮肤炭疽	鱼脐疔疮
气性坏疽	热毒阳证
红癣	丹癣
跖部沟状角质松解症	
游泳池肉芽肿	
真菌性皮肤病	
头癣	肥疮、白秃疮、赤秃
手足癣	
手癣	鹅掌风
足癣	足气疮
甲癣	灰指甲
体癣	圆癣
股癣	阴癣
花斑癣	汗斑
叠瓦癣	浪花癣
癣菌疹	脚丫毒
念珠菌病	鹅口疮（口）、肺萎（肺）
孢子丝菌病	
放线菌病	颊疡
寄生虫、昆虫及动物性皮肤病	
皮肤猪囊虫病	痰核结聚证
钩虫皮炎	粪毒块

皮肤丝虫病	牑病
虫咬皮炎	毒虫咬伤
血吸虫皮炎	沙虱毒
毒蛇咬伤	毒蛇咬伤
螨虫皮炎	谷痒症
松毛虫病	
皮肤蝇蛆病	肉蛆
狂犬病	疯犬咬伤
物理性皮肤病	
冻疮	冻风
冻伤	冻烂疮
痱子	汗疹
日光性皮炎	日晒疮
多形性日光疹	
夏季皮炎	暑热疮
烧伤	烫火伤
火激红斑	火瘢疮
植物日光性皮炎	红花草疮
泥螺日光性皮炎	泥螺毒
放射性病	
放射性皮炎	
放射性膀胱炎	
放射性肠炎	
放射性肺炎	
鸡眼	鸡眼
胼胝	胼胝
擦烂红斑	汗淅疮
手足皲裂	皲裂
褥疮	席疮
逆剥	逆胪
嵌甲	甲疽
变应性皮肤病	
变应性接触性皮炎	漆疮、马桶癣
刺激性接触性皮炎	膏药风
染发皮炎	
尿布皮炎	湮尻疮
湿疹	风湿疡
头部脂溢性湿疹	走皮瘾疮
泛发性湿疹	浸淫疮
丘疹性湿疹	血风疮

耳后间隙性湿疹	月蚀疮
手足湿疹	瘑疮
眼睑湿疹	风赤疮痍
脐部湿疹	脐湿疮
乳头湿疹	乳头风
外阴湿疹	阴湿疮
婴儿湿疹	奶癣
遗传性过敏性皮炎	四弯风
荨麻疹	瘾疹
肠胃型荨麻疹	
寒冷性荨麻疹	
人工性荨麻疹	
血管性水肿	赤白游风
丘疹性荨麻疹	水疥
药物性皮炎	中药毒
药物性肾炎	
职业性皮肤病	
沥青皮炎	沥青疮
稻田皮炎	水渍疮
化妆皮炎	花粉疮
油彩皮炎	花粉疮
神经功能障碍性皮肤病	
神经性皮炎	摄领疮
瘙痒病	风瘙痒
耳痒	
眼睑痒	
鼻痒	
唇痒	
手足掌跖痒	
女阴瘙痒	阴痒
阴囊瘙痒	肾囊风
尿毒症瘙痒	
糖尿病瘙痒	
肝胆病瘙痒	
痉挛性瘙痒症	骨羡疮
痒疹	血疳
结节性痒疹	马疥
妊娠痒疹	
拔毛癖	
股外侧皮神经炎	痹症

红斑鳞屑性皮肤病	
银屑病	白疕
副银屑病	
剥脱性皮炎	脱皮疮
毛发红糠疹	狐尿刺
玫瑰糠疹	风热疮
多形红斑	猫眼疮
环状红斑	火丹瘾疹
酒性红斑	酒毒
中毒性红斑	诸物中毒
扁平苔藓	紫癜风
单纯糠疹	吹花癣
连圈状糠秕疹	
小棘苔藓	鸡皮症
大疱及疱疹性皮肤病	
天疱疮	天疱疮
家族性良性慢性天疱疮	
类天疱疮	火赤疮
疱疹样皮炎	紫疥疮
疱疹样脓疱病	登豆疮
连续性肢端皮炎	旋指疳
掌跖脓疱症	
角层下脓疱性皮病	
获得性大疱性表皮松解症	
结缔组织病	
慢性盘状红斑狼疮	鬼脸疮
系统性红斑狼疮	蝴蝶斑
狼疮性肾炎	水肿
狼疮性脂膜炎	痰核
狼疮性肝炎	胁痛
狼疮性脑病	
老年性红斑狼疮	
儿童性红斑狼疮	
皮肌炎	肌痹
硬皮病	皮痹
干燥综合征	燥毒
重叠综合征	
混合性结缔组织病	
白塞综合征	狐惑
风湿热	热痹

类风湿关节炎	痹证
赖特综合征	痹证、淋证
变应性亚败血症	丹
血管炎	
变应性皮肤血管炎	
过敏性紫癜	肌衄
主动脉弓动脉炎	无脉证
结节性红斑	瓜藤缠
雷诺病	手足逆冷
色素性紫癜性皮肤病	血瘙
肢端青紫症	
网状青斑	
血栓闭塞性脉管炎	脱疽
红斑性肢痛症	血痹
维生素及代谢障碍性皮肤病	
维生素缺乏症	
维生素 A 缺乏症	
维生素 B_2 缺乏性口角炎	吻疮
维生素 B_2 缺乏症	
维生素 D 缺乏症	
烟酸缺乏症	
皮肤淀粉样变	松皮癣
卟啉症	
皮肤黄瘤病	
类脂蛋白沉着症	
单纯性肥胖症	痰湿证
月经前综合征	
痛风	历节风
成人硬肿病	冷流肿
小儿硬肿病	胎肥证
色素障碍性皮肤病	
雀斑	雀斑
黄褐斑	面尘
黑变病	黧黑斑
太田痣	
胡萝卜素血症	黄疸
白癜风	白驳风
内分泌障碍与遗传性皮肤病	
艾迪生病	虚损证
甲状腺功能亢进症	

甲状腺功能减退症	虚痨
桥本甲状腺炎	瘿瘤
鱼鳞病	蛇身
鳞状毛囊角化病	
毛囊角化病	肌肤甲错
毛周角化病	
掌跖角化症	
神经纤维瘤	瘤赘
汗管角化症	鸟啄疮
进行性对称性红斑角化症	
黏膜性皮肤病	
唇炎	唇风
复发性阿弗他口腔炎	口疮
多形渗出性红斑	口靡
疱疹性口炎	口疳
坏疽性口炎	走马疳
黏膜白斑	
黑毛舌	黑舌苔
龟头炎	袖口疳
阴茎硬结症	玉茎结疽
急性女阴溃疡	阴蚀
阴道炎	
老年阴道炎	
滴虫性阴道炎	
念珠菌性阴道炎	
幼女性外阴阴道炎	
白念珠菌病	雪口
皮肤附属器疾病	
痤疮	肺风粉刺
酒渣鼻	鼻赤
斑秃	鬼剃头
脂溢性脱发	发蛀
黄发	黄发
白发	白发
假性斑秃	发不生
汗疱症	
多汗症	多汗
臭汗症	狐臭
色汗症	
黄汗	黄汗

血汗	血汗
石棉状糠疹	白皮瘊
脂溢性皮炎	面游风
皮脂溢出	白屑风
口周皮炎	
多毛症	异毛恶发
甲病	
皮肤肿瘤	
皮角	脑湿
汗管瘤	
血管瘤	血瘤
鲜红斑痣	赤疵
粟丘疹	
毛鞘囊肿	粉瘤
瘢痕疙瘩	黄瓜痈
淋巴管瘤	足尰
脂肪瘤	肉瘤
基底细胞癌	癌疮
鳞状细胞癌	翻花疮
舌癌	舌菌
唇癌	茧唇
疣状痣	硬痣
血管痣	血痣
湿疹样乳头癌	乳疳
黑痣	黑痣
指节垫	
恶性黑素瘤	
蕈样肉芽肿	
其他皮肤病	
坏疽性脓皮病	蜒蚰疮
环状肉芽肿	
结节性发热性非化脓性脂膜炎	恶核
结节病	
性传播性疾病	
梅毒	霉疮
淋病	精浊
软下疳	疳疮
性病淋巴肉芽肿	横痃
腹股沟肉芽肿	便毒
非淋菌性尿道炎	溺浊

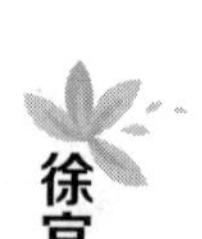

生殖器疱疹	阴疮
生殖器念珠菌病	阴癣
尖锐湿疣	臊瘊
滴虫性阴道炎	阴痒
阴虱	阴虱疮
疥疮	疥疮
非特异性阴道炎	
淫肠综合征	泄泻
艾滋病	温疫、虚痨

医论篇

目　录

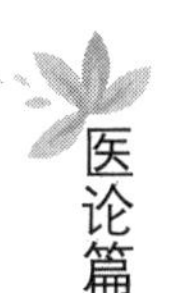

皮肤病证治新思路

在现代中医皮肤病学专著和教科书中，将皮肤病证治通常归纳为在四诊的指导下，按八纲辨证、病因辨证、六淫辨证、脏腑辨证、皮损辨证、经络辨证、卫气营血辨证、痒痛麻木辨证等，然而在八种辨证中，孰主孰次及内在又有哪些联系，往往得不到明确的回答。笔者在阅读古典医籍中发现古人对疮疡证治，主要从阴证、阳证、半阴半阳、肥人、瘦人、婴孩、妊娠、产后、师尼、遗孀、处女等方面治疗。由此可见，这种辨证的思路比较贴切临床实践。

有鉴于此，笔者根据临床实践，提出皮肤病辨证新思路，图解如下：

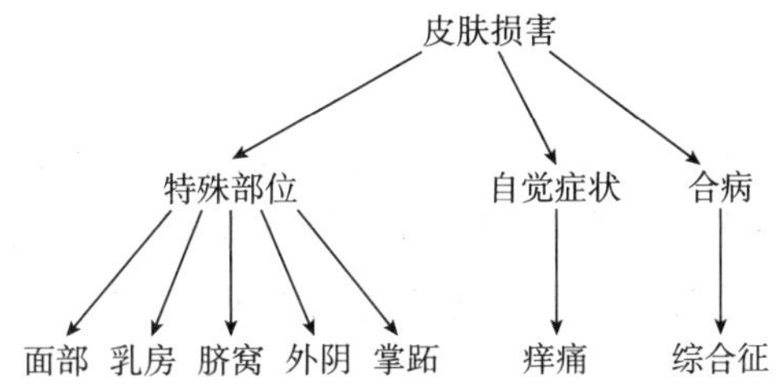

这张图解说明四个要素：

一是皮肤损害是辨别皮肤病证治的突破口；二是某些皮肤病好发于特殊部位；三是众多皮肤病综合征应多角度去探索；四是痛与痒的证治既有区别，又有内在联系。然而贯穿其中的网络，包括传统的脏腑、经络、病因、六淫、卫气营血等，从而构成了辨证的完整体系。

为了表达的方便，分四个层次陈述之：

一、皮肤损害是突破口

皮肤损害是辨别皮肤病最直接的客观存在，辨析这些皮肤损害产生的原因、色泽、部位、形态、数目、软硬、大小等将会为准确的辨证提供第一手客观资料。如斑：红斑在气分，治宜从胃，药用生石膏、大青叶、绿豆衣、知母、白茅根、金莲花、黄芩等；红斑在血分，治宜从心，药用红花、桃仁、仙鹤草、紫草、大青叶、水牛角、绿豆衣。紫斑热瘀阳明，药用紫草、茜草、豨莶草等；黑斑治宜从肾，阳虚者用制附块、肉桂、巴戟天，阴虚者用熟地黄、制首乌等；白斑治宜从肝，药用柴胡、当归、白芍、乌药、白蒺藜、川楝子等。又如鳞屑，干性鳞屑系血虚风燥，药用制首乌、玉竹、天麦冬、石斛、百合等。油腻性鳞屑系湿蕴肌表，药用茯苓皮、炒薏苡仁、赤小豆、蚕沙、土茯苓等。糠皮状鳞屑，偏于风燥，药用天麻、杭菊花、白附子等；偏于血燥，药用天麦冬、巨胜子、百合等；落叶性鳞屑系阴血亏损，药用石斛、玄参、杏仁、黑芝麻等。鱼鳞状鳞屑系血瘀孙络，药用桃仁、苏木、红花、三棱、莪术等，日久多由气血亏虚，药用黄芪、党参、当归、制首乌等。

二、特殊部位是识病的窗口

（一）面部

面部的范围，不足体表面积的4%，然而首次发生在面部和全身疾病在面部有所表现，并不少见。据《临床皮肤病学》所记载达32种，约占常见皮肤病的1/4。笔者按好发部位，全身疾病在面部的表现及影响美容分为三类，好发部位的皮肤病有47种，全身疾病在面部的表现有27种，影响美容的有8种，其治疗的方法当分虚实两端。虚证当推李东垣的《脾胃论》，该书说："胃气一虚，耳、目、口、鼻，俱为之病。"实证，其典型代表莫过于清代名医沈金鳌，他说："面部诸疡，俱热毒病也。虽各由于经络，大约阳明证居多。"

（二）乳房

中医认为乳房属胃、乳头属肝，发生在乳房上的皮肤病有乳头渗湿、乳头破裂、乳头湿疹样癌，其治疗初期当清肝泻火，后期则滋阴柔肝。

（三）脐部

脐是人体与外界接触最薄弱的部位，特别是婴幼儿或者有抓痕不良卫生习惯者，常能诱发脐部湿疹。其治疗的方法：潮湿、痒重，用芩连平胃散加减；脐周红肿用清热利湿汤加减；若红肿伴有壮热恶寒、毒热内陷之兆，方用清热消毒散加减，必要时加西黄丸。

（四）外阴

外阴包括肛门和生殖器，常见皮肤病有男性阴囊湿疹、阴囊神经性皮炎，女性有女阴湿疹、急性女阴溃疡，同时还有肛门湿疹、尖锐湿疣等。男性阴囊湿疹、女性外阴湿疹，治疗的重点在肝肾，初期以龙胆泻肝汤为主，后期偏于阴虚者用麦味地黄汤，偏于阳虚者用右归饮，不论阴虚阳虚，均宜加息风止痒之品，效果更好。

（五）掌跖

掌跖是人体与外界接触最多的器官之一，其皮肤病的发生十分众多，据笔者编著《手足皮肤病的防治》一书所载：常见手足皮肤病有49种，罕见手足皮肤病有14种，甲病有9种，然而最常见的有湿疹、手足癣、掌跖脓疱病、连续性指端皮炎、汗疱疹等。其治疗原则有三点：一是脾主四肢；二是辨别湿与热的孰轻孰重；三是丘疱疹的深浅。据此对实证选用黄连解毒汤加减，对虚证选用滋阴除湿汤加减。

三、痒与痛的辨识

古人素有"痛痒同源论"，并认为痒为虚证，痛为实证，有关痒的辨证与治疗，主要分为三方面：一是病因致痒：风痒、湿痒、虫痒、热痒、燥痒、毒痒、食痒、瘀痒、酒痒、虚痒。二是部位辨痒：头皮痒、眼睑痒、鼻痒、唇痒、舌痒、喉痒、耳痒、乳头痒、阴囊痒、女阴痒、肛周痒、掌跖痒、肱桡瘙痒、尿道口痒。三是疾病致痒：肝胆病瘙痒、尿毒症瘙痒、糖尿病瘙痒、癌肿病瘙痒、内分泌障碍性瘙痒、真性红细胞增多症。

此外，还有老年性皮肤瘙痒、虫源性瘙痒、缺氧性皮肤瘙痒、水源性瘙痒、遗传性局限性瘙痒病、痉挛性瘙痒病、妊娠瘙痒、痒点、痒疹等，详见笔者编著的《痒与止痒》。

四、合病

合病的概念首见于《伤寒论·辨太阳病脉证并治》，其后《医学心悟》解释说："指伤寒论两经同病或三经同病。"由此笔者认为，西医学称之为"综合征"可以"合病"的学术理念来指导。如干燥综合征：眼睛干涩多责于肝，口燥少津多责于脾，关节痹痛多责于肝，皮肤干痒多责于肺。因此其治疗的方法当以甘寒柔润的中药为主，方用大补地黄丸加减，这是因为女性系阴柔之体，以血为本。若多次孕产哺乳，将会损伤奇经八脉，导致真水亏败，血海枯竭，燥疾丛生。从处方用药中，应从动态上权衡邪实、津枯、血虚三者间的消长，其组方甘寒柔润占十之八九，甘温扶元占十之二三，意取阴生阳长，水足火降则阴津自复。又如白塞综合征眼部症状，常以结膜炎、角膜炎等为主属肝居多，口腔反复溃疡多属脾，外生殖器溃疡多属肾，其病位定在肝、脾、肾三脏。中医对其治疗，多偏于对症治疗。如眼部症状用清肝明目汤，口腔溃疡用半夏泻心汤，生殖器溃疡用龙胆泻肝汤，下肢炎症用当归拈痛汤，皮肤红斑用消风散。对此，秦万章教授在《皮肤病研究》一书中曾有过详细的论述。

笔者强调说：一是对于急性皮肤病偏于按照温病学说的卫气营血来辨证，对于条状或线状损害排列的皮肤病如扁平苔藓、静脉炎等主张按经络循行论治；二是对于原因不明，久病不愈的皮肤病，主张按《脾胃论》所提出的"诸药不效，而所赖以无恐者胃气也"，也就是说脾胃的升降，上滋心肺，下达肝肾，因此，李氏之说在治疗皮肤病中是有举足轻重价值的。

奇经八脉指导皮肤病之我见

《奇经八脉考》是李时珍在著述《本草纲目》之外的又一本重要专著。李氏在这本书中，对奇经八脉旁征博引，论据翔实，素为后世医学家、养生家所赞赏。特别是清代叶天士将李氏论述引入内、妇科，辨证用药多有创造性发挥。笔者在两贤的启迪下，运用奇经八脉指导疑难性皮肤病的诊疗，效验恒多。

一、李时珍对奇经八脉的贡献

奇经八脉是经络学说的重要组成部分，最早散见于《黄帝内经》《难经》《针灸甲乙经》《备急千金要方》《外台秘要》《十四经发挥》诸书，虽有阐述，但不够系统，不够精详，李氏鉴于此，博采众家之长，特作《奇经八脉考》，使这一理论大为丰富。诚如吴哲所说："奇经八脉，闻之旧矣，不解其奥。今读濒湖李君八脉考，原委精详，经络贯彻，顿觉蒙开塞决，胸次豁然，诚仙医二家入室之指南也。"李氏《奇经八脉考》一书的主要贡献集中反映在三个方面。

（一）奇经八脉循行条理化

一般而论，经脉为里，支而横者为络；经脉多行于深部，络脉多散于浅部。奇经，奇，异也，是指有别于十二正经而言，别道奇行。阳维起于诸阳之会，自外踝是上行于卫，主表，譬喻为天（乾）；阴维起于诸阴之交，由内踝上行于营，主里，譬喻为地（坤），总为一身之纲维。阳跻起于跟中，循外踝上行于身之左右，主一身左右之阳。阴跻起于跟中，循内踝上行于身之左右，主一身左右之阴，譬喻东西两边，总主周身关节之矫健。督脉起于会阴，循背而行于身后，系阳脉之总督；任脉起于会阴，循腹而行于身前，系阴脉之承任。冲脉起于会阴，夹脐而行，直冲而上，为诸脉之中要。冲、任、督主身之前后，譬喻南北两面。带脉则横围于腰，状如束带，总约诸脉，故而譬仿六合（上下东西南北）之中。由此可见，正经与奇经构成了人体经络的深浅、纵横及其相互既有关联、又有区别的沟渠湖泽，这种网络系统可供流溢气血，内溉脏腑，外濡腠理。

（二）八脉的病理系统化

八脉指阴维、阳维、阴跻、阳跻、冲、任、督、带。

1. 二维病　阴阳相维，则营卫和谐。营卫不谐常会导致二维为病，阳维受邪病在表，阴维受邪病在里。前者用桂枝汤；后者病在太阴用理中汤，病在少阴用四逆汤，病在厥阴用当归四逆汤。

2. 二跻病　总的来说，阴跻为病，阳缓而阴急。阳跻为病，阴缓而阳急。具体言之，二跻病证多发生在头目和四肢，尤以下肢居多，其重点在脑。此外，还当注意阴阳跻脉交会于目，且呈左右交叉的关系，诊疗时定要熟记这一特性。

3. 冲脉病　冲为经脉之海，又名血海。大凡逆气、里急和毛发疾病皆与冲脉的盛衰密切

相关

4. 任脉病 任，保也，又与“妊”相通。主男女生殖器及肛门、尿道、咽喉部病症。

5. 督脉病 督，都也，为阳脉之都纲。主脑、脊病症。

6. 带脉病 带，绅也，上象系佩之形。主腰腹胀满、下肢不利及带下、白淫、疝气、崩漏等。

综上所述，奇经八脉的病症既包括妇科疾病，又涉及运动、神经、内分泌等多种系统的疾病。

（三）选方用药规范化

《奇经八脉考》在前贤遗教的基础上，李氏将八脉病的选方用药进一步规范化。如：李氏注解二维病指出，寒热在表，有汗用桂枝汤，无汗用麻黄汤；邪在半表半里用小柴胡汤加减……凡寒痛，兼少阴及任脉者用四逆汤，兼厥阴者用当归四逆汤，兼太阴者用理中汤；凡热痛，兼太阴及任脉者用金铃散、延胡索散，兼厥阴者用失笑散，兼太阴者用承气汤；若营卫内伤，兼夫任冲，手厥阴者宜四物汤、养营汤、妙香散等。此外，对其他六脉病症均详尽列举了针灸和方药，为今人探索八脉病辨证用药的规律铺垫了基石。

二、奇经八脉对皮肤病诊疗的意义

奇经八脉对妇科的重大影响，世人皆知，然而对皮肤病诊疗的指导意义，探索不多。笔者认为奇经八脉既有十二经、十五络的属性，又有十二经、十五络不可替代的特性，尤其是对某些疑难性皮肤病，若能运用奇经八脉予以指导，其疗效非同凡响。

（一）病变部位

皮肤病的发生，通常与体表经络循行和部位息息相关。从经络循行剖析，腹、胸区域属冲脉，腹旁区域属阴维，腰侧区域属带脉，头、肩区域属阳维，脊背正中属督脉，下肢外侧属阳跻，下肢内侧属阴跻，腹、胸正中属任脉。从脏腑学说立论，大凡奇经八脉与肝肾关系密切，前者是通过任、督两脉来完成，后者是从足太阳、足少阴两经来实现。由此可见，运用奇经八脉指导皮肤病辨证的核心，乃是肝与肾。

（二）疾病归纳

基于上述，肝与肾的异常，常常能导致众多皮肤病的发生，如：

1. 结缔组织病及有关免疫性疾病 红斑狼疮、干燥综合征、硬皮病、白塞综合征等。

2. 色素障碍性皮肤病 白癜风、Riehl 黑变病。

3. 遗传性皮肤病 大疱性表皮松解症（营养不良型）。

4. 皮肤附属性疾病 斑秃（普秃）。

5. 与皮肤有关的综合征 月经前综合征。

（三）用药大法

李氏《奇经八脉考》偏于论述经络循行与病症，相比之下，对于用药大法显得过于简略。不过，叶天士和《得配本草·奇经药考》做了一些弥补。

1. 督脉药 多系通阳刚药，如：鹿茸、鹿角霜、鹿角胶、附子、肉桂、干姜、川椒、桂枝、

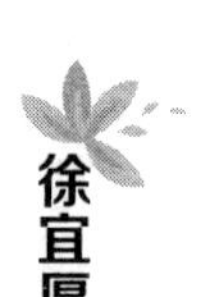

细辛、藁本、锁阳、菟丝子、山萸肉、巴戟天、肉苁蓉及牛脊髓、羊脊髓、猪脊髓、羌活、秦艽、沉香、丁香、川芎等。

2. 任脉药 多为血肉填阴之药，如：龟板、鳖甲、阿胶、鱼胶、淡菜、蚌水、知母、玄参、生地黄、紫河车、紫石英、何首乌、人乳、柏子仁、艾叶、全虫、羊肉、当归、檀香等。

3. 冲脉药 多以利气通脉药为主，如：延胡索、川楝子、香附、郁金、降香、茺蔚子、青皮、乌药、吴茱萸、小茴香、桃仁、当归、沉香、木香、竹茹、陈皮、枳壳等。

4. 带脉药 多数是固摄下焦药，如：五味子、山药、湘莲肉、芡实、金樱子、覆盆子、桑螵蛸、当归、白芍、川续断、龙骨、升麻、艾叶、甘草、桃仁、菟丝子、青葙子、丁香等。

5. 二跻药 既有升阳，又有养阴，还有祛风湿、强筋骨的作用。升阳药有麻黄、防风、苍术、炙甘草等；养阴药有知母、黄柏、枣仁等；祛风湿、壮筋骨药有虎骨（现已禁用）、延胡索、甲珠、肉桂、南星等。

6. 二维药 既能益气补血，又能活血止痛，如桂枝、白芍、甘草、生姜、大枣、人参、白术、黄芪、金铃子、延胡索、蒲黄、熟地黄、乳香、没药、姜黄、川芎等。

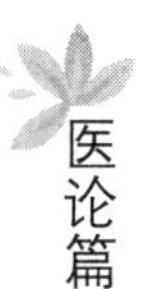

皮肤科的脾胃学说纵横论

综观历代文献，凡治杂病者多从脏腑虚实立论，故而对脏腑的生理、病理、立法、用药的论述，既丰富又详尽，给今人留下许多宝贵的遗训。然而，在众多的论述中，尤对脾、肾更为关注，前者被称为“后天之本”，后者则谓之“先天之本”，两者之中，不少医家推崇“善补肾者，当于脾胃求之”（《怡堂散记》）的主张。

金元时代的李杲师承张元素的医学理论和经验，并加以阐扬和发展，创立了“脾胃学说”，成为补土派的卓然医学大宗。后世王海藏、薛立斋、赵献可、张景岳、叶天士等名家依据“胃属燥土”“恶燥喜润”的特性，提出了甘平或甘凉濡润胃阴、利于通降的法则，推进了脾胃学说的创新与完善。笔者在皮肤病诊疗中，渊源于李杲“治肝、心、肺、肾，有余不足，或补或泻，唯益脾胃之药为切”（《脾胃论·脾胃胜衰论》）。以此为指导思想，应用于临床实践，常获良效。

一、脾胃学说在皮肤科中的地位

《素问》曰：“肺者，气之本，魄之处也，其华在毛，其充在皮，为阴中之太阴，通于秋气。”《医参》曰：“树木之精气得以上行者，皮壳为之也；人身之精气得以外达者，腠理为之也。形唯皮易死，亦易生。”今人多据此理论指导变态反应性皮肤病的诊疗，已成共识。不过，尚有较多的皮肤病亦可从脾胃学说中寻找诊疗的新思路或启迪。

（一）脾胃与肤腠

从生理上讲，“气者，上焦开发，宣五味，熏肤，充身，泽毛，若雾露之溉。气或乖错，人何以生，病从脾胃生者”（《脾胃论·脾胃虚实传变论》）。主张升阳益气，升阳足以御外，益气足以强中，不论病之虚实传变，均应以脾胃为本。从病理上讲，“气弱自汗，四肢发热或大便泄泻，或皮毛枯槁，发脱落，从黄芪建中汤”（《脾胃论·脾胃胜衰论》）。又有“胃气一虚，耳、目、口、鼻具为之病”（《脾胃论·脾胃虚实传变论》）。说明肤腠虚乃九窍之病，无不与胃中之气的亏虚，以及营养不足有着密切的内在联系。这是由于脾胃既虚，不能固扶肺气，机体防御功能减弱，各种病邪易于侵害，诚如《黄帝内经》所说：“邪之所凑，其气必虚。”“正气存内，邪不可干。”足以证实外因通过内因而起作用的邪正发病学，是具有普遍指导意义的。

（二）脾胃与皮肤病

皮肤病种类繁多，但从发病机制而言，不外乎四种情况：“一是六淫外邪，二是劳倦所伤，三是饮食失常，四是情志不遂。四者皆与脾胃有关，“是知脾胃实，诸病皆实，脾胃虚，诸病皆虚，此医家之大关也”（《医权初编》）。李杲在其著作中，略举数例以佐证，如瘾疹、荨麻疹，方用消风散；瘰疬（皮肤结核），痰火结聚，血滞经络，病位在心、脾两经。病变居阳明经循行区域，选升阳调经汤；病变居少阳经循行区域，选连翘散坚汤。此外，还有眼睑赤烂（睑缘炎）、脱发、酒毒（酒性红斑）、湿疡（湿疹）、耳疾、鼻疾等，充分反映脾胃学说与皮肤病的发生有着特殊的连锁关系。故“凡欲察病者，必须先察胃气；凡欲治疗者，必须常顾胃气；胃气无损，诸可无虑”（《景岳全书》）。

（三）脾胃用药特点

《医验录》曰：“医之权衡，在于用药；药之妙用，期于对症。”脾胃学说论述用药法则，颇具特色，归纳其要有四。

1. 升降 李杲将自然界阳升阴降的规律，引申到医学领域。脾胃中的水谷精气，清中清的，上升以清养肺气，保持上焦的滋润，清阳之气升浮，则耳、目、口、鼻诸上窍通利；清中浊的，则有润泽皮肤、坚固腠理、充实四肢的作用。浊中清的为营养中的浓汁部分，充实骨髓，流归于五脏六腑。依据上述脾胃是阴阳升降枢纽的医理，大抵辛甘发散为阳，主升；酸苦涌泄为阴，主降。此外，李氏还告诫医者，治法用药若不照升降沉浮之理，当升反降，当浮反沉，就会出现相互间的差误，对机体无益反损的教训。清代叶天士深谙其奥，他在《临证指南医案》中说：“脾胃之病，虚实寒热，宜燥易润，固当详辨。其于‘升降’二字，尤为紧要。”

2. 补泻 “火与元气不两立”和升脾阳与降脾阴火的辨证实质，决定了在升运脾阳、扶益元气的同时，还需直泻阴火，否则阴火不安其位，反致上乘脾胃。李氏举出补脾胃泻阴火升阳汤为例，该方在一派辛甘升浮药味之中，佐用了芩、连、石膏。又如：升阳益胃汤于甘温辛散中而又同用白芍、黄连等，均寄寓在补益之中，注意泻降的问题。不过，在这种补泻之中，唯以脾胃为关键。王安说：“阴阳形气俱不足者，调以甘药。甘之一字，圣人用意深矣。益药食于人，必先脾胃，而后五脏得禀其气。胃之气强，则五脏俱盛；胃气弱，则五脏俱衰。胃属土而喜甘，故中气不足者，非甘温不可。土强则金旺，金旺则水充，此所以土为万物之母，而阴阳俱虚者，必调以甘药也。”

3. 厚薄 李杲在《脾胃论·君臣佐使》中说：“凡药之所用，皆以气味为主，补泻在味，随时换气。气薄者为阳中之阴，气厚者为阳中之阳；味薄者为阴中之阳，味厚者为阴中之阴；酸、苦、咸之热者，为阴中之阳……一物之内，气味兼有，一药之中，理性具焉。主对治疗，由是而出。”李氏之言，精辟阐述了药物在摄取自然界气质的过程中，决定了气味厚薄属性的不同，从气味分辨阴阳，凡辛、甘、淡为味之阳，酸、苦、咸为味之阴。鉴于疾病之表里、寒热、虚实各异，还要依据病情的演变去更换气厚或气薄的药物相配伍，这种气与味、厚与薄相生相成之理，皆由阴阳变化衍生。李中梓按照病之阴阳，分别列出气味厚薄宜忌药物名单，迄今仍有临床指导价值。胃阳虚宜温通，如橘红、厚朴、益智、枳壳、半夏曲、草豆蔻、苏子、谷芽；若守补则壅，忌炙甘草、焦白术、炮姜；脾阳虚宜香燥，如砂仁、丁香、木香、白术、半夏、神曲、薏苡、橘白、鸡内金，若腻补则滞，忌地黄、萸肉等；脾胃有虚宜清润，如沙参、扁豆子、石斛、玉竹、当归、白芍、麻仁、粳米、大麦仁；若消导则耗气劫液，忌枳、朴、楂肉、萝卜子、曲糵（《类证治裁》）。

4. 随时加减 《脾胃论·随时加减用药法》一节，以清暑益气汤为基础方，分析四时加减用药的法则，尽管不够全面和完美，但从原文举例药物的加减变化，仍可窥测李氏强调风、雨、寒、暑等自然环境对机体的生理和病理变化的影响，。然其中心依然是以脾胃虚弱为基础而化裁的。这是本着脾胃学说的核心，即“凡治百病，胃气实者，攻之则去，而疾易愈；胃气虚者，攻之不去。盖胃本虚，攻之而胃气益弱，反不能行其药力，而病所以自加也。非药不能去病也，胃气不行药力故也”（《医述》）。

综上所述，调治脾胃病的用药大法需从四个方面去辨识，其一升脾阳与降阴火的辩证关系；其二甘温除热的机制认识；其三形气不足当补，形气有余当泻；其四内伤用药的宜忌。李杲这种探讨具体用药的大法，实质上是改进“古方今病”创新精神的体现，这对于包括皮肤病在内的杂病，堪称为理论与实践相结合的典范。

二、脾胃论治十四法

《医注余论》谓：“食而不化，责在脾；不能食，责在胃。脾以健而运，胃以通为补。健脾宜升，通胃宜降。”然而，脾与胃又各有阴阳偏盛之别，盛衰传变之异，求本虚实的不同，故而脾胃论治之法较少，结合皮肤病的特点，摘要叙述如下。

（一）健脾益气法

如脾虚气弱，卫阳不固，外邪易乘营卫之间。邪气游走肤腠逐致皮肤瘙痒，若遇风遇冷，痒感更为明显，兼见气短乏力，倦怠懒言；脉象虚细且弱，舌质淡红，苔薄白等。常发病：寒冷性荨麻疹，冬季皮肤瘙痒症。方选人参健脾汤，药用黄芪、党参、土炒白术、陈皮、防风、茯苓、荆芥、砂仁（后下）、炒枳壳、玫瑰花、甘草、炒黄连、广木香等。

（二）扶脾化湿法

如脾气虚亏，运化失职，湿浊之邪，循经上行壅于面则肤色暗晦；下趋于胫，则渗液腐烂；流窜肤腠则血疱疹，寝发而痒兼有脘腹胀满、纳谷不香、身重乏力等症，脉象濡细，舌质淡红少华，苔薄白且滑，常见病：黄褐斑、湿疹、湿疹样皮炎、静脉曲张综合征。方选益脾散、二妙丸合裁，药用：陈皮、青皮、白术、苡仁、泽泻、苍术、黄柏、神曲、赤小豆、茵陈、泽兰、蝉蜕、僵蚕。

（三）扶脾化痰法

如脾阳不振，痰浊互结，阻滞经络而结块不化，肤色或淡红或濡白，压之微痛；兼有口淡乏味、四肢乏力、不任劳作等症；脉象细弱，舌质淡红微胖有齿痕，苔薄白，宜扶脾化痰。常见病：狼疮性脂膜炎、结节性红斑、硬红斑、慢性丹毒。方选二陈汤、益中汤合裁，药用：陈皮、人参、白术、法半夏、茯苓、僵蚕、香附、黄芪、橘络、浙贝母、枳壳、甘草。

（四）扶脾固表法

如脾胃两虚，湿热内蕴，复遭风邪外袭，遂在四肢或腰骶等处，可见大小不等的风团或血疱疹；自觉瘙痒时轻时重，部分搔破则渗液结痂，兼有神疲倦怠，或心烦意乱等症，脉象濡散，舌质微红，苔薄黄。常见病：慢性荨麻疹、丘疹性荨麻疹、痒疹。方选验方枳术赤豆饮，药用：炒白术、炒枳壳、蝉蜕、赤芍、防风、茯苓皮、冬瓜皮、黄芪、莲子心、荆芥、白鲜皮、赤小豆。

（五）清脾泻火法

如脾胃实热，壅滞中焦，使其清阳不升，浊阴不降，遂致循行区域如口唇四周或面颊两侧，骤发红斑、丘疹、丘疱疹，甚则小脓疱等；兼有口臭，大便秘结；脉象弦数，舌质红，苔薄黄等。常见病：口周皮炎、多腔性湿疹、脓疱性痤疮、酒渣鼻、脂溢性皮炎（湿疹）。方选验方变通泻黄散，药用：藿香、佩兰、生石膏、焦栀子、黄芩、炒槐花、红花、凌霄花、防风、升麻、甘草、熟大黄。

（六）清胃泻热法

如胃火亢盛，复感风热外邪，上冲则牙龈红肿疼痛，或风火头痛，扑肤则皮肤弥漫猩红，自觉痒如芒锋所扎；伴有发热、口干、大便干结；脉象洪大，舌质红，苔薄黄或微干，宜清胃泻热。常见病：夏季皮炎、药疹（猩红热样）、中毒性红斑、酒性红斑、蔬菜－日光性皮炎。方选验方变通白虎汤，药用：生石膏、知母、山药、甘草、绿豆衣、竹叶、灯心、沙参、紫草、白茅根、牡丹皮、生地黄、黄连。

（七）和胃除湿法

如恣食生冷或肥甘之物，致使胃中湿热互蕴，外窜肤表则见皮肤焮红、丘疱疹、渗出、糜烂、苔藓样变，相迭而生；自觉痒感时轻时重，呈阵发性，兼有脘腹胀满，口淡乏味；脉象濡数，舌质淡，苔白或腻，宜和胃除湿。常见病：慢性盘状湿疹、局限性神经性皮炎、肠源性指端皮炎、湿性脂溢性脱发。方选和中汤加减，药用：藿香、陈皮、苍术、茯苓、猪苓、厚朴、姜半夏、砂仁、木香、炒枳壳、干姜、黄连、淡茱萸。

（八）补中益气法

如脾阳虚馁，寒湿内停，肤腠空虚，外不能御六淫之邪，内难运湿浊之物，故见四肢沉重，腹中隐痛，大便溏泄，纳谷乏味，肤色少华，甚则暗晦，严重时还会发生皮肤肿硬、肌肉酸疼等症。脉象弦细而涩，舌质淡，苔薄白。常见病：弥漫性系统性硬皮病、雷诺病、慢性荨麻疹、黑变病、皮肌炎（中期）。方选变通补中汤，药用：人参、黄芪、当归、柴胡、升麻、茯苓、陈皮、熟地黄、九香虫、玫瑰花、五味子、丹参、苍术、炙甘草等。

（九）益气温阳法

如脾胃虚弱，阳气不生，五脏之气不生，脾病下流乘肾，则肾阳不振，令肌肤水肿，步履艰难，或者肾色外露，兼有形寒怕冷、四肢不温、精神疲惫等症，面色如灰似尘甚至晦暗，脉象沉细且迟，舌质淡红，苔少。常见病种：狼疮性肾炎、弥漫性系统性硬皮病、黑变病、寒冷性荨麻疹等。方选验方变通八味汤，药用：制附块、上肉桂、鹿角片（胶）、山茱萸、山药、黄芪、白术、炙甘草、益母草、丹参、活血藤、九香虫、防风、大熟地。

（十）滋阴润燥法

如脾湿肺燥之人，不论是湿从外感，或者湿从内生，均能致使机体内的阴中之火易于外达于肤腠。古人谓：燥极似湿，湿极似燥，即燥湿同形同病。表现在皮肤上红色丘疹、丘疱疹、渗出、糜烂，甚者浸淫流水，越腐越痒，旷久难愈。兼有剧痒、烦渴、手足心热，小便短少，脉象细数，舌质红，苔少或无苔。常见病：传染性湿疹样皮炎、自身敏感性湿疹、腔口性湿疹、泛发性湿疹样皮炎等。方选滋阴除湿汤加减，药用：生地黄、炒赤芍、玉竹、炒牡丹皮、茯苓皮、贝母、泽泻、地骨皮、苦参、柴胡、黄芩、蝉蜕、茵陈。

（十一）扶脾保肺法

如虚损之人，多为阴火所铄，津液不足，筋、脉、皮、骨等皆无所养，证见皮肤干燥，糠秕状鳞屑，落之又生，严重时还会出现粗糙，皲裂，口干鼻燥，毛发枯槁焦黄，关节肌肉酸痛，兼有瘙痒，入夜尤重，咽干唇焦，心烦易怒，小便短黄，脉象弦细数，舌质红少津或有裂纹，苔少或无苔。常见病：干燥综合征、毛发红糠疹（远山）、老年性瘙痒病、鱼鳞病等。方选理脾阴方，药用：人参、紫河车、白芍、茯苓、扁豆、橘红、干地黄、天麦冬、紫菀、当归、黄芪、干枸杞子、玄参。

（十二）疏肝益脾法

如脾气不足，血生少源，难以滋养肝燥，遂致筋失濡润，疣赘丛生。其在肤者可见扁平丘疹、斑丘疹，表面平滑或粗糙似莲心，数目多少不一，揭去痂甲，或有污血外渗或溃疡，深浅各异，兼有心烦易怒，夜难入睡，女性常伴月经不调；脉象弦数，舌质淡红，苔少或薄白。常见病：寻常疣、扁平疣、鳞状上皮细胞癌、慢性盘状红斑狼疮。方选归脾汤、逍遥散化裁，药用：黄芪、白术、茯苓、当归、党参、干地黄、炒白芍、柴胡、炒牡丹皮、焦栀子、麦冬、五味子、赤小豆、甘草、炒二芽。

（十三）清心泻火法

如恣食辛辣炙烤食物，导致心火偏亢，火伤元气，脾阴被劫，热移于肤，证见红色丘疹、斑丘疹、遍布周身。偏于燥者则红斑融合成片，状如地图；偏于湿者则黄水浸淫，糜烂，结痂。兼有瘙痒无度，烦躁不安，溺黄短少，口舌生疮；脉象细数，舌质红，苔薄黄或黄焦。常见病：婴儿湿疹、银屑病（血热型）、中毒性红斑、疱疹样皮炎、脓疱疮、丹毒等。方选验方三心导赤散，药用：连翘心、栀子心、莲子心、生地黄、牡丹皮、蝉蜕、琥珀、车前草、甘草梢、紫草、白茅根、茯苓皮、灯心。

（十四）温阳通痹法

张景岳说：“若因劳犯寒，而伤脾胃者，尤酷尤甚。”如元气既损，脾肾阳衰，复遭寒邪侵袭，经络瘀阻，常能导致内外俱病。在外者，肤腠木硬，肢端苍白或冰冷；在内者，面色㿠白，神疲乏力，少食，齿摇发落，性欲减退，小便清长，畏寒，脉象沉细无力，舌质淡白，苔少。常见病：弥漫性系统性硬皮病、重叠综合征（LSE + PSS 或 SLE + RF）。方选验方温阳通痹方，药用：黄芪、山药、赤芍、党参、当归、丹参、茯苓、白术、陈皮、桂枝、路路通、制川乌、制草乌、炙甘草、鹿角片（胶）、干地黄。

三、体会和讨论

（一）脾胃在皮肤科的中心地位

脾胃在杂病中的中心地位，历代医家曾有过许多论述，如《景岳全书》曰：“欲治病者，必须常顾胃气，胃气无损，诸可无虑。”《不居集》曰：“虚劳日久，诸药不效，而所赖以无恐者胃气也。”《医宗必读》曰：“善为医者，必责根本，而本有先天、后天之辨。先天之本在肾……后天之本在脾，脾为中宫之土，土为万物之母。”这些论述，深刻揭示了脾胃在杂病论治中的重要性。笔者在皮肤科的临床实践中，不仅牢记李杲名论：太阴脾主升运，使清阳之气上滋心肺，阳明胃主降，使浊阴之气下达肝肾；而且还领悟到脾胃升降之机与心、肺、肝、肾的关系，对皮肤科同样具有实用的指导价值。如：脾胃盛衰传肺多表现为变态反应性皮肤病，传肝多数表现为疣类、皮肤肿瘤，传心多表现为瘙痒性皮肤病，传胃多表现为结缔组织病等。此外，夹瘀多表现为血管性皮肤病，夹痰多表现为结核性皮肤病和某些皮肤肿瘤以及综合征之类。如罗天益所说："东垣先生之学，医之道也。"特别是生活紧张而繁忙的广大民众，因劳倦、忧思而致皮肤病者并非少见，若用常法治疗无效时，不妨从脾胃方面予以探索。

（二）脾胃用药特色述要

1. 升与降　《脾胃论》通篇十分强调升降，升降之药以黄芪、人参、炙甘草、羌活、苍术、柴胡、升麻等辛、甘、温药为主，意在培养春阳生发，正合"少火生气"之旨。唯恐火亢之害，又入甘苦大寒之品，如石膏、黄芩、黄连等沉降，况且芩、连还需酒炒，一是制其苦寒，二是引药上行于脑或下行于肝肾，寓泻阴火于升发阳气之中，深得制方药味奇偶的阴阳之妙。

2. 燥与湿　《医原》谓："燥属天气，为清邪，首伤肺经气分；湿属地气，为浊邪，亦伤肺经气分。"大凡脾胃湿浊，怫郁肤腠，阻塞玄府，遂结秽庀，故而在阳经循行的体表，呈肌肤甲错；又有肺燥阴虚之体，津液难以敷布，则会出现皮肤干燥，甚则状如鱼鳞等主症，对于这种湿中有燥、燥中有湿一类的燥湿同病，常是苍术、熟地同时重用，借前者辛温雄厚的芳香之气，解除脾胃湿困之邪，后者甘温滋腻的柔润之味，增补肺肾之虚，两者合用，方可达到燥湿而不伤肺，润肺又不碍胃的双重效应。

3. 表与里　李氏的外感咳喘立法，主张麻黄、细辛同用，渊于仲师。深究其理，实为和法的一个例证。笔者将古训引申到皮肤科领域，凡见变态反应性皮肤病，采取表里同治，恒多效益，如急性湿疹用莲子心、蝉蜕，荨麻疹用柴胡、黄芩，皮炎同用浮萍、白茅根，药疹同用生石膏、防风等，意寓既祛外邪，又安内府。这种和其不和的法则，犹如土兼四气，其于补、泻、温、凉之用，无所不及。

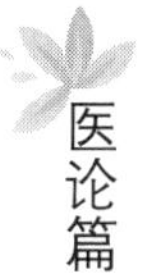

面部皮肤病的诊疗概要

一、面部在形诊中的特殊地位

望诊居四诊之首，而五脏六腑的气、血、精、液、津的盛衰，无不最早反映在面部。因而，洞见脏腑症结，皆由面部肤色的变异和荣枯以及晦明来探求。查阅中医文献，对面部在形诊中的特殊地位，论之至精且详者，首推《黄帝内经》，可谓开创面诊之先河。后世《难经》《中藏经》《备急千金要方》均进一步予以阐述与发挥；清代周学海撰写《形色外诊简摩》一书，既总结了古代有关望诊的精义，又掺和个人的真知灼见，确实是一本说理精当、指标明确的佳作。

清代沈金鳌在《杂病源流犀烛》中，曾对面部在形诊中的重要地位，作过比喻性概括，他说："人身之有面，犹室之有大门。人未入室，先见大门；人相对，先见其面。唯先见大门，故即其门之景象，可以知其家之贵贱贫富；唯先见面，故即其面之形色，可以知其病之虚实浅深。"现将面色形诊要点分叙如下，以便省览。

（一）面部内应脏腑

众所周知，面部五官，皆通五脏。肺之官在鼻；肝之官在目；脾之官在口唇；心之官在舌；肾之官在耳。按部位而言其内在联系，两颧属肾。《素问·刺热论》说："色荣颧骨，其热内连与肾。"两目为肝之窍，五脏精华皆注于目。瞳神属肾，黑眼属肝，白眼属肺，内外眦肉属心，眼胞属脾。两鼻为肺之窍，位居中央，故又属脾；鼻内，口鼻交通之处为颃颡，又名畜门，是肝肺相交之部。口为脾之窍，内外唇肉，脾所主也。舌为心苗，齿为骨余，齿龈属胃。耳为肾之窍，心亦开窍于耳。

（二）经络总汇于面

《灵枢·海论》说："十二经脉者，内属于脏腑，外络于肢节。"说明经络具备由里及表、通达内外的功能，能够将人体内在的活动与外界环境，结合成为统一体，使之适应自然界的变化，保持生命的正常运动，然而，在身形之中，唯有十二经脉、三百六十五络的血气皆上注于面，而走空窍。经络与面部的具体布局陈述如次：

1. 阳经 手之三阳，从手走头；足之三阳，从头走足，具体细言之，手阳明大肠，络于上，夹鼻孔；足阳明胃，始于鼻，交頞中；手太阳小肠，终于鼻至目内眦，斜络于颧；足太阳膀胱，始于目内眦；手少阳三焦，终于目锐眦；足少阳胆，终于窍阴。

2. 阴经 足之三阴，从足走腹；手之三阴，从腹走手。从表面上看，手足六阴，均不上头面，但从阴阳升降之理而论，焉有脏不上头面之理。《素问·太阴阳明论》说："阴气从足上行至头，而下行循臂至指端，阳气从手上行至头，而下行至足"，说明手足六阴亦上行于面。举要言之，手少阴上挟咽走喉，系舌本，出入面；足厥阴循喉出耳后；手太阴循喉；足少阴循喉，系舌本，上至项，与足太阳之筋合；足太阴，合于阳明，上行于咽，连舌本；足厥阴循喉，上入颃颡，出额，与督脉会于巅，支络环唇内。

3. 按面部分区 前额区：正中属督脉，旁开属膀胱经；颧颊区：胆经、三焦经所包绕；口鼻区：胃经环绕，任脉亦上贯之。

（三）面部色诊法

面部色诊的内容十分丰富，主要包括面部五色吉凶、五色生克、伤寒和温病以及杂病面部五色诊法等。现从皮肤病的角度出发，将上述内容糅合而分叙之。

1. 部位应病法 古人将面部视为人身的缩影，因而创立面部内应脏腑、外应肢节的诊法。其要点：首论面部的分主，五脏测中央；六腑挟两侧；首面上于阙庭；王宫在于下极，阙上主咽喉；阙中主肺；下极主心，直下主肝，肝左主胆，下者为脾；方上主胃，中央主大肠，挟大肠者主肾，当肾主脐；面王以上主小肠，面王以下主膀胱子宫；颧主肩，颧后主臂，臂下主手；目内眦上主膺乳，挟绳而上者主背，循牙车以下主股，中央主膝，膝以下主胫，当胫以下主足；巨分者主股里，巨屈者主膝膑。

2. 色泽应病法 古人认为气血尚存，其色光明润泽；反之气血俱亡，其色沉晦。据此而推演，大凡面色憔悴而黯黑，必缘肾水亏涸；眼睑上下如煤炭，多主寒痰；眼黑颊赤，多主热痰；五色之中，青黑黯惨，无论病之新久，总属阳气不振，面色夭然不择，多主夺血；面上多现白点，是虫积；面色黄兼青紫，瘀血在胃或胁内有块；上下眼睑臃肿，如新卧起之状，皆为脾胃有湿；目外眦赤烂，主肺有风；目内眦赤烂，主心有热；唇焦干燥、皲裂为脾经有热；唇赤肿主胃湿热；唇鲜红为火盛；唇淡白为气虚；鼻头色黑而枯燥者，房劳过度；鼻头黑黄而亮，为瘀血；鼻孔黑如烟煤而燥为阳毒；鼻孔冷滑而黑者为阴毒。

二、面部皮肤病的种类

面部的范围，不足体表面积的4%，然而，皮肤病首次发生在面部或者全身疾病在面部有所表现，并不少见。据《临床皮肤病学》所载达32种之多，约占常见皮肤病的1/4。笔者按照好发部位，全身疾病在面部的表现和影响美容，将面部皮肤病概分为3类。

（一）好发于面部的皮肤病（46种）

痤疮、扁平疣、脂溢性皮炎、面部丹毒、脓疱疮、婴儿湿疹、多腔性脂溢性湿疹、接触性皮炎、麻风、皮肤结核、粟丘疹、酒渣鼻、单纯疱疹、带状疱疹、冻疮、慢性盘状红斑狼疮、汗管瘤、血管性水肿、皮肌炎、植物－日光性皮炎、泥螺－日光性皮炎、疖肿、单纯糠疹、老年角化病、日光性皮炎、胶样粟丘疹、多形性日光疹、青少年春季疹、黑变病、漆性皮炎、黑色丘疹性皮肤病、面部偏侧萎缩、接触性唇炎、剥脱性唇炎、口周皮炎、口角唇炎、血管瘤、丝状疣、睑黄疣、重症肌无力、毛发上皮瘤、皮脂腺瘤、毛囊瘤、脂溢性角化病、基底细胞癌。

（二）全身疾病在面部的表现（27种）

银屑病、系统性红斑狼疮、种痘样水疱病、前麻疹、药疹、多形性红斑、毛发红糠疹、扁平苔藓、天疱疮、黏液性水肿、鱼鳞病、角化软皮病（单发型）、鳞状细胞癌、白癜风、多汗症、蕈样肉芽肿、环状肉芽肿、硬皮病、色素息肉综合征、麻疹、猩红热、梅毒、干燥综合征、白塞综合征、寻常疣、库欣综合征、烟酸缺乏病。

（三）影响美容的皮肤病（9种）

眼睑松弛、多毛症（女子胡须）、痣、太田斑、雀斑、黄褐斑、皱纹、眼周色素沉着症、皮脂腺瘤。

三、面部皮肤病的治疗

综观历代文献对面部皮肤病的论述，主要内容在虚实两端。论虚证当推李东垣《脾胃论》，该书从除烦劳、节饮食、护升发、养五气四个方面阐述了诸病从脾胃而生的道理，特别是对面部疾病进一步明确提出“胃气一虚，耳、目、口、鼻，俱为之病”的观点；论实证，其典型代表莫过于沈金鳌，他说：“面部诸疡，俱热毒病也。虽各由于经络，大约阳明之证居多。”汇集面部疾病的内治、外治方药最多，要算《普济方》，数以千计的各类处方，主要集中在该书卷五十至卷八十六。对于今人研究和治疗面部皮肤病，具有很重要的临床参考价值。笔者遵循前贤遗教，结合临床实践，归纳为15法。

（一）药物疗法

1. 清气退斑法 主症：弥漫性红斑，略有肿胀，被压褪色；炎性丘疹、丘疱疹相间而生；偶有小水疱，伴有发热，口干喜饮，唇焦，溺黄，舌质红，苔薄黄微干，脉洪大有力。系由胃腑实热，上熏于面所致。代表病种：颜面丹毒、药疹、日光性皮炎、多汗症、皮肌炎（急性期）、系统性红斑狼疮（活动期）、猩红热等。选方羚羊角石膏汤，药用：羚羊角、生石膏、生地黄、知母、青蒿、绿豆衣、炒牡丹皮、赤芍、玄参、防风、白茅根、甘草梢。

2. 轻宣透邪法 主症：针尖至针帽大小的炎性丘疹、丘疱疹、小水疱；或见大片红色风团，甚则在眼睑处高度肿胀成缝；偶见红斑和少量脓疱等。伴有轻微发热和周身不适，自觉程度不等的瘙痒，舌质红，苔薄黄，脉浮数。系由风热外邪，乘肺胃之虚而袭之于肤腠。代表病种：炎性丘疹痤疮，接触性皮炎，血管性水肿，口周皮炎，麻疹（早期），植物－日光性皮炎，泥螺－日光性皮炎，单纯疱疹等。选方银翘大青汤，药用金银花、连翘、大青叶、炒牛蒡子、炒地榆、生地黄、炒牡丹皮、紫草、浮萍、白茅根、防风、薄荷（后下）。

3. 清脾化湿法 主症：丘疹、丘疱疹，大小不一的水疱，疱破渗出明显，糜烂，结痂，糠秕状鳞屑，落之又生。伴有口臭或口苦，纳谷不香，偶有腹胀等，舌质红且胖，脉濡数。系由脾胃湿热互结，循经独燎其面所致。代表病种：婴儿湿疹、多腔性脂溢性湿疹、种痘样水疱病、天疱疮、漆性皮炎、口角唇炎、剥脱性唇炎等。选方泻黄散加减。药用：藿香、焦栀子、黄芩、生地黄、赤茯苓、升麻、白鲜皮、防风、炒牡丹皮、生苡仁、黄连、甘草、茵陈。

4. 清热解毒法 主症：皮肤焮赤肿胀，炎性丘疹、脓疱或结节；伴有畏寒发热，口干欲饮，大便干燥，小便短黄，舌质红，苔黄微干，脉数有力。系由上焦风火夹毒，循经上乘所致。代表病种：颜面丹毒、漆性皮炎、疖肿、麻风反应、脓疱型痤疮、银屑病（急性期）、日光性皮炎等。选方野菊败毒汤加味，药用野菊花、金银花、地丁、赤芍、玄参、浙贝母、蒲公英、茵陈、归尾、草河车、连翘、白花蛇舌草。

5. 清肝扶脾法 主症：扁平丘疹、丘疱疹、水疱、渗出、糜烂、结痂，呈散在性或密集性分布；或皮损肥厚，状如苔藓；或色泽沉着等。伴有口苦，咽干，瘙痒；舌质红，苔少或薄黄，脉弦数。系由肝火偏亢，痰热互结，渍于脏腑与经络所致。代表病种：寻常疣、扁平疣、带状疱疹、扁平苔藓、皮肤结核、银屑病、黄褐斑、慢性盘状红斑狼疮、老年性角化疹病、睑黄瘤、基底细胞癌、鳞状细胞癌等。选方逍遥散加减，药用：柴胡、当归、白芍、茯苓、白术、丹参、炒牡丹皮、焦栀子、何首乌、活血藤、山药、干地黄、青皮、香谷芽、生苡仁。

6. 温阳补肾法 主症：肤表色素增多或脱失；皮肤漫肿或硬化；形态各异的暗红色斑丘疹，或者凹陷隆起不一；伴有气短懒言，腰酸肢软，肢冷不温；舌质淡红苔薄白，脉沉迟，系由肾阳虚怯。温煦之力不足以上注于面，故而呈现胃虚面寒诸症。代表病种：黑变病、白癜风、蕈样肉芽肿、硬皮病（萎缩期）、黏液性水肿、面部偏侧萎缩、冻疮等。选方右归饮加减，药用：制附片、上肉桂、熟地黄、山茱萸、山药、枸杞子、鸡血藤、茯苓、细辛、丹参、炒杜仲、徐长卿。

7. 活血散结法 主症：坚实性丘疹、囊肿、结节以及肥大性瘢痕；或者状态、大小不一的暗红色斑丘疹，或覆厚薄不匀的鳞屑；或者皮肤光滑如蜡所涂；伴有畏寒，肢端苍白青紫；舌质红夹有瘀点或瘀斑，苔薄黄，脉沉涩。系由食欲不节，胃热怫郁，影响气血的运行，致使经络阻滞而成。代表病种：囊肿型痤疮、硬皮病、扁平苔藓、慢性盘状红斑狼疮、红斑性天疱疮，环状肉芽肿、银屑病、寻常疣、扁平疣，选方桃红四物汤加减，药用：三棱、莪术、丹参、桃仁、红花、苏木、黄芪、党参、土贝母、山慈菇、白花蛇舌草、夏枯草、炒牡丹皮、川芎、活血藤。

（二）非药物疗法

1. 针刺法 适应证：病毒性、细菌性、变应性和皮肤附属器类皮肤病。①循经取穴。主穴：曲池、合谷、足三里、血海；配穴：散风清热加大椎、肺俞；凉血解毒加尺泽、委中；活血散结加膈俞、阳陵泉；扶脾化湿加脾俞、中脘；化痰散核加丰隆、中脘；温煦通络加肾俞、太渊。②局部取穴。额区取上星、印堂、睛明、阳白、头维；眼区取攒竹、鱼腰、丝竹空、四白、头维；颧区取颧髎、禾髎、下关、颊车；口鼻唇区取迎香、素髎、人中、地仓、承浆、阿是穴（皮损处）。方法：针刺法，按虚者补之、实者泻之之原则施针，并视病情而决定留针时间的长短；围刺法，在皮损区的上下左右各斜刺1针，针尖集中于皮损中心，留针30分钟，1~2天1次，10次为一个疗程。

2. 耳针法 适应证：皮肤附属器类，变应性和色素障碍性皮肤病。主穴：脾、肾、内分泌、神门，皮损相应部位。配穴：丘疹加肺；红斑加心；结节加肝；瘙痒加小肠、心、脑点；皮肤油腻加膀胱、胆、大肠、肺俞；月经不调加耳穴、卵巢。方法：针刺后留针15~30分钟，其间行针3~6次，两天一次，7次为一个疗程。此外，耳穴埋针法、耳穴压迫法可参照耳针穴位而分别施治。

3. 穴位注射法 依据病情而区别对待：①酒渣鼻：取迎香（双）、印堂；②剥脱性唇炎：取地仓（双）、承浆；③限局性白癜风：取阿是穴（皮损区）。方法：严密消毒后，酒渣鼻、唇炎采用0.25%普鲁卡因溶液；白癜风用阿托品注射液，针刺得气后，每穴各推注1~2mL，3天一次，7次为一个疗程。

4. 火针法 适应证：痣、雀斑、扁平疣、寻常疣、单纯性血管瘤、汗管瘤、粟丘疹等。取阿是穴（皮损处）。方法：采用小号火针，在酒精灯上烧红后，准确而快速地刺入皮损中央，以皮损呈深褐焦化为度，通常是一次可望治愈。

5. 点刺拔罐法 适应证：痤疮、疖肿、银屑病、荨麻疹等，取大椎、委中。方法：常规消毒后，三棱针点刺出血少许，立即用闪罐法拔上火罐，保留1~3分钟后取下，拭去污血，3~5天一次，5次为一个疗程。

6. 穴位激光法 适应证：变应性、病毒性和皮肤附属器类皮肤病、结缔组织病等。主穴：曲池、合谷、足三里、血海。配穴：瘙痒加神门；大片风团加肺俞；结节不化加膈俞；关节痹痛加肝俞、阳陵泉、阴陵泉；月经不调加耳穴卵巢。方法：采用氦－氖激光治疗仪，每穴每次照射1～3分钟，2天一次，10次为一个疗程。

7. 灸法 适应证：冻疮、慢性盘状红斑狼疮、青少年春季疹、黑变病、黄褐斑、黏液性水肿、硬皮病等。主穴：脾俞、肾俞、膈俞、气海、足三里；配穴：祛风散寒加肺俞、大椎；温阳通脉加命门、关元；暖胃化湿加中脘、丰隆；扶正培本加神阙、三阴交。方法：依据病情而分别采用直接灸或间接灸．前者灸时，施雀啄术。每穴灸3～5分钟；后者施隔姜灸，每次灸5～10壮，1天1次，10次为一个疗程。

8. 面部美容针灸法

（1）皱纹：《医参》说："肺主皮毛，皱纹多且深，则肺衰矣。"由此可见，面部皱纹的出现，无不与皮肤老化、肌肉松弛相关联，据此，在治疗的全过程中，既要局部取穴，又要循经取穴。主穴：合谷、足三里、血海。配穴：抬头纹加上星、阳白、头维、印堂；眼角鱼尾纹加瞳子髎、鱼腰、太阳；口角放射纹加地仓、颊车、承浆。方法：施平补平泻手法，针刺得气后留针30分钟，2～3日1次，15次为一个疗程。在针刺的同时，加灸脾俞、肺俞、膈俞，5～10分钟，效果更佳。

（2）眼睑松弛：俗称眼袋。眼睑属脾，脾失运化，致使水湿潴留。采用俞募配穴法，主穴：陷谷、太白、脾俞、合谷、章门、三阴交；配穴：瞳子髎、鱼腰、四白。方法：针刺得气后，施补法，拔针后艾条灸陷谷、脾俞、三阴交，3～5分钟。

（3）太田痣：1938年，太田氏首先描述一种波及巩膜及同侧面部三叉神经分布区域灰蓝色斑块损害，称之为眼上颚部褐青色痣，针刺局部治疗轻型颇效。取头维、太阳、丝竹空、鱼腰、四白、睛明等，方法：施平补平泻法。针后留针15～30分钟，并可酌情接通电针治疗仪，输入小量电流，以增强刺激。

眼周黑圈和眼睑水肿也可参照上法治疗。

（4）雀斑：多数在50岁左右出现，随着年龄的增长而数目增多，色之深浅又与日晒有关。明代陈实功说："雀斑，乃肾水不能荣华于上，火滞结而为斑，治当六味地黄丸以滋化源。"主穴：阴陵泉、足三里、绝骨。配穴：痛经加血海、气海、中极；肝火偏亢加三阴交、大敦；血弱不华加膈俞、血海。方法：施补法，针刺得气后，留针30分钟，2天1次，10次为一个疗程。

此外，在严密消毒下，采用小号火针点刺之，亦获良效。

四、讨论与体会

面部皮肤病的诊察，宏观上要深切了解脏腑、经络与面部的内在联系；微观上，要善于辨识原发疹和继发疹，然后，综合繁杂的症候群，进而以寒热虚实来确定疾病的性质与病位。

但在众多的面部皮肤病中，应以阳明经作为发病的中心，阐述太阳、少阳、太阴、少阴、厥阴五经的寒热虚实。在通常的情况下，病在肤表，选用散方之剂，风热之邪，宜辛凉宣散，如浮萍、防风、薄荷、炒牛蒡子等；湿热之邪，宜行经祛湿而散，如藿香、白术、陈皮等。病在脏腑或经络，或有形征可睹，选用攻方之剂，虚而血瘀，宜补而攻血，如参、芪、与三棱、莪术同用；寒而血滞，宜温而活血，桂附与活血藤、丹参并施；痰瘀互结，宜理痰化瘀，如土贝母、山慈菇与桃仁、红花相配。病起急骤，热势迅猛或者内扰神明，选用寒方之剂，热聚化毒在上焦，宜重浊以除毒热，如焦栀子、黄芩、黄连；热波气营，宜清气以除壮热，如生石膏、知母、羚羊角等。久病缠绵或者气虚血行不畅而致虚实互见，选用补方之剂，气虚阳衰而面寒肢冷，宜补而兼温，桂、附、参、芪同投。

此外在面部皮肤病的治疗中，针灸亦是必不可少的辅助治疗，不过，由于面部皮肤薄嫩，神经血管丰富，加之痛觉较为敏感，因此，要求针具细微柔软，选穴要少而精，手法要轻巧浅刺，留针时间可以适当延长。据笔者临床经验，从面部皮肤病的防治与美容的角度上讲，针刺的时间可以从每周 2 ~3 次开始，大约 10 ~ 15 次取得效果后，可改为每周 1 ~2 次，以巩固之，巩固的时间越长，保持和改善面部皮肤“气色”和“水色”的效果将会越好。

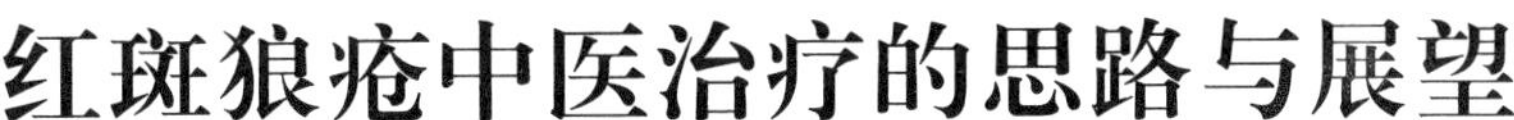

红斑狼疮中医治疗的思路与展望

红斑狼疮是一种自身免疫性结缔组织病，多发于中青年女性，可累及全身多脏器，造成多种损害。红斑狼疮为一种病谱性疾病，病谱的一端是仅有皮肤损害的局限性盘状红斑狼疮，另一端是多脏器损害的系统性红斑狼疮，中间为亚急性皮肤型红斑狼疮和深部红斑狼疮等。

鉴于本病临床表现复杂多变，中医归纳其要主要表现在三个方面。

一、病名的探索

综观有关文献的报告，对其病名的认识有三大特点。

1. 宗皮损特点 部分医家将本病称之为“红蝴蝶疮（斑）”“马缨丹”“日晒疮”“鬼脸疮”等。

2. 宗主要症状 有人认为关节疼痛，贯穿始终，故隶属于痹病；伴有肾炎、肾功能损害属水肿；有肝脏损害属黄疸、胁痛；有急性心内膜炎、心肌损伤属心悸；有胸腔积液属悬饮；等等。

3. 宗脏腑损伤 鉴于病发急促，体温升高，病情危笃，有人将其归纳为“温毒发斑”；在病变过程中，脏腑损伤，往往是虚实并见，寒热错杂，故而将其隶属于虚损。

二、病因的剖析

本病在西医看来属于免疫功能低下的一种疑难性疾病，中医对其病因的剖析多数是从症析因，当前对病因的论述有五个方面：

（一）六淫外伤

在六淫之中，风、暑、火、燥四淫被称为阳邪。阳热亢进，消灼阴液，是其主要外因。凡是体质虚弱，或者先天禀赋不足之人，在强烈阳光的暴晒后，皆能酿成毒热。温热化毒，外能伤肤损络，内能波及营血、脏腑。

（二）情志内伤

暴怒暴喜、大惊大恐均可影响机体气血的周流，导致疾病的发生，况且情志活动又是以五脏精气作为物质基础，所以，凡内伤情志无不与五脏生理功能有关。《素问·阴阳应象大论》说：“人有五脏化气，以生喜怒悲忧恐。”在五脏之中，心为大主，故在情志变动方面起着主导作用，因此，“心者，五脏六腑之主也……故悲哀忧愁则心动，心动则五脏六腑皆摇”（《灵枢·口问》）。

（三）脏腑虚损

脏腑辨证是杂病论治的纲领，故古人有“业医不知脏腑，则病原莫辩，用药无方”之说

（《血证论·脏腑病机论》）。本病脏腑病机的重点在心、脾、肾三脏。

1. 心 “心主身之血脉”（《素问·痿论》），又主神明，居脏腑之首。病邪入心，既会影响血脉的运行，出现血瘀或血虚的证候，又会波及其他脏腑，出现邪热内陷或者本虚标实的证候。所以，《灵枢·邪客》说：“心者，五脏六腑之大王也，精神之所舍也，其脏坚固，邪弗能容也；容之则心伤，心伤则神去，神去则死矣。”

2. 脾 脾胃之病，莫不与消化功能和津血失常有关。劳累过度，所思不遂，皆能郁而化火，火扰阴血。在表，筋脉失养，血热搏肤，故有皮疹、关节肿痛等症出现；在里，肝木侮脾，肝脾不和，则会发生运化失常和各种血证。

3. 肾 肾为水火之脏，内寄真阴真阳。病邪入肾，一方面是“温邪则热变最速”，“热邪不燥胃津，必耗肾液”（《外感温热篇》），出现阴虚诸证；另一方面阴损及阳，出现阳虚诸证，或者阴阳寒热夹杂之证。

不仅如此，肾病还能影响心、肝、脾、肺四脏；当然，四脏病久也能传及肾。一般而论，肾阴虚多数影响心、肝、肺，肾阳虚多数是影响脾和胃。

（四）气滞血瘀

本病之发热、五心烦热、红斑等一系列热象都和血瘀相关。妇女病以瘀血为多，本病多见于妇女，且常见月事紊乱。中医认为经血闭阻、月经失调，都和血瘀相关。从宏微观辨证角度看，红斑狼疮发病过程中许多血瘀见症，如肢端发绀（雷诺现象）、舌质青紫、体表紫癜或瘀斑，月经紊乱、肝脾肿大或淋巴结肿大、毛细血管扩张、血沉增快、血流减慢、血液黏稠度增高及脱发等。

（五）综合论说

通常认为本病外因包括阳光暴晒，六淫侵袭，劳累过度；内因包括禀赋不足，情志内伤，病后失调。然而，发病之初，始由阳邪、热邪、火毒之邪的侵犯，导致体内阴阳平衡失调，气血运行不畅，瘀滞脉络；热毒燔灼，逼血外溢，证见壮热，皮肤红斑、瘀斑；气滞血瘀，阻隔经络，证见关节、肌肉疼痛，手指（足趾）冰冷、青紫。若热邪、火毒之邪留而不去，进而损伤阴液，病则深入筋骨脏腑，如毒邪攻心则心悸、烦躁，甚则神志恍惚；毒热伤肝，灼阴耗液，肝脾失和则见纳呆、少食、胸闷、胁胀痛、腹胀、乏力等症；热耗肾阴，真阴亏损，则见低热、颧红、五心烦热、盗汗、腰酸腿痛、发脱齿摇、耳目失聪，严重时肾阳式微以致阳虚水泛，则见周身水肿、尿少等症；毒热炽盛则见高热、烦渴，甚则神昏谵语。总之，正不胜邪之象，呈渐进性倾向，故而五脏六腑诸症迭见。

三、治法的思路

中医对本病的治疗，丰富多彩，各有所长，仍然处于一种探索的阶段，为此，将国内比较多见的治法概述如下：

（一）辨证的思路

1. 毒热炽盛证 治宜凉营清热，解毒化斑。方选清瘟败毒或化斑汤加减。

2. 心脾两伤证 治宜养心健脾，益气补血。方选归脾汤加减。

3. 肝脾不和证 治宜疏肝和脾，疏达气机。方选逍遥散加减。

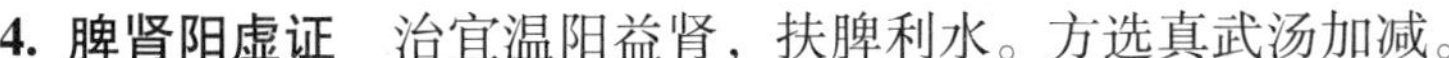

4. 脾肾阳虚证 治宜温阳益肾，扶脾利水。方选真武汤加减。

5. 肝风内动证 治宜凉肝息风，化痰通络。方选羚角钩藤饮加减。

6. 气阴两虚证 治宜益气养阴，化清虚热。方选生脉散加味。

（二）辨病的思路

1. 活动期 治宜清气凉营，生液保津，选用人参白虎汤或清瘟败毒饮。

2. 缓解期 依五脏主证分别论治。心虚为主：治宜养心安神，选用三子养亲汤加减；肺虚为主，治宜养肺保阴，选用百合固金汤加减；脾虚为主，治宜益气健脾，选用小建中汤加减；肝虚为主，治宜养血柔肝，选用一贯煎加减；肾阴虚为主，治宜甘润壮水，选用河车大造丸或麦味地黄丸加减；肾阳虚为主，治宜补肾助阳，选用拯阳理劳汤加减；阴阳两虚为主，治宜阴阳双补，选用还少丹加减。

3. 兼证

（1）狼疮性肾炎：初期，治宜祛风宣肺行水，选用越婢加术汤加减；活动期，治宜温阳利水，选用真武汤加减；肾功能不全早期，治宜扶脾燥湿，降逆和胃，选用小半夏加茯苓汤加减；尿毒症高血压期，治宜滋阴潜阳，选用建瓴汤加减。

（2）狼疮性脑病：初期，治宜清心降火，选用清心汤加减；中期，治宜涤痰开窍，选用清心温胆汤加减；终末期，治宜滋阴固本，潜阳息风，选用大定风珠加减；缓解期，治宜疏肝解郁，清心泻火，选用逍遥散加减。

（3）狼疮性脂膜炎：气滞血瘀，治宜理气活血，通络散结，选用桃红四物汤加减。气虚痰凝，治宜健脾益气，化痰散结，选用健脾温中丸加减。

（三）辨证与辨病

1. 热毒炽盛型（急性型或暴发型） 急宜养阴清营解毒，以免阴竭阳亡之变，昏迷者宜配合针刺，因本病不同于外感温病，龙麝之辛香劫液伤阴之害甚于开窍醒神之功，与此同时，配合激素共同抢救。选用犀角地黄汤加减。若神志昏迷加服神犀丹或紫雪丹。

2. 痹痛型（亚急性型中表现以关节酸痛为主） 治宜养阴清热，凉营通络，选用清营汤加减。

3. 肝肾不足型（慢性缓解期） 以滋养肝肾为主，清热解毒为辅。选用归芍地黄汤加减。

（四）主方及加减

以养阴解毒为主，佐以宁心安神、平肝健脾保肺为法。主方首乌地黄汤：制首乌、刺蒺藜、熟地黄、怀山药、山萸肉、牡丹皮、泽泻、云苓、丹参、紫草、地骨皮、秦艽、夏枯草、白鲜皮、炒酸枣仁、钩藤、豨莶草。

加减：增强养阴加女贞子、墨旱莲、龟甲、枸杞子、菟丝子、桑寄生、西洋参、玉竹参、石斛；阴损及阳加厚附片、上桂、川巴戟、鹿角胶、淫羊藿、仙茅、补骨脂、锁阳、桂圆肉；增补气血加黄芪、党参、人参、沙参、苏条参、黄精、阿胶、当归；益脾助胃加白术、茯苓、鸡内金、怀山药、泡参、砂仁、谷芽；高热重者加水牛角（代犀角）或选用紫雪丹、至宝丹和安宫牛黄丸等；虚热重者加石斛、桑白皮、玄参、鳖甲、知母、焦黄柏、天冬、麦冬、白薇；出盗汗者加龙骨、浮小麦、地骨皮、牡蛎、麻黄根；四肢关节酸痛或一身酸痛者加威灵仙、续断、秦艽、桑寄生、寻骨风、杜仲、牛膝、乌梢蛇、石楠藤、老鹳草；血瘀滞重用丹参，选加红花、地龙、血木通、牛膝、归尾、细辛、赤芍；水肿者加茯苓皮、五加皮、海桐皮、大腹皮、桑白皮、车前草；心悸者加重用炒枣仁，选加远志、茯神、柏子仁、阿胶、百合、炙甘草；心阳虚者加肉桂、附片、干姜、炙甘草；肝虚者加当归、大枣、鸡血藤；肝阳亢者加龙骨、牡蛎、珍珠母、磁石、生代赭石；脾虚者加泡参、白术、茯苓、扁豆、芡实、甘草；肺虚者加百合、川贝母、党参、黄芪、玉竹参、黄精、泡参。

（五）验方集锦

1. 二参地黄汤 沙参、丹参、地黄、泽泻、茯苓、山药、山萸肉、女贞子、墨旱莲、枸杞子、菊花、枣仁、牛膝、故纸、川续断、菟丝子、桑葚子、钩藤、豨莶草。煎服。适用于缓解期，善后调理。

2. 生脉二至黄芪汤 黄芪、太子参（或北沙参）、麦冬、五味子、女贞子、墨旱莲、生地黄、丹参、甘草。煎服。

3. 抗狼疮灵胶囊 金银花、连翘、丹参各15g，防风、桃仁、红花各10g。研细末，装入0.5g胶囊内，早晚各服5粒。适用于病情缓解期。

4. 三蛇糖浆 蛇六谷、蛇舌草、蛇毒，内服。

5. 雷公藤糖浆 雷公藤，每mL含生药1g，每日3次，每次10~15mL；或用雷公藤提取物，每日2~3次，每次20mL。内服。

6. 昆明山海棠 每片50mg，每日3次，每次2~3片。或用昆明山海棠取根切薄片200g，泡入1000g酒中，浸泡1周后备用，每日3次，每次5~20mL冲服。

四、今后的展望

（一）主要经验总结的继承

红斑狼疮病情复杂，危笃多变，自1964年以来，部分有志于该病研究的中西医学者，做了许多有益的探索，积累了丰富的经验，为今后的深入研究奠定了基础，这些经验集中反映在一些主要著作中。1964年，祝希媛等翻译了《胶原疾病的临床》，这是一本弥补笔者国对结缔组织病文献空白的主要著作；1982年张凤山等主编的《结缔组织病》从中国的实际出发，对该病从中西医两个方面进行了探索式的论述；1984年王渭川在他80岁高龄的时候，首次出版了《红斑狼疮的中医治疗》，该书虽然篇幅不大，但对该病的治疗列出了基本方剂和常用药物，从某种意义上为中医的治疗提供了有用的思路；1987年卢君健等编著《实用结缔组织病学》，该书从中西互补的角度进行了比较详尽而深入的论述，特别是在诊断与鉴别方面更是颇多借鉴，有益于提高该病的诊断水平；1988年徐宜厚等编著的《结缔组织病中医治疗指南》，该书对传统的7种结缔组织病，既从中医理法方药进行了论述，又对近代十名名医诊治的临床卓见予以介绍，5年后，该书进行了重新修订，在病种上增加了较为常见的十种结缔组织病，合计为17种，此外，还对虎狼药物治疗该病进行了简要的介绍。1997年，沈丕安编著《红斑狼疮中医临床研究》，该书介绍了作者的经验方和食疗等方面的经验。

（二）虎狼药的研究

所谓虎狼药，就是一些毒性较大、副作用较多的药物，但这些药物用之得当，则有力挽沉疴顽疾之长，尽量做到毒与用两方面的统一，从而达到能防善施的目的。目前，对结缔组织病选用较多的虎狼药达40余味，其中以大黄、马钱子、白花蛇、青风藤、昆明山海棠、肿节风、黑蚂蚁、雷公藤、蜀羊泉、豨莶草、天龙等，特别是雷公藤，近些年来研究日趋深入和系统，初步统计该药能治疗疑难性皮肤病达23种之多，由此可见，虎狼药将会成为治疗结缔组织病最有希望的药物。

（三）特色用药

1. 养阴药 养阴药具有补阴、生津、润燥、清热的作用。养心阴者如柏子仁、酸枣仁、五味子等；养肺阴者如麦冬、天冬、玄参、知母、沙参、芦根等；养肝阴者如首乌、乌梅、白芍、五味子、枸杞子、生地黄等；养胃阴者如玉竹、天花粉、芦根、石斛、黄精等；养肾阴者如龟甲、鳖甲、枸杞子、首乌、玄参、女贞子、知母、墨旱莲等。

2. 清热药 清热药具有清热解毒、凉血、退虚热等作用。清热解毒药常用的有金银花、连翘、黄连、蒲公英、地丁、白花蛇舌草、半支莲等；清热凉血药常用的有生地黄、水牛角、羚羊角、牡丹皮、紫草等；清气凉营药常用的有生石膏、知母、寒水石、丹参、玄参等；退虚热药常用的有青蒿、地骨皮、白薇、知母等。

3. 活血药 活血药具有促进血液运行、驱除瘀滞的作用。活血解毒药中常用的有虎杖、槐花、羊蹄根、红藤、忍冬藤、黄藤、雷公藤、昆明山海棠等；活血化瘀药中常用的有桃仁、红花、当归、川芎、鬼箭羽、鸡血藤、乳香、没药、刘寄奴等；活血止血药中常用的有藕节、三七等；养血活血多选用大黄、红藤、赤芍、生地黄、玄参、麦冬、黄柏、知母、犀角、牡丹皮、玳瑁、黄藤、生石膏、鲜茅根、鲜芦根等；壮阳活血常用红花、丹参、三棱、莪术等；理气活血常用药有鸡血藤、血竭、柴胡、苏木、郁金、香附等；益气活血常用药有党参、黄芪、桂枝、丹参、鸡血藤等；养血活血常用药有丹参、当归、川芎、泽兰、鸡血藤、益母草等。

4. 祛风药 祛风药具有祛风散邪、除痹、除湿、通络止痛功效。临床上常用的药物有羌独活、防风、忍冬藤、桑枝、海风藤、威灵仙、桂枝、川牛膝、木瓜、五加皮、寻骨风、川乌、细辛、附子等。

5. 益气药 益气药具有健脾、补肺、益肾、强心的作用。临床上常用的有黄芪、党参、白术、西洋参、人参、甘草、黄精、大枣等。

6. 补肾药 补肾药具有补肾、生髓、壮骨作用。常用的补肾阴药有龟甲、鳖甲、熟地黄、首乌、山萸肉、山药、枸杞子、女贞子、墨旱莲、玉竹参、石斛、桑寄生、鹿角胶、菟丝子等；补肾阳药有仙灵脾、补骨脂、仙茅、杜仲、巴戟天、狗脊、川断、附子、肉桂、肉苁蓉、锁阳、桂圆肉等。

7. 其他类药 如养心药、润肺药、调肝药主要是针对红斑狼疮所导致的大脑、心、肺、肝损害等。如正气衰败，心力衰竭时，重用黄芪、桂枝、附子，加人参或西洋参，并加利水药；全身水肿加仙人头、抽葫芦；心悸、失眠加紫石英、石莲子、合欢花皮、茯苓；虚烦难眠加枣仁、柏子仁、首乌藤、珍珠母、石菖蒲；伴心律不齐加麦冬、五味子；心包炎加五子五皮饮；胸闷加枳壳、厚朴、苏梗、荷梗；伴气虚加人参、黄精；伴心火旺加莲须、栀子；胸痛加栝楼、薤白、枳壳；头昏、头痛属气血两虚所致者，多见午后后头紧箍感，可用川芎、菊花、茺蔚子、钩藤、桂枝，必要时加养血通络药如首乌藤、鸡血藤；肺部感染初起用桑菊饮加金银花、连翘、黄芩、贝母、杏仁、芦根、茅根；狼疮肺迁延不愈，加重补气药如黄芪、黄精，并加葶苈子、苏子、桑白皮泻肺利水，加紫菀、化橘红、款冬花止嗽化痰，痰多可用蛇胆陈皮末冲服。

痒的辨证与用药

瘙痒是一种常见的自觉症状，由于剧烈瘙痒可以影响健康和工作学习。笔者在中医理论指导下结合临床实践，对于痒的辨证与用药，略陈管见。

一、辨证

（一）风痒

痒的部位，通常发生在头面、耳、鼻等处，甚则遍布全身。痒感颇重，以致难以忍受。偏于热，痒感常是突然发生，并能见到形如针帽大至粟米大的红色丘疹，抓破则有少许鲜血渗出，随破随收，结有血痂，很少有化腐的现象，遇热瘙痒更剧，若遇凉风吹拂痒感则稍有缓解。偏于寒，痒感的部位主要在头面、耳郭和手足等暴露部位，其痒感发生有一定的季节和时间性，一年之中冬重夏轻，一天之内，早晚气温偏低时较之中午气温偏高时痒感要重得多，在皮肤上还能见到错综交织与网状的白色抓痕、淡红色丘疹、风团等。

（二）湿痒

痒的部位主要在下肢、阴囊、女阴和趾缝间。皮损以丘疱疹、水疱、黄痂、糜烂为主。自觉浸淫作痒，抓破则有较多的滋水渗出，滋水糜烂，浸淫四窜，并感越腐越痒，越痒越腐，常缠绵难愈。兼有热邪，则皮肤焮红，略有肿胀，腐痒并重；兼有寒邪则皮肤肥厚，状如牛领之皮，肤色暗红或紫红，痒重于腐。

（三）虫痒

痒通常发生在手指缝、足趾缝、肛门和前阴及少腹、乳房皱褶等处，个别严重时，痒感也可传遍全身，白天毒虫潜隐肤内不动，夜间则辗转爬行，故痒感多发生在晚上，此时之痒如钻刺难忍，抓破则有淡黄色滋水渗出，具有较强的传染性。诚如陈实功所说："湿火混化为虫……传遍肢体。"

（四）热痒

痒无定处，时而在头面，时而在肢体。其皮疹以红色丘疹、红斑为主，多数呈播散性分布，部分融合成片。自觉灼热刺痒，状如芒刺针扎，搔破皮表鲜血渗出，结有血痂。偶尔也可化腐生脓，酿成疖肿。

（五）燥痒

在秋冬之间，或者老年人或者患过温热病后，阴血内损或阴虚血亏，生风化燥。症见皮肤干燥发痒，其痒感往往时轻时重，呈阵发性发作，搔后有细如糠秕状鳞屑脱落。

（六）毒痒

《诸病源候论》说："凡药有大毒，不可入口、鼻、耳、目。"否则淫痒不止，甚则毒攻脏腑。其皮损以弥漫性水肿性红斑为主，其次还可以发现红色丘疹、风团等。此外，患疔疮、痈疽初期，其疮顶也有奇痒的感觉，系毒热未聚的征兆。

（七）食痒

凡食鱼、虾、蟹之类动风之物，还有吃牛、马、猪、羊、鸡、狗等禽兽，食多则难消磨，故发食痒。表现在皮肤上常有地图状红的风团、水肿性红斑、丘疹和大小不等的水疱、血性疱等，自诉心烦意乱，剧痒。若不及时治疗，还会出现毒气内攻，令人呕吐、下利、精神困倦等全身症状。

（八）瘀痒

痒感发作时，不抓破皮损直到乌血溢流不能止痒。皮损为暗红色的丘疹、结节，有的散在性分布全身；有的凝聚结块，深埋皮内；有的融合成片，状如席纹。

（九）酒痒

饮酒后，立即或者间隔不久，皮肤感觉发痒，继而发现全身性弥漫性红斑，或形如针帽状的红色丘疹，与麻疹皮疹十分相似。但是随着酒毒从汗液、小便的排出，痒感和皮疹也随之减轻、消失，不治而愈。

（十）虚痒

全身瘙痒不止，如虫行皮中。兼血虚则皮肤干燥，痒感在夜间尤重；兼气虚则不耐六淫外邪，在寒热变迁时，均可明显诱发或加重瘙痒；兼阳虚则痒感多发生在秋末冬初，以中老年男性多见；兼阴虚则干燥不休，皮肤干枯而不润泽，搔后有较多的细小鳞屑脱落。既往有阴伤病史患者多见。

二、用药

（一）祛风止痒

方书云："诸疮宜散。"药用杭菊花、防风、羌活、苍耳子。偏于热加牡丹皮、牛蒡子、浮萍、连翘、薄荷、绿豆衣、蚕沙；偏于寒加麻黄、桂枝、独活、白芷、细辛、辛夷、威灵仙等。杭菊花性味清凉，善解头目风热，热除则痒止；防风气味俱薄，性浮达表，《本经》主"大风"冠于句首，说其治风必不可少；羌活治游风，主表，甄权赞其能治"多痒"；苍耳子疏散宣通，上达巅顶，下走足膝，内通骨髓，外透皮肤，故历代医家认为本品是治疗遍身瘙痒的要药。偏于热加辛凉之品，如浮萍、薄荷、牛蒡子等，皆能入肺达表皮，散风止痒。酌加清热凉血的牡丹皮、生地黄、连翘、绿豆衣通瘀清心，以断风热内炽的后路，更助祛邪止痒之功；蚕沙祛风清热，主治风热瘙痒，若配合蝉蜕同用，功效更捷。偏于寒加辛温之品，如麻黄、桂枝、细辛、独活、威灵仙等。其中麻桂相配，发汗散寒以止痒；细辛辛温入肺、肾两经，善除表皮内风湿淫痒，因而，凡属某些风寒沉冷之痒，用之颇效；辛夷既是治疗鼻渊专药，又是治疗头面瘙痒的佳品；威灵仙性急善走，可导可宣，是治疗风寒夹湿所致瘙痒的常用之品，不论内服、外洗均有显效。

（二）理湿止痒

徐之才说："燥可祛湿。"用于治疗皮肤瘙痒不外乎芳香化湿、辛温散湿和淡渗利湿三类。药用藿香、佩兰、薏苡仁、苍术、地肤子。兼有热者选用茵陈、滑石、白鲜皮、萹蓄、金钱草、豨莶草、土茯苓；兼有寒者选用萆薢、槟榔、路路通、海桐皮。藿香、佩兰芳香化浊，湿热郁蒸作痒，恃为要药；薏苡仁上清肺热，下理脾湿，凡湿热流窜肤腠作痒，皆可理之；苍术芳香力雄，外解风寒，内化湿浊；地肤子清热化湿，主要用于皮肤湿疮，周身瘙痒，内服、外洗皆有良效。兼有热邪选加白鲜皮、萹蓄、金钱草、土茯苓、滑石等性味苦寒、清热利湿之品，对下肢湿痒尤为相宜；茵陈既是治疗黄疸专药，又是治疗热重于湿瘙痒不可多得的要药；滑石内服清热渗湿，外扑润肤止痒。兼有寒邪选用萆薢、槟榔、路路通、海桐皮等，皆能主治寒湿性瘙痒，取其祛风化湿、通络止痒之功。至于收湿止痒的外用药有炉甘石、孩儿茶、白螺壳、花蕊石、煅石膏、枯矾等，均为临床习用，兹不赘述。

（三）杀虫止痒

杀虫止痒分内服与外用两大类。内服驱虫、杀虫仅用于肠道寄生虫蛔虫、绦虫等，常用药有使君子、槟榔、雷丸、榧子、芜荑、南瓜子。外用杀虫止痒药颇多，如蛇床子、雄黄、川槿皮、藜芦、轻粉、枯矾、硫黄、大枫子、芦荟、蟾蜍、蜈蚣、斑蝥等。为了充分发挥其杀虫作用，必须选择恰当的剂型。

（四）清热止痒

主要指邪在气、营之间，外透，邪易走表，痒感更重；内凉，引邪入里，或留滞不去，痒亦难除，唯用清法较为合适。药用生石膏、知母、寒水石、玄参、黄芩、黄连、犀角、龙胆草、连翘。热重化毒则加栀子、野菊花、蒲公英、金银花、地丁；热夹湿毒则加黄柏、车前子、萆薢、海金沙、金钱草；热而夹风则加青蒿、蝉蜕、木贼草、青葙子、桑叶等，不过，在具体应用中要注意各自的大同小异。大凡偏清心热用水牛角、黄连、连翘；偏肝热用黄芩；偏胃热用生石膏、寒水石；偏清肾热用知母、玄参。对于性味苦寒较重的黄连、龙胆草、栀子之类，一要用量轻，唯恐戕伤生发之气；二要妙用，以减轻苦寒之性，并要顾及病人嫌苦，难以下喉之虑。

（五）润燥止痒

燥痒虽有内伤阴血，外受燥邪所袭之殊，但润燥止痒的根蒂乃在肝、肾两脏。常用何首乌、天冬、麦冬、山药、沙苑子、枸杞子、干地黄、百合、合欢皮、钩藤、龙眼肉、东阿胶、小胡麻、白芍、地骨皮、夜交藤等。据笔者体会润燥止痒中，山药、合欢皮、东阿阿胶三药更应多加探索。山药诸书皆云补脾胃的佳品，唯《别录》谓其主治"头面游风"，《本草纲目》也说"润皮毛"。可见山药确是润燥止痒的上品。合欢皮（花）解郁，活血止痒，对妇人燥痒多验；东阿阿胶为补血养阴要药，对男女阴血耗伤所致瘙痒尤为适合。

（六）解毒止痒

金石药品，性味温烈，长期内服必致阴灼液耗，药用绿豆粉、生甘草、杏仁、胡黄连、大青叶、蒲公英、土茯苓等。其中土茯苓善解汞粉银朱之毒；大青叶能解金石药毒；杏仁制锡毒；绿豆粉、生甘草相伍，既解毒，又护心；偏于热毒用金银花、漏芦、地丁、蜀羊泉、蚤休；偏于疫毒用人中黄、紫草、板蓝根、马齿苋等。

（七）消食止痒

暴食鱼、虾、蟹动风发物，胃难磨腐，酿致食毒发痒。常用药有蒲公英、苏叶、胡黄连、神曲、广木香、山楂、乌药、谷芽、麦芽、鸡内金、生大黄、陈皮等。其中苏叶、陈皮偏于解鱼腥之毒；神曲、木香、蒲公英、乌药通解食毒；山楂、内金偏消肉积；二芽和中消食。食消毒解，皮肤发痒也就随之消除。

此外，《从新草本》说："胡黄连解吃烟毒。"宗此，用于某些中烟草之毒所致皮肤瘙痒，效验也良。

（八）化瘀止痒

气滞血瘀，凝聚结块，使之经气不畅而痒。瘀而兼热用生地黄、蒲黄、牡丹皮、凌霄花、甲珠、桃仁、大蓟、茜草、地榆、丹参、赤芍、郁金、山茶花、益母草、败酱草；瘀而兼湿用马鞭草、路路通、花蕊石；瘀而兼寒用三七、当归、乳香、泽兰、川芎、石菖蒲、皂角刺、王不留行、刘寄奴、苏木、血竭等。益母草，《本经》谓其"主瘾疹"。凡瘙痒与血瘀兼热，或月经不调而致的本品确为良药；乳香，《别录》谓其主"瘾疹痒毒"，笔者曾试用于瘀滞结节性痒疹，水煎内服，或临用研末掺在普遍膏药中心中，外贴患处，2～3 天换一次，常有散结止痒之效。若配皂角刺、甲珠，功效更速。

（九）醒酒止痒

李东垣说："酒大热有毒，无形之物也。"饮之或过量饮后，湿热之毒，积于肠胃。解酒之毒，一是从肌肉而解，如用白豆蔻、白扁豆、高良姜、煨草果、桑椹、山楂等；二是利小便，如泽泻、猪苓、茯苓等以上下分消其湿气。其中枳椇子最能解酒之毒。凡由酒毒而致痒，历代医家无不视为要药。

（十）补虚止痒

方书谓："诸痛为实，诸虚为痒。"因虚致痒并不少见。用补虚以止痒，要分清阴、阳、气、血虚的不同而施治，较为贴切。偏于阴虚用石斛、天冬、麦冬、沙参、鸡子黄、干地黄。沙参甘淡而寒，专补肺气，清肺火，故对阴虚内热所致身痒最宜；偏于阳虚用紫石英、黑附块、肉桂、补骨脂、山萸肉、沉香、巴戟天、淫羊藿、仙茅。沉香、炒杜仲性沉而降，善治男女阴下湿痒；淫羊藿、山萸肉、仙茅强阳益气，凡真阳不足的老年性皮肤瘙痒症，功效颇良；偏于气虚用黄芪、山药、白术、党参、冬虫夏草、甘草、人参。参、芪、草三味同用虽为退虚热的圣药，更是治中气不足之人瘙痒的佳品；偏于血虚用熟地黄、阿胶、桑椹、何首乌等，首乌不寒不燥，为滋补良药，功在地黄、天冬之上，故凡血虚发痒皆可用之。

此外，历代本草记载虫类药、鳞介类药，如蜈蚣、全蝎、僵蚕、羚羊角、蜂房、乌梢蛇、白花蛇、玳瑁、龟板、鳖甲、水蛭等皆为清热解毒、息风止痒之品，特别是对风毒顽痒，用之恰当，效如桴鼓，并为临床所证实。不过，亦有部分患者服后，痒感不但不止反有加重的现象。因此笔者在临床应用上述诸药时，往往要询问三点：一问平素吃鱼、虾、鸡之类食品，皮肤有无反应；二问以往是否用过虫类，或鳞介类药，效果如何；三问初诊小剂量用后，痒感是减轻还是加重。总之尽量做到药贵在精、药贵对症是十分要紧的。

毛发病的中医治疗

一、中医对毛发的认识

清代沈金鳌在《杂病源流犀烛》中说："毛者，统词。一身之毛及眉髭髯前后二阴之毛皆是。发者，专指但即生于头者言也。"中医学对毛与发提出了明确的区别，但由于毛所生长的部位不同，又有专用明称。比如生在大拇指（趾）爪甲二节后面的毛，称之为"从毛"（一名三毛）；胸前部位的毛，称之为"胸毛"；腋窝部位的毛，称之为"腋毛"；腹部耻骨部位的毛，称为"毛际"；胫前部位的毛，称之为"胫毛"等。

毛与发的发生与生长，在《灵枢·五音五味》有段原则性论述："妇人无须者，无血气乎……冲脉、任脉，皆起于胞中，上循背里，为经络之海。其浮在外者循腹右上行，会于咽喉，别而络唇口。血气盛则充肤热肉，血独盛者澹渗皮肤，生毫毛也。今妇人之生，有余于气，不足于血，以其数脱血也，冲脉之脉，不荣口唇，故须不生焉。……官宦者去其宗筋，伤其冲脉，血泻不复，皮肤内结，唇口不荣，故须不生……其有天宦者，未尝被伤，不脱于血，然其须不生……此天之所不足也，其任冲不盛，宗筋不成，有气无血，唇口不荣，故须不生。……圣人观其颜色，黄赤者多热气，青白者少热气，黑色者多血少气。美眉者太阳多血，通髯及须者少阳多血。"这段文字叙述主要回答了三个问题：①周身毫毛皆由血气化生；②阐述妇人或宦官（包括天宦）无须生长的原因；③视毛发的色泽与荣枯，常能窥测气血的盛衰。

后世医籍宗《黄帝内经》之源，多有发挥，特别是《备急千金要方》《寿世保元》《证治准绳·疡医》《医述》等，另辟毛发疾病的专论，大凡对毛发的化生来源、命名、荣枯以及功能无所不涉及，从而，构成了既将毛发视为人身仪表的外征，又可以从毛发窥测脏腑盛衰的全方位的认识。

二、毛发是人身的仪表

《杂病源流犀烛》说："毛发也者，所以为一身之仪表。"这种仪表通常反映在两个主要方面：其一，毛发命名的含义。古籍称：名，称号也，所以区别事物，而确定其分际义类也。可见凡一物名，皆有其特殊的含义。比如发，拔也，拔擢而出也；眉，媚也；须，秀也，物成乃秀；鬓，随口摇动，髯髯也；髭，姿也，姿容之类也。综观上述命名，既概括了毛发的仪表功能，又反映了从仪表的外征探知机体的成熟。其二，毛发荣枯验证气血的盛衰，是古人在医学史上的一大创举，至今仍然是临床医疗最方便、最直观的方法之一。《医学入门》说："肾华于发，精气上升，则发润而黑，六八以后，精华不能上升，秋冬令行，金削水枯，以致须发焦槁，如灰白色。"又如象征男性仪表健美，集中表现在毛与发，有时男子的胡须往往被视为男性特有的美，老年人的"美髯公"确实丰韵神态可赞！其他还有美须（浓而粗长）、美髯（密而厚长）、腋毛、胸毛、阴毛、胫毛的浓密乌黑，通常是男子美的标志。民间俗语"男子俏，一身毛；女子俏，一身孝（指皮肤净白）"颇有科学的内涵，然而毛与发的荣枯无不与太阳、少阳、阳明气血的多少有关。一般而论，毛发的荣润是太阳、少阳、阳明多血的缘故；反之毛发的稀少或缺无，则是上述三经气血皆少，或气血不平衡（血多气少或血少气多）的结果。

三、毛发病因十说

明代《医述》说“人身毫毛皆微而发独盛者，何也？百脉会于百会，血气上行而为之生发也。”意思是说，人体有百脉皆汇聚于头，血气随之上行，气血充盛，外渗于头皮，故发生秀美。由此可见，毛发的生长与荣枯，同脏腑气血关系密切，为此，综合历代文献，撷要归纳为十个方面简叙之。

1. 肾虚说 此说倡于《黄帝内经》。《素问·上古天真论》说：“女子七岁，肾气实，齿更发长……五七，阳明脉衰，面始焦，发始堕……丈夫八岁，肾气实，发长齿更……五八，肾气衰，发落齿枯……”肾藏五脏六腑之精华，精虚不能化生阴血，致使毛发生化少源，故症见脱发或过早花白。

2. 肺损说 张仲景说：“肺主皮毛，肺败则皮毛先绝。可知周身皮毛，皆肺主之。察其毛色枯润，可以觇肺之病。”肺位最高，为脏之华盖，主一身之气。肺气旺能助津液营血的宣发敷布，内以养脏腑，外以营肌肤皮毛，润孔窍。肺气虚则变生诸证，其中毛发花白和枯焦，就是最常见的症状之一。

3. 血瘀说 清代《血证论·瘀血》说：“凡系离经之血，与养荣周身之血已睽绝而不合，瘀血上焦，或发脱不生。”《医林改错》更是明确指出：“……头发脱落，各医书皆言伤血，不知皮里肉外血瘀，阻塞血路，新血不能养发，故发脱落。”血瘀毛窍，经气不宣，新血难以灌注于发根而失其濡养，故而迅即出现大面积的脱发。

4. 血热说 《儒门事亲》说：“年少早白落，此血热太过也。世俗只知发者血之余，血衰故耳。岂知血热而发反不茂，肝者木也，火多水少，木反不荣；火至于顶，炎上之甚也。热病汗后，发多脱落，岂有寒耶？”血为水谷精微所化，以奉养周身。若过食辛热、炙煿之味，或者情志抑郁化火，或者少年气血方刚，肝木化火皆能暗耗阴血，或者血热生风，风热随气上窜于颠顶，毛根得不到阴血的滋养，头发则会突然脱落或焦黄，或早白等。

5. 失精说 《金匮要略》说：“失精家，少腹弦急，阴头寒，目眩，发落，脉极虚芤，为清谷亡血失精。”失精家是指平素失精的男性患者，精泄过多易致精室血海为空，阳气也随精而外泻，症见阴头冷、目眩、发落等。

6. 血虚说 隋代《诸病源候论》说：“冲任之脉，谓之血海，其别络上唇口，若血盛则荣于发，故须发美；若血气衰弱，经脉虚竭，不能荣润，故须秃落。”营血虚损，冲任脉衰，均可出现毛发枯而不润，或者萎黄稀少，乃至毛发脱落等症。

7. 偏虚说 《诸病源候论》说：“人有风邪在头，有偏虚处，则发秃落，肌肉枯死，或大如钱，或如指大，发不生，亦不痒，故谓之鬼剃头。”头皮空虚，外风乘虚攻注，使之发根空松，濡养不足，故现斑块状脱发。

8. 湿热说 《临证指南医案》说：“湿从内生者，必其人膏粱酒醴过度，或嗜饮茶汤，或食生冷瓜果及甜腻之物。”说明恣食甘肥，容易伤胃损脾，湿热内蕴，循经上蒸颠部，侵蚀发根白浆，导致头发黏腻，头发稀少或者均匀性脱发。

9. 忧愁说 《千金翼方》说“……忧愁早白，远视流风泪出，手足烦热，恍惚忘误……”鉴于所思不遂，情志内伤，损及心脾，脾伤运化失职，气血生化无源，故形伤在外多白发；神耗则精气内守，故有烦劳虚热内证的出现。

10. 胎弱说 古人认为怀孕七个月后，始见毛发生长。受胎之始，若禀赋不足，胎气虚怯，则神气不足，头发生长迟缓或稀少、焦黄少华。清代《兰台轨范·小儿》说："发久不生，生则不黑，皆胎弱。"

综观上述论述，一方面说明毛发生长的迟缓、稀少、早白、枯黄、脱落等是多因素所造成的，为临床辨证论治提供了客观依据；另一方面说明毛发的外观可以洞察脏腑气血的部分病变所在。

四、毛发疾病的种类

从总体上讲，毛发疾病概分为四大类，即毛发稀少和脱落、多毛、毛发色泽的异常以及特殊形态毛发病等。

（一）毛发稀少和脱落

1. 婴儿发少症 婴儿出生后或者在6个月内，头发稀少，略有焦黄，生长迟缓，甚至到了2岁以后乃至成年，头发仍然稀少，缺乏光泽。

2. 斑秃 患者以青少年为主，往往无意中发现头部一块至数块，形如樱桃、银元乃至更大范围的头发脱落，严重时还有转向全秃的可能性。

3. 全秃 一名普秃。一般在斑秃的基础上，相继出现眉毛、睫毛、胡须、腋毛和阴毛的脱落，重者凡生长毛发皆可脱光。

4. 脱眉 眉毛的脱落，既有局限性脱落，又有整个眉毛的全脱。不过若发现眉毛外1/3脱光，则应详细追询病史和细心体格检查，排除麻风病的可能性。

5. 脂溢性脱发 这种脱发是在比较严重的皮脂溢出基础上发生的，病者以青壮年男性居多，部分患者亦可为女性。特点：脱发部位以头顶为主，呈均匀性稀少，或脱落，同时伴有头发油腻如水洗，重者数根头发粘连在一起，或者头发干燥、细软、呈毫毛状。

6. 早老性脱发 又名高额。前额、发际区域的毛发过早脱光，使之发际向头顶方向收缩，多数与遗传因素有关。

7. 假性斑秃 一名瘢痕性秃发。在头部表现为不规则的、散在性或融合性的头发脱落，斑损区域往往还遗留稀少的残余长发，呈萎缩性外观，多与儿童时期患过头癣有关。

8. 症状性脱发 这种脱发多由内分泌失调、结核病、伤寒病、药物和分娩哺乳期等因素所引起的脱发，一旦原发性疾病治愈，或者身体康复，头发也会随之控制和恢复原状。

（二）多毛类疾病

所谓多毛类疾病是指体表任何部位的毛密度增加、变长、变粗、变黑，其数量、质地均超过正常的界限。

1. 返祖多毛症 系返祖现象，属先天性疾病。

2. 先天性胎多毛症 分犬面和猴面两型，系常染色体显性遗传或隐性遗传。

3. 获得性胎多毛症 这种多毛症多数伴有严重疾病的存在，如癌瘤等。应予以关注。

4. 耳郭多毛症 与种族遗传有关，如孟加拉族、僧伽罗族的男性有此特征。

5. 肘部多毛症 多发生在同胞兄弟、姐妹中，但并不能证明遗传，多数在出生时存在，五岁左右即可发展到最大范围，此后又缓慢退化。

6. 症状多毛症 往往是并发于某些疾病，多毛呈对称性分布。当原发性疾病治愈或减轻，多毛也可消失或者减少。

7. 医源性多毛症 因用药后而引起的多毛症，如苯妥英钠、链霉素、激素等。

8. 获得性、局限性多毛症 某一部位长期连续摩擦、刺激、炎症、瘢痕、紫外线照射后，皆能导致多毛的丛生。

此外，还有因患卟啉病、甲状腺功能亢进、肢痛症等所引起的多毛症应予分辨。

（三）毛发色素的异常

作为东方民族，特别是汉族血统的人群，头发以乌黑润泽为其健康、美发的准则，因此，文中所言毛发色泽的异常含义，既要区别于乌黑润泽的头发作为病变来叙述，又要结合世界各民族的血统，具体对待，具体分辨。

1. 白发 头发变白是一种渐进性的发展过程，初期仅有头发花白，部分持续数年不再加重增多；部分继续发展，以至完全变白，呈现银发满头。对中老年人来说，白发不一定都要视为疾病，很可能是老年人生理现象之一；对青少年也要区别对待，有的是少年白头，无关大局；有的则是疾病的反应，应予治疗。

2. 黄发 头发焦黄，缺乏光泽与柔润，中医学认为黄发多由血热所致，诚如《东医宝鉴》所说："血盛则发润，血衰则发衰，血热则发黄，血败则发白。"此说颇合临床真谛。

结合西医学的论述，在世界上由于种族的不同，头发的颜色也各不相同，一般而论，头发的颜色与头发里所含金属微量元素的不同有直接的关系。比如：黑色头发常是因含有等量的铜、铁和黑色素的缘故；灰白头发则是头发内含镍量的增多；金黄色头发是含有钛的结果；赤褐色头发含有钼；红棕色头发含有铜、钴；绿色头发含有过多的铜。在非洲的一些国家里，部分孩子的头发呈红色，分析其原因是由于蛋白质严重缺乏所造成的。

（四）特殊形态毛发病

1. 扭曲发 发干扭曲，每一个扭曲处都是沿其轴扭转180°，一根毛发可能出现数个扭曲点。

2. 念珠状发 毛发干一段一段呈膨胀的梭形结节排列，状如佛珠。

3. 结节发 在物理或化学性因素的损伤下，毛干呈结节性肿大，若过多地用温热肥皂水，或碱性热水以及不适当刷梳，易于折断。

4. 套叠发 发干外观好像竹子，呈节段性变粗，如同竹子的竹节一样。

5. 打节发 又名结毛症。毛发干为不规则的间隔性的卷曲畸形，有的卷曲或不规则的环状，好似绳子打成的结扣。

五、生发十五法

引起头发脱落的原因众多，其治疗方法也是丰富多彩，归纳要点，概分为内治、外治与针刺三大类十五法。

（一）内治法

1. 凉血生发法 适用于血热生风所致脱发，患者多系年轻体壮，血气方刚，头部烘热，突然出现头发呈圆形脱发，选用四物汤合六味地黄汤化裁。

2. 通窍活血法 适用于血瘀毛窍，新血不能养发的脱发病患者，通常伴有头痛、夜多噩梦；头部某一处无意时发现斑块脱发，重时还会出现眉毛、腋毛和阴毛的脱落等，选用通窍活血汤加石菖蒲、远志。

3. 祛湿健发法 适用于湿热上壅，腐蚀发根的湿性脂溢性脱发，主症为头顶区域头发均匀性稀少，潮湿，甚至彼此粘连，橘黄色鳞屑亦多等。选用祛湿健发汤（白术、泽泻、猪苓、萆薢、车前子、川芎、赤石脂、白鲜皮、桑椹、干地黄、熟地黄、首乌藤）。

4. 气血并补法 适用于病后或产后，气血骤虚的脱发症。这类脱发为渐进性加重，范围由小而大，严重时还会出现眉毛等的脱落。选用十全大补汤加何首乌、阿胶。

5. 滋补肝肾法 适用于中老年脱发，特点是头发花白、焦枯、脱落，三者同时并存，病情时轻时重。选用还少丹（熟地黄、山药、牛膝、枸杞子、山茱萸、茯苓、杜仲、远志、五味子、楮实子、小茴香、巴戟天、肉苁蓉、石菖蒲）。

6. 补阳摄阴法 适用于素有失精病史的脱发患者，主症有头发焦黄、稀少，头发大片脱落，伴有头晕目眩，男性龟头冰冷，女性梦交等。选用桂枝龙骨牡蛎汤加金樱子、黄精、桑椹、补骨脂。

7. 补精固发法 适用于房事劳损，脑髓空竭所致脱发，这类病者的头发、胡须黄悴或斑白脱落，肢软乏力，不任劳作等。选用地仙丹（远志、茯苓、熟地黄、干地黄、地骨皮、麦冬、苣胜子）。

8. 疏肝解郁法 适用于情志抑郁、多愁善感之类的脱发，在两鬓处头发早白、脱落，日益蔓延加重，进而出现眉脱。选用逍遥散加麦冬、五味子、代赭石。

（二）外治法

1. 搽药生发法 这类药多由白酒浸泡中药，过滤取汁，备用，每日涂 1 ~ 2 次。选芳香芎发酒（川椒、白芷、川芎、蔓荆子、附子、零陵香各 7.5g，白酒 250 ~ 500mL，浸泡 7 ~ 10 天）。

2. 洗药护发法 大多用疏通经络的药物，水煎取药液，供洗头发之用，常有结发、祛脂、止痒、护发等功效。选方海艾汤等。

（三）针刺法

1. 阎氏三针生发法 取百会、头维、生发穴（风池与风府连线的中点）为主穴；头发油腻配上星；两鬓脱发配率谷；失眠配神门、安眠（合谷与三间连线中点）。手法：虚者补之，实者泻之，1 ~ 2 天针刺一次。

2. 围刺生发法 脱发区皮肤常规消毒后，用 32 ~ 35 号毫针，呈 15° 角度斜刺入发区四周，留针 30 分钟，其间捻转 3 ~ 5 次，2 天针刺一次。

3. 头针生发法 选用双侧足运区、感觉区上 3/5，1 ~ 2 日针刺一次。

4. 梅花针生发法 脱发区皮肤常规消毒后，取梅花针从外向同心圆方式，轻巧而均匀地叩刺，直至皮肤轻微发红或者少许渗血为止，2 日叩刺一次。

5. 垂针生发法 在损害处皮肤常规消毒，取两寸毫针，轻巧点刺皮下，针柄下垂，每间隔 2cm 刺入一根毫针，留针 30 分钟。

六、多途径乌须黑发

头发花白，是人体趋向衰老的外征之一，其年龄界限女性为 42 岁，男性为 48 岁。查阅中医文献有关乌须黑发的防治方法，不仅方剂多，而且给药途径也众，为今人研究乌发留下了许多值得借鉴的经验。

（一）内治法

1. 精虚血弱证 患者以40岁以上的中老年人居多，白发从鬓角开始，继而整个头发花白，甚至满头银发，伴有头昏、眼花，腰膝酸软等。治宜补肾益脑法，选方远景丹加减（首乌、黑芝麻、补骨脂、生熟地黄、桑椹、女贞子、墨旱莲、胡桃肉、大枣、槐角）。因房劳损精者加龟胶、巴戟天、肉苁蓉以填精补髓；因肝血不足，加当归、白芍、五味子以养血柔肝。

2. 情志烦恼证 性格内向，平素多愁善感，头发斑白，略有焦黄不泽，伴有口苦咽干，夜寐欠安等。治宜疏肝解郁，宁心安神，选方越鞠丸和归脾丸加减（炙黄芪、党参、茯神、苍术、神曲、白芍、熟地黄、炙甘草、香附、川芎、陈皮、枣仁、丹参、远志等）。

3. 血热偏亢证 患者以青少年为主，头发由黄渐变花白，枕部尤为明显，部分静止数年不再增多；部分发展为少年白头。治宜凉血乌发法。选方草还丹（地骨皮、生地黄、菟丝子、牛膝、远志、石菖蒲）。

（二）外治法

1. 洗头乌发法 选用榧子、桑白皮、侧柏叶、覆盆子、没食子、石榴花、五倍子、丁香、黑豆等，任选3～5味，水煎取浓汁水，浸泡头发5～10分钟，2～3日一次。上药有祛风、除屑、乌发的功效。

2. 染发令黑发 ①药汁染黑发：取洗净芭蕉榨取原汁，涂头发，保留5分钟，再用温水冲洗一次，3～5日一次。②染发膏：选用还春膏（新小胡桃、乳汁，小火煎熬），洗净发后，涂梳于头发上。2日一次。

3. 搽牙乌黑发 齿为骨之外候，通过刷牙、搽药达到固齿益精乌发的目的，这类方剂甚多，仅择两方供参考：①沉香延陵散（沉香、木香、檀香、香附、白芷、龙骨、甘松、川芎、生地黄、荜茇、升麻、防风、当归、首乌、藁本、青盐、人参、茯苓、白蒺藜、海浮石、藿香等）：每日早晚，洗刷净牙，后蘸药刷之。②变白散（大浆石榴、细辛、猪牙皂角、寒水石研细末）：临卧搽牙，勿漱，每日一次。

4. 包头染发法 选用乌云散（诃子、百药煎、没食子、轻粉，研细末），每次取药粉5～10g，温水调成糊状，乘温涂在头发上，然后用荷叶封裹之，持续10～15分钟后，再用温水冲洗之，3～5日一次。

5. 药露乌发法 黑发方（垂杨柳、侧柏叶、诃子皮、青胡桃皮、乌梅、新汲水，胡桃油蒸馏取汁备用），临卧和早晨各取药露适量，滴洒于头发上，然后用梳子理顺头发。

总之，外治方法还可以举出一些，今人一方面要继承精华，为无害性染发开拓新领域，另一方面也应看到染发的效果是暂时的，因此，仍应强调内治法的重要性，诚如《医学入门》所说："养生者，宜预服补精血药以防治，如张天师草还丹之类，染掠亦非上策。"

七、秀发名方举要

头发的秀美，皆由百脉会于百会，气血旺盛上行所为，古人喻之草木的华实，因此，秀发之法的重点，就在于审度津、精、液、血、气等方面的虚损，予以有针对性的内治，自然能够收到有病可治，无病可防，秀发似青娥的效果。综合古今经验，简介五类内治法。

1. 宣通气血法 气滞血瘀，遂致头发焦枯少泽，甚则发端分叉，选用天麻丸（天麻、广木香、玄参、地榆、乌头、附子、血竭、乌药、乳香、石菖蒲，炼蜜为丸），每日3次，每次3～

6g，黄酒或温开水送下。

2. 滋补肝肾法 肾精匮乏，头发斑白而少润泽，多头屑等。选用驻颜苣胜子丸（苣胜子、杏仁、陈皮、细辛、附子、旋覆花、覆盆子、青葙子、秦艽、干地黄、白芷、肉苁蓉、秦皮、桂心、生地黄，米糊为丸），每日3次，每次6g，淡盐开水送下。

3. 补脑壮髓法 《普济方》说："发者，脑之华，髓之所养也。发生而焦黄，则脑虚，冲脉衰，无以荣养故也，须以药治之，令润泽也。"由此可见，凡遇头发黄枯少泽，均可投用药治，使之秀发呈黑光滑润。选用苣胜七子丸（甘菊花、旋覆花、白芷、茯苓、牛膝、覆盆子、墨旱莲、苣胜子、枸杞子等，炼蜜为丸）每日3次，每次6～9g，黄酒或温开水送下。书云：昔日李升服此药，寿至70岁，全无白发。

4. 补心安神法 心血不足，发无滋养，故发白如霜，枯萎似草，选用五神还童丹（赤石脂、川椒、辰砂、茯神、乳香，研细末枣肉和丸），每日2次，每次3～6g。空心温酒送下。

5. 补益气血法 久病或产后，气血虚惫，则变生毛发黄白而不润黑，选方神仙琼玉膏（茯苓、人参、干地黄）加女贞子、何首乌、五味子、当归、桑椹，白蜜适量收膏。每日2～3次，每次10～15mL，温开水送下。

鼓励患者在日常生活中，应有意识地摄入猪骨汤、海藻、菠菜、瘦肉、花生米等，因为头发在生长的过程中，需要大量的蛋白质和钙、磷、镁等矿物质的补充。

八、多毛症的诊治

凡在体表的任何部位，发生毛的密度增加，毛干长且粗，色泽乌黑，皆称之为多毛症。笔者在临床实践中，接触过不少的女性患者因口唇生须而苦恼，还有的女性因为手臂或小腿胫前生长浓密的长毛，使之不能穿上显露女性美的短袖衫或短裙而懊丧。然而，引起女性多毛症的原因十分复杂，主要有特发性多毛症、营养不良性多毛症、精神紧张性多毛症、药物性多毛症等。不过，这类患者常有月经减少或闭经、乳房萎缩、阴蒂肥大以及其他女性特征的减弱或消失，并出现声音低沉和男性体态等。中医学对上述症状的认识，系由阴阳内热，挟冲脉上逆，转荣唇口及其皮肤，故而多毛丛生。

（一）内治法

女性口唇生须，或有浓密的胫毛等，治宜养阴、清热、退毛法，选方净肤汤加减（生地黄15～30g，天冬、天花粉、石斛各12g，煅牡蛎30g，紫草15g，黄连、黄芩各6g，玄参24g）。加减法：鼻出血、牙龈出血加炒牡丹皮、大黄，重用生地黄；腹部癥瘕加皂角刺、桃仁、三棱、莪术等。日服1剂。

（二）外治法

1. 散剂 选用净肤散（海浮石10g，炉甘石2g。研极细末），用棉花沾药粉轻轻摩擦，以微红为度，每日1次；病变在唇口，将药粉调入50%甘油中，外搽，直至毛脱为止。

2. 膏剂 选用莹肤膏［乳香6g，沥青（徐注：松香）100g，小火同时融化，熬至硬软适度备用］。用法：卧前均匀地涂在患处，第二天早上用温热水轻轻洗去。原书云：以膏贴之，次日茸毛随药膏自退，莹净再不复生。

在治愈本病后，尚需常服知柏地黄丸或丹栀逍遥丸等，有巩固疗效的作用。

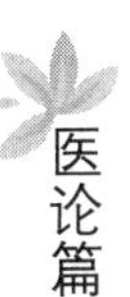

薛己应用小柴胡汤治疗皮肤病

明代名医薛己（立斋），通晓内、外、妇、儿、眼、齿诸科，并多有发挥，一生论著颇多，主要有《外科发挥》《外科枢要》《疠疡机要》《口齿类要》等，其应用小柴胡汤治疗皮肤病颇多经验。

一、疮疡之生，求本寻源

今论疮疡多宗《素问·生气通天论》“营气不从，逆于肉理，乃生痈肿”之说，似成定论！然而，疮疡之生，多在局隅一处，很少发于全身，况且不少皮肤病的发生，并不一定都要涉及或者影响脏腑、卫气营血的运行，因此疮疡之生，应从多方面去求本寻源，方能获得准确辨证论治的真谛。诚如《华氏中藏经》所说：“痈疽疮肿之所作也，皆五脏六腑蓄毒不流，则生矣。非独因荣卫壅塞而发者也，其行也有处，其主也有归。”这就是说，疮疡发生之根本原因是脏腑蓄毒，而脏腑与体表之间，通过经络而紧密相连。所以薛己说：“发于喉舌者，心之毒；发皮毛，肺之毒；肌肉者，脾之毒；骨髓者，肾之毒；发于下者，阴中之毒；发于上者，阳中之毒；外者六腑之毒；内者五脏之毒。”所谓毒者，古人谓邪之盛也。由此可见，皮肤体表的各种病变，常能窥视脏腑邪正盛衰，从而反映出疾病的演变过程。有鉴于此，薛氏在上述四部书里，多次阐述小柴胡汤治疗皮肤病的一些基本规律。为了叙述方便，归纳如下：

1. 因怒伤肝所致皮肤病　“因怒胁下作痛”（胁神经痛）；“妇人素心急，患偏身瘙痒……”（皮肤瘙痒病）；“因怒唇口肿胀，寒热而呕……”（血管神经性水肿）；“暴怒，而患前症”（舌痛）。

2. 因肝血风燥（包括肝火、血燥）所致皮肤病　“眉间痒，或毛落”（眉毛、头发脱落）；“一男子便痈已溃，而痛不止，小便秘涩，此肝火未解也”（性病性淋巴肉芽肿）；“两手背结一疣，如大豆许，两月渐长寸许。又两月余，又患数枚……”（寻常疣）；“一身起疙瘩搔破，脓水淋漓，若寒热往来者，肝经血虚而有火也……”（痒疹）；“一女子十三四或十六七，而天癸未至，或妇人月经不调，发赤瘢痒痛，此属肝火血热……”（月经疹）；“一儒者身发疙瘩，时起亦晕，憎寒发热，服疠风之药，眉落筋挛，后疙瘩渐溃，日晡热盛，肝脉洪弦，余脉数而无力，此肝经血虚风热也”（药疹—大疱性表皮松解症）；“一男子两掌每至秋皮厚皱裂起白屑，内热体倦，此肝脾血燥，故秋金用事之时而作……”（皲裂症）；“一男子唇裂生疮，口苦作呕，小便淋涩，此肝脾火动”（唇炎、舌疮）；“一妇人耳内肿痛，寒热口苦，而内出水，焮连颈项，饮食少思，此肝火甚而伤脾也”（中耳炎合并外耳道湿疹）。

3. 因肝阴血虚所致皮肤病　“一儒者，阴茎腐烂，肿痛不止，日晡热盛，口干体倦，食少欲呕”（龟头炎）；“一妇人性燥，患蓓蕾作痒，脓水浸淫，寒热口苦……”（泛发性湿疹样皮炎）。

4. 因肝脾湿热所致皮肤病　“一男子溃而肿痛发热，日晡尤甚……”（软下疳）；“松江掌教翟立之素善饮，遍身疙瘩，搔起白屑，上体为甚，面目焮肿，成疮结痂，承浆溃脓，眼赤出泪，左关脉洪数有力……余谓肝火湿毒”（急性皮炎类）；“一女子十三岁，善怒，遍身作痒出水……”（急性湿疹类）。

综观上述所引薛氏原案可以看出，凡用小柴胡汤所治皮肤病，既体现了“其形有处”的一面，又明示了“其主有归”的一面。前者是言体表病位，后者是说发病因素。这些表现在外的部位，从案中所述有口舌、耳郭、眉目、胁肋、外阴等。发病因素有二：其一肝胆本身病变，如肝火、肝胆风热、肝阴虚、肝血不足，暴怒伤肝等；其二肝与他脏的克侮病理变化，如肝脾湿热、肝肺阴虚、肝脾血燥以及热入血室，从薛氏这种分析归类的方法，充分说明凡为疡医者，必须精晓内科杂病的辨证精髓，不能仅仅停留于清热解毒之剂和劀杀之术。

二、读书明理，善立新意

通读薛氏外科四论，深感读书明理的重要性。书中所列每个病症条目，均是扼要论述其脉因证治，内容翔实，选方适用，读后颇受启迪。这里仅以小柴胡汤为例，剖析薛氏是如何运筹在握地应用于临床，多获效验。

据粗略统计的印象，薛氏以小柴胡汤为主化裁，治疗皮肤病所出现的次数居四论其他方剂之冠，其中以小柴胡汤为主先后有15次，而以该方为基础演绎的方剂达16首。

薛氏为什么如此重视小柴胡汤呢？他说：“若表不已，渐伤人里，里又未大甚，而脉在肌肉者，宜以退风热开结滞之寒药调之，或微加治风，辛热亦得，犹伤寒在半表半里，而以小柴胡和解之意也。”（《薛氏医案选·外科发挥》）很明显，薛氏在这里说半表半里，是他将《伤寒论》辨证的原则引申到疡科，这是十分难能可贵的。如果再深入分析一下薛氏对小柴胡汤的论述，那么更能体现他读书明理，善立新意的独到之处。其一病位：表不解，渐伤入里，而里证又不重，按脏腑、经络、皮毛来分，病在经络；按开、阖、枢来分，病在枢；按六经来分，病在少阳；按邪正来分，病邪游走于邪正之间；按薛氏本人所论，脉在肌肉，即指病在肌肉，进而提示病在脏腑之表，腠理之里。其二药性：一般而论，柴胡解表，黄芩清里，半夏、生姜和胃，人参、大枣扶正以御邪入里，甘草调和诸药。薛氏在用量上不同于《伤寒论》，他将解表药与清里药用量同等，取其解表与清里同时并举，意在于和。“微加治风，辛热亦得”，这是薛氏难得的体会，因为肝胆本脏特性所决定，只能微加，否则重用风药，复伤阴血。从以小柴胡汤为基础所化裁的16首方剂来看，绝大多数偏重于清法，而所加治风和辛热诸药，不仅药味少而且分量也轻，真可谓微在“微加”二字。如半夏左经汤中干葛、细辛、防风，大连翘饮中荆芥、防风，栀子清肝散中川芎、牛蒡子，清肝解郁汤中川芎、陈皮等，其用量多数在1～3g。

结合两个具体医案来分析，薛氏师于古人，又不拘泥于古人的学术思想，就会更能体会薛氏善读古书、得心应手于临床的学术风格。

案一，“一女子赤晕如霞，作痒发热，用小柴胡汤加生地黄、连翘、牡丹皮而愈。大凡女子天癸未至，妇人月不调，被惊恼，多有此病。”（《薛氏医案选·疠疡机要》）

案二，“一女子赤晕作痒，寒热发搐，服风药身发疙瘩，搔破出水，此肝血风热之症。”（《薛氏医案选·疠疡机要》）

从两案主要证候综合推测，可能是类似月经疹的皮肤病，鉴于两案均有发热与寒热，用小柴胡汤治之，仍宗《伤寒论》之意。但是两案皮疹赤晕，皆由肝火血燥所致，然而医者不审，误认为风，服风药后导致抽搐变证的发生，这就是薛氏反复强调风药只能微加的道理。不仅如此，薛氏在论中再三提醒：“余谓肝火血燥，风药复伤血为患也。”（《薛氏医案选·疠疡机要》）因此，凡肝血热之症，均应以小柴胡汤加生地黄、连翘、牡丹皮之类清热凉血，热去则血宁，血宁风自灭。

三、守常知变，方多中病

诚然，薛氏外科四论不是专为皮肤病而设，但是他对皮肤病的认识和治疗，确有许多宝贵的经验，痒是皮肤病最常见的自觉症状之一，薛氏论痒，既有守常的一面，但更多的是知变的一面，深入探索他知变的一面的真知灼见，对今人颇有助益。

薛氏论痒包括三个方面：

1. 部位 膀胱阴虚，痒在臀、背间或项间；肝经血虚，痒在阴囊间及股内；肝经阴虚湿热，痒在阴囊并有重坠感；风邪所伤，痒在面目；肝胆血燥，痒在眉间等。

2. 感觉 痒而发热属脾虚风热；痒而作痛属风热；痒而兼肿属血风。

3. 时间 痒发秋冬属肝脾血燥虚热；痒发考试之后为劳伤元气，阴火内炽；痒发暴怒之后为肝火逼血妄行；痒后服风药，痒之更剧为肝血风热等。

此外，论中还对痒发生在黏膜，如阴茎中作痒、鼻中作痒等均有描述。薛氏这些精细的观察，为立法用方遣药制订出了比较具体而客观的指标。

基于上述认识，薛氏对瘙痒病的治疗，仍然本着“表里俱解而不消者和之”的原则，除前面所说小柴胡汤主治范围的众人之见外，再看看他是如何运以匠心，试举以小柴胡汤化裁的治例说明之。

“一妇人素性急，患遍全身瘙痒……后大怒吐血，唇口牵紧，小便频数，或时自遗，此怒动肝火而妄行也。用小柴胡汤加栀子、牡丹皮而愈。”（《薛氏医案选·外科枢要》）

“一男子唇舌生疮，口苦作呕，小便淋涩。此肝脾火动，以小柴胡汤加栀子、酸枣仁、远志、麦门，诸证渐愈。”（《薛氏医案选·口齿类要》）

两案皆有肝火妄动，前案病危，速用苦寒以沉降，后案病缓，故用甘酸以柔润之。

其他诸如作痒发热，用小柴胡汤加生地黄、连翘、牡丹皮；身发疙瘩，误服风药，痒之更重，用小柴胡汤加牡丹皮、酒炒黑黄柏、知母；遍身发痒，夜间尤重，兼有噩梦呓语为热入血室，用小柴胡汤加栀子、生地黄；血虚而痒，用小柴胡汤合四物汤；气虚而痒，用小柴胡汤合八珍汤等，不胜枚举。

总之薛氏对小柴胡汤的运用，其指导思想诚然如他本人所说：“大抵七情皆能动火，各绎之热亦异，当分治之。”（《薛氏医案选·外科发挥》）况且，小柴胡汤是和剂之代表方剂，其特点是发表之药少，安里之药多。若热则微清之，若虚则微补之，使之邪气不壅，并令其次第而出，故能病除身安，邪祛正复。

参考文献

1.（汉）华佗．孙星衍，校．华氏中藏经．北京：商务印书馆，1956.

2.（明）薛己．外科发挥．北京：人民卫生出版社，1983.

经前皮肤黏膜病变诊治举要

一、绪言

在临床实践中，经常遇到下列情况，女性患者在月经前后通常发生皮肤黏膜病变，中医文献称之为“经前后诸症”。部分学者认为，该病与冲任有关。故又谓之属于冲任不调的范围。

西医学将一组与月经周期有关而发的皮损如红斑、丘疹、风团、糜烂、渗出和瘙痒等皆纳入“月经疹”，或称“月经前综合征”或“经前期紧张综合征”。不过，应该指出，原患皮肤病与酒渣鼻、红斑狼疮、单纯疱疹、荨麻疹、扁平苔藓、湿疹、银屑病等也会在月经前病情明显加重，或者激惹现象明显。总之这类疾病的发生率并不少见，据《金赛性学报告》研究者估计约有30%～50%女性在某些月经周期至少会有一些症状出现，只有10%左右出现严重的症状而干扰正常的生活。她还指出月经不适与疼痛和前列腺素的分泌有关，此外，还与血液内黄体激素下降，导致敏感性提高。用抗组胺类药物是没有帮助的。她提出增加摄取含有钾的食物如香蕉、橘子、花椰菜、麦芽和番茄等，减少钠盐的消耗，肯定是有所裨益的。

二、女性生理述要

《素问·上古天真论》：“女子七岁肾气盛，齿更发长；二八而天癸至，任脉通，太冲脉盛，月事以时下，故有子；三七肾气平均，故真牙生而长极；四七筋骨坚，发长极，身体盛壮；五七阳明脉衰，面始焦，发始堕；六七三阳脉衰于上，面皆焦，发始白；七七任脉虚，太冲脉衰少，天癸绝，地道不通，故形坏而无子也。”这段经文可从三个方面解读：

1. 划分女性三个不同时期即室女期、经潮期、经绝期。

2. 标明女性生长发育乃至衰老的体外征象，集中在齿、发、骨坚、体壮、面焦、地道不通等。

3. 上述这些生理变化的主因是天癸，其次分别为肾、冲脉、任脉、阳明脉、太冲脉、三阳脉等。这里着重讨论主因：天癸为何物？综合有关文献扼要分述如下：《康熙字典》：“男子精，女子血，先天得之以成形，后天得之以有生，故曰天癸。”马莳：“天癸者，阴精也。盖肾属水，癸亦属水，由先天之气蓄积而生，故谓阴精曰天癸也。”张景岳说：“元阴者，即无形之水，以长以立，天癸是也，强弱系之，故亦曰元精。”

综观上述，女性在一生的过程中，所经历的月经、妊娠、产褥、哺乳等，无不与肾气、天癸、冲任的盛衰关系最为密切。因此深入理解其实质，掌握好相互转化与依赖的关系，对于妇女疾病的认识与调摄可谓是得其要领。

肾包括泌尿系统、生殖系统和性周期有关的神经、体液在内的水液代谢和体液代谢在内。故赵献可说：“五脏之真，唯肾为根。”然而肾有阴阳，肾阴称之真水，包括肾所藏之精和所主的体液是其活动的物质基础；肾阳，称之命门之火，既是生理的动力，又是生命活动的源泉。两者间的内在关系，诚如张景岳所说：“命门为精血之海……为元气之根……五脏之阴气，非此不能滋，五脏之阳气，非此不能发。”由此可见，命门在机体中起着极为重要的作用，支持机体的强劲和健康。从而不少学者认为肾阴是肾功能的物质基础，肾阳是肾所发生的功能，包括下丘脑、垂体、肾上腺等功能。

冲任二脉属于奇经八脉，与生殖系统有密切的关系，从二脉所经过的部位及其各所主的作用而论，部分学者认为冲脉与女子的卵巢，任脉与女子的胞宫有着类似的功能。

天癸的至和绝，直接与肾气的盛衰有关，冲任之本在肾。所谓至，表明月事以时下，精气溢泻而有生殖力；所谓绝，说明月经绝止，精气少而缺乏生殖力，从某种意义上讲，它相当于一些与性腺有关的激素。

此外，女性生理还与脾胃有着不可忽视的内在联系。众所周知，人体的水谷供应与代谢主要由肺、脾（胃）、肾（膀胱）来完成，而脾胃则为其中的枢纽。大凡饮食不节、劳逸过度、七情所伤、体质因素以及其他疾病等均足以损伤脾胃，脾胃受损，则又可导致多种疾病的发生，特别是以血为主、以血为用的女性疾病，其中也包括众多的皮肤、黏膜病变，无不与脾胃的盛衰有关。

三、经前皮肤黏膜病

本文讨论皮肤黏膜病变的范围，集中在与月经前这个特殊时期有关的病变，也就是说年龄局限在十四至四十九岁之间，其临床特征在月经前 3 ~ 7 天，常是发病的高峰期，或者原患皮肤病明显加重。这个时期的准确辨证与治疗，不仅对原发病的缓解有利，而且还能减轻病人的痛苦，更有利于今后的调理。

（一）治疗的总则

笔者认为室女治疗当分虚实，虚证（面色晄白少华，肢体冰冷，脉象沉细等）治当养血扶脾，方选阴四物加四君子汤（当归、白芍、熟地黄、川芎、党参、茯苓、白术、甘草）。实证（面色暗红，肢体烘热，痛经等）治当理气化瘀，方选阳四物加丹参汤（归尾、赤芍、生地黄、川芎、丹参、香附、乌药、延胡索）。对于三十五岁以前的女性重在疏肝理气，多数用逍遥散为基方加减，三十五岁以后女性重在调理冲任，方选二仙汤为基方加减。

（二）经前皮肤黏膜病举要

1. 经前荨麻疹 在行经妇女的人群中，通常在月经来潮前 3 ~ 7 天，在下腹、大腿内侧、腰骶等处出现大小不等的风团，自觉灼热刺痒，随着经期的临近，这种皮损和痒感更趋明显，随着月经的结束，这些症状也随之减轻，乃至消失。不过在下一个月的经潮前又会出现上述症状。这种经前荨麻疹十分类似西医所称月经疹。

根据上述诸症的发生，多数与经行血虚生热，风热诸邪乘虚而入，往来于肤腠而发病，治宜养血息风，方选阴四物、清骨滋肾汤加减，药用地骨皮、玄参、麦冬、沙参、石斛、白术、黄芪、炒杜仲、益母草、蛇蜕、五味子、防风、当归、白芍、干地黄等。

2. 经前湿疹 多数患者原患湿疹，呈慢性，痒感不重。若逢月经来潮之前其损害迅速加剧，痒感也明显加重。慢性期演变为亚急性期，甚者渗出糜烂，呈现为急性期，经期过后损害和痒感又渐趋缓和。曾用过抗组胺类药物无效，或者收效甚微。这类经前湿疹类似西医所称自身免疫性黄体酮皮炎。

按病程经过辨证为湿邪为害，湿为阴邪，而性重浊淤滞，湿郁日久，化为湿热，湿热蕴结于肤腠而发病。脏腑定位为脾，脾之运化失常，则水湿诸邪留连不散，势必影响到肾，治宜滋肾扶脾，清热化湿。方用二仙汤、二妙丸合裁。药用：仙茅、苍术、蛇蜕、蝉蜕、黄柏、益母草、干地黄、山茱萸、龟板、山药、蚕沙、仙灵脾、菟丝子等。

3. 经前瘙痒 患者多数在35岁左右，瘙痒感觉在月经来潮前逐步加重，痒感的部位除躯干外，还可能发生在皮肤与黏膜的移行区，如乳头、外阴、眼周、鼻窍、外耳道、口唇等。这类瘙痒多数与肝郁生风有关。治宜二仙汤合知柏地黄丸加减，药用仙茅、黄柏、仙灵脾、生地黄、牡丹皮、泽泻、茯苓、山茱萸、知母、钩藤、当归、白芍。乳头痒时加羚羊角粉，外阴痒时加炒杜仲、蛇床子，眼周发痒加杭菊花、青葙子、炒决明子、谷精珠，鼻窍发痒加辛夷花、黄芩，外耳道发痒加柴胡、石菖蒲，口唇发痒加生石膏、黄芩、升麻等。

4. 经前痤疮 患者多数是18~25岁之间的人群，其皮肤损害集中在口鼻四周，严重时还会累及胸前、后背。月经前3~5天时损害日趋加重，甚则皮肤发红、脓疱相继加重，证属肾虚内热，循经上熏于肤。治宜滋阴降火，解毒散结。方选知柏地黄、阴四物合裁。药用黄柏、生地黄、牡丹皮、山药、赤芍、归尾、川芎、泽泻、金银花、连翘、浙贝母、蒲公英、地丁、野菊花等。

5. 经前汗疱疹 在一般情况下，汗疱疹通常发生在春末夏初，或者秋末冬初两个时间段。但有部分女性患者与月经来潮有着密切的关系。典型的病例在月经来潮前3~5天时手掌始见潜在性丘疱疹，继而痒感加重，终至圆形脱皮而止，下月经前又重复发生。令人烦恼不已。这种经前汗疱疹属于湿热互蕴，循经流窜于四末。治宜扶脾化湿，方选阴四物与和中汤加减。药用当归、干地黄、白芍、合香、陈皮、苍术、茯苓、厚朴、姜半夏、砂仁、炒枳壳、黄连、姜黄、甘草等。

6. 经前阴痒 经前一周始觉外阴瘙痒，日渐加重，严重时发，伴有刺痛，带下量多，色黄兼赤。妇科检查排除真菌、滴虫等。这种经前瘙痒在经行过后明显减轻。下月经潮又有重复之征。证属肝肾两经，夹有风邪。治宜清肝益肾，息风止痒。方选麦味地黄汤、逍遥散合裁。药用：麦冬、五味子、柴胡、赤白芍、生地黄、牡丹皮、焦栀子、当归、益母草、茯苓、蛇床子、炒杜仲、竹叶、琥珀等。

7. 经前口糜 部分患者常在经前3~7天，上下牙龈相继出现肿胀、糜烂，糜烂面小如针帽，大如黄豆，周围红晕，上覆少量蛋黄色的脓性分泌物，疼痛较重，影响进食。严重时还会累及舌体和口腔颊膜。经期过后则又缓慢恢复。这种经前口糜属于阴血不足，虚火上炎。治宜养阴清热，固本敛疮。方选阴四物、二至丸合裁。药用白芍、干地黄、女贞子、墨旱莲、莲子心、挂金灯、金莲花、鸭跖草、竹叶、灯心、山药、黄芪、茯苓、白蔹等。

8. 经前疱疹 在月经前3~5天，常在口角、面颊等处出现3~5个群状排列的丘疱疹。自觉轻微刺痛和瘙痒，经行后7~10天皮损和痒感可望恢复。但在下次月经时又重复出现。如此反复，轻者每年3~4次不等，重者几乎每月一次。这种经前疱疹，多属于体质虚弱之人，证属肝脾之热，内蕴不清。治宜阴四物合泻黄散加减。药用：当归、白芍、熟地黄、苏合香、生石膏、黄芩、玄参、山药、茯苓、白术、太子参、柴胡、升麻、天麦冬等。

9. 经前多形红斑 经前3~5天，突然在手部出现形如绿豆至蚕豆大小的斑丘疹，周围红肿明显，中央隐见透明丘疱疹，压痛明显。上述症状部分为一过性，部分则演变为多次重复。这种经前多形红斑，常为肝脾湿热化毒，流窜手部而成。治宜扶脾化湿，解毒止痛。方选阴四物、五味消毒饮合裁。药用归尾、赤芍、生地黄、野菊花、玄参、连翘、地龙、黄芩、甘草、生薏苡仁、板蓝根、姜黄、白茅根、赤小豆等。

10. 经前油汗症 青年女性在来月经前，皮肤发红，油腻、毛孔扩大，甚者状如橘皮，较之平常更为明显和严重。在月经来潮前伴有烦躁、情绪激动。证属肾阴不足，肝阳上亢，逼迫湿邪外溢于表。本病类似皮脂溢出。治宜养阴泻火，扶脾化湿。方选阴四物、茵陈蒿汤合裁。药用：干地黄、白芍、茵陈蒿、麦冬、山药、茯苓、赤小豆、白茅根、芦根、焦栀子、山楂、荷叶、蚕沙、赤石脂、墨旱莲等。

经前皮肤黏膜病并不少见，在中医妇科专著中时有记载。比如广州罗元恺教授记载有经前期紧张综合征的调治、经前吐衄、经行头痛。武汉徐升阳教授曾在其专著中集中论述了经前发热、经行头痛、颈性眩晕、经行昏厥、经来吊阴痛、经行梅核气、经行声喑、经行失眠、经行泄泻、经行水肿、经行尿频、经行口渴、经行呕吐、经行口臭、经行唇起疱疹、经行口糜、经行目赤、经行吐衄等达 26 种之多。然而从皮肤科的角度，经前期皮肤黏膜病论述者较少，笔者从三个方面对这组经前皮肤黏膜病提出自己的看法。

（1）从临床中，既要照顾女性的生理特征，又要处理好皮损发生的部位与时间，因此对于这类女性患者，笔者提出了三个阶段即室女期、经行期、绝经期。其治疗方法分别提出四物汤、逍遥散、二仙汤作为调理月经的基础方，然后随症加减。

（2）皮肤损害和痒感是皮肤科辨证的核心，前者着重于皮损的形态和发生的部位，后者着重分析虚证与实证。比如皮损以丘疹为主，治在肺，以斑疹为主，治在胃；色泽鲜红治在血，色泽暗红治在瘀等；痒感状如针刺，治在心，状如虫行治在脾，故不可见痒则从风治。古人对此曾有过论述与告诫，业医者不可不慎。

（3）用药的剂量主张宜轻不宜重。因为在经行期间，体质虚弱者居多，药量过重则会损伤肌体，况且在调经处方用药中，多数顾及肝、脾、肾三脏。其目的在于保护好患者的基本体质，免遭大苦大寒之品之害。这一点笔者认为是至关重要的。

参考文献

（美）琼·瑞妮丝．金赛性学报告．北京：明天出版社，1993.

面部肤色异常施治举要

每一个人，不分男女，都希望面部肤色在白皙之中，透显红润，毛孔细微光滑，弹性良好，干湿适中。所谓人面桃花，在医学上看来，属于一种“水色”与“气色”俱佳者，谓之上乘，同时也反映脏腑功能健全。因此说面部皮肤及其色泽的变化是窥测内脏的一面镜子。

但是，在临床实践中，患者特别是女性患者，或多或少，或长或幼发现其面部肤色呈现萎黄，或苍白、褐青黑，或微黑，或橘黄，或枯槁少华等。尽管不少人用化妆品之类来掩盖这些疵瑕，殊不知，这些常见的肤色之恙，既与先天因素有关，又与后天失调，进而造成脏腑功能亏损有关。为此，从中医学的角度对这些肤色异常的施治择要陈述如下，仅供参考。

一、面部肤色苍白

面部肤色苍白，通常与心、肾关系密切。前者多由心血亏损，主症为面色苍白少华，甚则唇甲淡白，兼有头晕眼花，失眠多梦，或者耳目不聪。或毛发焦枯，稀少。脉象细微，舌质淡红且嫩，苔少。治宜养血润色。方选十四味建中汤加减：当归、川芎、肉桂、炮附子各6g，白芍、白术、姜半夏、党参各10g，麦冬、炙甘草、肉苁蓉、熟地黄、茯神各12g。若是肾阳不足，其主症有面部肤色苍白，但其兼症则有肢冷畏寒，神疲乏力，腰背酸痛，或大便稀溏，小便少或不禁。脉象沉细居多，舌质淡白且胖，苔白滑。治宜温肾悦色。方选滋补强壮丸加减：人参、天麦冬、五味子、上肉桂、制附块、雄蚕蛾各6g，生熟地黄、白芍、制首乌、山茱萸、山药、枸杞子各12g，炒杜仲10g。

二、面部肤色萎黄

面部肤色萎黄，首先要与黄疸中的“阴黄”相区别，本证萎黄的肤色仅见于颜面区域，无全身发黄、目黄等症，其次，多数因脾胃虚弱或者产后不知调摄致使气血两虚，部分兼有纵欲肾虚也可造成面部肤色萎黄。具体言之，大概分为三种类型：

1. 脾胃虚弱 患者平素偏食，或者在幼年时期嗜食动物油类，致使脾胃虚弱，运化无力，升降失调，气机阻塞，寒湿不化。若湿从寒化，胆汁为湿邪所阻，上溢于面，肤色则呈萎黄，治宜温中扶脾，化湿益肤。方选白术六一汤加减：白术、陈皮、神曲、党参、广木香各10g，炮姜、荜茇、山楂各6g，谷麦芽各15g。

2. 气血两虚 患者以产妇，尤以频繁小产者居多。面色萎黄少华，嗜睡难言，气息低微，纳谷不香，脉象细弱，重按无力。舌质淡红，苔少。治宜益气养血，扶正固本。方选补益黄芪汤加减：党参、陈皮、白术、炙甘草、白芍各10g，当归、川芎、肉桂各6g，黄芪、干地黄、肉苁蓉、石斛、天麦冬各12g。

3. 肾阳虚怯 患者多为房事不节之辈。面色萎黄略带灰暗，或者略带皖白无华。肢端青冷，腰府空痛喜按。膝软无力，小便淋沥不尽等。脉象沉迟，舌质淡红，苔薄白。治宜温肾填精，活血悦色。方选开胃填髓汤加减：党参、麦冬、山茱萸、白术、桑螵蛸各10g，茯苓、制首乌、巴戟天、熟地各12g、五味子、豆蔻、鹿角胶（绍兴酒30mL蒸溶，药汁冲服）各6g。

三、面部肤色黄青或者黄黑

这类患者多数是先天不足之人，面部肤色往往呈现黄带青色，或者黄带黑色。前者以肝虚为主，后者以肾虚居多。分述如下：

1. 肝虚（萎黄带青色） 前额和面颊肤色萎黄，略带青色，常伴有情志抑郁或者嗜酒居多。双目干涩，头昏耳鸣，肢体疲惫，夜寐欠安等。脉象弦细，舌质暗红，苔少。治宜疏肝调肝。方选补肝汤加减：醋柴胡、当归、防风、官桂、桃仁各6g，柏子仁、山茱萸、茯神、白芍、麦冬各12g，熟地黄、山药、谷麦芽各10g。

2. 肾虚萎黄略带黑色 面部肤色黄带黑色，特别是眼眶四周更为明显，兼有困倦乏力，不任作劳，肢体冰冷，难以转温，常喜热饮，大便稀溏，小便清长等。脉象沉迟无力，舌质淡白少华苔薄。治宜补肾温阳。方选补肾肉苁蓉丸加减：肉苁蓉、熟地黄、山药、山茱萸各12g，茯苓、黄芪、巴戟天、覆盆子、炒杜仲、石斛、补骨脂各10g，五味子、桂心、炮附子各6g。

四、面部肤色枯槁少华

患者以中年人为主，平素劳作过度，或者流产频繁，致使脏腑虚亏，精气神三者俱损，故面部肤色枯槁少华。常见证候归纳有三：

1. 肝燥血虚 形体瘦削之人，其面部肤色缺乏精血的濡养，往往呈现枯槁少华之貌。兼有心情急躁，梦多纷纭，口苦咽干。脉象弦细，舌质微红且干，苔少。治宜滋肝养血。方选滋肝阴汤加减：玄参、白芍、牡丹皮、甘菊花、当归各10g，麦冬、黄精、制首乌各12g，鸡子黄2枚（热药汁冲下）。

2. 元阳虚损 女性患者多与流产频繁有关，男性患者则为房事不节，其共同点有表情淡漠，肢体难温，腰膝酸痛，大便稀溏，夜尿频数。脉象沉细微，舌质淡红，苔少。治宜温肾扶阳。方选小五石泽兰丸加减：钟乳石、紫石英、赤石脂、阳起石各12～15g，泽兰、白术、人参、山茱萸、白芍各10g，当归、干姜、藁本、桂心各6g，肉苁蓉、龙骨各12g。

3. 肾精阴寒 病程迁延日久，尚未得到准确的对证治疗，主症有：神疲乏力，肢端冰冷，难以转温，喜热饮。男性阳事不举，女性性欲淡漠，脉象细微，舌质淡白且胖，苔少。治宜温肾散寒。方选安肾丸加减：上肉桂、炮川乌、桃仁各6g，巴戟天、山药、石斛、茯苓、肉苁蓉、补骨脂、白术、萆薢各10g，小茴香4.5g。

五、面部肤色橘黄

在世界范围内，人类肤色大致分为白、黄、黑、褐色及其相互混合。然而在黄色人群中，由于某种内在的原因（甲状腺功能低下或肝功能不全等）加上偏食或偏嗜较多的柑、橙、番茄、胡萝卜等蔬菜水果之类，致使面部皮肤呈橘黄色，严重时手掌也是橘黄。这类疾病十分类似西医学所称的胡萝卜素血症，伴有头昏头重、纳谷不香等症，在临证之中分实证与虚证论治。

实证 病程较短，患者以青年人为主，面部、手掌、脚跖肤色呈橘黄色，但巩膜无黄染，伴有胃脘痞闷，四肢欠温，小便黄等。治宜利湿祛黄。方选茵陈蒿汤加减：茵陈30g，白术、猪苓、制附块（先煎30分钟）各12g，茯苓、泽泻各15g，桂枝、甘草各6g。

虚证 病程日久，面部、掌跖肤色呈橘黄色，少华、少光泽。伴有头晕和嗜睡，精力不支，纳谷不香。脉象细弱，舌质淡红，苔少。治宜健脾温阳，化湿退黄。方选养血丸加减：茯苓、

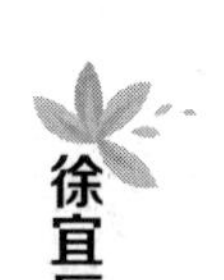

白芍、当归、党参各10g，熟地黄、石斛、肉苁蓉、山药、枸杞子各12g，三棱、莪术、炮附子、炒牡丹皮各6g。

笔者对面部肤色异常一组病的治疗中，归纳要点有以下三点。

（1）辨证施治的重点在脾、肝、肾，因而用药偏于甘温居多，其次甘寒。对一些温热之味如附子、肉桂、小茴香等仅为了振奋元阳，既助脾胃化湿，又助肝脏化血，又利于肤色的改善。但要注意两点：一是剂量偏小；二是调整阴阳药的比例。在多数情况下，阴药与阳药的比例为7∶3或8∶2，这种配伍既考虑阴阳互根的旨意，又能拮抗彼此之弊。

（2）内外结合，至为重要。在通常情况下，强调内治的同时，也应重视外治的方法。如针灸、中药面膜、面部按摩等。这里要说明两点：一是中药的面膜不同于生活化妆。二是中药面膜药尽量以无毒、无害、无过敏的中草药为主，避免使用金石类的药物。

（3）守法守方，不可操之过急。鉴于本病是一个慢性渐进性的过程，对其治疗也需要一个较长的时间，从笔者的临床实践来看，调治的周期常在三个月左右方能呈现良好的效果。因此，在施治的全过程中，不可操之过急。其用药物应该守法守方，不可过度频繁更改方药，只要坚持一段时间，效果将会十分明显。这种效果不仅反映在面部肤色的改善，而且对于整个机体提高抗病能力也是十分有益的。此外，还要注意饮食的调节，劳逸的适度，情志的愉悦等，都是十分重要的。

解析银屑病治疗中的五个拐点

拐点，即转折点。其含义有二：一是转折寓意着新的开始。二是纠偏和修正。笔者在临床中发现银屑病的治疗有五个普遍存在的拐点，解析如下，仅供参考：

一、咽病用咽药，喉病用喉药

感染因素既是引发银屑病的主因。据临床报告，感冒居首，其次是扁桃体炎和咽炎，因此笔者主张尽量做到咽病用咽药，喉病用喉药，也就是说对扁桃体炎和咽炎应该分别选用有针对性的药物较为妥当。笔者在参阅有关专著的基础上提出下列药物：

急性扁桃体炎用牛蒡子、陈萝卜缨、板蓝根、川贝母、枇杷叶；若有化脓，加皂角刺、炮山甲、浙贝母。

慢性扁桃体炎用金莲花、马勃、北豆根、浙贝母、天花粉、挂金灯、墨旱莲、木莲、赤芍。

急性咽炎用金莲花、鸭跖草、金果榄、七叶一枝花、锦灯笼、全瓜蒌、火麻仁、柳芽、莱菔子。

慢性咽炎用金莲花、雪里青、玄参、腊梅花、金银花叶、桔梗、浙贝母、薄荷、知母、鱼腥草。

外用药：消肿类有冰片、牛黄、麝香；止痛药有秋海棠梗、琥珀；去腐防腐及清洁痰垢药有硼砂、西瓜霜、黄柏、马尾连、青果核炭、青鱼胆、壁钱；收敛及生肌药有青黛、儿茶、珍珠、鸡内金。

二、银屑病冬重夏轻的再认识

据李林报告，按四季时限分别统计，依次是冬季发病占 39.1%，秋季占 15.34%，春季占 14.04%，夏季占 5.19%。由此可见，银屑病冬重夏轻似乎形成共识。在以往的文献报告中，将冬季发病常归纳为“风寒证”（顾伯华、徐宜厚）、“风寒湿痹证”（朱仁康、范瑞强）、“夹寒证”（曲志申）三大类。其用方剂有桂枝汤、麻黄汤、独活寄生汤。然而随着时间的推移，笔者在接诊银屑病时发现部分论述与临床实践并不完全相符，因此，笔者提出了银屑病冬重夏轻的再认识：

首先对冬令气候的特征有如下看法：一、寒是阴邪，伤人阳气；二、寒属水，寒从地下之水，寒之生有三种因素：贪凉为表寒，饮冷为里寒，若贪凉更兼饮冷为表里皆寒；三、寒必燥，这是因为人体既有阴火之名，又有寒火之谓。综合上述，说明凡寒邪束表，皮毛闭塞，精气不能外达腠理，鳞屑易生易脱。桂枝汤为调和营卫之祖方，而麻黄汤是开表逐邪发汗的峻剂。柯琴说：“此汤入胃，行气于玄府，输精于皮毛。斯毛脉合精而溱溱汗出，在表之邪，其尽出而不留。”

不过，由于本方开表泄卫，作用较强，更要兼顾表虚、阴虚、阳虚、阴阳两虚等诸多情况。笔者认为要灵活变通应用，同时《医参》说：“树木之精气得以上行者，皮壳为之也，人身之精气得以外达者，腠理为之也。形唯皮易死，亦易生。”遵照上述，冬重夏轻的银屑病笔者拟用变通麻黄汤：麻黄6～9g，桂枝6g，杏仁、桃仁、丹参、牡丹皮、甘草、炒白术、炒白芍各10g，山药、制首乌、干地黄各12g。该方的组成有四个特点：一是用麻黄汤散寒逐邪；二是白术、甘草、山药、白芍甘温扶脾；三是丹参、牡丹皮、桃仁活血凉血；四是干地黄、制首乌滋养肝肾。使之寒邪去而正不伤。

此外，还要指出两点：桃仁、杏仁同用，桃仁走血，杏仁走气，一气一血，既取顺气调血，又取通络散瘀；丹参、牡丹皮相配，丹参祛瘀生新，牡丹皮善行血滞，滞去则郁热自解，一静一动，一补一泻，使之血热得清，血瘀得化。

若在南方或者炎热夏季，可将麻黄改用木贼草。李时珍说：木贼草气温，味微甘苦，中空而轻，阳中之阴，升也，浮也。与麻黄同形同性，故亦能发汗解肌，升散火郁风湿。

三、银屑病与虎狼药

鉴于银屑病是皮肤科领域顽固难治的一种皮肤病，不少学者纷纷从抗肿瘤中药里寻找出路。诚然，近些年来，在这方面也取得了一定的成果。但从长远来看，笔者的观点是持慎重态度。

笔者查阅近30年的有关资料，检录主要虎狼药：

1. 内服药 黄药子、全虫、蜈蚣、蜂房、豨莶草、乌梢蛇、老鹳草、雷公藤、白花蛇、青风藤、石打穿、威灵仙、土大黄、附片、细辛、苦参、莪蒺、制马钱子、卤砂、土鳖虫、雄黄、火把花根、昆明山海棠等。

2. 外用药 轻粉、京红粉、利马锥、漏芦、白降丹、巴豆油、水银、斑蝥、羊蹄根、乌头、黄丹、大枫子、蟾酥、狼毒、莨菪、喜树果、雄黄等。

上述药物，西安报告方中含有马钱子粉等，其不良反应有头昏、头痛、失眠、腹胀、转氨酶升高、白细胞下降。另外，雷公藤按常规剂量服用，副作用发生率约为36.7%，其中毒表现有消化系、心血管、泌尿系、呼吸道、血液学、神经等多系统。笔者的意见：一是要遵循内经提出大毒治病十去其六的原则；二是既要发扬虎狼药力挽沉疴顽疾之长，又要知其药毒之弊；三是虎狼药的剂量从小量开始逐步递增，千万不可开始就用大剂量；四是虎狼药一定要遵法炮制，保证药物的质量；五是对于中毒症状要熟悉抢救措施。总之，南京干祖望老先生曾有一段教诲值得一读：用药轻灵，意在驾轻舟过险峡，以利用自身正气来调节其失衡，使之康复。切忌大起大落、猛攻猛打之重剂，以免人为地造成病者机体的失衡。对大苦大寒、峻猛之品如黄连、黄芩、黄柏、龙胆草、胆南星等，多数用3g；矿石、介类药常为20g左右。求之过急，症状虽能减轻，但可能会造成缠绵难愈的局面。

四、银屑病复发与性生活

美国学者琼·瑞尼丝曾在《金赛性学报告》一书中，提到过性生活与疾病的关系。该书提到的病种有心血管、泌尿系两大类最多，没有提到皮肤病，不过，他说不少患者表达了不愿因疾病而放弃性生活，尽管其中有些人年龄不小。笔者临床中曾遇到数例银屑病患者皮损得到95%的面积恢复后，相隔7～10天后复诊，皮损骤然复发，多方面询问诱发因素予以排除，笔者突然想起古人所谓久病必穷于肾的说法，开始留意并对部分熟悉的老患者有意识地询问房帏之事，患者坦然告知皮损好了许多，妻子也不厌恶残留的皮损，一周内发生多次性生活，没想到一次比一次严重。针对上述情况，笔者认为这是肾精骤亏，虚火内炽，外扑于肤。给予还少丹加减。该方用肉苁蓉、巴戟天温补肾阳；熟地黄、枸杞子滋补肾阴；小茴香、楮实子助肉苁蓉、巴戟天散寒补火；杜仲、牛膝补肾壮阳；山药、茯苓、大枣益气健脾；山茱萸、五味子固肾涩精；菖蒲、远志交通心肾以安神。由此可见，本方不仅照顾肾、肝、心、脾，而且使之水火平衡，脾肾双补。汪昂在《医方集解》一书中说：肾为先天之根本，脾为后天之根本，两本有伤，故未老先衰，两本既固，则老可还少矣。

五、银屑病外用药宜温和，不宜猛峻

查阅古今文献，发现银屑病外用药的配制以猛烈药居多。常见的有雄黄、硫黄、轻粉、水银、铅丹、砒霜、丹砂、草乌、细辛、羊蹄根、藜芦、大枫子、狼毒、南星、巴豆、斑蝥、漏芦、喜树碱、木鳖子、土槿皮等。不管是何种剂型，只要使用不当，常能导致病情的加重，特别是进行性银屑病，诱发红皮病较为多见。

分析原因：古代文献论述的癣，不能套用于银屑病，其次古人配药的基质多数是植物汁、蜜、蜡、植物油、动物脂肪等。这类基质只能将药粉停留在表皮，很少能渗透到基底膜。因此危害性也要轻一些。况且银屑病有反复发作倾向，慢性迁延对相当部分患者来说，可能终生都处于与银屑病的拉锯战中，因此，笔者主张对银屑病的外用药宜温和，不宜猛峻；对儿童、妇女尤要强调从低浓度开始，否则，适得其反。

笔者非常认同北京市中医院皮肤科陈凯教授的真知灼见：

一个原则：银屑病是无害于生命的疾病，千万不要用有害的治法。

二个对待：要像对待药物过敏一样对待银屑病。

三好三不好：不治比乱治好；慢治比快治好；中药治比西药治好。

四难四不难：病程长，且无季节规律者难治；男性患者比女性患者难治；既往使用免疫抑制剂者，较既往治疗简单者难治；发于多皮、多筋、多骨、少气、少血部位，如头皮、胫前、尾骶部、手背等，较肌肉丰满、气血充足的部位难治。

五要五不要：要简单，不要复杂；要安全，不要风险；要缓和，不要对抗；要留有余地，不要斩尽杀绝；要治人不要治病。

附 1.

上海张赞臣老先生治疗扁桃体炎的经验：张赞臣自创金灯豆根汤：挂金灯、山豆根、桔梗、甘草、牛蒡子、射干。

加减法：表邪重者加荆芥、薄荷、蝉蜕；扁桃红肿加赤芍、牡丹皮、黄芩、知母、金银花、连翘、川黄连；局部碎腐加马勃；痰涎过多加僵蚕、贝母、瓜蒌皮、地枯萝；痰涎壅盛，喀出不爽加土牛膝。

外治方面可用明达漱口液：金银花 12g，生甘草、薄荷各 5g，硼砂 6g，土牛膝根 30g，煎汤。每日漱口 3 ~4 次。

附 2.

南京干祖望治疗经验：干老在治疗咽喉病的过程中，喜投经验药。喉部病用射干，咽部病用马勃，急慢性扁桃体炎用挂金灯，若有化脓性炎症用皂角刺、穿山甲，并且告诫剂量宜小，一般在 3 ~5g，若促其消散吸收可用 5 ~ 10g。同时强调治疗咽喉病应加引经药，主要有桔梗、马勃。

杂谈特应性皮炎

特应性皮炎也称为特应性湿疹、婴儿湿疹、屈侧湿疹以及素质样痒疹。1925 年 Coca 采用了特应性这一术语，意即异位和特异，表示对食物及吸入性物质产生变态反应的遗传倾向，其表现为湿疹、哮喘和花粉症。1930 年 Wise 和 Sulzberger 详细描述了本病的诊断，并命名为特异性皮炎。

特应性疾病的患病率呈上升趋势，在过去 30 年内，增加了 2～10 倍，目前，近 10%～20% 的人群患特应性皮炎。

异位一词含义有四：一是有容易罹患哮喘、过敏性鼻炎、湿疹的家族性倾向；二是对异种蛋白过敏；三是血清中 IgE 值增高；四是血液嗜酸性粒细胞增多。

一、病因

西医学认为本病发病的原因通常有如下三点。

1. 遗传因素 患者常有先天性过敏性体质，具有特殊类型的遗传倾向和体质的易感性或素质。3/4 的患者与遗传因子有关。

2. 变态反应原 患者可以由各种吸入或食入的变态反应原进入人体内诱发皮肤的过敏反应。吸入性变应原有动物毛、真菌、屋尘、花粉等。食入性变应原有牛奶、鸡蛋、鱼、虾等蛋白质，在婴儿期及儿童其更为明显。有人报告 50% 的患者对蛋白质及碳水化合物敏感。

3. 此外还有感染性变应原 主要是细菌和病毒，在有病灶感染的时候，临床症状将会加剧，严重时还可发现中性白细胞吞噬功能障碍。

本病在临床过程中发现下列情况常能影响病情的加剧或好转。常见的有：①季节：60%～90% 的病人受季节的影响，一般情况是夏季改善而冬季加剧，这可能是冬季的寒冷作用，少见阳光、羊毛衣服的机械刺激、尘埃及屋内真菌等作用有关。②精神因素：疲乏、感情冲动、精神紧张可能激发症状。③气候变化：冷热及环境的剧烈变化、突然大量出汗亦可为恶化或诱发因素。④职业：据统计资料，在接触羊毛、纺织品及尘埃的工作环境中，本病的发病率比较高，因此，有灰尘和温度高的工种，对本病患者不利。

中医学认为本病的发生，主要有如下三个方面的原因。

（1）母体偏食五辛与炙煿之物，或者生后又不戒口味，恣食动风发物，致使脾运失司，湿热内生，血浊与毒热，通过授乳而遗传于儿发病。

（2）患儿素体禀赋不耐，加之喜餐鱼腥海鲜、五辛发物，使之饮食不节，脾胃损伤所致。

（3）先天不足，肝肾虚怯；后天失调，脾肺受损，脾损则生化乏源；肺损则卫外不固，易招外邪侵袭，初期阻于肤腠，燥痒不已，后期阴血耗损，肤粗如革。女与男比为 2:1 或 1.6:1。

不同的年龄阶段，具有不同的特点：婴儿期，1 个月～2 周岁；儿童期：3～10 岁；青年期及成人期，12～23 岁。不过，多数在婴儿期自愈，平均有 10% 移行至成人期，年长患者较少见。

二、诊断标准

（一）英国特应性皮炎委员会诊断标准

主要标准：必须具备以下表现中的三条。

瘙痒。

典型的形态和分布。

成年人的屈侧苔藓化

婴儿期面部和伸侧发病。

慢性或慢性复发性皮炎。

特应性疾病的个人或家族病史（哮喘、过敏性鼻炎、特应性皮炎）。

次要标准：也必须具备以下表现中的三条。

干皮病。

鱼鳞病和（或）掌纹症和（或）毛发角化病。

IgE 反应性（即刻皮肤试验反应性、RAST 试验呈阳性）

血清 IgE 值升高。

早年发病。

皮肤感染的倾向（特别是金黄色葡萄球菌和单纯性疱疹病毒）。

非特异性手足皮炎的倾向。

乳头湿疹。

唇炎。

复发性结膜炎。

Dennie - Morgan 眶下褶。

圆锥形角膜。

前囊下白内障。

眼眶黑晕。

面色苍白和（或）面部红斑。

白色糠疹。

出汗时瘙痒。

对羊毛或脂类溶剂耐受性差。

毛周隆起。

食物过敏。

病情受环境和（或）情绪因素影响。

皮肤白色划纹症或胆碱能性制剂试验延迟发白。

（二）美国《安德鲁斯临床皮肤病学》将关于幼儿的诊断标准做了如下修改

三个主要特征：

特应性疾病的家族史。

典型的面部或伸侧皮炎。

瘙痒的证据。

四个次要特征：

干皮病和（或）鱼鳞病和（或）掌纹症。

毛周隆起。

耳角后裂纹。

慢性头部鳞屑。

三、临床特征

不同阶段的主要症状归纳如下：

1. 婴儿期 亦称婴儿湿疹，皮损多发生在躯干、额及头皮，个别可发展至躯干、四肢；渗出型者以肥胖有渗出性体质的婴儿为多，红斑，密集针尖大丘疹、丘疱疹、水疱和渗出，渗出干燥则形成黄色厚薄不一的痂皮，常因瘙痒、搔抓和摩擦而致痂脱而显露鲜红糜烂面；干燥型者常见瘦弱的婴儿，淡红或暗红斑片，密集小丘疹而无水疱，干燥无明显渗出，表面附有灰白色糠秕状鳞屑，病程迁延则呈现轻度浸润肥厚、皲裂、抓痕或结血痂。

2. 儿童期 皮疹有两种形态，一是湿疹型，与亚急性与慢性湿疹皮疹极似，二是痒疹型，在四肢伸侧和背部可见丘疹小而硬，搔破后则结血痂与色素沉着等。

3. 青年及成人期 主要在肘、膝窝、颈前及侧部，限局性干燥损害，浸润肥厚，苔藓样变，遗留色素沉着。

过冷、过热，出汗，情绪变化，接触毛织品等皆可激发瘙痒。

四、治疗

（一）内治法

鉴于上述临床经过与特征，其内治分三个不同的阶段进行。

1. 胎热证 婴儿期为主，皮疹常在两颊发生红斑，密集针尖大丘疹、丘疱疹、水疱和渗出，渗液干涸则结橘黄色痂皮，痂剥又显露出潮红的糜烂面，舌质红苔少，指纹紫色。治宜清心导赤，护阴止痒，方选三心导赤饮加减。药用：连翘心、栀子心、灯心、竹叶各3g，莲子心、玄参、生地黄、赤茯苓各6g，山药10g，车前子（包）、沙参各12g。方释：方用连翘心、莲子心、栀子心、灯心清心解毒；玄参、生地黄、沙参滋阴护液；山药、赤苓、车前、竹叶化湿清热，解毒导赤。

2. 湿热证 儿童期为主，皮疹以针头大丘疹、丘疱疹和水疱为多见，部分融合成片，轻度浸润，并多集中在肘窝、腘窝等区域，自觉痒重，搔破渗血或渗液，舌质红，苔薄黄，脉濡数。治宜清热祛湿，扶正止痒。方选除湿胃苓汤加减。药用：茯苓皮、炒黄柏、陈皮、苦参各10g，猪苓、地肤子、白鲜皮、生黄芪各12g，生苡仁、赤小豆各15g，苍耳子、蝉蜕各6g。方释：方用陈皮、苦参、赤小豆、茯苓、猪苓燥湿清热；苡仁、黄芪益气扶脾，地肤子、白鲜皮、苍耳子、蝉蜕既除湿解毒，又散风止痒。

3. 血燥证 成人期为主，皮疹主要发生在肘、膝、颈等处，肥厚而呈苔藓样变，境界不明显，搔抓或摩擦刺激后有少量渗出或血痂、干燥，甚则干裂不适，夜间痒重，舌质淡红，苔少脉细数。治宜滋阴除湿，润燥止痒。方选滋阴除湿汤加减。药用：当归、炒白芍、柴胡、黄芩各6g，熟地黄、地骨皮、益母草各15g，炒知母、泽泻、防风、制首乌、甘草各10g。方释：方用当归、白芍、熟地黄、首乌养血润燥；知母、地骨皮、黄芩、柴胡清解肤腠郁热；益母草、防风活血散风止痒。加减法：渗出较多加冬瓜皮、白茅根、赤小豆、茯苓皮、薏苡仁；毒染化脓加蒲公英、金银花、地丁、大青叶；小便短黄加栀子、竹叶、滑石；剧烈瘙痒加乌蛇、蝉蜕、白鲜皮、地肤子；合并过敏性鼻炎加辛夷、藁本、苍耳子、白芷；合并哮喘加百部、款冬花、百合、山茱萸、五味子；皮损肥厚，状如苔藓加赤石脂、丹参、鸡血藤；纳谷不香加神曲、内金、二芽。

（二）外治法

婴儿期用青黛散、祛湿散、湿疹散、龟板散等，任选一种，植物油调成糊状，外涂；儿童期用黑油膏、鹅黄膏、五石膏等，任选一种，外涂。成人期若有少量渗出时选用琥珀二乌糊膏，外涂；若干燥乃至皲裂时选用润肌膏加湿疹散调搽；若痒感颇重而无渗出则用布帛搽剂，日1～2次。

验案选辑

田某，男性，2岁。1981年3月10日初诊。

由母代述：患儿产后第4月，眉间、面颊和肩胛等处发现红斑、丘疹、丘疱疹，部分皮损有少量渗出或糠秕状鳞屑脱落，其父患有过敏性鼻炎。证属心火偏炽，脾虚湿留。治宜清心导赤，健脾化湿。方用四心导赤散加减；药用莲子心、栀子心、连翘心、竹叶、灯心各3g，玄参、茯苓皮、冬瓜皮、车前子、车前草各9g，赤小豆12g，水煎服，1日1剂。外用地虎膏1～3次/日。3天后面颊损害有明显好转。大部分红斑丘疹见退，唯有轻微的痒感。守上方去车前子、草，加生龙牡各12g，又治疗11天而愈。

五、经验补白

临床按婴儿、青少年和成人三个时期治疗，婴儿期重在清解胎毒，治在心；少年期重在清利湿热，治在脾；成人期重在柔肝息风，治在肝肾。这里要特别提醒在用药上，要注意婴幼儿发育不全，气血未充，脾胃易虚易实，故选药切忌大苦大寒之品，以虚其虚，以实其实。另一方面，婴幼儿为纯阳之体，选药时也不可大热大补，以免热其热甚，是十分重要的。瘙痒是本病最重要和最痛苦的自觉症状，因此不论在何期，均应酌加息风止痒和安神止痒之品。对于纯粹的散风止痒药应持慎重态度。

在内治法的同时，加用外治法，有利于病情的控制和皮损的恢复。

此外，还应当嘱咐患者一是尽量避免外来刺激，包括衣着宽松，忌热水烫洗或搔抓。室温适宜，不可过热。二是避免过度紧张劳累，保持精神愉快。

特应性皮炎十个难点及对策

导言

特应性皮炎是一种世界性常见皮肤病，其发病率呈上升趋势，在过去十年间，美国、欧洲西北部、澳大利亚、亚洲和南美洲部分区域，中学生患病率在10% ~20%，其发病原因主要有三：一是气候因素；二是环境因素；三是其他。包括室内外污染、饮食因素，以及胎儿生长早期感染等。综合上述，笔者在临床中对特应性皮炎（AD）的诊疗十分重视难点的全方位考查，笔者从实践中归纳为十个难点，并对其解决的方法，提出一管之见，仅供参考。

难点一

AD有三个经典阶段：婴儿期、儿童期及成人期。半数以上的AD患者，在婴儿期（常在出生后两个月以后）90%的患者在5岁前发病，对此，医生和家长均希望有安全、高效、量少的给药途径。笔者的对策有三：一是哺乳母亲服药4/5；婴儿只服1/5，婴儿通过吮吸乳汁而达到治疗的目的。二是羚羊角粉1g加水少许隔水蒸炖，每日服羚羊角汁。三是天然牛黄每日0.2g，分两次直接或糖水送服。还可选用体外培植牛黄0.15g，每日2次，温水送下。不过后者疗效略逊于前者。笔者的经验坚持3~5天即可收到疗效。

难点二

近80%的AD婴儿，在儿童期会出现过敏性鼻炎（俗称鼻敏感）。鼻敏感具有四个典型症状，鼻痒、鼻塞、流鼻水和喷嚏。在临床中对鼻敏感，既要分清孰轻孰重，又要有效控制临床症状，对病情的缓解将会有所裨益。

鼻痒用蝉蜕、茜草、紫草、墨旱莲、防风、藁本。

鼻塞用鱼脑石、细辛、川芎、红花、益母草。偏于风寒用苏叶、白芷、葱白、蔓荆子；偏于风热用薄荷、苍耳子、柳芽。

鼻涕浊者用藿香、佩兰，清者用诃子、五味子、赤石脂、黄芪、白术、荜茇。

喷嚏用防风、羌活、柳芽、鱼腥草、墨旱莲、黄芩、藿香、佩兰、绿豆衣。

难点三

对372例AD患者的研究中发现，54%的患者有呼吸道变态反应。75%的患者有家族特应性病史，在家族成员中，哮喘的比例比较高，特别是母亲有特应性病史对患者风险更高。

中医对哮喘的发作，主要认为是痰浊阻塞气道，对其治疗要点有二：一是祛痰法，大凡寒痰用小青龙汤，寒包火用千金定喘汤（麻黄、杏仁、桑白皮、甘草、款冬花、白果、苏子、黄芩、半夏）；二是杜痰方，指杜绝生痰之源，主方为苓桂术甘汤，亦可用二陈、三子相结合。总之，脾得健运，痰不再生。

刘弼臣老先生说哮喘不论是发作期、缓解期均可用钩藤、秦皮、紫石英，均是治疗哮喘的良药。

难点四

剧烈瘙痒是 AD 的标志之一，夜间尤为严重。若出汗，或羊毛衣物的刺激，将会加剧致病的程度。对此，笔者常在息风止痒的同时，常询问患者瘙痒是夜重于昼或昼重于夜。前者加山茱萸、首乌取其补阴之中稍加阳药一二味，使之阴长阳消；后者加四君子汤，取其补阳气而痒消矣。

难点五

80% ~98% 的 AD 患者皮肤干燥，呈持续性与泛发性，长期为之困扰，因此在治疗中，增加皮肤的含水量或者减少皮肤水分的丢失，将是缓解皮肤干燥的有效途径。笔者根据“肺主皮毛”与“肾为水脏”的理念，采用既滋肾润肺，又金水同治的原则，酌情加入温柔补肾之品，如肉苁蓉、巴戟天、淫羊藿、锁阳等。

肉苁蓉　张山雷说：“厚腻滋填，而禀阳和之气，阴中有阳，不威不猛。”凡伤真阴，肉苁蓉甘温浸润，能滋元阴之不足。李时珍称之补而不峻，故有苁蓉之号。

巴戟天　《神农本草经读》说：本经以主大风三字为提纲，仅见巴戟天与防风。《金匮》说：风能生万物，亦能害万物。防风主除风之害；巴戟天主得风之生，和风生人，疾风杀人，其主大风者，谓其能化疾风为和风也。《本草新编》说：巴戟天温补命门，又大补肾水，实资生之妙药。众所周知，肺乃肾之母，用之既益元阳，复添阴水，真元得补，邪安所留。

淫羊藿　李时珍说：淫羊藿味甘气香，性温不寒，能益精气，真阴不足者宜之。盖因气味甘温，则能补火助阳，兼有辛香，则冷可除而风可散耳。

锁阳　《本草求真》说：锁阳专入肾，兼入大肠，补阴润燥，功同肉苁蓉。不过，李时珍曾说：锁阳功力百倍于肉苁蓉，仅供参考。

不过，要特别提醒巴戟天、淫羊藿、锁阳若经生地黄汁浸透，焙干用，甚为至要。否则有阳旺阴亏之虑。

难点六

很多 AD 患者，在婴儿期和儿童期，仅靠下眼睑边缘有一条明显的皱褶，约 1/2 ~2/3 迁延到下眼睑，眼眶呈现水肿，或苔藓样变，这种特征称之为旦尼 - 莫根线（Dennie - Morgan）。据此特征，中医称之为“烂弦风眼”。《疡医大全》说：“上下眼弦，溃烂赤痛，泪出羞明，用手拂拭不离。”究其病因，脾胃湿热，兼受风湿所致。传统选用消风散，然而有效者少，无效者多。笔者拟用验方梓白青葙饮：青葙子、炒薏苡仁、杭菊花、焦栀子、梓白皮、生地黄、连翘、赤茯苓、羚羊角粉。

青葙子　始载于《神农本草经》，味苦，性微寒，无毒。本品最善利湿，清热而疏泄厥阴，专清血分。李时珍说青葙子治眼往往有效，据魏略云初平中有青牛先生，常服青葙子丸，年百余岁，如五六十者。

梓白皮　始载于《神农本草经》，味苦，性寒，无毒。是一味清热除湿、解毒止痒的佳品，内服、外用均可。今人用之较少，因生药难得。清代吴谦建议用茵陈代替，今人岳美中、刘渡舟建议用桑白皮代之。

难点七

AD婴儿及儿童期，在口唇发生皲裂或者焮红，称之为口角唇炎。笔者拟用泻黄散加竹叶、莲子心、升麻、山药、黄芪等治之。

难点八

AD在婴儿及儿童期的面颊、上臂等处出现界限不清的色素减退，或有少量糠秕状的鳞屑，对于这种白色糠疹，笔者拟用健脾化湿为主。常用四君子汤、保和丸合裁。

难点九

苔藓样变，由于慢性反复摩擦或者搔抓，导致皮肤苔藓样变，状如牛皮，中医称之为顽湿。对此，笔者拟用滋阴除湿，通络止痒。用麦味地黄汤加钩藤、忍冬藤、活血藤、首乌藤、鸡血藤等。若范围较大者主张用药浴：楮桃叶、梓白皮、乌梅、陈皮、金毛狗脊、益母草、威灵仙、黑料豆、白蔹，煎取浓汁。浸浴15～20分钟，两日一次。若干燥外涂二血膏：血竭、血余炭、紫草、虎杖、白蔹等。

难点十

AD患者，90%以上在湿疹样皮损中，有大量金黄色葡萄球菌。当体质下降时，则会发生渗出、毛囊炎和淋巴结肿大。这种感染的易发性，若处理不当则会加重病情。笔者认为在急性阶段采用清营凉血。方选犀角地黄汤，清营合裁，必要时加服天然牛黄；病情缓解，津液亏损明显时，改用甘寒清润法，方选叶氏养胃汤加减。

综合上述，主要经验有四：一是临床按婴儿、青少年和成人三个时期治疗。婴儿期重在清解胎毒，治在心；青少年期重在轻利湿热，治在脾；成人期重在柔肝息风，治在肝肾。二是对婴幼儿的用药要特别提醒婴幼儿发育不全，气血未充，脾胃易虚易实，切忌大苦大寒之品，另一方面，婴幼儿为纯阳之体，选药不可大热大补，以免热其热盛。三是瘙痒是本病最重要和最痛苦的自觉症状，不论何期均应酌加息风止痒或安神止痒。纯粹散风止痒药应持慎重态度。第四是在内治的同时，加用外治有利于病情的控制和皮损的恢复。

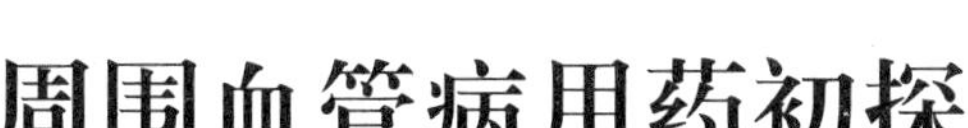

周围血管病用药初探

周围血管病是一组常见的皮肤病，包括血栓闭塞性脉管炎、大动脉炎、血栓性静脉炎、肢端坏死性血管炎、结节性血管炎、红斑性肢痛症、过敏性紫癜、雷诺症等。在一般情况下，多数主张化瘀通络，解毒止痛，然而在临床实践中，有的用之有效，有的用之罔效，究其原委，应从发病本质去探讨，另辟新径。《医述》说："人身有经，有络，有孙络，气血由脾胃而渗入孙络，由孙络而入各经大络，而入十二经，譬如沟涧之水流入溪，溪之水流入江河也。"由此可见，古人将经络分为三个层次，而且它们间的相互流向，都有了明确的认识，这些论述对于周围血管病的发生及其用药，都具有十分重要的指导意义。

一、寒盛血凝

寒为阴邪，易伤阳气，寒性凝滞。人身气血津液全赖阳气温煦与推动，才能畅行无阻。若寒邪外侵，先犯经络，进而出现诸多症状，如指端青紫冰冷，或者苍白不温，遇热则舒缓，遇冷则加重。同时伴有程度不等的疼痛或麻木。代表病种有血栓闭塞性脉管炎、雷诺症等。选用方剂：蠲痹汤加减。组方：羌活、独活、桂枝、秦艽、当归、川芎、地龙、制乳香、广木香各10g，黄芪、鸡血藤各10～30g。方用二活、秦艽寒通络；黄芪、广木香、当归、川芎益气活血，促使气行则血行更畅；地龙、鸡血藤、制乳香理气活血，散瘀止痛。诸药合用，共奏散寒通络、理气止痛之效。

二、阳虚血滞

论阳要义有三：一是形气，形气者，阳化气，阴成形，是形本属阴，凡通体之温，阳也；二是寒热，热为阳，寒为阴，春夏之暖为阳，秋冬之冷为阴；三是水火，水为阴，火为阳，造化之权，全在水火。由此可见，命之所系，为阴与阳。然而一旦出现阴阳之偏，则为偏害，为之疾，不可不察。《济生方》说："大抵真阳既弱，胃气不温，复啖生冷，冰雪以益其寒，阴冱于内，阳不能胜，遂致呕吐涎沫，畏冷憎寒，手足厥逆，饮食不化，大腑洞泄，小便频数，此皆阴偏盛而为痼冷之证也。"结合周围血管病的临床实践而言，这里的病变不仅累及脏腑，而且波及经络，特别要指出至关重要的一点，胃气不温，复啖生冷，由此说明脾胃阳虚是十分重要的。这是因为谷气足，则胃气充；阳气充则谷气化，胃统五脏六腑，从某种意义上讲，胃气概括了脾之阳气。代表病种有深静脉炎、变态性皮肤型血管炎、大动脉炎（心脏受损）等。选用方剂是黄土汤加减：白术、炙甘草、阿胶（烊化）、苏梗各10g，制附块（先煎）、菟丝子、茯神、丹参、仙鹤草各12g，红花、姜黄各4.5g。方用白术、甘草、茯神、制附块温阳扶脾，振奋胃阳，有利于寒与瘀的运化；苏梗、丹参、红花行气活血，散瘀止痛；菟丝子、仙鹤草益肾宁血，血宁则瘀滞不留。

三、气虚血阻

气血学说是中医核心理论之一，气血作为构成人体的两种基本物质，其属性与功能是互相依存的，唐容川说："载气者，血也；而运血者，气也。气属阳主动，主温煦。血属阴，主济润。"明代朱橚在《普济方》中进一步阐述了气血的互根关系："气者血之帅也，气行则血行，气止则血止，气温则血滑，气寒则血凝，气有一息之不运，则血有一息之不行。"一旦患者素体虚弱，或者外伤，或者产后，或者久病，均可导致气虚，血行不畅，表现为皮里膜外出现大小不等的结节或者肢体肿胀、疼痛。代表病种有深静脉炎、晚期血栓闭塞性脉管炎、雷诺症等。选用方剂人参养荣汤加减：党参、炙甘草、黄芪、熟地黄、丹参、地龙、茯苓各10g，当归、陈皮、远志、桂心、赤白芍各8g。方用党参大补元气，白芍补血敛阴，两药合用益气补血；黄芪、白术助党参补脾益肺，脾气健则气血生化有源；熟地黄、当归补血，陈皮理气，使之补血不滞，理气不壅；茯苓健脾渗湿，远志养心安神，桂心补阳活血，三药与补气、补血药物相互配伍，既能温化阳气，又能鼓动气血的生长。

四、阴虚血阻

患者禀赋阴虚体质，或者内有蓄热，或者风寒湿邪，郁久化热，致使肤腠经络受阻，对此，尤在泾在《金匮翼》一书中曾有过一段综合性论述："脏腑经络，先有蓄热，而复遇风寒湿客之，热为寒郁，气不得通，久之寒亦化热，则痹然而闷也。"按照尤氏所论，代表病种有红斑肢痛症、过敏性紫癜。选用方剂滋阴地黄汤加减：生地黄、山药、白芍、炒牡丹皮、茯苓、黄柏各10g，玄参、生石膏、路路通、忍冬藤各12g，延胡索、青皮各6g。方用生地黄、黄柏、白芍、牡丹皮滋阴降火，山药、茯苓健脾化湿，玄参、生石膏清透内蕴之热，青皮、忍冬藤、路路通理气通络。全方共奏阴虚得护、血阻通达之效。

经验补白

周围血管病是一组既常见又难速效的皮肤病，因此，处方用药宜守法守方，不可频繁更改。笔者治疗该病的用药体会有四个方面：

1. 祛邪不忘扶正 正虚是本，血瘀是标；前者指正气不足，后者指各种致病因子如湿、热、痰、风、寒等。然而正气不足概括为阴阳气血四大类，阳虚证选用右归丸、八味丸之类，阴虚证选左归丸、大补阴丸之类，气虚证选用四君子汤、补中益气之类，血虚证选用四物汤、人参养荣汤之类。祛邪则应据不同病因而异，祛湿邪当分轻重，轻者宜利宜渗，重者宜燥宜化，使之湿邪从下窍而出，用药有白术、炒扁豆、苍术、茯苓、泽泻、蚕沙、猪苓、萆薢、赤小豆等。热邪侵肤，以皮肤焮红居多，宜清热解毒，用药有蒲公英、生石膏、黄芩、栀子、连翘、绿豆衣、水牛角、野菊花等。痰邪为害，证见皮下结节或者硬块不散，宜化痰散结，用药有浙贝母、胆南星、昆布、海藻、牡蛎、山慈菇、姜半夏等。风邪为六淫之首，多数伴有明显瘙痒，或者皮肤损害呈泛发倾向。治宜散风祛邪，用药有防风、荆芥、蝉蜕、威灵仙、浮萍、薄荷、乌梢蛇等。寒邪入侵经络，血流痞塞，证见肤色紫斑或者指端发绀冰冷，久病者血脉瘀滞，自觉疼痛。治宜散寒、通络，用药有制附块、上肉桂、干姜、沉香、吴茱萸、细辛、鹿角片等。

2. 化瘀不忘祛湿 周围血管病以下肢居多，较多的皮肤损害，在皮下可摸及结节或条索，肤色黯红、青紫等。这些都是由于瘀湿互结，阻于皮里膜外所致。在遣方用药的同时，不可忘用祛湿药，诸如苍术、薏苡仁、赤小豆、豨莶草、槟榔、木瓜、泽泻、蚕沙、赤石脂等。

3. 温阳不忘育阴 在大多数病种的初期或终极期，常以阳虚为主，如血栓闭塞性脉管炎、雷诺症、肢端坏死性血管炎等。在用温阳药的同时应酌情加入适量的育阴之品，如玄参、知母、生地黄、牡丹皮、黄精、麦冬、天冬、玉竹、石斛等。这种温阳与育阴的组方，初期以6∶4为宜，终极期以 7∶3 较为合适。

4. 通络不忘散结 凡在患肢发现大小不等的结节或条索，或者肤色黯红，或者肢端冰冷，均应通经活络与软坚散结同时并用。前者用药有路路通、丝瓜络、橘络、地龙等，后者有浙贝母、僵蚕、山慈菇等，与此同时还应加入理气药，如青皮、槟榔，效果可能更好。

此外，在周围血管病中，酌加一些行之有效的中成药，也能收到较好的效果。如急性期（症见皮肤焮红、结节肿大、疼痛明显等），选用西黄丸；慢性期和缓解期（症见肤色正常，结节或条索消退缓慢），选用小金丸或全鹿丸以善其后，可谓是上策之举。当然，在强调中医内治的同时，也不排除某些病例适时使用手术治疗。

湿疹论治十法

湿疹是一种以瘙痒、多形性皮肤损害为主要特征的常见皮肤病。其治法不外乎清热利湿、清脾泻火、清心导湿、散风祛湿、滋阴除湿、温阳抑湿、清肝化湿、散寒燥湿、化瘀渗湿、滋肾柔肝等十法，兹分述如下。

一、清热利湿法

阳盛体质感受外湿，易化热，酿成湿热之症。诸如发病急，病程短，皮肤焮红，状如云片涂丹，略有肿胀，继而发生红色丘疹、丘疱疹、小水疱，呈密集分布，渗液流津，毒染湿烂；自觉瘙痒，或搔破后有轻微疼痛；伴有口渴思饮，心烦易怒，大便秘结，小便短赤。脉弦、数、洪、大，舌质红，苔黄或黄腻。多见于脓疱性湿疹、间擦部湿疹等。治宜清热利湿。代表方剂：龙胆泻肝汤加减。处方：炒龙胆草 15g，黄连、柴胡、焦栀子各 6g，泽泻、赤茯苓、连翘、生地黄各 12g，炒槐花、金银花各 10g，绿豆衣、木通 3g、车前草、白茅根各 15g，木通 3g。

二、清脾泻火法

若恣食甘肥，外溢则流窜肤表，湿困中焦，郁而化热。湿热浊邪上犯则害五官，故症见在口周、眼周、耳郭、鼻窍以及头皮、外阴等处，发生红斑、丘疹、丘疱疹、水疱、渗出津水，糜烂，结有橘黄色痂皮；自觉痒痛相兼，伴有口干且苦，或者口臭烦渴，小便短赤。脉浮、数、大，舌质红，苔少或薄黄。多见于头部湿疹、脂溢性湿疹、耳部湿疹、眼周湿疹等。治宜清脾泻火。代表方剂：泻黄散加减。处方：藿香、佩兰、茯苓皮各 12g，焦栀子、甘草、黄芩、柴胡各 6g，生石膏 15～30g，防风、炒白芍、麦冬、炒牡丹皮、虎杖、茵陈各 10g。

三、清心导湿法

孕妇恣食辛辣炙煿热物，导致心火偏亢，胞中血热移于胎儿，胎儿娩出后复遭风湿之邪，遂成胎蔹疮。在婴儿的头顶、眉端、躯干、四肢，或发生红斑、白色鳞屑，形如癣疥（干胎蔹）；或生丘疹、丘疱疹，黄水浸淫，糜烂，结痂（湿胎蔹）；或瘙痒无度，溺黄短少（婴儿湿疹）。治宜清心导湿。代表方剂：三心导赤散。处方：连翘心、玄参各 6g，栀子心 3g，莲子心 3～6g，生地黄 4.5g，车前草、车前子各 10g，灯心三扎，甘草梢、蝉蜕各 3g。

四、散风祛湿法

湿阻上焦，郁于肺卫，肺失宣降，致使湿邪流于肤腠。皮疹可发生于身体各处，但以面颊、四肢常见，其皮疹为疏散或密集性丘疹，干燥脱皮，状如糠秕，在寒冷、干燥、多风的气候条件下，可使症状明显加重或诱发，自觉燥痒不适，伴有口干唇燥，咽痒，目赤，大便秘结。脉洪、数、浮，舌质红，苔少或苔微干。多见于干燥性湿疹、痒疹性湿疹等。治宜散风祛湿。代表方剂：消风散加减。代表方剂：荆芥、苦参、知母、苍术、羌活、蝉蜕各 6g，防风、炒牛蒡子、生地黄、胡麻、茯苓、生石膏各10g，威灵仙4.5g，当归12g。

五、滋阴除湿法

凡脾湿肺燥之人，不论是湿从外感，或者是湿从内生，均能致使机体内的阴中之火，易于外达肌肤。古人将此症归纳为燥极似湿，湿极似燥，即燥湿同形同病。表现在皮肤上有的是原患湿疹，日久不愈，利湿药用之越多，渗出糜烂越重；或者原患疮疡溃烂，在其边缘皮肤上发生红色丘疹，渗出并结脓性痂皮，严重时还会遍布全身，浸淫流水，迁延日久难愈，自觉剧痒，伴有低热，烦渴，手足心热，小便短少，午后病情加重。脉细数，舌质红，苔少或无苔。多见于传染性湿疹样皮炎、自身敏感性湿疹等。治宜滋阴除湿。代表方剂：滋阴除湿汤加减。代表方剂：生地黄15~30g，炒白芍、当归、玉竹、炒牡丹皮各10g，茯苓皮、贝母、泽泻、地骨皮各12g，苦参、蝉蜕、柴胡、黄芩、川芎各6g。

六、温阳抑湿法

脾阳不运，湿滞中焦，外达皮表而生湿疡，表现在皮肤上皮疹局限某一区域，外观肥厚；手掌、足跖皮肤干燥，脱屑，甚则角化过度，发生皲裂。伴有面色㿠白，小便清白，食少，气短乏力；偶见顽固性口腔溃疡或者女性患者阴道的干皱，脉沉、细、微，舌质淡红，苔少或光滑。多见于营养缺乏性湿疹、手部湿疹等。治宜温阳抑湿。代表方剂：十味人参散加减。代表方剂：党（人）参、土炒白术、茯苓、姜半夏、炒白芍各10g，柴胡、甘草各6g，厚朴、陈皮、桂枝各4.5g，干姜3g，大枣7枚。

七、清肝化湿法

肝火偏亢必侮脾土，致肝经阴虚湿热，故在肝、脾两经循行的区域，如乳头、脐窝、阴囊、女阴等处，发生红斑、丘疹、丘疱疹，少量渗液，结有橘黄色痂皮，自觉瘙痒，伴有口苦咽干，头昏目眩，小便短黄，烦躁易怒，脉弦数，舌质红，苔薄黄或干黄。多见于乳头湿疹、脐窝湿疹、女阴湿疹、阴囊湿疹。治宜清肝化湿。代表方剂：丹栀逍遥散加减。代表方剂：醋柴胡、炒牡丹皮、焦栀子、甘草、黄芩各6g，当归、赤白芍、生地黄、茯苓、连翘、土炒白术、党参各10g。

八、散寒燥湿法

湿之为病，感之于寒，为寒所郁，寒湿伤及皮肉则为顽湿，症见病程日久不愈，皮疹增厚、浸润，色棕红或灰褐色，表面粗糙，覆盖少许糠秕状鳞屑；或因搔破而结痂，部分呈苔藓样变。脉濡、沉、细，舌质淡红、苔白或白微腻。多见于钱币状湿疹、股部湿疹、肛门湿疹、阴囊湿疹。治宜散寒燥湿。代表方剂：升阳除湿防风汤加减。代表方剂：苍术、乌药、防风各12g，茯苓、土炒白术、当归、炒白芍、姜半夏、小茴香各10g，吴茱萸、白芍、青皮各6g。

九、化瘀渗湿法

湿伤气血则经血不畅，积于体表、经络，则为疮。通常是原患下肢静脉曲张处，发生瘀滞性紫斑，日久引起湿疹样改变，伴有下肢溃疡，皮肤乌黑、肥厚、苔藓状外观，病情时好时坏，缠绵数年、数十年难以痊愈，脉沉涩，舌质暗红，苔薄白或少苔。多见于小腿湿疹、瘀滞性湿疹（皮炎），治宜化瘀渗湿。代表方剂：桃仁承气饮子加减。代表方剂：桃仁、炒枳实、苏木、柴胡、桂枝各6g，青皮、赤白芍、当归、酒大黄各10g，汉防己、泽泻、丹参各12g，赤小豆15～30g。

十、滋肾柔肝法

《折肱漫录》说："脾胃湿热盛，则克肾水。"在皮肤病中，湿邪化燥，耗精伤液可致肝肾阴虚。症见皮疹泛发全身，其中以肘窝、腋窝最为明显；有的呈局限性肥厚与轻度糜烂渗出，交替出现；有的扁平丘疹，高出皮表，常因剧烈发痒而搔抓，使之皮肤干燥而似皮革，纹理加深，肤色暗红。舌质红或微绛，苔少或无苔。多见于遗传过敏性皮炎—成人期、播散型神经性皮炎。治宜滋肾柔肝。代表方剂：十六味地黄饮子加减。代表方剂：首乌、熟地黄、钩藤（后下）各12g、当归、炒白芍、茯苓、炒牡丹皮、枸杞子、泽泻、炒杜仲、川续断、枣仁各10g，山药、生薏苡仁各15g。

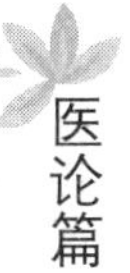

痤疮诊疗四辨十法

一、治病必先识病

痤疮虽为小疾，但其病变严重时往往毁坏面容，不少青年男女为之烦恼。“治病必先识病，识病然后议药，药者所以胜病者也”。识病本质是正确用药的先导。故而，对于这类皮肤病，仍然强调以皮损特点、发病部位、素质禀赋以及兼症等方面去辨析。

（一）辨部位

《杂病源流犀烛》说：“凡面部所有之处，其脉俱有以维络之。”如足阳明胃经，络脾，循鼻夹口，环唇，止于前额，口周属脾，前额属胃。足少阳胆经，络耳、出耳、下颊；颊部属肝。任脉经沿胸上行，止于面部；胸部属任脉。督脉经沿脊柱上行，止于面部；背部属督脉。由此可见皮损发生于前额与胃有关，在口周与脾有关，在面颊两侧与肝有关，发于胸部与任脉有关，发于背部与督脉有关。这样为辨证论治提供了体内脏腑与体表经络有机联系网络的依据。

（二）辨皮损

痤疮的基本皮损有粉刺、结节、囊肿等，而粉刺又有黑、白之分。黑头粉刺，为湿重于热；白头粉刺，为热重于湿。故而，前者郁于肤腠，缠绵难除；后者易于化毒成脓，脓出而愈。结节，通常为血瘀肤腠遂致气滞结块；囊肿则属痰湿血瘀互结。从病因而论，粉刺以肺经湿热郁滞为多，脓疱则因偏食辛辣、甘腻之物致使热毒炽盛，循经上壅于面、胸而成。总之，素体偏盛是发病的内因，饮食不节、血分有热则是致病的条件，血郁痰结可加重病情。

（三）辨体质

因个体间具有气血虚实不同、脏腑禀赋各异的特点，根据中医学脏腑经络、阴阳气血津液理论，结合临床病例的观察分析，痤疮患者的体质可分为两类：一是湿热体质，二是燥热体质。

1. 湿热体质 体型肥瘦均见，多数恣食甘肥厚味炙煿，面部皮肤油腻，润而有光，皮疹以脓疱、结节为主，伴口干微苦，大便时溏时结，尿赤，舌涎多、舌质红，苔厚腻而黄。

2. 燥热体质 见于形弱体瘦，面部皮肤潮红，皮疹以丘疹、粉刺为主，自觉口燥咽干，烦热，舌形瘦、舌涎少、舌质红，苔黄或微干。

（四）辨兼症

痤疮一症的发生，与胃肠功能及妇女生殖生理有关，临证以辨大便与月经为主。鉴于本病病位多在肺胃，属阳证、热证居多。肺热移于大肠，或胃火偏盛，灼伤阴液则大肠失润，故见便秘，但其便秘又须辨明是阳明燥热便秘还是阴亏便结，其治法迥然不同。生育期妇女应细究经产，因这段时期的妇女出现痤疮，多伴见月经不调、痛经、乳胀、附件炎等复杂痼疾，辨证之中除注意“热”、“瘀”之外，尚须重视一个“郁”字。总之，从脏腑、经络而论，大凡月经不调兼有乳胀者，治从肝；兼有腹痛，治从肾或从冲任入手。

二、治法务求多样

《医宗必读》曰：“病不辨则无以治，治不辨则无以痊。辨之之法，阴阳、寒热、脏腑、气血、表里、标本先后、虚实缓急，七者而已。”验之痤疮临床，辨之脏腑、寒热、缓急更为重要，其针与药的大法归纳为十种。

（一）清泄肺胃法

清泄肺胃法适用于丘疹性痤疮、红色丘疹、丘疱疹和少许脓疱，彼此混杂而生，舌质红，苔黄，脉浮数。治拟清泄肺胃，方选白虎汤合枇杷清肺饮化裁：生石膏30g，知母6g，枇杷叶、地骨皮、桑白皮、金银花、连翘各12g，黄芩6g，赤芍、栀子各10g，生地黄15g，生、熟川军各5g，甘草3g。

（二）解毒散结法

解毒散结法适用于脓疱性痤疮、结节性痤疮，皮疹以脓疱和结节为主，舌质红，苔薄黄，脉细数。治拟解毒散结，方选验方痤疮平：茵陈、白花蛇舌草、虎杖、蒲公英各15g，金银花、夏枯草、赤芍、浙贝母、桃仁、玄参、黄芪、紫花地丁、连翘各10g，生石膏30g。

（三）调理冲任法

适用于月经前痤疮，即在月经前皮损加剧或诱发，皮损好发于颏、眉间或面颊部，部分病人主要集中在口唇四周，尤以下颏更为明显，其程度往往随月经周期的变化而加重。常伴有痛经或夹瘀块，舌淡红，苔少，脉细涩。治拟调理冲任法，方选益母胜金丹合二仙汤化裁：仙茅、仙灵脾、乌药、香附、黄柏各6g，干地黄、益母草、元胡、当归各10g，金银花、白花蛇舌草各12g。

（四）疏肝清解法

适用于脓疱性痤疮或月经前痤疮，皮疹多发于面颊两侧，甚至连及颈项等，以炎性丘疹、脓疱为主，伴有乳胀不适、心烦易怒，脉弦数，舌质红，苔薄黄，治拟疏肝清解法，方选丹栀逍遥散加减：炒牡丹皮、炒栀子、黄芩、山楂、苏梗各6g，当归、生地黄、茯苓、白术各10g，白花蛇舌草、茵陈、蒲公英各12g。

（五）活血散瘀法

活血散瘀法适用于聚合性痤疮和痤疮愈后遗留色素沉着或瘢痕，舌暗红、苔少，脉细数。治拟活血散瘀法，方选桃红四物汤加减：桃仁、红花各6g，归尾、赤芍、桔梗、蒲公英、玄参各10g，虎杖12g，蜈蚣2条。

（六）湿敷除痤法

在痤疮的各个不同阶段均可配合湿敷除痤法，不仅有利于皮疹的恢复而且还会给收缩毛孔与嫩面带来好处，常用药物如下：①清热解毒类：槐花、蒲公英、山豆根、草河车、大青叶等；

②消肿散结类：芒硝、马齿苋、芫花、凌霄花、陈皮等；③减轻皮脂类：芦荟、地榆、虎杖、山楂、荷叶；④减轻色素沉着类：僵蚕、杏仁、天冬、冬瓜仁、白蔹、食醋、白扁豆衣等。按需要取上药若干，加水用小火煮沸取药汁，临睡前用纱布6～8层，蘸药汁呈饱和度，湿敷在面部（留出眼、鼻、口孔）持续30分钟，每日1次，长期坚持消痤嫩面效果尤佳。

（七）面膜洁肤法

处方组成和制法：白蔹、杏仁、菟丝子、白及、穿心莲各40g，白芷10g，冰片、薄荷各3g，将上药混合烘干打碎，过筛100目2次，密封备用。用法：①用洗面奶清洗面部，有脓疱者按常规无菌操作切开排脓。②将中药粉20g左右，用水适量加热煮成糊状，待温度降至38℃左右时将药均匀地涂于面部，使之形成一层厚约0.05cm左右的药膜，再敷上一层厚0.5～1cm的石膏膜，30～40分钟后取下。③洗净面部，外涂收缩水。通过中药对皮肤的直接渗透作用，促使痤疮消失，开的粗大毛孔也会逐渐收缩或恢复，使皮肤具有明亮光泽和滋润之外观。

（八）毫针法

1. 辨证取穴 肺经风热证：取大椎、脾俞；脾胃湿热证：取足三里、合谷；冲任失调证：取三阴交、肾俞。

2. 循经取穴 曲池、合谷、三阴交、迎香、攒竹。

3. 邻近取穴 太阳、攒竹、迎香、颧髎、印堂、颊车。方法：施平补平泻法。针刺得气后留针30分钟，1天一次，7次为一个疗程。

（九）耳针法

主穴：肺（双）、肾（双）。加减法：脓疱者加刺心；皮脂溢出较重者加刺脾，大便秘结加刺大肠；痛经者加刺肝、内分泌区；皮损集中在某一区域时加刺其表面投影反应点。方法：快速刺入反应点，留针15～30分钟，其间轻巧捻转3～6次，隔日针1次，7～10次为一个疗程，其中以炎症性、丘疹性、脓疱性痤疮疗效最佳。

（十）挑刺法

主穴：大椎。配穴：委中。方法：常规消毒后，三棱针点刺大椎、委中，放血或挤血少许。随之消毒棉球拭干污血，5天1次，7次为一个疗程。徐师常用此法治疗聚合性痤疮，效验恒多。但需注意：体质虚弱或者有出血倾向者禁用。

三、体会

痤疮以青年男女居多，肺胃热证尤为明显，初期治法宜清宜通，后期宜补宜托，至于当归、红花、赤芍、桃仁之类，按活血散瘀之力的强弱，选入诸方而贯穿其间，这样既利于控制皮疹的发展，又能促使炎性病灶的消失。

滋阴十法在皮肤科的临床应用

滋阴疗法是指生津增液、补血、滋填精髓的治疗方法。在以往医论中，从内科杂病、温热病方面阐述较多，然而，许多皮肤病的发生、发展与阴虚、血亏、精乏有关。《证治准绳·疡医》曰："疮疡之作，皆由膏粱厚味、醇酒、炙煿，房劳过度，七情郁火，阴虚阳辏，精虚气节，命门火衰，不能生土，荣卫虚弱，外邪所袭，气血受损而为患。"《疡科心得集》亦有："邪之所凑，其气必虚。阴虚者，邪必凑之。"《外科证治全书》在论述"白疕"时，不仅描述典型的临床证候，而且指明发病原因与治疗大法："多患于血虚体瘦之人，生血润肤饮主之，用猪脂搽之。"综观上述文献说明，阴、血、精、液的虚损确为许多皮肤病的主要病因之一。因此，滋阴法乃是治疗皮肤病必不可少的重要法则。现结合不同种类皮肤病，分别施予滋阴十法。

一、滋阴宣解法

六淫外邪侵犯人体，皮毛首当其冲，特别是风、暑、燥、火皆为阳邪，更易伤津耗液。吴鞠通说："热之所过，其阴必伤"。凡是素体阴虚，阳邪客于肌腠，尚未波及营血阶段均可投之本法。主症：突然发生大小不等的红色风团，遍布全身，或如地图，或如点滴，偶见眼睑或口唇宣浮肿胀；自觉灼热刺痒，发热，轻微咳嗽，咽干喉痛，口干喜饮，脉浮数重按无力，舌质红苔少或光苔或苔花剥。常见病：急性荨麻疹、急性点滴状银屑病、中毒性红斑、酒性红斑、风疹、传染性红斑、颜面丹毒等。代表方剂银翘散去豆豉，加牡丹皮、生地黄、大青叶，倍玄参方加减：金银花、连翘、桔梗、荆芥、防风、炒牛蒡子、大青叶、生地黄、玄参、牡丹皮、绿豆衣、赤芍、甘草。

二、滋阴清气法

《温病条辨》曰："热之炽甚，津液立见消亡，则非白虎不可。"可见，凡邪热客于气分，并有向营血波及倾向的气血两燔阶段可用本法施治。主症：周身或某一部位发生大片弥漫性红斑，手压则红晕呈暂时性消退，或在红斑上迅即出现针帽大小的丘疹、丘疱疹和血疱等，伴有壮热，烦渴，食少，全身乏力，小便短赤，大便秘结；脉洪大有力，舌质红微绛，苔黄微干。常见病：麻疹样与猩红热样药疹、夏季皮炎、光毒皮炎、植物-日光皮炎、离心性环状红斑、系统性红斑狼疮（活动期）、红皮病（初期）等。代表方剂：化斑汤加减：生石膏、寒水石、知母、生地黄、麦冬、沙参（西洋参）、紫草、红花、凌霄花、炒槐花、山药。偏于毒热损心加犀角（现均重用水牛角代替），偏于毒热损肝加羚羊角。

三、滋阴凉血法

《血证论》曰："血由火生，补血而不清火，则火终亢而不能生血，故滋血必用清火诸药。"凡邪热波及血分，致使血热沸腾，逼迫血溢于肤之症，唯以甘寒滋其阴，火伏则血宁。主症：四肢常能成批出现大小不一的红斑、针帽状紫癜；或者对称性发生丘疹、风团、水疱、血疱等皮损，严重时还会累及黏膜；兼有轻重不等的发热，关节痛，周身困倦乏力，或见咯血、咳血、便血、衄血等；脉细数，舌质红绛苔少。常见病：猩红热红斑、漆性皮炎、变应性亚败血症红斑、多形红斑、过敏性紫癜等。代表方剂：凉血地黄汤加减。生地黄、黄连、炒山栀、玄参、黄芩、甘草、炒牡丹皮、赤小豆、白薇、炒白芍、寒水石。

四、滋阴除湿法

湿邪有内因、外因之不同，然其内湿之生，皆由元气虚弱，故适用于阴虚生湿阶段，是因“壮水补阴，则真水运行而邪湿必无所容”之故。主症：皮肤上除常见的多形性皮疹外，还能见到浸淫流水，遍布全身，甚则迁延日久难愈；或者经常反复，使之皮肤肥厚，状如苔藓；自觉剧痒不适，伴有低热、烦渴，手足心热，小便短少，午后上述诸症有明显加重的趋向，脉濡细数，舌质红苔少或无苔。常见病：湿疹、遗传过敏性皮炎、阴囊湿疹等。代表方剂：滋阴除湿汤加减。生地黄、炒白芍、当归、玉竹、炒牡丹皮、茯苓、泽泻、赤小豆、沙参、黄柏、石斛、泽兰等。

五、滋阴润肤法

燥邪伤人，变证多端。“燥于外，则皮肤皱揭；燥于内，则精血枯涸；燥于上，则咽鼻干燥；燥于下，则便溺闭结”。故凡是阳实阴虚，精血衰耗所致的皮肤病咸宜适用。主症：皮肤干燥多屑，甚则粗糙，皲裂；毛发枯槁焦黄，失去润泽；眼口鼻以及外阴等自然孔窍干涩；自觉瘙痒，入夜尤重。兼有咽干唇燥，心烦易怒，小便短黄，脉弦细数，舌质红少津或有裂纹，苔少或无苔。常见病：老年性瘙痒病、毛发红糠疹、连圈状粃糠疹（远山）、鱼鳞病、干燥综合征等。代表方剂：滋燥养荣汤加减。熟地黄、生地黄、炒白芍、当归、甘草等。燥在外加天冬、麦冬、沙参、玉竹、五味子；燥在内加枸杞子、首乌、山药、从蓉、鹿角胶；燥在上加玄参、麦冬、花粉；燥在下加桃仁、郁李仁、火麻仁等。此外，人乳、牛乳、梨汁、蔗汁等甘柔濡润之品，时时服用，更有利于生津润燥，促使机体的康复。

六、滋阴通络法

又称甘寒通络法。人之体质有阴、有阳、有平。然其素为阴虚之体，复被六淫外邪所袭，或从热化，或过服辛热之药，皆能损伤阴气。阴气少，阳气多，病气胜，阳乘阴，故经络痞塞而化生内热。治宜滋阴通络。主症：在皮里膜外常能扪及大小不等的结节或肿块，色泽淡红或暗红，或者肤色鲜红，有的痛不能忍，手难接近，得凉痛减，遇热痛增，严重时痛如刀割；有的酸痛相兼。若日久不解，蕴化毒热，毒蚀蛀肉而成溃疡、坏死。伴有低热、五心烦热、口干喜饮，周身乏力，夜寐欠安。脉细数或沉涩，舌质红暗或夹瘀点，苔薄黄或少苔。常见病：红斑性肢痛症、皮肤变应性血管炎、硬红斑、结节性多动脉炎等。代表方剂：凉血五根汤加减：茜草根、瓜蒌根、板蓝根、白茅根、生地黄、丝瓜络、海桐皮、忍冬藤、白薇、玄参、川牛膝、炒牡丹皮等。

七、滋阴降火法

火之为病，其害甚大，其变迅速，其势甚显，其气甚暴。然实火为病者，十不过三四；虚火为患者，十尝有六。因而滋阴降火是应用广泛的重要法则之一。主症：口唇、外阴等处反复发生糜烂或溃疡，兼有双目发赤或干涩，口苦，心烦失眠，声音嘶哑，自觉燥痒不适，脉细数，舌质红，苔花剥或少苔。常见病：白塞综合征、复发性口疮、黏膜扁平苔藓、皮肌炎（亚急性期）、亚急性系统红斑狼疮等。代表方剂：滋阴降火汤加减。生地黄、熟地黄、当归、炒白芍、天冬、麦冬、炒白术、知母、黄柏、生甘草、玄参、炒牡丹皮等。

八、滋阴平肝法

肝主藏血。血燥则肝急，肝血不足，肾气不荣，筋失濡养，肤表则疣赘丛生。主症：在颜面、手背和足跖等处，发生形如针帽至黄豆大，乃至樱桃大的斑丘疹，或扁平丘疹，有的表面光滑，有的如聚黍样粗糙，拨之丝状物，状如莲蓬；或在肛门四周发现多少不一、状如菜花样的疣赘，色泽灰白乌晦；或在颜面出现暗褐色角质增殖，伴有面部烘热，皮肤燥痒，心烦易怒，咽燥口干，脉弦数，舌质红苔黄微干。常见病：扁平疣、寻常疣、老年角化病、尖圭湿疣、血管角化瘤等。代表方剂：铲疣软坚汤加减。生龙骨、生牡蛎、代赭石、生苡仁、玄参、茯苓、当归、赤白芍、柴胡、焦山栀、生地黄、首乌、炒白术等。

九、滋阴息风法

邪热久羁不解，累及肝肾，灼伤癸水，致使真阴欲竭，虚风内旋，出现邪少虚多的证候。急予填补真阴而静虚风的方药。主症：壮热不退，面赤，双目上视或斜视；烦躁不安，筋惕肉瞤，或手足蠕动与抽搐，交替出现，进而神疲无力，表情淡漠，昏睡不醒，时有欲脱之兆。脉虚弱，舌质红绛少苔或无苔。常见病：系统性红斑狼疮（脑病期）、大疱性表皮松解萎缩坏死型药疹、白塞综合征（精神症状）、天疱疮（后期）等。代表方剂：大定风珠加减：生白芍、阿胶、生龟板、生地黄、五味子、生牡蛎、麦冬、羚羊角、茯神、高丽参、炒牡丹皮、鳖甲、钩藤。

十、滋阴补肾法

凡肾阴不足，精不化血，以致肾之外华的毛发，缺乏营养来源，因此，从毛发的生长荣枯，可以窥测肾气的盛衰。主症：中老年人头发花白，焦枯而不润泽，头部或眉部可见进行性斑块状毛发脱落，或有灰白色细小鳞屑，犹如麸皮，日久头发也逐渐稀疏脱落。伴有头昏眼花，失眠健忘，腰膝酸软，神疲乏力。脉细弱，舌质红苔少。常见病：虚性斑秃、白发、皮脂缺乏症、干性皮脂溢出等。代表方剂：七宝美髯丹加减：首乌、茯苓、怀牛膝、当归、枸杞子、菟丝子、生地黄、山茱萸、女贞子、墨旱莲、桑椹等。

讨论

滋阴法创于仲景，扬于丹溪，发挥于天士。叶天士在《临证指南医案》一书中提出与皮肤病关系密切的基本原则："九窍不和，都属胃病，阳土喜柔，偏恶刚燥。"在皮肤病的滋阴诸法中，最重要的莫过于脾胃之阴。如病在阳明的斑，在太阴的丘疹、水疱、渗出、糜烂，在少阴的发枯、肤燥等无不与脾胃之阴的生化有关。因此，只要胃能柔润，脾能升降，中州健运，在外能御六淫之邪的侵袭；在内有利于脏腑功能的协调。更何况土生金，金生水，肾气自足，气血中和，机体自能康复。

滋阴法在皮肤科的临床运用，往往是寓寄于汗、下、和、清、补五法之中，从而达到既治本又顾标、标本兼治的目的。但滋阴药品以甘寒、咸寒居多，性偏滋腻，故凡是木火体质，病程较长以及各种阴、精、血、液匮乏之类所致的皮肤病，均可应用。然湿热之证，则非所宜，否则有恋滞病邪、胶着难解之咎。

滋阴并不排除扶阳，要善于处理阴阳相引的关系。一般而论，新发（病位在表、在阳或半表半里）的皮肤病，阴药与阳药之比为6∶4，选用辛味气薄的阳药为宜，如防风、荆芥、藿香、佩兰、羌活、炒牛蒡子等。久病（病位在里、在阴）的皮肤病，阴药与阳药之比为7∶3，选用辛热味纯的阳药为佳，如制附片、肉桂、仙茅、仙灵脾等。如果不懂得阴阳相抱、阴阳生化之理，言滋阴，只知用一派甘寒、咸寒柔润之品；言扶阳，单纯用大量辛热刚燥之品，其结果必然是“阳遇阳，则为焦枯；阴遇阴，则为寂灭”。

脱疽辨治十法

脱疽病名出自《刘涓子鬼遗方》，又名脱痈、脱骨疽、脱骨丁、榻著毒、十指零落等。它包括西医学的血栓闭塞性脉管炎、糖尿病性坏疽、外伤感染性坏疽以及老年动脉硬化性坏疽等，其辨治主要有以下十法。

一、散寒通痹法

《外科医镜》说，脱疽之“原因多由跣足在冰雪地上行走，致气血为冰气凝结而成”。可见，寒邪外袭，阴塞经络，血脉痹阻不通，是本病初期阶段的主要因素。主症：患肢麻木冰冷，趾端苍白，甚则晦暗，足背趺阳脉搏动微弱，面色皖白少华，喜暖怕冷。舌质淡红、苔薄白，脉沉细弱。治宜散寒通痹法，方选独活寄生汤加减：桂枝、川芎、秦艽各6g，细辛3g，独活、牛膝各10g，当归、金毛狗脊、路路通各15g，黄芪、杜仲、鸡血藤各12g。寒重者，酌加干姜、制附片、制川乌等。

二、行气活血法

气郁则血流不利，气滞血瘀，肢端得不到气血的温煦与濡养而发为本病。主症：患肢不温，乃至麻木，腓肠肌酸强不适，时呈阵发性疼痛，进而出现间歇性跛行，趾尖青紫，爪甲变厚变脆，并在爪下反复出现瘀点或瘀斑。舌质黯红、苔薄白，脉细涩。治宜行气活血法，方选桃红四物汤加减：桃仁、桂枝、红花、地龙、甲珠各6g，赤芍、白芍、当归、青皮、陈皮、海桐皮、川牛膝、广木香各10g，丹参15g。阵发性刺痛者，酌加延胡索、制乳香、制没药等；或以蜈蚣2条，全蝎3g，研末分3次兑汤冲服。

三、化湿通络法

《外科启玄》说：“足之大趾、次趾，或足溃而复脱，故名脱疽，是脾积湿毒下注而然。”湿邪为害，既有外湿（包括雨、露、潮湿之类），又有内湿（包括膏粱厚味之类），皆能伤脾聚湿，湿邪下趋阻络，郁久酿热，阻滞经脉而成本病。主症：趾端肿胀黯红，时有潮红灼热，时又冰冷如在水中，足蹠潮湿多汗，行动有沉滞重浊感。身倦困重，纳呆口苦，舌质胖淡有齿痕，苔黄或腻，脉濡数。治宜化湿通络法，方选五神汤加减：当归、汉防己、络石藤、赤芍、木瓜各10g，茯苓、苡仁、川牛膝、忍冬藤各15g，马鞭草、车前子各15g。偏热者，加连翘、胡黄连、蒲公英；偏寒者，加苍白术、海桐皮、青皮、广木香等。

四、清热解毒法

寒湿诸邪，久瘀经络不解，遂致化毒，毒蚀肌肤则化腐酿脓。诚如《洞天奥旨》所说：“火毒聚于一处，脱疽乃生。”主症：足趾红肿如煮熟之红枣，自觉痛如火燎，昼轻夜重，严重时彻夜不能入寐，进而在皮肤上出现水疱，脓腐难以脱落。多数伴有全身火毒炽盛的症状，如发热，

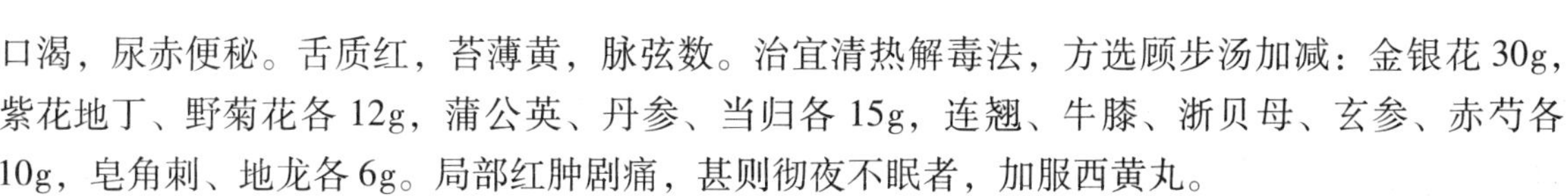

口渴，尿赤便秘。舌质红，苔薄黄，脉弦数。治宜清热解毒法，方选顾步汤加减：金银花30g，紫花地丁、野菊花各12g，蒲公英、丹参、当归各15g，连翘、牛膝、浙贝母、玄参、赤芍各10g，皂角刺、地龙各6g。局部红肿剧痛，甚则彻夜不眠者，加服西黄丸。

五、托里排毒法

气血周流全身，循环不息，然趾（指）末尖端，往往气血难达。最虚之地，便是容邪之处。气血不足，不能托毒外泄，毒热内盛，腐蚀皮肉筋骨。主症：患趾局部浸润性蔓延，甚则五趾相传，疮面晦暗，溃破腐烂，脓水稀薄，或脓腐固定难脱，疼痛异常，常常弯腰抱足，呻吟不已。发热口渴，神倦乏力，懒言食少。舌质红，苔薄黄，脉虚细数。治宜托里排毒法，方选托里消毒散加减：金银花、黄芪各15g，川芎、牛膝各6g，白芍、赤芍、党参、茯苓、白薇、连翘各10g，紫花地丁、浙贝母、干地黄各12g。

六、滋阴解毒法

《外科正宗》说："夫脱疽者，外腐而内坏也。此因平素膏粱厚味……丹石补药，消灼肾水，房劳过度，气竭精伤。"导致阴虚火旺，毒从内生，循经络而横溢四末而成。此类脱疽可能与西医学的糖尿病性坏疽、栓塞性硬化坏疽等症相类似。主症：患趾消瘦、干枯、肤色紫红或晦暗，呈干性焦黑坏死，持续性剧痛，呻吟不已，午后更是明显加重。低热缠绵不解，口苦咽干，面容憔悴。舌质红，少苔或无苔，脉细数。治宜滋阴解毒法，方选知柏地黄汤加减：炒知母、炒牡丹皮各6g，紫花地丁、山茱萸各12g，山药、南沙参、北沙参、金银花、石斛各15g，玄参、黄柏、生地黄、野菊花、天花粉、赤芍、天冬、麦冬各10g。糖尿病者，酌加黄芪、乌梅；疮面焦黑干枯难脱者，酌加甲珠、补骨脂。

七、扶正生肌法

《马培之外科医案》说脱疽："始则足趾木冷，继现红紫之色，足背肿热，足趾仍冷，皮肉筋骨俱死，节缝渐次裂开，污水渗流，筋断肉离而脱。"气血亏虚，毒盛于内，横窜四末，化腐成脓。脓乃气血所化生，脓毒外泄，元气大亏，致使疮面久溃不敛。主症：患肢肌肉萎缩，趾端创面坏死，脓水清稀，或干枯而毫无红活润泽之兆，日久不愈，伴面黄消瘦，心悸气短，身倦懒言。舌质淡红，苔少，脉虚细。治宜补正生肌法，方选八珍汤加减：党参、白芍、白蔹、茯苓、白术各10g，黄芪、金银花、当归各15g，熟地黄12g，川芎6g。兼肾阳虚者，加鹿角片、上肉桂；肾阴虚者，酌加黄柏、龟胶；黑腐不脱者，酌加甲珠、皂角刺；脾虚者，加砂仁、山药、鸡内金等。

八、补益脱骨法

热毒聚于四末，蚀骨腐肉，耗伤气血，元气亏虚，不能托毒外出，常有枯骨不脱，疮面难敛之虑。主症：趾端坏死，焦黑干燥，朽骨外露，滋水甚少，难以脱落，舌质淡红、苔少，脉细。治宜补益脱骨法，方选金匮肾气丸化裁：制附片、熟地黄、补骨脂、山茱萸、牡丹皮、象牙屑（冲服，现已禁用）各10g，肉桂1.5g，茯苓、党参、黄芪各12g，山药、金银花各15g。兼肾阳虚者，酌加鹿角胶、上肉桂；气虚者，酌加吉林参、冬虫夏草。

九、扶阳通脉法

肾主骨生髓，为人身阳气之根本。血脉的畅通，气血的运行，无不赖于阳气的温通。患趾

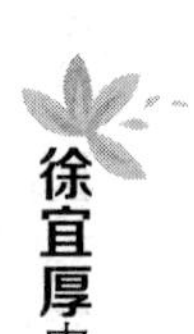

初敛，肾阳不足。主症：肤色紫红欠温，微痛，足背趺阳脉搏动微弱，兼有头昏，腰膝酸软，双足萎弱无力，或有上半身热，下半身寒的表现。舌质淡红，苔薄白，脉沉细迟。治宜扶阳通脉法，方选当归四逆汤加减：党参、当归、红藤、赤芍、白芍、牛膝各10g，干地黄15g，桂枝、川芎各6g，细辛3g，鹿角片、肉苁蓉、鸡血藤各12g。平素常服全鹿丸，有利于病情的恢复与巩固。

十、益气养阴法

气血亏虚乃是脱疽整个病程中的重要成因之一，特别是在晚期。脱疽化腐化脓，更能暗耗气血，加之虚火燥伤阴液，所以，脱疽初敛，不仅肾阳不足，而且气血尤多亏虚，故养阴益气法，也是治疗脱疽的重要一环。主症：患肢干瘦，皮肤干燥，初敛创面淡白或淡红，扣之局部皮肤欠温，足背趺阳脉搏动微弱，兼有神疲乏力，口干咽燥，唇焦不润。舌质淡红、苔少津，脉细弱。治宜益气养阴法，方选增液汤加减：黄芪、党参、玄参、白术、麦冬、茯苓各10g，石斛、天冬、白芍各12g，五味子6g，干地黄、鸡血藤各15g。

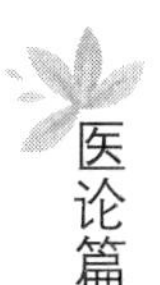

疣的内治八法

中医学对疣的论述很多，归纳其要，多与虚损、肝火、风热、瘀滞等有关，笔者结合皮疹形态、部位、病程，治有八法，简介如下：

一、清热疏风法

皮疹多数发生在颜面，病程较短，其特点是芝麻至黄豆大小的扁平丘疹，色泽淡红或红，呈散在性分布；自述略有痒感、咽干、鼻燥和轻度咳嗽等证候。方选验方大青苡仁汤，处方：生龙牡、生苡仁、马齿苋各30g，大青叶、防风、白花蛇舌草、当归、赤芍、金银花各10g，川芎、荆芥、升麻各6g。

二、清肝益荣法

皮疹好发于手背、爪甲边缘处，形态如黄豆至桑椹大小，表面增厚、粗糙，拔之有丝；不慎撞碰则有鲜血溢出，色泽污秽或淡褐等症。方选清肝益荣汤加减，处方：柴胡3g，焦山栀、当归、木瓜、茯苓各6g，川芎、白芍各4.5g，龙胆草3.5g，白术、熟地各10g，炙甘草1.5g，生姜3片。

三、滋补肾水法

病程较长，或者愈后又复发，疣体表面干燥，甚则状如莲蓬，易于破碎，色泽灰暗或深褐，部分患者伴有面色黧黑而不明亮、肢软乏力、不任劳作等兼症。方选变通六味地黄汤，处方：熟地15g，何首乌、沙苑子、山茱萸、山药各12g，炒牡丹皮、茯苓、枸杞子、泽泻各10g，菟丝子30g，甲珠、柴胡各6g。

四、疏肝扶脾法

在趾间（特别是四、五趾间）发生多个疣赘，其疣体在汗液浸泡下呈灰白腐败状，略有恶臭气味，数目多少不一；部分伴有低热，腹有结块；女性则有月经不调等兼症。方选归脾汤合逍遥散化裁，处方：白术、茯苓、炙黄芪、当归、党参各10g，干地黄、炒白芍各12g，柴胡、炒牡丹皮各6g，焦山栀、甘草各3g，赤小豆30g，麦冬12g，五味子4.5g。

五、补中益气法

在肛门周围发生大小不一的疣赘，形如花菜或状如葡萄，严重时还会在腹股沟区域发生形态各异的疣赘；兼有饮食劳倦不节，气短乏力，烦躁不安，大便清溏或便血等证候。方选补中益气汤加减，处方：炙黄芪、党参、白术、炙甘草各15g，当归、陈皮各3g，柴胡、升麻各1.5g，干地黄10g，生苡仁30g，白花蛇舌草15g，土贝母12g，生姜3片，大枣7枚。

六、培土生金法

原患扁平疣或寻常疣之类疣赘，曾经用过不恰当的腐蚀药、冷冻；或者口服过燥血消毒之剂，促使疣体外突翻开，状如菌样，或者焮大如瘤，兼有食少难以消化、大便清稀不实、干咳少痰等证候。方选五味异功散加减，处方：党参、白术、茯苓、干地黄各10g，甘草、五味子、陈皮各6g，天麦冬、沙参、首乌各15g，生苡仁、赤小豆各30g。

七、活血软坚法

疣赘主要发生在四肢或指（趾）尖、足前蹠等处；疣体表面粗糙干裂，芯丝隐约可见，质地光滑坚实，呈孤立分布，很少相互融合，色泽暗褐，压之疼感颇重。方选桃红四物汤加减，处方：归尾、赤芍、生地黄、土贝母各12g，川芎、桃仁、红花、山慈菇、甲珠各6g，川牛膝、宣木瓜、乌梅各10g，白花蛇舌草30g。

八、柔肝散结法

患者性情急躁、易怒，在较短的时间里，皮疹不仅泛发多处，而且疣体快速增长，数目显著增多，并有此起彼伏的倾向，色泽暗红，略有痛感，兼有口苦，眩晕，便秘等证候。方选验方柔肝散结汤，处方：紫贝齿、代赭石、石决明各30～45g，何首乌、炒白芍、干地黄各15g，炒牡丹皮6g，麦冬、浙贝母、当归各12g，石菖蒲、远志、柴胡各10g，天龙1条。

对疣的内治，既要考虑皮疹发生在十二经循行的部位；又要分析皮疹形态、色泽和病程的长短。大凡病变在阳经，淫气客于胆经，多属风热血燥，实证居多；病变在阴经，常因肝热水涸，肾气不荣，精亡痉挛而成，虚证为主。因此，对病程长，皮疹顽固不消除者，应从滋肾、柔肝、扶脾入手，虽然不直接治疣，但能收到事半功倍之效，从而反映中医治病求本的一大特色。

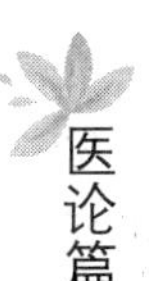

疣的外治十法

疣是一组常见的皮肤病，包括常见的扁平疣、寻常疣、传染性疣、丝状疣、蹠疣、尖锐湿疣。对于上述众多的疣赘疾病，在通常的条件下，采用适当的外治法，就能获得满意的效果。笔者常用以下治疣十法。

一、溻洗法

凡是扁平疣、寻常疣、蹠疣、尖锐湿疣，皮损呈广泛性分布时，皆可采用溻洗法。方法：①香附水洗剂（药用香附30g，木贼草10g，蜂房10g，金毛狗脊15g）；②陈皮水洗剂（陈皮45g，细辛10g，没食子15g）；③疣洗方（马齿苋60g，蜂房9g，白芷9g，蛇床子9g，细辛9g，陈皮15g，苍术15g，苦参15g）。三方任选一方，水煎取汁，反复擦洗疣体10～15分钟，每日2～3次，一般在5～7天内，疣体就会干枯脱落。

二、摩擦法

寻常疣生长在指（趾）的边缘或甲旁时，部分顽固扁平疣难以消失时，可选用之。取新鲜荸荠削去皮，用其白色果肉摩擦疣体，或者取鲜蒲公英茎折断，流出白色浆汁，摩擦疣体，每天2～3次，每次要摩至疣角质软化，微有少量点状渗血为度，一般2～3天可望治愈。

三、点蚀法

又名腐蚀法。适用于单个发生较大的寻常疣、扁平疣和蹠疣高度在1cm左右的丝状疣。在保护好疣体周围健康皮肤的前提下，取鸦胆子油或千金散（制乳香15g，制没药15g，轻粉15g，飞朱砂15g，煅白砒6g，赤石脂15g，炒五倍子15g，煅雄黄15g，醋制蛇含石15g，各药研细末和匀）外点疣体上，2～3天换1次，3～5次后疣体枯落。若见到传染性软疣则应在疣体常规消毒后，用消毒针挑破疣的顶端，再点千金散少许，外盖胶布，1～2次就可平复。

四、推疣法

寻常疣生长在指（趾）边缘或爪甲旁时可选用推疣法。方法：用棉签棒或火柴棒，在疣体的根部呈30°角度，向前均匀用力推之。有的疣体立即推除见好，表面压迫止血，并用纱布加压包扎。若遗留少许残留疣体，一个月后再推一次。

五、结扎法

适用丝状疣，特别是生长在颈项、眼睑区域的丝状疣。方法：取长头发2～3根，在疣体的基底部打结并结扎，每日收紧一次，大约经过5～7天后，疣体逐渐干涸脱落而愈。

六、钝刮法

疣体面积较大，浸化较深，乳头状的丝状物，明显的寻常疣、蹠疣和尖锐湿疣皆可选用。

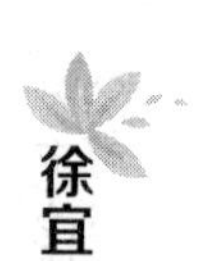

方法：常规消毒和局部麻醉后，取特制的刮匙，先从疣体四周进行钝性分离，然后将整个疣体揭去，压迫止血，外盖消毒纱布加压包扎，在多数情况下一次治愈，复发亦少。

七、艾灸法

寻常疣、蹠疣以及甲下疣等均可选用。方法：疣体表现先用75%酒精常规消毒后，将艾炷（形如蚕豆大小）放置在疣体上，点燃任其烧灼，烧到基底部时可能听到爆炸样声响，局部呈焦枯外观，经过1~3天后，用镊子钳去残留的疣体，外涂紫药水，盖消毒纱布，1周后，创面愈合，很少留下瘢痕，可以与电灼器媲美。若疣生长在手指、足趾处，应在局麻下施艾灸，减轻病人的痛苦。

八、针刺法

分循经取穴和局部取穴，前者适用于各种疣呈泛发倾向，后者仅用于蹠疣。循经取穴：列缺、合谷、足三里。施泻法，每天1次，留针30分钟，10次为一个疗程。局部取穴：蹠疣常规消毒后，取毫针直刺疣体中心部位，酸胀痛感后快速捻转5~7次，立即拔针，若有出血则压迫止血。

九、水针法

扁平疣、寻常疣等有疣体播散倾向时选用之。方法：取50%当归注射液，或10%川芎注射液，或维生素B_{12}250μg，呈30°角度斜刺入经外奇穴的骨空穴（手背面一、二指间的中央凹陷处）各推入0.5ml，两天1次，5~7次为一个疗程。

十、耳针法

各种疣，包括生长在肛周围部位的尖锐湿疣（注意：应与梅毒特有的尖锐湿疣相鉴别）。方法：取肺、皮质腺、肝、肾，常规消毒后，取5分长的毫针，点刺入，不要穿透耳软骨，留针30分钟，其间捻转3~5次，2日1次，7~10次为一个疗程。操作中一定要严密消毒，防止软骨感染，至关重要。

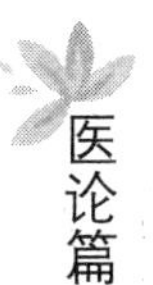

泻黄散在皮肤科的临床应用

泻黄散是宋代名医钱仲阳所制，由藿香叶、甘草、石膏、栀子、防风组成，主治小儿脾胃实热证。后世医家评论该方时说：方名虽说泻黄，然而方中药物，并无攻实泻下之品。因为钱氏制方十分重视后天脾胃的生生之气，不投苦寒克伐之药，仅用石膏、栀子以清气血两燔之热，加防风和表，藿香和中。全方之妙还在于蜜酒合炒以培补中土水谷精气，进而增强中气旋转斡运的生理功能，使之中热得泄，伏火潜消，自然能够收到不清之清、不泻之泻的效果。犹如兵家用兵，纵越度舍，卒与法令，洵非虚誉（冉雪峰语）。

基于上述医理，笔者将泻黄散广泛用于皮肤病的治疗，效验恒多，略举数例，以窥一斑。

一、多腔性湿疹

凡在人体的自然开口处，如眼、耳、鼻、口、乳头、脐和前后阴，经常出现红斑、丘疹、丘疱疹、渗出糜烂和橘黄色痂皮。缠绵反复，颇难根治。这类皮肤病以青年女性居多，素来脾胃禀赋薄弱，湿热阻于中焦，循经上壅清窍，或者下注浊孔，遂发斯疾。以泻黄散为基本方，随部位加引经报使药。如眼区加谷精珠、杭菊花；耳区加柴胡、黄芩；鼻区加桔梗、枇杷叶；口区加升麻、土炒白术；乳头区加柴胡、青皮；脐区加茵陈、白芍；前阴加赤茯苓、炒杜仲；后阴加炒枳壳、熟大黄。

二、口周皮炎

部分中年人在口唇四周，连续不断地发生丘疹、丘疱疹、脓疱和不易消退的红斑，糠秕状鳞屑落之又生，凡此种种表现皆属口周皮炎的范畴。究其病因，主要是脾胃实火上扰，表现在脾经开窍的口唇区域，经常出现皮疹。投用泻黄散加黄芩、荆芥，既清又透，湿化热除，皮疹就能得到控制和痊愈。

三、痤疮

进入青春发育期，大多数青年男女主要在颜面部位出现轻重不等的酒刺，加上皮肤油腻，病虽小疡，令人烦恼。清代名医沈金鳌曾说：颜面诸疾，皆从胃治。胃经实火，内不得清，外不得泄，郁于肤表。故用泻黄散加红花、凌霄花以清宣肺胃之热，切中病原，疗效卓著。

四、日光性皮炎

在盛夏酷暑季节，皮肤遭受到阳光的强烈照射，轻者皮肤潮红，自觉灼热刺痛、刺痒，重者皮肤起疱，甚则糜烂。这是由于偏亢的阳热外邪，激惹气血沸腾，形成气血两燔，故见皮肤焮红，痛痒相兼。口服泻黄散加青蒿、冬瓜皮、绿豆衣、赤小豆，取其清中有利，导热下行，暑热之邪有了出路，皮疹也就随之而愈了。

此外，对夏季皮炎、痱毒、单纯疱疹、大漆皮炎、手足口病等皮肤病，亦有较好的疗效。

银屑病外治法的历史与现状

银屑病俗称牛皮癣、松皮癣、白疕、干癣等，是一种常见而难治的顽固疾患。在以往的文献中，偏于内治居多，外治法的论述甚少，其实，在银屑病某一阶段的残留皮疹，恰当地选用外治法见效颇速。为此，从外治法的角度，摘要地予以历史性回顾和现状探索。

一、历史性回顾

中医古籍浩如烟海，然而，反映中医治疗学的全盛时期，当推隋唐，所以，选《备急千金要方》《千金翼方》《外台秘要》三部巨著作为基础，摘录治松皮癣等外治方 149 首（剔除重复），其中复方 80 首，单方 69 首。

复方的组成包括杀虫攻毒、破瘀化结、祛风散寒、清热燥湿、腐蚀收敛、润燥柔肤和其他等 7 个方面。按出现频率较高的中药有轻粉、硫黄、羊蹄根、水银、樟脑、斑蝥、南星、乌头、苍耳子、苦参、黄连、地榆、乌梅、杏仁、黄丹、大枫子等 127 种。

单方除在复方中出现外，重要的单味药有姜黄、黄蒿、酱瓣、牛李子、茛菪、桃叶、蟾蜍、瓜蒂、狼毒、川楝根、韭根、蛇舌草、猫眼草、石榴皮、白果仁等 28 种。

上述众多药物，根据病情需要，分别配制成粉剂（散剂）、膏剂（含硬膏、糊膏）、酊剂、水洗剂、沥剂等。作为基质来说，通常用蜜调、醋调、植物油调、植物自然汁和茶叶水调。膏剂调配的基质有猪脂、羊脂、熊脂和植物油。

非药物外治虽然记载不多，但从一些零星的记载，如《备急千金要方》有灸癣法 2 则，《外台秘要》有先用针砭癣上，继敷瓜蒂末的方法。

二、现状的综述

（一）药物的外治法

1. 药浴 采用单味或多味中草药，加水煮汁外洗患处，具有涤除鳞屑、软皮止痒的功效。如破布艾、苦榴皮、茶树根、路路通、苦参、甘松、楮桃叶、秦椒等，既可单味重用 30 ~ 45g，又可复方，外洗或湿敷皆有良效。

2. 酊剂 疗效突出、可靠，应推喜树酊（喜树果 100g，二甲基亚砜 250mL，75% 酒精 750mL，浸泡 5 ~ 7 天），每日外涂 2 ~ 3 次。其次，斑蝥酊（斑蝥 8 只，紫槿皮、樟脑各 9g，高粱酒 250mL，浸泡 7 天）和蒙医槟榔配（槟榔 9g，全蝎、斑蝥各 3g，五味子、冰片各 2.5g，蝉蜕 2g，白酒 150mL，密封浸泡 7 天），每日外涂 2 ~ 3 次。

3. 软膏 急性进行期宜性质温和类，如由黄柏、黄芩、凡士林配制的普连膏等；慢性静止或退行期宜角质脱落类，如克银癣软膏［红粉 5g，秦皮、川槿皮（分制流浸膏）各 10g，亲水性软膏 60g］，调匀外搽，日 1 次。治疗 90 例，有效率为 88.9%。

（二）非药物的外治法

1. 毫针法 取足三里、曲池、合谷为主穴；皮疹在下肢配阳陵泉，阴部、臀部配三阴交。泻法。2 日 1 次。经治 60 例，痊愈 10 例，有效率为 66.6%。

2. 灸法 阿是穴（患处）艾炷隔蒜灸，2 日 1 次。治疗 59 例，近期痊愈 41 例，有效率为 88.13%。

3. 耳针法 取肺、皮质下、神门。针后留针 30 分钟，每周 3 次，3 个月为 1 个疗程。治疗 37 例，治愈 14 例，有效率为 89.1%。

4. 针罐法 主穴：大椎、身柱、灵台；配穴：肺俞、心俞、肝俞、脾俞、胃俞、肾俞。方法：用三棱针呈三角形在上穴点刺三下，然后拔罐 4～6 个，留 20 分钟，2 日 1 次。治疗 320 例，痊愈 92 例，有效率为 80.3%。

5. 割耳法 双侧耳背及一侧耳轮脚常规消毒，用瓷锋划破表皮 1～2mm 长，然后掺胡蒜粉（紫皮蒜 2 份，胡椒粉 1 份）盖胶布，4 日 1 次，10 次为 1 个疗程。治疗 135 例，痊愈 81 例，有效率为 92.29%。

6. 穴注法 肺俞为主穴，配合谷、足三里，用当归注射液，每穴缓推入 1～3mL，2 日 1 次。治疗 100 例，基本治愈 42 例，有效率为 78%。

7. 油膏电烘法 先将疯油膏（轻粉 15g，雄黄 30g，东丹 4g，黄蜡 50g，麻油 250mL，熬膏）薄涂患处一层，再用电吹风烘之，日 1 次。

8. 离子透入法 用 30% 菝葜乙醇浸出液加水 1 倍稀释备为离子透入液，电流 15～20mA，30 分钟，日 1 次，治疗 15 例，治愈 3 例，有效率为 66.6%。

三、今后的探索

银屑病的外治法是一项十分有意义的课题，其优势表现为使用方便，疗效确切，对脏腑干扰少，特别是非药物外治法，只要技能熟练、准确，易于在世界医林中推广。

药物外治法有巨大的潜力，有待开发，临床医师和药剂师在探索外治法时，一定要善于吸收最近科研成果，首先要考虑 3 个方面的问题。

1. 发掘与整理 中医文献中药物外治的剂型达 22 种之多，如散剂、粗末剂、泥糊剂、混悬剂、水溶剂、酒剂、醋剂、油剂、乳剂、植物液汁剂、动物体液剂、膏剂、胶液剂、丸剂、栓剂、药捻、药饼、药锭、线剂、绵剂、药纸、烤灸药线、烟熏等，所有这些均待发掘与整理，以利于满足临床辨证外治的需求。

2. 实验室研究 是开发新产品的关键，因为只有通过动物实验的研究，才能把复杂的疾病过程简化后进行客观的观察与分析，从而获得准确的资料，使之认识明了和深刻，更好地揭示现象的本质及其相互间的联系。

3. 开发新产品 银屑病患者在笔者国为 0.12‰（1984 年资料），在国外有些地区自然人群中患者达 3%，白种人较多，黄种人次之，黑种人较少，可见开发银屑病外用药是很有意义的。不过，从银屑病来讲，在研制外用药时一定要从细胞动力学、角朊细胞的快速分离以及药物的渗透性、作用点等方面去思考。当今有效的银屑病外用药，均具有三个特点：①外涂于皮表的药物，能够从基质中扩散到角质层；②药物的有效成分离开基质，能够向角质层转运；③药物渗透到皮肤组织的深部，停留于病变组织或通过血流运走。从临床角度建议药厂在五个剂型上予以借鉴：①浴油剂，又称浴剂，能消除疲劳，增进健康，对渗出型和蛎壳状银屑病尤宜。②

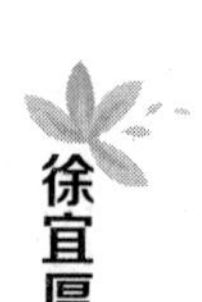

透明软膏，又名凝胶，外展性能好，凉爽滑润，无黏腻感，感觉舒适，无刺激性及副作用。③药膜剂，将药物溶解或均匀散在成膜的高分子聚合物中，外涂后薄膜覆盖，有利于药物均匀而较长时间地穿透皮肤发生药物效应。④有机硅剂，有机硅不仅可以使用药浓度偏低，降低成本，而且能增加生物利用度，化学性质稳定，对皮肤无刺激。⑤亲水软膏，这类软膏有保水性、保油性和保湿性，能与多种药物成分相溶，使之缓慢地渗入患处的皮下组织，具有发挥长效的功效。

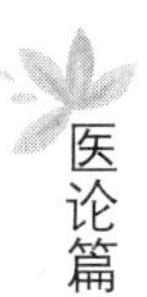

卫气营血学说在皮肤科中的具体应用

卫气营血的名称，首见于《黄帝内经》，然其所论多指生理功能。清代温病学大师叶天士引申其意，用以阐述温病过程中的病理变化，并根据其病变反应来概括证候类型作为辨证施治的依据。由此可见，卫气营血辨证是叶天士对温病学说的一大贡献。

这种按卫气营血分证的要点，主要是针对外感温热，即风、热、暑、燥引起燥热病而设的。其重点是抓住温热病的以阳伤阴，伤津及血，以致先病卫气而后波及营血的特性，所以在治疗上，与之相应地投用祛热保津至关要紧。

尽管不同类型的温病各具特点，但它们之间也存在着一些内在的联系和共性。如病因以温热病毒为主，病机以易于化燥伤阴为重，证候初起热象偏盛，中期热亢多变，神昏、谵语、斑疹、吐衄等症均可迭见，后期阴津耗损，动风、痉、厥更是屡见不鲜。在学习温病学中，这些临床特点和论治经验，对于皮肤科领域里的某些急性皮肤病和危笃重症的正确辨证施治，同样具有深刻的现实指导意义。

一、卫气营血辨证在皮肤科中的应用

明·陈实功说："内之症或不及其外，外之症则必根于其内也。"（《外科正宗》）汪机也说："外科必本于内，知乎内，以求乎外，其如视诸掌乎。"（《外科理例》）陈、汪二氏的见解说明，表现在外的疮疡诸疾，无不与内在的脏腑、经络、气血有密切的关系。正是基于这些理论，有许多皮肤病的辨证施治，都要依赖脉、症、舌等客观指标来反映疾病的处所，为立法用药提供理论上的依据。卫气营血作为辨证施治的法则在皮肤科该如何具体应用呢？笔者从临床实践出发主要在三个方面谈谈粗浅认识。

（一）从整体观去探索

温病的发生、发展有其独特的规律，有些症状也有其特殊的地方，为了求得辨证的准确，有必要从整体观的角度去探索这些主症产生的机制，便于临证掌握。

1. 发热　发热在许多急性皮肤病中，是最常见的症状之一。结合临床来看，急性皮肤病的发热有虚有实，属实的多数由于阳热亢盛，邪在气分居多；属虚的为余热留伏阴分，邪在营血。

2. 昏谵　昏谵是神昏谵语的简称，临床表现为神志不清、语无伦次等，这些严重的症状必须详加辨察。神昏谵语要分清病变的脏腑病位，大凡亚急性系统性红斑狼疮，所出现的昏谵，或者昏愦不语呼之不应，且见身体灼热，舌质红绛等，病位多在心包络经，是热邪逆传或内陷的一种表现；至于湿热夹痰，浊蒙清窍；或者下焦蓄血所致的谵语如狂，在皮肤病中是不多见的。

3. 痉厥　痉和厥是两个不同的证候。所谓痉，是指肢体抽搐，牙关紧急，甚则角弓反张；所谓厥，是指四肢逆冷或者昏迷不省人事。两种证候有时单独出现，有时又同时并见。痉和厥主要出现在系统性红斑狼疮后期，这是因为热毒亢盛，精血亏损，水不涵木而致虚风内扰，产生痉厥。若见四肢频繁抽搐，高热不退，舌质红绛，苔少脉弦，为实；若见手足蠕动，热势不高，舌质绛，苔无或者似镜面，脉濡细而数，为虚。

（二）从局部形证论

皮肤病最注重皮疹的形态、分布、色泽和数量的多少等，这种重要性不仅表现为它能反映病情程度的进展；而且，对早期发现某些潜在性疾病，也是很有裨益的。

1. 斑疹 斑是一种不高出皮肤表面的点状或片状损害，抚之不碍手，视之斑斑如锦纹状，有明显的颜色变化。红斑压之褪色，为气分有热，压之不褪色为血分有瘀，若肤色红艳如胭脂，或紫赤类似鸡冠花，均是热毒炽盛；黑斑为热毒之极，最为重险。疹如丘形的小粒疹子，高出于皮肤表面，呈界限性隆起，多因风热血热，或湿阻所致。斑的病位在胃，疹的病位在肺。总之无论是斑还是疹，颜色红活、荣润为好。松浮、稀疏、朗润、红活，如洒皮肤表面者，邪浅病轻，是顺证；稠密、色深、紧束有根者，邪气深重，痼结难解，是逆证。正如章虚谷说："热闭营血，故多成斑疹，斑从肌肉而出，属胃，疹从血络而出，属经，其或斑疹齐见，经胃皆热……不见则邪闭，故宜见，多见则邪重，故不宜多见。"

2. 舌苔 舌诊具有较高的实用价值。从舌苔的色泽辨别受邪的轻重、病位的浅深，从舌面的干湿润燥测知津液的存亡。辨舌质：红舌标志热邪渐入营分；绛舌是深红色，是热邪入营较深的一种表现。辨舌苔：苔是舌上的一层污垢，主要反映卫分和气分的病变。白苔病轻浅；白霉苔是危笃之兆；黄苔主里热，候气分之邪，多实多热；苔黑焦燥起刺，质地干涩苍老，系大热大毒，或者热劫真阴。

3. 切脉 脉诊内容丰富、复杂，兹就皮肤病较为常见的脉象，择要介绍。

浮脉、数脉：多见于热盛邪实。浮脉主表，候邪在卫分；数脉主热盛；脉洪大有力，为气分热盛；脉数而细，多为热邪深入营血，或者热犯下焦，真阴受损；脉细虚，主内有虚热。

弦脉、沉脉：脉弦而数，为热郁厥阴少阳；脉弦而数，主热邪亢盛，肝风内动；脉沉无力或沉弱，多为肝肾虚亏；脉沉细而数为热灼真阴；六脉沉细，此为阳极似阴；脉沉涩小急，又系阴液亏耗，气血大虚，病势最为重险。

基于上述所论，按照温病的演变过程，结合皮肤科的临床实践，将证、治、方归纳如下：

表1　卫气营血在皮肤病中的分期、证、治、方

证治	化热期	红斑期	入营期	伤阴期
脏腑辨证	肺	肺、胃、肠	胃、心包、肝	肝、肾
八纲辨证	表实热	里实热	里实热	里虚热
卫气营血辨证	卫、或卫＞气	气、气血	气＞营、营	血
主要证候	高热、大片红斑、丘疹、风团	红斑、瘀斑	低热、神昏、谵语、出血	痉、厥、大量脱屑
典型病种	中毒性红斑、急性荨麻疹	猩红热样药疹、剥脱性皮炎、夏季皮炎、急性点滴状牛皮癣	亚急性系统性红斑狼疮、过敏性紫癜初期	亚急性系统性红斑狼疮脑病期、剥脱性皮炎后期、过敏性紫癜后期
主要治法	宣肺、清气	解毒、退斑	清营护阴	平肝息风、救阴
主要方剂	银翘散	化斑汤、犀角化斑汤	清营汤	羚羊钩藤饮、大定风珠

表 2　138 例的病种、治法、方名

辨证	病名	治法	方名	例数
卫	急性荨麻疹	宣肺清气	加减银翘散	16
	急性点滴状牛皮癣	清气解毒	大青银翘散	25
气	中毒性红斑	解毒化斑	银翘散去淡豆豉，加大青叶、牡丹皮、生地黄	10
	药疹（猩红热样药疹等）	解毒护阴	变通白虎汤	13
	夏季皮炎	宣肺清气	加味白虎汤	40
营	亚急性系统红斑狼疮（活动期）	清营护阴	变通清营汤	11
	剥脱性皮炎	清营凉血护阴	变通白虎汤	3
	过敏性紫癜	凉血解毒	犀角化斑汤	15
血	亚急性系统性红斑狼疮（脑病期）	凉肝息风、潜阳固脱	羚羊钩藤饮、大定风珠	5

（三）常用治法和方剂

温病证候变化虽然复杂，但其治法仍有一定的原则可循。叶天士说："在卫汗之可也，到气才可清气，入营犹可透热转气，入血就恐耗血动血，直须凉血散血。"后人在叶天士所提大法的基础上，对辨证要点和治疗作了全面的补充。如章虚谷说："凡温病初感，发热而微恶寒者，邪在卫分；不恶寒而恶热，小便色黄，已入气分矣；若脉数舌绛，邪入营分；若舌深绛，烦扰不寐，或夜有谵语，已入血分矣。邪在卫分，汗之宜辛平表散，不可用凉，清气热不可寒滞，反使邪不外达而内闭，则病重矣，故予入营，犹可开达转出气分而解，倘不如此细辨施治，动手便错矣。"在温病丰富的治疗方药中，初期用辛凉之剂，继用清气法，包括辛寒、苦寒、甘寒之剂，辛寒达热出表，苦寒直降泄热，甘寒养阴生津；高热神昏谵语，若是温邪内陷心包，用清心开窍之剂；秽浊蒙闭清窍，用芳香开窍之剂；抽搐属实治以凉肝息风，属虚治以滋填潜阳。在温病的这些治法启发下，结合本文 138 例的治疗经验，归纳于表 2。

二、临床资料分析

（一）一般情况

男性 98 例，女性 40 例；年龄最小者 15 岁，最大者 78 岁，其中 86% 的患者集中在 25 ~ 45 岁之间。

（二）卫气营血主症与病种的关系

1. 卫分主症　发病初期，发热微恶风寒，咽红，头痛，咳嗽；皮疹以红色丘疹、斑疹、风团为主；脉象浮或数。属卫分者有急性荨麻疹 16 例，急性点滴状银屑病 25 例。

2. 气分主症　高热、烦渴，脉数、苔黄。但由于热邪窜入气分后，所处脏腑部位的不同，其临床表现又各不一样。比如：邪热壅肺，证见大片弥漫性红斑，有中毒性红斑 10 例；热在阳明，证见壮热、心烦、面赤、肤红，有药疹 13 例；热郁在肺，证见皮肤郁热不透、丘疹、痒感颇重，有夏季皮炎 40 例。

3. 营分主症 身热午后较重，皮肤外发斑疹，舌质红绛，无苔或少苔，有亚急性系统性红斑狼疮活动期或波动期11例，剥脱性皮炎3例。

4. 血分主症 皮肤灼热，躁扰不安，甚则神昏谵语；邪热逼血妄行，证见斑疹透露，舌质深绛，少苔或光苔，有过敏性紫癜15例，亚急性系统性红斑狼疮脑病期5例。

（三）治法与方剂

邪在卫分阶段宜辛凉宣肺法，方选变通银翘散。金银花、连翘、炒牛蒡子、大青叶各10～12g，荆芥、防风、蝉蜕、甘草各6g，生地黄、炒枯芩各10g。

邪在卫分并有初传气分阶段：宜清气解毒法，方选大青银翘汤。金银花、连翘各12g，大青叶，炒牛蒡子各10g，荆芥、薄荷（后下）各3g，绿豆衣、细生地黄各12g，炒牡丹皮、甘草各6g。

邪在气分阶段：治宜清气泄热法，方选加味白虎汤。生石膏（另包先煎）15～30g，肥知母6～9g，山药9～12g，甘草6g，沙参12g，绿豆衣15g，竹叶9g，灯心3扎。

邪在气分，渐入营分阶段：宜清气清营解毒法，方选变通白虎汤。生石膏15～30g，寒水石10～12g，金银花炭15g，玄参、生地黄炭、山药各12g，炒牡丹皮6～10g，茜草、炒知母、紫草、红花各6g。

邪在气分未尽但在营分为主阶段，治宜清营护阴法，方选变通清营汤。细生地黄、玄参、沙参各12～15g，麦冬12g，青蒿、绿豆衣、金银花炭各15g，玳瑁6g（先煎）。

邪在营分，部分流窜血分阶段，治宜清营凉血解毒法，方选犀角化斑汤加减。水牛角6～10g，寒水石、干生地黄各15g，炒牡丹皮、玄参、生白芍各10g，紫草、红花各6～10g。

邪在血分，热入肝经动风属实，治宜凉血息风，方选羚羊钩藤汤加减。羚羊角片（先煎）6g，干生地黄15g，茯神木、生白芍各10g，莲子心、远志各6g，钩藤（后入）12g，姜汁炒竹茹（与羚羊角先煎代水）15g，珍珠母15g，琥珀（后入）6g。邪在血分，处于真阴被铄、水亏木旺阶段，属虚，治宜滋阴固脱、潜阳息风法。方选大定风珠加减。生白芍、干地黄、生龙骨、生牡蛎各15g，生龟板、麦冬（连心）各15g，生鳖甲12g，天竺黄、五味子各6g。

卫气营血在温热病的演变过程中，既有独立性，但更多的是由表到里、由浅到深的进展，因此，立法用药既要有原则性的一面，又要有灵活的一面。为了进一步说明这种关系，将卫气营血的传变及其方法图解如下。

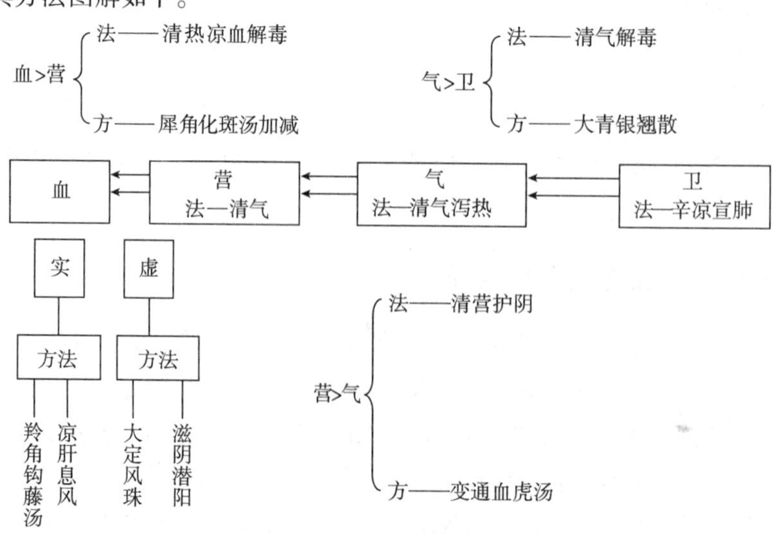

卫气营血传变图

（四）疗效观察

按上法和方剂治疗138例9种不同类型的急性和危重的皮肤病，除1例中毒性大疱性表皮松解症药疹，16例亚急性系统性红斑狼疮加用激素外，余下病种完全拟用中药治疗，其疗效详见表3。

表3　138例急性和危重皮肤病疗效观察

病名	痊愈	好转	进步	例数
急性荨麻疹	16			16
急性点滴状牛皮癣	25			25
中毒性红斑	10			10
药疹	13			13
夏季皮炎	24	16		40
亚急性系统性红斑狼疮（活动期）		8	3	11
剥脱性皮炎	3			3
亚急性系统性红斑狼疮（脑病期）		1	4	5
过敏性紫癜	13	2		15

三、病案举例

【病案1】中毒性红斑

患者女，15岁。发热3天，同时在皮肤上出现大片红斑，急诊入院。体检：体温39℃，急性重病容，心率112次/分，肺阴性；全身可见大片红斑，相互融合成片，状如地图；咽弓充血，扁桃体Ⅲ度红肿；脉浮数，舌边红，苔少。实验室检查：白细胞15×10^9/L，中性粒细胞68%，淋巴细胞32%。证属风热郁于肺经不宣、邪热初窜营分血络，治宜宣肺泄热、清营解毒法。方选：金银花、连翘各12g，大青叶9g，山豆根、炒牡丹皮、生地黄、甘草各6g，荆芥、蝉蜕、薄荷（后入）、枯芩各3g。两天后，体温36.5℃，红斑消退很多，仅有轻微咳嗽，步上方去牡丹皮、生地黄，加炒牛蒡子、桔梗各6g。至第6天，咳嗽、红斑等症俱平，又留院观察3天，痊愈出院。

【病案2】猩红热样药疹

患者女，23岁。4天前因头痛，自服“安乃近”3片，第二天早上发热40℃，并无恶寒、无汗，同时在面颊颈部出现大片红斑，继而向躯干四肢扩展，除口唇外，全身均呈弥漫性潮红，其中以双下肢和背部尤重。体检：39.8℃，急性病容，心率120次/分，肺阴性；除口唇外，全身均呈弥漫性红斑，其中在双下肢和背的红斑色泽较深，为紫红色，压亦不褪色。脉浮数，舌质红，苔黄干微腻。实验室检查：白细胞12×10^9/L，中性粒细胞0.86，淋巴细胞0.14；肝、肾功能正常。证属邪热在气营之间，并有向血分深陷的趋势，治宜清气透热、凉血解毒法，处方：生石膏、山药、生地黄炭各15g，寒水石、紫草、玄参各10g，花粉、青蒿各12g，荆芥炭、炒枯芩、炒牡丹皮各6g，红花3g。3天后体温正常，面颊、躯干红斑开始消退很多，唯下肢处的紫斑仍重，步上方去青蒿，加赤芍12g、凌霄花6g。第6天红斑明显见好，并有较多的细如糠秕、大如落叶的鳞屑脱落，自觉痒感日轻夜重，症属外邪已除，但余热未清，同时血阴受灼，肤失濡养，改用养阴润肤，佐清余热。方选：南沙参、北沙参、生龙骨、生牡蛎、珍珠母各15g，玄参、天冬、麦冬各10g，干地黄、白芍、天花粉各12g，当归、荆芥炭、蝉蜕、防风各6g。第10天红斑完全消失，痒感也显著减轻，夜能入睡，已获痊愈，共住院14天。

【病案3】亚急性系统性红斑狼疮脑病期

患者女，18岁。原患亚急性系统性红斑狼疮，经中西医结合治疗而缓解。一天前看电影时，突然昏倒，四肢抽搐，持续30分钟才清醒，急诊入院。体检：体温39.7℃，血压18.6/19.6kPa（140/110mmHg），急性危笃病容，神志不清，烦躁，检查不合作。面颊弥漫性蝶形红斑，呈扩展倾向；瞳孔等圆等大，对光反射存在，呼吸急促，心律齐，心率140次/分，未闻杂音；双肺清晰，腹软，肝、脾未触及；由于异常躁动，神经系统无法检查。实验室检查：血红蛋白52g/L，红细胞1.74×10^{12}/L，白细胞9.3×10^{9}/L，中性粒细胞0.79，淋巴细胞0.21；非蛋白氮58mg/dL，二氧化碳结合力42.6mmol/L，钾19mg%，钠330mg%，氯化物610mg%，钙8.1mg%；尿蛋白（+）；狼疮细胞阳性，抗核抗体阳性；心电图、窦性心动过速。治疗经过：入院后频繁抽搐，几乎每小时1次，持续时间30秒至2分钟不等；如果不抽搐，患者就狂呼乱叫。静脉滴入氢化可的松400mg/d，加用苯巴比妥、氯丙嗪、奋乃静等，但其病情仍然不见好。中医视诊：壮热，躁动，时而抽搐，脉虚细而弱，舌质红绛，苔干少津。证属高热伤津，虚风内动，治宜凉肝息风，生津潜阳法。方用羚羊角1.5g（镑细末），炒白芍、钩藤、干地黄、茯神各12g，珍珠母30g，生龙骨、生牡蛎牡各15g，栀子心、连翘心、莲子心、琥珀（冲下）各6g。浓煎取汁150mL，分三次鼻饲推入。两天后病人开始安静，抽搐次数也减少，体温下降37.8℃，手足心热重于手足背，神志仍然时醒时昏，舌质红绛、无苔少津有芒刺，证属肝肾阴伤，唯恐真阴欲竭，急投养阴柔肝、醒脑开窍之方，药用干地黄、麦冬、炒白芍、山药、绿豆衣各15g，石斛、玄参、竹茹各12g，远志10g，天竺黄6g，羚羊角1.5g（镑细末），服法同上。第5天病人由蒙眬逐渐转为清醒，并能正确答话，吞咽动作恢复，改用清营护阴法，药用沙参、生白芍、干地黄各15g，天冬、麦冬、玄参、山药、玉竹、石斛、沙参各12g，绿豆衣15g，每日1剂。激素减至250mg/d，第18天减为150mg/d，第31天改口服泼尼松40mg/d，第48天减为15mg/d，病情缓解出院，共住院78天。

四、讨论与体会

秦伯未说："治疗温病应当抓住风温发病和传变的途径为重点，明白不同温证的治疗规律，对其他证候的不同情况和处理方法都易理解"（《谦斋医学讲稿》）。温病的传变途径和治疗规律有哪些？在传变途径方面，叶天士提纲挈领地指出："温邪上受，首先犯肺，逆传心包"，"卫之后方言气，营之后方言血"。后世王孟英、杨照黎、章虚谷三人对其分别做了补充，王氏说："邪从气分下行为顺，邪入营分内陷为逆。"杨氏说："肺与心相通，故肺热最易入心，天士当见于此，故未言顺传，而先言逆传也。"章氏对辨证与施治都做了颇多确切的论述，所有这些见解对于进一步认清叶氏卫气营血的理论渊源是很有启发的。

在卫气营血理论的指导下，根据皮肤病的临床表现，即局部的皮疹红斑、丘疹、风团等和全身的发热、脉象浮数等症，分析病在卫气营血的浅深部位，然后给予针对性的治疗。

在温病著作中，有许多立法用药的经验对皮肤病的诊治都是值得深入学习和借鉴的。比如皮疹方面，斑属阳明燥热迫于血分，疹属太阴风热内窜营分，因此"斑宜清化，勿提透；疹宜透发，勿宜补气"。正如陈光淞所说："按营分受热，至于斑点隐隐，急以透斑为要。透斑之法，不外凉血清热，甚则下之，所谓炀灶减薪，去其壅塞，则光焰自透，若金汁、人中黄所不能下者，大黄、玄明粉亦宜加入。"汪曰祯说："急急透斑，不过凉血清热解毒，俗医必以胡荽、浮萍、樱桃核、西河柳透法，大谬。”文中根据凉血清热解毒，甚则下之的经验之类，往往在化斑方中加紫草、凌霄花、红花、茜草、绿豆衣、金银花炭、生地黄炭、熟大黄等味，特别是生地黄炭、金银花炭的作用，北京赵炳南教授解释说：生地黄、金银花，因其炒炭存性色黑入血分，能引药深入而解入于血分的毒热，如果用之得当，能起羚羊、犀角（现用水牛角代）之功效。凡热入营血，用之确有卓效。疹宜透发，文中用荆芥、防风、蝉蜕、炒牛蒡子等，取其轻清之品，宣展气机；气机宣通，热达于外，病邪也随之而透。症状方面：在全身症状中以壮热、昏谵多见而危笃。病邪入营而气热仍炽的阶段必见壮热，用药必须气营两清。王孟英说：“心胃两清，即白虎加生地黄、黄连、犀角、竹叶、莲子心也。”陈光淞也说：“邪已入营，为气血两燔之候，故宜黄连、石膏两清心胃。”诚然论理明白，但在具体用药中，将黄连易为寒水石，这样既可避免黄连苦寒化燥之短，又能扬寒水石清血分热邪之长，共奏气营两清之效。昏谵有虚实之分，多与心神有密切关系，其辨证用药的要点，在辨舌苔上，章虚谷说：“绛者指舌本也……纯绛鲜泽者，言无苔色……邪入心包络，则神昏内闭，须加川郁金、石菖蒲以开之。若兼火痰，必致痰证内闭，更当加西黄、川贝、天竺黄之类清火豁痰。”不过，当昏谵出现的症状时，滋填肝肾、潜阳息风也不可缺少，正如《吴鞠通医案》的按语所指出：“风温误表而热陷心营，用清心凉营剂后，虽病情即有好转，而其后选进清热养阴，病始痊愈，可见风温之易于逆传心包与温病之易于伤阴，确是临床事实，亦于此可悟温病存阴之实践意义，不仅在发展过程中须注意这一问题，尤贵乎初起治疗，使之不热化伤阴最为要着。”

炭药在皮肤科的应用

一、炭与炭药

炭的原始含义：炭是使木材不完全燃烧而成的一种燃料（说文）。炭药在雷公炮制十七法中属炒，所谓炒者，置药物于火“使之黄而不焦也”。法有炒黄、炒黑、炒焦，各不相同。

历代医家对炮制十分重视，汉代张仲景用猪膏发煎治诸黄，开创炭药用于临床之先河。方中乱发，李时珍译为血余，其实应为血余炭。张锡纯说：“血余者发也，不煅则其质不化，故必煅为炭，然后入药。”

明代李时珍对香附有如下阐述：生用上循胸膈，外达皮肤；熟用下走肝肾，外彻腰足；炒黑止血，童便浸炒，入血分而补虚；盐水浸炒入血分而润燥；青盐炒补肾气；酒浸炒循经络；醋浸炒消积聚；姜汁炒化痰饮。

张锡纯对干姜又谓炮黑则性热，能助相火，不知炮之则味苦，热力即减，且其气轻浮，转还下达。他举出金匮治肺痿用甘草干姜汤为例说明之。

清·沈金鳌在《要药分剂》一书中分别列出荆芥治便血需炒黑；刺猬皮煅黑存性，治腹疝积；鱼鳔烧灰敷阴疮、漏疮、月蚀疮等；发煅成性，走血分而带散，其主诸血；黑料豆炒焦黑，热酒投之，治产后冷血等。

今人赵炳南教授在解读凉血汤中，将生地黄、金银花炒黑存性，取其既能入血分，清血分之毒热，又能养阴护心，具有特殊的妙用。实践证明凡毒热郁入营血的危笃阶段，用之效验很多。

二、炭药的归类

笔者在查阅现代名著中，发现不少名医喜用炭药，如罗元恺先生治崩漏中，凡夹瘀而滞者用茜草炭，温经止血用炮姜炭，祛瘀止血用大黄炭。

张琪先生说：在清热凉血的基础上，加炭类药，以修复损伤之血络，如大黄炭、地榆炭、蒲黄炭等。尤其是对屡用激素而有郁热之像，首选大黄、桃仁常能收到满意的效果。

现将炭药归纳如下：

解表类：荆芥炭、防风炭、炒黑苏子、菊花炭、葛根炭。

清热类：槐花炭、栀子炭、贯众炭、黄芩炭、小蓟炭、金银花炭、生地黄炭、椿根皮炭。

理气类：香附炭、广皮炭、青皮炭。

散寒类：肉桂炭、炮姜炭、附子炭、艾叶炭。

理血类：蒲黄炭、牡丹皮炭、当归炭、茜草炭、棕榈炭、血余炭、益母草炭、仙鹤草炭、墨炭、藕节炭、山楂炭、侧柏炭。

收涩类：乌梅炭、莲须炭、莲房炭。

补益类：续断炭、杜仲炭、怀牛膝炭、黄柏炭、熟地炭、白术炭、苍术炭、故纸炭。

泻下类：大黄炭。

其他：荷叶炭、木贼炭、刺猬皮炭、柿饼炭、黑木耳炭、石榴皮炭。

三、炭药的适应证

从皮肤病的临床出发，大凡三大类皮肤病均可列入主要适应证。

（一）血瘀性皮肤病主要临床表现

1. 肤色晦暗。
2. 毛发枯槁。
3. 肌肤甲错。
4. 皮肤粗糙。
5. 皮肤肥厚或如苔藓，或如硬化。
6. 皮下或黏膜呈现瘀点、瘀斑。
7. 多种出血，如鼻衄、齿衄、肌衄、尿血、便血、宫血、咳血、呕血。

（二）血管性皮肤病

1. 脉迟涩或弦居多　《四诊抉微》说：迟涩血病。《读医随笔》说：凡瘀血初起，脉多见弦。

2. 指端青紫或冰冷，如雷诺病、大动脉炎、结节性红斑、硬红斑、变应性血管炎。

3. 其他　凡伴有疼痛，其痛不移，多与瘀血有关。

四、临床验证

现代中医大家在各自的临床中，积累了许多丰富的经验。

施今墨以血余炭为主有如下配伍应用：

血余炭配益元散　清热通淋，治血淋等。

血余炭配韭子　温肾涩尿，治尿频，血尿。

血余炭配薏苡仁、六一散　通淋排石，治泌尿系结石。

血余炭配仙鹤草、阿胶珠　养阴止血，治慢性肾炎、肾结核、尿血。

血余炭配赤石脂、禹余粮　涩肠止血，治久泻久痢。

血余炭配黑升麻、黑芥穗　升阳摄阴，治月经过多。

血余炭配左金丸　止酸止血，治溃疡病。

血余炭配琥珀、血竭化瘀通脉，治动脉硬化症。

施老在治疗泻痢诸疾中，常用炭类药如苍术炭、血余炭、陈皮炭、干姜炭、故纸炭、生地黄炭、大黄炭、椿根皮炭、木耳炭、柿饼炭、葛根炭、条芩炭、仙鹤草炭、石榴皮炭等，并云：用炭类药既可促进吸收水分，又可保护肠壁，用之多效。

任继学先生在自拟妇科8方中用炭药达5味之多：生地黄炭、贯众炭、杜仲炭、艾叶炭、炮姜炭。

叶心清说：荆芥炭、地榆炭、肉桂炭治疗便血，尤多奇效。

徐小圃说：黑荆芥、防风炭祛风敛湿，治风疹块。

焦树德说：大黄炭能消除大肠积滞，有治大便下血的功效。炮姜炭偏于温经止血，棕榈炭、川断炭治月经过多；益母草炭治月经后错，量少；黄芩炭治月经提前。

邓铁涛治血崩首先予血余炭单味药3~9g，一日三次冲服。

董廷瑶用侧柏炭、小蓟炭、藕节炭治过敏性肾炎。

许玉山治鼻衄用栀子炭，齿衄用生地黄炭，呕血用荆芥炭、生地黄炭。

廖蓂阶用菊花炭治阴虚血燥疹。

孟澍江治扁平苔藓、口腔炎用大黄炭。

邹云翔治慢性肾炎，腹胀用苍术炭，尿中红细胞多用血余炭、生地黄炭、怀牛膝炭。

李克绍用刺猬皮炭治遗精频繁。

罗元恺温经止血用炮姜炭，夹瘀而滞用茜草炭，祛瘀止血用大黄炭等。不过他还告诫后学者，炭类止血药不宜过多、过久用于崩漏，以免过于凝聚，反而留瘀为患。

笔者在学习前辈经验的同时，感悟到炭药在皮肤科领域是大有作为的，值得同道们去探讨。现将笔者在临床中应用的一管之见陈述如下：

1. 慢性荨麻疹 选用玉屏风散加大黄炭、荆芥炭、防风炭、菊花炭。

按：玉屏风有固表御风之义，在于防邪，然其风、热、湿三邪不同程度的掺杂其中，用大黄炭荡涤肠腑浊湿积滞之邪，荆芥炭、防风炭、菊花炭祛风热之邪，兼除孙络血分之瘀，有利于邪去正安。

2. 过敏性紫癜 新发者用犀角地黄汤加减，久病者用归脾汤加减，然而不论新久，均可加入生地黄炭、血余炭、栀子炭、地榆炭、大黄炭、金银花炭、茜根炭、蒲黄炭。

按：大凡肌衄之疾，在清热、凉血、解毒、补血、摄血的同时，均可加入炭药，旨在提高活血化瘀、致密血管壁的功效，否则活而不行，化而又滞，徒劳无益。

3. 口腔扁平苔藓 拟用麦味地黄汤、导赤散合裁加大黄炭、蒲黄炭。

按口腔扁平苔藓多因胃中燥热，上熏所致，方用麦味地黄汤养阴滋肾治在上，导赤散清泻心火治在下。加大黄炭的目的不在于攻下，而在于直折火势，活血化瘀，取瘀去生新之义，此时不宜偏补偏泻，更不宜燥热伤阴。蒲黄炭是治疗口腔疾病的要药，内服外用均可。《备急千金要方》用蒲黄治疗口舌疮，并云蒲黄炭敷之，不过三上瘥。

4. 变应性血管炎 拟用五根汤加怀牛膝炭、三七炭、仙鹤草炭。

按：变应性血管炎常与毒热、湿瘀互结，阻于经络，在红肿热痛时，用五根汤清热通络，加用怀牛膝炭、三七炭、仙鹤草炭，意在化瘀通络的同时，特别是对孙络的瘀阻既有疏通的功效，又有解毒止痛的作用，特别是怀牛膝炭性善下行，能降逆气，引血下行，善治上部出血；用炭又能止血，与三七炭合用，使血止而无留瘀之弊。

五、讨论与体会

颜正华先生说：炮制可以增强药物的功效，改善药物的性能，消除或降低药物的毒性和不良反应及烈性，是提高药物质量的台阶。然而当今重视药物炮制者少，颜老之言，切中时弊，医者尚需牢记。笔者的体会有三：

1. 改善药性 如香附，生用上行胸膈，外达皮肤；熟用下走肝肾，外彻腰足。炒黑止血；童便浸炒，入血分而补虚；盐水浸炒，入血分而润燥；青盐炒，补肾气；酒浸炒，行经络；醋浸炒，消积聚；姜汁炒，化痰饮。又如黄柏性寒而沉，生用则降实火，熟用则不伤胃；酒制则治上，蜜制则治中，盐制则治下；黄柏炭坚肾清热，为血尿的要药。

2. 降低毒性 毒是一个广泛的概念，古代将毒分为剧毒、大毒、有毒、小毒、微毒、无毒六种（《本草纲目》）。在古代中药专著中如《神农本草经》收药365种，下品多毒，实则12种。《本草纲目》载药1892种，毒药381种。由此可见毒药主要集中在大辛、大热、大寒之品，如附子，炮制为黑附片，不仅毒性下降，而且药力足见效快，更适用于面色苍白、汗出如珠、四肢逆冷的危笃之症；又如大黄炒炭，改变它苦寒急下之弊，取其不再攻下，而在荡涤湿热浊邪，使之清解。

3. 发挥殊效 炭药在许多场合常能发挥特殊功效，比如中寒溏泄不止，用炮姜炭、乌梅炭；肾虚胎漏用杜仲炭、川断炭；鼻中衄血，栀子炭吹之；生地黄炭可用于衄血、便血、尿血、呕血、咳血、崩漏；流产后出血不止用牡丹皮炭、贯众炭、艾叶炭、荆芥炭等，这是因为产后用药，不宜过于寒凉，只宜温经止血；齿衄用生地黄炭取其清虚热，泻火。

初探王氏三丸在皮肤科的应用

王维德，字洪绪，江苏吴县人，别号林屋山人。祖传疡医，自幼继承家业。于1740年刊出《外科全生集》。全书列证48种，载方75首。他在自序中说："唯予一家，是以将祖遗秘术，及予临症。将药到病愈之方，并精制药石之发，尽登是集。"一扫医界秘不外传的陋习。诚如黄序所颂："是编乃林屋山人出其家传枕中秘，不为自私自利之谋，而亟亟焉以济人为急务，呕出心肝，尽情昭揭。"笔者在学习王氏全生集时，对其西黄丸、醒消丸、小金丸用于临床实践，效验很多。现将其要陈述如下：

一、西黄丸

组成：犀牛黄0.5g，麝香4.5g，乳香、没药（各去油，分研极细末）、黄米饭30g。

制法与服法：用黄米饭捣烂为丸，忌火烘烤干。一日两次，每次3g。

功效：解毒、活血、化瘀。

主治：掌跖脓疱病、急性丹毒、癣菌症急性期、聚合性痤疮、腹股沟肉芽肿等。

方释：方中牛黄清热解毒，化痰散结；麝香消除肿痛，疏通经络；乳香、没药既能活血化瘀，又能消肿定痛。四药合用更能发挥相互彰益的效果。

验案举例：王某，男性，22岁，2001年7月6日初诊，前额面颊连及下颌可见炎性丘疹、脓疱、结节、囊肿，皮肤油腻，毛孔扩大，胸前背后也有类似损害，脉象细数有力，舌红苔薄黄。证属肺胃湿热，壅阻肤腠。治宜解毒散结。方用西黄丸，每日两次，每次3g。温开水送下。坚持口服1周后复诊。脓疱等明显控制，结节、囊肿略有减轻。嘱其连续再服10天。大约3周后，复诊检查损害多数得到显著改善，仅有少量囊肿还需继续调治。改用西黄丸与三七胶囊交替内服。1个月后复诊面部损害基本见好。嘱其不可食用油腻之类的食品和甜味饮料。同时采用硫黄皂清洗面部，每周3次，注意个人卫生和饮食调节，减轻复发。

二、醒消丸

组成：乳香、没药（各去油）各30g，麝香4.5g，雄精15g，黄米饭30g。

制法与服法：上药除黄米饭外，各研极细末，然后与黄米饭同捣为丸，如莱菔子大，忌火烘晒干。一日2次，每次3g。温黄酒送下，盖被出汗。

功效：解毒通络，消肿止痛。

主治：疖与疖病初起，颈项硬结性毛囊炎，须疮等。

方释：方用乳香、没药散结行瘀，消肿止痛，雄精解毒杀虫，麝香消肿定痛。用黄米饭作为调剂旨在病去而不伤正，并有护心防毒内扰的作用。

验案举例：李某，男性，28岁。2003年5月6日初诊。近3个月来，在后脑反复发生疖肿、脓疱，部分重叠而生。注射抗生素后则轻微缓解，停药后又明显加重。就诊时后脑发际边缘出现多个疖肿、脓疱，疼痛异常，甚者夜难入睡。脉象洪大而实，舌质淡红，苔薄黄。证属膀胱

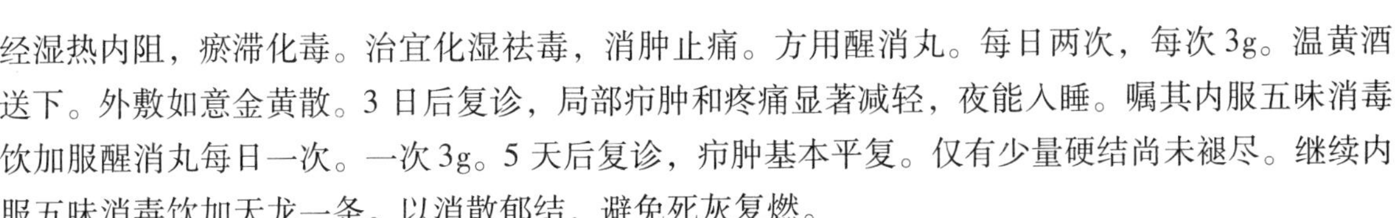
经湿热内阻，瘀滞化毒。治宜化湿祛毒，消肿止痛。方用醒消丸。每日两次，每次3g。温黄酒送下。外敷如意金黄散。3日后复诊，局部疖肿和疼痛显著减轻，夜能入睡。嘱其内服五味消毒饮加服醒消丸每日一次。一次3g。5天后复诊，疖肿基本平复。仅有少量硬结尚未褪尽。继续内服五味消毒饮加天龙一条。以消散郁结，避免死灰复燃。

三、小金丸

组成：白胶香、草乌、五灵脂、地龙、木鳖子（锉末）各45g，乳香、当归身、没药（净末）各22.5g，麝香9g，墨炭3.6g（系陈年锭子墨，略烧存性，研用）。

制法与服法：上药研末，以糯米粉36g为厚糊，和入药末，捣千锤为丸，如芡实大，此一料药约为250丸，晒干忌烘，藏闭。用时取一丸，隔布敲碎，绍兴酒送下。每日二次，每次2丸。

功效：化痰散结，软坚破瘀。

主治：慢性丹毒、硬红斑、变应性血管炎、结节性红斑、聚合性痤疮（囊肿为主）。

方释：方用白胶香、木鳖子调和气血，消疽散结；草乌去寒湿，开顽痰；墨炭、五灵脂化瘀止痛，凉血解毒；乳香、没药理气活血，通络止痛；地龙疏通经络，当归活血消肿；麝香通络止痛。诸药合作共奏散郁、通络、软坚止痛的作用。

验案举例：徐某，女，38岁。2003年10月6日初诊。据述，两周前，右下肢突然红肿，步履艰难，同时伴有恶寒发热，周身软弱乏力，西医给予抗生素治疗，红肿和全身症状有明显改善，但患肢仍然肿胀，就诊时右下肢下1/3肤色濡白，肿硬行走不便，脉象细数，舌质淡红苔薄。证属热去湿留。阻于经络，治宜化湿通络，散瘀消肿，方用小金丸，每日3次，每次2丸。捣碎温黄酒送下。局部用如意金黄散加三七末，蜂蜜调成糊状外敷。每日一次。一周后复诊，局部肿硬明显消退，走路也较前轻松。嘱其按方再服一周而愈。

综合上述，笔者对王氏三丸在皮肤科的应用有如下三点深切体会；

1. 凡是见到细菌或非细菌感染而致的脓疱，均可采用西黄丸，既可单独使用，又可组合使用。如内服益气解毒护胃之类的汤药，不仅效果更加明显，而且可以防止马培之先生所说久服必损胃气之忧。

2. 凡在皮里膜外发现大小不等的结节或者囊肿，不论是否疼痛，均可用小金丸治之。如果加用黄酒送下，其效果则会更好。但是对瘢痕疙瘩之类，效果似乎不佳。马培之先生称赞本丸化痰祛湿、祛瘀通络极效。可谓真知灼见。

3. 颈项慢性疖肿之类虽然不是重病，但时常反复，给患者带来极大的痛苦，适时而恰当地使用醒消丸，常能收到移毒外出、防止内陷的效果。这种适时就是马培之先生所说的未成脓阶段。如果内脓已成，再用本方则会出现适得其反的效果。这一点是至关重要的。

和法在皮肤科的应用

一、概述

和法，八法之一。又名和解法，是运用疏通调和的药物，解除少阳（半表半里）病邪，或调和脏腑气血的方法。其范围包括和解表里、疏肝解郁、疏肝理脾、调和肝胃等方面，诚如《医学心悟》所说："有清而和者，有温而和者，有消而和者，有补而和者，有燥而和者，有润而和者，有兼表而和者，有兼攻而和者，和之义则一，而和之法变化无穷焉。"

然而，在具体应用中，必须明白禀赋的虚实，脏腑的燥湿，病位的浅深，以及病邪的兼并等内在因素，否则，不仅难以应手而愈，而且还会贻误病情，不可不慎。

二、和法在皮肤科的应用

皮肤病的发生，在大多数的情况下，病邪客于机体，外不能透达，内不得疏泄，郁于皮毛腠理之间，遂发生斑丘疹、瘙痒、渗出等多种皮肤损害，对此唯有"和解"或"调和"较为妥善。故而，笔者对多种皮肤病的治疗均采用和法，收效颇为满意，归纳其要有五种：

1. 和而疏之 适用于病邪客于肤腠，外不能散，内部能清，游走于皮毛腠理之间，以风团、丘疹居多，同时伴有剧烈瘙痒。典型病种有丘疹性湿疹、丘疹性荨麻疹、皮肤瘙痒病。治疗的法则一要疏，使体表外邪得以外宣，二要清，使半表之里的热邪得以清化。故而和而疏之。代表方剂小柴胡汤加减：柴胡、黄芩各 6g，沙参、生地黄、炒牡丹皮各 10g，蝉蜕、苦参、防风、荆芥各 3g。加减法：病变在上半身者加浮萍，病变在下半身者加萆薢。痒感以白天为重者加白蒺藜、白鲜皮，痒感以夜间为重者加钩藤、益母草。遇热痒重加地骨皮，遇寒痒重加乌梢蛇。

2. 和而清之 适用于热邪入侵阳热之体，易致病邪直入，造成气营两燔之兆，或者部分流连于气营之间，在皮肤上出现大片的鲜红色斑丘疹，状如地图，伴有不同程度的灼热，或刺痛，或刺痒。典型病种有夏季皮炎、日光性皮炎、植物-日光性皮炎、中毒性红斑、银屑病血热型等。治疗的法则：一方面甘寒清气退热；另一方面要养阴护液，使之热退又不伤阴。故而和而清之。代表方剂：白虎汤加味：生石膏 15g，生地黄、知母、山药、白茅根、芦根各 12g，紫草、茜草、墨旱莲、赤芍、牡丹皮各 10g。加减法：红斑压之褪色加水牛角、绿豆衣，压之不褪色加仙鹤草、大枣。刺痛加龟板，刺痒加益母草。

3. 和而润之 适用于肝血虚则肤失濡养，脾气虚则生化无源。这种肝脾两虚，导致津血亏损，反映于皮肤与黏膜上干燥，或者干涩；或者皮屑较多，痒感以夜间为重。典型病种有石棉状糠疹、干燥综合征、老年性阴道炎、老年性皮肤瘙痒症等。治法当宗肝木赖以脾土滋培之理，故而和以润之。代表方剂逍遥散加减：柴胡、当归、白术各 8g，干地黄、炒白芍各 12g，制首乌、天麦冬、石斛、玉竹、二芽各 15g，神曲、山楂各 6g。加减法：痒感夜间为重加钩藤、徐长卿；眼睑发痒加谷精珠、青葙子、杭菊花、炒决明子；眼睛干涩加枸杞子、杭菊花、石斛；外阴干涩加炒杜仲、韭子；头部鳞屑较多加白附子、天麻。

4. 和而温之 适用于脾肾阳虚之体，寒邪骤然入侵，致使气滞血瘀，表现在皮肤上发生硬化，或萎缩，或周身皮肤感觉如绳所缚，肢体苍白青紫，局部温度偏低，伴有神疲乏力，懒言嗜卧，纳谷不香，面色苍白少华，或者大便稀溏等。典型病种有弥漫性系统性硬皮病、成人硬肿病等。治法内要温补脾肾之阳，外要散寒通痹，使之气血调和，故而和而温之。代表方剂参苓白术散加减：党参、炒白术、茯苓、陈皮、炒扁豆各12g，丹参、山药各30g，九香虫、炙甘草、鸡内金、干姜、砂仁（后下）、玫瑰花各6g。加减法：肢端清冷加活血藤、姜黄，纳谷不香加神曲；大便稀溏加葛根、黄芩、黄连；面色苍白少华加鸡血藤、紫河车。皮肤硬化在背部加鹿角片、羌独活，皮肤硬化在四肢加姜黄、伸筋草、鬼箭羽，皮肤萎缩加炙黄芪、熟地黄、甲珠等。

5. 和而补之 患者素体虚弱，特别是肺、脾两脏尤为突出，前者卫外不固，易遭六淫侵袭，导致皮肤上出现大小不等的风团，或斑丘疹，或瘙痒不休。后者健运失职，多患内伤诸疾。主症有体倦乏力，四肢不温，或者食欲不振，进而虚损诸症迭见。典型病种有慢性荨麻疹、皮肌炎等。治法既要扶正固本，又要祛邪外达，故而和而补之。代表方剂玉屏风散加味：黄芪、炒白术、党参、丹参各12g，防风、羌活、独活、地龙各6g，熟地黄、白芍、当归、炙甘草各10g，炙麻黄3g。加减法：伴阳虚者加制附块、煅龙牡；伴阴虚者加制首乌、天麦冬；伴血虚者加鸡血藤、紫河车；伴气虚者加太子参、大枣。

三、经验与体会

《景岳全书·和略》曾说："犹土兼四气，其于补、泻、温、凉之用，无所不及。务在调平元气，不失中和之为贵也。"张氏之言给我们三点启示：一是揭示和法的真谛，就是调和元气，气顺则百病难生。二是和法可广泛应用于各法之中，三是和法犹如土兼四气，也就是说和法在具体应用之中，药性以平和为上，尽量不要选用大苦大寒，或者大辛大热乃至大毒之品，即使要选用当从小剂量开始，处处要照顾升发之气，这类代表方剂诸如小柴胡汤中柴胡与黄芩，一表一里，逍遥散中柴胡与白芍，一散一敛，等等。由此而推衍，许多皮肤病的治疗均可按和法的思路来思考。如补泻并重的六味地黄丸，表里双解的防风通圣丸，上下交通的交泰丸，阴阳并顾的阳和汤，等等。

特殊银屑病治疗之我见

一、引言

银屑病既是常见病，又是十分难治的皮肤病。素为国内外医学界所关注的重点，在医学文献中，银屑病的各方面报告居于首位。按银屑病的临床经过，通常分为寻常型和特殊型两大类，后者发病率较之前者为低，但其治疗更为棘手。现将笔者治疗特殊型银屑病的一管之见陈述如下。

二、脓疱型银屑病

典型病例在发病前已患寻常型银屑病，若因上呼吸道感染外用刺激性较强的药物，该可诱发本病。在发病时伴有高热、关节痛等全身症状，继而在原发皮肤损害上出现密集的针帽大小至粟米大小的浅在性无菌性脓疱，脓疱干涸后又出现新的脓疱，严重时还会发生渗出、糜烂、结痂或脓痂，甚至累及口腔黏膜、爪甲也出现脓疱，治疗不当时，可并发肝肾等多系统损伤，乃至危及生命。根据上述临床经过，笔者认为辨证的重点以脏腑为中心，病位定在肺、脾两脏。凡病初期多与肺受外邪有关，病程旷久，则会影响到脾。肺、脾二脏与皮肤的密切关系，在中医文献中曾有过详细记载，如《素问》有一段论述："肺者，气之本，魄之处也，其华在毛，其充在脾，为阴中之太阴，通于秋气。"《医参》作了进一步的阐述："树木之精气得以上行者，皮壳为之也。人身之精气得以外达者，腠理为之也。形唯皮易死，亦易生。"这些论述给笔者们三点启示：一是肺、脾与皮毛的关系十分密切；二是皮壳得精气以生存；三是在形体方面，皮的特征是易生易落。由此可见，皮之落生无不与精气的盛衰与外达有关，特别是在银屑病治疗的过程中更应该在外达的快慢上动脑筋，使之维持相对的平衡。依据上述分析，立法的重点是肺、脾，拟用扶脾化湿，宣肺解毒。方选验方土茯苓饮：土茯苓 30～50g，山药、黄芪、茯苓、蛇舌草各 15g，白术、太子参各 10g，野菊花、赤石脂、蚕沙、龙葵各 12g，薏苡仁 30g。

验案 1. 王某，男性，29 岁，2004 年 12 月 3 日初诊。原患银屑病多年，常是冬重夏轻。11 月下旬，由于气候骤然变冷，不慎外感风寒，致使体温升高，剧烈咳嗽，喉痛，立即请西医予以对症治疗。1 周后体温及咳嗽略有缓解，但在原皮损上相继出现针帽大小的脓疱，在其边缘呈密集分布。

检查：体温 39℃，咽弓充血明显，双侧扁桃体 2 度红肿，在四肢屈侧可见针帽大小的浅在性脓疱，特别是在边缘区域更为密集，部分脓疱擦破有少量渗出与糜烂，脉细数，舌红少苔。证属湿火互结，扑于肤腠。治宜清宣肺热，化湿解毒。方选验方土茯苓饮加挂金灯、金莲花各 6g，百部、杏仁、浙贝母、鱼腥草各 10g。

二诊：服方 5 剂后体温正常，咳嗽渐愈，但脓疱变化不大，拟用土茯苓饮，每日一剂另加服西黄丸，一日 2 次，一次 3g，药汁送下。

10 天后，脓疱明显减少，渗出、糜烂也渐向痊愈。嘱其再进原方治疗，西黄丸减为每日一次。又经过3周的治疗，损害基本控制，银屑病也得到显著的改善。

按：本病有三大特征，一是高热，二是咽喉肿痛，三是皮损以脓疱居多，因而首诊用土茯苓饮加百部、杏仁、浙贝、挂金灯、金莲花、鱼腥草，旨在清宣肺热，治其标。特别是挂金灯、金莲花是清咽消肿的要药，百部、杏仁、浙贝堪为清肺止嗽的佳品。方中用山药、白术、黄芪、苡仁等益气健脾、扶正固本。赤石脂入血分，既助茯苓皮收湿固下，又能排脓长肉，以帮野菊花、龙葵、蛇舌草解毒之力。蚕沙渗湿祛风，具有良好的化湿止痒的作用。土茯苓一名仙遗粮，古名山牛，入胃与肝、肾经，是一味解毒除湿，治疗疮疡恶毒的要药。现在药理研究归纳作用有九：①拮抗汞毒性、棉酚毒。②抗肿瘤。③利尿。④抗动脉粥样硬化。⑤镇痛。⑥阻滞β受体。⑦保护心肌。⑧抗脂过氧化作用。⑨对细胞免疫与体液免疫均有一定的影响。此外，笔者还深切地体会到这种无菌性的脓疱，若使用传统的苦寒解毒之类，是很难遏制脓疱的丛生。只有在扶脾化湿固本的基础上加用西黄丸治疗，常常在7～10天内可以收到良好的效果。两者之间相互配合，才能得到相得益彰的作用。

三、关节炎型银屑病

关节炎型银屑病又名银屑病型关节炎，在临床上，通常有5种类型：①伴甲损害的非对称性远指端间关节炎（16%）；②掌骨及指骨溶解所致的关节残毁（5%）；③对称性多关节样类风湿关节炎（15%）；④寡关节炎伴一个或者多个手指关节肿胀或者腱鞘炎（70%）；⑤单纯强直性脊椎炎或伴有周围关节炎（5%）。上述银屑病型关节炎，重点有三：①多数病例在原患银屑病的基础上，进而恶化而出现关节炎症状。②关节病变以手腕和脚小趾关节病变居多，病程长久还会发生关节强直乃至肌肉萎缩。③X线检查：无脱钙，但关节边缘轻度肥大，此外，类风湿因子为阴性。

中医对此多数主张从痹症论治，主方有桂枝汤加减、独活寄生汤加减等。笔者认为本病的关键之处在于虚实夹杂，以虚为主。诚如《医门法律·中风门》所说："凡治痹症，不明其理，以风门诸通套，漫施之者，医之罪也。然已人在四物、四君子等药之类，非专发明矣。"喻氏之言强调痹症日久关节变形，乃至强硬者不可先治痹，而应先养气血。据此，笔者结合银屑病的临床经过，多数从肝肾论治，适当加入化瘀通络之品，方选五味子汤加减（《三因极一病症方论》）：五味子、地龙、仙灵脾、姜黄各10g，制附块8g，巴戟天、杜仲、黄芪、熟地黄、桑寄生、山茱萸各15g，金毛狗脊30g。加减法：血沉加快，加土茯苓、忍冬藤、紫草、大黄；关节肿痛，加桃仁、乌蛇、桑枝、松针、皂角刺、全虫、蜂房；肌肉萎缩、关节变形，加白鲜皮等。

此外还可酌情加用一些虎狼药，如丁公藤、制马钱子、白花蛇、两面针、昆明山海棠、雷公藤、肿节风、制川草乌、黑蚂蚁、蜀羊泉等。不过要强调三点，一是注意安全，在应用之前，要了解药性、用量和制剂。二是注意药物之间的配伍，通常加用绿豆、甘草、土茯苓等以减轻虎狼药的毒副作用。三是熟悉抢救措施，万一发生中毒性反应，应及时给予洗胃、吸氧、输液等对症处理。

四、红皮病型银屑病

红皮病型银屑病又名银屑病型剥脱性皮炎，约占银屑病病人的1%，成人较之儿童更为常见。在大多数情况下银屑病处于急性进行期，某些不良刺激而引起，特别是外用刺激性较强的药物比较多见。还有长期大量激素应用后递减太快而出现的红皮病改变。针对本病有三大特点：一是弥漫性红斑浸润明显，二是大量糠皮状鳞屑脱落，三是高热、头痛、咽喉不适等全身症状十分明显。对此笔者常采用温病中卫气营血作为辨证的基础。初期按气营两燔，后期则遵循营血的治疗原则，重在养阴护液。前者选用变通白虎汤：生石膏 30～50g，大青叶、水牛角、知母各 10～12g，金银花炭、生地黄炭 12～15g，山药、甘草各 10g，玳瑁 8g。后者选用清营解毒汤加减：生地黄炭、金银花炭、蒲公英各 10g，连翘、炒牡丹皮、赤芍、玄参、天麦冬、黄芪各 10g，赤芍、丹参各 12g，绿豆衣、白茅根各 30g，琥珀 8g，龟板 15g。这里重点阐述生地黄炭、金银花炭，二药炒炭既能清血分的毒热，又能养阴护心。赵炳南教授认为，两药配用有替代犀牛角的作用。

五、脓疱型指端性银屑病

脓疱型指端性银屑病又名掌跖脓疱病。病变好发于手掌的大小鱼际，脚跖的中央部分，初起为针帽大小的脓疱，继而扩展为脓湖，经过一两周后趋于干涸而留下点状痂皮，最终剥脱。其病程常为静止期与进行期交替出现。笔者在临床中对于该病主要抓住三个要点：一是病变部位在掌跖，二是皮损脓疱干涸脱皮循环出现，三是病程恶化与缓解交替，旷久难愈。针对这些特点，辨证的重点放在脾与肾。众所周知，脏腑之间不是孤立的，而是相互联系和相互影响的。如肾阳统辖全身之阳，肾阳不足必致脾阳不足，反之脾阳不足也会影响肾阳不足。这就是临床上所称的脾肾阳虚。在治疗时除用补脾阳药以外，还要兼顾肾阳，疗效就会有所提高。本病的内治法：扶脾化湿，温阳通络。方选徐氏九黄汤：黄芪、生熟地各 10g，黄柏、黄芩、姜黄、川牛膝各 6g，黄连、生大黄、熟大黄各 3g，生苡仁、山药各 30g，路路通 10g。方用三黄清热解毒直折三焦实火，黄芪、生熟地黄、山药益气助阳，治在脾肾。山药、苡仁清化湿热，牛膝、姜黄各走上下两肢引药直达病所。路路通通络化瘀，治在络脉。

外用：陈皮、金毛狗脊、五倍子、藿香、黄精各 15g，蚕沙 30g，牙皂、明矾各 10g。煎取浓汁，手泡 10～15 分钟，脚泡 15～20 分钟。每日 1～2 次。

验案 2：马某，男性，41 岁。2003 年 7 月 8 日初诊。近半年来在掌跖部位反复发生针帽大小的丘疱疹，继而演变为脓疱。检查：手掌大鱼际处可见密集丘疱疹、脓疱和少量鳞屑。掌心也有类似损害；脚跖边缘中央也有丘疹、丘疱疹，干涸脱屑。脉弦数，舌红苔少。内服徐氏九黄汤，一日一剂。外用陈皮水洗剂，1 周后脓疱明显减轻，部分干涸脱皮。继用原方治疗，2 周后仅在脚跖边缘还有少量新起的脓疱。内服方加苍术、槟榔各 10g，以增强化湿化浊的功能。3 周后皮损基本恢复。在病情控制下嘱其内服人参健脾丸以巩固之。治疗前后达 5 个月，皮损基本恢复正常。此外，还有一些银屑病的皮损发生在特殊部位，或者呈现特殊形态，酌加下列药物，仅供参考：脂溢性银屑病加补骨脂、杭菊花、山楂；尿布性银屑病加赤小豆、炒胆草、焦栀子、煅龙牡；黏膜性银屑病可酌服蟾蜍片；蛎壳型银屑病加蛇蜕、蝉蜕、老鹳草、益母草、桃仁；渗出性银屑病加猪苓、泽泻、茯苓皮、白茅根、白鲜皮等。

六、经验与体会

特殊型银屑病是非常难治的皮肤病，不过，从难治之中方可显示出中医药的优势。笔者的经验和体会归纳如下：

1. 鉴于本病不仅难治，甚至危及生命或者致残丧失劳动力，在急性期或者恶化阶段，皮质类固醇激素的选用是至关重要的。同时加用中药以减轻其副作用。从而达到相互协调，互相补充。这样有利于病情的有效控制。

2. 中医药在治疗的全过程中要准确掌握疾病的动态演变，如掌跖脓疱病，丘疱疹、脓疱为主时扶脾化湿并重，干涸脱屑为主时健脾温肾兼顾。苦寒药少用。红皮病型银屑病，在高热、皮肤焮红等危笃阶段，清营凉血，解毒护心，视之当务。必要时可酌情加服牛黄，以尽快遏制不良态势，一旦红斑减退、鳞屑增多，当予养阴护液、解毒和血之剂，使之阴液得补，余热得清，皮损也会随之康复。关节炎型银屑病一是以关节肿胀为主，二是以关节强直和疼痛为主，前者重在祛风利湿，后者则应通络止痛。总之要抓住病证的特征予以守方守法的坚持治疗，也是一个不可忽视的原则问题。

3. 在有条件的地方，笔者主张综合治疗，除用中西药物治疗外，适当给予静脉点滴，如丹参注射液、川芎嗪注射液等。外用药包括外搽药，药性宜温和，不可刺激性太强。皮损泛发者药浴、温泉之类也是很好的选择。

4. 其他方面　主要指目前有争议的一些疗法，如抗肿瘤药物、免疫抑制剂以及光化学疗法等。笔者的看法是既要权衡利弊，特别是一些对肝、肾、脑损害明显的药物，即使有效也不能列入首选，又要考虑停药后的病情反跳是否严重。笔者的观点是留人治病，不要治病不留人，意思是说保护人的生命是治病的出发点和终结点，不可因为药物导致人体损伤和危害。况且多数药物均有不同程度的毒副作用，还是少用为好。

黄褐斑古今论

黄褐斑最常见于青中年女性，男性仅占10%。近些年来中医发表了许多有关黄褐斑的论述，但缺乏完整性，为此，笔者从古今文献的角度予以整理，并提出个人的一些拙见。

一、中医文献对黄褐斑的认识

黄褐斑的病名在中医文献里尚未查到准确的记载，但在浩如烟海的古代文献中，有不少类似的描述。其内容包括黑变病、雀斑等色素沉着性疾病。为了表达对古代文献描述的准确性，首先对先后出现的病名予以厘正。

在现代中医皮肤病学的专著中，先后出现的病名有“面尘”“面始焦”“黧黑斑”“面皯”“黑皯”“面色黧黑”“皯黯”“黧黑”等。为了了解其原意，必须进行三个方面的诠释。

其一，字的原始含义　笔者选用了《说文解字》《康熙字典》《中华辞典》三部权威性著作，对字的原始含义分述如下：

“尘”，（音陈）《尔雅释诂》：久也，谓尘垢。

“黧”，（音黎）《广韵》：黑而黄也。

“焦”，（音蕉）《玉篇》：火烧黑也。

“皯”，（音干）《玉篇》：黑也；《广韵》与皯同，面黑；《集韵》面黑气。

“黯”（音增）《集韵》：面黑气。

“皯”，（音干）《说文》：面黑气。

“黯”，（音案）《说文》：深黑也。

其二，面部色素沉着的深浅。

《灵枢·经脉》提出了四个不同的层次与描述，原文说：“胃足阳明之脉……颜黑；肾足少阴之脉……面如漆柴；胆足少阳之脉……面微有尘；肝足厥阴之脉……面尘脱色。”据《灵枢经校释》一书解释：“颜黑”，指额部暗黑；“面如漆柴”指面色晦暗无华，且消瘦；“面有微尘”指面部像有灰尘蒙罩，暗无光泽；“面尘脱色”指面部蒙上灰尘，暗无光泽。

由此可见颜面区域色素沉着的变化，包括有三个部分的内容，一是色素沉着的深浅；二是色素沉着的明晦与荣枯；三是色素沉着与全身疾病的关系。

其三，后世医籍的原始描述也能查到一些端倪。

葛洪《肘后备急方》说：“面多皯黯或似雀卵色者”，显然此处描述黄褐斑与雀斑同时并存。

巢元方《诸病源候论》也有类似描述：“面皯者，人面皮上或有如乌麻，或如雀卵之色是也。”

祁坤《外科大成》说：“黧黑斑，初起色如尘垢，日久黑似煤形，枯暗不泽，大小不一，小如粟粒、赤豆，大如莲子、芡实，或长，或圆，与皮肤相平。”此处描述了黄褐斑与黑变病共存。

二、黄褐斑病因探微

1. 血瘀说　《难经·二十四难》说："手少阴气绝，则脉不通，脉不通则血不流，血不流，是色泽去，故面黑如黧，此血先死。"

2. 天癸说　《素问·上古天真论》说："女子七岁，肾气盛，齿更发长；二七而天癸至，任脉通，太冲脉盛，月事以时下……五七阳明脉衰，面始焦，发始堕。"对天癸的含义，历代有多种解释。马莳说："天癸者，阴精也。盖肾属水，癸亦属水，由先天之气蓄积而生，故谓阴精为天癸也。"张景岳说："元阴者，即无形之水，以长以立，天癸是也。"罗元恺说："天癸是男女达到青春发育期产生的一种与性、生殖功能直接相关的微量物质……它的盛衰关系到人体的生长发育与衰老，体质的强弱和生殖功能的有无……天癸相当于性腺轴的内分泌素。"

3. 痰饮说　《诸病源候论·卷39》说："面黑皯者，或脏腑有痰饮，或皮肤受风邪，皆令气血不调，致生黑皯。"这是由于痰饮渍于脏腑或腠理受到风邪侵袭，使之气血不和，或涩或浊，不能荣于皮肤，故变生黑皯。

4. 肾虚说　《三阴极一病证方论·卷13》说："肾主藏精，黑色属肾，肾精不足，肾虚则黑色上泛生黧黑。"

5. 抑郁说　《医宗金鉴·外科心法要诀》说："黧黑斑……由忧思抑郁，血弱不华，火燥结滞而生于面上，妇人多有之。"

6. 胃虚说　《医编》说："面黑，有胃阳虚，肾寒侮土，故黑色见于面唇。"

三、黄褐斑辨证施治概要

美国学者认为，黄褐斑的典型皮损位于颧部的突出部位和前额，有三种临床模式：一是面中部型；二是颧骨型；三是下颏型。然而在中医文献里对其认识更趋完整，通常从四个方面入手：

一是五官内应五脏肺之官在鼻；肝之官在目；脾之官在口唇；心之官在舌；肾之官在耳。

二是经络在面部的分布　前额区正中属督脉；旁开属膀胱经；颧部属胆、三焦经；口、鼻属胃经环绕，任脉上贯之。

三是面部区域分隶五脏　沈金鳌说："额为天庭，属心；颏为地角，属肾。左颊属肝；右颊属肺；鼻居面中属脾。"

四是面部肤色的辨识　在一般的情况下，面色萎黄，主脾虚、血虚；灰暗而黄，主脾肾两虚，尤以肾虚为主；眼眶黯黑，主肾虚；面颊、眼眶或额部黯斑，主肾虚；面颊黑斑，主脾肾虚；环口黯斑，主肾虚冲任亏损。

综合上述，笔者对黄褐斑的辨证施治，既要重视脏腑在面部区域的界定，又要注意色泽的深浅与晦明，为此，归纳为三脏即肾、肝、脾，七证分别为肾阳衰微、肾寒侮上、肾水虚怯、肝气郁结、肝寒血滞、心脾两虚、痰湿阻隔。分述如下：

（一）肾（冲、任）

《医贯》说："五脏之真，唯肾为根。"肾有阴阳，肾阴包括所藏之精，或所主之体液，是其活动的物质基础；肾阳是其生理功能的动力，也是人体生命活动力的源泉。冲任皆起于胞中，为经络之海，血之所生，胎之所系，经带之病全属冲任。总之，肾、天癸和冲任，彼此协调，则经孕正常，否则为病。结合黄褐斑的临床归纳为三证：

1. 肾阳衰微证 主症：有色素沉着集中在面颊，环口唇及前额处，严重时还会波及眼眶区域；肤色为黯斑，以黑色为主，晦暗不明。多见于中年以上，产育过多的女性，伴症有形体虚弱，神疲乏力，四肢不温，腰酸腹冷，小便清长，夜尿多，大便稀溏，性欲淡漠，月经不调，舌淡嫩，苔白润。脉沉迟或沉细无力。治宜温肾扶阳，方选斑龙丸加减：鹿角胶、鹿角霜、菟丝子、枸杞子、沙苑子、龟板、党参、山药、紫石英、川芎、炒杜仲、山茱萸。

2. 肾寒侮上证 主症：常在前额、耳前区、口周及下颌，甚者颈侧相继出现深褐色或暗褐色的色素沉着。伴症有月经不调，带下清稀，性欲下降，毛发枯槁或脱落，乳房不丰或兼有癥瘕，舌淡黯，苔少，脉沉细无力。治宜温阳散寒，方选毓麟珠加减：菟丝子、炒杜仲、鹿角霜、党参、熟地黄、炙甘草、当归、白术、白芍、川椒、川芎、炮姜。

3. 肾水虚怯证 主症：面颊、口唇及其颈项部位，可见暗褐色而憔悴的色素沉着。多见于中年以上或多产女性，伴症有形体瘦削，神疲乏力，心烦，舌燥但不思饮，舌质淡红，苔少，脉细弱。治宜滋养肾阴，益精填髓。方选龟鹿二仙加减：龟板胶、鹿角胶、枸杞子、生晒人参、熟地黄、菟丝子、肉苁蓉、山茱萸肉。

（二）肝（胆）

北京名医刘奉五说：“肝为血脏，功能储藏和调节全身的血量。五脏六腑、四肢百骸，各器官组织都赖血以养，肝又能疏调气机，使之气血流畅，经络疏浚，脏腑经络和调，四肢关节健利，诸窍开合正常，从而使机体机能健壮，精力充沛，情绪舒畅，耐受疲劳，能以抵御外邪。所以肝能生养五脏六腑，这些都是肝对五脏六腑极其有利的一面。”然而肝的功能失常，常能导致肝气、肝火、肝寒等，使之脏腑受其贼害。

1. 肝气郁滞证 主症：在颧部甚者波及面颊和眼周可见青褐色的色素沉着，略带干枯而无光泽。伴症有心情抑郁，情绪低落，多疑多虑或烦躁易怒，月经不定期或者经前乳胀明显，少腹胀痛，夹有瘀块。舌质暗红，苔薄白，脉弦数。治宜解郁理气，养血悦色。方选得生丹加减：当归、白芍、柴胡、川芎、木香、羌活、益母草、玫瑰花、绿萼梅、熟地。

2. 肝寒血滞证 主症；在颧颊区域可见青褐色色素沉着，甚者状如烟煤，色泽晦暗。伴症：月经推迟，量少，夹有瘀块，腰酸，舌淡红，苔薄白，脉紧涩。治宜暖肝散寒，理气化瘀。方选暖宫定痛汤加减：橘核、荔枝核、小茴香、胡芦巴、延胡索、川楝子、当归、香附。

（三）脾（胃）

脾与胃，位于腹中，一脏一腑，互为表里，是机体升降的枢纽。况且脾喜燥，胃喜润。燥气太过，反伤脾之阳气，耗其津液；滋润太过，反伤胃之阳气。相继出现虚实二证。

1. 脾心两伤证 主症：以鼻区为中心，上则放射到额，下则环绕唇口，可见淡褐色色素沉着，兼有萎黄少华之兆。伴症：思虑过度，失眠健忘，肢软乏力，经量少或闭经。舌质淡红，苔薄白，脉象虚细。治宜养心滋脾。方选归脾汤加减：炙甘草、党参、炙黄芪、茯神、熟地黄、炒白术、广木香、炒白芍、当归。

2. 痰湿阻肤证 主症：在眼睑区域可见略带烟煤色的色素沉着，晦暗不明。伴症：形体丰硕，痰多，懒散，体毛浓密，不孕。舌胖嫩，苔薄白，脉弦滑。治宜化痰燥湿，健脾养血。方选苍附导痰丸加减：法夏、胆南星、陈皮、苍术、茯苓、枳壳、香附、神曲、甘草、生姜、鸡血藤、丹参、刘寄奴。

加减法：

子宫发育不良者：加菟丝子、桑寄生、川断、黄精、金樱子、仙灵脾、鹿角胶。

输卵管不通者：实证加丹参、鸡血藤、麦芽、路路通；虚证加菟丝子、桑寄生、路路通。

子宫肌瘤：加橘核、荔枝核、卷柏、生龙牡、鳖甲、夏枯草、浙贝母。

卵巢功能下降者：加菟丝子、熟地黄、熟附子、淫羊藿、巴戟天。

卵巢囊肿或输卵管积液者：加荔枝核、昆布、海藻、夏枯草、瞿麦、萹蓄、青礞石。

盆腔炎：急性期加金银花、蒲公英、败酱草、冬瓜子、赤小豆；慢性期加蒲公英、败酱草、瞿麦、萹蓄、五灵脂、延胡索、香附。

多囊卵巢综合征：加鳖甲、浙贝母、生苡仁。

功能失调性子宫出血（简称宫血）：按年龄段分成青春期宫血和更年期宫血，前者治在脾，后者治在肾。主要用药有：生熟地黄、墨旱莲、百合、山药、乌贼骨、煅龙牡、贯众炭、荆芥炭、炮姜炭、三七、阿胶、藕节、莲房炭。

更年期综合征：按其主症归纳如下：失眠严重加枣仁、夜交藤，烘热烦躁加珍珠母，五心烦热加牡丹皮、地骨皮，心情抑郁加郁金、佛手，头目眩晕加制首乌、天麻，双目干涩加青葙子、杭菊花、枸杞子，阴道干涩加百合、铁皮石斛，血压偏高加怀牛膝、莲子心，血脂偏高加山楂、五味子。

四、经验补白

笔者在诊治黄褐斑的过程中，主要经验与要点补白如下。

（一）辨析肝肾，分段调经

月经周期的变异与脏腑功能紊乱有关，尤其是肝与肾。因此凡与情志有关者，多责于肝；生育过多者，多责于肾。其年龄在 42 岁以前者治之重点在肝，建议选用得生丹或逍遥散为基方；42 岁以后者，治之重点在肾，建议选用二仙汤为基本方。

（二）熟谙药性，有的放矢

笔者在查阅古今治疗色素沉着性皮肤病的方药中，结合笔者的一些体会，有下列药物使用频率较高，如龟胶、鹿角胶、海燕、雄蚕蛾、紫河车、菟丝子、沙苑子、覆盆子、韭子、蛇床子、五味子等。现扼要分述如下：

龟胶、鹿角胶、阿胶，三胶皆属于冲任督脉三经之主药。

龟胶补心、补血、补肾为主，专行任脉，上通心气、下通肾气，是一切阴虚、血虚之要品。

鹿角胶滋补肝肾，益精养血。

阿胶补血圣药，不论何经，悉具所任。

三胶同用其含义有二：一是滋阴养血，血旺则肤色白皙而红润。其二血肉有情之品更贴近于人体的需要，非草木之药可比。

紫河车，一名胞衣，一名混沌皮，古人用之甚少。但因朱丹溪言其功效宏伟，故用之较多。本品味甘咸性温，能补男女一切精血亏损，《本草新编》说：“气虚者，可重壮；气短者，可再延；气绝者，可接活；后天虽老，可得先天而再造。”不过，尚需注意两点：一是初胎及无病妇人良，有胎毒者害人；二是阴虚火动者禁用。

海燕、雄蚕蛾，现代用之甚少，笔者认为，凡是色素沉着性皮肤病隶属于脾肾阳虚者均可用之。雄蚕蛾滋阴壮阳，海燕滋阴益精，两者同用能温阳散寒，和颜悦色。

菟丝子，功效有八：一是益血强阴；二是补髓填精；三是腰膝酸痛；四是安心定魄，能断梦遗；五是坚强筋骨；六是肥健肌肤；七是善明目，祛面皯；八是补五劳七伤。总之，久服令人光泽，老变为少。古人称本品为梦遗的神药。不过，性滑，孕妇勿用。

蛇床子，古人称本品为右肾命门三焦气分之药，不独能补助男子，又可补益妇人，久服能好颜色，令人有子。

沙苑子，本品多感马精而生，形如羊内肾，功专入肾，具有益精强肾、调治腰痛之效。

五味子，有南北之分，然以北五味子为传统应用正品。本品性温，五味俱备，皮甘肉酸，核中苦辛，都有咸味，功效有四：一是滋肾经不足之水；二是收肺气耗散之金；三是除烦热之渴；四是补虚劳，益气强阴。《本经疏证》对五味子治疗色素性疾病曾有一段颇多启发的论述："面黑如炭，不欲饮食，系膀胱虚冷，然膀胱与肾，可谓是阴阳表里上下雌雄相输应。"用之既能补肾又能补肺。有助于面部色素沉着的消退。不过，不宜多用，多用反无功，少用最有功效，尤不宜独用，独用不特无功且有大害，不可不慎。

覆盆子，安五脏，养精气，益颜色。发不白，润泽肌肤。《本草通玄》说："强身而无燥热之偏，固精而无凝涩之害，金玉之品也。"

韭子，能补肝肾，暖腰膝，壮阳固精，尤对因房事太过所致尿频诸症必不可少，但阴虚火旺者忌用。

中医药治疗白癜风近况

白癜风是一种顽固难治的皮肤病。中医古籍中对本病治疗多有记载。有人考证马王堆汉墓出土的帛书《五十二病方》中，从第115行至第132行里所载“白处方”二则，应视为白癜风的最早处方。方一用丹砂、鲟鱼血、鸡血外涂：方二用灌曾（一名曾青。杨倞注：曾青，铜之精也）、食盐、灶黄土（即伏龙肝）内服，从而开创了内、外两法结合治疗白癜风的先河。近年来，在中医理论的指导下，各地从临床实际出发，进行了多途径的探索治疗，取得了某些新的进展。为了促使中医药治疗白癜风的深入研究，现就白癜风的治疗近况，综述如下。

一、治疗的方法和效果

现在对白癜风的治疗，大体上有以下几种形式，即一以中医传统辨证论治，二以一方为主，随证加减，三按西医分型施治，以及单验方和针灸疗法等。

（一）辨证论治

舒氏对本病辨证分3型。①风燥型：白斑光亮，多发于头部或泛发全身，起病速，蔓延快，皮损对称分布，苔薄白干，患者以青壮年居多，治宜祛风润燥。药用白蒺藜子、桑椹各300g，墨旱莲200g，丹参150g，白附子100g，甘草50g，蜂蜜适量。制成蜜丸内服，每日2次，每次9g。②湿热型：白斑粉红，或红丘疹，或褐色斑疹，多发生在颜面、七窍周围以下，皮损不对称，具有在夏秋两季发展快、冬春两季则不扩大的现象，若经日晒后，不仅皮损加重，痒感也格外明显，苔黄薄微腻，患者以中青年人居多，老年人次之，治宜清热祛湿。药用白蒺藜子、桑椹各300g，墨旱莲200g，女贞子150g，苦参100g，甘草50g。制法与用法同上。③寒湿凝滞型：白斑暗晦，面积不大，病情发展极慢，长久不愈，皮损不对称性地发生在面颊和肢体，苔薄白而润，患者以中年人和老年人多见，青少年甚少，治宜补肝肾、祛寒湿法。药用白蒺藜子、何首乌各300g，墨旱莲200g，丹参150g，白附子100g，甘草50g。制法与用法同上。

（二）一方为主，随证加减

朱氏治疗白癜风用疏肝解郁、活血祛风，主方药用当归、白芍、郁金各9g，八月札15～30g，益母草12～16g，白蒺藜12～18g，苍耳草12～15g，朱茯苓9～12g，灵磁石（或自然铜）30g，性情急躁、易怒、面赤、大便干结、舌边红、脉弦数，加牡丹皮、山栀、蚤休；面色萎黄、神疲纳呆、脘腹不舒、泛酸、肠鸣、便溏、舌淡、脉濡弦细，合痛泻要方，或加补骨脂；兼乳房结块加王不留行、元胡、远志、青陈皮；皮损在头面部加白芷、羌活、升麻、桔梗、蒿本；胸腹部加瓜蒌皮、薤白、木香、乌药、香附；下肢加牛膝、木瓜、蚕沙、萆薢；上肢加姜黄、桑枝、鸡血藤；泛发全身加桔梗、牛膝。此外，还有浮萍、蝉蜕、豨莶草、葱白、白附子等，也可随证灵活加入主方中服之。作者观察100例，分局限于身体一部分者35例；散发多处，超过体表总面积达50%者50例；泛发全身，仅残留小片者7例；皮损发生在身体一侧者8例。

按上方服药5～40剂，结果痊愈12例，显效32例，有效46例，无效10例，总有效率达90%，疗效以局限型、散发型较好，治愈率分别为20%、10%；而偏侧身体一处者疗效较低，其有效率仅为50%，无1例治愈。另对散发型治愈10例，随访2～5年，仅1例在痊愈后4个月复发，但其病情较之以往要轻，再用原方仍有效果。金氏等治疗本病也是以一方为主，随证加减，并配合消斑酊外涂，治疗235例，总有效率为86.3%。内服药有当归、苍耳草、连翘、浮萍、八月札各12g，生地黄15g，赤芍、桂枝、郁金各9g，丹参、白蒺藜、生牡蛎各30g，附子6g，生甘草4.5g。气虚加黄芪15g，党参12g，白术9g；阴虚加首乌12g，麦冬及枸杞子各9g；湿热加茯苓15g，薏苡仁30g，黄芩6g。每周内服4～6剂。消斑酊配由乌梅60g、补骨脂30g和毛姜10g组成，配制时取上药1份，80%～85%酒精3份，浸泡2周，过滤去渣，备外用。用时以棉花和纱布，蘸药液均匀地涂于患处，直到局部皮肤发热为止，每日次数不限。

（三）按西医分型施治

周氏分3型施治，Ⅰ型：病程短，发病多在1年以内，皮损多为大小不等的斑点、斑片状，边缘清楚，光滑，常伴有肢体困倦、头重、食少，舌边有齿痕，苔厚腻，脉浮滑或涩，系由内蕴湿热，外受风邪所致，治宜清利湿热，活血祛风。药用首乌藤20g，赤白芍各6g，泽兰13g，秦艽、冬瓜皮、防风、黄芩、当归、茯苓、苍术、苍耳子各10g。湿邪偏重者加藿香、木香；痒重者加地肤子或重用首乌藤至30g。Ⅱ型：发病时间长短不一，白斑明显，形态呈圆形或椭圆形，与精神刺激、体质变化（如贫血、神经衰弱等）有关，舌质胖淡，脉沉细，系由气血失和，风邪袭表引起，治宜调和气血，疏散风邪。药用首乌藤25g，鸡血藤、墨旱莲各15g，防风、当归、白芍各10g，苍耳子13g，苏梗、生甘草各6g，桂枝3g，贫血明显加阿胶、山药；瘙痒加党参、黄芪。Ⅲ型：常有遗传倾向，因而发病时间长，白斑局限或泛发，毛发也受累变白，病情发展缓慢，在盛夏季节，白斑对日光敏感。系肝肾不足，血虚受风而发，治宜滋补肝肾，养血祛风。药用首乌藤30g，补骨脂、覆盆子各15g，黑芝麻、当归、苏叶各6g，女贞子13g，远志、枸杞子、乌梢蛇各10g。作者按此分型验证观察84例，其中Ⅰ型32例，痊愈20例，显效12例；Ⅱ型22例，痊愈12例，显效10例；Ⅲ型30例，显效4例，有效19例，无效7例。总有效率达91.6%。由此说明，本方对Ⅰ、Ⅱ型疗效较为满意，对Ⅲ型还有待深入研究和提高。

（四）单验效方治疗

近年各地报道治疗白癜风的单验方颇多，如河北医学院附属第三医院皮肤科自制白蒺藜冲剂（白蒺藜10斤，洗净，水煎2次，浓缩至10∶1浸膏，再按1∶4加糖，干燥成颗粒），每包30g，每日2次，1次1/2包，温开水冲后送下，并嘱血压偏低者、孕妇慎用。经治疗27例，痊愈者4例，显效者7例，好转11例，无效5例。蔡氏等用验方祛白糖浆（白蒺藜、生地黄、丹参、钩藤各15g，牡丹皮、当归、鸡血藤、夜交藤各10g，浓煎取汁，加糖适量），每日2次，1次15mL。治疗185例，显效51例，有效116例，无效18例，有效率为90.3%。钟氏选用白蒺藜30g，紫草、重楼、天花粉、白薇、苍术、海螵蛸、首乌、龙胆草各10g，桃仁、红花各3g，甘草6g，煎汤内服，治疗20例，白斑消失者6例，范围缩小者6例，白斑变红者8例。傅氏等自拟验方玄机汤（紫草、牡丹皮、刘寄奴、威灵仙各25g，草河车、丹参、浮萍各50g，川芎15g，琥珀、地龙、土鳖虫各10g），水煎服，治疗141例，痊愈5例，显效17例，好转107例，无效12例，有效率91.4%。一般服3～10剂见效，且无副作用。山西省临汾县地区医院皮肤科用白癜风丸（白蒺藜、补骨脂、丹参、熟地黄、五味子、红花、女贞子、白鲜皮、菟丝子、墨旱莲各2500g，黄芪、首乌各5000g，当归2000g，山药、川芎各1500g，研末，炼蜜为丸，每丸重10g)，每日3次，1次1丸，饭后服，观察121例，经6～10个月的连续治疗后，有效率为86%。郭氏拟用滋补肝肾佐以活血的四子四物白斑乌黑汤（沙苑子、女贞子、全当归、何首乌、白蒺藜各15g，覆盆子、枸杞子、生地黄、熟地黄、川芎、赤芍、白芍各10g，黑芝麻10～12g）水煎服，每日1剂，治疗85例，痊愈9例，显效28例，好转47例，无效1例。1年后，又报告150例，有效率仍达98%。类似温肾活血为主治疗白癜风的报告还有孙氏等。孙氏药用菟丝子、桑椹、仙灵脾、首乌、红花、鬼箭羽各12g，肉苁蓉15g，丹参、牡丹皮各15g，赤芍6g，水煎服，每日1剂，治疗局限性白癜风32例，痊愈6例；治疗泛发性白癜风13例，痊愈1例，显效3例，有效6例，无效3例。由此说明，温肾活血对局限性白癜风的疗效优于泛发性者。此外，来氏验方如意散（墨旱莲100g，白芷、首乌、沙蒺藜、白蒺藜各60g，紫草45g，重楼、丹参、苦参各30g，苍术24g，研细末），每日3次，1次6g，开水送下，临床验证，效验恒多。

单用补骨脂一味药治疗白癜风，不论是内服（包括肌注）还是外用，临床资料颇多。四川省皮肤病防治研究所门诊部用补骨脂液（每mL含生药补骨脂2g)，每日肌注1次（10岁以下则2天1次），每次4mL，观察20例，均有不同程度的改善，其中痊愈1例，显效5例。但注射后局部疼痛，故强调注射时推药应缓慢。大连市第二人民医院皮肤科、湖北医学院附属第一医院皮肤科提取补骨脂的有效成分，制成补骨脂注射液，每支含量1mg/2mL，每日1次，肌注2mL；同时，外涂含补骨脂素的药水，配合日晒。两家报道有效率分别为92.2%和68%，分析这种差异性的原因，可能与日光照射和皮损分布有关。北京医学院附属第三医院皮肤科用未炮制的补骨脂提取的补骨脂素和异补骨脂素，压成含量5mg的片剂，1次1片，每日3次口服，若无反应则逐渐加量，最高1日可达120mg，分3次口服。结果最短5天，最长50天，大部分在7～20天见效。在其报道的27例中，痊愈2例，显效9例，有效14例，无效2例。杭白芷总香豆素研究协作组根据杭白芷提取物—杭白芷总香豆素能提高皮肤对紫外线的敏感性，进而通过紫外线增强酪氨酸酶的活性，刺激黑色素细胞的原理，用来试治白癜风321例，结果总显效率和总有效率分别为24.29%和61.05%。杭白芷总香豆素用酒精提取，分别制成0.5%和1%两种规格的配剂与软膏，涂擦患处后，立即或间隔10～20分钟，皮损处加日光照射，初次照射时间5分钟，逐渐延长，直到照射时间为20～30分钟为止。初次照射后出现红斑则不必延长；若发现局部丘疹、红肿、渗出、糜烂等时，则应暂停，对症处理，待其局部反应消失后再治。贾氏报道无花果注射液（每毫升含生药1g)，每日肌注2次，1次2ml，若无不良反应则可加至4ml。统计分析119例，获痊愈8例，显效9例，进步70例，无效49例，有效率58.8%。

此外，石氏等合作选用新疆维吾尔民族医学的验方卖朱尼·阿特立拉勒住院治疗白癜风112例，有效率95.5%，尤其对皮损位于颜面，呈对称型分布的白癜风，有较为满意的疗效。内服方一为巴豆泻药丸（原名：艾白·木合力吉）：芦荟8g，白鲜皮16g，诃子32g，巴豆仁60粒，甜巴旦仁10g，柠檬精4g，阿拉伯胶10g；方二为野茴香膏（原名：卖朱尼·阿特立拉勒）：野茴香222g，除虫菊根、白鲜皮、干姜各44g，蜂蜜1062g；外用方蛋黄油擦剂（原名：卖勒艾米·毕孜）：羊油100g，鸡蛋黄20个，黑芝麻、家黑种草籽、红芥子、丁香各100g。给药方法：开始服巴豆泻药丸1次，以后每隔半月至1个月再服1次，成人不超过3丸，儿童酌减，饭后服之。野茴香膏系本病长期服用的主药，每日3次，每次15g，其剂量随治疗时间的延长和耐受性的提高而增加，但在服巴豆泻药丸时停服本方；皮损局部外涂蛋黄油擦剂，同时进行日光浴，开始时间短些，逐步递增，维持每日日晒2～6小时。

（五）针灸疗法

针灸治疗白癜风，古有记载，迄今仍为临床医生所常用。吴氏等采用放血加针灸法治疗2例，显效11例，进步10例，无效3例。具体方法为取侠下穴（肱二头肌外侧缘中1/3与下1/3交界稍上方），以三棱针刺出血，未出血者，加拔火罐，每周1次，两侧交替进行。与此同时，灸单侧癜风穴（中指末节鱼腹下缘正中之指间关节横纹稍上方），1次灸3壮。灸药处方为五倍子、桑叶、威灵仙、当归、川芎、白蔻仁各100g，石菖蒲、白芥子各30g，全蝎10g，研末备用。程氏用梅花针以中度刺激手法，叩刺局部和腰骶部，治疗1例额部局限性白癜风，经治10余次后，白斑变为淡红，改用重叩刺手法，又经20余次而治愈。

（六）局部外用药

白癜风的治疗，在大多数情况下，是内治与外治并用。但也有人仅从外治而获救。霍氏外用白斑酊治疗白癜风200例，有效率87%，其中痊愈39例，显效48例，有效87例，无效26例。外涂药后，若发现皮肤红肿起水疱，灼痛，暂停用，自行消失后，继续再用；并说明用药后发疱者，疗效较好。白斑酊处方与制法如下：赤霉素（920）1g，补骨脂200g，白鲜皮、骨碎补各100g，白蒺藜50g，斑蝥10g，菟丝子150g，二甲基亚砜430mL，75%酒精适量。先将以上中药粉碎，加75%酒精适量，浸泡7天，加压过滤，得棕色药液，若收回药液不足570mL，则加入75%酒精至570mL，再加入赤霉素1g，二甲基亚砜适量，充分混合而成。每日外涂1~3次，酌情配合日晒。蒋氏采用《备急千金要方》中处方，取鲜鳗鲡鱼3~5斤，洗净切小块，小火炼至油出，备用。先用生姜擦皮损区，然后再涂鳗鲡鱼脂，再用玻璃纸及氧化锌橡皮膏包封，3~5天更换1次。所治13例均头面部单侧白癜风，除3例中断治疗外，经过4~5次治疗，痊愈3例，进步5例，无效2例。鳗鲡鱼脂外涂对小面积白癜风的治疗，简便易行，值得研究。

二、存在的问题和展望

通过对上述部分文献的简略回顾，中医药治疗白癜风的有效率在90%左右，痊愈和显效接近40%，说明中医药对白癜风的治疗不仅疗效好、副作用少，而且方法多样，如果能够依据病情需要，采用综合治疗，疗效肯定还会提高。

从现有资料来看，对白癜风的治疗和研究，还缺乏完整、系统的观察与分析。比如运用现代技术测定内环境中免疫球蛋白和锌、铁、铜等微量元素的变化；监视外环境中气候、水土、饮食对白癜风的发生和治疗所起的干扰和影响。缺少根据四诊八纲去进行细致、客观的诊察。总之，要把中医药治疗白癜风的研究，引向纵深发展，必须在吸收现代新技术的同时，十分重视传统经验的发掘和整理，使两者有机地结合起来。此外，还要充分发挥笔者国现有中医、西医、中西医结合三支队伍的积极性，坚持不懈地共同努力，攻克白癜风的难关，是大有希望的。

参考文献

从略。

寒淫皮肤病证治十法

导言

《黄帝内经》论述寒与寒淫疾病达39处之多，其内容要点主要有四。

一、定位

寒在天地之间的演变，在天为寒，在地为水，故在天为气，在地成形，形气相感而化生万物。对人体而言，风、雨、寒、热不得虚邪不能伤人。

二、定性

大凡气血，喜温恶寒，寒则泣而不能疏，表现为身寒如水中出；寒邪留于分肉之间则痛，总之，气虚多与寒有关。

三、途径

寒淫入侵的途径由浅渐深，大致是先自皮毛，次之经络，又次筋骨而后及脏腑。

四、特点

寒为阴邪，伤人阳气。贪凉则表寒，饮冷则里寒，若贪凉又饮冷，则表里俱寒。

寒淫皮肤病的特点

一、致病原因

寒之为病主要有三：伤寒、感寒、中寒。从皮肤病的角度而言，感寒居多，伤寒次之，然其要点无不与阳虚有关。

1. 禀赋素虚，包括两个层次：一是先天阳气不足，阳衰阴盛居多；二是后天阳气失守，主要指斫伤太过，命门火衰。

2. 时令因素　部分皮肤病，往往在入冬之时，病情加重或者诱发。

3. 生冷内伤　平素嗜食生冷、茶水等导致脏腑多寒，骤伤阳气。

4. 脏腑特性　阳脏者多热化、阴脏者多寒化，阳脏者阴必虚，阴虚者多火；阴脏者必阳虚，阳虚者多寒，这种转化关系主要在脾、肾两脏。

二、临床体征

1. 脏腑体征　体内排出的五液（汗、涕、泪、涎、唾），均为清澈且冷，面色苍白，神衰欲睡，喜踡卧，气少懒言，胃脘、少腹、脐腹等区域疼痛，喜温喜按，小便频数，大便稀溏，身为寒慄，阳道不坚或者囊缩，性欲淡漠，癥瘕颓疝，多畏寒等。脉微细或沉紧，舌质淡红，苔白。

2. 肤表体征 指端苍白发凉，甚者青紫冰冷，遇热稍缓解，遇寒明显加重，甚者演变为指端坏死。爪甲生长迟缓，唇色淡白，皮肤硬化或者肿硬，难以捏起。部分在后期变薄或萎缩。筋挛骨痛，伸屈不利。

证治十法

总的原则，寒邪多虚，故凡治寒证者，当查其虚而仍查其脏，此不易之法也。说明治寒证，既要查其虚，又要查其脏虚，笔者在临床中，对寒淫皮肤病首先明确疾病的定位，肤腠、经络、脏腑等，然后制订相应的法则。此外，某些疾病的后期，还会出现“亡阳”之类危笃重症，急需回阳救逆，力挽沉疴。

1. 散寒开腠法

适应证 皮损形态以肥厚斑块为主，色泽暗红，表面粗糙或结厚痂，或如席纹，部分融合成片，状如地图，部分状如钱币，冬季加重，脉沉细，舌淡红，苔薄白。代表病种：风寒型银屑病、慢性盘状湿疹、钱币状湿疹、限局性神经性皮炎等。

主方 麻黄四物汤加减：当归、赤白芍、生熟地黄、沙参、水炙麻黄、桂枝、杏仁、生姜皮、甘草。

按语 夏少农先生说：“银屑病以养阴补血攻毒为法，有的有效，有的无效，细查其冬剧夏轻之由，知冬寒时，腠理致密肤燥无汗，阴血难以外行而润肤腠，在前方基础上试加辛温发散之品，均获较好的疗效。这是因为麻桂为伍，不仅辛温宣肺，而且温通血脉，能带厚味养血滋阴诸药，从阴引阳，开腠里，透毛孔，润肌腠。腠理开，皮损常能得到很快消减。”

笔者认为，夏老之言为真知灼见，不过，笔者有三点补充：一是麻桂剂量，小儿、老人、夏天宜轻不宜重；二是养血滋阴药与辛温发散药的比例冬天以6∶4、夏天8∶2较为妥当；三是气虚者加黄芪，阳虚者加巴戟天，血瘀者加三七或西红花，血虚者加鸡血藤。

2. 温阳扶脾法

适应证 素体虚弱，阳气卫外力弱，寒邪骤感，郁怫肤腠，表现为皮损发生在暴露区域，如头面四肢，损害为瓷白色风团或者深红色斑疹，冬重夏轻，伴有面色㿠白少华，肢冷无力，部分还会出现腹痛、关节痛等。脉沉细，舌质淡红，苔白。代表病种：寒冷性荨麻疹、冻疮、冻伤、指端青绀症等。

主方 右归饮加减：制附块、熟地黄、茯神、山茱萸、山药、鹿角片、肉桂、黄芪、徐长卿、防风、炒白术、生姜。

按语 凡遇寒皮损加重，初期用益气固表无效时，笔者认为应从阳虚入手，其核心是脾肾阳虚，方中既要温肾，又要扶脾，组成药物甘温居多。在此前提下还需加减：痒重加刺蒺藜、蛇蜕；皮损缠绵难愈加鸡血藤、紫河车、阿胶、益母草、蛤蚧等。

3. 祛寒通络法

适应证 凡病变在四肢，尤其是下肢可见暗红色结节，轻者潮红肿胀，重者苍白发绀，甚者溃烂，自述麻木或疼痛，唇甲轻微发绀，腰膝无力，便溏，食欲不振，脉沉细，舌质淡红，苔白。代表病种：雷诺症、白色萎缩、结节性红斑、硬红斑、慢性丹毒、静脉曲张综合征、慢性湿疹等。

主方 附子理中汤加减：干姜、人参、白术、炙甘草、制附块、鸡血藤、忍冬藤、三七、地龙。

按语 病变在四肢，笔者认为脾阳虚为之辨证核心，但在具体用药中，应分辨孰轻孰重及其兼症，湿重者加赤石脂、苍术、蚕沙；血瘀者加苏木、血竭、毛冬青；疼痛重者加蜈蚣、延胡索；偏毒者加西黄丸；大便溏者加山药、扁豆。不过，在祛寒通络的过程中，还要重视通络药物的加入，如路路通、橘络、丝瓜络、制水蛭、全蝎等。必要时还可加入麝香。

4. 温阳通痹法

适应证 肤腠漫肿，触之不热，其损害发于躯干或四肢，手足清冷，伸展不利，喜温润熨，伴有肌肉关节酸痛或者软弱无力，口不渴，喜热饮，脉沉细，舌质淡红，苔薄白。代表病种：弥漫性系统性硬皮病、成人硬肿病、血栓闭塞性脉管炎、血栓性静脉炎等。

主方 阳和汤加减：熟地黄、鹿角胶、肉桂、甘草、麻黄、炮姜炭、川牛膝、黄芪、制水蛭。

按语 阳和汤是清代王洪绪治疗阴疽的名方，也是本虚标寒的代表方剂。笔者在临床中既宗王氏温阳散寒要旨，又结合病情有所加减，如指端苍白冰冷加鸡血藤、鬼箭羽、三七、地龙，皮肤硬化肿硬加高丽参、鸡血藤、紫河车等。此外，在病情控制后改用全鹿丸、大活络丸以善其后。

5. 温阳健脾法

适应证 在皮下反复出现新旧参差不一出血点，或者网状交织，面色苍白或灰暗，头晕耳鸣，身寒肢冷，腰膝酸软，腹痛喜按，脉细弱，舌质淡红或偏青紫，苔薄白。代表病种：过敏性紫癜、网状青斑、色素性紫癜性皮病等。

主方 黄土汤：灶心黄土、阿胶、黄芩、干地黄、白术、制附块、甘草。

按语 黄土汤是治疗虚寒便血的首方，笔者在临床上体会到过敏性紫癜初期属实，首选犀角地黄汤；若后期反复发作，病多虚寒，若再用寒凉之剂，犹如雪上加霜，改用黄土汤治之，较为恰当。

陈修园说："余每用此方，以赤石脂一斤代替黄土如神，或以干姜代替附子，或加鲜竹茹、侧柏叶各 4 两。"

唐容川说："黄土汤为血崩之总方，热症可去附子再加清热药；寒症可去黄芩，再加温药。"

6. 温煦命门法

适应证 面色晦暗，或水肿，腰以下区域更为明显，按之凹陷不起，尿少，腰膝酸软，四肢逆冷，怯寒神疲，脉沉细无力，舌质淡红，或舌体胖大，苔白，或白滑。代表病种：狼疮性肾炎、黑变病、阴囊瘙痒等。

主方 真武汤加减：茯苓、白术、白芍、制附块、生姜、炒杜仲、蛇床子。

按语 真武汤是温煦命门、利水消肿的主方，这是因为肾阳衰微，不能制水，水寒之气，浸淫内外。凡具备阳虚均可用本方加减。笔者对狼疮性肾炎，常加入黄芪、党参、玉米须、金樱子、莲须以扶脾固精。黑变病则加入肉苁蓉、巴戟天、海燕、雄蚕蛾以益精退斑。

7. 暖肝益肾法

适应证 头昏目涩，视物不明，口干鼻燥，甚者阴道干涩，腰腹空痛，脚跟痛，四肢倦怠无力，夜难入寐，精神萎靡，脉细弱且沉。舌淡红，苔少。代表病种：干燥综合征、老年性红斑狼疮、黑变病等。

主方 覆盆子丸加减：覆盆子、五味子、制附块、炒白术、山茱萸、枣仁、茯神、白芍、炒杜仲、山药、熟地黄、炒牡丹皮。

按语 覆盆子丸出自《简要济众方》，具有温肝益肾的功效。笔者在临证中，遵循老人多虚证的遗训，特别是老年性红斑狼疮，阴阳两虚尤为突出，用药宜谨慎，补不可偏，攻不可过，即使是实证，用药不可太猛，猛则伤正；虚证不可蛮补，过补则恋邪。用药当甘温或甘平。覆盆子丸重在平衡阴阳，此外，黏膜干燥加百合、二冬、铁皮石斛，面色暗黑加巴戟天、肉苁蓉之类。使之达到“离照当空，阴霾自散”的效果。

8. 温阳通督法

适应证 病变集中在后脑、背部，其肤腠漫肿，状如硬板，或者粗糙。脑后疖肿，此起彼伏，难以消除。伴有周身疲惫，畏寒懒言，脉沉细，尺部沉伏，舌质淡红，微胖嫩。苔薄白。代表病种：成人硬肿病、脓肿性穿掘性头部毛囊周围炎。

主方 益气助阳汤：炙麻黄、炒白芥子、甲珠、当归、肉桂、羌活、黄芪、太子参、鹿角胶、金毛狗脊。

按语 督脉行于背中，统全身之阳。督脉空虚，外邪乘虚而入，致使后脑、背脊发生闭塞不通诸症，对此，应选用刚药通阳之品，如独活、羌活、鹿角胶、肉桂等。督脉通，阳气振，阴寒散，诸症除。不过对肉龟之类的顽疾，宗上方加忍冬藤、蜂房、天龙、浙贝母，取之扶正托毒、透脓散结之效。

9. 振阳潜镇法

适应证 身寒畏冷，倦怠懒言，四肢清冷，面色晦暗，口干喜热饮，夜尿多，腰膝酸软，口腔溃疡，发落齿摇，时发烘热，脉微弱。舌淡红，苔少。代表病种：复发性口腔溃疡、白塞综合征、系统性红斑狼疮、激素依赖性皮炎。

主方 四逆汤、四藤饮合裁：炙甘草、干姜、制附块、鸡血藤、忍冬藤、活血藤、首乌藤、钩藤。

按语 四逆汤辨证的核心是阳虚阴盛，特别是病程日久，阳气衰弱时刻，拟用附子振阳是首要的，然后依证权衡阳虚阴盛的程度与他方合用。笔者对红斑性狼疮遵循赵炳南教授的教导，在方中加四藤饮和八珍汤；激素依赖性皮炎，面红如醉，伴有烘热，加交泰丸、生龙牡；复发性口腔溃疡加三才封髓丹。白塞综合征在眼部加青葙子、杭菊花；口腔溃疡在舌部加生地黄、灯心、竹叶；在牙龈加金莲花、玄参、天麦冬；在颊膜加山药、扁豆。与此同时还应加入重镇药如龙牡、鳖甲、龟板、玳瑁、紫石英、生石决明、代赭石等取其潜阳制亢之效。

10. 回阳救逆法

适应证 素体阳虚，寒邪伤阳，导致阳气衰竭，如四肢逆冷，面色苍白，唇甲青紫，气息低微，严重时还会出现神志昏迷等危笃重症，脉象沉细欲绝，或浮大无根，舌质胖嫩，苔薄滑。代表病种：结缔组织病终结期出现的“心衰”“肾衰”阶段。

主方 参附汤：人参、附子、姜、枣

按语 阳气在生理状态时是全身的动力，在病理状况下又是抗病的主力，久病或失治，多与阳气受损有关，及时采用扶阳之法，用人参大补元气，以固后天；附子壮阳，以补命火，有益先天，姜枣温脾胃，破寒凝，是回阳救逆的代表方剂。在具体应用中，还要掌握一定的尺度，如肾性高血压加龙牡、磁石潜阳，制约附子走而不守之性。虞博曾说：“附子禀雄壮之质，有斩关夺将之气；引补血药入血分，以滋养不足之真阴；引发散药开腠里，驱逐在表之风寒；引温

暖药达下焦，以驱除在里之冷寒。”

讨论与体会

古人谓：脏受寒，必须温剂，在具体要应用中笔者有四点体会。

一、时令

冬季宜温而散之，暑热感受暴寒，亦宜温之。前者宜温热，宜重；后者宜温存，宜轻。

二、部位

寒客在表，宜麻桂汤；寒客中焦，宜理中汤；寒客下焦，宜四逆汤。

三、体质

素体火旺或阴虚失血，不宜用温法。即使新寒中之，温药不可太过，病退即止，不必尽剂。

四、归类

1. 寒在脏腑

温肝药　肉桂、艾叶、鹿茸、吴茱萸、小茴、川椒、香附、青皮、广木香。

温心药　紫石英、骨碎补、安息香、肉桂、苏合香、麝香、苏木、炮姜。

温脾药　干姜、高良姜、饴糖、黄芪、党参、陈皮、白术、法夏。

温肺药　胡桃肉、燕窝、百部、蛤蚧、人参、生姜皮、麻黄。

温肾药　肉苁蓉、韭菜子、巴戟天、淫羊藿、附子、菟丝子、紫河车、益智仁、覆盆子、沉香、阳起石、仙茅、锁阳、雄蚕蛾。

温胃药　肉豆蔻、丁香、神曲、砂仁、麦芽、山楂、广木香。

2. 寒在经络　忍冬藤、甲珠、全虫、鸡血藤、丝瓜络、制水蛭、延胡索、钩藤、地龙、橘络、路路通。

3. 寒在肤表　葛根、刺猬皮、细辛、桑寄生、牛蒡子、生姜皮、青陈皮、麻黄、桂枝。

《本草纲目》中有关皮肤病治疗中药摘要

《本草纲目》是一部医药学巨著，在海内外的科学领域曾产生过深刻的影响。不少的学者从不同的角度对《本草纲目》作过探讨。比如北京名医谢海洲先生，从百病主治篇中，采集有关药物，在治疗中风后遗症、痹症、血液病等方面取得了良好的效果。上海名医董廷瑶先生曾对本草纲目中有关小儿病方曾做过揣摩深析，发现颇多特色，对丰富和发展中医儿科将会发挥很大的贡献。此外，还有学者对本草纲目中延年益寿药物进行收集和分析，据报告该书有124味抗衰老药物，其中矿物药占16.2%，植物药75.8%，动物药占7.25%，其他类占0.80%（即露水）。笔者从皮肤科学的角度，对本书有关治疗皮肤病的记载做过一些整理，这不仅对于皮肤科领域的疾病有益，而且对于解决临床疑难病症也是十分有效的。为此，笔者根据1977年人民卫生出版社由刘衡如先生校点的《本草纲目》作为依据，将该书治疗皮肤病的常见中药按照出现的先后，摘录如下：

梅雨水　洗疥疮，灭瘢痕（389）。

露水　洗疥癣虫癞，百花上露，令人好颜色；韭叶上露　外涂祛白癜风（390～391）。

冬霜　傅暑热痱疮及腋下赤肿（393）。

腊雪　抹痱。

井泉水　治口臭，令人颜色好，洗漆疮。解砒石、烧酒毒（398～399）。

碧海水　煮汤，去风，瘙、疥、癞（403）。

白垩土　主治小儿热丹，代指肿痛，臁疮不干，风赤烂眼（426）。

蚯蚓泥　主治燕窝生疮，耳后月蚀，一切丹毒，足臁烂疮（437）。

灶心黄土　涂痈肿毒气，小儿脐疮，诸腋狐臭，臁疮久烂（441～442）。

百草霜　主治咽喉口舌一切诸疮，白秃头疮，鼻疮脓臭（448～449）。

铜绿　治恶疮、疳疮、杨梅毒疮、头上生虱（469）。

铅丹　敷疮长肉，染须，腋下狐臭，血风臁疮（477～479）。

密陀僧　主治面部瘢䵟，染髭发，夏日汗斑，阴汗湿疮，祛狐臭，鼻渣赤疱（480～481）。

铁锈　恶疮癣疥、风瘙瘾疹、蜘蛛咬伤（493）。

铁浆　漆疮作痒（494）。

玉　滋毛发，面身疤痕（499）。

青琅玕　身痒、疥瘙死肌、白秃、手足逆胪（503）。

云母　风疹偏身、粉滓面干、金疮出血（510）。

白石英　益毛发、悦颜色（511）。

紫石英　轻身延年、散痈肿，令人悦泽（513）。

丹砂　毒气疥瘘、诸疮，治疮疥息肉（520）。

水银　白癜风痒、虫癣瘙痒、恶疮㾓疥、白秃（525～527）。

轻粉　杀疮癣疥虫、风疮瘙痒、鼻上酒渣、杨梅疮癣、下疳阴疮、牛皮恶癣、小儿耳烂

（528～530）。

银朱　疥癣恶疮、杀虫及虱、杨梅毒疮、火焰丹毒、鱼际疔疮、血风臁疮、黄水湿疮（531～532）。

雄黄　疥癣风邪、风痒如虫、鼠瘘恶疮、䘌疮、眉毛脱落、蛇缠恶疮、白头疮（536～539）。

雌黄　恶疮头秃痂疥，杀毒虫虱身痒邪气诸毒，下部䘌疮，身面白驳，牛皮顽癣（541～542）。

石膏　金疮、皮肤热、小儿丹毒、疮口不敛（544～547）。

滑石　金疮血出，诸疮肿毒，阴下湿汗，风毒热疮，脚趾缝烂（551～552）。

赤石脂　补髓，好颜色（556）。

炉甘石　消肿毒，生肌，收湿祛烂，下疳阴疮，阴汗湿痒（558～560）。

石钟乳　好颜色（564）。

石灰　恶疮癞疾，祛黑子息肉，治瘑疥疮，妇人粉刺，黑须发，血风湿疮，多年恶疮（572～574）。

浮石　消疮肿，疳疮不愈，诸般恶疮（576～577）。

阳起石　阴下湿痒，祛臭汗，丹毒肿痒（582）。

代赭石　金疮长肉，诸丹热毒（588～589）。

禹余粮　大风疠疾，身面瘢痕。

石胆　女子阴蚀痛，鼠瘘恶疮，杨梅毒疮，赤白癜风，腋下狐臭（600～602）。

矾石　蚀疮，祛瘙痒（603）。

花乳石　金疮出血，脚缝出水（614）。

麦饭石　痈疽发背（618）。

食盐　祛皮肤风毒，长肉补皮肤，手足疣目，酒渣赤鼻，手足心毒，疮癣痛痒（630～634）。

凝水石　小儿丹毒，汤火伤灼（640）。

朴硝　消肿毒，排脓，润毛发（654）。

芒硝　散恶血，敷漆疮（645）。

玄明粉　消肿毒（648）。

硇砂　祛恶肉，生好肌，敷金疮生肉，恶疮息肉，除痣黡疣赘，面上疣目（656～658）。

蓬砂　恶疮及口齿诸病（660）。

矾石　阴蚀恶疮，炭甲，身面瘊子漆疮作痒，牛皮癣疮，小儿风疹，干湿头疮，腋下狐臭，鸡眼肉刺，阴汗湿痒（670～676）。

绿矾　恶疮癣疥，癣疮作痒，白头秃疮，耳生烂疮，小儿甜疮，头染白发（678～680）。

甘草　解百毒，长肌肉，解小儿胎毒，阴下湿痒（692～695）。

黄芪　阴汗湿痒，大风癞疾，去肌热及诸经之痛，甲疽疮脓（696～699）。

人参　酒毒生疽，痘疹险症，蜈蚣咬伤（709～710）。

沙参　一切恶疮疥癣及身痒（711）。

桔梗　口舌生疮，牙疳臭烂（716～717）。

长松　大风恶疾，眉发脱落（718）。

黄精　大风癞疮，驻颜断谷（720～721）。

葳蕤　去面䵟，好颜色滋润，轻身不老（723）。

知母　辟射工、溪毒，紫癜风疾（726～727）。

肉苁蓉　悦颜色，破伤风病（728～729）。

天麻　消痈肿（732）。

白术　风瘙瘾疹，大风在身面，面多皯黯（734～736）。

苍术　大风痛痹，脐虫怪病（737～743）。

贯众　漆疮作痒，祛头风、斑疹毒，头疮白秃（746）。

巴戟天　头面游风，治风癞，治一切风（747～748）。

淫羊藿　下部有疮，痘疹入目，茎中痛（751～752）。

仙茅　治一切风，轻身，益颜色（753）。

玄参　治游风，诸毒鼠瘘（755～756）。

地榆　诸瘘恶疮，热疮，金疮，小儿湿疮，小儿面疮，毒蛇螫人（757～758）。

丹参　恶疮癣疥，瘿赘肿毒（759）。

紫草　疗小儿疮，面渣，恶疮瘑癣，斑疹痘毒，小儿白头（763）。

白头翁　金疮，项下瘤疬，小儿秃疮（765）。

白及　痈肿恶疮败疽，除白癣疥虫。面上皯泡，手足皲裂（766～767）。

黄连　目卒痒痛，妇人阴中肿痛，口疮，疮疥，阳毒发狂，小儿月蚀（772～778）。

胡黄连　益颜色，祛阴汗，痈疽疮肿（778～779）。

黄芩　恶疮疽蚀，肤热如燎，老小火丹（780～783）。

秦艽　解酒毒，祛头风，口疮不合（784～785）。

防风　大风，恶风，解乌头毒、芫花毒、野菌毒，解诸药毒（791～792）。

独活　皮肤苦痒，多痒，血癞，风水水肿（793～794）。

升麻　解百毒，风肿诸毒，游风肿毒，消斑疹。热痱瘙痒，口舌生疮等，为疮家圣药（796～798）。

苦参　遍身风疹，恶疮，治疥杀虫，赤癞眉脱，肺热生疮，大风癞疾，肾脏风毒，鼠瘘恶疮（799～802）。

白鲜皮　风疮，疥癣赤烂，恶风，眉发脱脆（803）。

贝母　金疮风痉，敛疮口，恶疮，紫白癜风，蜘蛛咬伤，蛇蝎咬伤（805～807）。

山慈菇　除皯黯。粉渣面皯，解诸药蠱毒（808）。

白茅花　妇人阴痒，敷斑疮及蚕噬疮（813）。

龙胆　治疮疥，痈肿口疮（815）。

细辛　去皮风湿痒，口舌生疮，祛口臭（818）。

獐耳细辛　皮肤苦痒，头疮白秃，风瘙恶疮，疥痂瘘蚀（821）。

徐长卿　强悍轻身，益气延年（823）。

白薇　金疮出血（824）。

当归　诸恶疮疡金疮，小儿脐湿（834～837）。

川芎　齿败口臭，诸疮肿痛（840）。

蛇床子　男子阴痿湿痒，风毒痛痛，煎汤浴大风身痒，妇人阴痒，小儿癣疮，耳内湿疮（842～843）。

藁本　悦颜色，祛头风干疱，皮肤疵皯，酒渣粉刺，小儿疥癣（844～845）。

白芷　目痒，润泽颜色，可作面脂，祛面皯疵瘢，疮痍疥癣，头面皮肤风痹燥痒，小儿丹瘤，浴丹毒，隐疹，风瘙（846～849）。

芍药　疮疥，痘疮胀痛（850～852）。

牡丹　癞疾，下部生疮（853～854）。

甘松香　黑皮䵟黯，面䵟风疮（858）。

山柰　醒头去屑，面上雀斑（859）。

高良姜　好颜色，治口臭（863）。

豆蔻　消酒毒，香口避臭（866～867）。

缩砂仁　口吻生疮（870）。

补骨脂　膝冷囊湿（878）。

姜黄　疮癣初生（881）。

郁金　金疮，中砒霜毒（882～883）。

蓬莪术　解毒，浑身燎泡（884～885）。

荆三棱　疮肿坚硬，浑身燎泡（886～887）。

香附子　长须眉，隐疹瘙痒，蜈蚣咬伤（889～894）。

茉莉　作面脂头泽，长发润燥香肌（895）。

藿香　风水毒肿，香口祛臭，冷露疮烂（900～901）。

零陵香　祛臭恶气，令体香，头风白屑（902）。

泽兰　金疮生肌肉，小儿褥疮（907）。

香薷　去热风，口中臭气，白秃惨痛（910～911）。

薄荷　风瘙瘾疹，令人口气香洁，煎汤洗漆疮，疮疥，涂蜂虿蛇伤，火毒生疮（917～918）。

积雪草　热肿丹毒，浸淫赤熛，风疹疥癣，男女血病（919～920）。

紫苏　解鱼蟹毒，杀一切鱼肉毒，食蟹中毒（921～922）。

白菊　变白不老，染髭发令黑，悦颜色，女人阴肿（931～932）。

野菊花　天疱湿疮，痈疽疔肿（933）。

艾　下部䘌疮，苦酒作煎，治癣甚良，头风面疮，面部䵟黯，面身疣目，鹅掌风病，疥疮，小儿疳疮，白癞风疮，小儿烂疮（936～940）。

茵陈蒿　面白悦长年，治通身发黄，遍身风痒，疠疡风病（942～943）。

青蒿　疥瘙痂痒，恶疮，杀虱，驻颜色，长毛发，恶疮，疥癣风疹（944～946）。

茺蔚茎　瘾疹痒，丹游，粉刺黑斑，令人光泽（953～955）。

夏枯草　鼠瘘头疮，汗斑白点（958）。

旋覆花　益色泽，去头目风，月蚀耳疮，小儿眉癣（962～963）。

青葙子　风瘙生痒，恶疮疥虱，下部䘌疮（964）。

红蓝花　治 62 种风，涂游肿（967～968）。

燕脂　乳头裂破，婴孩鹅口，瘘疮肿痛（969）。

大小蓟　小儿浸淫，癣疮作痒，妇人阴痒（971）。

大青　小儿身热疾，风疹，金石药毒，小儿口疮，热病发斑（980～981）。

胡芦巴　面色青黑（982）。

牛蒡子　风热瘾疹，消斑疹毒，风毒肿，小儿痘疮，头风白屑（986～989）。

苍耳子　疥癣瘙痒，病出如瘑疥，面部黑斑，翻花恶疮，大风疠疾，白癞顽痒（990～994）。

天名精　风痒瘾疹不止，解恶虫蛇螫（995）。

豨莶草　祛恶疮，敷虎伤、狗咬、蜘蛛咬、蚕咬等（998）。

甘蕉　治头风游风，赤游风疹；蕉油治女人发落，令长而黑（1005）。

麻黄　阴囊湿疮，身上毒风㾲痹（1008～1011）。

地黄　除皮肤燥，黑须发，固齿乌须，温毒发斑，血热生癣，解食蟹龈肿（1020～1026）。

牛膝　风瘙瘾疹，治发白，诸疮（1028～1030）。

紫菀　润肌肤（1031）。

麦门冬　令人肥健，美颜色，金石药发，变白（1034～1035）。

鸭跖草　小儿丹毒，蛇犬咬（1038）。

冬葵子　面上泡疮，便毒初起（1042）。

龙葵　敷疔肿火丹疮，诸疮肿毒，天疱湿疮，多年恶疮（1047～1048）。

蜀羊泉　头秃，恶疮热气，生毛发，涂漆疮（1051）。

败酱草　疥瘙风毒㾲痹，疮疖疥癣丹毒（1052～1053）。

地肤子　久疹腰痛，祛皮肤中热气，使人润泽，肢体疣目（1059～1060）。

瞿麦　出刺，长毛发，治浸淫疮并妇人阴疮，鱼际疔疮（1061～1062）。

王不留行　游风风疹，治风毒，出竹木刺，头风白屑（1063～1064）。

葶苈身暴中风，热痱痒，白秃风疮（1066～1068）。

车前　祛风毒，隐疹入腹，阴下痒痛（1069～1070）。

马鞭草　下部䘌疮，臃肿金疮，白癞风疮，人疥马疥（1072～1073）。

蛇含　小儿寒热丹毒，鼠瘘恶疮，头疡（1074）。

鳢肠　汁涂眉发，生速而繁，乌髭发，乌须固齿，敷一切疮并蚕㾊（1079）。

连翘　鼠瘘，臃肿恶疮，瘿瘤，令人面悦好（1081～1082）。

青黛　小儿丹热，热疮恶肿，斑疮阴疮，豌豆疮毒（1089～1090）。

虎杖　贴诸恶疮，时疫流毒（1099）。

萹蓄　浸淫疥瘙，女子阴蚀，恶疮痂痒（1101～1102）。

蒺藜　身体风痒，小儿头疮，面上瘢痕，白癜风疾，疥癣风疮作痒，诸疮肿毒（1103～1104）。

谷精草　诸疮疥（1105）。

海金沙　石淋茎痛，痘疮变黑（1107）。

紫花地丁　恶疮痈疽，瘰疬疔疮（1109）。

大黄　诸火疮，冻疮破烂，仙茅毒发，口舌糜烂，火丹赤肿，大风癞疮（1117～1122）。

商陆　敷恶疮，疮伤水毒（1123～1124）。

狼毒　恶疮鼠瘘，积年干癣，恶疾风疮，干湿虫疥，积年疥癞（1125～1126）。

狼牙　浮风瘙痒，虫疮瘙痒，妇人阴痒，小儿阴疮，妇人阴蚀，汁洗恶疮（1128～1129）。

蓖麻　身体疮痒，敷疮痍疥癞，毒肿丹瘤，八种头风，发黄不黑（1146～1148）。

藜芦　头疡疥瘙恶疮，刀马烂疮，马疥癣，面生黑痣，白秃虫疮，头风白屑，羊疽疮疡（1155～1157）。

侧子　遍身风疹神妙，恶疮疠风（1176～1177）。

乌头　丈夫肾湿阴囊痒，疮有热脓及黄水，遍身生疮，大风癣疮（1178～1183）。

白附子　阴下湿痒，面上百病，面皯瘢疵，疥癣风疮，头面痕，入面脂用（1184）。

半夏　悦泽面目，痘疮秽气，面上黑气，癞风眉落（1193～1200）。

蚤休　疗痈疮阴蚀，去蛇毒（1202）。

射干　言语气臭，苦酒摩涂毒肿，中射工毒（1206～1207）。

羊踯躅　贼风在皮肤中淫淫痛（1213）。

芫花　疗疥疮，恶疮风痹湿，一切毒风，白秃头疮，便毒初起，赘瘤焦法，一切菌毒（1213～1217）。

菟丝子　去面皯，悦颜色，眉炼癣疮，谷道赤痛，面疮粉刺（1236～1238）。

五味子　令人体悦泽，治风消湿，解酒毒，赤游风丹（1239～1241）。

覆盆子　悦泽肌肤，令人好颜色，臁疮溃烂，榨汁涂发不白（1244～1245）。

蛇莓　口中生疮，水中毒病，敷汤火伤，蛇伤，熁疮肿（1246）。

使君子　小儿百病疮癣，鼻渣面疮（1247～1248）。

木鳖子　消结肿恶疮，除粉刺，皯黵，湿疮脚肿，小儿丹瘤（1249～1250）。

牵牛子　面上粉刺，面上雀斑，漏疮水溢（1259～1260）。

旋花　面皯黑色，媚好益气，丹毒（1262）。

凌霄花　酒渣鼻，粉刺，妇人阴疮，通身发痒，热风身痒，游风风疹，大风疠疾，走皮趋疮（1264）。

营实　痈疽恶疮，败疮热气，阴蚀不瘳，小儿月蚀，口舌糜烂，头疮白秃，下疳疮（1265～1266）。

栝楼　悦泽人面，手面皱，面黑令白，坚齿乌须，热游丹肿，风疮疥癞，杨梅疮（1268～1271）。

天花粉　天泡湿疮，针刺入肉，排脓生肌长肉，小儿发黄，杨梅天疱（1271～1273）。

王瓜　面黑面疮，面上痱磊，小儿发黄（1274～1275）。

葛根　酒醉不醒，诸菜中毒，敷小儿热疮（1277～1279）。

天门冬　湿疥，令人肌体滑泽白净，面黑令白，口疮连年（1283～1285）。

百部　杀虱，治疥癣，去虫蚕咬毒（1286）。

何首乌　头面风疮，黑髭发，悦颜色，疥癣满身，风疮疥癣作痒，洗浴甚效。皮内作痛，大风疠疾（1289～1291）。

萆薢　恶疮不瘳，白浊茎中痛（1292）。

土茯苓　恶疮，解汞粉、银珠毒、杨梅毒疮，瘰疬溃烂（1295～1296）。

白蔹　面生粉刺，面生疱疮，酒渣鼻，冻耳成疮，解狼毒，诸疮不敛，汤火灼伤，女人阴中肿痛（1297～1298）。

山豆根　热肿秃疮，头上白屑，疥癣虫疮，解猪油毒，解咽喉肿毒极妙，麸豆诸疮（1302～1303）。

黄药子　诸恶肿疮，消阴解毒，天泡水疮（1303～1304）。

白药子　金疮生肌，解野葛、生金、巴豆药毒，痈肿不散（1306）。

威灵仙　散皮肤大肠风邪，诸风，诸骨梗咽，痘疮黑陷（1308～1310）。

茜草　黑髭乌发，疮疖排脓，预解疮疹，蝼蛄漏疮（1311～1312）。

剪草　风疮瘙痒，诸恶疮疥癣风瘙（1313）。

防己　诸瘑疥癣虫疮（1314）。

通草　疮疖，恶疮，金疮，去恶虫（1317）。

钩藤　平肝风，发斑疹（1320）。

白英　风疹丹毒（1323）。

葎草　疥癞，遍体癞疮，乌癞风疮（1327）.

木莲　白癜风，疬疡风，恶疮疥癣（1331）。

忍冬　诸肿毒，疥癣，杨梅诸恶疮，敷肿拔毒，恶疮不愈，轻粉毒痈，口舌生疮（1334～1336）。

南藤　金疮痛，变白，排风邪（1339）。

青风藤　大风疮疾，治一切风痛风疮，麻痹瘙痒（1340～1341）。

泽泻　轻身面生光，肾脏风疮，酒风汗出（1349～1351）。

羊蹄　头秃疥瘙，女人阴蚀，治癣，面上紫块，疬疡风驳，汗斑癜风，头风白屑，头上白秃，瘑疥湿癣，疥疮有虫（1353～1354）。

石菖蒲　恶疮疥瘙，头疮不瘥，热毒湿疮，风癣有虫，阴汗湿痒，大风疮，洗疥（1358～1360）。

蒲黄　口中烂臭，疮疖游风肿毒，阴下湿痒，鼠奶（1362～1364）。

浮萍　长须发，风疹，粉渣面皯，杨梅疮癣，癜风丹毒，口舌生疮，暴热身痒，风热隐疹，身上虚痒，风热丹毒，中水毒病（1367～1369）。

海藻　瘿瘤结气，蛇盘瘰疬（1375～1376）。

昆布　瘿瘤，恶疮鼠瘘（1377）。

石斛　逐皮肤血热痱气，排脓内塞（1384）。

骨碎补　蚀烂肉，恶疮，杀虫，病后发落（1385～1386）。

石韦　祛恶风，金疮（1387）。

凤尾草　涂疮肿殊效。根浸油涂头，大生毛发。脚洗烂疮（1388）。

景天　风疹恶痒，热毒丹疮，漆疮作痒，婴孺风疹（1390）。

酢浆草　癣疮作痒，恶疮瘑瘘（1394～1395）。

地锦　趾间鸡眼，风疮疥癣（1396）。

卷柏　除面皯头风，令人好容颜（1413）。

石松　去风血风瘙，好颜色，变白不老（1414）。

马勃　恶疮马疥，咽喉肿痛，斑疮入眼（1415）。

胡麻　煎汤浴恶疮，妇人阴疮，白发返黑，小儿头疮，游风头风，轻身不老，坐板疮疥，阴痒生疮，丹石毒发，身面疮疥，梅花秃癣，祛风润发，眉毛不生（1437～1442）。

大麻　遍身苦痒，益毛发，通瘀窍，120种恶风，风癞百病，涂诸疮癞，小儿疳疮，游风丹毒，湿癣肥疮，大风癞疾（1445～1449）。

小麦　诸疮，汤火灼伤，眉炼头疮，白癜风癣（1451～1452）。

麦麸　时疾热疮，汤火疮烂，灭诸瘢痕，小儿眉疮（1452～1453）。

大麦　益颜色，滑肌肤，令人肥白，染发黑色，汤火伤灼（1457）。

荞麦　小儿丹毒，赤肿热疮，疮头黑凹，蛇盘瘰疬，染发令黑，去靥痣（1460～1462）。

稻　解芫青、斑蝥毒，发痘疮，小儿头疮（1463～1464）。

稷　压丹石毒发热，解苦瓠毒，辟除瘟疫（1474）。

苡仁　牙齿䘌痛，轻身益气，风湿身痒（1490～1492）。

大豆　男女阴肿，好颜色变白不黑，解诸毒，恶刺疮痛，解诸鱼毒，痘疮湿烂，小儿头疮，身面疣目，染发令乌，风疽疮疥，风毒脚气，小儿丹毒（1500～1506）。

赤小豆　风瘙隐疹，洗小儿黄烂疮，风瘙隐疹，丹毒如火（1509～1512）。

绿豆　丹毒风疹，解一切药草、牛马、金石诸毒，行十二经脉，祛浮风，润皮肤，解酒食诸毒，痘疮湿烂，不结痂疕者，干朴之良。暑热痱疮，外肾生疮（1514～1516）。

豌豆　去皯黯，令人面光泽，涂痈肿痘疮（1518）。

大豆豉　涂研阴茎生疮，小儿胎毒、丹毒、头疮，一切恶疮，刺在肉中（1528～1531）。

饴糖　鱼脐疔疮，手足瘑疮，火烧陈疮，解附子、草乌头毒（1551～1552）。

醋　涂肿毒，面黯雀卵，浑身虱除，白虎风毒，腋下狐臭，疠疡风病，治黄疸、黄汗、口疮，足上冻疮（1555～1557）。

葡萄酒　驻颜色（1568）。

韭　五般疮癣，漆疮作痒，解肉脯毒，解药毒，小儿胎毒，五般疮癣，食物中毒（1576～1579）。

葱　血壅怪病，杀百药毒，治蚯蚓毒，杀一切鱼、肉毒，阴囊肿痛，便毒初起，水病脚肿，火焰丹毒（1582～1587）。

薤白　金疮疮败，涂汤火伤，手足瘑疮，疥疮痛痒，手指赤色（1591～1593）。

蒜　主溪毒，涂疔肿，小儿丹疹，白秃，治蛊毒，傅蛇、虫、沙虱疮，解诸毒，水毒中人，阴肿如刺（1595～1596）。

芸薹　风游丹肿，赤火丹毒，豌豆斑疮，风疮不愈，热疖肿毒，汤火伤灼（1603～1605）。

芥　漆疮瘙痒，去头面风，牙龈肿烂，热毒瘰疬，眉毛不生（1607～1609）。

芜菁　为油入面膏，去黑皯皱纹，风疹入腹，眉毛脱落，面黡痣点（1613～1615）。

生姜　两耳冻疮，去臭气，狐臭，赤白癜风，满口烂疮，中莴苣毒，中诸药毒，脉溢怪病（1621～1625）。

胡荽　疗沙疹，痘疮不出，作酒喷之立出。孩子赤丹，面上黑痣，小儿秃疮（1630～1631）。

马齿苋　涂湿癣，白秃，杖疮，小儿火丹，甲疽，诸肿瘘疣目，阴肿，涂湿癣、白秃、杖疮，主三十六种风，小儿脐疮，蛀脚臁疮，豌豆斑疮，翻花恶疮，腋下狐臭，毛虫螫人（1656～1658）。

蒲公英　多年恶疮，恶刺，狐尿刺，掺牙，乌须发（1664～1665）。

山药　运皮毛，头面游风，手足冻疮，肿毒初起，生捣贴肿硬毒（1678～1679）。

百合　游风隐疹，天疱湿疮，小儿天疱湿疮，拔白换黑（1682）。

茄　乳裂，冻疮皴裂，热毒疮肿，搽癜风（1691）。

白冬瓜　面黑令白，悦泽面容，去皮肤风及黑皯，润肌肤，洗黑皯并疮疥，解木耳毒（1699～1700）。

丝瓜　手足冻疮，坐板疮疥，天疱湿疮，痘疮不快，痘疹胎毒，癣疮，头疮生蛆，鱼脐疔疮（1703～1704）。

木耳　桑耳：男子痃癖，面上黑斑，脚趾肉刺。槐耳：妇人阴中疮痛。（1714～1715）。

李　面皯黑子，令人好颜色，女人面皯，去粉渣皯黯，恶刺疮毒（1728～1729）。

杏　身面疣目，面上皯疱，治诸疮疥，去头面诸风，疗疱，两颊赤痒，小儿脐烂，白癜风斑（1730～1735）。

梅　去青黑痣，蚀恶肉，消酒毒，和药点痣，刺在肉中，香口去臭，代指（1737～1740）。

桃　涂手面良，妇人阴痒，唇干裂痛，小儿头上肥疮软疖，悦泽润面，令人好颜色，手足瘑疮，黄水面疮，面上粉刺，头上秃疮，雀染面疱，面生癣疮，小儿湿癣，热病口疮，下部瘑疮（1741～1750）。

枣　妇人脏躁，下部虫痒，小儿赤丹，令发易长，揩热疿疮（1757～1759）。

梨　去面黑粉刺，解疮毒酒毒（1764～1765）。

山楂　沐涂洗身，治疮痒，洗漆疮，小儿疮疹，痘疮干黑，痘疹不快（1774～1775）。

安石榴　捻须令黑，脚肚生疮，入染须用，变白发如漆（1784～1785）。

橘　久服去臭，解鱼腥毒，嵌甲作痛（1787～1789）。

枇杷叶　肺风疮，胸面上疮，酒渣赤鼻，面上风疮（1797～1798）。

樱桃花　面黑粉渣，雀卵斑皯，令人好颜色（1800～1801）。

银杏　酒渣鼻，祛渣疱、皯黵，皴皱，疥癣疳䘌，阴虱，头面癣疮，水疔暗疔（1802～1803）。

胡桃　乌须发，鱼口疮毒，酒渣鼻赤，疥疮瘙痒，白癜风（1804～1807）。

荔枝　益人颜色，小儿痘疮，瘰疬瘤赘（1818）。

龙眼　轻身不老，狐臭（1821）。

橄榄　初生丹毒，消酒毒，下部疳疮，唇裂生疮，耳足冻疮（1822～1823）。

槟榔　小儿头疮，口吻生疮，生肌肉止痛（1831～1833）。

秦椒　生毛发，久患口疮，恶风遍身，轻身好颜色（1850）。

蜀椒　生毛发，漆疮作痒，肾囊风痒，手足皴裂，久服头不白，囊疮痛痒，头上白秃（1851～1855）。

胡椒　杀一切鱼、肉、鳖、蕈毒，蜈蚣咬伤（1858～1860）。

荜澄茄　去皮肤风，能染发香身（1860）。

吴茱萸　遍身痒痛，口疮口疳，小儿头疮，小儿瘭疮，阴下湿痒，疗漆疮（1865－1866）。

山慈菇　小儿疣瘤，丹毒，诸恶疮肿，调蛤粉涂瘙痱（1907）。

侧柏叶　黑润鬓发，冻疮，头发不生，大风疠疾，瘑疥及虫癞，身面疣目，火灼烂疮，恶疮有毒（1915～1917）。

松　生肌止痛，头疡白秃，疥瘙风气，小儿秃疮，阴囊湿痒，刺入肉中，生毛发，大风恶疮，治白秃，杖疮，汤火疮（1918～1922）。

桂　生肌肉，治通风，婴儿脐肿，解芫青毒，洗发，去垢除风（1928～1932）。

辛夷　面皯，生须发，体噤瘙痒，入面脂，生光泽（1936）。

沉香　风水毒肿，风湿皮肤瘙痒，痘疮黑陷，肾虚目黑（1939）。

丁香　龋齿黑臭，风水毒肿，同生姜涂拔去白须孔中，即生异常黑者，入诸香中令人体香，能发诸香，乳头裂破，风热毒肿（1941～1943）。

檀香　面生黑子，磨汁涂之，甚良（1945）。

樟　浴脚气，疥癣风痒，手足通风（1947～1948）。

乌药　痈疖疥厉（1949）。

乳香　香口避臭，大风疠疾，野火丹毒，甲疽胬肉，疬疡风驳，隐疹痒毒，玉茎作肿（1955～1957）。

没药　恶疮，定痛生肌（1958）。

血竭　鹅疮癣疥，臁疮不合，嵌甲疼痛（1959～1960）。

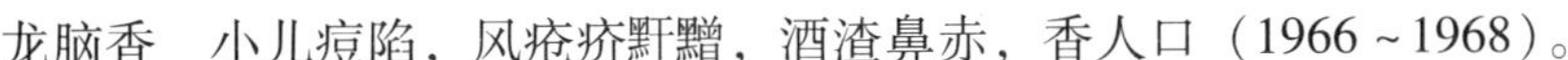

龙脑香　小儿痘陷，风疮疥鼾黯，酒渣鼻赤，香人口（1966～1968）。

樟脑　疥癣风瘙，小儿秃疮（1969）。

芦荟　治湿癣，去黄汗（1972）。

黄柏　热疮疱起，口舌生疮，小儿秃疮，冻疮裂痛，小儿脐疮，男子阴疮，臁疮热疮，鬈毛毒疮（1978～1981）。

杜仲　阴下痒湿，去毒风脚气，轻身耐老（1986～1987）。

梓白皮　小儿热疮，蚀疮，一切疮疥，皮肤瘙痒，风癣疙瘩，手足火烂疮（1995）。

川楝子　疥疡，疥癣风疹恶疮，游风热毒，疥疮风虫，热痱（2002～2004）。

槐　火疮，头不白，女人阴疮湿痒，皮肤风热杨梅毒疮，隐疹，洗疮及阴囊下湿痒，妇人产门痒痛，烂疮，毒风周身如虫行，一切恶疮（2005～2010）。

秦皮　久服头不白，轻身，皮肤光泽，同叶煮汤，洗蛇咬，天蛇毒疮（2011～2013）。

合欢皮　令人欢乐无忧，轻身明目，涂蜘蛛咬伤，发落不生（2014）。

皂荚　除头风，粉渣面鼾，肺风恶疮，风疬疥癣，揩牙乌须，小儿头疮，小儿恶疮，大风诸癞，脚上风疮，陈年疥疮，肾风阴痒，大风疬疮，入洗风疮（2016～2022）。

无食子　乌髭发，阴疮阴汗，鼻面酒渣，足趾肉刺（2026）。

巴豆　恶疮息肉，小儿口疮，风瘙隐疹，疥疮瘙痒，荷钱癣疮，一切恶疮，疣痣黑痣（2056～2057）。

大枫子　杨梅恶疮，风刺赤鼻，风癣疥癞，大风疮裂（2059）。

海红豆　人黑皮鼾疹花癣，头面游风，宜入面药及澡豆（2059）。

桑葚子　发枯不泽，发白不生，小儿火丹，治大风疮疥，生眉发，小儿白秃，肺毒风疮，遍身风痒干燥，赤白癜风，头风白屑（2065～2071）。

楮　益颜色，刺风生痒，癣疮，阴疹痒，头风白屑（2075～2077）。

枳　遍身风疹，大风在皮肤中如麻豆苦痒，妇人阴肿，风疹作痒（2079～2083）。

栀子　面赤酒疱渣鼻，白癞、赤癞、疮疡，紫癜风，火焰丹毒，眉中练癣（2085～2088）。

山茱萸　面疱酒渣（2094）。

女贞子　变白发，口舌生疮，诸恶疮肿，胻疮溃烂久者（2101～2102）。

五加皮　女人阴痒、阴蚀，火灶丹毒（2109～2111）。

枸杞　面黯鼾疱，解面毒，脚趾鸡眼，口舌糜烂，女人阴肿（2115～2117）。

茯苓　面皯雀斑，血余怪病（2151）。

寄生　坚发齿，长须眉（2159）。

蜂蜜　面上皯点，唇口疮，常服面如花红，五色丹毒，痘疹作痒，隐疹瘙痒，阴头生疮，肛门生疮，大风癞疮，拔白生黑（2219～2221）。

蜂房　风气瘙痒，头上疮癣，恶疮，脐风湿肿，软疖频作（2228～2230）。

五倍子　风湿癣疮，阴囊湿疮，口舌糜烂，肺脏风毒流溢皮肤，作风湿癣疮，瘙痒脓水，乌须发，口疮，下部疳疮，阴囊湿疮，鱼口疮毒，手足皲裂，风癞湿烂，染乌须发，炼眉疮癣（2236～2242）。

白僵蚕　灭黑鼾，令人面色好，男子阴痒，皮肤风疮，丹毒作痒，小儿疳蚀，鳞体，粉渣面皯，隐疹风疮，小儿鳞体，赤白游风，瘑疮，疮疥（2236～2252）。

斑蝥　恶疮，疥癣，积年癣疮，疣痣黑痣（2270～2271）。

蝎　诸风隐疹，小儿脐风，诸疮肿毒（2283～2285）。

水蛭　赤白游风，赤白丹肿（2286～2287）。

蝉蜕　痘疹作痒，破伤风及疔肿毒疮，小儿阴肿（2308～2309）。

蟾蜍　阴蚀恶疮，一切有虫恶痒滋胤疮，一切疳䘌，月蚀耳疮，小儿脐疮，一切湿疮，癞风虫疮（2336～2338）。

蜈蚣　丹毒秃疮，便毒初期，女人趾疮（2347～2350）。

蚯蚓　漆疮丹毒，白头秃疮，龙缠疮毒，口舌糜疮（2357～2359）。

蜗壳　面上赤疮，酒渣（2362）。

龙骨　阴囊汗痒，小儿脐疮（2378）。

守宫疬风瘰疬（2390）。

蛤蚧　补肺气，益精血，助阳道（2393）。

蛇蜕　白癜风，恶疮，面疮月蚀，天疱疮，疔肿鱼际，恶疮似癞，陷甲入肉（2395～2397）。

白花蛇　浮风隐疹，身生白癜风，暴风瘙痒，大风疥癞，杨梅疮（2402）。

乌蛇　皮肌生癞，眉髭脱落，风瘙隐疹，瘑疮疥癣，紫白癜风，大风癞疾（2405～2406）。

从2421页开始多为鱼类、飞禽，各地对其药用的方式有较大的差异，同时某些动物属于保护的范畴，因此从略。

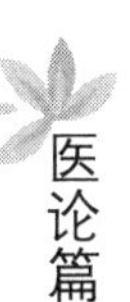

读《杂病源流犀烛·面部皮肤病》心述

沈金鳌，字芊绿，号汲门，晚年自号尊生老人，清代江苏无锡人。沈氏一生著述颇丰，其中《杂病源流犀烛》一书是沈氏二十余年心血的结晶，也是其临床心得的总结。沈氏治学严谨，凡事必求其详，治病务求其效。

笔者在阅读沈氏专著时，发现沈氏对颜面的描述：人身之有面，犹室之有大门，人未入室，先见其门，人相对，先见其面。唯先见大门，故即其门之景象，可以知其家之贵贱贫富。唯先见面，故即其面之形色，可以知其病之虚实浅深。由此可见颜面是脏腑气血盛衰的外露部位，颜面神与色的各种变化，在一定程度上反映内脏的病变，有利于皮肤病的诊察。

沈氏在《杂病源流犀烛》一书中，将面部门列入第22卷。该书说："面之为部，虽不盈尺，而所生病，不且烦多也哉。"初步统计所载面部皮肤病有风刺、粉刺、痤痱、久扎、肺风疮、热毒疮疖、鼻面青子、黑黶、斑子、皮肤瘙痒等症，此外还有风刺隐疹、面黑、面青、面色青白、面黑如炭色、面尘等，并且在鼻、耳、唇等章节也有一些散在性皮肤病的记载，约计二十余种，基本上包括了面部常见皮肤病。沈氏对面部皮肤病的病因阐述要点归纳为："或由风客皮毛，或由痰渍脏腑，或由上焦火毒，或由脾胃肺风湿搏热，皆面上杂病也，治之俱当以阳明为主。"沈氏认为风、湿、热三邪是面部皮肤病的主因，其脏腑定位主要在肺与脾，因而常用清肺、理脾、泻火三法。

清肺法：运用清凉药物，使留壅在肺经的风热、毒热之邪得以清解。主要治疗寻常痤疮、酒渣鼻、单纯糠疹等。用法分辛凉宣肺和甘寒清润两类。前者用于风热初客，方剂为枇杷清肺饮加减：枇杷叶、桑白皮、生地黄、黄芩各9g，地骨皮、黄连、凌霄花各6g，甘草3g。后者用于热郁肺经，方剂为养阴清肺汤加减：生地黄、天冬、麦冬、沙参各12g，赤芍、白芍、玄参、石斛、牡丹皮各9g，红花、凌霄花各6g。

理脾法：湿邪与皮肤病的关系密切，但在用药中，要分清夹热常见，夹风次之，夹寒再次之的特点，分别配合清热、祛风、散寒之品，才能提高疗效。主要用于面部湿疹、皮炎，有时亦可用于黄褐斑、青年扁平疣。选方要分清湿邪在上、在下及其虚实寒热，在上微汗，在下行水，补虚泻实。基本方药为党参、茯苓、山药各12g，白术、橘皮、薏苡仁、广木香、益母草各9g，制香附、炒扁豆各6g，甘草3g。

泻火法：大凡火热之邪引起的皮肤病，多见于红斑、糜烂、脓疱、溃疡等。如脓疱疮、疖、丹毒等。实火者用苦寒之味，酌加活血化瘀之品。方剂有栀子金花丸加味：焦栀子、黄芩、生地黄各9g，金银花、野菊花、绿豆衣各12g，凌霄花、白茅花各6g，灯心1扎，竹叶3g。

以上三法，虽不能包括面部皮肤病的全部治则，但也可以起到提纲挈领的作用。当然，在具体应用中，必须遵循病情的变化，做到有是病用是药。

至于沈氏在书中还提到了外科疾病的治疗法则，以及根据面部色泽的变化而判断病情的预后及凶险，本篇暂不进行详细的论述。

消、托、补在皮肤科的临床应用

疡科在发展的历史长河中，其治法曾有四次重大的演变：一是春秋战国时期“凡疗疡五毒攻之”。二是两宋时期主张攻补兼施的整体观，根据三因学说热者清之，寒者温之，虚者补之，实者泻之，脓者针之，尤侧重于托补。三是金元时期，刘河间首次在《素问病机气宜保命集》中指出疗疮大法：托里、疏通、行营卫三法。元代齐德之在刘河间疗疮大法的基础上，提倡内消法、托里法、追蚀法、止痛法等。为消、托、补三大法奠定了雏形。四是明清时期，主张“治病必求其本”，必须在明辨虚实本末的基础上，方可遣方用药，特别是王肯堂、陈实功宗齐氏之说，提出初期宜消，已成宜托，溃后宜补，从而确定了消、托、补三大法则。笔者从临床中认识到皮肤病在其发展的过程中也存在初期、中期和后期三个阶段，恰当地拟用消、托、补，将会有利于临床疗效的提高。

一、消法

消法素来为历代临床医家所重视，剖析原因有三：①针对不同的病因，采取相应的方药，促使正本清源，达到补泻虚实、平治寒温；②减轻病人痛苦，缩短病程；③能祛病势，亦能移深居浅，化大为小。正因为上述诸多优势，多数医家赞同以消为贵的学术观点。

笔者在临床中，以病因为基点，应用消法的经验如下：凡是风热骤然而起诸症，如急性荨麻疹、点滴状银屑病、蔬菜日光性皮炎等均可采用荆防败毒散之类；凡见血热化毒，流于肤腠或阻遏经络，如过敏性紫癜、中毒性红斑、继发性红皮病等，均可采用犀角地黄汤之类；凡见湿热化毒，壅滞于皮肤或经络，如结节性红斑、急性丹毒、癣菌疹等可，用三妙丸加味。

二、托法

《外科精义》说：“大抵托里之法，使疮无变坏之症，凡有疮医，不可一日无托里之药。”由此可见，托法在疡疾中，是十分重要的法则之一。用药的原则是：内托以补药为主，活血祛邪之药为臣，或以芳香之药，行其郁滞，或加温热之药，御其风寒。本法以补气血、和营卫为主，祛毒邪为辅。基于上述原则，笔者根据病程的长短及其缓急或轻重而治之。大凡病情急者，补药宜少不宜多；病情缓慢，补药宜多不宜少；病程初期补药宜轻不宜重，病程后期补药宜重不宜轻。如：系统性红斑狼疮发病急、病情重，解毒药为主，扶正药为辅；反之病程长，扶正药为主，解毒药为辅。又如丹毒，发于头面者，病情重，解毒药要多于补益药；发于下肢者，补益药要多于解毒药。总之，凡此种种，要分辨正邪的孰轻孰重，一般而论，补药包括益气、养阴、扶阳、补血，祛邪药包括解毒、通络、和营、化瘀。然其要点两端，一是以邪气盛为主证，一是以正气虚为重点，故而辨证明确，则无变证之虞。

三、补法

《黄帝内经》云：“邪之所凑，其气必虚”，说明病之发生与正气强弱关系密切。从某种意义上讲，不论何种疾病，在现代社会中，补法是非常必要的。笔者在临床中对补法的应用素为青睐，要达到应用灵活，必须掌握好三个关键：

关键一：体虚在何处，在脏、在腑、在经、在络定位一定要准确。

关键二：熟谙药性，如参类常用的有人参、党参、西洋参、沙参等。

人参补气圣药，活人灵苗。但内外皆热，虚实难辨，尤不可用。

党参补中益气，只可调理常病，若遇重症，断难恃以为治。

西洋参补肺降火，虚而有火相宜。

沙参古人谓人参补五脏之阳，沙参补五脏之阴。不过《本草新编》说：沙参故能补五脏之阴，何以治肺、肝乃效，而治心、脾、肾则不效。安与补，各有义也。安者，宁静之辞；补者，滋润之谓。用人参五脏宁静者，连心、脾、肾言；用沙参而滋润者，主肺、肝而言之也。

诸如类似还有熟地黄、干地黄、生地黄、生地黄炭之异，苍术、白术之别，茯苓、赤茯苓、茯神、茯苓皮之差，板蓝根、大青叶、青黛之殊。

总之，对此笔者的看法是采用对比的方式去学习、去研究、去探索，其用药的境界将会有明显的升华。

关键三、补法应用的实际与比例。尽管补法可以贯穿各法之中，但其时机和比例也是至关重要的。笔者认为其核心是要善于审定正与邪的程度，邪气盛，正气虚时补益宜少，祛邪宜多，其比例为3∶7或2∶8；正与邪各半，补益与祛邪也应各半；正虚邪衰时，补益多于祛邪，其比例以8∶2为好。

四、八大要点

为了在使用消、托、补三法时能获得较大的预期效果，笔者认为还需要掌握好八大要点：

1. 地域　东南之人，禀赋薄弱，腠理疏泄，气虚居多；西北之人禀赋坚实，冷饮冷食，因其强而多用消导之品，与东南之人迥别。

2. 季节　春夏得生发之气，春宜疏泄，夏宜清凉，秋冬治者以顺秋气之肃，冬气之寒，法当和平之药以调之。

3. 性别　男性之治但求两端，一是泻肾中浮游之火，水足火自息；二是补肾中之阳，阳旺则阴寒自散。女性羞隐之症不胜枚举，更宜留心诊察，但以经期前后，阴内生虫，阴门生疮居多，宜留心诊察，分别治之。

4. 年龄　老人气血之衰，肾水之涸，宜健脾胃之气，去肾中邪火。用药宜平稳，少年人血气方刚不可动用补血，必看其强弱如何，而后因病下药，自然无差，不过诸药不可伤其胃气，慎之。

5. 病程　病程短者，当用暂药治之，如伤风用荆防，伤食用饱和，伤暑用香薷，伤湿用二妙等。病程久者则应日久岁长而治之，常以参、苓、芪、术之类为基础方调之。心不宁者加枣仁，饱胀者加白芍，梦遗加芡实、山药，咳嗽加桔梗，有痰加半夏等。

6. 昼夜　病情轻重有昼夜之分，病重于日间者，说明邪之敢在日间作祟，欺其正气衰，当补正为君；正气有余，邪自退舍，然其服药时间以天未明而先截之；病重于夜间，说明阴气虚，邪行于阴分，故病重，当补阴之中稍加阳药一二味，使之阴长阳消，自然奏功。

不过服药时间也有讲究，必须在黄昏之前以药先予之，则阴气固而邪不敢入，譬如门户谨防，锁匙严整之谓也。

7. 王道与霸道　大凡治病予王治与霸治，前者王道荡荡，看之平常，用之奇妙，其重点在

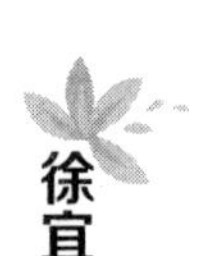

于病之将愈，拟方用药宜平和，不可偏师取胜，后者病势危急，宜单刀直进，摧荡逐除，必用大剂去毒祛邪，否则一败涂地不可救也。

8. 脏治与腑治 脏治指五脏有病而治之，然其脏有五，治法唯三：脾、肺同一治；肾、肝同一治；心、肾同一治。腑治之法甚多，主要有大便闭结、小便闭塞以及呕吐诸症。大便闭结人以为大肠燥盛，殊不知肺气燥，从肺清之，气下则便通；小便闭塞，乃膀胱之病，然其治法全不在膀胱，而在气化，膀胱得气化，则小便自通。

五、讨论与体会

1. 治病当分阶段，任何疾病的发生，通常分为初、中、末三个不同的阶段，初期以消散为上，中期防毒内陷，末期促其早愈。大凡急性皮肤病，在表、在卫或气卫之间，均可用消法，有疏风清热、散寒解表、清热解毒、凉血退斑、解毒消肿等。托发能防止变症，凡见红斑不退，结节不消，囊肿不化，瘢痕不平，均可在托法之中加凉血化瘀、活血散结、芳香行滞、温阳散寒等，使之邪去正安。

补法用于体质虚弱，难以御邪，因此可以使用于任何阶段。不过，要注意正邪消长的关系，其重点是扶正固本，促使机体的早日康复。

2. 用药须明天人，古人谓医道之大也，精也，神也，告诫后人用药治病，必须考虑诸多要素，包括地域、性别、年龄、昼夜及新病与久病等。只有这样才能决奥阐幽，无误于天下之人。

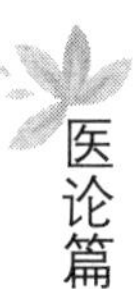

初探中药“四维”说

一、“四维”原始含义与外延

“四维”一词始见于《管仲·牧民》：“四维张，则君令行。”何谓“四维”？礼、义、廉、耻。

后世对“四维”有三个方面的外延：一是时令，曰冬至，日出东南维，入西南维……夏至，日出东北维，入西北维。二是易经说法，四维，东南巽，符号☴代表风；东北，艮，☶代表山；西南坤，符号☷ 代表地；西北乾，符号☰代表天。三是古代一种游戏。

现代字典解释维，有三，指连接、维护、思考。

明代医家张景岳从“四维”得到启迪，拟定为中药临床应用的准则。他首次在《本草正》提出“中药四维”之说，从某种意义上讲，规范了医者用药的准则。笔者认为张景岳是告诫医者与患者，对毒药与补药要有深刻的认识，同时引导患者与医者摆脱对毒药与补药的误区。他指出，“人参、熟地者，治世之良相；附子、大黄，乱世之良将。”由此可见，人体不论是平时亚健康状态，或者危笃重症，均不可忘良相与良将，作为医者更应该权衡利弊而用好良相与良将。

二、“四维”说的实用价值

一般认为，某有毒，某无毒，然而凡治病者，岂无毒也。即使是家常茶饭，本是养人正味，若过食或误食，亦能毒人。其关键在于深谙药性，使之用之得宜，配伍恰当，炮制得法。对此，笔者从临床实用出发，综合有关文献，对人参、熟地黄、附子、大黄分叙如下：

（一）人参

人参是五加科植物人参的干燥根。主要产于我国吉林、辽宁、黑龙江，以及朝鲜半岛等地。始载于《神农本草经》，味甘，微温。后世誉为“启万世之法门，诚医门之圣书”的《伤寒杂病论》，计252方，用人参达39方证。

1. 辨证标准

（1）主症：面色白黄而青黧悴，四肢无力，虚而发热、自汗、眩晕、遗泄、腹痛、嗽血、肺痿、阳道不举、淋漓下血、失血。脉浮而芤、濡、虚、大、迟缓无力，或沉而迟、涩、弱、细、结代无力。

（2）次症：气喘、手足逆冷、健忘、肠胃中寒、瘦弱吐逆、梦多纷纭、消渴等。

2. 加减法 提气时加升麻、柴胡；和中加陈皮、甘草；健脾加茯苓、白术；定怔忡加远志、枣仁；治咳嗽加薄荷、苏叶；消痰饮加半夏、白芥子；降胃火加石膏、知母；清阴寒加附子、干姜；败火毒加黄芩、黄连、焦栀子；下宿食加大黄、枳壳；泻肾火加茯苓；活血加当归；理气加陈皮；治喘咳加磁石。

此外，同麦冬用可泻火生脉，同黄芪、甘草用可退热，同玄参用治虚火攻于咽喉，同玉竹用能润肺止咳，同益智仁用定惊止悸。

3. 炮制与禁忌 去芦，隔纸焙熟用。土虚火旺者宜生用，脾虚肺怯者宜熟用。

畏五灵脂，恶皂荚，反藜芦，忌铁器。大凡肺热、精枯火炎、血热妄行，皆禁用。

4. 本草汇言 《本草正》：人参，气虚血虚俱能补，阳气虚竭者，此能回之于无何有乡……人参味甘颇轻而属阳者多，所以得气分者六，得血分者四，总之不失为气分药，而血分之所不可缺者，谓未有气不至而血能自至者也。

《本经逢原》：古今之劳，莫过于葛可久。其独参汤、保真汤，未尝废人参而不用。

《神农本草经百种录》：人参得天地精英纯粹之气以生。与人之气体相似，故于人身无所不补。非若他药有偏长而治病各有其能也。

《本草新编》：人参气味俱轻，可升可降，阳中有阴，无毒，乃补气之圣药，活人之灵苗也。

今人焦树德说：红人参补气之中带有刚健温燥之气，适用于急救回阳；生晒参性较和平，不温不燥，适用于扶正祛邪；白人参性最平和，适用于健脾益肺。高丽参也有红、白、生晒之分，效力同上。野山参大补元气，无燥热之性，补气之中兼能滋养生津。

（二）熟地黄

生地黄为玄参科植物，怀庆地黄或地黄根。主产于河南、河北、内蒙古、东北等地。味甘苦，性寒。古方只有干地黄、生地黄，无用熟地黄。在唐朝之后，蒸熟则去甘中之苦，寒性略减，色变为黑，从此加入温补肾经药中，颇得其宜。

1. 辨证标准

（1）主症：生地黄主各种血证，淤血、衄血、吐血、溺血、血痹，皮肤干燥。脉细。干地黄主血虚发热，痨伤，咳嗽，月经不调，胎动不安，癫狂等。熟地黄主面色苍白或萎黄，男子五劳七伤，女子伤中胎漏下血，惊悸等。

（2）次症：手心热，耳鸣，盗汗，失眠，遗精，多种老年病，须发白，诸痿等。

2. 加减法 生地黄能生精血，天冬引入所生之处；熟地能补精血，麦冬引入所补之处。熟地得砂仁，和合五脏冲和之气；得乌梅引入骨髓；得炒干姜治产后血块；得牡丹皮滋阴凉血；得玄参消阴火；得当归治胎痛；加牛膝治胫股腹痛；合牡蛎消阴火之痰。熟地得当归补血；配白芍养肝；得柏子仁养心；得龙眼肉养脾；得麻黄治阴疽；得制首乌乌须黑发。

3. 炮制与禁忌 生地黄酒炒则不妨胃，熟地姜制则不泥膈。痰多宜姜汁炒，行血宜酒炒，润肠宜人乳炒，纳气理气宜砂仁炒，摄精宜金樱子煮。

忌萝卜，恶贝母，畏芜荑，不可犯铁器，脾胃有寒者，用宜斟酌。

4. 本草汇言

《医学衷中参西录》：鲜地黄，性寒，微苦微甘，最善清热凉血，化瘀血，生新血，治血热妄行。干地黄性凉不寒，生血脉，益精髓，充耳目，治骨蒸劳热，肾虚生热。熟地黄性微温，甘而不苦，为滋阴补肾之主药，治阴虚发热，治阴虚不纳气而作喘，痨瘵咳嗽，肾虚不能漉水，小便短少，积成水肿，以及各脏腑之虚损者，熟地黄皆能补之。

《本草新编》：熟地黄味甘，性温，沉也。阴中之阳，无毒，入肝肾两经。生血益精，长骨中脑中之髓。真阴之气，非此不能生，虚火之焰非此不能降。洵夺命之神品延龄之妙味也。

《本草备要》：生则寒，干则凉，熟则温，故分为三条，已备使用。

《本草逢源》：生地黄乃新掘之鲜者，为散血之专药。男子多阴虚，宜熟地黄；女子多血热，宜生地黄。

今人任继学说：诸经之阳气虚者，非人参不可，诸经之阴血虚者，非熟地不可。人参有健运之功，熟地禀静顺之德，此熟地与人参，一阴一阳，互为表里，互主生成，性味中正，无逾于此，诚有不可假借而更代者矣。

（三）附子

附子是毛茛科植物乌头的子根加工品。主产于四川、陕西。味辛甘，性大热，有毒。在经方中，附子是应用最广最重要的药物之一。是一味温阳强壮、振兴沉衰、通脉强心，用于救人生命于垂危的重要药物，被誉为善补命门之火，益五脏之阳，温补命门之主帅。

1. 辨证标准

（1）主症：四肢痹痛，女子宫寒，男子阳痿，手足逆冷，大汗淋漓，呼吸衰微，一切沉寒冷痼证，脉微，或沉细而涩。

今人岳美中介绍简便认证之法的经验：手背近腕处，其肌肤凉，为阴证；热厥指尖凉，阴证腕背面肤凉。

（2）次症：畏寒肢冷，尿频失精，自汗喘咳，肤色变黑，阴寒水肿，阳虚外感，小儿慢惊。

2. 加减法 上海儿科名家徐小圃、徐仲才父子运用附子数十年的经验归纳有九个方面：①温潜法，附子与磁石、龙牡同用，可温肾潜阳，使之阴平阳秘。②温解法，附子同解表药同用，能助阳解表，表实无汗，麻黄附子细辛汤；表虚有汗，桂枝加附子汤，邪在半表半里，小柴胡加附子。③温培法，附子配干姜、白术、党参、茯苓等，温补脾肾。④温清法，附子配石膏、黄连，温阳清热，并行不悖。⑤温泻法，附子配利水药治阳虚水肿。⑥温化法，附子配化湿药，常用于湿温、黄疸等。⑦温和法，附子配柴胡，疏肝解郁，调理情志。⑧温滋法，附子配滋阴养血药，用于素体亏虚，或久病体虚，能达到潜阳育阴、阴阳双补的功效。⑨温固法，附子配涩肠止泻或固涩止泻药能收到温阳扶正、固涩二便的作用。

《得配本草》对附子的配伍有许多值得借鉴之点：引补气药，追复失散之元阳；引补血药，滋养不足之真阴；引发散药，祛除在表之风寒；引温暖之药，祛除在里之冷湿。得蜀椒、食盐，下达命门；配干姜，治中寒昏困；配黑栀子，治寒疝诸痛；配白术，治寒湿；配半夏、生姜，治胃中冷痰。

3. 炮制与禁忌 古人炮制法：童便浸，粗纸包煨熟，去皮脐，切块，再用川连、甘草、黑豆、童便煮汤，趁热浸透晒干用。

中国药典仅保留盐附子、黑顺片、白附片三种。

上海徐氏父子对诸多附子炮制品中，尤常用黄附片（加红花、甘草或姜黄染色）。

附子畏防风、甘草、人参、黄芪、黑豆、绿豆、乌韭、童便、犀角。恶蜈蚣。忌豉汁。若中其毒，有眩晕如醉之像，用生甘草、犀角、川黄连煎汤服之可解。

非大虚寒之证，不可轻用，孕妇勿用。

4. 本草汇言

《本草新编》：大者为天雄，小者如川乌。天雄过热不可用；川乌热太烈，不若附子之实用。急症宜多，而缓症宜少，此用附子之法也。但古人有用附子一片而成功，非籍其斩关夺门之神也。

《本草求真》：附子专入命门，通行十二经，无所不至，为补先天命门真火第一要剂，凡一切沉寒痼冷之证，用此无不奏效。

《本草经读》：附子味辛气温，火性迅发，无所不到，故为回阳救逆第一品药。上而心肺，下而肝肾，中而脾胃，以及血肉筋骨营卫，因寒湿而病，无所不宜。

《医学正传》：附子禀雄壮之质，有斩关夺将之气，能引补气药行十二经，以追复散失之元阳；引补血药入血分，以滋养不足之真阴；引发散药开腠理，以驱逐在表之风寒；引温暖药达下焦，以祛除在里之冷湿。

（四）大黄

大黄为蓼科植物掌叶大黄、唐古特大黄或药用大黄的干燥及根茎。主产于青海、甘肃、四川北部等，古时有北大黄与南大黄之分，其中以川产锦纹者为良。

1. 辨证标准

（1）主症：瘀血、血闭、癥瘕、积聚、留饮宿食，阳明内热、大便必硬，甚者谵语，肠痈。脉迟紧或脉重按有力。

（2）次症：腹满而喘，潮热黄疸，胁下偏痛，黄疸、烫火伤，时行热疫，热毒疮疡，口疮。

2. 加减法 与桃仁同用，导瘀血；与枳壳同用，除积气；入痰药更能滚痰；入消食药即能推陈。生用则通胃肠壅结热，熟用则治诸毒疮疡。同当归治血虚；得杏仁疗瘀血；得生地黄治吐血刺痛；得牡蛎、僵蚕，治时疫疙瘩；得桃仁疗女子血闭；得芒硝治伤寒发黄；同黄连治伤寒痞满。

3. 炮制与禁忌 大黄过煎则气味全散，攻毒不勇，攻邪不急，有用而化为无用矣。大黄之妙，全在生用，速行下行；欲缓行，煎熟用之；欲上行，酒浸炒用；欲破瘀血韭汁炒。血闭、血虚、便秘，病在气分，不在血分，禁用。

4. 本草汇言

《本草分经》：大黄用以荡涤肠胃，下燥结而除瘀热，能推陈致新，治一切实热、血中伏火。峻利猛烈，非六脉沉实者勿用。

《神农本草经读》：凡血瘀而闭则为寒热，腹中结块，有形可征曰癥，忽聚忽散曰瘕，五脏为积，六腑为聚，以及留饮宿食，得大黄攻下，皆能治之。

《医学衷中参西录》：大黄能入血分，破一切瘀血。为其气香，故兼入气分，少用之亦能调气，治气郁作痛。其力沉而不浮，以攻决为用，下一切癥瘕积聚。

三、讨论与体会

张景岳称人参、熟地治世良相，附子、大黄乱世良将。对此既要善用，又要凸显特长，为此，笔者有三点体会，供讨论之。

1. 配伍恰当，效如桴鼓 《得配本草》序文中说：以正为配，固倡而随；以反为配，以克而生。运用之妙，殆无过此矣。且夫君臣配则治道隆，夫妇配则家道成。由此深刻反映了药之不能独用，病之不可泛治之理念。在《伤寒杂病论》中，人参方证达39处之多，在强调人参补中益气、健脾扶正、生津止渴的同时，更是突出了人参配伍的特色。徐灵胎说：小柴胡方之妙在人参，因为邪入半表半里，需用人参协助祛邪。诸如此类之方还有乌梅丸（健脾补中）、半夏泻心汤（健胃安中）、甘草泻心汤（健胃安中）等。但凡少气短气，人参配升麻；人参、黄芪、甘草相配，为退虚热圣药；与麦冬同用大能止渴生津，泻火生脉；配山楂去滞消积；得茯苓补下焦，泻肾火。总之古今诸方，发汗用桂枝汤、败毒散，和解用小柴胡汤，解热用白虎加人参汤，攻下用黄龙汤等，均是深刻领悟人参祛邪即热退神清的道理。

2. 缓急恰当，注重分量　古医家不传之秘，在于用药；秘中之秘则在分量之多寡。急症宜猛药，如附子，既是回阳救逆第一品药，又是回阳气、散阴寒、逐冷痰、通关节之猛药。又如人参得天地精英纯粹之气以生，与人之气体相似，无所不补，非他药偏长而治病，各有其能。大凡虚证皆可配伍用之。

清代傅青主对妇科诸疾辨证用药的核心在肝、脾、肾三脏，总以扶正祛邪为主，方中药物的分量，主药与配药其分量的差别都在10∶1或20∶1，如完带汤白术、山药各1两，陈皮、黑芥穗各5分，前者重在健脾土而扶冲和之气，后者轻用取气味清芬，疏肝达郁，寓补于散之中，寄消于升之内。此例在书中甚多，仔细玩味方知玄奥要旨。

有关药物的分量，清代医家都明白无误地指出有三：一是地有南北，人有强弱，药有刚柔，医者当知其变通；二是古时权量甚轻，古人一两，今时二钱，古时一升，今时二合；三是古人气体充实，故方剂分量甚重，此无稽之说。三代至汉晋，升斗权衡，虽有异同，以今较之，不过十分之二，如伤寒大剂桂枝汤，桂枝、芍药各三两，甘草二两，共八两为一剂，在今一两六钱，又分三次服，则一剂不过五钱三分（《医学源流论》）。暗自思量，意自显然。

3. 熟谙药性，牢记要点　笔者曾在《用药心得十讲》中多次强调凡古代中药文献里记载有“神药”“要药”“良药”“专药”“妙药”“圣药”以及必用之药，均应牢记心中，然后在临床印证之，这里笔者略举数药说明之：威灵仙，威喻其性，灵喻其效，仙喻其神，是治痛风的要药（黄宫绣）；又如桑叶止汗，被誉为收汗的妙品，傅青主尤为青睐；再如李时珍称赞绿豆是食中要物，菜中佳蔬，真济世之良谷，历代医家均用之以解毒，能解一切药草、牛、马、金石诸毒，还能解小儿痘毒、痈疽肿毒、酒毒、附子毒、乌头毒、烟毒、煤毒，甚至农药中毒等。

综合上述，笔者的深刻体会是病有邪正，药有轻重；悟药之性，益利除弊；缜密思维，勇于实践。药虽四种，然而包括用药之道的全部要旨，张景岳先生将人参、熟地黄、附子、大黄概括为“四维”，是有其深刻内涵的。

临床篇

目　录

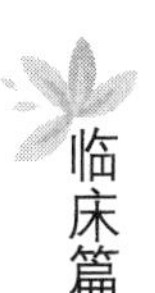

老年红斑狼疮的辨证论治探讨——附31例分析

系统性红斑狼疮（SLE）多发于女性，约占发病人数的78%～85%，幼儿、成人、老年人均可发病，但以20～40岁的患者居多。根据Bakr SB等对1426例红斑狼疮患者的统计分析，其中老年患者165例，占12%，说明本病在老年人中亦非少见。笔者统计1980—1988年224例红斑狼疮患者，发现初诊年龄50岁以上者有31例，占13.6%。

一、临床资料

1. 一般资料 性别：男性3例，女性28例。年龄：50岁4例，51～60岁24例，61～70岁3例。病程：1年以内7例，1～5年9例，6～10年7例，10年以上8例。就诊前全部使用过皮质类激素。

2. 常见症状和体征 红斑（含颜面蝶形红斑、手指或足趾端红斑、瘀斑、皮下紫斑等）20例，关节肌肉酸痛25例，胸闷心慌12例，低热（T37.5～38.5℃）11例，头昏7例，肢软乏力6例，双目干涩4例，咳嗽4例，脱发4例，雷诺体征4例，腰痛2例，指（趾）端溃疡2例，颈淋巴结肿大6例，心前区可闻Ⅲ～Ⅳ级收缩期杂音8例，肺部呼吸音改变和闻及啰音5例，脉象沉细无力17例，细数2例，结代2例；舌质绛红19例，淡红8例，暗红（含瘀斑、瘀点）4例；少苔18例，薄白苔9例，薄黄苔4例。

3. 实验室检查 31例均为中等偏低贫血象；尿液检查：蛋白尿（+++）15例，其中颗粒管型（+～++）5例，红细胞（+）13例；10例做血沉检查：26～50mm/h者5例，51～70mm/h者2例，70～100mm/h者2例，100mm/h以上者1例。18例做狼疮细胞检查，发现狼疮细胞阳性者11例；17例做抗核抗体（ANA）检查，发现ANA阳性者16例；22例做血清补体C3测定，发现50mg%以下者5例，51～100mg%者9例，100mg%以上者8例。

二、治疗方法与结果

（一）辨证施治方法

1. 阴虚证（16例） 主症：低热，面颊蝶形红斑，头面烘热，午后尤明显，双目干涩，视物不清，结膜时而充血，畏光，脱发，肢软乏力，关节肌肉酸痛；脉象细数，舌质绛红，少苔或无苔。治宜养阴法，方选麦味地黄汤加减：干地黄12g，山药15g，山茱萸10g，麦冬12g，五味子6g，茯神10g，炒牡丹皮6g，炒白芍10g，五加皮12g，桑椹15g，枸杞子12g，沙苑子10g。

2. 阳虚症（7例） 主症：关节痹痛，指、腕关节尤重，颜面或下肢中度水肿，指压凹陷难起，夜尿多或尿少，食欲不振，或者食后腹胀，或有呕恶感，肢端冰冷、青紫，怕冷，容易招致六淫外感，大便稀溏或便秘；脉象沉细无力，舌质淡红，苔薄白。治宜扶阳法，方选拯阳理劳汤加减。黄芪12g，党参12g，上肉桂4.5g，炒白术10g，广陈皮10g，茯苓皮12g，姜半夏10g，制附片10g，桑寄生12g，徐长卿15g，炙甘草6g，鸡内金10g。

3. 阴阳两虚证（8 例） 主症：形体消瘦，神疲倦怠，夜间多梦，头昏目眩，关节肌肉酸痛，偶有低热，口干，厌食，指（趾）端瘀斑，下肢水肿，小便频短，气喘，咳嗽，甚则痰带血丝；脉象沉细微数，舌质暗红或绛红，少苔或薄黄苔。治宜阴阳并补法，方选还少丹加减：熟地黄 10g，山药 15g，山茱萸 10g，茯神 12g，炒杜仲 10g，远志 6g，炒牡丹皮 6g，怀牛膝 10g，巴戟天 12g，青蒿 15g，肉苁蓉 10g，何首乌 12g。加减法：关节疼痛，影响伸屈活动时加千年健、伸筋草、丹参；胸痛时轻时重，加苏梗、全瓜蒌、红花；咳嗽痰中带血加沙参、百合、藕节；面颊蝶形红斑加红花、凌霄花；夜间多梦或烦躁难以入寐加夜交藤、柏子仁、酸枣仁；尿蛋白（+）以上加金樱子、芡实、琥珀；夜尿多，加益智仁、莲须、桑螵蛸；胁肋胀痛，加川楝子、玫瑰花、炒二芽、郁金；下肢水肿，加猪苓、阿胶、汉防己、赤小豆、胡芦巴等。

（二）激素的作用

鉴于全部患者已在用激素治疗，而现在治疗又重在中药，故继以小剂量激素维持治疗。多数患者每天口服泼尼松 5～20mg，少数病例出现肾衰竭时，亦采用激素冲击疗法。

（三）疗效标准

显著缓解：连续治疗 3 个月后，完全撤除泼尼松或仅用泼尼松 5～10mg/d，就能有效控制症状，体征基本消失，能从事轻微劳作；有效：连续治疗 6 个月后，泼尼松每天用 10～15mg，就能较好控制症状，体征部分消失，可以从事部分家务劳作；死亡：连续治疗 6 个月，即使加大激素剂量（泼尼松 10～30mg/d）进行冲击治疗，症状及体征仍继续恶化而致死亡。

（四）治疗结果

疗程最短 3 个月，最长 3 年，结果：显著缓解 12 例，有效 15 例，死亡 4 例。有效 27 例，经过 1 年的追访治疗，已撤除激素者 21 例，余下 6 例使用激素（泼尼松）的剂量，保持在每天 5～7.5mg 之间；死亡 4 例，其中死于慢性肾衰竭者 2 例，心力衰竭和肺部感染者各 1 例。

三、讨论

1. 扶衰抗病，着眼脾肾 自《黄帝内经》对人体的衰老成因、老化特征以及防衰抗病等问题作了比较系统的论述以来，历代医家不落窠臼，在揭示衰老奥秘方面颇多创见和发挥。笔者认为，在老年红斑狼疮的诊疗过程中，应当重视扶衰与抗病的内在联系。剖析衰老的成因，一是肾（阴阳）亏，二是脾胃衰。众所周知，肾为先天之本，在生长发育、防病抗病等环节中起着重要作用；脾胃乃后天之本，人体出生后发育成长以至生命活动所需物质和能量，均依赖脾胃运化、吸收水谷精微以滋养供给。脾胃在扶衰抗病中的重要性，《医宗必读》曾有一段原则性的论述："水为万物之元，土为万物之母，二脏安和，一身皆治，百疾不生。"显而易见，扶衰抗病的要旨，就在于补肾理脾，然而，在具体应用中又往往出现补肾不利于脾，扶脾又恐伤肾的胶着现象。对此，应圆机活法，知常以应变，如脾虚时，补之于脾，肾虚时，补肾而兼顾及脾。两者俱虚时，则宜脾肾并补而重于脾，用药不选温燥滋腻之品。因此，李中梓提出"补肾理脾，法当兼行"的原则，可视为治疗老年 SLE 的真谛。

2. 辨析主次，调燮阴阳 纵观历代文献对老年病的治疗指导思想，最有代表性的论述，莫过于朱丹溪之《格致余论·阳有余而阴不足论》中的主阴亏观点，张景岳《类经附翼·大宝论》主阳衰论，叶天士之《临证指南医案》主阴阳脉衰和下元肾虚论。上述三家之言均不离"虚"，在治疗上亦多从补虚入手。然而，阴与阳在机体中呈动态的平衡，平衡是相对的，不平衡是绝对的，特别是在病态中的这种不平衡状态更为突出。因此，辨析主次是调燮阴阳的前提。结合本文老年 SLE 症候群分析，初期以阴虚证候为主；病程迁延年余后，则会出现阳虚居多的证候；久而久之，由于阴阳互根的原理，还会发生阴虚损阳，或阳虚损阴，导致阴阳两虚证候亦不少见。笔者认为，凡遇老年 SLE 患者，首先要审察阴阳的盛衰，然后令药补偏救弊，调节阴阳。喻氏在《寓意草》一书中，更是从病位的上下，病程的新久，病机的演变，用药的分寸和服药的时辰以及立法的原则诸方面申明要义。喻氏说："夫人身之阴阳，相抱而不脱。故阳欲上脱，阴下吸之，不能脱也；阴欲下脱，阳上吸之，不能脱也。但治分新久，药贵引用，新病者，阴阳相乘，补偏救弊，宜用其偏；久病者，阴阳渐入，扶元养正，宜用其平。引用之法，上脱者，用七分阳药、三分阴药而夜服，从阴以引其阳；下脱者，用七分阴药、三分阳药而昼服，从阳而引其阴。"领悟和掌握喻氏之论，对于正确诊疗老年红斑狼疮，提高疗效，肯定是有帮助的。

3. 不论攻补，顾护中州　老年人虚证居多，理当补虚为主。但在临床上虚实夹杂证亦复不少，凡见病势急切，当祛其邪，如痹痛、腹胀、厌食、呕恶、水肿、咳嗽等症，应分别予以通痹、行气、和胃、止呕、宣肺、利水，以祛标邪。诚如张子和《校正儒门亲事》所说；"病之一物，非人身之有也。或自外而入，或由内而生，皆邪气也。邪气加诸身，速攻可也，速去可也，揽而留之何也。"然而，人届暮年，衰退既至，若杂投大苦大寒、大辛大热之品，脾土一损，必致杂病多端，故在治疗老年 SLE 的过程中，均要顾护中州。古人谓；胃气振奋，方可峻补；胃气一败，百药难施。更何况老年 SLE 患者元气薄弱较为普遍，尤应重视调补，切忌戕伐，用药亦需谨慎，即是寒病需用热药，亦当先之以温；热病用寒药，亦当先之以清。纵有积宜消，必须先养胃气，不得多剂。《黄帝内经》曰；"有胃气则生，无胃气则死"，这一学术思想对治疗老年 SLE 颇具指导意义。

治疗狼疮性肾炎23例的临床分析

系统性红斑性狼疮，是一种比较严重的自身免疫性疾患。肾脏损害，见于3/4的病人，多表现为肾炎或肾病综合征，且为重要的致死原因之一，因此，系统性红斑狼疮的治疗和预后，重点在狼疮性肾炎。本文以辨证施治对23例狼疮性肾炎，进行临床分析讨论。

一、资料分析

（一）性别、年龄

本组中女性为绝对多数，占20例；年龄几乎均在40岁以内，其中20~30岁者有18例。狼疮性肾炎年龄有两种情况：一是确诊红斑性狼疮后，到出现肾脏病变时间；一是先被诊断为“慢性肾炎”后，临床体征相继出现，又在周围血液中查到红斑狼疮细胞，或抗核抗体阳性，两者相距的时间，均在半年之内，病例也各占1/2。

（二）红斑狼疮细胞与抗核因子

所有病例经多次红斑狼疮细胞的检查，在周围血液中，红斑狼疮细胞阳性者有20例，提示红斑狼疮细胞阳性患者，由于自身免疫反应活跃而发生肾脏损害的机会，较阴性患者为高；同时，对10例病情处于活动期患者，有8例抗核因子阳性，进一步说明，狼疮性肾炎的发生与免疫反应的功能确有密切的关系。

（三）脏腑辨证

主证是辨证的指标，按脏腑辨证的要求，大致归纳为附表。

附表　脏腑辨证指标例数统计表

辨证		例数
脾	面色、爪甲苍白	16
	疲倦乏力	23
	短气	22
	少食或食欲不振	19
	腹胀	11
	恶心	10
	呕吐	10
	腹泻或便秘	7
肾	水肿	21
	腰酸软弱	18
	遗精	2
	怕冷	15

续表

辨证		例数
肝	抽搐	8
	昏谵	5
	前额胀痛	15
	表情淡漠	5
	舌质红或绛	19
	苔薄黄或黄	9
	脉沉，双尺尤甚	20

（四）基本治法及处方

综合主证，参合脉舌，进行中医辨证：脾肾阳虚是本，气血失调是标。因此，治宜健脾益肾，调气活血。处方：黄芪15g，党参12g，茯苓12g，白术9g，桃仁9g，益母草15g，泽兰9g，丹参12g，青皮6g，蒲黄6g，金樱子15g，酒大黄3g。

加减法：水肿明显，病在上焦加麻黄；病在下焦，加白茅根、赤小豆、车前子或草；面色、爪甲苍白，血化验发现红细胞减少者，加何首乌、枸杞子、龟胶、高丽参、天冬、麦冬；发现白细胞减少者，加熟地黄、山萸肉、鹿胶、高丽参；恶心、呕吐者，重用姜半夏、竹茹、刀豆子，或灶心土煎汁代水，再煎群药；头昏、前额胀痛、高血压者，加炒杜仲、苦丁茶、夏枯草、茺蔚子；抽搐、昏谵者，加羚羊角、钩藤、郁金，在条件允许的情况下，可服安宫牛黄丸，或肌注“醒脑静”（系按安宫牛黄丸处方制成针剂试用临床）2mL，一日1～2次；腰酸、怕冷、脉沉细、舌质胖嫩者，加制附片、上肉桂、巴戟天、补骨脂、菟丝子；遗精或白带清稀者，加益智仁、煅龙牡、楮实子、覆盆子；尿中蛋白（35g/L以上），若因上感外邪引起者，加金银花、大青叶；若病久，精气不秘者，加芡实、莲须、地肤子、蛇床子；尿中出现管型则重用白薇；尿中出现红细胞者，加鱼腥草、马鞭草、忍冬藤、败酱草。

（五）疗效与随访

参照有关报告指标，本组疗效订为三级：①良好：临床症状明显改善，尿中蛋白阴性，贫血得到纠正，肾功能改善，存活追访在3年以上。②有效：症状改善，尿中蛋白（±），贫血和肾功能均有好转，存活追访在2～3年内。③死亡：经过治疗后，在院内死亡。具体情况：本组病例均经过3～6个月的住院治疗，随访存活2～3年者6例，4年者8例，5年以上者5例，死亡4例均在1年之内。

狼疮性肾炎疗效判断的客观指标，以血常规、尿液、血沉、非蛋白氮、二氧化碳结合力、酚红排泄五项为依据，分述如下。

1. 血常规 血红蛋白100g/L以下者13例，其中90g/L左右者5例，60～80g/L者8例，治疗后回升到110～130g/L者7例，上升在100g/L者6例，另2例由80g/L分别下降到52g/L、24g/L，均死亡。

2. 尿液 系统观察23例，详情见下表。

尿液观察表

	蛋白 + + +	蛋白 + +	颗管	透管	红细胞
转阴	5	6	16	3	6
转（±）	3	6			
稳定			3	2	
合计	8	12	19	5	6

3. 血沉 有前后比较者12例，50mm/h，仍上升，以死亡为终结者1例；50～80mm/h 6例，均下降在正常范围内；100mm/h 5例，均有不同程度的下降。

4. 肾功能情况 住院期间系统观察了8例。

非蛋白氮：50～80mg% 6例，转为正常5例；另2例各由110mg%上升为130mg%；74mg%上升为160mg%，死于肾衰竭。

二氧化碳结合力：30～35容积%上升到正常范围5例，另3例在正常范围内。

5. 酚红排泄 系统观察5例，详见下表。

酚红排泄观察表

序号	15分钟		2小时	
	治疗前	治疗后	治疗前	治疗后
1	10	15	32	34
2	5	25	33	52
3	1	10	15	27.5
4	10	10	25	32
5	2	15	25	50

二、讨论与体会

一个治疗方案的设计，主要是依赖于临床的客观表现。综观狼疮性肾炎的主症，在中医学中有下述概括性论述：肾，是先天之本，藏精，肾寓真阴真阳，为生命之根；五脏之阴，非此不能滋，五脏之阳，非此不能发。若肾精虚亏，在里表现为收摄无权，精气外泄而形成蛋白尿，致大量蛋白丢失；肾气虚则脾气亦虚，脾虚食少，健运无权则精气更为匮乏；脾肾运化失职则水湿溢于肌肤而为水肿。笔者们体会：狼疮肾炎的水肿，多数是属于低血浆蛋白性水肿，故在表证见怕冷；又，腰为肾之府，故多见腰酸软无力等症。脾，是后天之本，仓廪之官，生化精血之源，主四肢，主肌肉，藏营裹血，脾气充，四脏皆赖煦育，脾气绝，四脏不能自生。若脾气虚，证见倦怠乏力、懒言、气短，中阳不运，则食少、腹胀；湿浊上泛，则恶心、呕吐等证迭见。肝，以血为体，以气为用，主藏血，肝虚一般多指肝血不足，进而血虚生燥生风[5]。久病，阳损及阴。肝虚阴亏，肝阳上亢，证见前额胀痛；血虚生风，风性动摇，则抽搐，甚则昏谵。

基于上述认识，在拟订治疗法则时，则贯穿古人所说："后天之本绝，较甚先天之根绝，非无故也。凡治四脏者，安可不养脾哉。"因而，用药的重点和顺序为：健脾、益肾、调气、活血。脾虚宜甘温辛淡，药用黄芪、党参、茯苓、白术、青皮，这些药物均有健脾益气的共同作用。结合国内的有关报告，乃属于扶正培本的范围，可以提高机体特异性及非特异性免疫力。狼疮性肾炎的舌质红绛居多，是络伤血瘀的缘故，方用桃仁、益母草、泽兰、丹参、蒲黄、酒大黄等，总的目的在于活血化瘀，但在具体应用中又各有侧重。按这些药物的功效强弱和损伤正气力量有异，分为三级：1 级养血和血，如丹参；2 级祛瘀生新，活血化瘀，如益母草、蒲黄、泽兰；3 级攻瘀散血，如大黄、桃仁。不过，总地来说，方中所选的活血化瘀药以走下焦为多。再本“气为血帅”的原理，青皮的药物作用，正如《药鉴》所说：“破滞气，愈低而愈效。”又说：“陈皮治高气，青皮治低气”。这就是方中用青皮，不用陈皮的道理。这些药物的药理作用，据西医学的研究，主要作用归纳如下：①对血管的作用：能明显地扩张末梢小动脉，增加血液的流量，具有抗组织缺血、抗缺氧、抑制血小板的凝集、增加纤维蛋白的溶解活动等作用；②抗感染；③调节代谢的失调；④促进增生性病变的转化或吸收等。这是防治狼疮性肾炎免疫反应的综合措施。另外，本组系统观察的 5 例酚红排泄说明，用活血化瘀药后，对肾小管的分泌功能及改善肾血流量确有明显的作用。

从死亡的 4 例中可以窥见血红蛋白每况愈下，呈现严重贫血、大量蛋白尿和消化道功能的紊乱，应提高对肾衰竭的警惕性，预示病情凶险。但有人认为“与慢性肾炎相比，其可逆性较大，应积极早期治疗”。

在狼疮肾炎的治疗中，如何评价激素和免疫抑制剂的疗效，分歧较大。本组病例中有 3 例用过环磷酰胺，每日 150mg，但在 2～3 周内，由于白细胞的下降和消化道的反应而被迫中辍。在这段时间里，尿中蛋白的丢失并不减少。关于激素的用量，对狼疮性肾炎似以小剂量为宜。“但当出现严重的临床症状［如高热不退、严重的关节炎（痛）、心肌炎、广泛皮疹，或快速增长的胸腔积液以及中枢神经系统浸润时］，才考虑用大量激素。一旦症状好转，就宜减量，不必为控制肾脏情况而持续长期应用大剂量激素。”

笔者们也有类似的观察和同感，不过，此时的中药方内酌增甘寒养阴之品，如知母、玄参等，这样就能较快而平稳地控制严重病情。此外，在高度水肿的病例中，加用强有力的利尿药，酌情补充血浆，对于消肿、提高机体的耐受性，都是很有裨益的。

参考文献

1. 上海第一医学院《实用内科学》编写组．实用内科学．北京：人民卫生出版社，1973：596－599.

2. 林善淡．狼疮性肾炎 210 例临床分析．上海医药，1978（6）：18.

3. 山西中医研究所内科肾病组．重用活血化瘀、清热解毒药物——以益肾阳为主治疗慢性肾炎 64 例报告．新医药杂志，1975（6）：29.

4. 沈金鳌．杂病源流犀烛．上海：上海科学技术出版社，1962：92.

5. 秦伯未．谦斋医学讲稿．上海：上海科学技术出版社，1978：93－134.

6. 中国医学科学院情报所．扶正培本治则的实验研究．医学研究通讯，1975（9）：19.

7. 秦万章．活血化瘀法的临床应用及其原理的初步探讨，新医药学杂志，1975（6）：11.

8. 中医研究院西苑医院心血管病研究组．活血化瘀法的基本理论及其临床应用．广东医药资料，1974（1）：34.

9. 杜文燮．药鉴．上海：上海人民出版社，1975：80.

10. 庄昭勤．有关肾炎的免疫病理及治疗近况．医学研究通讯，1978（1）：228.

中医治疗系统性红斑狼疮存活10年以上32例

系统性红斑狼疮（SLE）是一种多因素诱发的自身免疫病。近20余年来，由于诊断水平的提高和中医药的广泛应用，使本病的预后发生了显著变化。

一、一般资料

本文32例均参照美国风湿学会14项标准（1971）为依据，但在实验室检查方面不够完善，故部分病例增添了抗核抗体、血清补体3的测定，因而，病例的选择和观察尽量做到完整、准确。年龄：最小27岁，最大58岁，其中31～50岁之间占多数（70.5%）。性别：女30例，男2例。并发症：在10年以上时间内，发生并发症有18例，其中带状疱疹8例，重叠综合征2例，胸腔积液2例，糖尿病1例，类狼疮样肝炎1例，腰椎结核1例，急性胰腺炎1例，阑尾炎1例，白塞综合征1例。

二、临床表现

在门诊追踪观察中，发现SLE的突出症状与之传统的临床表现，并不完全相同。

（一）临床表现

1. 消化系统　有29例，其中食欲不振17例，腹胀5例，腹泻5例，呕吐2例。

2. 神经精神障碍　有29例，其中失眠15例，记忆力减退12例，间歇性抽搐2例。

3. 心血管系统　有24例，其中心慌14例，胸闷不适6例，雷诺征4例。

4. 肾脏　有21例，其中水肿16例，夜间尿频5例。

5. 呼吸系统　有20例，其中容易上感7例，慢性咳嗽5例；时有气喘4例，呼吸困难4例。

6. 关节－肌肉　有14例，其中关节疼痛11例，肌肉酸痛3例。

7. 发热　有10例，其中高热1例，低热9例。

8. 皮疹　有6例，其中面颊蝶形红斑4例，手足指（趾）端红斑、瘀斑各1例。

（二）实验室检查

血红蛋白低于100g/L者19例，其中有4例降至45g/L，均死于尿毒症；有10例恢复至100g/L以上。尿蛋白18例，其中由（+++）转为（阴性）有8例，（++）转为（+++）有5例，（阴性）转为（+）有5例。血沉均高于60mm/h有14例，其中下降至25mm/h有6例，下降至50mm/h以下有3例，保持在60mm/h上下有5例。血清补体3值低于100者有13例。其中由70上升至100以上者有11例，由不足100继续下降至40以下者有5例，均为肾病活动期或合并感染。

（三）病程及死亡

本组病例的病程根据发病到死亡或最后一次门诊随诊时间计算。32例中随诊在10年者有8

例，11 年有 6 例，12 年有 2 例，13 年有 4 例，14 年有 8 例，15 年有 4 例。32 例中死亡 5 例，主要死亡原因为肾衰竭（4 例）和肺部感染（1 例），其死亡时间均集中在 10 年内。

三、辨证论治

从本组 32 例的主要证候分析，虚证乃是本病论治之本。将其分为阳虚证 19 例（偏肾阳虚 11 例、偏脾阳虚 8 例），阴虚证 9 例（偏心虚 5 例、偏肝阴虚 3 例、偏肺阴虚 1 例），阴阳两阴虚 4 例（偏肾阴阳两虚 3 例、偏心肾阴阳两虚 1 例）。

（一）辨证

1. 阳虚证疲乏无力，气短懒言，胃寒肢冷，面色淡白，舌质淡嫩，苔薄白，脉象沉细或微细。偏肾阳虚：腰膝酸软，面色㿠白，形寒怕冷，周身水肿，下肢尤甚，先尿频，后尿少等。偏脾阳虚；周身乏力，短气少言，四肢不温，食后腹胀或食少，大便稀溏等。

2. 阴虚证时有低热，或午后烦热，咽干口燥，舌质红，苔少或无苔，脉象细数。偏心阴虚：虚烦心悸，夜难入寐，梦多或惊惕不安，健忘，多疑善惑等。偏肝阴虚：双目干涩，或视物不明，胁肋隐痛不快，偶有肢体肌肉瞤动，或痉挛拘急。偏肺阴虚：干咳少痰，或痰带血丝，烦扰不安，胸胁隐痛或刺痛。

3. 阴阳两虚既有阴虚的见证，又有阳虚的见证。本组病例偏于阴阳俱损诸证。偏于脾肾阴阳两虚：少气倦怠，易感六淫外邪，怯寒肢冷，甚则四末逆冷，大便溏薄，或者尿少，下肢水肿等。偏于心肾阴阳两虚：长期虚烦不眠，咽干，头昏目眩，耳鸣或者失聪，夜间尿多，腰膝酸软无力，或者水肿腹胀，指唇青紫，四肢厥逆。

（二）论治

鉴于辨证突出一个“虚”字，因而对本病的论治，从始至终应贯穿扶正重于祛邪的指导思想。

1. 阳虚证　宜甘温益气，忌凉润、忌辛散。偏肾阳虚治宜温补肾阳，选用右归丸加减。处方；干地黄、山茱萸、枸杞子各 12g，怀山药 30g，鹿角胶（烊化）、当归、黄芪、制附片、炙甘草、茯苓皮各 10g，胡芦巴、楮实子各 15g。偏脾阳虚治宜温阳健脾，方选实脾饮加减。处方：白术、广木香、制附片、茯苓皮各 10g，沉香、大腹皮、炮姜各 6g，党参、陈皮、生黄芪各 12g。

2. 阴虚证　宜甘润壮水，忌辛燥忌苦寒。偏心阴虚治宜滋养心血，选用三心养阴汤加减。处方：女贞子、沙苑子、枸杞子各 15g，人参（或党参）、酸枣仁、炙甘草、柏子仁各 10g，熟地黄、炒白芍、朱砂拌茯神、生地黄各 12g，炒黄连 1. 5g。偏肝阴虚治宜养阴柔肝，方选杞菊地黄丸加减。处方：枸杞子、熟地黄、山茱萸各 12g，麦冬、炒牡丹皮、茯苓、川楝子、杭菊花各 10g，怀山药、菟丝子各 15g，玫瑰花、五味子各 6g。偏肺阴虚治宜滋阴润肺，选用百合固金汤加减。处方：百合、玄参、川贝母各 10g，生地黄、熟地、麦冬、炒白芍各 12g，当归、五味子、桔梗各 6g。

3. 阴阳两虚证　宜阴阳平补，遵循“损者益之”的基本原则，偏脾肾阴阳两虚治宜培元固本，方选六君子汤加减。处方：党参、茯苓、白术、炒白芍各 12g，炙甘草、陈粳米各 10g，怀山药、白扁豆、莲子各 15g，黑芝麻、砂仁（后下）各 6g。偏心肾阴阳两虚治宜滋补心肾，选用填海川神丸（《历代名医良方注释》）加减。处方：党参、茯苓、破故纸、益智仁、茺蔚子各

10g，杭菊花、怀山药、干地黄、山茱萸、酸枣仁各12g，五味子、川芎各6g。

（三）合并症的治疗

应本着急则治其标、缓则治其本的原则，予以随证施治。不过，在治疗的全过程中，应顾及一个虚字。

带状疱疹宜清补之中佐以解毒、通络、止痛。药用：大青叶、板蓝根、生苡仁、丝瓜络、橘络、炒黄连等。糖尿病宜扶正之中佐以生津、润燥。药用：怀山药、北沙参、石斛、玄参、花粉、百合等。类狼疮样肝炎宜柔肝之中佐以疏肝、理气、解毒。药用：金铃子、谷芽、金橘叶、山楂、贯众、败酱草等。胸腔积液宜扶阳之中佐以宣肺、利水。药用：甜葶苈、炒枳壳、泽泻、茯苓等。腰椎结核宜补肾之中佐以壮腰、散寒、止痛。药用：续断、炒杜仲、狗脊、金头蜈蚣、土鳖虫、千年健、伸筋草等。急性胰腺炎宜助脾之中佐以清热、理气、通腑。药用：黄芩、胡黄连、白芍、广木香、延胡索、生大黄（后下）、芒硝（冲）。阑尾炎宜和胃之中佐以泻热、通腑、活血、止痛。药用：牡丹皮、生大黄（后下）、厚朴、枳实、生苡仁、芒硝（冲）、赤小豆。白塞综合征和重叠综合征则按阴阳两虚调治，主要选方还少丹（《医方集解》）。

（四）激素的用量

通过10年以上门诊观察，在有效控制病情的前提下，32例激素（以泼尼松为例）用量情况分别是：每日维持15mg有8例，10mg有4例，5mg有8例，完全撤除激素有8例。

四、讨论

（一）证随病变，治病求本

对于本病证候的认识，要用一个动的眼光来分析，不能按照固有的模式来看待。比如：本病初期以实证、热证居多；随着存活时间的延长，证随病变，虚证、寒证成了矛盾的主要方面。本文32例阳虚最多见，占59.3%；其次是阴虚，占28.1%；阴阳两虚占12.6%。由此可见，治病之本在于扶阳、温阳、助阳。

（二）论治重补，补中兼调

结合本文32例的治疗经验，补虚为其重点。但在补虚之中，更应注意因症制宜地灵活用药。

1. 温阳济阴 鉴于本病脾肾阳气虚怯最为多见，因此，培补元气为根本。在具体用药中，应当掌握好病情的进退和脏腑间的传受关系，在温阳益气的前提下，将护阴、养阴、补阴之品，寓寄其中。温补肾阳常佐干地黄、怀山药、枸杞子、楮实子等，重点在养精补血，精足则形充。

2. 滋阴扶阳 阳病损阴，阴虚诸证迭见。阴血亏损，心神不宁，甚则外游，故见头昏、失眠，多疑善惑。滋阴方中，适当扶阳，如熟地与人参（或党参）配伍同用，熟地补血，人参补气。诸经阴血虚损，非熟地不可；诸经阳气虚亏，非人参不可。人参有健运之功，熟地禀静顺之德。熟地与人参，一阴一阳，一行一气，互主生成，性味中正，无逾于此。他如白芍配甘草，柴胡配黄芩等，都有互相彰益的含义。

3. 阴阳平补 久病多致阴阳俱损。然其治法，不是补阴碍阳，就是温阳灼阴，常感棘手。在临床中以“平”字为要点。“平”的涵义，既指药性甘平、甘温、咸平之类，如怀山药、甘

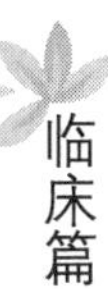

草、枸杞子、玉竹、莲子肉、石斛、菟丝子、鸡子黄等，又指组方中偏阴与偏阳药物，大致趋于各占一半的比例，其常用方剂有还少丹、六味地黄丸、黑地黄丸、三才封髓丹、天王补心丹、龟鹿二仙膏等。

综合上述，大凡连续追踪观察10年以上的SLE，阳虚是其病机的核心，在治疗中应当重视护阳，特别是应该保护好脾胃的阳气、元气和生发之气。在这一点上，明·绮石《理虚元鉴》提出："阳虚之症，虽有夺精、夺火、夺气之不一，而以中气不宁为最险。故阳虚之治，虽有填精、益气、补火之各别，而以急救中气为最先"，用之本病的调治是十分合拍的。绮石所言治阳虚，主建中的精辟论述，实为本病调治的提纲。

狼疮性脂膜炎治验

夏某，女，35岁。

原患系统性红斑狼疮5年，曾口服激素和中药治疗，病情一度获得好转。1年前，自己停服激素，每月坚持内服扶正类中药10～15剂，病情尚稳定。

1986年8月25日始在右大腿屈侧发现硬结，用青、链霉素等治疗，病情不见好转，反而逐渐向深层发展，形成硬结性溃疡，与1997年3月16日来笔者科就诊。

检查：体温、呼吸、血压均正常。右大腿屈侧发现一硬结性溃疡，其范围5cm×5cm，四周炎性浸润明显，轮廓清楚，仅有轻微压痛。化验：血沉90mm/h，尿常规蛋白（+），红细胞少许，狼疮细胞（+），肝功能正常，补体C_3 40mg%。临床诊断：狼疮性脂膜炎。

症见右大腿结块，微红且坚，疮面溃烂，少许稀薄样脓性分泌物渗出。自述头昏心慌，纳谷欠佳，口干，脉细弱，舌质淡红微胖有齿痕，苔薄白。系属脾虚气弱，痰湿互结，阻滞经络而结块不化。治宜扶脾化痰，散结通络法。药用：陈皮12g，僵蚕12g，浙贝母10g，金银花15g，连翘12g，制香附10g，党参10g，茯苓10g，黄芪10g，蜈蚣1条，川牛膝10g，橘络6g。水煎服，1日1剂。局部用黄连膏贴在疮面上，四周则用紫金锭醋调成糊状，外涂，每日2次。

按方法治疗2周后，疮面肉芽组织新鲜红活，分泌物甚少，结块范围缩小至2cm×3cm，纳谷尚可，心慌、肢软等稍轻。予上方酌加清托之品。药用：沙参15g，麦冬15g，五味子6g，黄芪12g，干地黄12g，浙贝母12g，茯苓12g，金银花15g，党参10g，连翘10g，蜈蚣1条，甘草10g。服法同上。局部疮面改用玉红膏盖之，四周仍用紫金锭外涂，每日2次。

守方加减又治疗1个月，疮面见愈，结块完全消退，残留皮肤萎缩和凹陷。

按：本例原患红斑狼疮，病程旷久，气阴暗耗，而生痰，其痰随气流注于虚处，凝结成块，据《证治汇补》："人之气道，贵乎调顺，则津液流通，何痰之有？"首诊以二陈汤为基方，除加用香附、浙贝母之类理气化痰外，还取用蜈蚣、僵蚕之类软坚散结，参、芪托里排毒。继辨心慌、肢软诸症，说明邪去正虚，法随证转，故改用生脉散为主方，益气养阴以固其本，此时仍应不忘理气、化痰、散结，冀在邪去而正易复。

中西医结合治疗系统性红斑狼疮 17 例

一、临床资料

（一）性别、年龄

17 例均为女性，年龄最小者 10 岁，最大者 39 岁，在 35 岁以下者 15 例。

（二）季节、诱因

发病于夏冬两季者 16 例，其中夏季者 11 例（占 64.7%）。本病诱因，其说不一，如物理、外伤、感染、内分泌紊乱、变态反应等。本组 17 例中有 11 例对阳光敏感，5 例常是天气寒冷时，病情显著加剧，仅有 1 例家族史（其母亲患过慢性盘状红斑狼疮）。

（三）中医分型

结合中医对本病辨证施治的主导思想，初步将 17 例系统性红斑狼疮分为“虚损型”和“虚实夹杂型”。

1. 虚损型（13 例） 主症：两颊淡红色蝶形红斑，关节酸痛，以酸为主，虚烦难寐，健忘，耳鸣，脱发，畏寒，食欲减退，精神疲惫，面色皖白少华等。兼症：①肾虚为主（类似肾脏病变）者见尿频、下肢水肿、腰部空痛等。②肝虚为主（类似狼疮样肝炎）者见两肋胀痛、口苦、食欲减退、不任劳作、容易疲乏等；③脾虚为主（主要表现在后天失调或者病后）者见短气懒言、乏力、食欲减退、便溏等；④肺虚为主（类似狼疮肺样病变）者见潮热、咳嗽、胸闷、盗汗、虚烦、吐血等；⑤心虚为主（主要表现在狼疮对心血管或脑的侵犯）者见健忘、失眠、昏迷、抽搐、癫痫样发作。

2. 虚实夹杂型（4 例） 主症：紫红斑，口干欲饮，大便干燥，关节疼痛为主，发热，脉象弦数或洪大，舌苔黄燥或厚腻，舌质赤，或微紫绛等。同时也出现上述“虚损”的症候群。

（四）病期

半月到 11 年不等，大部分病例集中在 2 ~5 年以内。

（五）临床表现

本病为一种全身性疾病，各个系统均可累及，其中以肾、肝、心脏损害为多。现分两方面简述之。

1. 皮肤黏膜病变 本组仅有 2 例为无皮疹型，其余有种类繁多的皮肤损害（详见表 1）。

2. 全身各系统病变

（1）14 例有发热（占 82.3%），热型不规则，最高体温在 39℃以上者 3 例。在病情恶化时，体温常可急剧升高。

（2）13 例有关节酸痛症状（占 76.7%），关节酸痛可以出现在病程的任何时刻，但有时是本病的早期症状。

（3）11 例有精神、神经系统病变（占 66.4%），以顽固性失眠多见（占 54.4%），其中有 2 例自从患本病以来，一直是夜难入睡，此外，抽搐、癫痫样发作、昏迷出现在病情恶化时。

（4）10 例有泌尿系病变（占 58.8%），临床表现如一般肾炎，但水肿不十分明显。尿镜检：蛋白 10 例，红细胞 2 例，颗粒管型 6 例。全身各系统病变详见表 2。

表 1　皮肤黏膜病变情况

病变类型	例数	说明
面颊蝶形红斑	13	
散在性丘疹	6	
紫斑	6	
小水疱	1	
手指尖隐现红斑	3	
手、足掌深红斑	3	
血管炎	3	包括手、足指浅表溃疡小结节
伴有其他皮肤病	3	手甲癣、黄褐斑、鱼鳞病

表 2　全身各系统病变数

各系统病变	例数	说明
关节酸痛	13	
神经、精神系统病变	11	抽搐、癫痫发作、昏迷、顽固性失眠
泌尿系统病变	10	蛋白尿、红细胞、血尿、管型
肠胃系病变	9	呕吐、腹泻、便血
心血管系病变	5	心肌炎、各种杂音、心律快、高血压
呼吸系病变	6	慢性咳嗽、胸腔积小、胸闷痞
肝大	5	肝大、肝功能不正常
淋巴结肿大	1	

（六）实验室检查

1. 一般血象　选择了红细胞、白细胞、血红蛋白检查，作为了解本病的虚损情况。结果红细胞在 2×10^{12}/L 以下者 1 例，2.01×10^{12}/L ~ 2.5×10^{12}/L 5 例，2.51×10^{12}/L ~ 3.0×10^{12}/L 6 例，3.01×10^{12}/L ~ 3.5×10^{12}/L5 例。白细胞计数 3×10^{9} ~ 4×10^{9}/L 5 例，4.001×10^{9} ~ 5×10^{9}/L 1 例，5.001×10^{9} ~ 8×10^{9}/L 6 例，8×10^{9}/L 以上者 5 例，血红蛋白 70g/L 以下者 1 例，70 ~ 80g/L 者 1 例，81 ~ 90g/L 8 例，91 ~ 100g/L 3 例，101 ~ 110g/L 3 例，120g/L 以上者 1 例。上述检查发现 3 项倾向中等偏低。

2. 血沉　17 例均有不同程度的增速，血沉在 50mm/h 以上者有 11 例（占 64.7%）。

3. 狼疮细胞　本组 17 例查狼疮细胞阳性者为 11 例（占 64.7%），1 例活检为红斑狼疮病理改变。

（七）诊断、治疗和初步讨论

1. 诊断 本组病例曾被诊断为慢性肾炎、冻疮、湿疹、脂溢性皮炎等计9例（52.9%），说明详细检查是十分重要的。

2. 治疗 全部采用中西医结合治疗，总的原则：急性期西药为主，中药辅助；缓解期中药为主，渐撤西药。

（1）西药

1）激素类：泼尼松20～40mg/d（口服）。氢化可的松200mg/d（滴注）。

2）维生素类：维生素B_{12}、泛酸钙等。

3）抗疟疾药物疗法：氯化奎宁、阿的平。

4）氮芥疗法：临床用过2例，由于白细胞下降、呕吐而停用。

5）支持疗法：如输全血。

（2）中药：高烧、关节疼痛者用人参白虎汤；抽搐者用至宝丹、大定风珠；癫痫样发作者用羚羊钩藤饮；顽固性失眠者用黄氏三子汤（枸杞子12g，女贞子12g，沙苑子12g，杭菊花10g，生地黄24g，茯神12g，枣仁12g，川连6g）；潮热、咳嗽者用百合固金汤；胸腔积液者用葶苈大枣泻肺汤；胸闷、心慌者用生脉散加味；下肢水肿，尿中蛋白者参附汤、五福饮（党参、熟地、云苓、菟丝子、甘草），金刚丸（萆薢、菟丝子、炒杜仲、枸杞）。

（3）初步结果：16例显著缓解，1例死亡，从血象改善的程度来看，充分说明了中西医结合治疗本病有症状改善快、撤除激素快的优越性。治疗后血象改善情况见表3。

表3 治疗后血象改善情况

项目	改善情况	例数
红细胞	升高	4
	不变	2
	下降	4
白细胞	较好	3
	不变	4
	变坏	1
血红蛋白	升高	4
	不变	2
	下降	2
血沉	减慢	3
	不变	4
	递增	1

二、典型病例介绍

（病例一）亚急性系统性红斑性狼疮合并肾病综合征

余某，女，16岁。病起1970年夏季，发病以来，头昏目眩，耳鸣乏力，眼睑、下肢水肿，月经未潮，面颊蝶形红斑，覆有薄白鳞屑。检查：精神萎靡，面色萎黄少华，声音低微，面颊有3.5cm×3.5cm的蝶形红斑各一块，头发枯槁，稀少，尿少，双下肢水肿，表皮光亮，指压凹陷。腹部移动性浊音明显。脉象细数，尺部尤弱，舌质淡红，苔薄白。体温36.2℃。超声波检查：4cm腹水。胸透：两胸腔积液，左侧腋平线相当于第六肋高度，右侧相当于第七肋下缘；心脏左心室较饱满。窦性心律，心电图正常。红细胞3.1×10^{12}/L，白细胞16.5×10^{9}/L，血红蛋白103g/L，红细胞沉降率33mm/h。尿：尿蛋白（+++），红细胞（++），脓细胞（+），透明管型（少许），颗粒管型（+）。肝功能正常，证属脾肾阴阳两虚，肾阳不振尤为突出。治用温补脾肾。

1970年12月27日处方：熟地15g，肉桂4.5g，熟附片6g，萸肉12g，山药12g，泽泻15g，云苓15g，大腹皮12g，五加皮12g。服药两周后，面颊红斑见退，下肢水肿基本消失，鉴于胸腔积液未消，改用标本兼治，方用葶苈大枣泻肺汤加味。

1971年2月2日处方：葶苈10g，大枣5个，甘草6g，二冬各12g，枸杞12g，熟地12g，绿豆衣10g，桔梗6g。服药1周后，胸透报告：胸腔积液消失。尿中蛋白、颗粒管型等诸恙未见改善，再用补肾之方，拟用“金刚丸”加减调理之。

处方：炒杜仲10g，枸杞12g，菟丝子30g，萆薢12g，黄芪15g，龟胶（烊化）12g，鹿角胶（烊化）12g。

连续服药1月余，病情显著好转，皮损、腹水消失，精神振作，食欲增进。尿中蛋白（+），颗粒管型（少许）。体温：37.1℃。红细胞3.18×10^{12}/L，白细胞6.8×10^{9}/L，血红蛋白99g/L，血沉10mm/h。与此同时，泼尼松开始剂量20mg/d，2个月后降为10mg/d，4个月后保持在5mg/d，病情显著缓解而出院，共住院250天。

（病例二）亚急性系统性红斑性狼疮合并口腔、消化道霉菌感染

何某，女，24岁。亚急性系统性红斑性狼疮病史4年，发病前主诉有分娩史。1970年5月结婚，1971年7月分娩，产一男婴，满月后发热，关节酸痛，面颊蝶形红斑，食欲不振，夜寐欠安，梦多纷纭，头发脱落。检查：神疲倦怠，体温38℃，面部暗红色蝶形红斑，软腭黏膜有出血性丘疹，下肢轻度水肿，股部、小腿有轻度鱼鳞病样改变。心率120次/分，舌质尖赤，苔薄黄，脉象细数有力。红细胞3.1×10^{12}/L，白细胞3.1×10^{9}/L，血红蛋白96g/L，血沉31mm/h，狼疮细胞阳性。证属热入营分，治用清营法。

1972年5月19日处方：生石膏（先煎）30g，知母10g，大青叶12g，甘草10g，炒子芩12g，绿豆衣15g，生地黄12g，炒栀子10g，连翘10g，山药30g。

氢化可的松200mg，四环素0.5mg，10%葡萄糖注射液500mL，维生素C2g，静脉滴注，体温尚未完全控制，改用红霉素0.3g，连续3天，体温稳定下降。但在5月24日午后体温突然升高至39.7℃，抽搐持续2分钟，烦躁不安，呕吐咖啡样物400mL，大便隐血试验强阳性，腹壁柔软无抵抗。采用镇静药对症治疗，此时考虑为阳盛型的消化道出血是其主要矛盾，采用泻心汤加减：炒川连6g，炒子芩10g，炒栀子10g，地榆10g，生地黄炭12g，金银花炭12g，仙鹤草12g，三七粉3g。

2天以后，体温37℃，患者安静，尚能进食少许，再未呕吐，27日口腔内发现乳淀块样物，涂片查真菌，镜下发现大量活跃的孢子菌丝，立即撤除红霉素，口服制霉菌素50万单位，1日3次，制霉菌素液外搽口腔，输全血100ml。此时精神软弱，舌尖赤，边缘青紫，苔黄腐，脉象濡数，系由温热困于脾胃，治用清热化湿，佐以抑制霉菌的中药，处方：枇杷叶10g，佩兰12g，郁金15g，党参12g，白术12g，黄柏10g，太子参12g，橘红10g，红花10g，丹参12g，胡黄连6g，马鞭草12g。

10天后，病情显著缓解，泼尼松降为0.75mg/d，血象恢复正常，共住院85天出院。

（病例三）亚急性系统性红斑狼疮

王某，女，20岁。面长红斑2年，面颊两侧暗红斑，不痛不痒，曾诊断为“冻疮”，外擦“冻疮药膏”，致使皮肤变黑，暗红斑越擦越厚，皮肤损害渐向手臂、下肢和背部蔓延。自诉：1971年8月发热，以后反复多次，皮肤损害日渐加剧，伴有头昏、耳鸣、健忘、失眠、月经超前、口干喜饮、五心烦热、小便短少，大便干燥，常是数日一行。检查：全身皮肤散在性紫红色斑，上覆紧固或不紧固的鳞屑，斑块性质有充血性、出血性、浸润性、色素沉着性等多种形态，面色暗红发黑，手指鲜红斑块，压之有痛感，脉象细数，舌质淡红，苔薄黄，红细胞$3.51 \times 10^{12}/L$，白细胞$6.3 \times 10^{9}/L$，血红蛋白99g/L，血沉92mm/L。小便：尿蛋白（+），证属虚实夹杂性，按急则治标之理，以祛邪为先，给予清热祛风化瘀之方，拟用北京鸿术堂经验方：大黄30g，芒硝30g，牡丹皮6g，赤芍6g，当归6g，花粉18g，公英30g，金银花60g，乳香6g，陈皮18g，蜈蚣3条，蝉蜕6g，干蟾1个，全蝎2个。水煎3次，分6次3天服完，1周后病情好转，紫红斑减淡，痛感减轻，大便仍间日一行，将上方剂量改为2日1剂，10天后全身性紫红斑显著减轻，鳞屑脱光，全身症状也有很大改善，大便日行一行，改用滋阴退热培本之剂：生熟地各12g，寸冬10g，女贞子24g，元参10g，牡丹皮6g，白芍12g，山药12g，墨旱莲12g，地榆10g。服药后诸恙递减，鉴于泼尼松维持在20mg/d的水平，还在治疗巩固之中。

三、讨论

（一）关于辨证

红斑性狼疮一病，中医文献尚未发现明确记载，但是根据本病的临床表现，部分学者认为属于“肾虚”征象。笔者们观察15岁以下患者，肾虚征象并不明显，反而突出地表现脾虚或肺虚征象，因此，本病的辨证，似属于“虚损”范围，更为符合实际情况，理由有：

1.《素问·通评虚实论》曰：“精气夺则虚。”说明先天不足、后天失调、病久失养均可使人气血消耗不复，而表现出各种虚损证候。

2.《金匮要略》另立虚损专篇，论述了虚损的证、因、脉、治四方面，在这本书中指出虚损的原因有：亡血失精、阳虚寒胜、阴虚阳浮、风气百疾以及瘀血内结等，从而丰富了中医学对虚损的看法和内容。

3. 从治疗来说，历代前贤也是非常重视的，如李东垣从脾胃立论，长于甘温补中，朱丹溪从肝肾施治，善用滋阴降火，这些治疗经验对于指导红斑性狼疮的临床辨证、遣方用药都是很宝贵的借鉴。

综合上述，说明中医的这些看法，与诱发本病的各种因素和提高机体抵抗力的论述是很接近的，另外和本病同为胶原病的结节性动脉周围炎、皮肌炎的临床现象亦属虚损，在中西病原上是相类似的，因此，笔者们认为，不仅对红斑性狼疮而且对胶原性疾病类的辨证，似以属“虚损”范围较为恰当。

（二）关于治疗

鉴于上述看法，笔者们根据疾病过程中的不同阶段，分别治以下法。

1. 急性阶段　主要证候为高烧、关节痛、颜面蝶形红斑、脉数等，本着“火为元气之贼”

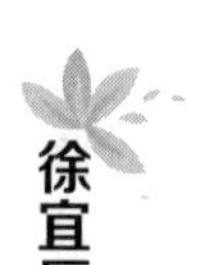

（《东垣十书》）的道理，拟用甘寒清凉类的药物，如石膏、知母、大青叶、元参、竹叶等；若是长期低烧不退，则应滋补培本。笔者们体会到，清热法的药物应用要吸取古人从脏腑的宝贵经验，如：心热用水牛角、牛黄、绿豆衣；肺热用桑白皮、地骨皮；脾热用黄芩、黄连；肝热用龙胆草、栀子；肾热有知母、元参；骨蒸用鳖甲、胡黄连；血热用地黄、水牛角等（《中医治疗法则概论》）。这样，才能中西医密切配合，达到尽快控制急性阶段的高烧症状，使之平稳地转入缓解阶段。

2. 缓解阶段 在热型控制后，出现有多种证候群，在施治中要贯彻“不同质的矛盾，只有用不同质的方法才能解决”的法则，掌握疾病转归，灵活采用“虚则补之”“实则泻之”的方法。补法的运用总以甘润平和之剂为上，黄宫绣说：“欲补气而于血有损，补血而于气有窒，补上而于下有碍，补下而于上有亏，其证似虚非虚，似实非实，则不得不择甘润和平之剂。”（《本草求真》）黄氏之说实为经验之谈，笔者们选用的方剂有“五福饮”“金刚丸”等，粗略剖析两方药物性味功能，多为调理冲任（杜仲、熟地黄、枸杞等）和益气健脾（党参、黄芪、云苓等）药，特别是菟丝子，《本草从新》推崇本品为“调之上品”。由此可见，恰当地调补脾肾，是治疗本病的重要环节。

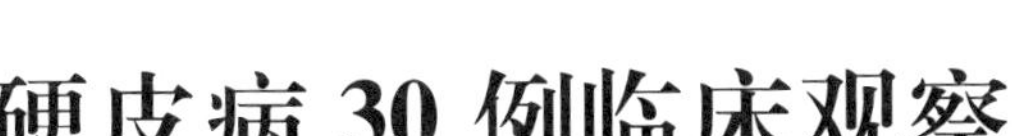

硬皮病30例临床观察

硬皮病是结缔组织病的一种，近似中医学文献中的“皮痹”。以皮肤失去弹性而硬化，继而出现萎缩和色素变化为其特点。临床上分局限性和系统性两型，前者分片状、带状和点滴状三种。尽管不侵犯任何系统，但常能造成残废和毁容；后者有肢端硬皮病和弥漫性硬皮病之分，实质上二者同属一病[1]。笔者们根据硬皮病水肿期、硬化期、萎缩期的临床特征，将其病位分别归纳于肺、脾、肾三脏诊治，取得较好疗效。现将1979—1985年治疗的30例完整资料，报告如下。

一、临床资料

（一）一般资料

本组30例中，住院治疗4例，专科门诊26例。男性3例，女性27例。年龄最小者6个月，最大者56岁，其中20～50岁者24例，占80%，与国内、外文献报告相符[2,3]。病程最短3个月，最长17年，其中1～3年者18例，4～5年者6例，5年以上者6例。30例均符合硬皮病的诊断标准，其中系统性硬皮病22例（水肿期5例，硬化期11例，萎缩期4例，混合期2例），局限性硬皮病8例（片状损害6例，带状损害2例）。

（二）实验室检查

血常规检查30例，均为轻度贫血。验尿发现肾炎表现者4例。血沉受检11例，9例为25～80mm/h，2例正常。病理活检7例，均证实为硬皮病病理改变。X线检查10例。其中手指拍片发现异常者3例，钡餐透视有胃下垂、消化功能紊乱、食管硬化者各1例，心电图检查6例。4例发现异常（多发性窦性期前收缩2例、心肌受损和偶发窦性期前收缩各1例），检眼镜检5例，发现视网膜出血1例。狼疮细胞检查3例均阴性。抗核抗体受检5例，阳性2例，图形呈斑点状。

二、治疗方法

（一）中医药治疗组

1. 内治法　按辨证分型论治。

（1）卫弱肺虚，寒阻肌肤证（水肿期为主）5例。症见面色㿠白，不任劳作，形寒怕冷，易感外邪，肢体冰冷，略现苍白，病变部位以上半身居多，皮肤光亮、肿胀、变硬，皮纹消失；脉细弱，舌质淡红，苔薄白。病由肺气虚弱，卫外不固，寒邪乘虚稽留肤腠不去，遂致脉络不通，发为皮痹。治宜益气固卫，温阳散寒。方选人参胡桃汤加味，药用：人参6～10g（另煎兑入，或重用沙参30g），核桃、炙黄芪各10g，桔梗6g，桂枝4.5g，生熟地各12g，天冬、麦冬、白术、茯苓各15g，生甘草、五味子各6g，日1剂。

（2）脾肾阳衰，寒湿痹塞证（硬化期为主）18例。症见平素胃寒甚，气短乏力，不任劳作，皮肤硬化，口张不大，舌体活动受限，鼻翼缩小变尖，指端冰冷或弯曲难以伸展，入冬尤甚；偶尔外伤破烂，难以痊愈；或见性欲淡漠，大便稀溏，或完谷不化，日行2～3次，脉沉细，舌质淡红或呈龟裂状，苔薄白，病由元阳衰微，气血痹阻所致。治宜温阳扶脾通痹。方选温阳痛痹汤加减，药用：党参、茯苓、生黄芪、炒薏苡仁各15g，土炒白术、淡苁蓉、陈皮、巴戟天各10g，淫羊藿、丹参各12g，山药20g，橘络6g，日1剂。

（3）元气虚怯，血阻孙络证（以萎缩期为主）7例。症见病程迁延日久，肤色灰黯发硬，甚则肌肤甲错；皮损区偶尔色素脱落，变薄，状如羊皮纸；伴肢体疼痛，时有呻吟，气息低微，懒言嗜睡，脉沉涩，舌质紫暗或有瘀斑，苔薄或少苔。病由气虚血瘀，络脉不通所致，治宜扶元固本，理气通络，方选十全育真汤化裁，药用：党参、炒白芍各12g，黄芪、丹参各15g，三棱、莪术、上肉桂、甲珠各4.5g，炙甘草、路路通各10g，山药30g，生熟地各20g，橘络3g，日1剂。

（4）加减：心悸、气短者，加高丽参（或红参）、冬虫夏草；肢端青紫、冰冷者，加鸡血藤、红藤、片姜黄；食少、呕吐、吞咽困难者，加姜半夏、刀豆子、竹茹、橘皮；肢体水肿者，加汉防己、苍术皮、扁豆皮；皮肤硬化者，加龟胶、鹿角胶；溃疡日久，不易收敛者加白蔹、赤小豆。

2. 外治法 凡皮损处于水肿期用菖蒲透骨草浸泡方（透骨草12g，石菖蒲、川乌、草乌各10g，蕲艾叶、红花、伸筋草、桂枝各15g），加水5000mL，煎煮30分钟，趁热熏蒸，患处外敷毛巾持续10～15分钟，每日1～2次；硬化期采用红花桂枝酒（红花、桂枝各10g，50%酒精200～300mL，密闭浸泡7天，过滤取汁），微微加温，倒5～10mL药酒于手掌中，趁热温熨，轻巧按摩患处，约15～30分钟，直到局部皮肤发红并有灼热感为度，隔日1次。患处发现营养不良性溃疡面，则按溃疡换药原则处理。凡见患处肌肉、关节肿胀、僵硬及麻木等时，酌情选用冲和散掺在万应膏中（处方详见《医宗金鉴·外科心法要诀》）外贴患处，3～5日换1次，有散寒通络的功效。

3. 灸法 用于偏阳虚者。取穴：①大椎、肾俞；②命门、脾俞；③气海、血海；④膈俞、肺俞。每次取1组穴位，隔丁桂散灸3～5壮，每周灸3次。

（二）中西医结合治疗组

选择性用于系统性硬皮病；①年龄偏小，病情有反复；②血沉偏高，多数在40mm以上；③合并症较多，如人工流产，手指弯曲不伸，状如鹰爪。④中药连续治疗1个月以上，病情有加重趋势者。在辨证治疗的基础上，加用泼尼松。每日20～30mg。病情稳定后。每隔15天递减总剂量的1/4～1/6，直到最小的有效维持剂量。共5例。

三、治疗效果

（一）疗效标准

参考有关专著和专论，结合临床实践，制订如下标准。临床治愈：连续接受治疗2个月以上，皮肤松解、柔软，浅表溃疡见好，腹泻、腹胀、畏寒等症状获得明显改善，尚能从事某些轻微活动和家务，实验室检查正常。好转：上述临床症状有不同程度的改善，个人日常生活基本能够自理。无效：连续用中药治疗 2 个月后，临床症状无改变或有不良进展。

（二）疗效分析

1. 总疗效 中医药治疗组 25 例，临床治愈 13 例，占 52%；好转 9 例，占 36%；无效 3 例，占 12%。中西医结合组治疗 5 例，好转 3 例，占 60%；无效 2 例，占 40%。

2. 服药剂数、分期与疗效的关系 本组 30 例中，服药剂数最少为 35 剂，最多 425 剂，平均 230 剂。水肿期、硬化期疗效较好；萎缩期效果欠佳，尽管长时间坚持服药，效果并不令人满意。

四、讨论

1. 病分层次，证分上下 在近代文献中，普遍认为硬皮病属“痹症”范畴，但又不尽相同。笔者们认为，本病的病位则是以肺、脾、肾三脏为主，故其临床证候为初损皮毛在肺，续损肌肉在脾，终损筋骨在肾，是一组从上而下的痹症虚劳综合征。但因兼夹气滞、血瘀，而成虚实兼夹证候。以脏腑辨证为纲，既能分清病位，又便于权衡正虚邪实的轻重。

2. 甘温扶脾，重在通络 本病治疗的重点在于甘温扶脾。脾阳健运，气血流畅，则诸邪遂去。具体运用时，一要分清病位深浅，二是兼顾宣通经气。笔者们的做法是，邪在肺，宜用桂枝、羌活、独活、姜黄、茯苓、桑枝、汉防己以宣通经脉：邪在脾，宜用人参、白术、陈皮、姜半夏、苏梗、赤小豆、黄芪、茯苓皮温阳以扶脾，兼利湿热；邪在肾，则用熟地黄、龟板、鹿角片、当归、海桐皮、制川乌、制草乌、狗脊、淡干姜、巴戟天、淡苁蓉以峻补元阳、宣通脉络。虚实兼夹，孙络不通，则常用橘络、地龙、丝瓜络、路路通、蜈蚣、炮甲珠、延胡索、丹参、血竭、鸡血藤、红藤等。在巩固疗效时，可酌情加服全鹿丸、人参健脾丸、大黄蟅虫丸、大活络丸等，效果更为显著。

3. 内外并举，综合治疗 本病症状错综复杂，虚实兼夹，内外同治，易于收效。外用制剂具有疏风、散寒、通络功效，直接作用于肤表患处，可达到活血脉、蠲痹闭的目的。对阳虚体质者尤效。隔药灸法对阳虚患者病情的逆转与康复，也是有一定作用的。

五、参考文献

1. 杨国亮. 中国医学百科全书·皮肤病学［M］. 上海：上海科学技术出版社，1984：119 – 120.

2. 张凤山，等. 结缔组织病［M］. 天津：天津科学技术出版社，1982：220.

3. AN. 聂斯杰洛夫，等. 胶原疾病的临床［M］. 祝希媛，等译. 北京：人民卫生出版社，1964：242.

4. 姜树荆. 硬皮病辨证分型及其治疗［J］. 陕西中医，1982，3（3）：9.

温阳通痹法治疗弥漫性系统性硬皮病8例

硬皮病分为局限性和系统性两种类型。局限性硬皮病可使部分皮肤硬化，进而影响关节运动，无内脏损害；系统性硬皮病，可使全身大部分皮肤硬化，并伴有内脏器官病变。在系统性硬皮病中，按其皮损发生、发展及全身症状，又分为两种：一是肢端硬皮病；二是弥漫性系统性硬皮病，此型病情重，呈进行性。

硬皮病与中医的痹症相接近，而中医对痹症的认识，主要集中在《素问·痹论》，其次是汉代张仲景《金匮要略·血痹虚劳病脉证并治》，其在病因和脉象方面上提出，筋骨脆弱、腠理不固的人，抗病力薄弱，稍为劳作，更易阳气虚亏，即使是微风之邪，也足以引起疾病的发生，脉象微涩，或阴阳俱微。在临床表现上，明代秦景明《症因脉治》曾说："邪在肺，烦满喘呕，逆气上冲，右肋刺痛；邪在心，脉闭不通，心下鼓暴，嗌干善噫，心下痛；邪在肾，腰痛，小便时时变色：邪在脾，四肢怠惰，大便时泻，不能饮食；邪在肠，气窒小腹，中气喘争，时发飧泄；邪在胃，食入即痛，不得下咽，或时作呕。"上叙脉症的描述基本符合弥漫性系统性硬皮病的临床表现。

本组8例均为女性，未婚2例。年龄最小19岁，最大49岁，平均年龄32.5岁。病程短者1年，长者10年，其中1～3年者4例，5年以内者3例，10年者1例。

一、临床表现

指端皮肤苍白、冰冷，继而青紫，有3例手指弯曲、伸展极为困难，指节的隆起部位发生营养不良性溃疡。拍片报告：指节性间隙变窄和指骨吸收。8例均有皮肤紧张，表皮光滑变薄，颜面光亮，鼻翼缩小尖瘦，口张不大等不同程度的改变。处于水肿期2例，硬化期和萎缩期或两者兼有者6例。8例均见吞咽困难、腹胀、腹泻等消化道症状，其中6例做钡餐检查，仅1例报告消化道功能紊乱。肾脏损伤3例，发现尿蛋白（+），红细胞（少许）。主诉心慌、气短、胸痛6例。有4例心电图异常，2例为多发性窦性期前收缩，心肌受损和偶发窦性期前收缩各1例。双目干涩，视力减弱者5例，眼底检查发现视网膜出血1例。实验室检查：全部病例中度偏低贫血；血沉增速在25～80mm/h 5例；狼疮细胞检查3例均阴性；抗核抗体检查5例，阴性3例，阳性2例图形呈斑点状。

二、辨证指标

8例反映的主观症状：怕冷，心慌，气短，神疲乏力，食少，双目干涩，皮肤发痒，性欲减退，月经不调，腹泻每日2～3次，呈清稀状乃至完谷不化。客观症状：面色晄白，肤色灰黯，皮肤轻度甲错，舌质淡呈龟裂状，苔薄白，脉象沉细，尺部尤沉。

三、治法

温阳通痹，拟用温阳通痹汤：黄芪、山药、赤芍各12～15g，党参、当归、丹参、茯苓各

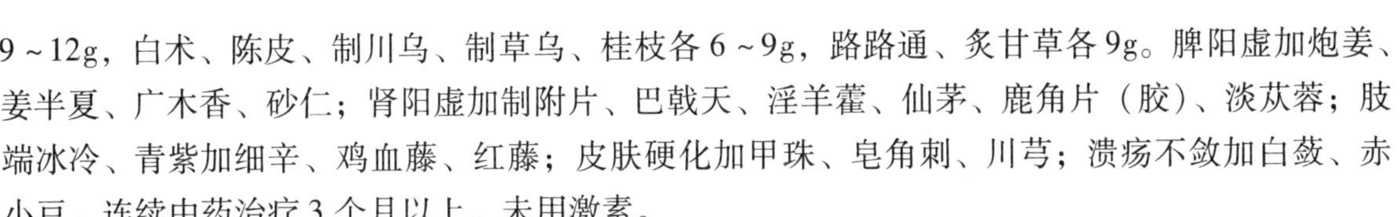

9～12g，白术、陈皮、制川乌、制草乌、桂枝各6～9g，路路通、炙甘草各9g。脾阳虚加炮姜、姜半夏、广木香、砂仁；肾阳虚加制附片、巴戟天、淫羊藿、仙茅、鹿角片（胶）、淡苁蓉；肢端冰冷、青紫加细辛、鸡血藤、红藤；皮肤硬化加甲珠、皂角刺、川芎；溃疡不敛加白蔹、赤小豆。连续中药治疗3个月以上，未用激素。

四、治疗结果

本组8例坚持服药多者280剂，少者84剂，平均159.2剂。结果评为近期痊愈3例，显效5例，未发现恶化病例。（近期痊愈：皮损柔软，有毳毛生长，化验正常，能从事一般劳动；显效：皮肤柔软，能从事部分轻微劳动，但内脏和皮损尚未完全恢复，如指端弯曲、伸展困难等）

五、病案举例

雷某，女性，42岁。1979年6月1日初诊。患者自1974年冬天起，始觉皮肤麻木紧张，继而如绳所缚，曾在院外确诊为弥漫性系统性硬皮病，予激素、维生素等药治疗，病情略有控制，停药后又明显加重。检查：颜面皮肤光亮，如蜡所涂，口张不大，舌体活动受阻，鼻翼缩小变尖，表情淡漠，躯干和四肢皮肤硬化，难以用手捏起，指端冰冷，伸屈不利。血红蛋白105g/L，红细胞3.6×10^{12}/L白细胞5×10^{9}/L，中性0.74，淋巴0.24，嗜酸性粒细胞0.02。血沉62mm/h。狼疮细胞（－）。抗核抗体（＋），斑点状。心电图报告：心肌轻度受损，钡餐未发现消化道异常。

中医辨证：平素特别怕冷，经常气短乏力，难以支持工作，性欲淡漠，指端冰冷，冬天更重，大便清稀，偶有完谷不化，每天2～3次；脉象沉细，双尺尤沉伏，舌质淡白，少苔。综合脉症属脾肾阳虚，气血亏损，亟宜甘温扶阳，佐以通痹法。处方：黄芪15g，党参、鹿角片、干地黄、丹参、茯苓各12g。当归、赤芍、白术、路路通各9g，桂枝、制川乌、制草乌各6g。水煎服、每日1剂。

守上方增减调治3个月后，全身皮肤柔软，紧张感完全消失。损害区有毳毛生长和出汗现象。嗣后在门诊又坚持每周服药5剂，前后经10个月的治疗，皮肤和内脏诸症俱见显著改善，现已上班工作。

六、讨论

笔者认为，弥漫性系统性硬皮病应属于中医的虚劳及痹症范畴。分析其病机主要在肺、脾、肾三脏。肺主气属卫，合皮毛而润泽肌肤，肺气虚损，则气短乏力，毛肤失其柔润，故皮肤甲错、硬化；脾主肌肉，为生化之源，五脏六腑、四肢百骸皆赖以养，脾气虚亏，运化无权，气血衰少，故腹胀、便溏；肾主骨藏精，只宜固藏，不宜泄露，久病失养，必致耗伤精气，表现为脉象沉细弱，舌质淡白，同时，古人又谓久病“穷必及肾”。由此，弥漫性系统性硬皮病先起于皮毛－肺，后病及骨－肾，这就是从上损及下的一种虚损证。故治疗要以调治脾肾为主，活血通痹为辅，药用黄芪、党参、白术、桂枝、当归、制川草乌等甘温之品，益气助阳，补脾温肾；佐以丹参、赤芍、甲珠、路路通、川芎等活血通痹。在通痹之中，尤要重视通孙络之痹的迫切性。方中党参可用高丽参，次用红参代入，另煎兑入，患者反映气力倍增，疗效更佳。

总之，本病后期无不关系脾肾，因为肾为先天之本，是真阴真阳之所寄；脾为后天之本，是气血营卫的源泉，所以病至后期往往会出现脾肾症状，补脾补肾是治疗本病的根本大法。只是在具体应用中，既要不足者补之以温，又要寓祛邪于补正之中，使之邪去而正又不伤，这是很重要的一环。

大补地黄丸治疗11例干燥综合征

干燥综合征在结缔组织病中，其发病率仅次于类风湿关节炎，居第二位。可见，本病不仅并非少见，而且有日益增多的趋势。笔者宗《临证指南医案》大补地黄丸为主治疗本病11例，获效满意。

一、临床治疗

从1987年元月至1988年12月间，应用大补地黄丸为主，不用任何西药辅助治疗11例干燥综合征，皆系住院病例，每个病例的临床证候按四诊八纲详细记载；对部分病例也做了一些必要的血液学、免疫学等方面的检查，为诊断和疗效提供了客观性资料。

1. 一般资料 11例均为已婚女性。年龄36～40岁4例，41～50岁6例，65岁1例。病程最短者6个月、最长者7年各1例，1～3年9例。生育状况：怀孕2次1例，3次2例，4次4例，5次3例，6次1例，所有病例均实施人工流产1～4次不等。

2. 主要证候 所有病例均有眼、口、阴道干燥和关节痛症状。眼：双眼干涩或有灼烧感11例，视力模糊或视力下降8例，畏光6例，结膜不定时充血5例。口：口腔干燥11例，口渴喜温饮10例，咀嚼困难非要汤水送下不可9例，口苦4例，唇燥或干红而脱屑4例，龋齿2例，腮腺一侧或双侧肿大时轻时重2例。耳鼻喉：鼻腔干燥8例，鼻燥结干痂或血痂6例，鼻出血1例，咽干6例，耳聋1例（耳鼓膜穿孔）。胃肠道：咽下困难9例，大便秘结常需4～7日一行7例。呼吸系统：干咳少痰5例。运动系统：关节肿胀疼痛11例，肌肉酸痛6例。泌尿生殖系统：阴道干燥11例，大小阴唇萎缩5例，外阴瘙痒7例，性欲淡漠5例。皮肤：干燥且有糠秕状鳞屑8例，瘙痒5例。血管：肢端苍白青紫冰冷6例，指端轻微溃烂2例。脉舌：脉象沉细无力9例，细数2例；舌质淡红1例，绛红8例，绛红夹有瘀斑或瘀点2例；舌无苔、状如镜面、扪之无津液7例，苔少3例，薄黄而干1例。其他：周身疲乏无力10例，夜寐欠安或梦多纷纭9例，食少或腹胀6例，五心烦热8例，头发枯焦疏稀易落5例，心慌气短4例，牙齿色枯欠润3例。

3. 实验室检查 11例均有轻度贫血，血沉20～40mm/h 3例，41～80mm/h 4例，81mm/h以上2例；查血清蛋白6例，发现5例为高免疫球蛋白血症，IgG增高明显，IgA和IgM变化不大；查类风湿因子7例，阳性4例，阴性3例；查血清补体C3 5例，仅1例下降，余4例皆在正常范围；查肝功能3例，均在正常范畴；查心电图6例，仅1例心动过速伴不齐；查B超肝胆5例，2例异常，1例提示胆结石，1例提示肝右后叶血管瘤；拍胸全片2例，1例报告为支气管炎，1例为间质性肺炎。

二、治法与疗效

1. 施治方法

（1）内治法：主方宗大补地黄丸加减。处方：生熟地各12g，炒黄柏10g，山药15g，枸杞子12g，当归10g，炒知母6g，山萸肉12g，炒白芍10g，肉苁蓉10g，元参10g，花粉10g，天麦冬各10g。加减：双目干涩和畏光，加甘菊花、霜桑叶；视力下降，加服石斛夜光丸；口干，加花粉、乌梅；口苦，加焦栀子；鼻结血痂，加黄芩、薄荷；关节肿疼，加川续断、老鹳草、鬼箭羽；进食困难，加绿萼梅；腹胀加玫瑰花、佛手；咽干少津，加北豆根、挂金灯；腮肿加浙贝母、僵蚕、蜈蚣；龋齿加生石膏；干咳少痰加鱼腥草、紫菀；皮肤干燥发痒，加何首乌、沙苑子、钩藤；大便干结加郁李仁、松子仁、麻仁；性欲淡漠，加仙茅、仙灵脾、阳起石。每日1剂，水煎服。

（2）针刺法：以邻近取穴为主，辅以循经取穴。加减：外阴萎缩或瘙痒，针刺曲骨、归来、关元；双目干涩，视力下降，针刺四白、鱼腰、合谷；口干津少，针刺地仓、颊车、足三里。施平补平泻手法，每2日针刺1次，10次为1个疗程。

2. 疗效评定 本组病例的疗效标准分近期痊愈、有效、无效三级。近期痊愈；临床主症（眼、口、鼻干燥、关节疼）消失；贫血得到纠正，血沉恢复正常；劳动力恢复。有效：临床主症有2项明显改善；贫血有所好转，血沉在30mm/h之内；劳动力部分恢复。无效；连续治疗30天，上述主症无改变甚或有加重趋势。按上述标准评定，本组11例治疗后获近期痊愈4例，有效7例。见效日期最短者5天，最长者21天，平均为10.6天。住院日期最短15天，最长85天，平均为43天。

三、讨论与体会

近些年来对干燥综合征病因的探讨，以阴虚之说居多，包括胃阴虚、脾阳虚和肝阴虚等，分别投用石斛清胃汤、沙参麦冬汤、一贯煎治之。唯傅氏提出本病之燥是既不同于内燥又有异于外燥的一种燥毒。笔者从实践中认识到，女性系阴柔之体，以血为本。若多次孕产哺乳以及意外的奇经八脉损伤（如多次人工流产），皆能导致真水亏败，阴火内炽，血海枯竭，燥疾丛生。如燥毒在肝，症见双目干涩、畏光；燥毒在脾，症见口干唇燥；燥毒在肺，症见鼻燥、干咳少痰、皮肤燥痒；燥毒在心，症见虚烦难寐、舌红少津；燥毒在肾，外阴干燥或萎缩瘙痒、大便干燥如栗等。由此可见，对本病燥因的求索，不仅要反映患者多为中年女性的差异性，而且还要谨慎审揆主症的特殊性。但在具体分析脏腑偏胜或正衰邪退的过程中，必须从动态上权衡邪实、津液、血枯三者之间的消长关系。然而从本质上讲，本病之燥通常是精血下夺，血少火多，病在下焦阴分。

针对燥因的剖析，治法宜用纯阴静药，柔养肝肾，方用大补地黄丸加减。该方系由知柏地黄丸、四物汤、滋燥饮三方主药有机糅合组成，药性偏于甘寒柔润占十分之七八，甘温扶元占十之二三，意取阴生阳长，水足火降而阴津易复。综合全方，有主有辅，有扶有祛，实为效方之一。此外，恰当而适时地应用针刺，通其经脉，调其血气，使之收到虚则实之，满则泄之，菀陈则除之，邪盛则虚之。这种双向调节对于改善干燥和阻止外阴萎缩，确实有一定的辅助功效。

四、参考文献

从略。

扶脾论治皮肌炎

皮肌炎属痿、痹症的范畴。病变主要在皮肤、肌肉和血管发炎，使皮肤呈弥漫性水肿性红斑，肌肉肿痛无力，至晚期还会出现肌肉萎缩的现象，故引起皮肤科医家的广泛重视。其治有宗营血蒸腾之理，法拟凉血解毒；或本风寒湿痹留着不去之机，立祛风除湿，温补脾肾，均取得一定的成效。但是，综查中医文献，痿、痹皆由精血亏损，外邪得以乘之居多。如果脾胃健旺，则饮食能受纳腐热，精微能转输运化，气机升降出入畅利，津液气血生化有源，上能养心肺，下能滋补肝肾，脏腑得养，形神乃旺。因此，《慎斋遗书》说："治病不愈，寻到脾胃而愈者甚多。"鉴于此，笔者近年来，从扶脾论皮肌炎，取得较为满意的疗效。

一、护脾阴以解毒

《不居集》说："扶脾即所以保肺；保肺即所以扶脾。"提示凡肺胃阴津在被温热之毒灼伤时，当以清补为宜。证见发病较急，间歇性发热，食欲不振，口渴不多饮，咽喉疼痛。自觉肌肉酸痛无力，重者肢体软瘫，不能翻身活动。眼睑呈淡紫红色水肿；舌质红绛，苔薄黄微干，脉虚大数。系由风湿热毒，侵袭肺胃，邪气充斥于表，则肌肤燔热、红肿、酸痛；津液内耗，元气虚怯，故软瘫无力。治宜护脾阴以解毒。

病案 曾某，女，54 岁。1980 年 7 月 18 日初诊。患者发热，肌肉酸痛，眼睑紫红色水肿达 2 月余，某院确诊：皮肌炎。口服过激素、氯喹和金刚藤糖浆等，病情未控制，由家人背来笔者科门诊。

检查：体温 T39.5℃；下肢肌肉酸痛、软弱，难以站立，双眼睑呈淡紫红色水肿；食欲不振，时有汗出，头昏，口干，饮之不多；舌质绛红，苔薄黄微干，脉虚大数。血红蛋白 101g/L，红细胞 3.75×10^{12}/L，白细胞 7.4×10^{9}/L，中性 76%，淋巴 34%，血沉 28mm/h；谷氨酸—丙酮转氨酶 140U；尿肌酸 1824μmol/24h。

四诊合参，证属温热化毒，耗阴损液。治宜护脾阴以解毒，方选益胃汤加减。处方：南、北沙参各 12g，石斛 15g，玄参 10g，生地黄炭、金银花炭、山药各 15g，红花 6g，凌霄花、防风各 10g，浮萍 6g，丹参 30g，紫草 10g。20 剂药后，眼睑红肿见退，色见淡，肌肉酸痛亦有减轻，在家人的帮助下，可以下床站立一会。此后按原方酌加黄芪、茯苓、紫菀、玉竹、熟地黄、炒白芍、生苡仁、龟板胶、五加皮、炙甘草之类清金、补精、养血之品。先后共服 180 余剂，眼睑水肿消退，肌肉酸痛见愈。1982 年 2 月份追访，患者已能从事轻微家务劳动。

二、补脾阳以通痹

脾运则分输五脏，荣润四肢。大抵脾胃虚弱，内则腐熟无能，失其生化之源，从而成为虚损的重要因素；外则可致寒湿诸邪阻滞脉络，诱发痹症。诚如《景岳全书》所说："痹者，闭也。以血气为邪所闭，不得通行而病也。"对于因脾阳亏虚，痹阻不通的皮肌炎，当甘温补脾与散寒通痹同用，方可获得气旺血行、痹通肤软之效。

病案 熊某，女，48岁。1983年10月29日初诊。患者因皮肌炎1973年曾在市某院住院诊治，疗效不佳。近年来，肌肉酸痛日见加重，上肢抬举、梳头困难，下肢上楼尤觉艰难，要求中医调治。

检查：眼睑呈现典型的血玉色实质性水肿，并有持续性毛细血管扩张；肢端冰冷、苍白；纳谷欠佳，或食后腹胀不适，心悸，肢软乏力；舌质淡红微胖，可见齿痕，苔薄白，脉细弱无力。血红蛋白100g/L，红细胞3.40×10^{12}/L，白细胞6.6×10^{9}/L，中性66%，淋巴34%；血沉11mm/h；血清酶正常；尿肌酸1368μmol/24h。

综合脉症，属脾阳亏损，复遭寒湿侵袭，阻塞脉络。治宜甘温补脾，兼通脉络。方选桂枝人参汤加味，处方：桂枝6g，炙甘草、炒白术各10g，党参12g，干姜1.5g，制川草乌各4.5g，桑寄生12g，制附片6g，路路通15g，甲珠6g，广陈皮10g，鬼箭羽12g。35剂药后，眼睑红肿、肌肉酸痛均见好转，肢末温度亦有升高趋势，纳谷略增。于原方酌加黄芪、丹参、砂仁、羌活、独活、鸡内金、炒二芽、姜半夏、佛手片、柴胡等，续服258剂，皮肤损害和全身症状俱平。患者能胜任家务劳动。

三、益元气以振痿

元气主要指先天的肾气，后天之本的脾气。脾肾两脏之虚，其气是一虚俱虚、一损俱损的互相关系。因此，《冯氏锦囊秘录》提出“虚为百病之由，治虚为去病之要”的学术观点，对于指导晚期皮肌炎的治疗是很有意义的。当然，在具体施治的过程中，要审酌脾肾的盛衰，因肾虚而脾尚健者，补肾而勿伤脾，因脾虚而肾无虚候，扶脾为主，尽量做到助其互生互化，防止滥施妄补之弊。

病案 吴某，女，26岁。1984年2月27日初诊。患者于1978年因发热、双眼睑暗红色水肿、肌肉酸痛等，确诊为皮肌炎。曾用过激素（泼尼松60mg/d）和中药治疗，病情一度好转。近一年来中辍治疗，皮损和内脏兼症丛生，遂要求中医诊治。

检查：体温正常。双眼睑紫红色水肿；周身肌肉酸痛颇重，梳头困难，上楼亦感非常吃力，腨部肌肉松软无力，略有萎缩之外观；稍有活动则心慌、气喘，乏力，不耐劳作，食少乏味，睡眠欠佳；舌质淡红，苔薄白，脉沉细无力。血红蛋白80g/L，红细胞336×10^{12}/L，白细胞10.4×10^{9}/L，中性65%，淋巴34%，酸性细胞1%；血沉26mm/h；心电图正常，尿肌酸1976μmol/24h；肌电图、病理活检均符合皮肌炎。脉症合参，证属元气虚弱，肌肤筋骨失于濡养，则萎缩失用。治宜益气填精、振痿通络法，方选还少丹加减。处方：红参（另煎兑入）、黄芪各12g，枸杞子、熟地黄各12g，山药15g，山茱萸、茯苓、川续断各12g，炒杜仲、远志各10g、五味子6g，巴戟天12g，制附片12g（先煎15分钟），丹参15g，路路通12g。服15剂，肌肉酸痛、气短、乏力略有减轻。按原方改红参为太子参30g，另据证情变化而酌加鸡内金、炒二芽、厚朴、桑寄生、陈皮、香附、白花蛇舌草、仙灵脾。再服50余剂后，肌肉酸痛见好，心慌、气短、食少等均见改善。

还少丹为主治疗重叠综合征1例

“还少丹”出自《医方集解》，由熟地黄、山药、牛膝、枸杞子、山茱萸、茯苓、杜仲、远志、五味子、楮实、小茴香、巴戟天、肉苁蓉、石菖蒲加枣肉蜜丸而成，主治脾肾虚寒、血气羸乏诸症。笔者以还少丹为主，配合西药治疗1例系统性红斑狼疮、硬皮病、干燥综合征的重叠综合征，经过5年的随访观察，病情缓解较理想，现已参加轻微工作。兹整理报告如下。

一、病史摘要

患者女，38岁。1971年在农场劳动，突然高热（39.6℃），继而关节疼痛，下床活动颇感困难。时隔二月，尿中出现蛋白（+++），全身中度水肿，某院以“肾炎”收住入院。经多种治疗后仍然低热、关节疼、尿蛋白。后怀疑亚急性系统性红斑狼疮，收住笔者院。周围血液中查到狼疮细胞，抗核因子阳性，血沉97mm/h，贫血，尿蛋白（+++），经中西医结合治疗，病情缓解出院。1973年患者自觉全身皮肤紧张发硬，如绳缚，脸部表情淡薄，鼻准变尖，口张不大，指端苍白冰冷。活体组织检查报告：系统性硬皮病。经用中医治疗为主，辅以小剂量激素，病情渐好。1975年患者多次反映双目干涩，视力减退，鼻腔干燥，终年无涕，口干，咽食困难，需要汤水送下，再次入院。入院后发现皮肤干燥，糠秕状鳞屑较多，但皮肤已变软。口腔科会诊发现唾液腺开口萎缩。眼科会诊：Schirmer实验，泪液分泌减少，泪点阻塞。

治疗经过：据当时主症，分3个阶段治疗。第一阶段主症：低热、关节疼、水肿、尿蛋白（+++）。辨证：山茱萸、巴戟天、楮实子各12g，山药、茯苓、金樱子、泽泻各15g，制附片、五味子、肉苁蓉、枸杞各9g，水煎服，1日1剂，集中治疗86天，病情缓解。第二阶段主症：皮肤僵硬，口张不大，肢厥肤冷。辨证：肾阳亏损，寒滞经络。治则：温肾助阳，散寒通络。处方：巴戟天、肉苁蓉、山茱萸、山药、熟地黄、枸杞各12g，制附片（先煎）、楮实子、黄芪、续断各15g，小茴香、茯苓、党参、怀牛膝各9g。1日1剂，连续治疗67天，皮肤松解、变软，将药方制成膏剂，缓缓图之。但有1年半的时间，患者自认为诸患俱平，中西药均停用，于是出现第三阶段的临床症状：双目干涩，鼻腔干燥，口干，难咽食物等。辨证：肾阴虚损，精血衰少。治则：养精益血，阴阳平补。处方：山药、干地黄各15g，龟板（先煎）、天冬、麦冬各12g，枸杞子、肉苁蓉、巴戟天、玄参各9g，楮实子、炒杜仲、远志、五味子各6g。调治113天后，诸症见好。现在每半个月在门诊随诊1次。

二、讨论与体会

本例除一阶段每天口服泼尼松40mg，4个月后，撤减到每天5mg外，其他阶段的泼尼松每天维持在2.5～5mg。但从发病以来，基本上坚持以还少丹为主方的中药治疗。第一阶段所见诸证，皆由肾阴亏损，阳微火衰，尿少水肿；肾失封藏，尿见蛋白；肾损及肝，血不养筋，故关节疼。方中重用熟、枸、山、楮、五、樱等甘寒、甘平、甘酸之品专补肾阴而填精，佐以苁、巴、附甘温、辛热之味温阳益肾，使以茯、泽意在有阖有开不致壅补。第二阶段阳衰火微是其主要矛盾，方中加重助阳补虚之品，如巴、苁、茴、附、参、芪等，不仅剂量重，而且品种多，但又考虑阴阳相互依存的内在联系，加用少量的补水之药。第三阶段的辨证要点肝肾阴虚，精血衰少，方中加用龟板、天冬、麦冬、玄参滋阴益精、清金降火之味。在运用古方时，要认清主因、主症、主脏，根据具体病情适当加减。

三、成人硬肿病 1 例治验

杨某，女性，48 岁。1 年前，自觉颈部俯仰活动不便，继而漫肿发硬，逐渐向背部发展。现觉全身皮肤发紧，如绳所缚，上肢举手、梳头颇感困难。周身软弱乏力，嗜睡，畏寒，难以胜任劳动和家务。

检查：颈背、前胸和上肢皮肤肿胀僵硬，难以捏起，光滑如涂蜡，肤色呈淡褐色，毛发无异常。脉沉细，尺部伏，舌质淡白、微胖嫩，苔薄白。血象：血红蛋白 90g/L，红细胞 $2.8\times10^{12}/L$，白细胞 $4.7\times10^{9}/L$，中性 0.67，淋巴 0.32，嗜酸性 0.01。血沉正常。尿蛋白痕迹。病理活检报告：成人硬肿病。

治疗经过：参合脉症，由风寒湿三邪杂至，壅蔽经络，气血痞塞，发为痹症。亟宜益气温阳，祛邪通痹。拟独活寄生汤加减。处方：黄芪、党参各 12g，当归、丹参、茯苓、寄生各 15g，羌活、独活、秦艽、威灵仙、海桐皮各 10g，甲珠 6g。进上方 5 剂，自觉项背肿胀、紧张、如绳所缚已有松解。唯仍感疲惫软弱、畏寒、嗜睡。证属元气虚怯。诚如沈金鳌说："痹症因虚而感。"拟益气助阳，填精补髓，佐治外邪。处方：炙麻黄、炒白芥子、甲珠、当归、上肉桂各 10g，羌活、独活、鹿角胶各 12g，黄芪 18g，太子参 15g，川断、狗脊各 10g。连服 15 剂，项背俯仰活动自如，上肢抬举轻便，全身如绳所缚的紧张感完全消失，疲惫、畏寒等均有改善。嘱服全鹿丸，1 日 2 次，每次 6g，以巩固疗效。

1 年后追访，上述硬肿诸症完全消失，已于半年前参加农业生产。

体会：《素问·痹论》说："风寒湿三气杂至，合而为痹……以秋遇此者为皮痹。"皮痹与西医学的成人硬肿病相似。痹证的发病，内因气血两虚，肾阳不足，卫外不固；外因风寒湿邪乘虚侵袭，阻于经络肌表血脉之间。痹症的治疗，《观痹论》强调峻补真阴，促使气血流行，则寒邪遂去；《医学入门》提出"痹症初起，若骤用参、芪、归、地，则气郁滞而邪不散，当用行痹流气类的药物。"

笔者们认识到痹症"因虚而感"。"虚"是本，"感"是标。治疗的关键是治本不忘标，治标莫失本。所以，本例初用独活寄生汤以祛风寒湿外邪为主，标是重点，佐以扶阳益气通脉，本也有顾。待外邪被祛后，治本要力专，故用阳和汤加减，取其益气助阳，散邪通络。这样可使气血充足，更有利于外邪的散解。

从血论治进行期银屑病 46 例

1984 年 1 月～1986 年 6 月，笔者院皮肤科病房收治进行期银屑病 46 例，从血论治，疗效满意。

一、病例选择

全部病例均符合上海第一医学院附属华山医院再版修订《皮肤科手册》诊断标准。急性银屑病 21 例，慢性银屑病急性发作 25 例，46 例均趋于进行期。男性 21 例，女性 25 例；年龄最小 2 岁，最大 65 岁，20～49 岁之间 40 例，平均年龄 35 岁。病程最长者 35 年，最短者 10 天。21 例入院前曾有多种西药治疗史。检查：23 例有不同程度贫血，27 例有白细胞偏高，21 例免疫球蛋白 IgG、IgM 偏高，补体 C_3 低于正常值。

二、治疗方药

基本方：生地黄、炒槐花各 15g，赤芍、白芍、凌霄花、紫草、玄参各 10g，牡丹皮、熟大黄、红花各 6g。兼阴虚者加南北沙参各 20g，山药 30g，兼风热者加牛蒡子、连翘各 10g，兼湿热者加藿香、佩兰各 10g，绿豆衣 30g。15 岁以下患者，视情减量，孕妇慎服。上方每日 1 剂，分早、中、晚 3 次内服，3 月为 1 个疗程。

三、治疗结果

红斑退为减色斑，银白色鳞屑脱尽，瘙痒基本消失。检查：血常规、免疫球蛋白 IgG、IgM，补体 C_3 在正常范围内，为临床治愈。46 例患者，全部临床获愈。其中，1 疗程内治愈者 38 例，1～2 个疗程内治愈者 8 例。治愈时间最短者 1 个半月，治愈时间最长者 4 个月，平均获愈时间 2 个半月。

四、典型病例

潘某，男，28 岁，职员。于 1984 年 6 月 27 日入院治疗。检查：周身可见大小不等、形态不一的红斑，小者如绿豆，大者如伍分硬币，上覆银白色鳞屑，皮损以下肢为甚，部分融合成片，鳞屑剥之，则现光滑薄膜，刮下薄膜，则见细小筛状出血。自觉瘙痒感颇重，大便微结，舌质微红少苔，脉细数。查血：血红蛋白 95g/L，红细胞 5.2×10^{12}/L，白细胞 10.8×10^{9}/L，N0.62，L0.36，E0.02。补体 C_3 72.5mg%；IgG1805mg%；IgM420mg%。西医诊断为银屑病（进行期），中医辨证属血分郁热，兼见血瘀、血虚。治以凉血养血、活血退斑，施基本方加牛蒡子、连翘各 10g，配以硫黄软膏外搽。上方治疗 1 月半，红斑明显消退，鳞屑减少，瘙痒减轻，无新皮损出现。减牛蒡子、连翘，加南北沙参各 15g，山药 30g，以养阴护胃。再治疗 1 月半，红斑消退为褐色斑，鳞屑、瘙痒消失。复查：血常规正常。IgG9200mg%；IgM310mg%；补体 C3 125mg%。共住院 96 天，临床治愈出院。嘱每周服养阴凉血、活血退斑之剂 2 帖，至今皮疾未发。

五、体会

临床观察，银屑病患者，虽致病之因有六淫、七情、饮食不节等，但均是化热入血，方发为本病。且进行期的皮损，具备红斑、鳞屑、瘙痒，即是血热、血瘀之证同存。所现风热湿象，乃为兼夹之证。据此，笔者们从血论治，拟定凉血养血、活血退斑之方，重用凉血之药。生地黄配白芍、玄参，凉血养血；凌霄花配紫草，凉血止痒；赤芍配牡丹皮，凉血通络；炒槐花配红花，凉血活血，通络退斑；少用熟大黄，使血分之热从下排出。诸药合用，具有凉血养血、活血退斑之功。使热瘀同消，血虚得复。若是银屑病遍发全身，还可选用生玳瑁、藏红花，疗效更佳。本方药性稍峻，长期服用，并未见明显损伤正气之状。若胃纳欠佳者，配服健脾之品，便可消除。

红皮病型银屑病治验

病案一：潘某，男，28 岁。半年前前额发现一处红斑，随后头面、背、腰骶及双下肢又相继出现红斑、丘疹、鳞屑、脓疱，加之骤感暑热之邪激惹，皮损泛发全身，以“红皮病型银屑病”收入院。检查：周身弥漫性红斑，鳞屑细碎且多，呈红皮病样皮损，皮肤干燥，自觉瘙痒剧烈，舌红，苔薄黄，脉细弦而数。系由暑热余毒未清，流窜肤表，隐袭营血，蒸灼肌肤所致，拟清暑凉血、解毒护阴法。处方：羚羊角 3g（镑细后下）、钩藤、珍珠母、生龙骨、生牡蛎、生地黄、生苡仁各 15g，赤芍、白芍、茯苓、龟板、首乌各 12g，当归、牡丹皮各 10g，砂仁 6g。服上方 2 周，弥漫性红斑有所消退，但鳞屑仍多，痒剧，影响入睡。此系阴津亏损，肤失濡养，治宜养阴润肤凉血，佐以息风法。处方：南沙参、北沙参、赤芍、丹参、钩藤、白芍各 15g，红花 6g，玄参、天花粉、石斛各 12g，牡丹皮 10g，生地黄 30g。此方为主加减治疗 1 个月，周身弥漫性红斑完全消退，皮肤复常，亦无痒感，痊愈出院。

病案二：魏某，男，50 岁，农民。患银屑病 20 年，今年 7 月因母去世，过度操劳，周身出现密集红斑，大部分融合成片，1 个月后门诊以“红皮病型银屑病”收入院。检查：面部潮红肿胀，周身可见大片红斑，状如地图，尤以躯干、上肢呈弥漫性红斑外观，大量脱落银白色鳞屑，头发干燥成束，指甲无华，伴小便清长、大便稀溏、烦躁不安等症。舌淡红，苔薄白，脉弦而无力。综析内外证，系由里虚外实，虚阳外越所致，治用引火归原法。处方：制附片 8g，上肉桂 6g，熟地黄、怀山药、山萸肉各 15g，泽泻、牡丹皮、茯苓、防风、连翘各 10g，赤小豆 30g，黄芪 12g，4 剂后，烦躁不适感消失，大便成形，日 1 次，面部红斑显著消退，躯干、四肢弥漫性红斑色泽减淡，但痒感仍较重，此为虚热游窜于肤腠，上方去赤小豆、连翘，加地骨皮 15g，桑白皮 12g，用药 12 剂，住院 30 天痊愈出院。

按：红皮病型银屑病是病情较重、治疗较困难的一种类型。结合本文 2 例分析，例一因露宿骤感暑热外邪而诱发，治疗的初期阶段既清暑以从标治，又要护阴解毒以顾其本，使清热斑退。唯鳞屑较多时，说明邪去正衰，阴津耗伤，肌肤失养，此时宜养血润肤，息风止痒，故在后期重用养血息风之品，荣肌肤，潜虚风，则痒自止，从而达到固本祛邪的目的。例二从内外证结合分析，红斑发生主要由龙雷之火不能寓藏于肝肾，浮游亢旺于肤表。症见弥漫性红斑，兼小便清长、大便稀溏的虚寒之兆，治以温补肾阳，金匮肾气丸加减而获愈。

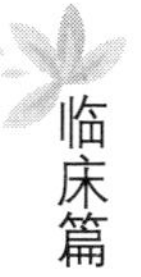

金银花虎杖汤治疗银屑病

根据血热为银屑病的致病主因，笔者拟用具有凉血解毒作用的“金银花虎杖汤”，治疗25例银屑病，收效甚好。

25例均为寻常型，病情属进行期，男16例，女9例；年龄21~67岁间，多数在50岁内；病程1年内5例，1~10年9例，10年以上11例；皮损在头颅10例，腰骶及肘膝关节8例，泛发全身7例；其中伴有慢性咽炎8例，家族遗传1例，多数曾用过氨基蝶呤、乙亚胺、制斑素，或用过芥子气外搽后，为无效或愈后复发者。

自拟金银花虎杖汤由金银花、虎杖、丹参、鸡血藤各15g，生地黄、归尾、赤芍、槐花各12g，大青叶9g组成。若损害以红斑为主加牡丹皮、紫草各9g，损害在头部加何首乌、山楂各15g，在腰骶、肘膝部位加炒杜仲9g、熟军6g，有慢性咽炎加沙参、山豆根各9条。治疗中为排除季节对疗效的干扰，选择在10月份至次年4月份间服药。

结果：基本痊愈（皮损全部消退或残留少数点损害）8例；显著好转（皮损大部分消退）8例；好转（皮损部分消退）9例。药后开始见效为6~21天，平均13.5天。

病案一：李某，女，29岁，1980年1月2日初诊。40天前突然高烧，咽喉红肿，经西药治疗后的第20天，臀、手背部位有绿豆大小的红色斑丘疹，上覆银白色鳞屑，继而蔓延到躯干。某医曾用过多种西药，病情未控制。经活检报告确诊为银屑病，后内服金银花虎杖汤5天，斑丘疹开始消退，鳞屑减少。20天后，面、躯干部位的皮损好转，再在原方中加炒杜仲、熟军，服药至3月5日，皮损完全消退而愈。

病案二：肖某，男，46岁。患银屑病已10余年，先后用过氨基蝶呤、乙亚胺等效果不显。由冬重夏轻转为终年红斑不退，鳞屑仍然，皮损主要在头部、鼻梁两侧、腰骶和膝盖等处，见有大如银元、小如黄豆、浸润显著的斑丘疹。内服金银花虎杖汤至第13天，头、面部的斑疹、鳞屑明显减轻。至第27天，腰骶、膝盖等处的皮损也开始消退。至第38天，症状基本消除，再于原方加首乌15g，山楂12g，连服半月而愈。

全身性瘙痒病的辨证论治

全身性瘙痒症是一种常见的皮肤病，由于剧烈瘙痒而影响睡眠和工作。笔者以中医理论为指导，辨证论治180例，获效尚好。

一、一般资料

本组180例，男性102例，女性78例。年龄30岁以下18例，65岁以上25例，以30～65岁的中、壮年为多，共137例。夏天发病加重81例，冬天发病加重99例，病程最长8年，最短20天，其中1个月内16例，6个月49例，7个月～1年55例，1～3年42例，3年以上18例。

二、辨证论治

1. 气血两燔 此型81例，占本组病例的45%。证见皮肤弥漫性红斑，针尖大小的丘疹遍布全身，或者局限于某一部位；自觉痒重，严重时如无数根芒刺刺扎，兼有烦热，口干，小便短黄，脉象洪大数，舌质红或赤，苔薄黄或少苔。证属暑热客于肌腠，肺卫失宣，激惹气血两燔，外邪游窜体表。治以清气凉血，佐以疏透法。方选变通白虎汤。生石膏15～30g（先煎），炒知母6g，麦冬、玄参、赤芍、炒牡丹皮各10g，沙参15g，生地黄12g，防风、紫草各6～10g，荆芥、细辛、红花各3～6g，六一散30～45g（荷叶包煎）。

2. 脾虚卫弱 此型54例，占本组病例的30%。证见皮肤瘙痒时轻时重，遇风遇冷，瘙痒明显加剧，皮肤上常可见到线状抓痕或针帽大小的血痂，兼有气短乏力，纳谷不香，倦懈懒言，不任作劳，大便或干或溏，脉象虚细弱，舌质淡红，苔薄白或少苔。本型以久病、产后、失血、体弱者居多。证属脾虚元气虚怯、卫阳摄固不密。治以健脾益气，佐以固表汤。方选人参健脾汤加减。党参、黄芪各10～12g，土炒白术、陈皮、防风各10g，茯苓皮12～15g，荆芥、砂仁（后下）、炒枳壳、玫瑰花、甘草各6g，炒黄连1.5g，广木香3～6g。

3. 肝肾亏损 此型45例，占本组病例的25%。证见皮肤干燥，常有较多的糠秕状鳞屑脱落，痒感以夜间为剧，兼有腰酸膝软，头晕眼花，夜寐欠安，阳痿或月经不调，脉象沉细迟，舌质淡红或微绛，苔少或无苔。证属肝肾阴虚，亢阳偏胜，灼阴耗液，导致肤失濡养。治以滋养肝肾法。方选地黄饮子加减。干地黄、枸杞子、炒白芍、当归、茯苓、肉苁蓉、炒杜仲各10g，何首乌10～15g，山茱萸、钩藤各10～12g，炒黄柏、炒知母各6g，山药12g。

三、治疗效果

本组病例全部采用中药治疗，其中有78%的患者都曾在外院用西药治疗而效果不显。服药时间少者1周，最长不超过8周，多数病例服药在2～3周内。

1. 疗效标准 ①临床痊愈：继发皮疹消失，状如常人；②显效：皮疹基本消退，偶有轻微痒感，但可忍耐不去搔抓；③无效：连续治疗10天，痒感和皮疹不减，并有加重倾向。

2. 治疗结果 临床痊愈103例，占57.2%；显效42例，占28.3%；无效35例，占

19.4%。总有效率为80.5%。在无效病例中，5例曾有过慢性肾衰竭，3例伴有恶性肿瘤。

四、讨论与体会

瘙痒症中医文献统称为“诸痒”“痒症”“痒风”等。首次阐明痒的病机，当推《灵枢》。《灵枢·刺节真邪》说：“……搏于皮肤之间，其气外发，腠理开，毫毛摇，气往来行，则为痒。”痒的病变部位和成因，一是邪气，二是正虚。即外邪入侵，首先与卫外的阳气相搏，若阳气充足，邪欲发散，驱使人体本能地用手抓搔，使邪气扬出而痒止；若阳气虚弱，邪气乘虚而入，游走在皮肤腠理之间，于是发生淫痒不已。此外，在《黄帝内经》中还有“诸痛痒疮，皆属于火”“痛为实，痒为虚”等记载。这种痛痒同源的关系，清代余听鸿曾有过论述，“心属火，肝属风，火微则痒，火甚则痛，唯风能消物，火能灼液，肌肤干瘦痒痛也。”由此可见，外因多责于风，内因多责于虚，虚是主要的。虚分阴血虚，阳气虚。两者相比，阳气虚又居于首位。李东垣《脾胃论》说：“元气之充足，皆由脾胃之气无所伤，而后能滋养元气……元气不能充，而诸病之所由生也。”进而指出，饮食失节，情绪偏激，皆能损伤元气。元气受伤，不能制止阴火，阴火上升，助长了心火暴盛，火旺更能伤害脾胃元气，导致“卫气散解……气之削也”。正因为这样，明代薛己论痒时首先提出“若专用风药，复伤阴血，必致筋挛等证”的警告。清代祁坤也有同类看法，他说：“凡瘾疹瘙痒……慎用风药，复伤元气，反复筋挛。”因此，医界也有用十全大补汤治痒者。

瘙痒症的治疗方法很多，归纳起来，有散邪、清里、扶正三类，但其重点应是扶正。在扶正法中健脾益肾更为要着。治脾，法当健运，多用阳药，如黄芪、党参、白术、砂仁、陈皮等；治肾，法当甘润，多用阴药，如地黄、枸杞子、麦冬、山药、白芍等，从表面上看不在治痒，其实正是治痒之本。因为肌腠的固密在于正气存内，而正气的充实，又依赖脾胃所生的营养物质供给。所以，《黄帝内经》说：“治病必求于本。”正是此意。

中医药治疗老年性皮肤瘙痒症13例

一、临床资料

1. 一般情况 性别：男性7例，女性6例。年龄：50～60岁者6例，61～70岁者6例，71岁1例。病程：1年以内者3例，3年以内者5例，10年以内者5例。

2. 临床特点 ①皮损：皮肤干燥，糠秕状鳞屑较多，抓痕明显，搔破后结有血痂。部位：以胫前为常见，其次在躯干和上肢。②脉象细数，或沉细。苔薄白或少苔，舌质红，微绛多有龟裂。③本组仅2例患过胆囊炎。

3. 治疗与效果

（1）基本方：何首乌、干地黄、山药各12g，黄柏、五味子各6g，菟丝子、沙苑子、生龙牡各15g，茯苓9g。加减法：伴有肝胆疾患，加茵陈、金钱草、川楝子各9g；头昏、目涩，加桑叶、杭菊花、枸杞子各12g，苦丁茶6g；口干多饮，夜尿多，加玄参、石斛、金樱子各12g；刺痒不适，加苦参片、钩藤各9g；怕冷，尺脉沉迟，加淫羊藿15g，巴戟肉9g，仙茅6g；失眠，加合欢皮12g，百合9g。

（2）效果：经过5～23剂治疗后，治愈8例，显效2例，进步3例（未做追访）。

疗效指标：治愈：痒感消失；显效：痒感显著减轻，夜能入睡，皮损大部分消失；进步：痒感减轻，但未完全控制。

二、病例与体会

徐某，男，71岁，1976年感觉胫前皮肤发痒，嗣后痒感波及躯干部分，曾用过钙剂治疗，痒感并未控制。检查：在胫前和躯干可见线状抓痕，皮肤干燥，并有少许糠秕状脱屑和血痂。脉象细数，舌质暗红有龟裂，苔薄。证属阴虚血燥。治宜养阴润肤，佐以止痒。方选：何首乌、炒白芍、钩藤、淫羊藿、当归各12g，女贞子、干地黄、丹参、玄参各9g，刺蒺藜、生龙牡各15g，制大黄6g。服上方3剂后，痒感明显减轻，上方再进5剂而痊愈。

老年性皮肤瘙痒症的临床表现，与中医文献所叙“血风疮”十分类似。其发病原因多是肝肾阴虚而生内热，热盛灼阴，肤失润养，故皮肤干燥，鳞屑状如糠秕；热搏在肤，遇之风邪，则作瘙痒。方用何首乌、干地黄、沙苑子、黄柏之类养肝滋肾，辅以菟丝子补肾、五味子益心、茯苓化湿、山药健脾、生龙牡平肝。肝肾之虚得补，风邪之实得祛，邪去正复，痒感自除。

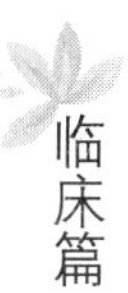

寒冷性荨麻疹10例中医辨治

寒冷性荨麻疹是一种顽固难治的皮肤病，不少患者为之痛苦和烦恼。近年来，笔者根据脾虚卫弱的基本理论，拟用加味四君子汤治疗，获得较为满意的效果。

一、临床资料

1. 一般资料 本组10例，男性3例，女性7例；年龄最小者23岁，最大者45岁，多在24～34岁之间；病程短者1年半，长者23年，多数在3～10年之间；发病季节以冬季为多，其次在接触冷水，或者清晨气温较低的时候，风团明显加重、增多。

2. 临床特点 ①皮损特点：风团常呈淡红色，以暴露部位为主，一次分布在颜面、耳郭、手背等处；如果用冷水冲洗1～3分钟后，手背皮肤迅速出现风团，保暖或者轻柔按摩则又自行缓解。②脉舌与体征：脉象以濡细弱多见，舌质淡红，苔薄或薄白为主；一般伴见面色㿠白，少气懒言，肢体倦怠，或者食少，形寒怕冷等。

3. 治疗方法 以内治为主，少数病例用百部酊（百部25g，75%酒精100mL，浸泡7天后，过滤取汁）外擦，在治疗过程中，一律不用西药内服或注射。基本方加味四君子汤：党参、茯苓、白术、阿胶（烊化）各9g，黄芪12g，橘皮、广木香、乌药、防风各6g，益母草15g，水煎，1日1剂，分3次内服。

4. 治疗结果 为了准确观察治疗效果，用本方时药味无须增损，分量也不加减，按方治疗。效果：近期治愈7例，有效3例。疗效与病程似无联系，但与明显的内脏组织病变有关，有效的2例，1例伴有原发性不孕症，1例伴有慢性肾炎。

疗效标准　近期治愈：风团和痒感完全消失，或者偶有极少数风团发生，若服本方又可见效；有效：绝大部分风团消退，痒感显著减轻；无效：服本方5剂后，风团和痒感均未控制，并伴有恶化倾向。本组10例均追访3个月，未作远期随访。

二、典型病例

病案一　某女，36岁。风疹块反复发作约2年有余。在此时期经过多法治疗，效果不显。刻下四肢暴露部位可见大片风团，如果冷风吹拂或冷水浸泡，手背皮肤红肿明显加重。脉象濡细，舌质淡红，苔薄白，证属脾虚卫弱，治宜甘温健脾、益气固表法，方用加味四君子汤，1日1剂。3剂后，风团和痒感显著减轻，再步原方调治3剂以巩固之，追访3个月，未见复发。

病案二　某女，23岁。全身起风疹疙瘩达10年之久。风团发生部位以颜面为主，偶尔口唇或眼睑突然高度宣浮肿起。发病季节多在冬季。面色㿠白少华，气短乏力，脉象细弱，证属脾虚，复招邪风所致。今本“急则治其标”之理，先予清热、散风、消肿。方选：蝉蜕、麻黄、荆芥、大青叶各6g，金银花、茯苓、生地黄各12g，连翘、玄参各9g，甘草3g，1日1剂，分3次内服。服上方3剂后，口唇、眼睑肿胀见消，但在面部、手部风团仍然时起时没。检查血液中嗜伊红细胞直接计算396个/mm^3，改用甘温健脾、益气固表法。方选加味四君子汤。服3剂，

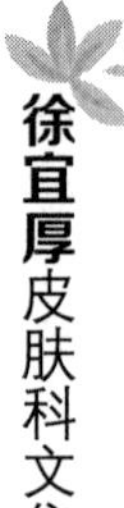

风团和痒感有所控制，只是夜间偶有极少数风团发起，嘱步原方调治。服至 26 剂后，风团和痒感完全消失，嗜伊红细胞肉直接计算降为 88 个/mm^3，追访 3 个月未复发。

三、讨论与体会

荨麻疹在中医学文献里名称甚多。春秋战国时期称之为“风疹”；汉代称之为瘾疹；隋唐时期称之为“风搔瘾疹”“赤疹”“白疹”“风瘖癗”；元代称之为“时疫疙瘩”；明代称之为“白婆瘼”“逸风”；清代称之为“鬼饭疙瘩”“风疹块”等。寒冷性荨麻疹则与“白疹”或“白婆瘼”十分类似。

《脾胃论》中云：“历观诸篇而参考之，则元气之充足，皆由脾胃之气无所伤，而后能滋养元气。若胃气之本弱，饮食自倍，则脾胃之气既伤，而诸病之所生也。”从李东垣的这段论述可知，脾胃没有损伤，元气充足，机体的生理活动就能保持正常。如果脾胃虚弱，加之不注意节制饮食，还有情绪过度的喜、怒、忧、恐、思都能损伤脾胃，使之元气因营养缺乏而不充沛，卫外的防御功能也因之而减弱，抵抗不了外邪的侵袭，各种疾病也就比较容易发生。寒冷性荨麻疹的临床表现，风团发生的部位在头面、四肢，伴有面色㿠白、少气懒言、脉象濡细等，说明其正属元气不充，防卫功能减弱，容易招致外邪的侵袭。因此，以甘温益气的四君子汤为主，加黄芪、防风益气固表，阿胶补血养血以辅之，佐以橘皮、木香、乌药理气悦脾，使芪、胶补而不滞，内托外散，另加益母草，意在“治风先治血，血行风自灭”。总之，在甘温益气的同时，佐以养荣，使之卫强御外，荣足以守中，外邪从何而犯！由此可见，注重甘温益气，调理脾胃，确是治疗寒冷性荨麻疹的又一法则。

枳术赤豆饮治疗丘疹性荨麻疹56例

1. 一般情况 本组男31例，女25例。年龄在1～11岁间，其中1～3岁者占94%。病程1个月内者37例，1～2个月者18例，仅1例迁延达9个月之久。合并感染者11例。

2. 皮损特点 发病部位在下肢者51例，腰骶48例，上肢33例，胸前、背后各11例。皮损呈水肿性红色丘疱疹型53例，风团型48例，结有脓痂11例。

3. 治疗方法 宜清热化湿、疏风止痒法，方用枳术赤豆饮。炒白术、炒枳壳、蝉蜕、赤芍、防风各6g，茯苓皮、赤小豆、冬瓜皮各12g，荆芥3g。水煎服，1日1剂。剧痒者加地肤子3～6g，苍耳子1.5～3g；合并感染者加金银花、绿豆壳各9～12g。一般外搽15%百部酊（百部15g，薄荷脑1g，75%酒精加至100mL，浸泡5～7天后滤液备用）；合并感染者亦可外涂地虎散（炒地榆、虎杖各等分，研细末，植物油按25%的浓度调成）。

4. 治疗结果 56例中痊愈53例，有效3例，痊愈率达94.6%。本组中44例服药3～9剂，12例服药10～15剂。

5. 典型病案 李某，男，3岁。10天前，在双下肢和腰骶处发现花生米大小的红色风团，痒重，搔破合并感染，结有脓痂。脉濡数，舌质微红，苔薄白。此系脾蕴湿热，复受风邪所致。内服枳术赤豆饮加金银花9g，绿豆壳12g，水煎服，1日1剂，分5～6次内服。外用地虎散油调涂，1日1～2。3天后，风团见退，感染明显控制，仅有轻微痒感。原方加苍耳子1.5g，又进5剂，诸恙俱平。

辨证治疗带状疱疹44例

带状疱疹是一种多发生在春冬两季的皮肤病。中医传统称为“缠腰火丹”“蜘蛛疮”“火带疮”“甑带疮”“蛇串疮”等。由于本病发作突然，进展迅速，常伴有灼热刺痛，给患者带来很大痛苦。笔者们在中医理论的指导下，结合疾病的临床经过，分型论治44例，取得良好疗效。

一、病例分析

本组44例，男性15例，女性29例。年龄最大者81岁，最小者2岁半，其中30岁以下者6例，30~60岁者34例，60岁以上者4例，青壮年居多数。春冬两季发病者32例。病变部位发生在腰肋区者36例，颜面区6例，散在性分布于下肢区2例。本组44例中有3例为原患系统性红斑狼疮后伴发者。

二、方法和结果

（一）治疗方法

本组病例按中医辨证分3型进行综合治疗。

1. 火毒型 共24例。在焮红皮损上可见丘疹、丘疱疹和疱壁紧张的小水疱。自觉灼热刺痛，夜难成寐，伴有口干、口苦，溲赤、便秘，舌红，苔薄黄或干黄，脉象弦数。治宜凉血泻火，方选大青连翘汤。大青叶、玄参、贯众、枯芩各9g，连翘、金银花、生地黄各12g，马齿苋12~15g，炒牡丹皮、赤芍各6g。加减：壮热不退加羚羊角3g，绿豆衣、金银花炭、生地黄炭各12~15g；口苦、溲黄加焦栀子6g，炒龙胆草3~6g；大便燥结加炒枳壳6g，酒大黄6g（后下），桔梗10g；皮损部位在颜面区加杭菊花、霜桑叶各10g；接近眼角区加谷精草10g，炒黄连1.5g。如疱壁紧张欲破，疼痛颇重，外用芙蓉膏（附方1）敷贴，每日换药1~2次。

2. 湿毒型 共16例。在红晕的皮损上出现数群簇集成串的水疱，状如绿豆大小，排列成带状，各群疱疹之间夹有正常皮肤，3~5天后，疱液浑浊溃破，进而出现糜烂浸淫现象，甚至形成坏疽性溃疡。自觉痛痒交作，口不渴或渴不多饮，纳呆腹胀，大便时溏，舌质淡红，苔薄白或白腻，脉濡数或滑数。治宜清化湿热，佐以凉血解毒。方选薏苡仁赤豆汤：生薏苡仁、赤小豆各15g，茯苓皮、金银花、地肤子、生地黄各12g，车前子、车前草、赤芍、马齿苋各9g，甘地6g。皮损渗出、糜烂重者加六一散15g（荷叶包煎），藿香、佩兰各10g，皮损溃烂坏死久不收敛者加黄芪12~15g，党参10g，白蔹10g，山药30g。皮损溃破或渗出多者，外用冰石散（附方2），掺在黄连膏（附方3）（薄薄涂在纱布上），分块贴敷，每日换药1次，脓腐未脱时酌用九一丹（附方4）掺在黄连膏内（稍厚涂在纱布上），分块贴敷，每日换药1次；待脓腐脱净酌用收敛生肌药，直至结痂为止。

3. 气滞型 共4例。患处皮损透发不明显，痛如针刺，或隐痛绵绵，动则加重。常伴心烦，夜寐不安，纳差，脉细涩，舌红，苔薄黄。治宜疏肝理气，通络止痛。方选黄铃子散加味：金铃子、郁金、紫草各9g，延胡索6～9g，醋柴胡、青皮各6g，炒白芍、当归各12g，丝瓜络10g。头晕目眩加茺蔚子10g，川芎、蔓荆子各6g，视物不清加杭菊花、枸杞子各12g，桑叶10g，疼痛日久不除酌加金头蜈蚣1～2条，全蝎3～6分。痛处可用樟脑少许，掺于平安膏（附方5）中外贴，2～3日换药1次；若疼痛日久不瘥，可用丁桂散（附方6）掺在阳和解凝膏（附方7）中外贴，2～3日换药1次，若在丁桂散中加入少许麝香，通络止痛效果更佳。

本组病例中，凡属火毒型和部分气滞型患者均采用围刺疗法。即取30～32号毫针，在皮肤四周呈30°角斜刺入皮下，施泻法，留针15～30分钟，其间捻转3～5次。每日针1次。一般针刺1～2次，疼痛即可明显减轻。

（二）治疗效果

本组44例，治疗时间最长19天，最短5天，平均为12天，治疗后皮损消退，疼痛消失，评为痊愈者36例（81.8%）；皮损基本消失，仅有少量丘疹，疼痛已止，评为显效者6例（13.6%）；皮损大部分消退，遗留轻微疼痛，评为有效者2例（4.6%）。多数病例经综合治疗3～5天后疼痛减轻，皮损趋向好转，继而5～12天痊愈。

三、讨论与体会

中医学将带状疱疹列入“丹”门，总称为“蛇丹”。中医对本病分干湿两型，如《医宗金鉴·外科心法要诀》说：“蛇串疮，有干湿不同，红黄之异，皆如垒垒珠形。干者色红赤，形如云片，上起风栗，作痒发热……湿者色黄白，水疱大小不等，作烂流水，较之干者多疼……”笔者们在临床上根据本病的临床经过，参合传统辨证，概分为火毒、湿毒和气滞三型。究其病位主要在心、肝、脾三脏，心火旺则血热，热酌于肤，故痛重；脾气虚则湿不运，水聚于腠，故水疱多；肝病既影响于心，又影响于脾，如肝郁化火，火与心气相连，风火相煽，故皮肤焮红，痛如火燎；肝旺侮脾，脾湿内困，蕴而化热化毒，湿毒流窜于肝胆经脉巡行之区，故见丘疱疹、水疱、糜烂、渗出等皮损。因此，立法应以疏肝、泻火、理脾为主，特别是泻火一法，以往从肝胆实火出发，主张多用，重用龙胆草之类，殊不知仅用泻火而不清热，火毒难除；更何况本病患者机体多数是处于正气虚弱的情况下发病，治疗中若大苦大寒之味用之过多，必然克伐生发之气，不利于机体的康复。正如清·沈金鳌在《杂病源流犀烛》中所说：“治火切不可久任寒凉之品，重伤脾胃，便不可救。”鉴于火热之邪，消铄津液居多，所以，在本病后期，酌加甘寒救阴、通络止痛之品，是十分必要的。

此外，本病总因气血凝结，经络阻滞而成，故常有灼热刺痛难忍之感，笔者们遵循《素问·气穴论》“疾写无怠，以通荣卫，见而写之，无间所会”的原则，采用毫针围刺治疗带状疱疹，本法常有疏导经气、通络止痛的良好作用。

四、附方

1. 芙蓉膏（经验方） 鲜芙蓉叶（阴干）置麻油内（按15斤芙蓉叶，100斤麻油比例配成），煎熬至芙蓉叶焦枯，去渣留油，然后兑入黄蜡收膏。

2. 冰石散（经验方）：煅石膏30g，冰片0.6g。研极细末。

3. 黄连膏（《医宗金鉴·外科心法要诀》方） 黄连15g，黄柏10g，姜黄10g，归尾15g，生地黄30g，麻油360g，黄蜡120g。依法熬为软膏。

4. 九一丹（《医宗金鉴·外科心法要诀》方） 煅石膏27g，红升丹3g。研极细末。

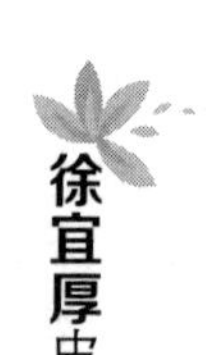

5. 平安膏（《医宗金鉴·外科心法要诀》方） 川乌、草乌、白蔹、象皮、官桂、白芷、羌活、苦参、木鳖肉、甲珠、白及、赤芍、乌药、玄参、独活、生地黄、大黄、甘草、当归各30g，麻油5000g，依法熬膏，每500g药油兑入铅粉240g。

6. 丁桂散（经验方） 丁香、肉桂等份，山柰少许。研细末。

7. 阳和解凝膏（《外科全生集》方） 干牛蒡子750g，干白凤仙梗60g，川芎120g，桂枝、川附子、大黄、当归、肉桂、草乌、川乌、地龙、僵蚕、赤芍、白芷、白及、乳香、没药各60g，川续断、防风、荆芥、木香、五灵脂、香橼皮、陈皮、麝香各30g，苏合香油120g。依法熬膏。

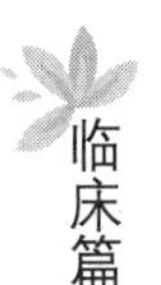

辨证治疗黄褐斑23例

黄褐斑以往称为褐黄斑，俗称肝斑，是发生在颜面部位上一种常见的色素沉着性皮肤病。笔者从肝（胆）、脾（胃）、肾（膀胱）三经论治，取得了较好的疗效。

一、临床资料

（一）一般情况

本组23例，男性2例，女性21例；年龄20～30岁3例，31～40岁15例，41～50岁4例，51岁以上1例，以30～50岁之间的中年人居多数，占83.2%；色素沉着部位：主要在颧骨（包括鼻梁、上唇）5例，前额6例，颊部（包括耳门前、下颌）12例；病因调查：明确回答不孕、月经不调、痛经5例，妊娠期发病5例，服避孕药6例，不明7例。

（二）辨证论治

1. 肝郁血滞不华 此型12例。主症：深褐略带青蓝的色素沉着，呈弥漫性分布在面颊上，日晒后色素更深。兼有情志抑郁，面部烘热，眩晕耳鸣，双目干涩，入夜视力大减，或者少寐多梦，口干微苦，月经不调，或有痛经，或有经潮前乳房胀痛等。脉象细涩，舌质有瘀点或瘀斑，苔褐黄。证属肝气不顺，郁而化热，热灼肾阴，精不化血，血不养肝，故气血涩滞，导致血弱而色不华。治以调气和血、补肝悦色法。方选补肝丸加味。处方：当归、苍术、制香附、川芎、干地黄各10g，炒白芍、山药、山茱萸各12g，防风、羌活、白附子各6g，细辛3g。

2. 脾虚痰湿凝聚 此型5例。主症：色素沉着黄褐，状如灰尘，固着在颧部如日久未洗，甚则环口黧黑。兼有肢体困怠，少气懒言，周身窜痛，纳谷不香，脘冷腹胀，胸膈痞塞不适，偶有呕吐，或大便稀薄。脉象濡弱，舌质淡红，胖嫩有齿痕，苔薄白微腻。证属脾气虚亏，运化失职，痰湿内阻中焦，晦浊之气循经络而上熏于面。治以甘辛益脾、温阳化浊法。方选二陈汤、益黄散合裁。处方：陈皮、白扁豆、茯苓、姜半夏、白术各10g，甘草、青皮、丁香、桂枝各6g，泽兰12g，冬瓜皮、山药各30g。

3. 肾亏本色外露 此型6例。主症：褐黑色素沉着，似如煤形枯暗不泽。兼有畏寒肢冷，周身皮肤干燥发痒，口淡乏味，小便频频而清，甚则不禁，或者尿后余沥未尽，或大便稀溏，或腰府空痛喜按，性欲减退。脉象沉迟无力，舌质淡白，苔少或薄白。证属肾阳虚怯，气化失职，进而命门火衰，阳气蒸腾无力，以致肾脏本色外露。治以温阳补肾、润肤悦色法。方选温肾散加减。处方：熟地黄12g，肉苁蓉、怀牛膝、巴戟天、麦冬、五味子、炙甘草、韭子各10g，茯苓、山茱萸各15g，干姜3g，菟丝子30g。

（三）治疗效果

本组病例全部采用中药治疗，服药见效剂数最少5剂，最多55剂，平均约27剂。

1. 疗效标准 痊愈：色素沉着完全消退，状如正常人肤色；显效：色素沉着基本消退，仅有极少数色素沉着顽固难退，仍然隐约可见；有效：约有 2/3 色素沉着消退，遗留部分色素沉着不退；无效：连续治疗两周，色素沉着无任何变化。

2. 治疗结果 按以上方药治疗，本组 23 例，痊愈 4 例，显效 8 例，有效 10 例，无效 1 例。痊愈、显效率为 52.2%，有效率为 95.6%。

二、讨论

（一）病名问题

自《素问·至真要大论》首次提出”面尘“病名后，历代医家又相继提出许多类似的病名，如隋代《诸病源候论·面体病诸候》的“面皯黵”；唐代《备急千金要方·七窍病》的“面皯黯”，“黡黯黑”；明代“外科正宗”的“黧黑斑”；清代《医宗金鉴·外科心法要诀》的“黧黑皯黯”等。由于对上述文献的理解与认识的不一致，造成概念上的混淆不清，这种状况从清代《外科证治全书》，到今人徐氏、管氏等均将“面尘”“黧黑斑”“黧皯黯”视为同一类的黄褐斑。其实，《素问》的“面尘”与黄褐斑相近似；后世医家的“黧黑皯黯”接近于黑变病。笔者认为，阅读上述文献，既要注意皮肤病学是以研究皮肤变化为主要内容的学科，又要重视重视中医古籍词义深奥的特点，只有将两者结合起来，才能得出比较切合实际的结论，有利于澄清概念上的混淆。

据《说文解字》《康熙字典》的解释：“皯”，同“奸”，面黑气也；“黵”面黑；“黡”，黑在中央；“黯”，有光润之黑也；“黧”，黑而黄；“尘”，尘垢稽久。由此可见，凡言奸、黧、黵、黡，皆指面部黑色病变，只是在程度和部位上各有差异而已。从形态描述来推敲，《医宗金鉴·外科心法要诀》说：“黧黑斑，初起色如尘垢，日久黑似煤形枯暗不泽，大小不一，小者如粟粒赤豆，大者似莲子黄实，或长或斜或圆，与皮肤相平。”与黑变病的临床表现十分接近，而面尘与黄褐斑相似的说法较为恰当。

（二）经络辨证

经络内属脏腑，外联体表。经脉深藏而难见，络脉浅显而显察。脏腑经脉气血的病变，常可由络脉反映于体表，呈现不同的颜色。《杂病源流犀烛》说：“凡面部所有之处，其脉俱有以维络之。”例如足太阳膀胱经络肾，上额交颠……前额属肾；足阳明胃经络脾、循鼻、夹口、环唇……颧部属脾；足少阳胆经络耳、出耳、下颊……颊部属肝。当人体感受外邪或其他原因而导致出现不同的临床证候，因此，在分析十二经病候时，必须注意脏腑经脉的络属关系。

（三）治疗问题

治疗黄褐斑，既要本着《张氏医通》“风邪入皮肤，痰饮积腑脏”之说，从脾治，方用益黄散合二陈汤，取其甘辛温煦，益气悦脾，脾运则上下通调，痰浊自化。又要从经络部位所属，分别从胆（肝）、从膀胱（肾）论治。治胆（肝）重在和中调达，治膀胱（肾）偏于温补气化。与此同时，在上述诸方中加用《神农本草经》所推崇的“面生光华，轻身不老”之品，如山药、菟丝子、细辛、羌活、桂枝、山茱萸等，更能相互益彰，功效卓著。

（四）预后

本文 21 例的治疗结果表明，色素沉着部位在胃（脾）经络区域，疗效满意，其次是胆

（肝），疗效较差是膀胱（肾）。因此，提高疗效的关键在于补肾之阴阳，特别是要重视扶阳。这是因为肾阳亏虚，易致火不生土，影响到肝（胆）则血弱不华；波及脾（胃）则痰湿内阻，浊气外露。总之，通过治肾及参治他脏，对控制病情有很重要的意义。此外，本文无效1例，病变部位在前额发缘处，色泽暗褐而呈横条状排列，通过病史追询，方才知道这种色素沉着斑，是因长期戴帽，帽沿之深褐色人造革褪色染上的结果，在诊疗中应注意，

参考文献

1. 徐宜厚．皮肤病中医诊疗简编．武汉：湖北人民出版社，1980：234.
2. 管汾．实用中医皮肤学．兰州：甘肃人民出版社，1981：225.

针刺治疗黄褐斑10例

笔者遵循《张氏医通》所述："风邪入皮肤，痰饮积腑脏，则面皯黯"的遗教，采用针刺耳穴为主，配合面部局部穴位，治疗黄褐斑10例，获效甚好。

一、临床资料

本组10例均为女性。年龄最小者25岁，最大者45岁；未婚2例，已婚8例；病程最短4个月，最长8年；伴痛经史3例，经前乳房胀痛2例；怀孕后患斯疾至今未退2例，服避孕药2个月后出现色素沉着2例。色素沉着的部位以前额、颧颊部为多，其次在鼻梁或上唇。

二、治疗方法

1. 取穴　耳穴取肾、肝、脾、内分泌；前额区配上星、阳白；颧颊区配颊车、四白；鼻梁配印堂、迎香；上唇配地仓。

2. 方法　取5分毫针轻巧刺入耳穴，不透过耳软骨为宜；然后再按色素沉着的部位，分别取上述配穴针刺。予以小幅度捻转轻刺激，留针30分钟，其间行针3~5次，2~3日针刺1次，15次为1个疗程。针刺耳穴要重视针刺前后的消毒，防止感染至关重要。若伴有月经不调病史，可在月经来潮前5~7日，除针刺耳穴的肝、肾、内分泌等外，还应加用王不留行点压之，并嘱每日用手轻压3~5次，要有酸胀痛感，效果更佳。

三、疗效观察

面部色素沉着完全消退，肤色如常人，临床症状基本控制，评为痊愈者6例；色素沉着消退2/3，临床证候明显减轻，评为好转者4例。

四、病例介绍

病例一　唐某，女性，30岁，未婚。1982年夏天始在颧颊区和上唇发现淡褐色色素沉着，并未介意。1年后，色素加深，范围扩大到前额和鼻梁。1987年4月18日接受针刺治疗，3日针1次。10次后色素沉着明显减淡，继续针治8次，上述部位的色素沉着消失，肤色恢复正常。从同年7月份起，仍然坚持每周针刺1次，3个月后面部肤色较之以往白皙细腻。

病例二　赵某，女性，40岁，已婚。1980年怀孕，8个月后在颧颊区域出现淡褐色色素沉着，直至分娩，色斑非但不退，且日益加深，转为深褐色。同时，在近二三年内相继发生月经不调、经前双乳房胀痛、腰部酸痛等症。1987年5月16日接受针刺治疗，每周2次，8次后色斑转淡，月经不调等也随之显著改善。不过，在针刺治疗的过程中，若逢月经来潮前5~7天加用王不留行点压肝、肾、内分泌等穴。

五、体会

黄褐斑的发生，多与肝、脾、肾三脏有关，分析其病因病机有虚实之分，实者常由肝郁气滞，血瘀孙络，使之血弱不华，导致颜面色素沉着明显；虚者则系脾肾阳衰，痰湿浊邪夹风循经上行于面，促使面肤色泽灰暗，甚则是肾脏本色外露。鉴于上述，本组取穴原则是在脏腑辨证的基础上，参考西医学的有关论述，取耳穴的肝、脾、肾和内分泌为主穴，意在疏肝解郁、壮阳益精、健脾补气，加上对内分泌紊乱的调整，从而达到气血中和、肤色复常的治疗目的。

中医药治疗玫瑰糠疹

玫瑰糠疹是一种常见的以急性炎症为主要特征的皮肤病。其临床要点为大小不等圆形或椭圆形淡红或黄褐色鳞屑斑，好发于躯干及四肢的近侧端。笔者从皮疹与内症两方面结合辨证论治，取得较好的效果。现将17例住院诊断的完整资料，结合立法用药，予以分析。

一、一般资料

本组17例中，男4例，女13例；年龄最小16岁，最大62岁，各1例，20～40岁15例。病程除1例在3个月以上外，余16例均在2～6周内。就诊前有15例曾先后接受过抗组胺药、硫代硫酸钠、维生素等多种疗法。

二、分型论治

1. 风热型 3例。主症：起病急，皮疹遍布躯干和上肢；其母斑多数发生在胁肋区，圆形或椭圆形，斑疹不仅大，而且常有相互融合的倾向，状如地图样；斑疹呈淡红色或鲜红色，上覆较多的糠秕状鳞屑。自觉中度偏重的瘙痒感。皮疹发生前后伴有轻度发热，咽疼不适，轻微咳嗽，口渴欲饮；脉浮微数，舌质微红，苔薄黄或少苔。证属风热之邪，壅遏肤表，气机受阻，肺失治节，郁热波及卫气之间，故见红色斑疹和咳嗽、口渴等内症。治宜辛凉清解法。方选银翘散加减。金银花、绿豆衣各15g，炒牛蒡子、桔梗、荆芥、防风、生甘草各6g，生地黄、炒牡丹皮、连翘、大青叶各10g，南沙参12g。

2. 血热型 9例。主症：病程较短，皮疹主要集中在躯干，尤以胸腹区为重，中等大小的圆形或椭圆形环状斑疹，其直径很少超过2～5cm；斑疹色泽较红，遇热或午后更为明显，中央覆盖少许薄皱纸状鳞屑。自觉轻微瘙痒，偶有短暂性刺痛感。伴有性情急躁，心烦易怒，夜难入睡，小便短黄；脉细数，舌质红，苔少。证属热郁血分，血被热迫而动乱不安宁，或从肤表出；或从小便出；或扰心神而夜难入寐。从表外露则斑疹易见，瘙痒不适；从里而清则溺黄。治宜凉血消风法。方选凉血消风散加减。生地黄18g，紫草、炒槐花各12g，炒牡丹皮、赤芍、茜草、黄芩各10g，焦栀子、荆芥炭、防风、桑白皮、红花、凌霄花各6g。

3. 血燥型 5例。主症：病程迁延日久未愈，通常在下腹、腰骶和大腿等处，发现不规则圆形或椭圆形斑疹，皮疹边缘参差不整齐，色泽淡褐至褐色，表面覆盖较多的细碎糠秕状鳞屑，皮肤干燥，偶有轻度肥厚，或少量渗出和轻度腐烂。自觉痒重。伴有咽喉轻微干燥作痛，纳谷欠佳，脘腹时有膨胀不适，口干，饮水不多，小便赤涩。脉滑数无力，舌质红，苔少或无苔。证属脾湿肺燥，阴火内炽。脾湿则气机阻滞，津液难以敷布于表，加之肺阴不足，肤失濡养故肤痒而鳞屑亦多；痒重则搔破有少许渗出与糜烂。治宜滋阴润燥法。方选滋阴除湿汤加减。南北沙参各30g，玄参、石斛、生苡仁、白术各12g，当归、泽泻、炒白芍、丹参各10g，白鲜皮、生地黄各15g，生甘草6g。皮疹主要在下腹和大腿内侧，加炒杜仲、桑寄生、生苡仁；皮疹在腋窝、胁肋区，加柴胡、青蒿；大便秘结，加炒枳壳、熟大黄、火麻仁、桔梗；痒重加钩藤、地肤子、苦参；病程超过 4 ~6 周者，酌加炒槐花、益母草、赤小豆、丹参。

三、疗效分析

本组 17 例，以上方治疗均获痊愈而出院。见效天数最短 2 天，最长 7 天；治愈天数最短 8 天，最长 82 天，平均 25. 2 天，其中风热型为 1. 7 天，血热型为 22. 2 天，血燥型为 41. 4 天。

四、讨论

玫瑰糠疹的病因尚不清楚，一般认为与病毒感染有关。

《医学真传》曰："求其本，必知其原；知其原，治之不远矣。"求本寻源的方法，不外乎发病季节、病变部位、皮疹形态等。玫瑰糠疹则主要发生在春秋两季，春主风，秋主燥。而风又是终岁常在，故湿、热、燥、寒，无不依附于风而侵袭人体，诱发疾病。因此，病之初期，除典型红色母斑外，在大多数情况下，伴有低热、头痛、咽喉疼痛、全身不适等内症出现。风为阳邪，极易化热，热扰血分，致使血热扑肤，故在身半以上的区域，常能发现鲜红或暗褐色环状斑疹。随着病程的推延，结合风邪善变而数动的特性，或从湿化，或从燥化。前者以阳虚体质居多，后者以阴虚体质为主，故有血热型与血燥型之分。

基于上述求本寻源的认识，立法用药既要散风而不动血，重在祛邪；又要润燥而不碍湿，意在治本。因而，立法偏于轻剂，用药多宜清解。风热型的银翘散加减、血热型的凉血散风散加减、血燥型的滋阴除湿汤等，均是偏于辛凉轻宣，或者甘寒清润之剂，正合善治者治之皮毛之间，少用或不用大苦大寒之品，避免引邪内犯，变证丛生之咎。此外，在具体用药中应有偏重，如风热型的辛凉之剂，酌加大青叶之类以解毒，沙参以护阴；血热型的辛透之方，重用生地黄、紫草之类以宁血；血燥型的滋阴之法，辅以泽泻、苡仁以淡渗之，其目的在于阳病用阳法。

加味白虎汤治疗夏季皮炎

白虎汤是汉代名医张仲景所创的治疗热结在里、表里俱热的热性病的有名方剂。笔者科根据该方组成药物用于治疗夏季皮炎，经过几年的临床实践证明有效。

治法及方药：清气泄热。药用：生石膏 15～30g（另包先煎），知母 6～9g，粳米 9～12g，甘草 6g，沙参 12g，绿豆壳 15g，竹叶 9g，灯心草 1 扎。水煎，1 日 1 次，分 3 次内服。偏于瘙痒者，加蝉蜕 6g、苦参 9g；偏于皮炎者，加生地黄 12g、牡丹皮 6g、赤芍 9g。外用百部酊或薄炉洗剂。

上方治疗夏季皮炎共 40 例，有效（皮损消失，痒感显著减轻）24 例，好转（皮损明显恢复，痒感好转，夜能入睡）16 例，未见无效病例。

白虎汤方义，根据汪讱庵解释："热淫于内，以苦发之。故以知母苦寒为君，热则伤气，必以甘寒为助，故以石膏为臣，津液闪铄，故以甘草、粳米甘平益气缓之为使，不致伤胃也。"今于方中加沙参、绿豆衣清心益气；加灯心、竹叶甘淡渗利以泻心火，一主达热出表，一主渗淡清里，共奏清气泄热之功。

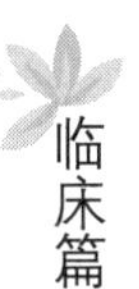

耳针治疗痤疮80例

在中医脏腑经络学说的指导下，采用耳针治疗各种类型痤疮80例，收效尚佳，现介绍如下。

1. 一般情况 男性51例，女性29例，10~20岁者8例，21~30岁63例，31~40岁6例，41岁以上者3例，其中15~25岁男女患者68例；最短病程2周，最长5年，其中病程在6个月以内63例；未婚者58例。

2. 临床分类 参阅有关文献，结合临床实践分为6型：①炎性粉刺痤疮10例，多发于青年早期，皮疹以针帽大小的白头粉刺为主，偶见小脓疮（Ⅰ型）。②丘疹性痤疮38例，皮疹以炎性小丘疹为主，丘疹顶端可见黑头粉刺或黑色脂栓或少许脓疮（Ⅱ型）。③脓疱性痤疮14例，皮疹以脓疱、炎性丘疹为主，其丘疹顶端可见多发性脓疱，破溃后溢出少量黏稠脓液（Ⅲ型）。④严重型痤疮11例，丘疹、脓疱遍布颜面或胸前背后，皮脂溢出较多，往往是Ⅱ、Ⅲ型混合的严重阶段（Ⅳ型）。⑤结节－囊肿聚合性痤疮5例，在皮下可扪及大小不等的结节和空洞状囊肿，常会继发感染，破溃溢出黄白相间的脓性分泌物，多数还会形成窦道，或愈后遗留瘢痕（Ⅴ型）。⑥恶病质性痤疮2例，多见于体质虚弱者，皮疹为针帽至黄豆大小的暗红色丘疱疹、脓疱、结节，内含血液或稀薄脓液，或为脓血相杂，长期难以痊愈（Ⅵ型）。

3. 皮疹部位 皮疹发生的主要部位与治疗尚有关系，依次排列为面颊区36例，前额区18例，口鼻周围区12例，胸前区8例，背后区4例，臀部2例。皮疹发生在颊面区66例，此外，本文80例合并大便秘结58例、痛经18例。

4. 施治方法

（1）取穴原则：既考虑病因，又考虑皮疹发生的形态、部位，必用穴有肺（双）、肾（双）。辅助穴：脓疱加刺心；大便秘结加刺大肠；皮脂溢出较重加刺脾；痛经加刺肝、内分泌；皮疹发生区的表面投影反应点。

（2）施治方法：先用75%酒精严密消毒被刺耳区皮肤，然后取5分长毫针，快速刺入，以不穿透耳软骨为度，2日1次，留针15~30分钟，其间轻巧捻针3~6次，30次为1个疗程。

5. 疗效分析

（1）疗效标准：临床痊愈：皮疹完全消失，皮脂溢出接近正常，便秘或痛经基本消除；显效：皮疹基本消失，偶有2~3个丘疹或脓疱出现，皮脂溢出减少，便秘或痛经明显缓解；无效：连续针刺20次后，皮疹与内症无变化。

（2）疗效评定：按上述标准评定，临床痊愈62例，占77.5%；显效11例，占13.8%；无效7例，占8.7%，总有效率为91.3%。其中以Ⅰ、Ⅱ、Ⅲ型痤疮疗效最佳，Ⅳ型次之，Ⅴ、Ⅵ无效。

（3）针刺次数与疗效：针刺见效次数最少8次，最多24次，平均16次，在大多数情况下针刺10~24次见效有58例，占72.5%，不过，应当指出，即使病情见好后，若能检查每周耳针1次，不仅能巩固原有疗效，而且还有嫩面的作用，坚持时间越长，效果越佳。

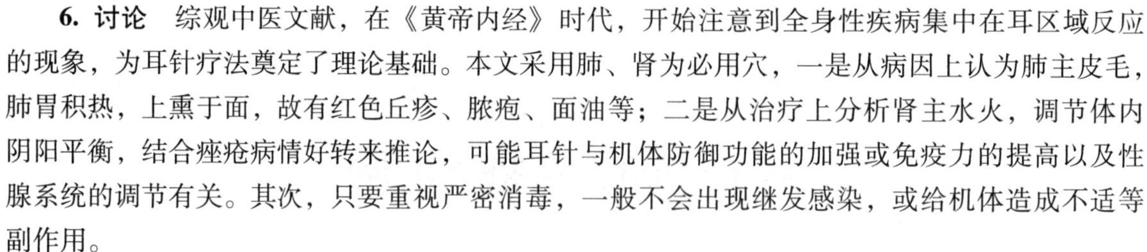

6. 讨论 综观中医文献，在《黄帝内经》时代，开始注意到全身性疾病集中在耳区域反应的现象，为耳针疗法奠定了理论基础。本文采用肺、肾为必用穴，一是从病因上认为肺主皮毛，肺胃积热，上熏于面，故有红色丘疹、脓疱、面油等；二是从治疗上分析肾主水火，调节体内阴阳平衡，结合痤疮病情好转来推论，可能耳针与机体防御功能的加强或免疫力的提高以及性腺系统的调节有关。其次，只要重视严密消毒，一般不会出现继发感染，或给机体造成不适等副作用。

银翘大青汤治疗毒性红斑 10 例

毒性红斑是急性感染所致过敏的一种急性皮肤病，其临床表现为起病急、高热、大片红色风团，伴有上呼吸道感染或毛囊炎等，这些症状与中医学温病中的“肺热发疹”十分接近。笔者采用宣肺泄热、清营透疹的法则，自拟银翘大青汤治疗 10 例，收效迅捷。

10 例中男性 6 例，女性 4 例；年龄 3 岁以下者 3 例，8 ~ 18 岁者 4 例，41 ~ 47 岁者 3 例。10 例患者于接受本法治疗前均用过抗组胺药物及抗生素，其中半数病人静脉滴注了氢化可的松，均无效。

10 例中体温均介于 38.5 ~ 40.1℃，皮肤损害的主要表现为红色风团，6 例伴有扁桃体肿大，2 例有咽弓充血，白细胞仅 3 例在 $9.3\times10^9/L$，其余均高于 $13\times10^9/L$，最高达 $23.5\times10^9/L$。

银翘大青汤由金银花、连翘各 12g，大青叶、牛蒡子各 9g，荆芥、薄荷各 3g，绿豆衣、生地黄各 12g，牡丹皮、甘草各 6g 组成。水煎服，每日 2 次。大片风团，色红而热者，加黄芩、紫草各 6g，红花 3g；扁桃体红肿并咽痛者，加玄参 12g，北豆根 6g，马勃 3g；唇、睑水肿者加浮萍、蝉蜕各 6g，车前子、冬瓜皮各 15g；咳嗽、音嘶、咽干者，加桔梗 6g，玄参 12g，玉蝴蝶 6g；合并疖肿者，加野菊花、地丁各 12g。

服药后 2 ~ 3 天体温均恢复正常。9 例于 1 周内痊愈，1 例服药 10 天风团才消退。

中西医结合治愈1例Lyell氏中毒性大疱性表皮坏死松解症

患者男，51岁。患者2天前由于阴囊生一疖肿，某卫生院给予长效磺胺，服药约8小时左右感到口腔灼热、疼痛、进食不便，并起疱，自己挑破，破后继起，第二天高热（41℃），口腔刺痛，全身皮肤出现大小不等的红斑、暗红斑、水疱，来笔者医院诊治。

1. 体检 体温39.1℃，血压100/70mmHg即13.3/9.3kPa（取束带时皮肤脱掉一圈），急性危重病容，精神萎靡，懒言。脉洪大数，舌质红微绛，苔黄腻。浅表淋巴结不肿大，心率104次/分，未闻杂音。肝、脾由于表皮松解，未查。除头皮外95%皮肤弥漫性红斑，广泛的表皮松解，形如皱纹纸样，酷似浅Ⅱ度烫伤之外观。臀部、前胸和足跟均有碗口大的水疱，疱液清，膝盖、肘尖、腰背、骶部等处，因摩擦表皮脱落，露出鲜红色的创面。上腭、颊膜可见针尖大小的出血点，蚕豆大小疱，口张不大，糜烂结脓血痂，尼柯征阳性。

2. 实验室检查 白细胞12.2×10^9/L，中性粒细胞0.88，淋巴细胞0.12。尿检及肝功能均正常，血培养阴性。

3. 治疗过程 第一阶段，输入氢化可的松700mg/d，红霉素、四环素各1g。口服清营凉血解毒化湿的中药：绿豆衣30g，生地黄12g，沙参30g，玄参12g，石斛12g，连翘12g，金银花炭12g，茯苓12g，白芍12g。治疗2天后，体温正常，弥漫性红斑开始收缩、转淡。第3天输新鲜全血200mL，隔日1次。6天后，红斑明显减退，水疱有所吸收，尼柯征转阴。但水疱开始混浊，疱液培养出金黄色葡萄球菌，溶血凝固酶试验阳性，对氯霉素、卡那霉素、庆大霉素极度敏感。

第二阶段，在表皮松解控制后，3～5天撤减氢化可的松200～100mg，局部用庆大霉素溶液（每4万单位加10mL注射用水）湿敷，口腔用0.1%的普鲁卡因呋喃西林溶液漱口。患者进食少，感觉口干，全身软而乏力。服益气养阴的中药：沙参12g，麦冬12g，石斛12g，玄参12g，玉竹12g，黄芪15g，党参12g，茯苓12g，莲子米30g，金银花12g，白蔹12g，甘草9g。1日1剂。第23天激素改为口服泼尼松30mg/d，进食正常，可下床活动，皮损完全恢复。住院40天痊愈出院。

多形红斑性冻疮

徐某，女性，22岁，2005年元月8日初诊。据述，近来气温骤降，双手冰冷红肿，遇热则痒。检查：双手背、手指可见形如蚕豆大小的斑丘疹，边缘略肿，中央凹陷，状如猫眼。触之局部红肿，压之褪色，遇热则痛痒相兼。脉沉细无力，舌质淡红，苔少。证属脾肾阳虚，寒淫骤袭，致使气滞血瘀。诊断：多形红斑性冻疮。治宜益气温阳，通络散寒。方选桂枝加当归汤加减：当归、黄芪、党参、白术、茯苓皮各10g，桂枝、干姜、甘草各6g，活血藤、鸡血藤、丹参、金银花各15g，细辛3g。水煎2次，兑入一起，饭后30分钟，温服。每次200mL。再煎药渣一次，取药汁浸泡患处，每晚一次。每次15分钟。

二诊1周后复诊，手部肿胀和痛痒，明显减轻，步上方加姜黄6g。内服、外用同上。

10天后复查，手部损害基本消除，改用十全大补丸，每日3次，每次6g。温开水送下。

按语：冻疮发生的人群，以脾肾阳虚者居多，方用四君子汤益气健脾，当归养血汤益气补血，旨在固其本；桂枝、细辛、干姜温中，散脾肾之阴寒，鸡血藤、活血藤、丹参活血化瘀，疏经通络，金银花既能芳香扶脾，又能清热解毒。二诊加引经药姜黄，增强药效的发挥，在临床症状得到控制后，用十全大补丸增强体质，防止寒邪再袭。

冻疮的治疗，扶脾温阳是其重点，然后随方加入通经络、散阴寒之品，内服外用同时并使，在大多数情况下，可获良效。应当注意的是，干姜、细辛、桂枝其分量宜轻不宜重，否则将有伤阴耗血之弊。

夏季皮炎

阎某　女，32岁。1998年7月6日初诊。两年来，入夏之时，始觉皮肤焮红，甚则连接成片，自觉灼热刺痒。检查：四肢伸侧皮肤焮红，压之褪色，痒如针刺，伴有口干喜饮，心烦意乱，脉洪大，舌质红，苔少。证属暑热外邪，扑于肤腠。诊断：夏季皮炎。治宜清暑益气，散风止痒。方选白虎加人参汤加减：生石膏、南北沙参、绿豆衣各15g，寒水石、山药、生甘草、白扁豆、防风各10g，荆芥炭、知母、竹叶各6g，灯心草3扎。药煎两次，兑入一起，分三次温服。每次200mL；药渣再煎一次，取药汁放冷，置于冰箱冷冻10～15分钟，取出外涂患处，每日3次。

二诊：5天后复诊，皮肤焮红和痒感有所减轻，但皱褶区域红斑消退较慢，守上方加紫草、赤茯苓各12g；在皱褶区，外扑清凉粉（六一散10g，冰片0.5g），1周后内证和皮肤刺痒均除而愈。嘱其常食绿豆粥作为食疗以巩固之。

按语：夏季皮炎系由暑邪外扑肤腠，是自外而入的常见皮肤病，本案以白虎加人参汤为基本方，其含义有二：一是甘寒去热，苦寒降火；二是甘寒益气，生津护液。防风、荆芥祛邪从肤腠而出，竹叶、灯心草导热下行，绿豆、扁豆前者清热解毒治在肺，后者扶脾化湿治在胃。二诊时，肤红未退，表明血热未清，加紫草、赤茯苓重在凉血退斑。总之，全方暑热之邪得以清涤，元气、津液得以护固，泻火而土不伤，乃操完全之术者也。

暑淫为病，在内科有动静之分，就皮肤病而言，多系暑热伤形，兼湿、兼风居多。本案以白虎汤加南北沙参等味，意在补中实卫，以去其邪。既清其内，又解其外，故而肤疾豁然而愈。

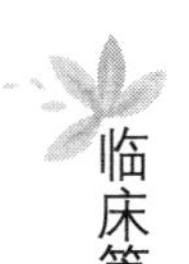

日光性皮炎

余某，女性。26岁。2003年6月8日初诊。据述1周前，去海南岛旅游，在海中戏水，时间稍长，上岸后感觉面部和躯干皮肤发红、发痒。返汉后，市某医院皮肤专科就诊，诊断为日光性皮炎，给予对症治疗，但其面部仍然发红发痒。遂来笔者处求治。检查：躯干皮肤红痒略有减轻，但其面部特别是眼睑四周皮肤宣浮红肿，并有少量糠秕状鳞屑脱落，自觉刺痒不适，口干喜饮，小便短黄。脉数有力，舌质红，苔少。证属暑热邪气，骤袭体表，灼伤肤腠。诊断：日光性皮炎。治宜涤暑清气，凉血解毒。方选白虎五花汤加减：生石膏、绿豆衣各15g，南北沙参、金银花、金莲花、青蒿、山药、天冬、麦冬各10g，凌霄花、红花、玫瑰花、浮萍各6g，白茅根、芦根各12g。嘱其凉水湿敷面部，一日3～4次，每次5～10分钟。

二诊：1周后复诊，面部、眼睑宣浮红肿和刺痒明显减轻，鳞屑稍多。守上方加玉竹、石斛各12g。

10天后告知，3天前面部红肿和痒感均除，鳞屑明显减少，面部皮肤渐趋正常而愈。

按语：暑为阳邪，易伤气津，方中重用生石膏，专清肺胃暑热之邪，绿豆衣凉血解毒，金莲花等五花既助生石膏清宣肺胃余热，又帮绿豆衣凉血退斑，南北沙参、天麦冬、山药甘寒保津。二诊时鳞屑增多，表明热退津亏，故而加入玉竹、石斛扶正增液，津液足而有利于肤腠的濡养。

日光性皮炎，系由夏天酷烈阳光暴晒而成，非内热所损。故而内服方药的重点有六：一是清气清热如生石膏；二是凉血退斑如生地黄、白茅根；三是解毒如紫草、绿豆衣、水牛角粉；四是疏风止痒如浮萍、蝉蜕、白鲜皮；五是消肿如茯苓皮、白茅根；六是养阴如百合、款冬花、芦根等。总之，用药宜轻、宜宣、宜化、宜清，重浊之味不可投之，至要。

植物-日光性皮炎

黄某，男，36岁。2004年6月10日初诊。病前曾吃过苋菜，然后在强烈阳光下行走，数小时后感觉面部刺痒，眼睑肿胀，难以睁开。检查：整个面部肤色焮红肿胀，眼睑尤重。自述局部灼热刺痒，胸部不适，轻微干咳，脉浮数，舌质红，苔薄黄。证属风毒兼夹湿毒，袭于肤腠。诊断：植物-日光性皮炎。治宜疏风化湿，解毒消肿。方选普济消毒饮加减：大青叶、金银花、蒲公英各12g，炒牛蒡子、炒黄芩、连翘、绿豆衣各10g，浮萍、防风、焦栀子各6g，车前子草、炒薏苡仁、芦根、白茅根各15g。嘱其用生理盐水冰敷患处，每日3～4次，每次3～5分钟。

二诊：3天后面部红肿和痒感基本消退，仅有轻微脱屑和微痒。守上方加紫草10g；蝉蜕6g。

1周后复诊，面部肤疾和内证均平而愈。

按语：本案病势较重，发展亦快，方用大量清热解毒之品，如：大青叶、蒲公英、金银花、绿豆衣、焦栀子、连翘等使之毒热从心、肺、肝、肾和三焦而化。在外，加炒牛蒡子、防风、浮萍疏风祛邪；在内，用白茅根、芦根、车前子草使毒热从小便而解；在中，用炒薏苡仁扶脾化湿以固中州。二诊时仅有脱皮微痒，说明毒去而热未清，加蝉蜕以去风邪，紫草凉血解毒，共奏毒热去而诸疮平之效。

近些年来，因蔬菜和中药乃至中成药引起的“毒性反应”并不少见，因蔬菜之类而引起的称之植物-日光性皮炎，因中草药而引起的在中医文献中，统称为“诸物中毒”，尽管临床表现不一，但其辨证的核心有许多相同之处。本案用的普济消毒饮就是一个具有典型意义的名方。以此为基础，视临床表现而增损，常能获得满意的效果。

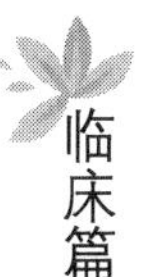

特应性皮炎

吴某，女，12岁。2013年5月16日初诊。患者诉10年前开始出现双耳起红疹、渗液，逐渐发展至全身，瘙痒剧烈。多家医院诊断为“特应性皮炎”，予以外用皮质激素乳膏，口服抗组胺药，可短期控制病情，但病情易反复。1个月前开始再次出现皮疹加重、渗液，在外院住院治疗略好转，10天前皮疹再次加重转诊笔者科。患者平素畏寒，无汗出，鼻痒，流清涕，小便短黄，大便干结，瘙痒剧烈，难以入睡。

检查：全身皮肤干燥，见广泛分布钱币大小暗红色红斑，其上有较密集丘疹、丘疱疹，脱屑明显，并伴有抓痕、血痂。双侧肘关节、膝关节伸侧肥厚斑块、苔藓样变并有渗液。舌红，苔薄黄，脉弦滑。证属湿热蕴久，津液耗伤。治宜滋阴除湿，润燥止痒，方选滋阴除湿汤加叶氏养胃汤加减。方药：生地黄、北沙参、南沙参、茯苓皮各15g，黄芪、钩藤各12g，玉竹、石斛、制何首乌、猪苓、泽泻、防风、炒白术各10g，地骨皮、牡丹皮、莲子心、焦山楂各6g，七剂。

二诊：红斑较前减淡，双下肢肿胀基本消退，鼻塞、流涕减轻，皮疹较前稍干燥，未见新发皮疹，瘙痒无明显好转。全身皮肤干燥，可见肥厚、皲裂，少许渗液。舌红，苔薄黄，脉滑。患者双小腿轻度肿胀、渗出，皮疹以下肢为主，伴瘙痒剧烈，提示湿邪下注。其流清涕、鼻痒症状较前好转，提示卫气不足较前好转。其皮疹颜色暗红，提示热入血络，湿瘀互结，阻于经络。宜除湿、活血、祛风、通络，加用虫类药搜风止痒。方药：生地黄、茯苓皮各20g，猪苓、泽泻、炒苍术、炒白术、萆薢、钩藤、地龙、川牛膝、丝瓜络各10g，黄柏、蝉蜕、蛇蜕、青皮各6g，琥珀3g，14剂。

三诊：患者瘙痒明显减轻，皮疹消退明显，偶流清涕。躯干、四肢可见散在钱币大小暗红色红斑，双膝伸侧肥厚、皲裂较前好转，其上可见少许深在水疱。全身皮肤干燥较前好转，舌淡红胖嫩，苔薄白，脉细滑。证属脾虚湿盛，治宜健脾益气，祛风止痒，兼以化瘀消积，方药选四君子汤合玉屏风散。方药：炒白术18g，黄芪、党参、茯神、山药、炒神曲、焦山楂、炒麦芽、防风各10g，地龙、荆芥、藁本、蝉蜕各6g，甘草、炒枳实、莲子心、三七各3g。继续治疗2周患者皮疹基本消退，流清涕症状进一步好转。

按语：患儿皮疹为暗红斑、干燥、脱屑，且病程已久，湿热蕴结且阴津被灼，治宜滋阴除湿，生地黄、南北沙参、玉竹、石斛甘寒滋阴；制何首乌养血润燥；茯苓皮、猪苓、泽泻、炒白术健脾利水渗湿；地骨皮透骨髓之热，牡丹皮透血分之热；患者鼻痒，流清涕，予以黄芪、防风固肺卫之气祛风；莲子心清心火，钩藤平肝息风止痒；焦山楂健脾消食。二诊在健脾渗湿基础上，针对瘙痒剧烈情况，加用蛇蜕、蝉蜕、地龙、丝瓜络祛风、通络、止痒；钩藤、琥珀宁心安神止痒。三诊诸症已明显减轻，宜健脾化湿。方中四君子汤健脾益气；黄芪、防风、藁本固卫护表兼以通鼻；山药、炒神曲、焦山楂、炒麦芽、炒枳实消食导滞；地龙、荆芥、蝉蜕祛风止痒；莲子心清心止痒；三七化瘀。

笔者认为特应性皮炎临床多分为胎热证、湿热证、血燥证。胎热证多见于婴儿期，皮疹常在两颊发生红斑，密集针尖大丘疹、丘疱疹、水疱和渗出，渗液干涸则结橘黄色痂皮，痂剥又显露出潮红的糜烂面，舌质红苔少，指纹紫色。治宜清心导赤，护阴止痒，方选三心导赤饮加减。湿热证多见于儿童期，皮疹以针头大丘疹、丘疱疹和水疱为多见，部分融合成片，轻度浸润，并多集中在肘窝、腘窝等区域，自觉痒重，搔破渗血或渗液，舌质红，苔薄黄，脉濡数。治宜清热祛湿，扶正止痒。方选除湿胃苓汤加减。血燥证多见于成人期，皮疹主要发生在肘、膝、颈等处，肥厚而呈苔藓样变，境界不明显，搔抓或摩擦刺激后有少量渗出或血痂，干燥，甚则干裂不适，夜间痒重，舌质淡红，苔少脉细数。治宜滋阴除湿，润燥止痒，方选滋阴除湿汤加减。

湿邪是特应性皮炎的重要病因，应根据皮疹的不同特点选用相应的药物，皮疹红肿渗液宜清热利湿；皮疹以下肢兼肿胀为主，宜甘淡渗湿；皮疹干燥脱屑，滋阴除湿为常方之一，亦可养血润燥；皮疹干燥皲裂，宜温阳化湿。痒自风来，为血气游走于皮肤之间，不可见痒妄用荆芥、防风等发散动风之药，当辨因用药，可祛风通络而止痒、益气健脾而止痒、宁心安神而止痒。本病后期多宜从脾胃论治，常以四君子汤加减善后。

急性荨麻疹

王某，女，21岁。2003年7月8日初诊。近1周来，感觉咽喉不适，继而在颈项和四肢发现大小不等的风疹块，自觉瘙痒。检查：躯干四肢可见大小不等的红色风团，部分融合成片，状如地图，视之咽弓充血明显，扁桃体红肿，自觉刺痒不适，脉浮数，舌质红，苔少，证属风热外邪，袭于肺卫。诊断为急性荨麻疹。治宜疏风清热，宣肺祛邪。方选银翘散加减。金银花、连翘、炒牛蒡子、玄参各10g，桔梗、炒牡丹皮、防风、荆芥、竹叶、甘草各6g，生地黄12g，芦根15g。

二诊3天后复诊，风团和痒感明显减轻，但其咽弓仍然充血，守上方加金莲花、鸭跖草各8g。

5天后，来门诊告知，风团和痒感及咽喉不适均除而愈。

按语：古人谓，风邪上犯，首先犯肺。方中用金银花、连翘辛凉透表、清热解毒。牛蒡子、荆芥、防风、桔梗既疏散风热，又宣透表邪，芦根、竹叶清热生津，治在保肺，玄参滋阴降火，治在益肾，生地黄凉血以退血热，血热清而斑疹消，甘草调和诸药，共奏清热解毒、宣肺祛邪的功效。

经云："风为百病之长。"在六淫之中，唯有风邪能兼五气，常见有风寒、暑风、风湿、风燥、风火等。在皮肤科领域中凡见病位在上，皮损泛发，脱屑和瘙痒，均与风邪关系密切。因而对风邪药物的使用，既要本着辛甘发散为阳的宗旨；又要牢记一见风邪，率用发散致痉的遗训，必须遵循《医原记略》所说："业医者，亟宜猛省。必查风之来源也。"

人工性荨麻疹

黄某，男，42岁，2004年4月7日初诊。患者患荨麻疹达5年之久。只要皮肤上受到挤压则起风团，刺痒难忍。检查：在背部划痕试验呈强阳性，继而自觉灼热刺痒，风团为暗红色，持续15分钟后才缓慢消退。舌质暗红，苔薄，脉细涩。证属血瘀孙络。治宜益气活血，通络止痒。方选桃红四物汤加减。桃仁、赤芍、归尾、丹参各10g，红花、乳香、地龙各6g，徐长卿、益母草各15g，蝉蜕、荆芥炭各3g，路路通12g。

二诊：1周后复诊，划痕出现的时间略有延长，但仍然感觉灼热刺痒。上方加茜草、紫草、墨旱莲各10g。

三诊：5天后复诊，灼热感觉明显减轻，划痕时间也有延长，仅有轻微痒感，改用益气扶脾，佐以活血通络。方选玉屏风散加味。黄芪、白术、白芍、山药、炒扁豆、赤小豆各12g，防风、红花、凌霄花、地龙、砂仁各6g，路路通10g。

按上方加减调治两个月左右，上述症状明显见好。嘱患者常服人参健脾丸以巩固之。

按语：方用归尾、赤芍、红花、桃仁、丹参、益母草、乳香等活血化瘀，凉血退斑；荆芥、徐长卿、蝉蜕疏风止痒；地龙、路路通通络止痒。二诊时，划痕时间延长，表明血瘀孙络的现象略有改善，然其仍然灼热刺痒。前方中加入紫草、茜草、墨旱莲育阴凉血。在划痕与灼热刺痒均有改善后，拟从本治疗。重点在益气扶脾，佐以活血通络。方用玉屏风散加味而收功。

荨麻疹病因复杂，治疗方法众多，通常而论，急性期或初期阶段治宜祛邪为主，慢性期或者反复发作，治宜扶正为主。具体应用时有两个方面需要重视：一是血分药的应用，如：三七、泽兰活血；生地黄，牡丹皮凉血；大黄、乳香化瘀。这是本着治风先治血、血行风自灭之理。二是虫类药物的运用，如乌蛇、全虫、蝉蜕、僵蚕、刺猬皮等，这类药物对于顽固难愈的荨麻疹用之得当，效果甚好。

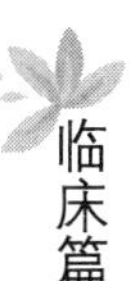

中毒性红斑

周某，男，31 岁。1998 年 9 月 8 日初诊。两天前，因食不洁食品午后腹部感觉不适，随之发烧，继而皮肤发痒，周身皮肤发红，检查：体温 39.6°C，全身皮肤呈现弥漫性红斑，略有肿胀，扪之灼热，两侧扁桃体Ⅱ度红肿。脉象浮数有力，舌质红苔少。证属饮食之毒，侵扰肺胃，毒溢营气。诊断：中毒性红斑。治宜凉血解毒，清营护心。方选消斑青黛饮加减：板蓝根、水牛角粉各 10g，生地黄 30g，炒牡丹皮、赤芍、知母、焦栀子各 6g，大青叶、玄参各 12g，羚羊角粉 0.6g（冲下）。

二诊：服药两天后，红斑和痒感减轻，体温下降，步上方加金莲花、挂金灯、鸭跖草各 6g，3 天后体温正常。皮损和痒感基本消退。仅有少量糠秕状鳞屑尚未脱尽。

按语：热邪骤入营分，可以本方为主增损，用水牛角清营解毒，凉血散瘀，清心安神；生地黄、牡丹皮、赤芍清营凉血，化瘀退斑；板蓝根、大青叶清肝火；知母清胃火；玄参清肾火；焦栀子清三焦之火；羚羊角粉平肝退热。在二诊中加金莲花、挂金灯、鸭跖草清肺胃瘀热，共奏泻火解毒、凉血退斑之效。

中毒性红斑又名毒性红斑，中医认为类似于“诸物中毒”。其中以陈旧腐败的食品如鱼、虾、蟹、海鲜、禽类和兽类居多。这些食品暴食之后，常易导致脾胃受损，蕴生毒热，煎灼营血，毒热外扑于肤，证见皮肤焮红发丹，在治疗中，要分辨疹与斑，若以疹居多者，宜清宣肺胃，以斑为重者宜清营凉血。与此同时，还需据证增损，如壮热不退，加水牛角粉、羚羊角粉；咽喉疼痛，加金莲花、鸭跖草、挂金灯；食少或呕吐，加竹茹、藿香、姜半夏；眼睑水肿，加浮萍、蝉蜕、白茅根；红斑压之褪色，加紫草、黄芩；红斑压之不褪色，加红花、仙鹤草、大枣。

急性湿疹

钱某，女，55岁。2013年5月14日初诊。5年前开始反复出现躯干、四肢多部位出现红斑、水疱、渗液、丘疹症状，反复多家医院就诊，诊断为“湿疹”，使用“抗组胺药物口服及外用皮质类固醇软膏”治疗后病情反复发作。1年前发作严重时曾住院治疗，期间口服雷公藤多苷片、静脉注射复方甘草酸苷。约2周前患者再次出现皮疹加重，由双足迅速发展至全身，伴剧烈瘙痒及渗液。患者脾气急躁，易心烦发怒，恶热，尤感头面部热甚，小便短黄，自觉口苦、大便干结。

检查：双足底肥厚、皲裂，其上见深在丘疹、丘疱疹及黄痂，躯干、四肢、双手、头面广泛分布蚕豆大小暗红色斑块，其上见丘疹、丘疱疹及痂，另可见大量散在粟米大小丘疹、丘疱疹、抓痕及痂。舌红，苔薄白，脉弦。从湿热蕴结辨证，方选萆薢渗湿汤合二妙丸加减，3天后未好转。笔者查房后认为刻下患者皮疹特点为颜色较红、渗液且见黄痂，属于湿疹急性期范畴，脾气急躁，易心烦发怒，自觉口苦、小便短黄、大便干结，存在肝胆火甚，湿热蕴结之像，舌脉象印证辨证结果。治宜清肝泻火，清热化湿，方选龙胆泻肝汤加减。蒲公英、茯苓皮、猪苓、赤石脂、车前子、生地黄各15g，黄芩、焦栀子、木通、当归、蚕沙各10g，泽泻12g，柴胡10g，甘草6g。

二诊　上方服用7剂后，患者皮疹较前好转明显，皮疹颜色变淡，渗液已不明显，未见新发皮疹，瘙痒较前缓解。患者自诉时有潮热、烦躁，虚汗出，睡眠一般，偶有夜间惊醒。仍有口干，但口苦症状较前明显好转，舌淡红，苔薄白，脉弦。治宜益气健脾，养心安神止痒，方选四君子汤加用滋阴潜阳、养心安神类药物。党参、钩藤、百合各12g，茯神、炒白术、天冬、麦冬、柏子仁、浮小麦、酸枣仁、龙骨、牡蛎各10g，地骨皮、牡丹皮各6g。

患者双足皲裂、肥厚症状明显，予皲裂油膏晚间包敷（红花、当归、白及、甘草、羌活、制何首乌、黄精、鸡血藤各20g，共研磨为细粉，加入小麻油250g，凡士林250g融化，煎熬成糊状）。6天后患者皮疹基本消退出院。

按语：笔者认为龙胆草，味苦，性寒，易伤脾胃，故临床常用蒲公英代之，后者其性清凉，治一切疔疮、痈疡、红肿热毒诸证，可服可敷，颇有应验。黄芩、栀子、柴胡苦寒泻火，车前子、木通、泽泻清利湿热，使湿热从小便而解，肝为藏血之脏，肝经有热则易伤阴血，故佐以生地黄、当归养血益阴；患者渗液明显故加以茯苓皮、猪苓利水渗湿；赤石脂收湿敛疮；蚕沙祛风化湿；甘草调和诸药。二诊方中从心、脾着手，思路清晰。党参、茯神、炒白术取四君子健脾益气之意，脾气健则化谷之功旺，运化水湿之功强；柏子仁、酸枣仁养心安神；龙骨、牡蛎、钩藤镇惊平肝安神；二冬养阴；地骨皮、浮小麦清虚热止汗；牡丹皮凉血化瘀。

湿疹的治疗中要分清急性期和慢性期。前者用药多在清热利湿，散风止痒；后者多宜健脾化湿。龙胆泻肝汤是治疗急性湿疹的验方，但龙胆草苦寒，以蒲公英代之，既可清肝胆湿热，又不至于过于苦寒。老年女性，阳气已衰，不可过用苦寒，龙胆泻肝汤中病即止，脾主运化水湿，后期健脾祛湿、宁心安神既可祛未尽之邪，又可固本减少以后复发。

此外，笔者对其他类型湿疹治疗方药，陈述如下，仅供参考。婴儿湿疹用三心导赤散；头部湿疹用泻黄散加味；面部湿疹用凉血消风散；耳部湿疹用柴胡清肝饮；手部湿疹用黄连解毒汤；小腿湿疹用萆薢渗湿汤；多腔性湿疹用泻黄散；丘疹性湿疹用消风散；水疱性湿疹用五苓散；红斑性湿疹用清热地黄汤；脓疱性湿疹用五味消毒饮；糜烂性湿疹用龙胆泻肝汤；结痂性湿疹用十味人参散；脱屑性湿疹用当归饮子；皲裂性湿疹用滋阴除湿汤；钱币性湿疹用三妙散；泛发性湿疹风重于湿用消风散，热重于湿用凉血除湿汤，湿重于热用除湿胃苓汤。

钱币状湿疹

严某，男性，35 岁。2005 年 11 月 7 日初诊。据述，近两年来，双下肢可见斑丘疹，自觉痒重，搔之则有轻微滋液外渗。检查：双下肢中段可见形如钱币大小的斑丘疹，略有肿胀，轻微渗出。抓痕明显，痒感呈阵发性，遇热痒重。脉象濡细，舌质淡红微胖。苔薄白。证属脾虚运化力弱，寒湿之邪蕴结肤腠。诊断：钱币状湿疹。治宜扶脾化湿，散寒止痒。方选五苓散加减：炒白术、猪苓、赤石脂、炒薏苡仁各 12g，泽泻、茯苓、丹参、地肤子、山药、蚕沙、川牛膝各 10g，官桂、青皮各 6g。

外用地虎膏（炒地榆、虎杖等份，研细末，过筛 100 目。按 25% 的浓度用凡士林配制而成）外涂，1 日 2 次。

二诊：7 天后复诊，皮肤肿胀和渗出减轻，但其肤色仍暗红。守上方加紫草 12g。外用同上。

2 周后复查，湿疹损害基本平复，遗留色素沉着。嘱服三妙丸，1 日 2 次，1 次 6g。温开水送下。

按语：本案以脾虚运化无力，致使寒湿二邪留滞于肤腠。用五苓散为主方，取其温阳化气，利水渗湿。在此基础上酌加利湿、燥湿、化瘀、引经四方面的药物，共奏脾健湿化、寒除瘀去之效。

从方药分析中说明本案用药有四条清晰的思路：一是健脾，如白术、山药、茯苓、薏苡仁。二是利湿，如泽泻、猪苓、茯苓、地肤子。三是燥湿，如赤石脂、蚕沙。四是温阳散寒，活血化瘀，如官桂、丹参、青皮、川牛膝等。这种辨证用药的思路，还适用于慢性丹毒、癣菌疹、下肢静脉曲张综合征等。

婴儿湿疹

舒某，女性，1岁半，初诊日期1984年2月28日。其母代叙：从出生两个月后，便在颜面、前胸及背后出现大片红斑，并在其红斑上出现丘疹、渗液和痂皮，部分融合成片，痒甚。多次求治于中西药物，时有反复，遂来笔者院就诊。检查：前额、眉间、面颊两侧可见红色丘疹，部分融合成片，在面颊区域伴有轻微渗出和少量糠秕状鳞屑，患儿不停地扭头擦动。证属心脾火旺，循经上扰。诊断：婴儿湿疹。治宜清心扶脾，方选三心导赤饮加减：栀子心、莲子心、连翘心各6g，灯心草3扎，生地黄、淡竹叶、车前子、车前草各10g，生甘草、蝉蜕各6g，赤小豆15g，黄芩3g。服用12剂后，皮损干燥，红斑逐渐消退，又服用20余剂，皮损见好90%，改用健脾之剂以善后，又进10余剂，诸症全除，皮损恢复正常。追踪3个月，未见复发。

按语：本方立意清胎热，除湿毒。方中用四心药清热健脾解毒，配以生地黄、车前、竹叶、赤小豆甘寒淡渗除湿，少佐枯芩既取上清肺热、下给出路之利，又有防止苦寒伐胃之弊；用蝉蜕祛风宜透，引药达表。在临床上治疗婴儿湿疹，是一首不可多得的良方。

婴儿湿疹，中医文献称之“胎癥疮”。根据皮肤损害的特征，分为干、湿两大类，前者胎热为主，后者湿热偏重，本案以清心导赤，扶脾育阴而愈。

肛周湿疹

王某，男，8 岁。2006 年 4 月 8 日初诊。患儿母亲代述，肛门痒约有月余，吵吵不安。检查：肛门四周的皮肤黏膜可见轻微浸渍腐白，抓痕明显，且有少量渗出；患儿面色苍白少华，形体瘦削，目呆少神，烦躁焦虑。询问食欲不振，大便稀溏，脉细弱，舌质淡红，苔少。症属脾虚肠弱。诊断：肛周湿疹。治宜益气健脾，扶正止痒。方选四君子汤加味。处方：党参、白术、山药各 12g，防风、蝉蜕、连翘、黄连、陈皮、莲子心、砂仁各 6g，茯苓、神曲、谷芽、莲子心、甘草各 10g。外用：苦楝子、萹蓄各 15g，浓煎取汁，外洗肛周，1 日 2 次。

二诊：5 天后复诊，肛周瘙痒明显减轻，患儿夜能入睡，四肢、肛周浸渍也在康复之中，嘱其再服十剂，外洗方同上。

两周后来门诊复查，肛周皮肤恢复正常，痒感消除而愈。

按语：方用参、苓、术、山药益气扶脾；陈皮、砂仁、茯苓理气化湿；黄连、莲子心、连翘清心泻火解毒；神曲、谷芽消食导赤；防风、蝉蜕疏风祛邪止痒。脾胃健运，大肠湿热可除。

肛周湿疹，诱发因素众多，通常有原患痔疮、蛲虫等，也有因热水烫洗或外搽药物不当而发生。因此，临床辨证既要重视皮肤损害的形态，又要注意波及的范围，辨证时要分清湿、热、虚、实的孰重孰轻。本案患儿面色苍白少华，食欲欠佳等症突出，病位在脾与大肠，湿热之邪为害，故而方选四君子汤加味而愈。

阴囊湿疹

徐某，男，38岁，1998年3月7日初诊。患者平素喜食油腻食物，嗜酒，形体肥硕。近1个月来，感觉阴囊潮湿刺痒。就诊时检查，双侧阴囊皮肤略有红肿，部分抓破有轻微渗出或者结有血痂，其痒感以夜间为甚，伴有轻微腰酸膝软等症。脉象细数，舌质红苔薄黄。证属肝脾湿热下注。诊断：阴囊湿疹。治宜清肝泻火，化湿止痒。方选知柏地黄汤加减。盐水炒黄柏、知母、蛇床子各6g，茯苓、泽泻、山茱萸、牡丹皮各10g，萆薢、木瓜、槟榔、沉香（后下）各4.5g，炒杜仲、山药各12g。外用路路通方（路路通、苍术各60g，百部、艾叶、枯矾各15g），水煎取汁湿敷。1日2~3次。

二诊：5天后局部肿胀、渗出和痒感均有减轻。步上方去蛇床子、木瓜、槟榔，加菟丝子、钩藤（后下）各12g。外用蛋黄油涂搽，1日3~5次。

三诊：按上方坚持治疗10天以后，痒感和皮损均已康复。并嘱其内服六味地黄丸，每日2次，1次6g。盐开水送下，以巩固疗效。

按语：本案以知柏地黄汤为基方，取其滋阴降火，以除湿热；蛇床子、杜仲、沉香等温阳之味，既补肾阳，又防苦寒伤肾之过；萆薢、槟榔、木瓜化湿治在脾；助后天之本。湿除、热清则痒感自除。

男性阴囊湿疹和女性外阴湿疹治疗的重点在于肝肾，初期肝经湿热居多，方选龙胆泻肝汤加减，后期肾经亏虚为主，其选方当分阴阳，偏阴虚者方选麦味地黄汤，偏阳虚者方选右归饮加减。不论阴虚、阳虚均可加入息风止痒之品，效果更好。在治疗期间，除了禁忌辛辣酒味之外，还应当节制房事。临证中，部分患者不明此事，往往病情将愈又导致加重或复发。尽可能寻找患者发病或诱发加重的原因，如生活习惯、工作环境、思想情绪及有关病史。尽量避免外界的不良刺激，如热水烫洗，剧烈搔抓，化纤、皮毛内衣以及易致敏和刺激性的食物。

多腔性湿疹

吕某，女，16岁。2007年3月10日初诊。3个月前，口鼻四周、外耳道、眼周等处始觉瘙痒，继而破皮渗出，痛痒相间。检查：眼周、外耳道、鼻孔、脐周和前后阴处可见炎性斑丘疹，轻微渗出糜烂，部分结有橘黄色痂皮，痛痒相兼，心烦口臭，脉弦数，舌质红，苔少。证属肝脾湿热，互结化毒，流窜孔窍。诊断：多腔性湿疹。治宜清热化湿，疏肝扶脾，方选泻黄散加减。藿香、生石膏、黄芩、生地黄各12g，柴胡、防风、青葙子、炒决明子、焦栀子、炒胆草、莲子心、甘草各6g，白茅根15g，玳瑁8g（先煎），水牛角粉10g，绿豆衣15g。外用紫草湿疹油（紫草15g，黄连5g，小麻油或橄榄油80mL浸泡。春夏3～5天，秋冬5～7天）涂擦。1日2～3次。

二诊，7天后，痒感和渗出有明显改善，但其前后阴处还有较重的痒感，步上方加炒杜仲10g。

三诊：15天后复诊，耳、眼、鼻、脐等处皮肤损害基本见好，前后阴糜烂和瘙痒也在减轻之中。步二诊方，去玳瑁，加土茯苓15g。

又经12天治疗，诸症和皮损均愈。

按语：方用石膏清胃热，泻脾经伏火；栀子清理三焦，使热从小便而出；防风疏散郁火；藿香芳香醒脾，理气和中；甘草泻火解毒，调和诸药。方中加入药物，多数以部位经络循行为原则。

凡在身体的自然开口处发生湿疹和皮炎损害均以肝脾两脏关系密切，故而选用泻黄散为主方，然后以其部位的不同酌加相应的药物。如眼区加炒决明子、青葙子、杭菊花，口周加绿豆衣、水牛角粉、玳瑁、莲子心，外耳道加柴胡、炒胆草、生地黄，鼻窍加黄芩、白茅根，乳头加柴胡、白芍，脐区加茯苓、山药，前后阴加炒杜仲、白茅根。此外，凡见皮肤焮红，痛痒相兼，皆由毒热所化，笔者喜用玳瑁，该药始见于《开宝本草》，性味甘寒无毒，李时珍称："玳瑁解毒清热之功，同于犀角。古方不用，至宋时至宝丹始用之也。"由此可见，凡红皮病、掌跖脓疱证、重症多形红斑、抱头火丹等危笃重症均可用之。

癣菌疹

李某，女，32岁，1998年7月8日初诊。患者告知，患足癣多年，入夏之时，趾间腐白，足缘可见丘疱疹，痒重，某医给予足癣灵外涂，非但无效，反而导致趾间糜烂、渗出加重，蔓延到脚背。检查：双脚背连及趾间中度红肿，糜烂、渗出明显，痛痒相兼，夜难入睡，伴有心烦口苦，脉滑数，舌质红，苔黄微腻。证属湿热化毒，毒水浸淫蚀肤而成。治宜清热化湿，解毒止痒。方选萆薢渗湿汤加减。萆薢、茯苓、蚕沙、泽泻各10g，黄柏、豨莶草、苍术、青皮、川牛膝、木瓜各6g，忍冬藤、生薏苡仁各12g。水煎，每日3次，每次200mL。饭前30分钟口服。外用黄精五倍洗方煎取药汁，浸泡或湿敷患处，每日2~3次，每次10~15分钟。

二诊：5天后复诊，渗出糜烂和痛痒明显减轻，继用上方，再治。

三诊：1周后，痒痛消除，皮损渐趋康复，改用二妙丸口服，以善其后。

按语：方以萆薢为主，取其清热利湿，针对于湿热化毒，加用忍冬藤解毒通络，豨莶草搜风消肿，更有利于湿热二邪的化解。

足癣呈水疱型，浸渍糜烂型和搽烂型用药宜温和，不可用刺激性较强的所谓杀癣药水，否则容易导致足癣的恶化，或者诱发癣菌症的发生。中医对此诊治除了清热化湿之外，还应重视引经药的加入，如病变在脚背属三阳经，应加入黄柏、柴胡等，病变在脚掌心、脚趾属三阴经加入柴胡、青皮、莲子肉、牛膝等。疗效更佳。

红皮病（继发于湿疹）

凌某，男，81岁。2013年5月16日初诊。患者3年前出现双小腿起散在红色皮疹伴痒，皮疹逐渐增多加重，泛发全身，瘙痒剧烈，尤以夜间为重。多方求医，诊断“泛发性湿疹”，口服中草药、复方甘草酸苷片等，皮疹控制不甚理想。2个月前患者皮疹再发，逐渐加重，泛发头面、躯干、四肢等处，表现为全身弥漫性水肿性红斑，其上可见糠状脱屑。患者于2013年3月6日外院住院治疗，使用地塞米松针5mg静滴4天，改口服泼尼松片及抗过敏、对症治疗等，皮疹减轻。2周前出现双小腿、双前臂肿胀，以“红皮病”收入笔者科。

检查：头皮、面、躯干、四肢见弥漫性红斑，其上可见大量糠状脱屑，双前臂、双小腿高度水肿，触之皮温稍高。右小腿最高肿胀处周径42cm，左小腿最高肿胀处周径42cm，左右踝关节处周径25cm。舌淡红、苔薄白，脉沉细。素畏寒肢冷，大便稀。笔者查房后诊断红皮病，证属脾肾阳虚，水湿不运，溢于肌腠。治宜温肾健脾，行气利水，方选真武汤合五苓散加减。方药：附片、木香各6g，熟地黄、茯苓、大腹皮、益母草各12g，泽泻、川牛膝、徐长卿、黄芪、桑白皮、猪苓、丝瓜络各10g，冬瓜皮、白茅根各30g，胡芦巴15g，黄柏6g。14剂。

二诊：患者皮疹水肿性红斑较前明显淡化，双前臂、双小腿肿胀较前减轻。头皮、面、躯干、四肢见淡红斑，其上可见少许脱屑，双前臂、双小腿轻度水肿，触之皮温不高。右小腿最高肿胀处周径33cm，左小腿最高肿胀处周径33cm，左右踝关节处周径22cm。基本痊愈出院。

按语：方中附子温补肾阳；熟地滋养肾阴，与附子阴阳互补，制约附子辛温太过，正如张景岳所云“善补阳者，必于阴中求阳，则阳得阴助，而生化无穷；善补阴者，必于阳中求阴，则阴得阳升，而泉源不竭”；泽泻直达膀胱，利水渗湿；茯苓、猪苓淡渗利湿；苍术健脾燥湿；黄柏行下焦之热；广木香理气化湿，气行则津行，津行则水湿自消；大腹皮、冬瓜皮、桑白皮取五皮饮之方义，共奏行气化湿、利水消肿之效；川牛膝引药下行，活血化瘀，“久病必瘀”，既可活血化瘀，又可使诸药直达下焦。

笔者认为红皮病中医辨证多为热毒炽盛，热入营血型；血虚阴伤，肌肤失养型；气血瘀滞，余毒未尽型；脾肾阳虚，水气内停型。患者目前辨证要点为：畏寒肢冷、腰膝酸软冷痛、短气、体虚乏力、便溏、小便不利、大腹便便、四肢俱肿，综合患者病史和以上辨证要点，属脾肾阳虚，水气内停证。《素问·生气通天论》中以“阳气者，若天与日，失其所则折寿而不彰，故天运当以日光明”，强调了阳气对人体有至关重要的作用；肾为先天之本，调节人体一身之阴阳平衡，封藏精，主水纳气，司二便。肾阳亏虚则封藏无力，摄纳失司，精微物质下泄而成蛋白漏下，故导致低蛋白血症，四肢俱肿；肾阳虚衰而气化不足，则头面身肿，重则胸腔积液、腹水，下肢水肿，皮亮欲破，举步维艰；肾阳虚衰，失于温煦，则畏寒肢冷，面色白，腰膝酸软冷痛；脾为后天之本，气血生化之源，主运化水谷精微，升清统血，为气机升降之枢。若脾气虚弱，脾阳不足，升清乏力，统摄无权，也可导致精微物质下泄肌肤发斑；若脾阳亏虚，失于运化，土不制水，水湿停滞，甚者水湿泛滥浸及四肢发为水肿；脾为气血生化之源，脾气虚弱，失于运化水谷精微，则纳差或完谷不化，化源不足。真武汤出自《伤寒论》："腹痛，小便不利，四肢沉重疼痛，自下利者，此为有水气，其人或咳，或小便不利。或下利，或呕者，真武汤主之。"五苓散首见于《伤寒论·辨太阳病脉证并治》，主要用于伤寒太阳蓄水证，以及水湿内停之水肿。

播散性神经性皮炎

王某，男，37岁。2004年5月6日初诊。据述，颈项两侧发生神经性皮炎，迄今达7年有余，近3个月来，由于工作压力大，加之劳累以及过度饮酒，导致原患皮肤病和痒感明显加重。检查：颈项两侧、背部和上肢肘尖等区域发现暗红色扁平丘疹，部分融合成片，表面粗糙肥厚，伴有剧烈瘙痒，夜间尤甚，影响睡眠。脉象细数，舌质红，苔少。证属情志内伤，致使阴虚血燥，肤失濡养。治宜养阴润肤，息风止痒。方选四物润肤汤加减。当归、秦艽、羌活、独活、蝉蜕各6g，制首乌、干地黄、炒白芍、益母草、南北沙参、钩藤（后下）各12g，枣仁、百合、天麦冬、小麦、柏子仁各10g。

二诊：7天后复诊，痒感减轻，夜间尚能入睡，守原方治疗2周后皮肤损害变薄。痒感显著改善，急躁情绪也有舒缓。又坚持治疗旬日而愈。

按语：鉴于皮损暗红粗糙，表明阴虚血燥，方用四物汤养血润燥，秦艽、二活、蝉蜕疏风止痒，首乌、南北沙参养阴护液，益母草、钩藤息风止痒，百合、枣仁、小麦、天麦冬、柏子仁安神，舒缓焦虑、忧愁之患，共同达到既除病止痒，又宁心安神。

神经性皮炎，中医称之“摄领疮”，又名“顽癣”。究其缘由，“皆由血燥风毒客于脾肺两经，初期用消风散加浮萍……久者服首乌丸”（《外科正宗》）。陈实功之语告知治疗神经性皮炎的要素：一是用药要刚柔并进，收敛同行，其二病变初期宜散多于柔敛。久病则应柔敛多于宣散。此外，酌情加入对证药物，如情绪激动或者易怒者加生龙牡、合欢皮、夜交藤；皮损肥厚，状如席纹加赤石脂、蚕沙、松针；剧烈瘙痒加全蝎、乌梢蛇、徐长卿等。

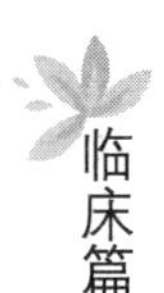

老年性皮肤瘙痒病

黄某，男性，76岁。2004年12月21日初诊。自述皮肤瘙痒达月余，曾口服过抗组胺类药物，获得暂时性效果，但头晕，整日精神萎靡不振，痒感入夜更重，甚则影响睡眠。检查：胸前、背后及双下肢胫前皮肤干燥，糠秕状鳞屑。落之又生，抓痕明显。脉细弱，舌质红，苔少。证属肺肾阴津不足，难以敷布肤腠。诊断：老年性皮肤瘙痒病。治宜滋阴润燥，安神止痒。方选滋阴养荣汤加减。生地黄、熟地黄、枣仁、柏子仁、炒白芍、天冬、麦冬、制首乌各10g，当归、黄芩、秦艽各6g，百合、山药、钩藤（后下）各12g。

二诊：1周后复诊，自觉皮肤瘙痒有所减轻，夜能入睡。守上方加肉苁蓉10g。

10天后复诊，痒感基本控制，皮肤干燥也略有改善。守上方之意，拟用丸药方缓缓图之。南沙参、北沙参、生熟地黄、制首乌各100g，炒白芍、当归、天冬、麦冬、山药、百合、枣仁、柏子仁、肉苁蓉、山茱萸、钩藤各80g，防风、秦艽、炒牡丹皮、五味子各50g。研细末。炼蜜为丸，如梧桐子大。1日3次，1次6g。温开水送下。

2个月后复诊，皮肤瘙痒消除，精神振奋而愈。

按语：老年人之燥，始于下焦阴分亏损居多，故而方药以甘柔为主，案中以地、芍、归和百合等药，取其养血润燥；同时加入滋阴润肺诸药，如南北沙参、天麦冬等治在保肺生津；山药、山茱萸、肉苁蓉、制首乌填补精血，治在脾肾两脏。秦艽、防风祛散外来风邪，钩藤息内脏风邪，风邪去，则痒止。在祛风止痒之中，酌加安神之品，如枣仁、柏子仁等，止痒效果更加明显。

燥病的论治，在《杂病源流犀烛》一书中，有一段原则性论述曰："燥在外，证见皮肤皲裂而瘙痒，宜养血泽肤，方用生血润肤饮；燥在中，证见大便风秘燥结，宜调理中焦，方用镇风润气丸；燥在上，证见咽鼻干焦，宜必清上部，方用清凉饮；燥在下，证见肠胃枯燥，大便秘结，宜清燥润肠，方用当归承气汤。"沈氏之言，对笔者论治皮肤病有三点启示：一是治燥最宜甘柔，大忌苦涩。二是治燥既要滋填精血，又要佐以辛通之味。病邪在表，可佐风药；病邪在腑，拟用缓通为之要务。三是从药物归纳而言，甘寒清补类有干地黄、麦冬、西洋参、甜梨肉、生白蜜；柔养肝肾类有人参、生地黄、阿胶、麦冬、炙甘草、大枣、人乳、牛乳等。

皮肤瘙痒病

闵某，男，46岁。2004年12月7日初诊。据述，近20余天来，皮肤瘙痒，状如虫行，入夜痒感更重，影响睡眠。检查：胸前、背后和四肢可见抓痕，部分破皮结有血痂，皮肤干燥，且有少量糠秕状鳞屑脱落，口干喜饮，脉细数，舌质红，苔少。证属阴虚血燥，肤失濡养。诊断：皮肤瘙痒病。治宜养阴润肤，息风止痒。方选首乌七花汤加减。制首乌、生地黄、熟地黄、钩藤各12g，凌霄花、款冬花、玫瑰花、白扁豆花、红花、鸡冠花、荆芥炭、防风各6g，杭菊花、百合各10g。

二诊：1周后复查，患者告知痒感明显减轻，夜能入睡。步上方再进5剂而愈。

按语：引起皮肤瘙痒是内外多种因素所促成。因此，遣方用药也要多角度去考虑，本案用药从六个方面入手。一是用首乌、生熟地滋养肝肾阴血；二是荆芥、防风宣散在表的风邪，同时加用钩藤平息在内的肝风之邪；三是百合、款冬花甘寒清热润肺，使之肤得津液濡养；四是杭菊花、玫瑰花散风调气；五是白扁豆花健脾和胃；六是红花、鸡冠花活血化瘀。综合全方，既治脏调腑，又祛风散邪，气血调顺，痒感可除。

清代沈金鳌对瘙痒病的辨证曾有一段精要的论述：“血虚之痒，虫行皮中；皮虚之痒，淫淫不已；风邪之痒，痒甚难忍；酒后之痒，痒如风疮，常搔之血出。”（《杂病源流犀烛》）沈氏之言，虽不能概括痒的全貌，但对痒的辨证确是十分中肯。本案在内治方面既重视痒与风的密切关系，但又不可多投散风之药，防止风药耗阴损血，肤失濡养非但痒不能止，更能加重痒感的延续。因此，案中用多种花类，其寓意较为深刻。

抱头火丹

李某，女，31 岁。2004 年 5 月 3 日初诊。3 天前，始感前额右侧红肿，连及眼睑皮肤焮红肿胀。检查：视之咽喉红肿，体温 38. 5 度，右侧前额及眼睑区域皮肤焮红肿胀，状如丹涂。压之褪色，扪之灼热，伴有头痛、呕恶，胸闷不适，大便燥结，3 日一行。脉滑数，舌质红，苔少，证属邪热郁于血分，外感风邪，风热相搏，骤发抱头火丹。诊断：面部丹毒。治宜清热解毒，凉血退斑。方选普济消毒饮加减：金银花炭 12g，赤芍、连翘、板蓝根、焦栀子、玄参、紫草各 10g，荆芥、防风、炒牛蒡子、黄芩、薄荷（后下）各 6g，大黄、炒枳实各 4. 5g。

二诊：翌日复诊，寒热已解，大便畅行，局部红肿略有消退，步上方祛荆芥、薄荷、大黄、枳实，加牡丹皮 6g、白茅根 15g。

三诊：按方治疗 5 天后，胸膈畅快，食欲增进，患处焮红肿胀基本消退，仅感局部皮肤微痒和轻微脱屑。改用养阴凉血，疏风止痒。处方：杭菊花、桑叶、百合、玄参各 10g，炒牡丹皮、蝉蜕、焦栀子、甘草各 6g，生地黄、天冬、麦冬各 12g，绿豆衣 15g。连服 5 剂而愈。

按语：风热之邪，外搏肤腠，遂致眼睑皮肤红肿，方用黄芩、栀子清泻上焦热毒，牛蒡子、薄荷、荆芥、防风、连翘疏散风热，金银花、玄参、板蓝根清热解毒，牡丹皮、紫草、赤芍凉血退斑，枳实、大黄通腑泻火，共奏热毒退而红肿消的效果。

本案来势凶，病情重。方用清热解毒、凉血解毒为主，佐以疏风清热，釜底抽薪，使之毒热得清，风热得宣而愈。

手足口病

余某，女，2岁半。2008年4月16日初诊。患儿母亲代述，3天前轻微发热，继而在手指边缘出现小水疱，患儿烦躁刁吵，遂至某市儿童医院就诊，确诊为手足口病，给予对症治疗，2天后体温未降，小水疱有增多的趋势，经人介绍来笔者处求医。检查：患儿精神萎靡，低热（T37.8℃），手足边缘可见米粒大小的水疱，呈散在分布，口腔颊膜亦有针帽大的丘疹，进食困难，脉象细数，舌质红，苔少。证属心脾积热，循经发于四末。治宜清心泻火，导赤解毒，方选导赤散加减。生地黄、生石膏各10g，连翘、赤茯苓、大青叶、车前子（布包）、琥珀、竹叶各6g，南北沙参各12g，绿豆衣15g。水煎取汁，每日3次，每次150mL。连服5天。

二诊：5天后复诊，体温正常，小水疱未见增多，步上方加紫草10g。外用紫连湿疹油外搽手足。每日2~3次。

1周后，患儿母亲告知，水疱基本见好。口腔损害亦好，进食顺利。唯有手足皮肤轻微痒感，步上方去琥珀，加蝉蜕6g，进方5剂而愈。

按语：本案方中，以导赤散为主体，取其清心导热，使之温毒从小便而解，赤茯苓、大青叶清热利湿，以助导赤散之力，生石膏清气分之热，连翘、绿豆衣、琥珀既清解温毒，又能护心，防毒内陷，南北沙参扶正护液，邪去则正安。

手足口病，自1957年以来，先后在加拿大、美国、英国和日本等国都发生过流行。1982年，在笔者国的天津、北京、上海等地也发生过流行。近些年来，武汉在夏秋季节也有零星病例发生。本病属于中医学“温毒”范畴。其治疗法则，多数按发病时间的长短、受邪的轻重而论治。初期以温邪袭肤居多，中期则属心脾积热，后期按阴虚内热施治。本案以导赤散为主加入清瘟、凉血、解毒之品而治。特别是小水疱较多时，利用赤茯苓、紫草配对同用，消除水疱的效果尤为明显。

慢性丹毒

郭某，女，51 岁，2003 年 9 月 3 日初诊。据述右下肢曾患丹毒多次，1 个月前右下肢又突然红肿，灼热肿痛，发热等。给予抗生素静滴，7 天后，体温正常，疼痛略轻，但其红肿胀痛持续 1 个月之久，仍未消退，遂来求医。检查：右下肢中段结块红肿，边缘界限清楚，扪及局部皮肤发紧，压之木硬，撤之暗红又回。脉沉细，舌暗红，苔少，证属湿热瘀互结，阻于肤腠，发为慢性丹毒，治宜燥湿、化瘀。方选三妙丸加味。苍术、黄柏、川牛膝、桃仁、苏木各 10g，皂角刺、青皮、甲珠、槟榔各 6g，忍冬藤、活血藤各 12g，外用大黄散，食醋调成糊状，敷患处，1 日换 1 次。

二诊：1 周后复诊，肤色呈暗红，木硬性肿胀略有减轻，行走亦感轻松许多。步上方加生薏苡仁 30g，外用药同上。

旬日之后复查，局部损害基本消退，扪之还有木硬尚未消尽。嘱内服小金丸，1 日 2 次，1 次 0.6g，绍兴酒或温开水送下。1 个月后皮损完全康复。嘱之重视足癣的防治至关重要。

按语：方用二妙散清热燥湿，治下焦湿热，桃仁、苏木、牛膝、忍冬藤、活血藤化瘀通络，青皮、槟榔理气，甲珠、皂角刺散结。更有益于沉积于经络的瘀湿之邪得以化解。

慢性丹毒的施治，在辨证遣药之时必须重视两点：一是辨别皮损肿胀与木硬。前者湿重于瘀，治之重点化湿、利湿、燥湿；后者瘀重于湿，治之要旨散血、化瘀、祛瘀。二是善于药物的增损，如肿胀明显湿邪为主时加薏苡仁；肤色暗红，瘀血居多加苏木、桃仁；木硬不化，气滞经络为主加青皮、槟榔。此外，适当加入通络之品，如忍冬藤、活血藤之类，疗效将会更好。

石棉状糠疹

王某，女，34岁。2005年5月3日初诊。自述近3个月来感觉头屑增多，抓之白屑脱落，且有痒感。检查：在枕部可见大片灰白色鳞屑，相互融合成片，闻之略有腥臭气味，发质油腻。脉象细数，舌质红，苔薄黄微腻。证属湿热上壅。诊断：石棉状糠疹。治宜清热化湿，疏风止痒。方选三妙散加味炒薏苡仁15g，炒白术、炒黄柏、炒牡丹皮、泽泻、羌活各10g，通草、竹叶、焦栀子、白附子各6g，赤茯苓、川牛膝各12g，赤小豆30g。

外用豆根祛屑洗方（山豆根、蚕沙、五倍子各15g，皂角、透骨草、巨胜子、桑白皮各12g，桂皮、松针、炒牛蒡子各10g）浓煎取汁，浸洗头部，2日1次。

二诊：1周后，患者感觉痒感减轻，白屑范围也有收缩的趋势。继用原方内服与外治。

三诊：3周后复诊。枕部鳞屑消除，痒感亦愈。嘱其内服防风通圣丸，1日2次，1次6g。温开水送下。少食动物脂肪、辛辣、酒、糖类。多食新鲜蔬菜。保持大便通畅。1个月后，复诊头部皮肤与毛发恢复正常。

按语：方用清热燥湿的三妙散为主，分别从湿，予以利湿，如苡仁、砂仁、赤茯苓、赤小豆等；从热，引热下行，如通草、竹叶、焦栀子、川牛膝等；从风，散邪止痒，如白附子、羌活等。加之豆根祛屑洗方外洗，取其散风除湿，祛屑止痒。效果更佳更速。

本病曾称为石棉状癣，好发于头部，特别是枕部，为一种慢性皮肤病，依据头屑的特征，概分为干湿两大类。前者多为燥热怫郁，后者重在湿热上壅。本案为后者，用清热化湿、散风止痒之法而愈。

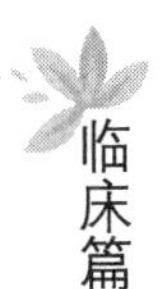

急性点滴状银屑病

张某，女，21岁，1999年6月3日初诊。1周前感冒，扁桃体红肿疼痛。5天后全身出现大小不等的斑丘疹，自觉痒重。检查：躯干、四肢可见大小不等的斑丘疹，小如黄豆，大如樱桃，上覆银白色的鳞屑，指刮可见鳞屑脱落，筛状出血。自觉痒感如针扎，视之双侧扁桃体三度红肿。脉象浮数。舌质红，苔少。证属外感风热，袭于肺胃，致使血热扑肤。诊断：急性点滴状银屑病。治宜清宣肺热，凉血解毒。方选金银花解毒汤加减：金银花、炒槐花各15g，玄参、南沙参、北沙参、生地黄、金莲花、挂金灯各10g，红花、凌霄花、鸡冠花、炒牡丹皮各6g，紫草、水牛角、白鲜皮、绿豆衣各12g。

二诊：5天后复诊，红斑略有减轻，但其扁桃体仍然红肿。守上方加服天然牛黄0.2g。1日2次，随药汁送下。

三诊：1周后复查，皮损和痒感显著减轻，咽喉肿痛基本消除，改用甘寒解毒之剂巩固之：生地黄炭、金银花炭、炒槐花、山药、玉竹、石斛、玄参、白鲜皮各10g，炒牡丹皮、金莲花、凌霄花、赤芍各6g，土茯苓15g。

守方治疗35天，皮损见平而愈。

按语：方用金银花、连翘清热解毒；白鲜皮解毒止痒；鸡冠花、紫草、牡丹皮、凌霄花、槐花、金莲花、水牛角、生地黄清营凉血，化瘀退斑。南北沙参、玄参等养阴护液。二诊在取得初效的基础上，务必加重解毒之品，故而选用清心化毒的珍品天然牛黄，一者护心防毒内陷，二者有利于毒热的消除，加速斑疹的消退。

急性点滴状银屑病多数由外感风热之邪而诱发，在其治疗的过程中，遣方用药的重点有三：初期以清宣风热为主，病位在肺，选用金银花、连翘、生地黄、牡丹皮、金莲花、赤芍等。次之甘寒养阴，扶正护液，如南北沙参、石斛、玉竹、玄参；最后酌加凉血活血之品，以助斑疹的消退，如紫草、红花、凌霄花、槐花、绿豆衣、水牛角等。在毒热笃甚时期，酌加天然牛黄内服，常能收到较好的效果。

玫瑰糠疹

黄某，女，28岁。2003年5月6日初诊。近1周来，始觉腋窝、少腹区域皮肤轻微瘙痒，视之有大小不等的红斑。检查：腋窝前可见椭圆形、淡红色斑疹。形如樱桃大小。其长轴与皮纹排列一致，胸前、背后亦有疏密不均的红色斑丘疹。上覆少量糠秕状鳞屑，微有痒感。脉象细数。舌苔正常。证属血分风热，扰于肤腠。诊断：玫瑰糠疹。治宜宣散风热，凉血退斑。方选凉血五花汤加减。生地黄、紫草、金银花、夏枯草各12g，凌霄花、绿萼梅、炒牡丹皮、佛手花、赤芍、荆芥炭各6g，绿豆衣、土茯苓各15g。

1周后复查，痒感见平，斑疹渐退，但其腋窝母斑消退缓慢，守上方加柴胡6g，龟板10g（先煎30分钟）。5天后复查，母斑有所消退，痒感和鳞屑基本消除。依上方再治10天，诸恙俱平而愈。

按语：本案的治疗分三个层次：一是祛外邪，包括散风热，凉血热；二是调气机，重点在肝脾；三是养阴护液。具体反映在凉血退斑的有生地黄、牡丹皮、赤芍、紫草，解毒退斑的有土茯苓、金银花、夏枯草、绿豆衣，调气退斑有绿萼梅、佛手花等，滋阴退斑有龟板等，散风退斑有荆芥炭。

玫瑰糠疹的辨证治疗初期以风热居多，中期热入营血，后期则从血燥论治。本案起病急，皮肤损害泛发，因而以凉血散风、解毒退斑的中药为主线论治。

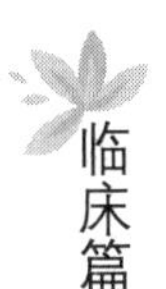

副银屑病

符某，女，21 岁。2003 年 6 月 7 日初诊。自述两年前在上肢内侧发现形如黄豆大小的斑丘疹，继而扩展到躯干，部分融合成片，痒感时轻时重，市某医院病理检查报告为副银屑病。检查：躯干两侧、上肢屈侧、大腿和臀部可见形如芝麻大小至黄豆大小的淡红色斑丘疹，浸润较深，上覆少量不易脱落的糠秕状鳞屑，新旧损害相间杂现。脉象细涩，舌质淡红，略有胖嫩，苔少。证属肝脾郁热，阻于肤腠。治宜疏肝、益脾、清热。方选丹栀逍遥散加减：柴胡、炒牡丹皮、焦栀子各 6g，白薇、白术、当归、生地黄炭、连翘各 10g，土茯苓 30g，忍冬藤 15g，水牛角粉、谷麦芽各 12g。

二诊：1 周后复诊，损害色泽略有减淡，鉴于皮损集中于躯干两侧和四肢屈侧为主，遵循脾经循行于腹部的特征，改用健脾扶正，清肝凉血，方选四君子汤加味：党参、白术、茯苓、干地黄、茜草各 10g，紫草、墨旱莲、炒地榆、白鲜皮、水牛角粉各 12g，柴胡、黄芩、焦栀子、豨莶草、甘草各 6g。嘱患者在月经来潮时停服。经期过后继续内服。1 个月后复诊皮损消除大半，仅在皱褶处还有残留损害未退。考虑与湿邪留连或者汗渍有关，守上方加蚕沙、生薏苡仁各 15g。又过 1 个月复诊，损害和痒感均除，皮肤康复而愈。

按语：首诊皮损呈急性期状态，方用丹栀逍遥散疏肝清热，加用水牛角、忍冬藤、连翘、土茯苓等凉血解毒，通络退疹。二诊后见皮损减轻，损害集中在肝脾两经，故用四君子汤益扶肝脾，酌加生地黄、茜草、紫草、地榆、水牛角凉血化瘀，治在皮损；柴胡、黄芩仿小柴胡汤之意和解之。

本病辨证重点有三：一是皮损分布的区域性，二是皮损色泽淡红，浸润较深的特殊性，三是新旧皮损相兼并存，反复发作的时间性。鉴于上述辨证的脏腑定位在脾与肺，首方用丹栀逍遥散旨在疏肝凉血，治在新起的皮损。复诊后见皮损稳定，痒感不重，治疗的要点转入健脾扶正。方用四君子汤加凉血、解毒、疏肝之品，治本同时兼顾治标；李杲所说："治肝、心、肺、肾，有余不足，或补或泻，唯益脾胃之药为切。"（《脾胃论·脾胃盛衰论》）因此，凡见有复发倾向较为难治的皮肤病皆可以此说为准。

毛发红糠疹

闵某，男，26岁，2005年3月6日初诊。近1年来，面部、胸前、背部、肘尖和膝关节四周皮肤发红、粗糙，且有少量糠秕状鳞屑，遇热则感轻微刺痒。检查：面部、胸背和肘膝关节四周可见皮肤发红，毛囊性丘疹，状如锉刀。掌跖角化明显，甚者皲裂。脉象细数，舌质淡红，苔少。证属脾胃虚弱，湿热互结，导致气血不和。五谷精微难以濡养肤腠，致使小棘丛生。治宜燥湿润肤，活血退斑。方选二妙丸、叶氏养胃汤合裁：苍术、南沙参、北沙参、玉竹、炒扁豆各12g，天冬、麦冬、黄柏、赤芍、茜草、生地黄、炒牡丹皮、鸡血藤、乌梢蛇各10g，紫草、桔梗、苏木、黄芩各6g。

二诊：服方7剂后，皮肤红略有减轻，鉴于该病为慢性过程，改用蜜丸缓缓投之。南北沙参各120g，苍术、炒扁豆、苏木、黄柏、赤芍、炒牡丹皮、桃仁、黄芩、桔梗各60g；天冬、麦冬、干地黄、丹参、炒牡丹皮、白蒺藜、茜草、玉竹、石斛各100g，研细末，炼蜜为丸，如梧桐子大。1日3次，1次6g。温开水送下。

三诊：经过6个月的调治，皮损明显改善，毛囊角化渐平，皲裂见好，仅有轻微痒感，嘱其继服上方一料。以巩固疗效。

按语：鉴于皮损干燥多屑，粗糙刺痒，其治疗以扶脾胃为主，方用叶氏养胃汤滋阴润燥，治在本，紫草、鸡血藤、木瓜活血通络；乌梢蛇散风止痒，治在标。使之燥湿得以缓解，皮损得以康复。

本病是一种少见慢性炎症性皮肤病，笔者对其诊治的体会是：一是深切了解燥湿同源论，拟用二妙丸、叶氏养胃汤合裁，取之既燥湿健脾，又柔润胃阴，有利于肤腠的康复。二是凉血与化瘀同用，特别是化瘀药物能促使凉血功效的显彰。使之红斑消退更为快捷。

皮肤扁平苔藓

王某，38 岁，2003 年 4 月 7 日初诊。据述在两年前，右上肢前臂发现丘疹，微有痒感，继而向肩胛区域蔓延，市某医院病理活检报告为扁平苔藓。检查：右上肢外侧从肩关节至无名指可见宽窄不一的扁平丘疹，呈条状分布，表面略有凸起，少量抓痕。肤色略呈暗红，脉象细涩，舌质淡红。苔薄白。证属脾胃虚弱，湿瘀阻滞肤腠。诊断：扁平苔藓。治宜扶脾化湿，祛瘀通络。方选四君子、桃红四物两方合裁。党参、白芍、白术、干地黄、茯苓、当归各 12g，川芎、桃仁、葛根、羌活、姜黄、红花、甘草各 6g，地龙、丹参、蚕沙各 10g。

二诊：1 周后复诊，局部皮损略有痒感，上方加三棱、蝉蜕、蛇蜕各 6g。

三诊：3 周后复诊，皮损范围明显收缩，部分丘疹消退，仅留不明显的色素沉着，鉴于患者路程遥远，上方去蛇蜕，将原有剂量加大 10 倍，研细末，炼蜜为丸，如梧桐子大，1 日 3 次，每次 6g。温开水送下。

3 个月后来院检查，皮损完全平复而愈。

按语：本案立法与用药遵循两条原则：一是病变部位在右上肢外侧区域，分别是手阳明大肠经、手太阳小肠经、手少阳三焦经的循行区域；二是皮肤损害的特征：扁平丘疹，色泽暗红，呈条状分布。辨证定位在脾，因而用四君子汤和桃红四物汤为基方，取其健脾胃、化湿浊、活血通络；加入川芎、姜黄、葛根、羌活冀在引经，直达病所，使之桃仁、丹参、地龙活血化瘀，通络软坚；蚕沙利湿，蝉蜕、蛇蜕疏风止痒。坚持治疗两月余而愈。

扁平苔藓病名在中医文献尚无记载，但在现代中医皮肤科专著中，多数学者认为类似“紫癜风”。因病变部位不一，就其病因归类也略有不同，一般而论，发生于口腔者多与脾肾阴虚有关，发生于四肢区域则为脾虚运化失职，湿瘀互结居多，本案拟用四君子汤重在甘温益胃，具有健运扶脾之效。古人谓：人之一身，以胃气为本，胃气旺，则五脏宗荫；胃气伤则百病丛生。旨在治本。同时鉴于皮肤损害以粗糙肥厚为其特征，况且发生在四末，故而以治脾为主，适当加入化瘀之品。脾健湿去，而瘀滞随之疏通，气血流畅，肤得其养而愈。

聚合性痤疮

王某，男，23岁。2003年5月8日初诊。患聚合性痤疮两年有余，曾口服过抗生素之类药物如米诺环素等，病情并未完全控制。检查：前额、两颧及双下颌区域可见形如豌豆大小的结节、囊肿，呈密集分布。皮肤油腻，毛孔扩大，部分遗留肥厚性瘢痕，胸前、背后也有类似损害。脉弦数，舌质红，苔少。证属痰瘀互结，阻于肤腠。治宜祛湿解毒，散瘀化痰。方选仙方活命饮加减：金银花、连翘、蒲公英各12g，浙贝母、天花粉、制乳没、僵蚕各10g，白芷、川芎、皂角刺、陈皮各6g。另加服西黄丸，每日2次，每次3g，随药汁送下。

二诊：1周后复诊，皮肤油腻、结节、囊肿等损害略有减轻，两颧和下颌损害也有消退的趋势。步上方去制乳没、甲珠，加山慈菇、胆南星各6g，蛇舌草15g。西黄丸剂量和服法同上。

三诊：2周后，皮肤损害明显减轻，但还有散在的囊肿、结节，肥厚性瘢痕仍然存在。内服方同上。去西黄丸，加服大黄䗪虫丸。每日3次，每次6g，随药汁送下。外用如意金黄散（2/3）、三七粉（1/3）醋调成糊状，外敷患处，1日1次。

3个月后，损害基本消退，嘱其少吃牛羊肉、油煎等食品，防其死灰复燃。

按语：本病以外科第一方仙方活命饮为基方，取其初期能散，中期能脱，后期能补，对于聚合性痤疮的不同阶段是十分贴切的。另加西黄丸重在解毒散结，通络止痛。两方合用，对于本病确能起到卓越的效果。

聚合性痤疮，是寻常型痤疮中较重、较难治疗的一种类型。笔者对其治疗的要点有三条：一是解毒与散结同时并重，二是化瘀与化痰相须而行，三是汤药与中成药互相配伍。此外，对顽固难消的结节囊肿，选用如意金黄散加入三七粉外敷，亦有良效。

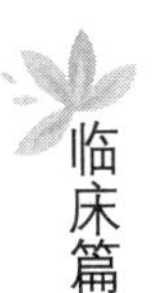

迟发性女性痤疮

王某，女，31岁。2005年5月3日初诊。近两三年来，在前额、口鼻四周可见大小不等的炎性丘疹、粉刺等。院外按迟发性女性痤疮给予对症治疗。病情时轻时重，甚为烦恼。检查：前额、两颧和口、鼻四周可见大小不等的炎性丘疹、结节和脓疱，皮肤发红，油腻，毛孔扩大。询之，曾大产一胎，人工流产二胎。近几年来，在月经来潮前3～5天，面部损害明显加重，伴有不同程度的乳房胀痛，经量多，伴随心情烦躁，易怒。脉细数，舌质红苔少。证属肝郁化热，热蕴化毒，上蒸于面。诊断：迟发性女性痤疮。治宜疏肝调经，养阴解毒。方选丹栀逍遥散加减。醋柴胡、炒牡丹皮、当归、焦栀子、黄柏各10g，橘核、生地黄、茯苓、炒白术、炒白芍、益母草、泽兰各12g，山楂6g。

二诊：服方6天后月经按时而至，乳胀和面部损害略有减轻。待其经净后拟用清宣肺热、解毒散结法，方选金花栀子丸加味。金银花、蒲公英、地丁、生石膏、夏枯草、黄芩各12g，连翘、藿香、茯苓、浙贝母、焦栀子、松针、皂角刺、花粉各6g。

守方治疗2周后，皮肤损害基本见好，油腻也明显减轻。嘱其在月经前3～5天服首诊调经方6剂。经净后再服二诊方。坚持3个月的治疗。不仅月经得到调理，而且痤疮损害也基本见好。

按语：本案既有肺风粉刺的一般性，又有其症状的特殊性。前者拟用名方金花栀子丸加味，重在清宣肺热，解毒散结；后者旨在疏肝理脾，重在调理月经，月经调理顺当，痤疮也随之康复。

迟发性女性痤疮专指青春期后或至成年后发病的痤疮。据有关文献报道，该病在人群中的发病率在20%～24%，另据1999年国外文献报告，450万同患痤疮与痤疮有关的就诊中，25～34岁的成年人约8%患迟发性女性痤疮，35～44岁中年人约3%。由此可见，该病有明显增多的趋势。对此笔者的诊疗经验，分为三个要素：一是诊治时间，凡月经来潮前3～5天重点是调经，以肝为核心；经净后重点是解毒散结，肺胃为之核心。二是遣方用药，调经主方是逍遥散，解毒散结主方是金花栀子丸。调经方面伴有乳胀轻者加川楝子、郁金，重者加橘核、荔枝核，痛经属寒者在失笑散中轻者加吴茱萸，重者加沉香，属瘀者在失笑散中加山楂、花蕊石，皮损以炎性丘疹为主加金莲花、洛神花、凌霄花，皮损以脓疱为主加野菊花、龙葵，结节囊肿轻者加山慈菇、夏枯草、僵蚕，重者加天龙、蜂房。三是注重体质，燥热质主症有形体较瘦，心烦、忧郁酌加滋阴养液，如女贞子、百合、玉竹、石斛、合欢花；腻滞质主症形体肥胖，身重如裹，大便不适，加燥湿化痰，如苍术、蚕沙、赤石脂、胆南星；晦滞质主症肤色晦暗或肌肤甲错，眼眶暗黑，加行气化瘀之药如陈皮、乌药、苏木、桃仁、红花等。

酒渣鼻

王某，男，26岁。2004年4月6日初诊。鼻红达3年之久，若饮酒或进食辛辣之味，鼻红明显加重。检查：鼻准头及鼻翼两侧可见弥漫性红斑，玻压褪色，毛孔扩大，油腻，其间杂生针帽大小的脓疱少许，询之大便秘结，常是3～4日一行，脉细数有力，舌质红，苔少。证属肺胃郁热，上熏于鼻窍。诊断：酒渣鼻（红斑期）。治宜清宣肺胃郁热，佐以通腑化湿解毒。方选栀子金花丸加味。焦栀子、酒炒黄芩、炒牡丹皮、赤芍、红花、凌霄花、升麻各6g，金银花炭15g，生白术18g，枳实3g。水煎服，1日1剂，分3次，每次200mL。饭后30分钟温服。

二诊：1周后复诊，鼻区红斑、脓疱明显减轻，便秘、油腻亦有改善。嘱其按上方加重剂量15倍，研细末，茵陈200g，浓煎取汁泛丸，如梧桐子大。1日3次，每次6g。饭后30分钟，用温开水送下。

2个月后复查，鼻区红斑等基本消失，仅在天气炎热之时，或者饮酒后还会出现短暂的红斑，持续半天后，即能恢复正常。

按语：方用焦栀子、酒炒枯芩直清肺胃郁热；红花、凌霄花、牡丹皮凉血活血，消退肤腠红斑；金银花既解热毒，又扶胃气，邪热去而胃气不伤；升麻引药上行，通达鼻腔，促使药效的充分发挥。大便秘结，反映肠浊不除，肺胃郁热难以消退，故而加用扶脾通便的枳术丸。然其生白术与枳实的分量必须是6∶1，否则达不到扶脾通便排浊的目的。

清代沈金鳌《杂病源流犀烛》曾有一段关于面部诸病的治疗要点：“或有上焦火毒，或有肺脾风湿搏热，皆面上杂病也。治之俱当以阳明为主。”沈氏之言，给笔者两点启示，一是凡面部杂病，首治阳明，二是选药用方必须疏散风热，或者清化湿热，花类药则具备前者所言功效。方用黄芩清肺胃之热，酒炒既能降其苦寒，又能助长药性上升。金银花清热解毒之效古今常用，金银花炒炭，则能入血分，清解血分之毒，较之金银花更为显著，近代名医赵炳南教授，在其经验集中有详尽的论述。凌霄花清宣肺热。综合达到清宣肺胃郁热之效。此外，药丸制剂不用蜜丸，而用茵陈浓煎取汁泛丸，这是基于两点考虑：蜂蜜不利于湿热之邪的清化，而茵陈则是清化湿热的圣药，用之则可收到清热利湿两者兼得之功。

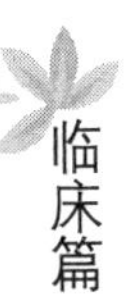

口周皮炎

钱某，男，35岁。2004年7月3日初诊。据述近两年来，发现口周及胡须区域的皮肤反复出现炎性丘疹，少量脓疱，痛痒相兼，甚为痛苦。检查：口周的鼻唇沟、下唇、下颏类似口罩区域，可见炎性丘疹，少量针帽大小的脓疱，呈密集分布，询之，偏嗜烧烤或火锅之类的食物，脉数有力，舌质红，苔薄黄微干，证属脾胃湿热蕴结，上熏于口唇。诊断：口周皮炎。治宜清泄脾胃湿热。方选泻黄散加减：生石膏15～30g，黄芩、藿香、焦栀子各10g，红花、凌霄花、荷花、槐花、甘草各6g，金银花炭、野菊花、皂角刺炭、浙贝母、桔梗各12g。水煎，1日1剂，分3次，每次200mL，饭后30分钟温服。

二诊：5天后复查，局部疼痛明显减轻，未见新起的皮肤损害。依上方再服7剂。

三诊：10天后复诊，皮肤损害基本消退，改用栀子金花丸（焦栀子、金银花按1∶5的比例研末，水泛成丸，如梧桐子大），1日3次，每次6g。温开水送下。以防死灰复燃。

按语：方用生石膏清胃热；黄芩泻脾、肺伏火；焦栀子清利三焦之火；红花、凌霄花、荷花、槐花分别清宣肺、胃、大肠、脏腑郁热，使之热邪从下窍排出；藿香芳香醒脾；金银花、野菊花清热解毒；皂角刺、浙贝母、桔梗排毒散结；甘草泻火解毒，调和诸药。共奏清宣脾肺郁热之效，热毒得以清除，诸恙俱平。

本病的发生部位集中在口唇四周，是足阳明胃经、足厥阴肝经和任脉三经所环绕的区域，在肝脾二经湿热互结，郁久不化则变生毒热，上熏于口唇，遂生疮疡。案中以泻黄散为主，清化湿热，酌加解毒散结之品，故而取得效果。仅对金银花、野菊花、荷花结合临床实践予以点评。

面部皮质类固醇激素依赖性皮炎

余某，女，26岁。2006年4月8日初诊。患者原患寻常型痤疮。炎性丘疹较多，自购含有皮质类固醇的软膏涂擦，病情时轻时重，持续两月之久未愈。两颧皮肤变红、变薄，伴有糠秕状鳞屑渐多。检查：颜面、前额、两颧皮肤发红，毛细血管隐约可见，自述遇热或阳光暴晒后皮损明显加重，并有刺痒不适的感觉，脉象细数，舌质红，苔少。证属肺胃蕴热，宣泄于肤腠。治宜清宣肺胃，方选变通白虎汤加减：南北沙参各15g，生石膏、玄参、天冬、麦冬、生地黄各10g，桔梗、浮萍、知母、蝉蜕、甘草各6g，白茅根、芦根、绿豆衣各30g。

二诊：5天后面部发红发痒略轻，但其糠秕状鳞屑仍然较多，考虑为阴液亏损，肤失濡润。步上方加山药15g，龟板10g（先煎）。

三诊：10天后复诊，面部发红发痒和鳞屑基本见好，但毛细血管隐约可见，嘱其改用西红花茶（西红花15g，绍兴酒30g，放入玻璃瓶中拌匀密封，分10次，每次加入龙井茶5g，开水冲泡后服之），饮之。坚持1个月后，毛细血管扩张明显改善。

按语：清代医家沈金鳌曾说，面病当从阳明胃经施治。方用生石膏直清胃经实热；玄参退浮游虚热；南北沙参、天麦冬、生地黄等甘寒之味，防邪热内灼津液，绿豆衣、芦根、茅根、蝉蜕、桔梗等清心宣邪。一主淡渗清里，一主宣肺祛邪。共奏热退而红斑消矣。

皮质类固醇激素依赖性皮炎又称激素依赖性皮炎，就其原因系由长期反复外用含有皮质类固醇激素的药物引起的皮炎。近些年来发病呈明显上升趋势，笔者对其治疗的指导思想有三点：一是重视病变的部位，颜面区域治在阳明，主方以白虎汤为基础加减。二是药物的遴选，初期以清宣为主，如浮萍、蝉蜕、白茅根；待其发红、发痒有所改善之后，则应重视血液的流通，特别是要疏通孙络，选用花类药品如金莲花、西红花、凌霄花、鸡冠花等。三是了解药物的性质，皮质类固醇外用的副作用，除弥漫性红斑、皮肤干燥、脱屑、表皮萎缩和毛细血管扩张外，还有可能出现阴虚血瘀之象，因此加入龟板、醋鳖甲之类效果更佳。

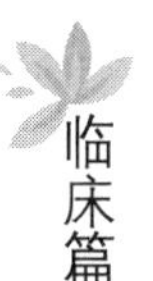

头部脓肿性穿掘性毛囊周围炎

李某，男性，38岁。1998年6月7日初诊。近一年来，在枕部和头部发现多个炎性丘疹、结节和脓肿，常是此起彼伏，曾接受过抗生素治疗，病情并未控制，遂来门诊求治。检查：枕部、头顶区域可见多个脓性结节，压之有少量稀薄脓液外溢。据述疼痛以晚上为重，患者形体肥硕，神疲乏力，面色少华，常因剧烈疼痛而影响睡眠。脉象虚细，重按无力，舌质淡红少苔，证属正气虚弱，毒结不化。诊断：脓肿性穿掘性头部毛囊周围炎。治宜扶正托毒，化瘀散结。方选四妙汤加减。生黄芪12～15g，党参、茯苓、金银花、浙贝母各12g，皂角刺、甲珠、蜂房、玄参、连翘、陈皮各10g，制乳没、羌活、白芷各6g，浓煎取汁，1日3次，饭后30分钟用药液200mL，送服西黄丸1日2次，1次3g。外用如意金黄散，蜂蜜调成糊状外敷患处，1日1次。

二诊：5天后，疼痛有所减轻，夜间尚可安睡4～5小时，脓肿和结节也有缩小之势。但其纳谷不香，上方加神曲12g，西黄丸改为每日1次。外治法同上。

三诊：1周后复诊，脓肿和结节有所控制，脓液外溢基本控制。局部遗留硬结瘢痕，继用原方内服。停西黄丸。改用大黄䗪虫丸，1日2次，1次3g。随药汁送下。

两个月后复查，枕部和头部损害见好，仅在患处留下大小不一的秃发数处。

按语：四妙汤由黄芪、当归、金银花、甘草等四味组成，具有补虚托毒的功效，为治疗疮疡之常用于方剂。本病案用黄芪、党参、茯苓、金银花扶正托毒；皂角刺、甲珠、蜂房、连翘透脓散结，特别是蜂房，被乾隆时代宫廷御医黄宫绣称之为清热、软坚、散结的要药；玄参滋阴降火；浙贝散结解毒；陈皮、乳没理气化瘀止痛；羌活、白芷既引药直达病所，又搜风消肿。诸药功效的重点在清热解毒、散结止痛的同时，也十分重视扶正固本，寓意在防毒内陷。

本病治疗的关键有两条：一是辨别正邪盛衰的程度，初期正盛邪弱，解毒散结多于扶正托毒；中期正邪相搏，解毒与扶正各半；后期正邪均衰，扶正托毒重于解毒散结，以善其后。二是适当加入中成药，扶助汤药之力。笔者的经验是解毒止痛首选西黄丸，扶正散结选用大黄䗪虫丸。这样，不仅可以弥补汤剂药力的不足，而且可以减轻病人痛苦，缩短治疗时间，另外，还要告诫患者，在患病期间剪短头发，便于外用药物的直接吸收。若患糖尿病更应重视原发病的治疗与控制，否则不利于机体的康复。诚如《万氏秘传外科心法》所说："此疾因五脏六腑，蓄受湿热，故外伤皮肤而成也。"

化脓性汗腺炎

余某，女，31岁，2006年5月7日初诊。2周前右侧腋窝发现肿块，继而感觉隐约疼痛。检查：右侧腋窝可见一个形如鸽蛋大小的结块，表面光滑，肤色微红，触之中等硬度，轻度压痛，其他部位未见类似肿块，脉象弦数，舌质暗红，苔少。证属肝经血滞，脾经气凝，共结为肿块。诊断：化脓性汗腺炎。治宜疏肝理脾，化痰散结。方选香贝养荣汤加减：制香附、赤芍、白芍、柴胡、青皮、陈皮、浙贝母、僵蚕各10g，干地黄、党参、桔梗、川芎各6g，熟地黄、夏枯草、橘核各12g，天龙1条。

二诊：5天后复诊，腋窝肿块略有缩小，肤红也有减退。守原方再进10剂。

三诊：2周后检查，腋窝肿块消退8/10，肤红和压痛见好。改服小金丸，每日2次，每次0.6g。

2周后肿块消失而愈。

按语：药用柴胡、赤芍、浙贝母、僵蚕、香附、青陈皮、川芎疏肝理气，化痰散结，偏于祛邪；党参、干地黄、白芍、熟地益气养血，重在扶正；橘核、天龙、夏枯草、桔梗既助浙贝母、僵蚕化痰散结之力，又善软坚散结解毒。在病势锐减之后，改用小金丸缓缓投之，以防死灰复燃。

本病是一种大汗腺的慢性化脓性炎症。主要发生在腋窝和会阴处。中医常依据病情的进展，分初期、中期和后期治疗。初期仅见肿块和轻微肤红，治用疏肝散结，方选香贝养荣汤；中期酿脓将溃，疼痛较重，治宜托里排脓，方用托里排脓汤；后期瘘管难敛，治宜排脓生肌，方用四妙汤加味。笔者对本病治疗的全过程中，从初期到后期均喜用天龙，又名壁虎、守宫。该药始载于《本草纲目》，具有祛风、散结、解毒的功效。对于疮疡、恶疮，效验很多，不过剂量宜小，恐防中毒。

干燥综合征

李某，女，36岁。1987年4月9日初诊。近半年来感觉咽干目涩，关节酸痛，外阴干涩，日渐加重。曾在某医院确诊为干燥综合征。检查：双目干涩，口干鼻燥，夜间更为明显，外阴干涩，其大小阴唇有萎缩的现象，时常出现关节酸软疼痛，偶尔发生腮部肿胀。询之曾顺产一胎，人流三胎，舌质红，无苔。脉细数。证属真阴亏损，燥疾丛生。诊断：干燥综合征。治宜滋阴润燥。方选大补地黄丸加减。药用：生熟地黄、枸杞子、山茱萸各12g，黄柏、白芍、肉苁蓉、玄参、天花粉、天麦冬各10g，山药15g，知母6g。

二诊：1周后复诊，口干鼻燥略有改善，但仍然感觉关节酸痛，目涩畏光。上方加鬼箭羽、川续断各10g，杭菊花12g。同时嘱服石斛夜光丸。1日2次，1次6g。

三诊：半月后来院就诊时反映上述症状均有显著改善。拟用膏剂缓缓投之：生熟地各120g，山药100g，山茱萸80g，枸杞子100g，杭菊花80g，五加皮120g，炒杜仲80g，川续断100g，天麦冬各120g，百合100g，乌梅50g，神曲120g，鸡内金80g，黄柏50g。冰糖、蜂蜜各500g收膏，1日2次，一次20mL。温开水送下。

3个月后复查，上述诸症基本见好。嘱其多食百合、木耳、雪梨之类煲汤饮之。同时不可吃燥热之类的食品。

按语：本案主方大补地黄丸出自《临证指南医案》，该方由知柏地黄丸、四物汤、滋燥饮三方主药有机组合而成，加石斛、女贞、旱莲、西洋参，旨在补益肺胃之阴，有利于阴津的敷布，促使肤腠与五官干涩的症状得到改善。

临床实践中，笔者认为女性系阴柔之体，以血为本。若多次孕产哺乳，以及意外损伤奇经八脉（如多次人工流产）均能导致真水亏败，阴火内炽，血海枯竭，燥疾丛生。如燥毒在肝，证见双目干涩畏光；燥疾在脾，证见口干唇燥；燥疾在肺，证见鼻燥干咳少痰，皮肤干痒；燥疾在心，证见虚烦难寐，舌红少津。燥疾在肾，外阴干燥，萎缩瘙痒。由此可见，在寻求燥因之时，具体分析脏腑的偏盛和正邪盛衰，从动态上权衡邪实、津液、血枯三者之间的消长。从本质上讲，本病之燥，通常是精血下夺，血少火多，病在下焦阴分，因此治疗中当用纯静阴药，柔养肝肾。然而在药性组成方面，甘寒柔润占十之七八，甘温扶元占十之二三。意取阴生阳长，水足火降而阴津自复。同时要注意精神调摄，凡患本病者性格要豁达，尤忌急躁大怒；睡眠要充足，避免过劳；室内维持一定的湿度，防止六淫外邪的侵害。口腔清洁，饭后应漱口或刷牙，保持口腔内的卫生，对预防本病的发展颇有帮助。适当食疗，口干咽燥时可经常含食话梅、藏青果，或常饮酸梅汁、柠檬汁等生津润燥；在条件允许的情况下，经常吃银耳汤、香蕉、鲜梨、鲜藕等，不吃或少吃葱、韭、芥、蒜辛辣炙煿厚味，鱼虾海鲜之品亦当忌之，恐其助燥生火，加重病情。坚持长期治疗，多数可获病情缓慢见愈。

成人硬肿病

杨某，女，48 岁。1 年前始觉颈项俯仰活动不便，继而发现皮肤漫肿发硬，且向肩背发展；自觉患处紧张，如绳所缚。病理活检报告：成人硬肿病。脉沉涩，舌质淡红，苔薄白。证属督脉空虚，风、寒、湿三邪乘隙杂至，经络壅蔽，气血痞塞，发为流痹。诊断：成人硬肿病。治宜益气助阳，填精补髓。方选独活寄生汤加减：炙麻黄、炒白芍、当归、羌独活、鹿角胶（烊化）、川续断各 10g，川椒、甲珠、上肉桂、枳壳、细辛各 6g，黄芪 30g，金毛狗脊、桑寄生各 12g。每日 1 剂，分 3 次水煎服。

连服 15 剂后，项背俯仰活动自如，周身如绳所缚的紧张感完全消失。嘱服全鹿丸（中成药），1 日 2 次，1 次 6g。1 个月后复查，诸恙俱平而愈。

按语：古人谓：督脉为病，脊强而厥。方用麻黄、二活、肉桂、川椒、细辛等一派辛热之药，旨在祛散肺经、膀胱经、肾经和督脉诸经的风、寒、湿邪，改善脊强而厥的症候群；同时加入归、芍、芪甘温扶正固本，益气养血；鹿角胶、川断、寄生、金毛狗脊填补精髓；甲珠、枳壳理气通络。综合而论，督脉得补，外邪得祛，故病愈矣。

督脉行正中，统率两旁。督脉空虚，外邪乘隙而入，致使肩背发生痹塞不通诸证。遵叶氏之训，选用刚药通阳之品，附子、川椒、细辛、二活、肉桂、鹿角胶等直通督脉，阳气一振，阴寒自散，其症霍然。

红斑狼疮

胡某，女，28岁。院外确诊为亚急性系统性红斑狼疮3年，泼尼松每日维持量为15mg，但其关节痹痛终无缓解。双膝关节肿胀酸痛，上下楼时更是步履艰难。自述心慌气短，倦怠乏力，夜间烦躁虚热，难以入睡。脉虚弱无力，舌质红少苔。证属肝肾阴亏，难以濡润百骸，致使经络痹阻。诊断：红斑性狼疮。治以甘寒柔润、活血通络之法。方选四藤饮加减：干地黄、山茱萸、炒白芍、夜交藤、鸡血藤各12g，石楠藤、海风藤、络石藤各15g，太子参、天冬、丹参、桑寄生、独活、川牛膝各10g。另用全蝎3g（焙黄研末）用药汁送服。服方7剂，关节肿痛有所轻松。再拟上方又进15剂，关节痹痛基本控制。继守原方出入调治，3个月后，泼尼松每日5mg即可，现在行走自如。

按语：在亚急性系统性红斑狼疮的症候群中，关节肌肉酸痛既是一个十分突出的临床症状，又是一个贯穿整个病程的重要指标，然而，在诊治的过程中，笔者不主张过多应用搜风、祛湿、散寒的中药，因为这类药品以辛温居多，恐伤阴耗液，进而加重病情。本治疗处方选用太子参、天冬、干地黄、山茱萸、白芍等甘寒柔润之品，重在强肾固本，益气健脾，在此基础上加入藤类药物，其用意是药性平和，功专蠲痹通络，再适当加入全蝎、丹参、独活、川牛膝、桑寄生等，既助藤类药物蠲痹之力，又能活血止痛，可谓一举两得。

关节痹痛是红斑狼疮患者突出病证。在治疗过程中，首先要分清标本，其次选准药方。结合本例而论，鉴于病程日久，阴津耗损显而易见，故以地黄、白芍、山茱萸、天冬等甘寒柔润之品，滋补肝肾之阴；辅以藤类药开郁蠲痹，共奏正虚得补，邪实被祛，可谓以尽其用。

混合性结缔组织病

熊某，女，56岁。2004年3月10日初诊。近三四年来，常觉关节肌肉酸痛，指端青紫冰冷，略有肿胀，食欲欠佳，院外检查RNP抗体阳性，滴度1∶380，ANA颗粒状1∶320，ENA（+）1∶420；RF因子阳性，补体C_3 0.42，ds-DNA（-），血沉38mm/h。综合上述，临床印象为混合性结缔组织病。检查：面色皖白少华，手指肿胀木硬，中度青紫冰冷，关节肌肉酸痛，行走艰难，进食略感堵塞，夜难入睡。脉象细弱，舌质淡红且胖嫩，苔薄白。证属脾肾阳虚。诊断：混合性结缔组织病。治宜温扶脾肾，温经通络。方选还少丹加减。熟地黄、山药、枸杞子、山茱萸各12g，茯苓、巴戟天、黄芪、党参、桑寄生、鬼箭羽、姜半夏各10g，桂枝、竹茹、九香虫、山楂各6g。

二诊：1周后复诊，关节肌肉酸痛减轻，进食梗塞现象有所缓解。唯神疲乏力、夜寐欠安症状改善不够明显。步原方加服人参归脾丸，每日3次，每次6g，随药汁送下。

三诊：守方加减治疗6个月后，血液学检查：血沉下降到18mm/d。补体C3上升至0.86。其他六项均在正常范围，尚可参加全日工作。嘱其拟用下方做成药丸以巩固之：黄芪、党参、肉苁蓉、丹参、巴戟天、枣仁、柏子仁各80g，仙茅、姜半夏、橘皮、地龙、黄柏、五味子各50g，楮实子、仙灵脾、菟丝子、沙苑子、山茱萸、鸡血藤、紫河车、桑椹、百合、天麦冬各100g，蛤蚧三对。共研细末，炼蜜为丸，如梧桐子大。每日3次，每次6g，温开水送下。

3个月后检查，内证俱平而愈。

按语：方用肉苁蓉、巴戟天、仙茅、淫羊藿温补肾阳；熟地黄、枸杞子、天麦冬等滋补肾阴，阴阳并补，为之主药。桂枝、九香虫、楮实子助肾阳以散寒；桑椹、鬼箭羽补肾壮药，山药、黄芪、党参、山楂、橘皮、姜半夏健脾益气，治在中焦；菟丝子、沙苑子、五味子益肾固精，治在下焦；柏子仁、枣仁、百合安神益智；桑椹、鸡血藤、紫河车益精生血；蛤蚧益肺抵御外邪；地龙、丹参通络除痹。诸药从不同的角度互补互利，达到脾肾双补，阴阳平衡，有利于机体的康复。

混合性结缔组织病，以中年女性居多，阴阳两虚的体质较为多见。在调治的全过程中，既有肝肾不足，冲任失调，阴虚内热的一面，又有脾气不健，寒湿内侵，阻于经络以致气滞血瘀的一面，因而在选方用药上，必须照顾先天与后天两者间的密切联系。笔者在临床中对这类疾病均以还少丹为基础方加减。如低热加青蒿、白薇、醋鳖甲；肝脏损伤加川楝子、郁金、白芍；膝关节酸痛加怀牛膝、千年健；夜寐欠安或者易于惊醒加琥珀、煅龙牡；大便秘结加瓜蒌仁、火麻仁、郁李仁。

皮肌炎

许某，女，51岁。2006年4月10日初诊。据述，两年前，在某医院确诊为皮肌炎。口服醋酸泼尼松20mg/d，但其面部红肿、肌肉酸痛仍未解决。经人介绍，来笔者处求医。检查：眼睑和两颧区域皮肤呈轻度弥漫性红斑，且有少量鳞屑，双下肢肌肉酸痛，蹲下后需依靠别人扶持才能站立起来，行走颇感不便。自述神疲乏力，纳谷不香，腰膝酸软，夜寐欠安，肢端青紫冰冷，偶有盗汗。脉象沉细无力，舌质淡红胖嫩苔少。血尿肌酸286mg/24h。证属脾肾阳虚，邪阻经络。治宜温补脾肾，扶正通痹。方选右归饮加减。制附块、上肉桂、仙茅、甘草各6g，山茱萸、熟地黄、党参、炒白术、山药、仙灵脾、仙鹤草各10g，黄芪、桑寄生、老鹳草、枸杞子各12g，三七粉3g（冲下）。激素维持原有水平。

二诊：1周后复诊，肌肉酸痛略有减轻，守上方再治旬日。

三诊：2周后检查，腰膝酸痛、肢端青紫冰冷、神疲乏力等症均有明显改善，但其眼周等处红斑皮损变化不大。步上方去附片、肉桂，加醋鳖甲、龟板各10g，金莲花6g。

三诊：1个月后复诊，眼周皮损消退明显，鳞屑和痒感大有改善。醋酸泼尼松减至15mg/d。晨服。

守上方治疗3个月，前症均有较大的改善，激素减至为10mg/d。又治6个月后，内证和皮损基本见好。血尿肌酸检查恢复正常。激素维持在0.5mg/d。现已恢复家务劳动。偶尔来院复查，仍在追访调理中。

按语：本病在治疗中，要重视阴阳药的搭配，方用附块、肉桂、枸杞子、淫羊藿温补肾阳，山茱萸、山药、熟地黄、党参、黄芪、炒白术重在滋肝扶脾，三七、桑寄生、老鹳草通脾止痛。诚如《冯氏锦囊秘录》所说："虚为百病之由，治虚为祛病之要。"然而在具体的应用中，当细审脾肾盛衰，尽量做到互生互化，防止滥施妄补之弊。

皮肌炎属痿、痹症的范畴。痿、痹皆由精血亏损，外邪乘虚而袭者居多。在治疗的全过程中，按急性期与缓解期，分别给予清营解毒、扶正通痹、温阳通络三个阶段施治。这三个阶段之中，其重点在肺、脾、肾三脏，故而用药以甘寒、甘温居多，即使大辛大热之品减量用之为上，力求避免精血再遭浩劫。

艾迪生病

雷某，女，41 岁，1996 年 11 月 8 日初诊。据述颜面肤色暗黑一两年，近半年来，周身皮肤逐渐变黑，微有痒感。院外经过专科检查诊断为艾迪生病。检查：周身皮肤灰黑，类似于非洲人外貌。自述气短乏力，疲惫懒言，怕冷，口淡食减，体重减轻。脉沉细，重按无力，舌质淡红，苔薄白。证属肾精匮乏，肝血不荣，致使肾色外露。诊断：艾迪生病。治宜益肾柔肝，温煦冲任。方选龟鹿二仙膏加减：制附块、山茱萸、鹿角胶（烊化）、龟胶（烊化）各 10g，熟地黄、茯苓、白芍各 12g，紫石英（先煎）、山药、黄芪各 15g，官桂、茴香、甘草各 6g。

服药 10 剂后精神较前振奋，食欲渐佳，步上方加桃仁 6g、丹参 15g，继服 3 周。颜面肤色淡化明亮，嘱按原方治疗 5 周，精神振奋，食欲正常，灰暗颜色明显减淡，拟用原方加重分量 10 倍，研细末，炼蜜为丸，如梧桐子大，1 日 3 次，1 次 6g。半年后复查，基本康复。

按语：方用制附块、肉桂温煦肾阳；熟地黄、龟板培补肾阴；山萸肉、山药补脾益肝；黄芪益气；白芍敛阴，分助肾阳与肾阴；紫石英、鹿角胶温补肾阳，填精补血；茯苓、小茴香辅助脾阳以化湿浊，甘草调和诸药，共奏阴阳互济、肝肾同补之效。

肝、脾、肾三脏内损，延及冲任。在表，肤色黧黑；在里，阴阳两虚，但以阳虚居多。故而刚剂阳药，通理奇经，为之重点，从而达到阴阳同补、化瘀通络、活血悦色的目的。

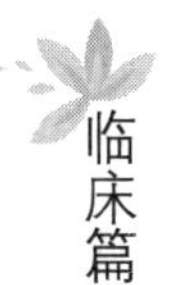

黑变病

徐某，女，38岁，2006年7月9日初诊。自述1年来始觉面部连及颈项皮肤变黑，日渐加重，同时经常烦躁不安，夜寐欠宁。检查：颜面、前额、两颊、颈项等处皮肤颜色深黑，腹部肌肤亦然，伴有神疲乏力、心烦，入冬后畏寒尤为明显，喜用热水袋之类取暖。脉沉细、舌质淡红、苔少。证属脾肾虚弱，血弱不华，肾色外露。诊断：黑变病。治宜疏肝益肾，方选二仙汤、逍遥散合裁：仙茅、柴胡、当归、桃仁、红花、山楂各6g，淫羊藿、熟地黄、炒白术、炒白芍、仙鹤草各10g，菟丝子、覆盆子、茯神各10g，谷麦芽各15g，大枣5枚。

二诊：5天后，自觉神疲乏力略有好转，守上方加海燕、雄蚕蛾各6g。

三诊：半月后复查，肤色见淡，畏寒等症明显改善，嘱步上方增损改为药丸调治。醋柴胡、当归、红花、桃仁、雄蚕蛾、海燕、仙茅各50g，丹参、仙鹤草、淫羊藿、炒白术、炒白芍、熟地黄、茯神各100g，百合、天麦冬各100g，枣仁、柏子仁各80g，菟丝子、覆盆子、怀小麦、青蒿、山药各120g。研细末，炼蜜为丸，如梧桐子大，1日3次，1次6g。

四诊：3月后复诊，肤色减淡很多，前额、面颊渐趋正常，神疲乏力、畏寒等症基本见愈，嘱其守原方再配一料。

6个月后复查，肤色恢复正常。

按语：本案以二仙汤为基础，温阳益肾，不热不燥，不寒不凉。凡脾肾阳虚之症，用之多效；逍遥散重在疏肝解郁，养血健脾。赵献可说："余以一方治木郁，而诸郁皆愈，逍遥散是也。"前者治肾，后者调肝，酌加药物分为四类：一是活血通络，如山楂、红花、桃仁、仙鹤草；二是扶正补肾如菟丝子、覆盆子、海燕、雄蚕蛾；三是健脾悦色如山药、大枣、麦芽；四是宁心安神如百合、枣仁、柏子仁等。诸药合用，肾得补，肝得疏，脾得扶，心得宁。使之血弱不华之兆，得到改善，面部肤色则可明亮润悦。

黑变病是一种以外露部位弥漫性色素沉着为特征的皮肤病，笔者认为脾肾阳虚是本病辨证施治的核心，用方以二仙汤、逍遥散为主方，随证加减。鉴于患者阳虚为其主要特征，方中用了两味比较少见的中药，一是雄原蚕蛾，该药始见于《名医别录》，李时珍说："蚕蛾性淫，出茧即媾，至于枯槁乃已。故强阴益精用之。"二是海燕，始载于《本草纲目》，具有滋阴壮阳之效。在临床中，凡见肾阳虚怯，本色外露之类的色素沉着病，两药小剂量同用，不仅能温阳散寒，而且还能和颜悦色。有利于机体的改善。

白癜风

李某，女，21 岁，1998 年 7 月 3 日初诊。自述患白癜风达 6 年之久，曾多方治疗，收效甚微，经人介绍来笔者处就诊。检查：胸背、腰部连及下腹可见大片减色斑，白如瓷器，状如地图，伴有精神萎靡，气短懒言，脉细弱，舌质淡红，苔少。证属肾虚精血衰少，致使肤失濡养。诊断：白癜风。治宜滋养肾精，活血增色，方选五子衍宗丸加减。枸杞子、沙苑子、覆盆子、菟丝子、川牛膝、熟地黄、补骨脂各 12g，五味子、白芷、川芎、羌独活、桃仁各 6g，白蒺藜、制首乌、巨胜子各 15g。

二诊：服方 10 天后，体倦懒言，略有改善。鉴于本病难见速效，改用以五子衍宗丸为基本方酌加疏肝、活血、祛风诸药做成药丸，缓缓投之：枸杞子、沙苑子、菟丝子、白蒺藜各 120g，白芍、覆盆子、熟地黄、补骨脂、丹参、制首乌、鸡血藤、紫河车各 100g，柴胡、白芷、浮萍、羌活、川芎、秦艽、重楼、香附、豨莶草、威灵仙各 50g。研细末，炼蜜为丸，每日 3 次，每次 6g。

三诊：2 个月后复诊，腰背和胸腹区域的白斑范围明显缩小，精神萎靡也有明显改善。患者信心为之振奋。嘱继服上方药丸调治。

6 个月后腰背和胸腹白斑缩小 3/5，1 年后，在腰背和胸腹仅有少量零星白斑尚未消失，嘱其继续治疗。

按语：本案治疗的思路分标本两个方面，选用五子衍宗丸，滋补肝肾，治在本；选用白蒺藜、补骨脂、白芷、重楼、浮萍、川芎、丹参重在散风活血，增加色素；鸡血藤、紫河车、制首乌补精益血，增强五子衍宗丸的功效；豨莶草、秦艽、柴胡、羌活、香附既散风，又调和气血，有利于色素细胞的产生。

本病诊断容易，治疗困难。笔者从实践中认识到本病有三大特殊性：一是发病无先兆，二是部位无定数，三是病区无感觉，仅仅是皮肤变白。有鉴于此，本病治疗的核心在肾，肾旺必感于肺，肺气敷布，则可促使肤色正常，其次，还要重视肝、脾、气、血的调整。故而在主方五子衍宗丸中酌加了疏肝的柴胡、当归、白芍，扶脾的白术、山药，调气的香附、川芎，活血的丹参、桃仁，祛风的白蒺藜、二活、威灵仙等。通常坚持治疗 1 月见效，6 ~9 个月部分病例可望治愈。即使未获痊愈，亦能取得显著效果。

复发性口腔溃疡

薛某，男，36岁。2007年6月4日初诊。据述，口腔溃疡反复发作，达3年之久，每次复发与进食甘肥或蛋类过多有关。检查：两侧颊黏膜可见绿豆大小的溃疡，边缘红肿明显，上覆少量脓性分泌物，剧痛，进食困难，口渴，喜冷饮，大便燥结，舌质红，脉滑数。症属胃腑湿热，上熏于口。诊断：复发性口腔溃疡。治宜清胃泻火，消肿止痛，方选玉女煎加减。生石膏15g，知母、升麻、甘草、竹叶、炒牡丹皮、大黄、炒枳壳、金莲花各6g，麦冬、石斛、鸭跖草、生地黄各10g。

二诊：1周后复诊，疼痛有所减轻，口疮周围红肿亦有明显消退，大便通畅。步上方去大黄、枳壳，加白薇、白蔹各10g。同时用冰硼散每日一支加入300mL凉开水搅拌后，做漱口之用，每日3~5次，每次1~2分钟。

5天后，来门诊告知，口腔溃疡已愈。

按语：《圣济总录》说："口疮者，由心脾有热，气冲上焦，熏发口舌，故作疮也。"本案拟用玉女煎与导赤散两方为基方，一是清胃泻火，一是清心导赤。颇合古人遗训。在此基础上，加入的药物分成三个部分：一是治口腔溃疡的专药如金莲花、鸭跖草；二是滋阴清热，上下焦同治，核心在本；三是通腑泻热，以折实火，意在治标。由于组方有主有次，有本有标，投方有效，绝非偶然。

《医贯》说："口疮上焦实热，中焦虚寒，下焦阴火，各经传变所致。"从中笔者体会到三点，一是病有虚实。二是治分三焦，上焦在心，中焦在脾，下焦在肾。三是病分新久，新病初起，实热居多，治在清胃泻火；久病虚寒或阴火上炎为主，治宜扶正固本。笔者在临床实践中，视溃疡部位的不同，遣方用药略有差异，溃疡发生在舌体者，从心治；发生在牙龈者，从胃治；发生在颊黏膜者，从脾、从肾治。

急性女阴溃疡

金某，女，29 岁，2003 年 5 月 9 日初诊。近两月来，感觉外阴处灼热疼痛，行走困难。住院治疗，诊断为急性女阴溃疡。排除由性病而引起。给予对症治疗。两周后红肿疼痛明显减轻，出院后来笔者处诊治。检查：大小阴唇内侧发现多处形如绿豆大小的溃疡，自觉刺痛，入夜尤重，伴有低热、心烦、腰酸。脉细数，舌质红苔少。证属肝肾湿热，循经下趋。治宜滋养肝肾，清热解毒。方选地黄汤、逍遥散合裁。盐水炒黄柏、炒胆草、柴胡、焦栀子各 6g，生地黄、泽泻、赤茯苓、青皮、炒牡丹皮、浙贝母、山药各 10g，忍冬藤、土茯苓、连翘各 12g。外用：紫草湿疹油外擦，1 日 2 ~3 次。

二诊：5 天后患者告知。疼痛明显减轻，夜能入睡，心烦、低热等症也有改善。步上方去炒胆草，加白蔹 10g。继续外用紫草湿疹油外擦。

半月后大小阴唇的多处溃疡见愈，心烦等症俱平。3 个月后患者来院告知未见复发。

按语：外阴为宗筋之汇，肝肾主之，方用地黄汤、逍遥散滋养肝肾，土茯苓、连翘、浙贝母、忍冬藤清热解毒，有利于红肿疼痛的消失。

急性女阴溃疡在中医文献里曾有过丰富的记载，对其治疗也是多种多样，笔者对其认识和治法多宗《外科精义》所说：“阴蚀疮者，由肾脏虚邪，热结下焦，经络痞塞，气血不行，或房劳洗浴不洁，以致生疮。”这段论述给笔者两点启示。一是病位在肾，二是病邪以热邪居多，故而治之初期以清热解毒为主，选用地黄逍遥散化裁，待其热毒控制后，避免苦寒克伐胃气，故而去炒胆草，加白蔹。白蔹是疗肿痈疽要药，内服外治皆有良效。诚如《本草经疏》所说，“白蔹味苦辛，苦则泻，辛则散……主痈肿疽疮，散结止痛。”此外，对毒热蕴结，久不解，加土茯苓、马鞭草、败酱草、鱼腥草等。

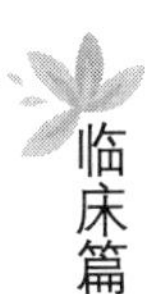

白塞病

艾某，女，18岁。2013年5月14日初诊。患者8个月前发现外阴处起红色丘疹、结节，逐渐增多、加重，逐渐出现溃疡，局部感疼痛，自用夫西地酸乳膏外用2周后，皮疹好转。但1周后复发。5个月前患者口腔黏膜及双唇开始出现溃疡，且双小腿胫前出现蚕豆大小红色结节，压痛明显，另外逐渐出现丘疹、脓疱以及毛囊性丘疹等多种形态皮疹。其后2周口腔黏膜及双唇溃疡愈合，双小腿疼痛性结节消退不明显，于外院行皮肤组织病理检查，病理诊断“结节性红斑”，给予抗感染以及对症治疗10天后出院。近2个月，患者口腔、外阴处溃疡再次加重，且面、前胸、后背、双膝关节处出现红色皮疹，同时发现针刺处出现红色皮疹，以“白塞综合征”收入院。患者未诉眼睛不适，无发热、关节疼痛等症状，大便秘结，3~4天1行，小便黄。

检查：舌两侧、上下唇黏膜可见粟粒大小的浅溃疡，其上可见白色膜状物，未见明显分泌物；大小阴唇、阴道可见密集黄豆暗红色溃疡，上可见脓性分泌物，触痛（+）；面、胸背、双膝关节处、额头及两侧、枕部可见散在或密集分布的粟粒至黄豆大小的暗红色、丘疱疹、毛囊性丘疹；双小腿胫前可见散在分布的蚕豆大小的暗红斑，未触及结节。舌红、苔白，脉细数。入院后查胸部正位片提示左上肺结核，部分病灶性质不稳定。查胸部CT示左上肺改变，可能为纤维增殖灶。眼科检查无明显异常。笔者查房后诊断为白塞病，属肝肾阴虚为本，心火上炎为标。治宜滋补肾阴，清心泻火，疏肝解郁。方选三才封髓丹、导赤散、六味地黄丸合逍遥散加减。方药：南沙参15g，麦冬、生地黄、茯苓、炒白芍各12g，淡竹叶、酒萸肉、泽泻、盐杜仲各10g，甘草、莲子心、柴胡、牡牡丹皮、沉香各6g，灯心草3g。

上方治疗3周，患者口腔、会阴部溃疡基本愈合，面、躯干、四肢等处皮疹消退。

按语：南沙参、麦冬、生地黄三才封髓丹养阴清热；酒萸肉、泽泻、茯苓、生地黄、牡牡丹皮为六味地黄丸，着重补肾中之阴；柴胡、炒白芍养血柔肝、疏肝理气；淡竹叶、莲子心、灯心草为导赤散，清泻心火；杜仲、沉香为外阴引经要药。共奏滋阴降火、疏肝解郁之功。

《金匮要略》云：“狐惑之为病，状如伤寒，默默欲眠，目不得闭，卧起不安，蚀于喉为惑，蚀于阴为狐。不欲饮食，恶闻食臭，其目面乍赤、乍黑、乍白。”本病相当于西医的白塞综合征。本病多因忧思郁怒、劳累过度致肝肾阴虚，夹杂湿热内蕴、毒邪窜络、肝肾失司，上扰口眼，下注阴器，经脉阻隔，气血凝滞而发。笔者认为此病口腔黏膜病变应注意辨明部位，颊黏膜属脾、牙龈属胃、舌属心。该病病机多为湿热化毒下注，心火上炎，多为用滋阴补肾、攻补兼施之法。若患者本身大便稀溏脾气虚甚，在滋阴基础上应加强健脾之法。

红斑肢痛症

杨某，女，42 岁，红斑肢痛病 5 年，曾多次用过封闭疗法和国产苯噻啶等治疗，症状虽然一度减轻，但近年来，脚趾灼热、刺痛日趋加重，遂要求中医治疗。检查双脚趾肤色紫红，轻度肿胀，扪之局部烘热烫手。自述站立胀痛、刺痛尤难忍耐，躺下刺痛略减，夜间仍剧，得凉则舒，得热痛甚。舌红少苔，脉细涩。证属阴虚血瘀，经隧不通。诊断：红斑性肢痛症。治宜育阴活血、通络止痛法。方选四藤饮加减：玄参、知母、天花粉、牡丹皮、麦冬各 10g，红藤、桑枝、石斛、海风藤、白芍、生地黄各 12g，忍冬藤、钩藤、石楠藤各 15g，酒洗川牛膝 6g。服本方 5 剂，痛减肿消，灼热也退。又服 7 剂，诸恙豁然而愈。

按语：红斑肢痛病类似中医之“血痹”，方用知母、天花粉、生地黄、白芍、牡丹皮、玄参、石斛、麦冬之类甘寒养阴，阴液得复，郁热得伏；辅以藤类药物如忍冬藤、红藤、钩藤、石楠藤、海风藤等既活血通络，又可引药直达病所，使之络通瘀化，热痛顿除。

红斑性肢痛症，在中医文献中记载颇多，先后出现的病名有“血痹”（《灵枢》）、“热厥”（《锦囊秘录》）、“妇人脚十趾油煎”（冯鲁瞻）、“湿热羁绊证”（赵炳南）、“热痛”（许履和）等。临床之时，应当分辨正与邪的因果关系，正虚为本，血瘀为标。前者指正气不足，或者肝肾阴虚，后者指致病因子。具体所指之瘀表现为血管痉挛，证见发绀、结节和疼痛等，因而在扶正之基础上可加入化瘀通络之品，如地龙、忍冬藤、活血藤、金头蜈蚣、路路通、丝瓜络、橘络等。此外，在止痛的中成药中，以西黄丸止痛效果较为理想。亦是笔者常用的中成药之一。

结节性红斑

宋某，女，26 岁。1999 年 7 月 6 日初诊。1 个月前，双下肢发现大小不等的结节，压痛明显。检查：双下肢胫前发现大如樱桃的结节，呈散在分布，色泽鲜红，压痛明显。舌质红，苔薄黄，脉数有力。证属血分瘀热，阻滞经络。诊断：结节性红斑。治宜凉血解毒，散瘀通络。方选凉血五根汤加减。生地黄、炒牡丹皮、板蓝根、瓜蒌根各 10g，白茅根、芦根、茜草根各 12g，川牛膝、浙贝母、青皮 6g，路路通、生苡仁、忍冬藤各 15g。

二诊：5 天后复诊，红肿疼痛明显减轻，但其硬结尚未化尽，上方去芦根、板蓝根，加僵蚕 10g、地龙 6g。另加入三七胶囊（三七研细末，过筛 100 目，装入 5g 的胶囊中），1 日 3 次，每次 3 粒。

三诊：1 周后复诊，结节、红斑基本消退，仅留少量硬结尚未消尽。嘱服小金丸，1 日 2 次，1 次 0. 6g。直至硬结完全消退。

按语：本案以赵炳南教授拟定的凉血五根汤为基方，取其凉血、活血、解毒化结。赵老认为根性下沉，治疗病变在下肢为宜，与此同时酌加理气散结之品，如青皮、浙贝母、僵蚕，散瘀通络的有忍冬藤、地龙。在取得初步疗效后改用活血祛瘀、化痰通络的名方小金丸口服以善其后。

本病在治疗中应当注意湿、热、瘀、寒四个方面的相互转化，若结节、红肿应以清热凉血为主，结节疼痛较重当以化瘀解毒为重，皮损、结节消退较慢，则当化瘀散结，适当佐以散寒。一般而论，在急性发作期，除治疗外还应卧床休息，抬高患肢。避免受寒和过劳。

在患病期间，忌食黏滑、油腻以及酒肉鱼虾发扬助湿之品，酸涩、过咸食物亦宜少食。一旦体质下降，招之复感风热外邪则又有可能出现结节、红肿及疼痛等，造成复发。特别是春末夏初和秋末冬初，这段时期更应该小心谨慎为上。

急性发热性嗜中性皮病

胡某，女，28岁。2005年6月12日初诊。半年前，在四肢和面颊发现多个斑丘疹，伴有发烧、关节肌肉酸痛。自疑为患有红斑狼疮，曾入院治疗。经过多种检查，排除红斑狼疮，确诊为急性发热性嗜中性皮病。给予皮质类固醇激素治疗。两周后体温正常，皮损减轻。10天前因为感冒而诱发，导致皮损加重，肌肉关节疼痛。检查：面颊左侧可见两块形如5分硬币大小的暗红色斑疹，边缘隆起，中央消退，状如环形。右颈部和手背也有数处类似损害，伴有发烧（体温：38.7℃），关节、肌肉酸痛，口干咽痛。脉象浮数，舌质红，苔薄黄。证属风热之邪，骤袭肺胃，郁而不宣，遂化为毒。毒热波及营血，导致血热扑肤。诊断：急性发热性嗜中性皮病。治宜清宣肺胃，解毒退斑。方选银翘散、犀角地黄汤合裁。金银花、紫草、生地黄、秦艽、炒牡丹皮、玳瑁（先煎）、连翘、五加皮各10g，炒牛蒡子、防风、荆芥各6g，水牛角粉、绿豆衣各15g。

二诊：5天后复诊，体温正常，关节、肌肉酸痛略有缓解，斑疹损害稍有减轻。步上方去防风、荆芥、牛蒡子，加金莲花6g，老鹳草、鬼箭羽各10g。

三诊：服上方1周后，头疼，关节、肌肉疼痛基本控制，但其斑疹消退缓慢，改用凉血化瘀、通络退斑。方用凉血五花汤加减：五加皮、生地黄炭、金银花炭各12g，金莲花、凌霄花、鸡冠花、炒槐花、炒牡丹皮、紫草、茜草各10g，豨莶草6g；另用西红花（绍兴酒浸泡）1.5g，另煎取汁，随药汁服下。

按方治疗3周后，斑疹损害基本消退，关节、肌肉酸痛也明显控制。嘱其口服三七胶囊（田三七焙干研细末，过筛100目，装入0.5g胶囊中），1日3次，1次3粒，以善其后。

按语：方用银翘散疏散风热以治其卫气，犀角地黄汤凉血解表退斑以治热在营血，加玳瑁、紫草、绿豆衣助犀角地黄汤的清营凉血之功，秦艽、五加皮功专散风祛痹，以治关节、肌肉酸痛，在其关节、肌肉酸痛症状基本控制后，则改用凉血五花汤，重在凉血、活络、退斑。主次症状有别，则用药层次清楚，故而收到药至病退之效。

本病以发烧、皮肤疼痛性斑块及结节，血液中嗜中性白细胞增多为特征的一组少见皮肤病。病程慢性，且可复发。中医学视其皮肤损害为其要点，将其纳入“丹”的范畴。凡“丹”皆与火毒关系密切。一般而论，火重于毒，病变迅速，伴有壮热，甚至神昏谵语，治宜泻火护心；若毒重于火则以皮肤红斑为主，伴有灼热刺痛，治宜解毒凉血。本案介于两者之间，因此诊治的重点，既要重视发热，肌肉、关节酸痛等内症，又要突出皮肤斑疹的特征，宜用凉血解毒、通络退斑之方治之。随着病情的递减，其重点则转入血分郁热。故用三七胶囊以善其后。此外，西红花系贵重药材，用少量绍兴酒搅拌之，其药效更佳。

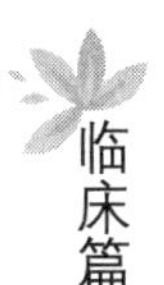

过敏性紫癜

余某，女，18 岁。1998 年 3 月 7 日初诊。近半年来，在双下肢反复出现针帽大小的出血点。院外确诊为过敏性紫癜。曾接受过抗感染和降低血管通透性药物的治疗，病情一度好转，但又时常反复。检查：双下肢可见针帽大小的出血点，部分融合成片，玻压不褪色。面色皖白少华，精神疲惫，气短懒言，纳谷不香。脉虚细，舌质淡红，苔少。证属思虑伤脾。导致脾虚不能统血。血不归经，外溢于肤而成紫斑。治宜健脾益气，摄血止血。方选归脾汤加减。炙黄芪、党参、茯苓、谷麦芽、熟地各 12g，炒白芍、炒白术、炙甘草、仙鹤草、阿胶（烊化）各 10g，神曲、山楂炭各 6g。

二诊：5 天后复诊，双下肢出血点略有减退，气短懒言、纳谷不香等症也有改善。守上方加田三七粉 3g，随药汁送下。

三诊：10 天后检查：双下肢出血点基本消退，未见新起损害。嘱其口服人参归脾丸，1 日 3 次，1 次 6g。三七胶囊 1 日 3 次，1 次 3 粒。两药交替口服。又经 1 个月左右的治疗，获临床痊愈。

按语：本案反复发作，属于脾虚，摄血不固。方用归脾汤健脾摄血，治在本；仙鹤草、阿胶止血补血，治在标。然而部分瘀血已在肤腠，故用山楂炭活血化瘀，以通孙络，有利于紫癜的吸收。

本病的治疗并不困难，但其困难的是时常反复，成批出现，甚则数年不等。笔者对该病的诊治分四个证型治疗，即单纯型、关节炎型、胃肠型和肾病型，五个不同时期的治疗。具体言之：一是分期：初期血热居多，凉血解毒为之重点，反复发作，则当益气养阴，摄血退斑；后期病入肾脏，治当益肾摄血。二是按皮肤损害，出血点未融合成片者，从肺论治；融合成片者，从胃治之；反复出现，从脾施治；紫癜合并肾炎，从肾、从瘀治之。三是分清证型治之，关节炎型选用牛膝、秦艽、忍冬藤、生薏苡仁、桑枝、豨莶草、海桐皮；胃肠型选用生白芍、赤芍、香附、延胡索、陈皮、谷麦芽、山楂；肾病期选用黄芪、金樱子、山茱萸、黄柏、知母、鹿含草、大小蓟、墨旱莲、山药等。四是治法与药物的配合：如扶正与祛邪，防风与黄芪，熟地与荆芥；如清营与解毒：生地黄与金银花炭，玄参与蒲公英；凉血与利尿：如牡丹皮与白茅根，竹叶与茜草；止血与化瘀：如仙鹤草与三七，阿胶与凌霄花。不过破瘀药应慎用。避免出血不止而加重病情。五是中西医互补。当发现紫癜性肾炎时，应立即采用中西互补的治疗方案，这样有利于病情的控制与康复。此外，在过敏性紫癜一病中，炭类药物的选用也十分重要。如大便出血用槐花炭、地榆炭、荆芥炭；小便出血用血余炭、乌梅炭、藕节炭；皮肤紫癜较多，偏于热者用蒲黄炭、藕节炭、侧柏炭；偏于寒者用炮姜炭。

节段透明性血管炎

王某，女，17岁，2011年6月首诊。双小腿反复瘀点、瘀斑伴肿胀、疼痛2月余。组织病理：节段透明性血管炎。经清热利湿、养血通络等法治疗2个月无减轻。遂请笔者指导。

检查：双下肢见多数点状暗紫红色瘀点、瘀斑，压之不完全褪色，肿胀明显，疼痛明显。舌暗红，稍胖，薄黄苔，脉沉。证属久病入络，湿瘀互结，兼气虚证。

治宜益气通络，祛湿化瘀。方选四藤饮加减：海风藤、海楠藤、雷公藤、泽泻、丝瓜络、玄参各10g，忍冬藤、仙鹤草、黄芪各12g，地龙、茯苓、青皮、大枣各6g，赤小豆15g，蜈蚣1条，7剂。因疼痛肿胀明显，加服西黄丸1次1支，1天2次口服。

二诊：皮疹局部肿胀疼痛好转，仍宗上方加蚕沙、甲珠、川牛膝等加减治疗，7剂。

三诊：皮疹及疼痛进一步好转，停服西黄丸。患者适值行经前，双乳胀不适，改用逍遥散和金铃子散加减治疗。柴胡、当归、益母草、泽兰、香附、芍药、蒲黄各10g，五灵脂6g，延胡索、鹿含草、金毛狗脊、茯苓、泽泻各10g，猪苓、地龙6g，沉香6g，7付。

经上治疗，肿胀、疼痛消退，遗留点状色素沉着斑。

按语：忍冬藤清热解毒，疏风通络；海风藤、海楠藤行经络，和血脉；雷公藤祛风除湿，通络止痛。四藤相合，具备“能循脉络，无微不到”之殊效。蜈蚣、地龙解毒散结，通络止痛；丝瓜络祛风通络，凉血止血；茯苓、泽泻、赤小豆利水消肿；仙鹤草收敛止血，善长力；青皮善行下焦之气，气行在血行，血行则瘀化；玄参滋阴以除湿邪；大枣健脾补中，脾旺则统血之功健。二诊时加蚕沙祛风湿，止痛；甲珠消肿溃痈，搜风活络；川牛膝活血化瘀，引药下行。三诊时柴胡、当归、芍药疏肝理气，养血柔肝；益母草、泽兰、茯苓、泽泻、猪苓利水消肿，益母草兼以活血之功；香附、沉香行气止痛，气行则血行，血行则瘀自消；蒲黄、五灵脂、延胡索活血化瘀；地龙通络止痛；鹿含草、金毛狗脊补虚益肾，祛风除湿，活血化瘀。

周围血管病包括一大组疾病：结节性血管炎、过敏性紫癜、雷诺症、血管闭塞性脉管炎、节段透明性血管炎、结节性动脉炎。笔者认为本病多本虚标实所致，本虚主要考虑阳虚、气虚、阴虚，本实多从寒、湿、热、瘀、风论治。强调从“络”论治周围血管病。按取类比象的思维，喜选用忍冬藤、海风藤、海楠藤、雷公藤、活血藤等藤类药物，达通络行瘀之功效；对久病者，取虫类药性穿掘之特点，善用地龙、蜈蚣、乌梢蛇引药入络，达化痰湿祛瘀之功。临床中常藤虫并行。

同时根据疾病的不同的时期，选用王氏三丸治疗，急性期选用西黄丸祛瘀镇痛，慢性期或缓解期选用小金丸或全鹿丸化痰祛瘀、温补脾肾以善其后。

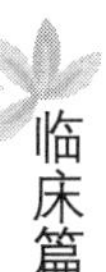

进行性色素性紫癜性皮病

管某，男，46 岁。2003 年 3 月 7 日初诊。半年前，双下肢发现大片棕红色斑丘疹，融合成片，偶有痒感，院外诊断为进行性色素性紫癜性皮肤病。给予维生素 C、芦丁、抗组胺等药物治疗，虽有小效，但其紫癜样皮肤损害未除。检查：双下肢可见棕红色色素沉着，形态大小不一，压之棕红色不退，脉象沉细，舌质红，苔少。证属湿、热、瘀，三邪互结，阻于肤腠，治宜燥湿化瘀，活血退斑。方选二妙丸、桃红四物汤加减。苍术、黄柏、川牛膝、桃仁各 6g，生地黄炭、赤小豆、赤白芍、仙鹤草、白茅根各 15g，生薏苡仁 15g，大枣 5 枚，红花、木瓜各 10g。

二诊：5 天后复查，紫癜样损害依然如故，遵循气行则血行之理，步上方加青皮 6g。

三诊：旬日后复诊，紫癜样皮肤损害明显减轻，部分开始消退，有恢复正常肤色之兆。守上方坚持治疗 2 个月后，紫癜样损害基本消退，仅在行走时间较长或者站立过久之后，则感觉紫癜样损害隐约可见，抬高患肢或休息后即可恢复正常。

按语：鉴于病在下肢，病程较长，方用桃红四物汤为基础，加苡仁、大枣、仙鹤草、赤小豆分别增加祛湿、化瘀、止血的功效。坚持治疗方能获效。

本病属色素性紫癜性皮肤病的一种类型，其特点是一组以紫癜样丘疹及含铁血黄素沉着为主的慢性皮肤病。笔者对其辨证施治的重点有三：一是从皮损辨识湿、热、瘀三者的关系。湿邪重，病程长，略有肿胀难以消退；热邪重，紫癜样丘疹以鲜红色居多，扪之略感灼热；瘀血重，紫癜样丘疹以暗红色为主，遗留深褐色色素沉着。二是遣方用药各有偏重。湿邪重，主方为三妙丸；热邪重，主方为凉血五根汤；瘀血重，主方为桃红四物汤。三是理气药适量加入，有利于瘀化斑退。不过，理气药的投用有轻重寒热之分。轻者用青皮、玫瑰花、大腹皮；重者用广木香、香附、乌药；寒者用沉香、檀香、九香虫；热者用川楝子、枳实、枳壳。

狼疮性肾炎

余某，女，16岁。1970年12月3日初诊。

病始于1970年夏天，发病时头昏目眩，耳鸣乏力，眼睑下肢水肿，经闭未潮，面颊蝶形红斑。院外确诊为狼疮性肾炎。检查：面色萎黄少华，面颊可见蝶形红斑，精神萎靡，声音低微，头发枯槁稀少，尿少，双下肢水肿，皮肤光亮，压之凹陷。脉象细数，舌质淡红，苔薄白。胸透：两胸腔积液，左侧液平线相当于第6肋高度，右侧相当于第7肋下缘。心电图正常。尿液：尿蛋白（+++），红细胞（++），脓细胞（+），透明管型（少许），颗粒管型（+）。肝功能正常。综合上述，证属脾肾阴阳两虚，尤以肾阳不振更为突出。治宜温补脾肾。方选金匮肾气丸加减：熟地黄、泽泻、茯苓各15g，肉桂4.5g，熟附片6g，萸肉、山药、五加皮、大腹皮各12g。

二诊：服药两周后，下肢水肿基本消退，面颊红斑也有所改善。但其胸腔积液未消。改用标本兼治。药用：甜葶苈、绿豆衣各10g，桔梗、甘草各6g，大枣5个，二冬、枸杞子、熟地黄、茯苓、泽泻各12g。

三诊：服药1周后，胸腔积液基本消失，未尿蛋白、颗粒管型等未见改善，改用补肾方治之。方选金刚丸加减，药用炒杜仲10g，枸杞子、萆薢、龟胶（烊化）、鹿角胶（烊化）各12g，黄芪15g，菟丝子30g。连续服药1个月，尿蛋白（+），颗粒管型（少许）。内症均有明显改善。与此同时，口服醋酸泼尼松由开始剂量的20mg/d，两月后减为10mg/d，4个月后减为5mg/d。前后治疗达9个月，病情获得显著临床改善，然后拟用金刚丸合四君子丸，熬膏以巩固之。

按语：方用附子、肉桂、山茱萸壮命门之火，以祛虚寒；茯苓、泽泻、山药甘温补脾以制水；大腹皮、五加皮祛肤表水肿；命门火壮则阴水可除。

众所周知，肾是先天之本，藏精，肾寓真阴真阳，为生命之根；五脏之阴，非此不能滋，五脏之阳，非此不能发。若肾精虚亏，在里表现为收摄无权，精气外泄而形成蛋白尿，致大量蛋白丢失；肾气虚则脾气亦虚，脾虚食少，健运无权则精气更为匮乏；脾肾运化失职则水湿溢于肌肤而为水肿。狼疮肾炎的水肿，多数是属于低血浆蛋白性水肿，故在表证见怕冷；又腰为肾之府，故多见腰酸软无力等症。脾是后天之本，仓廪之官，生化精血之源，主四肢，主肌肉，藏营裹血。脾气充，四肢皆赖煦育；脾气绝，四脏不能自生。若脾气虚，证见倦怠乏力，懒言，气短，中阳不运，则食少，腹胀；湿浊上泛，则恶心、呕吐等症迭见。肝，以血为体，以气为用，主藏血，肝虚多指肝血不足，进而血虚生燥生风。久病阳损及阴，肝肾阴亏，肝阳上亢，证见前额胀痛；血虚生风，风性动摇，则抽搐，甚则昏谵。

基于上述认识，在治疗中，要贯穿古人所说，“后天之本绝较甚于先天之根绝，非无故也。凡治四脏者，安可不养脾哉。”用药的重点和顺序为：健脾、益肾、调气、活血。脾虚宜甘温辛淡，药用黄芪、党参、茯苓、白术、青皮等。益肾当分肾阴和肾阳，前者用熟地黄、山药、黄精、制首乌等，后者用制附块、菟丝子、覆盆子、益智仁等。调气药有上下之分，药用陈皮、青皮、沉香等。活血药主要有桃仁、益母草、泽兰、丹参、酒大黄等。这些药物功效的强弱与损伤程度各不相同，通常分三级，一级养血活血如丹参，二级祛瘀生新如益母草、泽兰等，三级攻瘀散血如桃仁、酒大黄等。

大凡肾病后期，阳气虚弱者居多，稍有不慎，易感风寒外邪，诱发或加重本病。要重视皮肤上的清洁卫生，早防疮疡的发生。疮疡多为热毒所致，在外，热逼营血，热甚化毒，变生疮疡；在内，铄伤肾精，精气一虚，正气更虚，抗御外邪的能力减弱，更使病情危重。

以往认为肾小球肾炎处于慢性肾衰竭阶段，过分强调限制钠盐的摄入，结果是进一步降低了肾小球的滤过率，从而加重尿毒症。同时，患者又因食少乏味、恶心、呕吐等，使之变得更加衰竭。所以适当补充钠盐，防止钠盐的丢失，常能阻断这种恶性循环，从而挽救患者的生命。

由于长期的尿液中蛋白的大量丢失，患者往往普遍反映脚酸腿软，头晕眼花，下肢乃至周身出现低浆蛋白性水肿，此时应适当补充蛋白，如子鸡汤、乌鱼汤等也可适当食之。

非淋菌性尿道炎

李某，男，38 岁。2003 年 10 月 7 日初诊。据述，近月余小便时尿道口赤涩刺痛，略感灼热，市某医院做过支原体培养，证实有解脲脲原体生长，遂诊断为非淋菌性尿道炎，给予口服米诺环素 0. 1g，每日两次，连服两周。尿道口涩刺疼痛有所减轻，但未坚持治疗，近十余天来，小便时伴有轻微涩滞和尿痛，尿液浑浊，口苦心烦，夜难入寐。检查：尿道口发红，轻微肿胀，脉细数，舌红，苔少。证属心脾湿热，移于小肠，致使小便涩而茎中痛。诊断：非淋菌性尿道炎。治宜清利湿热，佐去瘀精，方选导赤散加减。生地黄、滑石、车前子、车前草各 12g，炒胆草、焦栀子、炒牡丹皮、琥珀、黄芩各 6g，桃仁、黄连、竹叶、灯心、通草、甘草梢各 4. 5g。

二诊：5 天后复诊，口苦、小便涩滞、疼痛减轻，尿道口红肿亦有改善。鉴于本病尚需较长时间的治疗与巩固，改用滋补肝肾、清热渗湿之类的药丸缓慢投之，以防死灰复燃。药用天麦冬、生熟地黄、山药、南北沙参、枸杞子、山萸肉各 100g，金樱子、益智仁、炒牡丹皮、泽泻、茯苓各 80g，丹参、马鞭草、败酱草、鱼腥草各 60g，桃仁、五味子、琥珀、车前子、车前草、通草各 30g。炼蜜为丸，如梧桐子大，1 日 3 次，1 次 6g，温开水送下。

三诊：个月后复诊，排尿正常，尿道症状消失，嘱之去医院做支原体培养。1 周后复告为阴性。嘱患者按上方再服药一料巩固之。

按语：首诊以清心泻火的导赤散为基方，加入胆草、栀子、芩连之类苦寒之品直折实火；牡丹皮、桃仁凉血化瘀，消除瘀精；竹叶、灯心、通草、琥珀通淋利尿，促使小便通畅。在小便涩滞得到改善之后，其治疗的重点在于滋肝补肾，方用麦味地黄汤为主，加入马鞭草、败酱草、鱼腥草渗湿通淋，排脓散结，涤荡余毒，以防死灰复燃。

本病在中医文献早有记载，但并未将其视为独立性的疾病，通常混杂在淋证的范围。治疗的重点初期或者症状明显时，以湿热下注居多，属实证；后期反复发作，常与肝肾亏损有关，属虚证。前者清利湿热为主，后者以滋补肝肾为重。只要遵循虚实有别的辨证思路，常能获得良效。

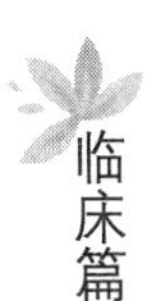

寻常性天疱疮

李某，男，38岁。2003年4月12日初诊。两年前在躯干、四肢发现大小不等的水疱，疱壁薄，易破易烂，院外诊断为寻常型天疱疮。给予皮质类固醇激素治疗，泼尼松30mg/d。1年后来笔者处治疗，检查：躯干水疱大部分控制，在正常皮肤上偶有豌豆大小的水疱发生，疱壁薄，尼氏症阳性。满月脸，伴有心慌、动则气喘、神疲乏力，懒言。脉象细数，重按无力，舌质淡红，苔薄白。证属气阴两虚，治宜益气养阴，扶正固本。方选生脉散加味：南北沙参、天麦冬、干地黄、黄芪各12g，茯苓、绿豆衣、山药、赤小豆各15g，玄参、石斛、玉竹、蛇舌草、白术、甘草各10g，五味子6g。泼尼松30mg/d，维持原有剂量。

二诊：守方治疗3周后，内证有了明显的改变，未见新起的水疱，尼氏征（-）。鉴于糜烂面愈合缓慢，步上方加白蔹10g。

1个月后复诊，糜烂面见好。泼尼松减至20mg/d。

在待诊的8个月中，皮肤损害基本见好，偶有小的反复，泼尼松减至5mg/d。中药守原方调治。大约在1年后，皮损完全恢复正常。嘱其泼尼松维持在5mg/d。现已恢复工作。

按语：病程迁延达二年有余，曾用过中等剂量皮质类固醇激素，基本控制病情，偶有小的反复。进而出现一派气阴两虚为重点的症候群。方用益气养阴的名方生脉散为基方，加入药物有四大类：一是扶正固本，如黄芪、天麦冬；二是扶脾化湿，如茯苓、山药、赤小豆、白术；三是养阴救液，如石斛、玉竹、玄参、干地黄；四是解毒护心，如绿豆衣、蛇舌草、甘草。坚持一年多的调治而获康复。

天疱疮是一种以皮肤黏膜松弛性水疱、大疱为主要表现的自身免疫性疾病，临床上以寻常型天疱疮最为常见。笔者对这类大疱性皮肤病治疗的指导思想有二：一是在病情进展期主张皮质类固醇剂量一定要用足，直到尼氏征转为阴性后才可逐步递减，每次减量不得超过总剂量的1/6，递减的时间以2~3周的间隔为宜。二是中药治疗，当以脾肾两脏为中心，前者扶脾化湿，药用甘温；后者滋阴护液，药用甘寒。不主张用大苦大寒之类。这是因为该病的治疗需要较长时间的耐心治疗。时时处处要照顾生发之气，古人谓："有胃气则生，无胃气则死。"诚为至理名言。

拔毛癖

黄某，男，12岁。2004年5月6日初诊。患者母亲代述，近两年来发现患者不时地拔自己的头发，家长制止方才停止。检查：患者面色萎黄少华，形体瘦削，双目略有呆痴，时常躁动。头顶头发稀少，其发质焦枯。脉细数，舌质淡红，苔少，证属心脾两虚，神志不安，致使动作异常，诊断：拔毛癖。治宜健脾养心，安神益智。方选归脾汤加减。党参、黄芪、茯神、丹参、干地黄各12g，麦冬、枣仁、柏子仁、玄参各10g，远志、五味子、石菖蒲、炙甘草、广木香各6g。

二诊：10天后复诊，双目呆痴、躁动略有减轻，时常拔出头发的动作似有减少。步上方去丹参、玄参，加煅龙牡各15g，神曲10g。

三诊：2周后复查，食欲增进，异常动作明显减少。嘱服药丸调治之：党参、炙黄芪、干地黄、白术、神曲各100g，丹参、鸡内金、麦冬、枣仁、柏子仁各80g，广木香、远志、石菖蒲、五味子、琥珀各50g。研细末，炼蜜为丸，如梧桐子大。1日3次，1次4.5g，温开水送下。

按语：本案以归脾汤为基础方，意在健脾养心，心血足则神志宁。加入药物有三个方面的考虑：一是开窍醒脑，如石菖蒲、丹参；二是化瘀消食，如鸡内金、神曲，《药鉴》有“神曲……消宿食，健脾胃，进饮食，下滞气，破癥结，逐积痰”的论述；三是安神益智，如琥珀、柏子仁、五味子等。综合各方面的药效，达到心态平和，减轻躁动等不良动作，配合适当的开导，收到良好的效果。

拔毛癖又称抽搐性拔毛，系患者自己强迫性拔除毛发所致。这类患者多思虑不遂，性格怪僻，由心脾两虚所为。其治法既要扶脾养心治本，又要宁神安志治标。选用归脾汤与天王补心丹两方合裁。在坚持药物治疗的同时，还要善于开导，解除紧张的心理状态，克服不良的陋习。

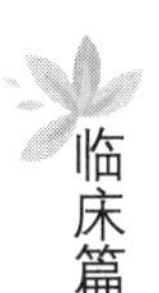

尖锐湿疣

王某，女。28岁。2006年6月3日初诊。自述曾有过不洁性交史。半月后在阴道口处发现柔软赘生物，遂至专科医院就诊，活检报告为尖锐湿疣。经人介绍来笔者处门诊。检查：在阴道口可见6个形如黄豆大小粉红色柔软赘生物，呈菜花状。微有瘙痒，白带较多。脉弦数，舌质红苔少。证属湿热下注，淫毒蕴结而成臊疣。诊断：尖锐湿疣。治宜除湿解毒，软皮铲疣。外用鸭跖草、蚕沙、石榴皮、五倍子各15g，乌梅、枯矾、威灵仙各12g，细辛10g。每剂加水1500～1800ml，浓煎取汁500～800ml，坐浴患处，10～15分钟。每日1次。切勿拭干，听其自然。

两周后赘生物明显缩小，但因月经来潮，停用此药。待月经干净后遵照上方上法继续浸泡。又经两周，赘生物完全消除，遗留隐约可见的点状痕迹，嘱其重视性生活中的自卫意识，又过一月复查，疣除而愈。

按语：尖锐湿疣与跖疣之类多发生在湿热下趋的部位，如脚趾、前后阴等处。方用鸭跖草性寒味苦，具有清热利湿、解毒除脓之功效，辅以石榴皮、乌梅、五倍子三味，均能腐蚀恶肉与死肌，温通气血，柔软肤腠，直接作用于疣体，蚕沙、威灵仙祛风除湿，尤其是威灵仙，《本草蒙筌》称其“散爪甲皮肤风中痒痛”。细辛与枯矾一是宣散外邪，增强铲疣功效的发挥；一是加强疣体恶疮的清除，共奏除湿解毒、祛风铲疣的综合效应。尖锐湿疣与跖疣，均为湿热下注所生者居多，或者淫毒郁结，发生于前后二阴，在一般的情况下，应用本方坚持浸泡患处，1～2月即可脱落消除，没有任何不适之感。生殖器疣和肛周疣亦然。不过，女性患者在月经来潮时，停止浸泡。待月经干净后，继续浸泡之。

多发性寻常疣

张某，男，41岁。1976年8月7日初诊，右侧面颊和前额出现丘疹，高出皮肤，表面粗糙，状如谷壳，市某医院诊断为寻常疣，用电灼治疗。时隔不到一月，在原发部位又有疣赘生长，数目增多，伴有轻微痒感。检查：右侧面颊、前额、头、颈部均可见米粒至绿豆大小的丘疹28个，表面坚实粗糙，高出皮肤，形如谷壳竖在肌肤之上，推压无疼痛，脉舌正常，证属肝虚血燥，复感外邪，血不荣筋，赘生疣目。诊断：多发性寻常疣。治宜平肝软坚，活血解毒。方选铲疣汤加减。紫贝齿、灵磁石、代赭石、马齿苋各30g，生薏苡仁、制首乌各15g，山茱萸、当归、赤芍、白芍、板蓝根各10g，红花、杏仁、桃仁各6g。水煎服。

外用方：木贼草、香附、金毛狗脊各30g，蜂房、细辛各15g。加水1000～2000mL煎后去渣取汁，湿敷患处，每日1次，每次15～20分钟。

二诊：按上方治疗5天后疣体发痒，周围有炎性红润，似有萎缩的趋势，继用上方治疗45天后，面部、前额、头颈疣体全部脱落，仅留减色斑块而愈。

按语：方用紫贝齿、磁石、赭石之类金石之药平肝，制首乌、当归、赤白芍养血柔肝，板蓝根、马齿苋清热解毒，杏仁、桃仁、红花理气活血，生薏苡仁扶脾化湿，合则柔肝软坚，肝血旺盛，而疣赘不生。

多发性寻常疣是由病毒所致的皮肤病，中医文献称之“疣目”“枯筋箭”“千日疮”“瘊子”。发病的原因多与肝虚血燥，血不荣筋，又感外邪，郁于肤腠有关。方用金石药物重在平肝、养血、活血、解毒同时并进，从而取得铲疣之效。

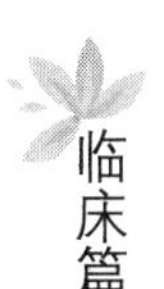

连续性指端皮炎

王某，女，38岁，2005年7月21日初诊。指端反复发生丘疱疹、糜烂、脱皮达两年之久，严重时水疱、脓疱相间而生，自觉痛痒并存。时常反复，缠绵不断，甚为痛苦。检查：十个手指指端可见潜在性丘疱疹，部分脱皮，轻微渗出糜烂，脱皮。脉濡数，舌质红，苔黄微腻。证属脾经湿热，蕴结化毒，外溢四末。治宜清热化湿，活络解毒。方选蚕沙九黄汤加味：蚕沙、茯苓皮、黄芪、生地黄、熟地黄、黄芩、苍术、白术、忍冬藤、路路通各10g，黄柏、姜黄各6g，生大黄、熟大黄、黄连各3g，薏苡仁15g。外用干葛蚕沙洗方，浓煎取汁，湿敷患处，每日3次，每次15~30分钟。

二诊：5天后，指端未见新起皮损，痛痒感也有减轻，但其脓疱仍然较重，内服、外用两方同上。另加西黄丸，每日2次，每次3g，随内服汤药送下。

三诊：两周后复诊，指端皮损基本平复，部分恢复正常，偶有小的丘疹出现，但其数量甚少，停服西黄丸和汤药及外用药，改用人参归脾丸，每日3次，每次6g，温开水送下。3个月后检查，指端皮肤损害恢复正常而愈。

按语：鉴于皮损集中在手指，表现多样，虚实夹杂，因此方用黄芪内托疮痍，生熟地滋阴退热，凉血化瘀，两药合用，则能起到补脾阴利血脉的作用；黄芩、黄连、黄柏直泻三焦之火，热退则湿邪孤矣；蚕沙、茯苓皮、苡仁利湿祛风；生熟大黄、忍冬藤、路路通通腑化瘀。众药合用既扶正又解毒，既清热又化湿，湿去毒解，则皮损康复。

本病又名固定性指端皮炎、匍行性皮炎，是一种慢性、复发性无菌性脓疱性皮肤病。中医文献称之为“旋指疳”，并深知“疳疮生于手足，最不易治”。笔者根据《洞天奥旨》一书所述：“四肢属脾之部位，故疳虽生于十二经之井边，而治法断不可单治井经也。盖疳之生也，本于脾脏之湿热也，湿热善腐诸物，长夏正湿热盛之时也，不见万物之俱腐乎。故治法必须治脾之湿热为主，治脾而胃亦不可置也。脾胃表里，治则同治耳。”因而，本病以蚕沙九黄汤加味为基本方，酌加化湿、通络、解毒诸药，共奏湿去毒解、皮肤康复之效。这里，笔者应用古人视病变部位加入引经报使药的方法：病在手拇指加桔梗、升麻、葱白、白芷；病在手食指加白芷、升麻、生石膏；病在足次趾加白芷、升麻、石膏、葛根、苍术、白芍；病在手小指外侧加藁本、黄柏；病在小指内侧加黄连、细辛；病在脚小趾外侧加羌活；病在足掌心加羌活、知母、肉桂、细辛；病在手中指加柴胡、牡丹皮，病在无名指外侧加连翘、柴胡；病在脚小趾、次趾外侧加柴胡、青皮；病在脚大趾加青皮、吴茱萸、川芎、柴胡。

局限性皮肤淀粉样变

王某，男，31岁，2003年11月7日初诊。

两年前，胫前发现皮肤粗糙，继而在上臂也有类似损害，表面高低不平，自觉瘙痒。检查：双下肢胫前可见形如芝麻至绿豆大小的圆锥形丘疹，质坚硬，肤色呈褐色或灰白色，相互融合成片，状如老松树皮外貌，上臂也有类似损害。自觉剧烈瘙痒，影响睡眠。脉象沉涩，舌质暗红，苔少。证属寒湿互结，蕴阻肤腠。治宜祛寒燥湿，润燥止痒。方选全虫方、益威止痒汤合裁：炙麻黄、桂枝、全蝎各3g，苍术、豨莶草、桃仁、皂角刺、川牛膝、羌独活、威灵仙、青皮各6g，熟地黄、制首乌、益母草、炒白芍、徐长卿各12g。外用：黑红膏，薄薄涂之，1日2次。

二诊：10天后复诊，痒感略有减轻，皮肤损害也稍有改善，守上方再进10剂。外用药继续涂之。

三诊：步上方又治疗2周，痒感显著减轻，夜能入睡。皮肤损害改善许多。守上方增损制成药丸，缓缓投之：益母草、熟地黄、制首乌、徐长卿各120g，秦艽、刺蒺藜、威灵仙、炒枳壳、川牛膝、羌活、独活、赤芍、白芍、黄柏、苍术各80g，皂角刺、青皮、桃仁、豨莶草各60g，大黄、全蝎各30g。研细末，炼蜜为丸，如梧桐子大。每日3次，每次6g。温开水送下。外用黑红膏涂擦，2～3日1次。3个月后复诊。痒感消除，夜能入睡。皮损基本平复而获近愈。

按语：方用益母草祛风活血，消除经络间的瘀滞；徐长卿、威灵仙前者益气延年，后者宣通五脏，两者合用，既祛在表之风，又能化在里之实；秦艽疗风不论新久均有特效；全虫、麻黄、桂枝、豨莶草疏通经络，散寒燥湿；青皮、皂角刺理气通络。共奏疏散外邪，通达周身，自能收到散风、渗湿、润燥、止痒的功效。

本病是指淀粉样蛋白仅沉积在皮肤组织，而无内脏损害。中医对其认识主要从皮肤损害特点出发，如《医宗金鉴·外科心法要诀》说："松皮癣，状如苍松之皮，红白斑点相连，时时作痒。"笔者对本病的治疗，重在散寒燥湿，同时酌加润燥、息风、化瘀之品。特别是全蝎、皂角刺两味中药，对于寒湿燥痒常有殊效。皂角刺不仅是穿透脓肿的药物，而且借其辛散温通之气，性锐力利，攻走血脉，直达经络，既具有攻散之力，复兼开导之能，是治疗寒湿痒疾要品。

耳部湿疹

李某，女，8 岁，1990 年 7 月 6 日初诊。

左耳垂红肿、流水 3 天，继而蔓延到外耳道，刺痒不适。就诊时发现左耳红肿、渗出、轻微糜烂，耳垂略有裂隙，伴有口臭、烦躁不安。脉象细数，舌红苔薄黄。证属肝胆湿热。阻于肤腠。治宜清肝泻火，化湿解毒，方选柴胡清肝饮加减。醋柴胡、黄芩、甘草、焦栀子各 6g，生地黄、茯苓、茵陈、赤芍各 12g，防风、蝉蜕、车前子、车前草各 10g，羚羊角粉 0.6g（分两次冲下）。

外用黄连油外涂。一日 2 ~3 次。

二诊：3 天后，耳部肿胀和渗出均有减轻，烦躁、口臭也有缓解。步上方去羚羊角粉加六一散（荷叶包煎）15g。

三诊：7 天后，渗出糜烂基本控制，但其耳垂裂隙仍未改善，并有部分干燥脱皮，说明湿热已去，燥热萌生。上方去车前子草、蝉蜕、防风，加玄参、天麦冬、白蔹各 10g。

外用蛋黄油涂搽。

10 天后患儿母亲告知前症均愈。

按语：病变部位在耳郭四周，其治疗当分虚实：实证，病程短，红斑、丘疱疹、渗出明显，痒感较重，治在肝、胆，方选龙胆泻肝汤或柴胡清肝饮之类；虚证，病程长，干燥、脱屑、肥厚，痒感时轻时重，治在脾、肾，方选滋阴除湿汤或知柏地黄汤之类。同时要告诫患者注意：患处应洁净，不宜烫洗。忌食油腻、辛辣、酒酪之品。除去病因，正确治疗，可望治愈。发病诱因如与戴眼镜有关，应及时治疗，可望治愈。

乳房湿疹

王某，女，23 岁，1980 年 6 月 9 日初诊。

近半月来，在乳晕发生瘙痒，继而出现破皮流水。检查：双乳晕连及乳头可见红斑略有肿胀，部分抓破，有轻微渗出，痒感较重，自述口干苦，小便短黄，平素喜食辛辣油腻之味。脉象弦数，舌质红苔少。证属肝脾湿热，循经于乳房所致。治宜清肝化湿，方选龙胆泻肝汤加减，药用：炒胆草、柴胡、黄芩、栀子各 6g，茯苓、白术、生地黄、车前子、车前草各 12g，白鲜皮、赤芍、连翘各 10g。外用黄连散，麻油调成糊状外涂。每日 2～3 次。

二诊：5 天后复诊，乳晕皮肤发红渗出和痒感有所减轻，口苦也有所改善，说明肝热渐退，湿气未化，改用扶脾化湿为主，佐以清肝凉血，方选四君子汤加味。药用：党参、茯苓、白术、橘皮各 10g，赤小豆、薏苡仁、白鲜皮各 15g，炒牡丹皮、焦栀子、柴胡、竹叶各 6g。外用黄连膏薄涂之。

2 周后来院检查，上述诸症均已明显改善。嘱其注意：一是忌食辛辣、油腻之物。二是胸罩不可用一些填充和不透气的物质。有利于皮脂腺的分泌与排泄。这点对于预防本病的复发是至关重要的。

按语：乳晕及其乳头属肝胆经所主，内服方药初期当清肝泻火，后期则应滋阴柔肝。外治药物应以温和、滋润、止痒为主，避免用大辛大热之品。否则，容易激惹皮肤，造成不良反应。同时，告诫患者在治疗中停止婴幼儿吮吸，有利于本病的恢复。

外用药宜温和，避免刺激。

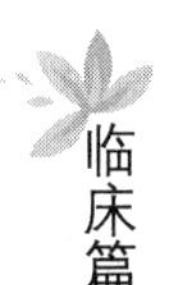

手足湿疹

王某，男，37 岁，1982 年 4 月 6 日初诊。

近 1 个月来在手掌反复出现疱疹。痒感较重，并有少量脱皮现象。检查：双手掌连及大小鱼际可见潜在性丘疱疹，部分破皮有少量渗出，部分干燥脱皮，痒感较重。自述大便秘结，常是 3～4 日一行，口臭。脉细数，舌红苔薄黄。证属湿热内蕴。治宜清热化湿，解毒止痒。方选黄连解毒汤、泻黄散合裁。炒黄连、焦栀子、莲子心、姜黄、炒枳壳、大黄各 6g，藿香、黄芩、生地黄各 10g，生石膏、茯苓、赤石脂、薏苡仁各 12g。水煎，第一、二次口服，第三次泡手。每日 1 剂。

二诊：1 周后复诊，水疱和痒感明显减轻，大便也较前通顺，但局部干燥脱皮较多，说明湿热已去。改用滋阴除湿，方选滋阴除湿汤加减。生地黄、制首乌、山药、赤小豆各 12g，姜黄、黄连各 3g，白鲜皮、丹参、玉竹、石斛、黑料豆各 10g。外用黄连膏涂擦。

三诊：2 周后，患者来院检查，手掌皮肤基本恢复正常。嘱其在日常生活中注意三点：一是不可饮酒和辛辣饮食。二是接触碱性和油腻物质时要带好手套，注意保护。三是洗手后及时涂擦护肤之类的保健品，以防干裂。若出现多汗时则应及时治疗。

按语：本病的外治要分清干与湿：所谓干者，局部肥厚角化，皲裂疼痛。应再浸泡后外涂软膏，以软膏治疗为主；所谓湿者，局部渗出糜烂，剧烈瘙痒，应用药浸泡或湿敷，日数次，酌情外涂糊膏或软膏，以水洗剂为主。

内治当从心脾为主，痒重时，重在清心泻火，湿重时，当扶脾燥湿，两者均应加引经药，其效更速。同时，应避免或谨慎摄入鱼腥海鲜、油腻炙煿之类的食品；

患处避免接触碱性强的肥皂洗浴，切忌热水烫洗；尽量不接触羽绒、羊毛、尼龙制品等。处理得当，预后良好，但容易复发。

血管性水肿

徐某，男，11岁，1967年，3月7日初诊。

家长代述：该孩一向喜在院内潮湿地上玩耍、坐卧。于3天前，阴茎感觉又痒又痛，逐渐肿起。就诊时发现阴茎包皮肿胀，皮薄光亮，状如蚯蚓弯曲；自觉尿时刺痛，局部痛痒交作。脉象濡数，舌质红，苔薄黄。证属风湿热邪，客聚外肾肌肤。治宜清热、疏风、理湿。方选消风散加减。蝉蜕3g，薄荷（后下）2.4g，金银花、菊花、冬瓜皮、白鲜皮、炒车前子、马鞭草、甘草梢各10g，连皮苓12g，防风、苍术各6g。局部用徐长卿12g，黄芩、柴胡各10g，水煎取汁湿敷，每日2～3次。

服方2剂后，肿渐消，痒渐止，再服原方2剂，小便畅快，肿消除而愈。前后共历7天。

按语：本病的发生多与风邪与脾湿有关，其治法既要疏风消肿，又要扶脾化湿，两者兼顾其效甚好。疏风消肿的中药主要有浮萍、防风、荆芥、苍耳子、蝉蜕、杭菊花、桑叶，扶脾化湿的有茯苓皮、冬瓜皮、赤小豆、白茅根、泽泻、白术、车前子草等。若发生在喉头水肿等危急症状时，立即选用0.1%肾上腺素0.3～0.5mL皮下或肌内注射，否则会贻误生命。

丘疹性荨麻疹

李某，男，3 岁。2001 年 8 月 3 日初诊。

10 天前，在双下肢和腰骶处发现花生米大小的红色风团，痒重，搔破合并感染，结有脓痂。脉濡数，舌质微红，苔薄白。证属脾蕴湿热，复受风邪所致。治宜扶脾化湿，散风止痒。方选枳术赤豆饮加减，药用：炒枳壳、砂仁、荆芥各 6g，赤小豆、益母草、防风、赤芍各 10g，白术、金银花、绿豆衣各 12g，水煎服，1 日 1 剂，分 5 ~ 6 次内服。外用地虎散油调涂，1 日 1 ~ 2 次。

二诊：3 天后，风团见退，感染明显控制，仅有轻微痒感。原方加苍耳子 1.5g，又进 5 剂，诸恙俱平。

按语：本病多发生在少儿的腰、臀及下肢部位，治疗当以化湿凉血，散风止痒。笔者常用验方枳术赤豆饮加减治之，效果甚好。若因搔抓而毒染化脓时，当用地虎散植物油调外涂，有效。笔者曾系统观察 56 例，痊愈 53 例，有效 3 例。其中服药 3 ~ 9 剂而愈者 44 例。10 ~ 15 剂而愈者 12 例。

同时告诫家属注意环境及个人卫生，消灭蚊、蚤等昆虫，同时避免摄入过敏食物，以防复发。

面部垢着病

丁某，男，15 岁。2013 年 8 月 17 日初诊。

患者母亲介绍，近半年来，在面颊发现黄色垢着，不易除去。检查：面颊两侧可见橘黄色痂皮，覆盖其上，不易剥脱，且有扩展的趋势，性格内向，沉默寡言，脉象濡数。舌质红，苔薄黄。证属肺胃湿热，互结于肤。治宜清化湿热，方选当归六黄汤加减：黄芪 15g，生熟地各 10g，黄芩、黄柏、桃仁、红花、柴胡、山楂各 6g，炒薏苡仁米、茵陈各 30g，升麻、炒黄连各 3g。外用绿豆粉 30g，茯苓粉 10g，茵陈汁 15mL，加入适当的维生素 E 霜调成糊状敷面部，保留 30 分钟后用温水洗去。1 日 1 次。

二诊，1 周后，面部橘黄色污着损害基本消退，仅有轻微痒感，大便干结，步上方，去黄连，加生白术 18g，枳实 3g，浮萍 6g，白茅根、青蒿各 15g。面部敷药同前。

三诊：2 周后，面部垢着和痒感基本消除。改用茵陈蒿汤加味，以善其后。茵陈、白茅根、芦根各 15g，焦栀子、红花、金莲花、凌霄花、鸡冠花各 6g，青蒿、连翘、金银花各 10g，冬瓜皮 30g。

两周后告知诸恙俱平。

按语：笔者在查阅《伤寒论》一书中，发现第 219 条说："三阳合病，腹满身重，难以转侧，口不仁，面垢，谵语遗尿。发汗则谵语，下之则额上生汗，手足逆冷。若自汗出者，白虎汤主之。"该条要点为三阳合病，偏重于阳明经证的治疗及误治的辨证。文中：面垢系为面部如蒙尘垢，并有油性外观，责其病因为胃热炽盛，津液被灼，浊气上熏，变生面垢。

本病多见于青少年女性，发病年龄介于 9 ~ 50 岁之间，平均年龄 20 岁左右。典型的皮肤损害为在面颊两侧可见绿豆大小的灰褐色小丘疹，呈多发性，日久相互融合成片，其表面呈污垢堆积，或者褐黄色色痂，质硬，不易剥脱，境界清楚，同时在乳头、乳晕也能见到。但以颜面颊部居多，额部次之，既可双侧性，又可单侧分布，伴有不同程度的瘙痒等。笔者从脉证及病变部位认为本病是湿热互结，循经上熏于面，首诊用黄连、黄芩、黄柏清泻上中下三焦实火，另用薏苡仁、茵陈、红花、山楂，前二味清化湿浊，后二味活血化瘀，重用黄芪有扶正托毒之意，外用绿豆粉等有清热解毒之效。古人曾认为绿豆粉是治疗疮痘的佳品。二诊中重用生白术、枳实，取生白术燥而能润，温而能和，配合枳实宽中下气，常能收到消除痞浊，通肠利便的功效。

线状 IgA 大疱性皮病

王某，男，18 岁，2013 年 4 月 22 日初诊。

据述半年前，始觉躯干、手背等处时而发生小水疱，伴有痒感，时轻时重，持续不断。后到某医院就诊，病理切片报告：线状 IgA 大疱性皮病（武汉市一医院病理切片号：20126168）。

检查：在躯干、四肢特别是前臂可见环状样丘疱疹，边缘高起，中央凹陷，部分抓破，有轻微渗出，部分结有血痂。痒感遇热则重，脉细数，舌淡红，苔薄白。证属风湿互结，走于肤腠。治宜疏风、化湿、止痒，方选验方益威止痒汤加味。益母草、钩藤（后下）、土茯苓、炒薏苡仁各 12g，苍耳子、蛇床子各 3g，地肤子、炒扁豆、紫草、夜交藤、大青叶各 10g，秦艽、威灵仙、羌独活、徐长卿各 6g。

二诊：十天后复诊，环状丘疱疹和渗出明显减少，但其仍然痒重，同时伴见咽喉不适，咳嗽，痰呈绿色，步上方加减：益母草、浙贝母、苏子、苏叶、杏仁、百部各 10g，二活、炒牛子、灵仙、秦艽、徐长卿各 6g，金莲花、蝉蜕、蛇蜕、炒牡丹皮、地骨皮各 4. 5g。

三诊：两周后复诊，皮肤损害基本消退，咳嗽见愈，但躯干、前臂还有少量残余针帽大小的丘疱疹尚未完全消除。依上方加减：益母草、黄芪、金银花、炒薏苡仁、玄参、南北沙参各 10g，二活、灵仙、徐长卿、秦艽、挂金灯、金莲花、连翘、炒牡丹皮、莲子心、地骨皮各 6g。

本案前后历时二月左右，复查皮肤损害消除而获近期痊愈。

按语：笔者在查阅中医文献时，发现“赤炎疮”与本病接近。《洞天奥旨》说：“赤炎疮，遍体有赤点子，乃手太阴肺经风热而生也，肺主皮毛，肺经气有余而血不足，风热在肺，难以抒泄，无血润之，故留恋于皮毛而不散矣，又名赤炎风……此赤点可以更现，或有或无，久而不愈……治法必须消风清热，而疮自愈也。”陈士铎这段文字的描述给笔者四点启示：一是病位在手太阴肺经；二是病因既有风热，又有心火入侵；三是症状为赤点，新旧更新，或有或无，久而不愈。四是治法消风退热。同时推荐润肺化炎汤：桔梗、桑白皮、炙甘草、黄芩、玄参、麦冬、天冬、贝母、陈皮、生地黄、升麻。左寸脉旺大，乃心火，本方去黄芩换黄连。

不过，鉴于本病有儿童型与成人型的不同，笔者在临床上分为两型治疗。

心火偏亢证：患者以儿童居多，皮损好发于口周、躯干、腹股沟、大腿内侧等处。初起为丘疱疹，呈环状排列，内含少量淡黄色液体或血性液体，继而在红斑上或正常皮肤上出现大疱，中心轻微糜烂，边缘围绕小水疱或丘疹，糜烂面愈合后留下色素沉着。尼氏征阴性，伴有轻重不一的瘙痒。脉细数，舌质红，苔少，治宜清心泻火，方选升降散加减：僵蚕、连翘、茯苓、水牛角各 10g，绿豆衣 15g，炒牡丹皮、蝉蜕、防风、荆芥炭、地骨皮各 6g，白茅根 30g，生大黄 3g（后下）。

肺郁风热证：患者以成人男女为主，皮损好发于躯干、四肢，在正常皮肤上，可见环状样斑丘疹，呈弧状排列，分布不对称。尼氏征阴性，伴有轻至中度的瘙痒，脉浮数，舌质红，苔少。治宜消风清热，佐以扶脾化湿。方选凉血消风散加减：防风、荆芥、鸡冠花、桔梗各 6g，炒牛蒡子、生地黄、黄芩、玄参、天麦冬各 10g，茯苓、益母草、炒薏苡仁各 15g。

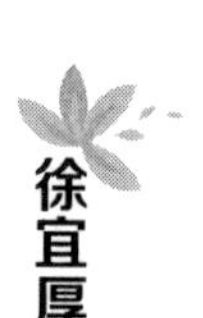

1975 年 Chorzelki 和 Jablonskz 根据免疫病理学首先提出线状 IgA 大疱性皮病（LAOB）是一种独立性疾病，并被广泛性接受。

在发病机制上，提出过多种说法，包括胃肠疾病、自身免疫性疾病、恶性肿瘤和多种感染如上呼吸道感染等，估计是病原体激发免疫反应所致。

结合本案笔者的辨证依据有三点：一是皮肤损害；二是并发咽喉炎症和咳嗽；三是不同程度的瘙痒。因此，立法遣药亦分三步，然其主轴是祛湿、散风、止痒。随证加入健脾化湿之品，后用宣肺清咽化痰之药，清除毒热之扰，最后加入益气养阴之品，旨在增强机体的抗病能力，所谓“正气存内，邪不可干”是也。

颜面再发性皮炎

王某，女，32 岁。2012 年 4 月 7 日初诊。

近一月来，在颜面特别是眼周区域出现红斑，自觉灼热刺痒，院外诊断为颜面再发性皮炎。外搽药不详。时常反复。检查：面颊连及眼周可见红肿性皮损，且有少量糠秕状鳞屑，自觉灼热刺痒，大便秘结，常三四日一行。脉数，舌红，苔黄微腻。治宜清宣胃腑，方选调胃承气、五花汤化裁。生大黄（后下）3g，红花、凌霄花、甘草、炒槐花、芒硝各 6g，青葙子、杭菊花、鸡冠花、生地黄、牡丹皮、地骨皮各 10g，绿豆衣、白茅根各 15g。

二诊：5 天后，红斑略有消退，灼热刺痒亦有减轻，但仍有较多的糠秕状鳞屑。步上方去大黄、芒硝，加铁皮石斛 6g，玉竹 12g。

三诊：10 天后，皮损和痒感基本控制，嘱其食疗以善其后。绿豆 50g，糯米 30g，甜冬瓜条 5 根，共煮熬粥。2 日 1 次。

按语：颜面再发性皮炎别名较多，主要有“女子颜面再发性皮炎”“再发性潮红脱屑性颜面红皮病”“颜面颈部糠性皮炎”等。上述名称突出了本病的基本特征有三：一是病变部位在颜面，颈区次之；二是基本皮损有潮红、脱屑、糠状、红皮病；三是性别以女性居多。

笔者在查阅中医文献中，发现下述记载：

李东垣说：“阳明经多气多血，又兼挟风热上行，诸阳皆会于头面，故令面热如醉。治宜先散其风热，或以调胃承气汤加黄连、犀角，疏利两三行，撤其本热，散其风热，以升麻汤加黄连主之。”

张景岳说：“若病人两颧鲜赤，如指如缕，而余地不赤者，此阴虚也。”

冯鲁瞻说：“人之面部，阳明之所属也。其或胃中有热，有郁火，则面热，升麻汤加黄连。”

李时珍说：“冬瓜仁服汁，去面热……杏仁同鸡子白涂，两颊赤痒频搽之。”

综合上述，笔者有三点启示：一是病名类似面热如醉；二是病因风热上行，胃中郁火，阴虚；三是主方：调胃承气汤、升麻汤加黄连、六味地黄汤。

鉴于临床经过，笔者将其归纳为虚证与实证施治。

实证：发病急，颜面特别是眼睑区域，可见红斑，伴有不同程度的灼热刺痒、口干、烦躁、大便秘结，脉滑数，舌质红，苔少。证属胃中郁火，复感风热，治宜通腑泻热，佐以散风止痒。方选调胃承气汤、五花汤合裁。熟大黄（后下）、芒硝（冲下）、红花、凌霄花、焦栀子、炒槐花、黄芩各 6g，鸡冠花、生地黄各 10g，金银花、绿豆衣各 12g，升麻 3g。

虚证：病程日久，颜面连及颈项可见暗红色斑块，糠秕状鳞屑落之又生，自觉轻微瘙痒，若反复发作者常与月经不调，或者精神紧张，或者嗜食甘肥之类食品有关。脉细数，舌红，苔少。证属阴虚津亏，虚火外扑于肤，治宜养阴生津，潜阳息风。方选麦味地黄汤、升麻黄连汤合裁：麦冬、干地黄、玄参各 10g，五味子、炒牡丹皮、地骨皮各 6g，山药、玉竹、石斛各 12g，升麻、黄连各 3g，生龙牡各 15g。

加减法：失眠，加百合、怀小麦、枣仁；月经提前，加焦栀子、女贞子、墨旱莲；月经落后，加紫石英、桑椹、鸡血藤；痛经，加炒蒲黄、五灵脂、延胡索；夹瘀者，加山楂；夹寒者，加沉香；乳胀者加橘核、绿萼梅；神疲乏力加仙鹤草、大枣；大便秘结，加生白术、枳实；纳谷不香加焦三仙、砂仁；皮损以眼周为主，加青葙子、杭菊花；皮损在颈项区，加水牛角、白茅根；灼热较重，者加银柴胡、青蒿；瘙痒明显者，加钩藤、蝉蜕。颜面再发性皮炎以中年女性居多，文献报告就诊患者占95%以上，且与月经周期和化妆品有较多的关系。因此，在治疗中要注意四个问题：一是分阶段治疗：月经前5~7天，服用丹栀逍遥散、益母胜金丹合裁；月经干净后再按文中施治。二是鼓励患者用温水洗脸，勤换洗脸毛巾，少用或慎用洗面奶和化妆品。三是日常生活中，做到三不：不熬夜、不郁闷、不吃甘甜咸辣食品，调节好心理状态。四是外出时做好防晒的准备工作，如撑伞或带宽边帽，避免阳光的直接照射。

嗜酸性粒细胞性筋膜炎

罗某，男，38岁。2010年6月8日初诊。

自述四肢特别是腿部突然发生皮肤发硬疼痛，行走困难，省某医院诊断为嗜酸性粒细胞性筋膜炎。口服泼尼松持续3个月，病情略有改善，但其硬结和剧痛并未消除，唯恐皮质类固醇的副作用，遂来笔者处就诊。检查：前臂和小腿区域可摸及硬性斑块，表皮呈橘皮样外观，压痛明显，步履艰难，脉弦，舌质暗红，苔微胖薄白。证属湿热凝聚，阻于经络。治宜清化湿热，通络止痛。方选三妙丸加味。黄柏、青皮、地龙、甲珠、积雪草各6g，苍术、川牛膝、延胡索、赤茯苓、丹参、路路通各10g，忍冬藤、炒薏苡仁各15g。

二诊：1周后复诊，病情变化不大，步上方加服西黄丸，1日2次，1次3g，随药汁送下。

三诊：10天后复诊，疼痛明显减轻，硬化损害有所松动，步上方增减治疗。黄芪15g，苍术、川牛膝、浙贝母、天花粉、路路通、丹参、地龙各10g，黄柏、三七、积雪草、青皮各6g，甲珠3g。另加西黄丸，1日2次，1次3g，药汁送下。

四诊：2周后复诊，前臂硬块基本消退，小腿硬块也明显改善，疼痛基本消失，行走较为方便。遵循古人所谓“久病必虚”“久病入络”的遗训，改用益气化痰，通络止痛。方用四君子汤加减：党参、苍白术、地龙、浙贝、连翘、丹参、僵蚕各10g，青陈皮、三七、甘草、积雪草各6g，茯苓、黄芪各15g，夏枯草、生龙牡各15g。停服西黄丸。

按上方坚持治疗4个月，诸症渐除而愈。

按语：笔者在查阅中医文献中，根据本病的三大特点：一是病变主要集中在臂与腿部；二是皮肤损害主要为硬化症样外观；三是剧烈疼痛。这种描述十分接近“黄鳅痈”。

申斗垣说：“黄鳅痈，生于大腿外侧，连臀部区，有一条如鳅型，深陷窄长，或不见红肿，坚硬如石，约长七八寸，大者为头，小者为尾。……内服内托流气饮或真人活命饮。”

《医宗金鉴·外科心法要诀》说：“黄鳅痈生于小腿肚内侧，长有数寸，形如泥鳅，其色微红，由肝脾二经湿热凝结而成。”

王肯堂说：“黄鳅痈，生于小肚内侧，微红微肿，坚硬如石，三四寸许，痛楚难禁，足太阴与足厥阴二经湿热，又积愤所致。”

根据上述文献，笔者将该病辨证分为两型。

湿热凝结证：突然发病，在四肢特别是下肢，可见弥漫性水肿，硬化于内膜紧贴一起，患处皮肤呈现凹凸不平橘皮样外观，自觉疼痛，步履艰难，脉沉细，舌质暗红，苔薄黄。治宜清化湿热，逐瘀止痛。方选三妙丸、仙方活命饮合裁。苍术、青皮、黄柏、甲珠、川芎、积雪草、川牛膝各6g，金银花、夏枯草、蒲公英各15g，玄参、连翘、天花粉、制乳没、浙贝母、丹参、延胡索各10g。

肝郁气滞症证：病程迁延日久，硬结呈局限性，肤色略暗，遇寒或心情不舒则会加重，伴见体倦乏力，纳谷不香，脉微弦，舌质红苔少。治宜疏肝理气，扶脾固本。方选逍遥散、四君子汤合裁。柴胡、三七、地龙、青皮各6g，当归、赤芍、白芍、生地黄、熟地黄、浙贝母、茯

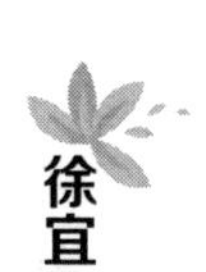

苓、党参、川牛膝、鸡内金各10g，二芽、黄芪各15g。

加减法：皮肤硬化明显，加威灵仙、益母草、路路通；肌肉疼痛，加老鹳草、刘寄奴、金毛狗脊；硬结剧痛难忍，步履艰难加服西黄丸。本病在治疗的过程中，主要有三个关键点：一是病位以下肢为主，因此处方用药重在清热化湿；二是疼痛步履艰难，必须选用通络止痛的良药，西黄丸就是其中的代表；三是病程迁延日久，当从扶脾固本入手。只要守法守方，定能取得效果。

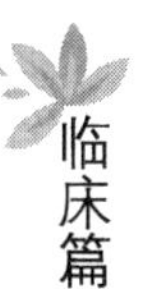

结节性痒疹

王某，男，46岁。2014年6月8日初诊。

据述，两年前在农村生活中，常被毒虫叮咬，虽然瘙痒，并未介意，近1年来，在四肢，特别是下肢，可见结节，剧痒，抓破则有污血外溢，某医院诊断为结节性痒疹。经友人介绍，来笔者处就诊。检查：在四肢可见多个结节，小如蚕豆，大如樱桃。表面角化增生，部分抓破，结有血痂，下肢较上肢为多。脉细数，舌质淡红，证属顽湿阻于肤腠，治宜除湿化瘀，散结止痒，方选大黄䗪虫丸加减：大黄炭、黄芪、桃仁、赤芍、青皮各10g，生地黄、炒黄芩、丹参、威灵仙各12g，益母草、徐长卿、炒薏苡仁各15g，炮山甲、猪牙皂角各3g。另加水蛭胶囊0.6g，1日3次，随汤药送下。

二诊：按方治疗2周后，痒感减轻，结节渐趋化小，但其大的结节仍然坚硬，内服方同上，外用五妙水仙膏分次点涂在结节上，每次5~8个，轮流点涂。

三诊：3周后，小的结节变平，大的结节也在收缩中。继用五妙水仙膏点涂，部分有滋水外溢，3天后自然干燥结痂，痒感顿除，此时，嘱患者内服四君子丸之类，以善其后。前后经过两个半月的治疗，诸恙俱平。

按语：顽湿阻于肤腠，剖析原因：一是顽湿，缘于脾虚运化失职；二是毒虫唾液侵犯经络，使之闭塞。方用黄芪、薏苡仁益气健脾，阻止顽湿的恶化；瘀滞的形成又与气虚血瘀有关，故在化瘀止痒中，分三个层次：化瘀通络赤芍、丹参，益母草通经活血；甲珠、大黄炭、桃仁化瘀软坚；猪牙皂角通络逐瘀。加青皮、黄芩、生地黄、灵仙，分别起到理气、清热、凉血、疏风止痒的综合作用。结节较大而坚硬者，常借用外治法，笔者用五妙水仙膏直接点涂患处，3~5次，结节软而平，屡用屡效，且无副作用。

荨麻疹性血管炎

何某，女，25岁。2015年7月25日初诊。

自叙近3个月来，在躯干、四肢出现形态不规则的红斑，部分融合成片，状如地图，部分形如孤岛，既痒又痛。某医院病理活检报告：荨麻疹性血管炎（病例编号115－1225）。试图用皮质类固醇治疗，但被患者拒绝，遂来笔者处就诊。检查：背部连及臀部大腿区域可见大片环状略有轻度水肿性红斑，形态大小不一，下肢中度水肿，上肢也有类似皮损，但其程度略轻。自觉痛痒相兼，精神欠佳，脉细数，舌质红，苔少。证属心火肝热，郁怫肤腠，治宜凉血泻肝，方选凉膈散加减。生石膏（先煎）15g，炒知母、炒黄芩、牡丹皮、仙鹤草、地骨皮、荆芥炭、玳瑁各6g，紫草、大青叶、山药、水牛角各12g，绿豆衣15g；另加天然牛黄0.2g，1日2次，随汤药送下。

二诊：5天后复诊，背部和大腿等处损害部分消退，痒痛也随之减轻，但随着月经的来潮，皮损又骤然加重，特别是双下肢，重现大片环状样红斑，辨证为肝热困扰胞宫，治宜疏肝宁血，方选逍遥散加减：醋柴胡、当归、炒牡丹皮、荆芥炭、香附、乌药、鸡内金各6g，茺蔚子、泽兰、茜草、板蓝根、地肤子、白鲜皮、二芽各10g。停服天然牛黄。

三诊：经期过后，皮损时轻时重，或者此起彼伏，然而病变部位主要集中在大腿屈侧，痛痒呈阵发性发作，脉濡数，舌质红，苔薄黄。证属湿热化毒，侵袭肤表。治宜清热化湿，方选导赤散、凉血五花汤合裁：生地黄、炒牡丹皮、地骨皮各10g，鸡冠花、竹叶、凌霄花、金莲花、玫瑰花各6g，梓白皮、车前子、车前草、丝瓜络各12g，黑料豆15g，灯心1.5g。

四诊：按上方治疗2周后，皮损明显消退，偶有小的反复，多数诱因为咽炎、咽喉不适等，酌加挂金灯、玄参等。坚持治疗3个月左右，其病情基本见愈。

按语：笔者对本案的治疗思路，归纳有五：一是皮肤焮红如丹涂之状，自觉灼热痛痒，故而从“赤游丹”入手；二是方剂的选择仿凉膈散之义，加入玳瑁、茜草、水牛角、绿豆衣等，取其凉血退斑；三是病情在月经前有明显加重的趋势，改用逍遥散之类调治；四是皮损以水肿性红斑为主，故加用轻扬之性的花药，有利于皮损的消退；五是在皮损迅速蔓延的危笃时期，毅然加入天然牛黄，冀在尽快控制病情。

掌跖脓疱病

王某，男，29 岁，2004 年 12 月 3 日初诊。

原患银屑病多年，常是冬重夏轻。11 月下旬，由于气候骤然变冷，不慎外感风寒，致使体温升高，剧烈咳嗽，喉痛，立即请西医予以对症治疗。1 周后体温及咳嗽略有缓解，但在原皮损上相继出现针帽大小的脓疱，在其边缘呈密集分布。

检查：体温 39℃，咽弓充血明显，双侧扁桃体 2 度红肿，在四肢屈侧可见针帽大小的浅在性脓疱，特别是在边缘区域更为密集，部分脓疱擦破有少量渗出与糜烂，脉细数，舌红少苔。证属湿火互结，扑于肤腠。治宜清宣肺热，化湿解毒。方选验方土茯苓饮加减：土茯苓 30～50g，山药、黄芪、茯苓、白花蛇舌草各 15g，白术、太子参、赤石脂、蚕沙各 12g，野菊花、龙葵、挂金灯、金莲花各 6g，百部、杏仁、浙贝母、鱼腥草各 10g。

二诊：服方 5 剂后体温正常，咳嗽渐愈，但脓疱变化不大，拟用前方土茯苓饮加减，每日 1 剂，另加服西黄丸，1 日 2 次，1 次 3g，药汁送下。

三诊：10 天后，脓疱明显减少，渗出、糜烂也渐向痊愈。嘱其再进原方治疗，西黄丸减为每日 1 次。又经过 3 周的治疗，损害基本控制，银屑病也得到显著的改善。

按语：本病有三大特征，一是高热，二是咽喉肿痛，三是皮损以脓疱居多。因而首诊用土茯苓饮加百部、杏仁、浙贝、挂金灯、金莲花、鱼腥草，旨在清宣肺热，治其标。特别是挂金灯、金莲花是清咽消肿的要药；百部、杏仁、浙贝堪为清肺止嗽的佳品。方中用山药、白术、黄芪、苡仁等益气健脾、扶正固本。茯苓皮、赤石脂、蚕沙。其中赤石脂入血分，既助茯苓皮收湿固下，又能排脓长肉，以帮野菊花、龙葵、蛇舌草解毒之力；蚕沙渗湿祛风，具有良好的化湿止痒的作用。土茯苓一名仙遗粮，古名山牛，入胃、肝、肾经，是一味解毒除湿、治疗疮疡恶毒的要药。现在药理研究归纳作用有九：①拮抗汞毒性、棉酚毒。②抗肿瘤。③利尿。④抗动脉粥样硬化。⑤镇痛。⑥阻滞 β 受体。⑦保护心肌。⑧抗脂过氧化作用。⑨对细胞免疫与体液免疫均有一定的影响。此外，笔者还深切地体会到这种无菌性的脓疱，若使用传统的苦寒解毒之类，是很难遏制脓疱的丛生。只有在扶脾化湿固本的基础上加用西黄丸治疗，常常在 7～10 天内可以收到良好的效果。两者之间相互配合，才能得到相互益彰的作用。

妊娠性痒疹

方某，女，28 岁。2014 年 6 月 17 日初诊。

据述在妊娠 3 ~4 个月后，始觉下腹区域皮肤瘙痒，并有日趋加重之兆。

检查：在下腹区可见形如针帽大小的丘疹，部分融合成片，下肢也有散在性类似皮肤损害，排除曾食海鲜之类食品。脉滑数，舌质红，苔少。证属血热阻于肤腠。治宜凉血解毒，散风止痒。

外用金钱草、楮桃叶、香附、吴茱萸、苦参各 10g，黄芩、白术各 12g，浓煎取汁 300mL，用毛巾蘸药汁，外搽患处，1 日 2 次。

二诊：5 天后复诊，痒感明显减轻，但皮损并未消退，外洗方中去吴茱萸，加马齿苋、紫草、大青叶各 15g，煎取浓汁 300mL，毛巾涂搽，1 日 2 次。

三诊：2 周后，皮损和痒感基本控制，嘱其外用绿豆粉（过筛 100 目）。外扑患处，1 日 2 ~3 次，巩固之。

按语：妊娠性痒疹是发生在妊娠中期的一种瘙痒性疾病，通常在分娩后可自行消失。但其痒感严重时，必须尽快控制。皮疹泛发还会有死胎的出现，应予重视。

金钱草，始载于《纲目拾遗》，味甘淡，性平。具有除湿退热、解毒消肿的功效；《肘后备急方》谓：祛风散毒，煎汤洗一切疮疥，神效。苦参、楮桃叶、香附、吴茱萸寒温并用，起到相互协调止痒的作用。二诊时痒感虽然减轻，但皮损退之缓慢，故加入紫草、大青叶、马齿苋之类凉血退斑。总之，凡见此类疾病，笔者不主张内服治疗，专从外治。必须既要保全母子平安，又要减轻孕妇瘙痒之苦，笔者用之多年，效验恒多。

方剂篇

目录

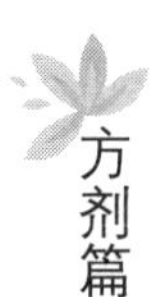

名方心悟

导言："经方"又称仲景论方，其要旨辨证准确，药少而精，效如桴鼓，素为临床医学家所倚重。笔者在50多年的临床实践中，运用经方治疗皮肤病颇有心得，现结合具体病例及体会举隅之。

1. 小柴胡汤

组成：柴胡、黄芩、半夏、人参、炙甘草、生姜、大枣。

经方释义：小柴胡汤在《伤寒论》中，先后出现的条文达18条之多，归纳要点有五：①主症：往来寒热，胸胁苦满，默默不欲饮食，心烦喜呕；②次症：胸烦不呕，或渴，或腹中痛，或胁下痞硬，或心下悸，小便不利，或不渴，身有微热等；③脉象：浮细等；④病机：在半表半里；⑤重点：但见一症便是，不必悉具。综合上述要点，说明小柴胡汤是一张枢机之方，凡病邪不全在表，未全入里，皆可用之。方中用柴胡疏邪透表，轻清升阳；黄芩苦寒泻火，善清胆经，前者治半表之邪，后者清半里之热；人参、生姜、大枣益胃气，和营卫，扶正驱邪；炙甘草调和诸药，是一张清透兼顾，扶正驱邪的代表方剂。

按语：小柴胡汤辨证的要点有三：①病位在半表半里；②病变的部位以胆经循行区域为主；③方中化裁，胆热蕴结日久伤津，改人参为南北沙参，意在甘寒生津，扶正护液。本方用于内热为主，并非寒邪，故去生姜，另加诸药皆为随症之品。此外，该方还可用于发于胸胁区域的带状疱疹、乳头湿疹、耳郭湿疹、眼周湿疹等。

2. 四逆汤

组成：附子、干姜、炙甘草。

经方释义：四逆汤及其加减的应用，《伤寒论》中的条文达15处之多，辨证要点有四：①主症：清谷不止，身体疼痛，手足寒，手足厥冷；②次症：心中温温欲吐，膈上有寒饮，干呕，四肢拘急；③脉象：脉沉微欲绝；④病机：素体阳虚，外受寒邪。方用附子温肾壮阳，驱寒救逆；干姜温脾阳，散里寒，两药同用，助阳散寒之力尤大，故有"附子无姜不热"之说；炙甘草既能益气温中又可调和诸药，还能缓解附子之毒，同时对姜、附的热燥之性也有缓解作用，进而防止伤阴，防止出现虚阳暴散之象，三药同用确能收到回阳救逆之效。

按语：四逆汤是以药测证的代表方剂，凡是里寒、下利清谷，脉象沉微欲绝均可用本方为基础加减。本方用党参、黄芪、当归、丹参益气活血；路路通、桑枝、姜黄、牛膝分别主上下之脉络的贯通，使之脾肾阳气得以通达病所，既起到治其本，扶助脾肾之阳之功，又能达到疏通经络直达肢末之效。此外，凡见脾肾阳虚，寒邪阻于经络诸证均可以四逆汤为基础加味治之。如血栓闭塞性脉管炎初期，用本方加鸡血藤、活血藤、忍冬藤、海风藤、石楠藤等；雷诺病用本方加甲珠、黄芪、王不留行、川芎、路路通；网状青斑用本方加川牛膝、木瓜、鹿角片、黄芪、党参；大动脉炎用本方加黄芪、党参、丹参、地龙、桑枝、姜黄、制水蛭。

3. 大黄䗪虫丸

组成：熟大黄、土鳖虫（炒）、水蛭（制）、虻虫（去翅足，炒）、蛴螬（炒）、干漆

（煅）、桃仁、苦杏仁（炒）、黄芩、生地黄、白芍、甘草。

经方释义：大黄䗪虫丸，仅见于《金匮要略》，原文指其要点有三：①病因：食伤、忧伤、饮伤、房事伤、饥伤、劳伤、经络营卫气伤；②主症：肌肤甲错，形体羸瘦、腹满、两目暗黑；③病机：内有干血。⑤方用：大黄、土鳖虫、水蛭等蠕动啖血之物，佐以干漆、生地黄、桃仁等祛其瘀血，略兼甘草、芍药以缓中补虚，待瘀血行尽，然后纯行缓中补虚收功，实为邪祛而正安。

按语：对于湿热互结阻于皮里膜外、化毒化瘀、以毒为主的疾病，选用外科第一名方仙方活命饮内服，意在尽快解毒散结，控制病情的不良进展。后期以本方为主，缓缓图之，在临床中，本方既可单独使用，又可联合他方应用，稳妥而有效。此外，治疗深在性红斑狼疮可选用四君子汤、二陈汤与本方合用；治疗多发性脂肪瘤可选用礞石滚痰丸与本方连用；治疗慢性丹毒可选用三妙丸加味与本方合用；治疗结节性红斑则选用桃红四物汤与本方合用。

4. 白虎汤

组成：知母、石膏、甘草、粳米。

经方释义：白虎汤及其加减均以阳明热甚为主要切入点，辨证有四个方面：①主症：壮热、大汗、渴饮；②兼症：脉洪大；③次症：面垢、谵语；④病机：表里俱热。方用：石膏辛甘大寒，专清肺胃邪热，解肌透热，生津止渴；知母苦寒质润，助石膏清气分湿热，并护已伤之阴，粳米、甘草益胃护津，防石膏大寒伤中之虑。药只四味，各守其责，颇为精当。

按语：白虎汤中生石膏的药性与药用，今人张锡纯先生曾有过创见性的论述，多为后学所推崇。方中粳米部分学者主张用山药代之，吾亦赞同。另外，笔者认为：凡红斑不论大小，压之褪色者系血热，石膏配大青叶；压之不褪色者为血瘀，石膏配桃仁或苏木；斑疹暗红范围大且伴有壮热时系血毒为患，石膏配生地黄炭、金银花炭或玳瑁、羚羊角粉、水牛角之类。此外，若遇见红皮病样的药疹，或猩红热样药疹加玳瑁、大青叶、羚羊角粉；中毒性红斑加紫草、茜草、墨旱莲；酒性红斑加枳椇子、白茅根、车前草等。

5. 枳术汤

组成：枳实、白术。

经方释义：枳术汤仅见于《金匮要略》，实为水饮所属，并非张洁古之枳术丸。方用枳实行气推滞，白术润肠止燥。且白术生用分量数倍于枳实，两药合用则能达到行气健脾，利水消痞之效。不过后世变通之法颇多，较为典型的有枳壳瘦胎散（枳壳、香附、甘草），适用于因胎儿肥胖而难产。诸如此类方剂还有寤生丸（枳实、桑白皮），神寤丸（枳壳、乳香），内补丸（枳壳、甘草、当归、木香），束胎丸（枳壳、白术），李氏秘传快气丸（枳壳、甘草、砂仁、香附）等。以上这些方剂均是从《经史类证大观本草》一书中所列瘦胎丸（枳壳、甘草）衍生而来，据述有瘦胎功能，预防难产。

按语：临床上凡见以丘疱疹为主的皮损，病变部位皆在四肢，在多数情况下我都喜用枳术赤豆饮加减，这是因为该方既能健脾化湿，又能搜风止痒，且药性平和，老少咸宜，用之效验恒多。适用本方的皮肤病还有汗疱疹、手足部位湿疹、癣菌疹等。

6. 桂枝龙骨牡蛎汤

组成：桂枝、龙骨、牡蛎、芍药、甘草、生姜、大枣。

经方释义：本方又名桂枝加龙骨牡蛎汤，出于《金匮要略》。按原文表述，有四个要点：①主症：少腹弦急，阴头冷、目眩脱发；②兼症：男子失精，女子梦交；③脉象：脉芤或迟；④病机：亡血、失精。方中用桂枝汤调和营卫，加龙骨、牡蛎涩敛固精，镇潜收敛，诸药同用达到阳守阴固，潜镇固精之效。

按语：病者手淫频繁精亏，致使头发脱落，手足冰冷等症，颇合《金匮要略》所列诸症，故用本方而收效。因此，在临证中应当认真体察患者的隐秘之处，不可一概以虚补之，同时，由此而推论凡见阴阳两虚，或者虚寒、虚热诸证，均可以本方为基础加减。如虚寒证的冻疮加入鸡血藤、活血藤、石楠藤、丹参等；虚热证的汗多症加糯稻根、浮小麦、黄芪、防风、白术等。

7. 桂枝汤

组成：桂枝、芍药、甘草、生姜、大枣。

经方释义：桂枝汤在《伤寒论》中，分桂枝汤证正局、变局、类证变法等。涉及条文达26条之多，该方在内科被广泛应用，研究文献也十分丰富，这里仅就皮肤科的应用略述一二。凡见营卫不和者可用该方为基础加减治之，如寒冷性荨麻疹等；病位在肤腠之间可用本方，如风寒型的银屑病等。方中用桂枝通达营卫，解肌发表；白芍益阴敛营，助桂枝调和营卫；生姜助桂枝发表散邪，和胃降逆；大枣补脾生津，助白芍养血养营，姜枣合用，助桂芍调和营卫，炙甘草调和药性，助桂枝辛甘以振心阳，合白芍酸甘以化阴。诸药同用，达到解肌而不伤正的药效。

按语：桂枝汤辨证的核心在卫、在营。《灵枢·本脏》说："卫气者，所以温分肉，充皮肤，肥腠理，司开合者也。"由此可见，凡风寒诸邪初客，均可用本方为基础调治，效验恒多，如卫外不固之荨麻疹加黄芪、白术、防风、阿胶珠、煅龙骨、煅牡蛎；网状青斑加黄芪、丹参、当归、川牛膝、路路通等。

8. 葶苈大枣泻肺汤

组成：葶苈子、大枣。

经方释义：葶苈大枣泻肺汤见于《金匮要略》，其要点有三：①病位：在肺；②主症：胸满胀，喘鸣迫塞；③病机：肺实气闭，肺气不能宣布，导致水液代谢障碍，在脏腑为积液，在肤腠为水肿。方用甜葶苈苦寒，开泻肺气，有泻肺逐水之效，但恐其猛泻而伤正气，佐以大枣安中而调和药性，邪去而正不受伤。

按语：临床中，凡见肺实证，均可用之。不过要特别强调该方中病即止，不可长期应用。后期仍应扶正固本。因此，凡见胸腔积液，无论是血性还是脓性，均可应用本方。血性积液加仙鹤草、白茅根；脓性积液加蒲公英、鱼腥草，高热不退加服人工牛黄、羚羊角散等。

9. 真武汤

组成：白芍、茯苓、附子、生姜、白术。

经方释义：真武汤是一张温阳利水的名方，主症为小便不利，四肢沉重疼痛、腹痛，次症为或呕或渴。张路玉曾对本方有一段精辟的论述："此方本治少阴病水饮内结，所以首推术、附；兼茯苓、生姜，运脾渗湿为要务，此人所易明也。至用芍药之微旨，非圣人所不能……则知其人不但真阳不足，真阴亦已素亏，若不用芍药固护其阴，岂能胜附子之雄烈乎？即如附子汤、桂枝加附子汤、芍药甘草附子汤，皆芍药与附子并用，其温经护荣之法，与保阴回阳不殊，后世用药，能获仲景心法者，几人哉！"

按语：凡见脾肾阳虚、阴寒内盛诸证皆可用之。如雷诺病加鸡血藤、活血藤、石楠藤、山楂等；硬皮病（水肿期）加高丽参、秦艽、丹参、路路通等；血栓闭塞性脉管炎（初期）加金头蜈蚣、川牛膝、地龙、延胡索。

10. 茵陈蒿汤

组成：茵陈、栀子、大黄。

经方释义：茵陈蒿汤虽仅由茵陈、栀子、大黄三味中药组成，但实为一张治疗黄疸的鼻祖之方。由此而增损诸方，应用于妇科、外科、皮肤科等，素为医家所推崇。该方用茵陈苦寒善清热利湿，栀子清热泻火、通利三焦，导湿热从小便而去，佐以大黄泻火逐瘀、通利大便，引湿从大便而出。三药合用，使之湿热郁滞得以清除，黄疸自能消退。

按语：凡见面部肤色呈橘黄色，巩膜又无黄染，除胡萝卜素血症外，还可依据肤色的明亮与晦暗而加减。大凡肤色过于明亮，为热邪居多，酌加连翘、赤小豆、旱金莲；肤色晦暗，寒湿为主，酌加制附块、炮姜、茯苓。

11. 黄土汤

组成：甘草、干地黄、白术、炮附子、阿胶、黄芩、灶中黄土。

经方释义：大凡脾气虚寒，统摄无权所致的下血，均可用黄土汤温脾摄血。方用灶心黄土，又名伏龙肝（陈修园用赤石脂或干姜代附子，或加鲜竹茹、侧柏叶）温中止血，配附子、白术温阳健脾以摄血，地黄、阿胶滋阴养血以止血，甘草甘缓以和中，黄芩作为反佐药以防温燥动血之弊。

按语：灶心土为久经柴草熏烧的炉灶中心的土块。《雷公炮制论》称之伏龙肝，《肘后方》称之釜下土等。常用于吐衄、便血、尿血、呕吐、反胃、妊娠恶阻，痈肿溃疡等。鉴于上方的组成，对于经过凉血解毒诸方治疗之后仍然反复发作的过敏性紫癜，常用黄土汤扶阳摄血而收效。

12. 麻黄连翘赤小豆汤

组成：麻黄、连翘、杏仁、赤小豆、大枣、生梓白皮（现多用桑白皮代替）、生姜、炙甘草。

经方释义：按原方所述，热郁于内，身必黄，用麻黄、杏仁、生姜辛温宣发，从表透黄；连翘、赤小豆、生梓白皮苦寒清热利湿、从里泻黄；炙甘草、大枣甘平和中，本方实为表里双解之剂。

按语：基于本方辛温透表，苦寒清热之理，大凡风湿诸邪，游走于经络、肤腠之类的皮肤病，如荨麻疹、湿疹、湿疹样皮炎、水痘等，笔者皆用之为基方加减，取其外透、下利、内清三法合用，分解其邪，具有明显的止痒之效。

经方素为后世医家奉之若宝，广泛应用于中医各科。其中以内、儿、妇科居多，在皮肤科亦有零星报道，尚无系统整理。笔者结合数十年的临床体会，对经方在皮肤科的应用作了如上的归纳。从这些经验之中，笔者认为经方的应用要处理好四个关系：①主方与化裁：经方的研究，既要重视主方，又要注意化裁。主方要从原著中去寻找主症、次症、特别是要重视病机的要点。也就是说深切了解经方的原始含义，如小柴胡汤的病机重点在少阳，主“和”；真武汤病机重点在少阴，主“温”。由此而演变，凡病机在少阳，经气往来不畅，内外表里，上下虚实不疏通者均可用小柴胡汤加减。在一部《伤寒论》中，桂枝汤、麻黄汤、小柴胡汤三方辨证最多，影响最大。因此，报道文献也十分丰富。②主药与配药：众所周知，一张处方由君、臣、佐、使四部分组成。经方在主药与配药方面更是组合严谨。经方的组成，通常是药味少。在许多情况下，根据病情的变化而加减，使之更加贴切病情，达到预期的疗效。笔者认为要做到这一点，必须深切了解经方中的主药与配药是至关重要的。如小柴胡汤中，主药与配药是柴胡、黄芩；一表一里，各司其职。四逆汤中，附子、干姜，一温阳一散寒，相得益彰；枳术汤一行气一健脾，补消同行，如此等等。由此推演才能将经方应用得游刃有余。③分量的轻与重：处方药物的分量，客观反映拟方者的慧眼与匠心，集中反映在三个方面。一是主药与配药的巧妙配合，二是药性的充分发挥与毒性的拮抗，三是病症某一阶段的主攻方向。如茵陈蒿汤中茵陈与大黄分量之比为3∶1；枳术汤中生白术与枳实分量之比为6∶1；麻黄连翘赤小豆汤，麻黄与连翘分量之比为1∶1。④继承与发扬：学习仲景之方，必须牢记古代医家的遗训，如柯韵伯说："小柴胡除柴胡、甘草外，皆可进退。"又说"真武以五物成方，为少阴治本之剂，去一味便不成真武。"徐灵胎说："四逆一类，总不离干姜，以通阳也，治宜下焦；理中一类，总不离白术，以守中也，治宜中焦。"周禹载说："四逆汤全在回阳起见，四逆散全在和解表里起见，当归四逆汤全在养血通脉起见。"上述三段引文，告诫我们对仲景之方要有深切而全面的了解。其要点包括：六经各有主方，如汗剂皆本桂枝汤，吐剂皆本栀豉汤，攻剂皆本承气汤，和剂皆本小柴胡汤，寒剂皆本泻心汤，温剂皆本四逆汤；其次，组方严谨，精而不杂，同为半表半里，却有严格的界限，如小柴胡汤主少阳半表半里，五苓散分利膀胱之半表半里，理中汤主上下之半表半里；最后，组方药味不多，但药力专精，如桂枝汤药仅五味，然其配伍有法、用药有度，柯韵伯赞此方为仲景群方之冠。总之，笔者认为对仲景之方既要忠于原著，又要扩大应用范围，尽量做到师古而多创新，守法而贵灵活。诚如陈修园所说："经方愈读愈有味，愈用愈神奇，凡日间临症立法，至晚间与经方查对，另别有神悟。"

13. 龙胆泻肝汤

（1）龙胆泻肝汤的源流：在文献和临床中，有三个大同小异的龙胆泻肝汤，最早见于宋代太医院编著的《太平惠民和剂局方》，简称《局方》。该方由柴胡、龙胆草、焦栀子、泽泻、车前子、木通、生地黄、当归、黄芩、甘草组成。李东垣在《兰室秘藏》也有龙胆泻肝汤，由龙胆草、柴胡、泽泻、木通、生地黄、当归、车前子组成。公元1617年，陈实功在《外科正宗》一书中的龙胆泻肝汤则由龙胆草、木通、连翘、生地黄、泽泻、车前子、归尾、焦栀子、甘草、黄芩、黄连组成，在《局方》的基础上去柴胡，加黄连、连翘。这是因为陈实功从中医外科学的角度去柴胡，避免柴胡的升发之气更助肝阳上亢之火，加黄连、连翘，这是本着《内经》所云"诸痛疮疡，皆属于心"。前者苦寒直折心火以解毒；后者为"疮疡圣药"，清心解毒。从龙胆泻肝汤发展的三个时期，可以得到三点启示：①该方是公认的清肝泻火的名方；②该方在不断的修正与完善，应该说《局方》组方严谨，素为医家所喜用；③适应证在不断地外延与扩展，局方时期以肝胆湿热证为主，内证据多，随后外延到妇科、五官科、外科、皮肤科等范畴。由此可见，一张经典处方既要不断完善和发展，又要根据实际情况，加以重新组合，这样才会有着强大的生命力。

（2）现代名医对龙胆泻肝汤应用的经验：龙胆泻肝汤在临床中使用的频率较高，现挑选不同地域、不同科别三位名医的经验简介如下。

黑龙江省中医研究院张琪教授，他认为该方妙在龙胆草、黄芩、栀子苦寒泻火；木通、泽泻、车前子利水湿，使湿热从小便而出，然而苦寒清利皆属泻肝之品，湿热虽除而肝也恐受累，故又加用当归、生地黄补血以养肝。作者依据汪昂所言"肝胆经实火湿热，胁痛耳聋，胆溢口苦，筋痿阴汗阴肿阴痛，白浊溲血"，曾治疗一例57岁某女性，前阴奇痒，查无滴虫。拟用龙胆泻肝汤加地肤子，三剂后痒感大减，又服10剂而愈。

北京市中医院赵炳南教授喜用《金鉴》龙胆泻肝汤，赵老对本方的临床应用颇多创见，对热盛型的急性渗出性皮肤病效果良好。其病种包括急性湿疹、耳郭湿疹、带状疱疹、过敏性皮炎、接触性皮炎、日光植物性皮炎、传染性湿疹样皮炎等。

中国中医研究院广安门医院著名老中医叶心清，他曾经为不少高官和名人诊治过各种疾病，名噪一时。叶老可谓是善用龙胆泻肝汤的高手，他以《局方》龙胆泻肝汤为主方，变通有三：

①龙胆草苦寒伤胃，再配栀子、黄芩、木通则苦寒之性更甚，易伤胃气，更不利于湿邪利化，应当减其苦寒，龙胆草用量限在6g以下，去木通、黄芩加蒲公英、射干。蒲公英苦寒且甘，入肝胃经，同样可以清泻肝热，且可甘缓胃气；射干苦寒入肺经，此处用之绝非取其清痰热，利咽喉之功，而是以其降火之力，助龙胆草的清泻之功，所谓清金抑木；且射干伤胃之寒，较之栀子、黄芩为弱。②行气渗湿，不用柴胡、木通，改用茯苓、枳壳，这是因为柴胡除清热解毒外，还能升主阳气，肝火上炎者常常夹有肝阳上亢，故柴胡去之；木通苦寒之性太甚，且滑利力大，恐伤胃气又伤阴津而去之；茯苓甘平入心、脾、胃肾诸经，渗湿而不伤正，健脾和中，既护胃气又可抑木，所谓扶土以抑木；枳壳性微寒，行气畅中，既利于渗湿又不伤胃。③应加入引经药，叶老常用薄荷三克，他说薄荷辛凉入肺脾经，既引药直达肝经，又可清头目，利咽喉，倍增奇效。这种变通既增强药力，又保护胃气，就是古人所谓治病不可不知胃气为本的真谛。

（3）笔者对龙胆泻肝汤临床应用的心得：笔者在学习上述文献和各位老前辈经验的基础上，结合多年的临床实践，对龙胆泻肝汤的临床应用，提出以下几点心得：

龙胆泻肝汤的应用要点：①部位：凡是病变发生的区域，在肝经、胆经循行部位的疾病，如耳郭、眼周、颞部、乳头、胁肋、前阴以及下肢。②主症：包括内症和外症两个部分，内症有心烦、目赤、耳聋、口苦、眩晕、小便短黄甚者小便赤黄、大便干结、胁肋痛、自觉痛痒相兼或者瘙痒难忍，舌质红苔黄，脉象弦数或滑数有力；外症主要指在皮肤上的一些表现，常见的有皮肤红肿，焮热、丘疹、丘疱疹、小水疱、渗出糜烂或者橘黄色的痂皮等。③主要病种：急性湿疹，传染性湿疹样皮炎，癣菌疹（急性期）、急性接触性皮炎，多腔性湿疹，急性外阴湿疹，女阴溃疡，乳头湿疹、耳郭湿疹、眼睑湿疹、带状疱疹、植物日光性皮炎、急性丹毒等。

加减：鉴于本方应用广泛，在临床实践中必须加以增损与化裁，笔者的经验简介如下：高热加玳瑁、羚羊角、生石膏；病变在颜面者，加杭菊花；病变在眼、眉者，加谷精珠；病变在上肢者，加姜黄；病变在耳郭者，加石菖蒲；病变在腰部者，加桑寄生、杜仲；病变在下肢者，加川牛膝、青皮；皮肤焮红肿胀者，加红花、凌霄花、紫草、茜草、丹皮、水牛角；痒感明显者，加白鲜皮、地肤子；食滞加枳壳；疼痛明显者，加郁金、延胡索、丹参、乳香、没药。

14. 西黄丸

组成：西牛黄、麝香、乳香、没药、黄米饭。

制法与服法：用黄米饭捣烂为丸，忌火烘烤干。一日2次，每次3g。

功效：解毒、活血、化瘀。

主治：掌跖脓疱病，急性丹毒，癣菌疹急性期，聚合性痤疮，腹股沟肉芽肿等。

方释：方中牛黄清热解毒，化痰散结；麝香消除肿痛，疏通经络；乳香、没药既能活血化瘀，又能消肿定痛。四药合用更能发挥相得彰益的效果。

15. 醒消丸

组成：乳香、没药、麝香、雄精、黄米饭30g。

制法与服法：上药除黄米饭外，各研极细末，然后与黄米饭同捣为丸，如莱菔子大，忌火烘晒干。一日2次，每次3g。温黄酒送下，盖被出汗。

功效：解毒通络，消肿止痛。

主治：疖与疖病初起，颈项硬结性毛囊炎，须疮等。

方释：方用乳香、没药散结行瘀、消肿止痛；雄精解毒杀虫；麝香消肿定痛；用黄米饭作为调剂旨在病去而不伤正，并有护心防毒内扰的作用。

16. 小金丸

组成：白胶香、草乌、五灵脂、地龙、木鳖子（钊末）、乳香、当归身、没药（净末）、麝香、墨炭（系陈年锭子墨，略烧存性，研用）。

制法与服法：上药研末，以糯米粉36g为厚糊，和入药末，捣千锤为丸，如芡实大，此一料药约为250丸，晒干忌烘，藏闭。用时取1丸，隔布敲碎，绍兴酒送下。每日2次，每次2丸。

功效：化痰散结，软坚破瘀。

主治：慢性丹毒，硬红斑，变应性血管炎，结节性红斑，聚合性痤疮（囊肿为主）。

方释：方用白胶香、木鳖子调和气血，消疽散结；草乌去寒湿，开顽痰；墨炭、五灵脂化瘀止痛，凉血解毒；乳香、没药理气活血，通络止痛；地龙疏通经络；当归活血消肿；麝香通络止痛。诸药合用，共奏散郁、通络、软坚、止痛的作用。

按语：王维德，字洪绪，江苏吴县人，别号林屋山人。祖传疡医，自幼继承家业。于1740年刊出《外科全生集》。全书列证48种，载方75首。他在自序中说“惟予一家，是以将祖遗秘术，及予临症。将药到病愈之方，并精制药石之发，尽登是集。”一扫医界秘不外传的陋习。诚如黄序所颂“是编乃林屋山人出其家传枕中秘，不为自私自利之谋，而亟亟焉以济人为急务，呕出心肝，尽情昭揭。”

我对王氏三丸在皮肤科的应用有如下三点深切体会：①凡是遇到细菌或非细菌感染而致的脓疱均可采用西黄丸，既可单独使用，又可组方配合使用。如内服加用益气解毒护胃之类的汤药，不仅效果更加明显，而且可以防止马培之先生所说久服必损胃气之忧。②凡在皮里膜外发现大小不等的结节或者囊肿，不论是否疼痛，均可用小金丸治之。如果加用黄酒送下，其效果则会更好。但是对瘢痕、疙瘩之类，效果似乎不佳。马培之先生称赞本丸是化痰祛湿祛瘀通络极效，真可谓是真知灼见。③颈项慢性疖肿之类虽然不是重病，但时常反复，给患者带来极大的痛苦，适时而恰当地使用醒消丸，常能收到移毒外出防止内陷的效果。这种适时就是马培之先生所说的未成脓阶段，如果内脓已成，再用本方则会出现适得其反的效果。这一点是至关重要的。

自拟验方

（一）内服方

1. 蚕沙九黄汤

组成：蚕沙、黄芪、生地黄、熟地黄、黄芩各10g，黄柏、姜黄各6g，生熟大黄、黄连各3g。

功效：清热化湿，扶正解毒。

主治：掌跖脓疱病，连续性指端皮炎等。

用法与制法：水煎服，每日1剂，早晚各服200ml。

加减：丘疱疹为主，加苍白术、赤小豆、赤石脂；渗出糜烂加茯苓皮、猪苓、泽泻；脓疱居多，加服犀黄丸，一日2次，一次1支（小儿减半）；干燥脱屑者，加石斛、制首乌；病变在脚跖部位者，加川牛膝、槟榔、萆薢。

按语：本方由著名的清热解毒之方，黄连解毒汤演变而来，其特点有三：一是益气养阴并用；二是燥湿散风同举；三是上下阴经各得其所。鉴于本病顽固难治，常需要长时间的治疗，苦寒之药的用量宜轻不宜重，否则克伐升发之气，更不利于病情的有效控制。

2. 三叶瘦身茶（饮）

组成：人参叶、荷叶、绞股蓝、车前草各10g，玫瑰花、山楂、苦丁茶、番泻叶、草决明各6g，冬瓜皮15g。

功效：益气祛脂，通便利尿。

主治：单纯性肥胖。

用法与制法：分两阶段进行，第一阶段，水煎服，每日3次，每次200ml。大约在2周后，感觉腹胀、便通症状明显改善之时再进行第二阶段。此时将上述药物研粗末，分10等份，泡服当茶饮之，以巩固上述疗效。

加减：胃腹部隆起明显者，加炒莱菔子、广木香、陈萝卜缨子；下肢肥胖加木瓜、槟榔；腰部肥胖者，加五加皮、泽泻。

按语：单纯性肥胖，指无遗传倾向，或者无脑垂体疾病而继发者，多数是贪食甘肥、醇酒之类致使湿浊壅滞，患者形体骤然丰硕，其中以胃腹部隆起居多，其次是下肢和上肢。方中在扶助肺脾的基础上，加入三组药物，一组是行气散瘀，如玫瑰花、山楂、荷叶、苦丁茶等；二组是通便利尿，如番泻叶、冬瓜皮、草决明、车前草等；三组是消除肉积，降低血脂，如山楂、绞股蓝等，综合起来具有祛食浊之邪而不伤正气的功效，所以长期服用也不会损伤人体的元气。坚持服用30天后，肥胖症状有所改善，大小便趋向正常，改用当茶饮之。维持一段时间，效果更为显著。

3. 清咽响声饮（茶）

组成：挂金灯、旱金莲、薄荷各4.5g，玄参、麦冬、桔梗各10g，玉蝴蝶、诃子、鸭跖草、甘草各6g。

功效：清咽利喉，宣肺开音。

主治：声音嘶哑。

用法与制法：在急性期水煎服，每日1剂，每次200ml；在巩固期，将上方研成粗末，分成3等分，每日取1份，当茶泡饮之。

加减：骤感风寒，暴致失音者，加炒牛蒡子、蝉蜕；内热偏炽者，加胖大海；久咳失音者，加凤凰衣；火为寒郁，咳嗽有痰而失音者，加百部、前胡、荆芥；肺热津亏者加芦根、北沙参。

按语：该方由古代名方结合今人对咽喉特殊用药的认识化裁而成。笔者临床应用多年，确有卓越效果，也无毒副作用。组方的药物具有以下特色：①清热解毒；其重点是消除咽喉部位的红肿；②宣散外邪，恢复“肺如钟，撞则鸣”的功效；③言多伤阴伤津，故而声音嘶哑，方中用玄参、甘草之类保津护液，既可煎服，又可平素泡饮之。

4. 蜂房野菊汤

组成：野菊花、金银花、连翘、蒲公英、紫花地丁各10～12g，浙贝母、玄参各10g，羌活、蜂房、川芎、甘草各6g。

功效：清热解毒，散结止痛。

主治：项后硬结性毛囊炎，脓肿性穿掘性头部毛囊周围炎，聚合性痤疮。

用法与制法：每日1剂，加水1000～1500ml，煎开后改用中火，煎至600ml；分3次饭后30分钟饮之。

加减：病变在头部者，加茺蔚子、土鳖虫；病变在颧部、下颌区域者，加柴胡、桃仁；瘢痕硬结明显者，加半枝莲、三棱、莪术；脓肿重、疼痛剧者，加服犀黄丸。

按语：项部硬结性毛囊炎等，属顽固性皮肤病，一般解毒药物难以见效，方用五味消毒饮加入蜂房、浙贝软坚散结，使之硬结尽快液化排出体外，病位在项部，督脉循行区域，羌活引经必不可少。体质壮实者5～7剂可见效果，然后酌加扶正药物以调之。

5. 百合八仁汤

组成：百合、枣仁、瓜蒌仁、杏仁、柏子仁各10g，冬瓜仁30g，火麻仁、郁李仁各6g，核桃仁12g。

功效：养颜悦肤，润肠通便。

主治：干燥综合征，津枯便秘，失眠。

用法与制法：每日1剂，加水1000～1200ml，煎开后，改用中火煎30分钟，取汁600ml，分3次饭后服之。

加减：夜多噩梦者，加煅龙骨、煅牡蛎、琥珀；眼睛干涩者，加枸杞子、石斛、杭菊花；阴道干涩者，加炒杜仲、韭子、炒蛇床子；皮肤干燥发痒者，加南北沙参、玉竹、益母草。

按语：本方专为津液亏损而设。众所周知，中老年妇人，多数经历过分娩、哺乳等阶段，津液受损较为常见，内燥之证尤为突出，方用众多含有油质类的药物，补充不足，缓解燥热，进而濡养肌肤，达到安神、美肤、乌发、防皱的效果。

6. 益威止痒汤

组成：益母草、徐长卿各12g，威灵仙、秦艽、羌活、独活各6g。

功效：散风、祛湿、止痒。

主治：慢性湿疹，局限性神经性皮炎，寒冷性荨麻疹。

用法与制法：每剂加水1200～1500ml，煎开改用中火煎30分钟，取药液600ml；分3次温服。

加减：肤燥痒，夜间为重者，加制首乌、钩藤；寒冷性荨麻疹反复发作者，加阿胶珠、煅龙骨、煅牡蛎、五味子。

按语：本方是笔者数十年来治疗慢性湿疹经验方之一，一方面针对致病因素如风、湿、热诸邪，取其辛苦之味，共奏散风、胜湿、清热之功；另一方面着眼于气虚、血瘀与经气不畅所致的瘙痒，采用益母草主攻血分，颇合“治风先治血，血行风自灭”的医理。方中将散风、胜湿、清热、活血四者有机地组合，达到了表里同治、表本兼顾的整体效应。

7. 土茯苓饮

组成：土茯苓 30 ~ 50g，山药、黄芪、茯苓、百花蛇舌草各 15g，白术、太子参、野菊花、赤石脂、蚕沙、龙葵各 12g，薏苡仁 30g。

功效：扶正、解毒、化湿。

主治：脓疱性银屑病，脓疱性指端性银屑病（掌跖脓疱病）。

用法与制法：每日 1 剂，加水 1500 ~ 2000ml，煎开后改中火煎 40 ~ 45 分钟，取药汁 600ml；分 3 次温服。

加减：壮热不退者，加玳瑁、羚羊角、水牛角；脓疱持续不消者，加服犀黄丸。每日 2 次，每次 3g，随药液服下。

按语：方中诸药虽平淡，但其组方考虑周全。一是本方重点在益气扶脾治本；二是集中在化湿、除湿、祛湿、祛风、解毒、活血等方面。这类疾病需要较长时间治疗，方能见效。

8. 薏苡仁赤豆汤

组成：生薏苡仁、赤小豆各 15g，茯苓皮、金银花、地肤子、生地黄各 12g，车前子草、赤芍、马齿苋各 10g，甘草 6g。

功效：清热化湿，凉血解毒。

主治：带状疱疹、单纯疱疹，生殖器疱疹等。

用法与制法：每日 1 剂，加水 1500 ~ 2000ml，煎开后改中火煎 40 分钟，取药汁 600ml，分 3 次温服。

加减：病变在头面区域者，加杭菊花、谷精珠、升麻、茺蔚子；病变在胸肋区域者，加苏梗、柴胡；病变在腰胯区域者，加炒杜仲、川牛膝；病变在下肢或阴部者，加川牛膝、炒蛇床子、韭子、炒杜仲等。

按语：笔者在临床中悟感到，凡患带状疱疹之类的患者，体质虚弱者居多，不主张用大苦大寒之类，即使非使用不可，宜小剂量开始，恐伤生发之气，犯虚虚实实之误。

9. 蜈蚣胶囊

组成：金头蜈蚣若干条。

功效：祛风逐瘀，散热解毒。

主治：血管性或神经性疼痛的皮肤病。

用法与制法：金头蜈蚣去头足，焙干研细末，装入 0.3 ~ 0.5g 胶囊之中；每日 2 ~ 3 次，每次 2 ~ 3 粒，随药汁或温开水送下。

按语：笔者在多年的临床中体会到，大凡神经性疼痛，常因风邪侵袭所致；血管性疼痛，多与瘀血阻滞经络有关。拟用蜈蚣治之，恰好药证相对，效果专一。

10. 枳术赤豆饮

组成：枳壳 6g，砂仁 6g（另包，后下），益母草 10g，蝉蜕 6g，白术 6g，荆芥 6g，赤小豆

12g，防风 10g，赤芍 10g。

功效：健脾利湿，消风止痒。

主治：丘疹性荨麻疹，婴儿湿疹等。

用法与制法：每日 1 剂加水 800～1200ml，中火煎开，持续 15 分钟，再加入砂仁，煎 2～3 分钟，取药汁 450～600ml，分 3 次温服。

加减：抓破毒染者，加蒲蒲公英、连翘、金银花；痒感较重者，加蝉蜕、苦参。

按语：本方由枳术散加味而成，方中加赤小豆、砂仁芳香健脾，扶脾化湿；蝉蜕、防风、荆芥疏散风邪，风去则痒休；赤芍、益母草，寓意“治风先治血，血行风自灭”，正气得扶，邪气得祛，经气宣达，则诸痒俱平。

11. 温阳和血汤

组成：黄芪 15g，桂枝 6g，干姜 3g，丹参 30g，炙甘草 6g，当归 12g。

功效：益气活血，温经散寒。

主治：冬季寒冷性皮肤病，如寒冷性荨麻疹、局限性硬皮病、冻疮、网状青斑、多形性红斑、冬季皮肤瘙痒等。

用法与制法：每日 1 剂，加水 800～1200ml，大火煎开，改中火煎 20～30 分钟，取药汁 600ml，分 3 次温服。

加减：遇寒加重者，加鸡血藤、蛤蚧、紫河车；皮肤硬化者，加甲珠、三棱、莪术、地龙；指端清冷者，加姜黄、桑枝、制附块；食欲不振者，加鸡内金、山楂、麦芽；神疲乏力者，加党参、制首乌、仙鹤草、大枣。

按语：本方辨证治疗的核心在脾肾阳虚，因此，在用甘温益气的同时加入养荣之品，使之卫强而御外、荣足以守中，外邪无从而犯。

12. 三心导赤饮

组成：栀子心、莲子心、连翘心各 6g，灯心草 3 扎，生地黄 10g，淡竹叶 10g，生甘草 6g，车前子草各 10g，蝉蜕 6g，赤小豆 15g，枯芩 3g。

功效：清胎热，去湿毒。

主治：婴儿湿疹等。

用法与制法：每日 1 剂，加水 600～800ml. 中火煎开，持续 15 分钟，取汁 450ml。若在哺乳期间，嘱其母每日饮 2 次，每次 200ml。笔者嘱其家人每 50ml 加冰糖少许，让婴儿吮之。

加减：渗出较多者，加冬瓜皮、茯苓皮、炒薏苡仁；痒感较重者，加白鲜皮、地肤子、蝉蜕；合并过敏性鼻炎者，加藁本、苍耳子；合并哮喘者，加百部、款冬花、百合；肤红刺痒者，加紫草、大青叶、金银花。

按语：本病治疗的重点是清热解毒，治在心，然而在用药上，要注意婴幼儿发育不全，气血未充，脾胃易虚易实的特点，故选药切忌大苦大寒；另外，婴幼儿为纯阳之体，选药也不可大热大补，这是十分重要的。

13. 益气助阳汤

组成：炙麻黄、炒白芥子、甲珠、当归、上肉桂各 10g，羌活、独活、鹿角胶各 12g，黄芪 18g，太子参 15g，川断、狗脊各 10g。

功效：益气助阳，填精补髓。

主治：成人硬肿症。

用法与制法：每日 1 剂，加水 1000～1500ml，大火煎开，中火持续 30 分钟，取药汁 600ml，分3次温服。

加减：颈项强直者，加葛根、藁本、熟地黄；皮肤肿硬者，加地龙、三七；畏寒者，加高丽参，每日5g，另煎兑服。

按语：本病发于颈项背部，属督脉经统辖，督脉空虚，外邪乘隙而入，其治疗遵循叶天士遗训，选用刚药通阳之品，阳气一振，阴寒自散，其症豁然。

14. 加味白虎汤

组成：生石膏15~30g（另包，先煎），知母6~9g，粳米9~12g，甘草6g，沙参12g，绿豆壳15g，竹叶9g，灯心草1扎。

功效：清气泄热，护肤止痒。

主治：夏季皮炎。

用法与制法：每日1剂，加水1000~1200ml，先煎生石膏15分钟，再加群药，煎至600ml，分3次温服。

加减：气短乏力加西洋参，偏于痒疹者，加浮萍、苦参、蝉蜕；偏于皮炎者，加生地黄、丹皮、赤芍、绿豆衣。

按语：暑热之邪，客于肤表，导致肤红肤痒，内服方药要点有四：①清热清气，如石膏、知母；②凉血退斑，如绿豆衣；③导热下行，如竹叶、灯心草；④扶脾固本如粳米、甘草。总之，用药宜轻、宜清，暑热除而肤痒自愈。

15. 温阳通痹汤

组成：黄芪、山药、赤芍各12~15g，党参、当归、丹参、茯苓各9~12g，白术、陈皮、制川草乌各6~9g，路路通、炙甘草各9g。

功效：温阳通痹。

主治：弥漫性系统性硬皮症（皮痹疽）。

用法与制法：每日1剂，每剂加水1000~1500ml，中火煎开，持续40分钟，取药汁600ml，分3次温服。

加减：皮肤硬化者，加三棱、莪术、桃仁；皮肤萎缩者，加龟板胶、鹿角胶；指端溃破者，加白蔹、制乳没；尿中蛋白者，加玉米须、黑料豆；肝脏损伤者，加柴胡、黄芩、贯众。

按语：本病治疗的重点在甘温扶脾，脾阳健运、气血流畅，则诸邪随去，但在具体应用时，既要分清病位浅深，又要兼顾宣通经气。如邪在肺，用桂枝、二活、桑枝；邪在脾，用人参、白术、陈皮、苏梗；邪在肾，用熟地黄、巴戟天、鹿角片。此外孙络不通，常用橘络、地龙、丝瓜络、路路通、蜈蚣、活血藤等。

16. 大青薏苡仁汤

组成：紫贝齿、生赭石、生龙骨、生牡蛎、生薏苡仁各30g，马齿苋、大青叶、丹参各15g，归尾、赤芍、升麻各9g。

功效：平肝潜阳，解毒铲疣。

主治：扁平疣、寻常疣、疣赘。

用法与制法：每日1剂，加水1200~1500ml，先将紫贝齿、代赭石、生龙牡先煎30分钟，然后放入群药，煎取600ml，分3次温服。前2次水煎内服，第3次煎汁外洗患处。

加减：扁平疣者，加黄芪、板蓝根；寻常疣者，加制首乌、枣皮；疣赘者，加甲珠、鸭跖草。

按语：疣的内治，既要考虑皮损发生在经络循行中的部位，又要分析皮损的形态、色泽和病程的长短。大凡病变在阳经，实症居多；病变在阴经，虚症为主。病程长，皮损顽固不消者，应从滋肾、柔肝、扶脾入手，虽然不直接治疣，但能收到事半功倍之效，体现了中医治病求本的特色。

17. 首乌润肤汤

组成：制首乌、干地黄、山药各12g，黄柏、五味子各6g，菟丝子、沙苑子、生龙骨、生牡蛎各15g，茯神9g。

功效：养阴润燥，滋肤止痒。

主治：老年性皮肤瘙痒病。

用法与制法：每日1剂，加水1000～1200ml；中火煎至600ml，分3次温服。

加减：双目干涩者，加青葙子、杭菊花、枸杞子；刺痒不适者，加钩藤、夜交藤；夜寐欠安者，加百合、合欢皮、枣仁等。

按语：老年人皮肤瘙痒外邪多责于风，内因多责于虚。虚是主要的，虚分阴血虚、阳气虚，两者相比阳气虚又居于首位。因此，方中以滋肝补肾、温阳止痒为主。正因为这样，对于风药要慎用。薛己首次提出专用风药，复伤阴血，必至筋挛症。清代祁坤也有类似看法，他说："凡隐疹瘙痒……慎用风药，复伤元气，反致筋挛。"

18. 变通泻黄散

组成：藿香、佩兰、生石膏各10g，防风、焦栀子、黄芩、甘草、红花、凌霄花、炒槐花、升麻各6g。

功效：清泻脾胃伏火。

主治：口周皮炎，多腔性脂溢性湿疹。

用法与制法：每日1剂，每剂加水800～1000ml，中火煎至600ml；分3次温服。

加减：病在鼻区者，加桔梗、枇杷叶；病在眼处者，加青葙子、谷精珠；病在耳区者，加柴胡、黄芩；病在口处者，加升麻、白术；病在乳头者，加柴胡、青皮；病在脐处者，加茵陈、白芍；病在前阴者，加赤茯苓、炒杜仲；病在后阴者，加炒枳壳、熟大黄。

按语：泻黄散是宋代名医钱仲阳所制，方中药物十分重视脾胃的生发之气，尽管用了石膏、栀子以清气血两燔之热，加防风和表，藿香和中，用之则中热得泻，伏火潜消，自然能够收到不清自清，不泄自泻的效果。

19. 痤疮平

组成：金银花、蒲公英各15g，虎杖、山楂各12g，炒枳壳、酒大黄各10g。

功效：清热解毒，通腑祛脂。

主治：痤疮，酒渣鼻。

用法与制法：将上药研细末，过筛100目，装入胶囊，每日3次，每次4粒；若大便稀溏，每日3次以上者，则减量1/3。

按语：痤疮虽为小疾，严重时也会困扰不少的青年男女。本病的发生，主要是与肠胃功能有密切的关系，因此，方中取其苦寒泄热诸药，使之肺胃之热得以清除，痤疮也会随之改善。

20. 银花虎杖汤

组成：金银花、虎杖、丹参、鸡血藤各15g，生地黄、赤芍各10g，归尾、炒槐花各12g，大青叶9g，桔梗6g。

功效：清热解毒，散瘀祛斑。

主治：银屑病。

用法与制法：每日1剂，每剂加水1000～1500ml，中火煎至600ml，分3次温服。

加减：若有咽喉不适者，加牛蒡子、挂金灯、旱金莲；皮肤刺痒者，加白鲜皮、白蒺藜；皮肤焮红不退者，加玳瑁、丹皮、地骨皮、鸡冠花。

按语：银屑病的治疗当前分三大类，一是从血论治，血热宜凉血解毒，血燥宜养阴润燥，血瘀宜化瘀解毒；二是从证论治；三是按期论治，进行期宜祛邪法，退行期宜攻补兼施，静止期宜扶正固本或滋阴护液。

此外，要告知患者，尽量避免上呼吸道感染。

21. 大青连翘汤

组成：大青叶、玄参、贯众、枯芩各6g，连翘、金银花、生地黄各12g，车前子、车前草、赤芍、马齿苋各9g，甘草6g。

功效：清热解毒，泻火止痛。

主治：腰缠火丹（带状疱疹）。

用法与制法：每日1剂，加水1000～1500ml，煎开后改用中火，煎至600ml，分3次，饭后30分钟饮之。

加减法：壮热不退者，加绿豆衣、羚羊角、生地黄炭、金银花炭；皮损糜烂者，加六一散、炒薏苡仁、冬瓜皮；疼痛日久不除者，加金头蜈蚣、全蝎；体质虚弱者，加太子参、灵芝；疱疹发生在头面部者，加葛根、青葙子、杭菊花；疱疹发生在胸腹区域者，加柴胡、川楝子、绿萼梅；疱疹发生在腰骶者，加杜仲、川断；疱疹糜烂不敛者，加黄芪、白蔹、山药。

按语：方用大青叶、贯众、黄芩、马齿苋等清热解毒，辅以生地黄、赤芍等凉血解毒；车前子草、玄参，前者利湿以泻心火，后者清解虚浮火邪，共奏清热解毒之效。

22. 二地苁蓉汤

组成：生地黄、熟地黄、枸杞子、山萸肉各12g，炒黄柏、当归、炒白芍、肉苁蓉、玄参、天花粉、天冬、麦冬各10g，山药15g，炒知母6g。

功效：养肝滋肾，补血润肤。

主治：老年性瘙痒症等精血枯涸燥热。

用法与制法：每日1剂，加水1000～1500ml，煎开后改用中火，煎至600ml，分3次，饭后30分钟饮之。

加减法：心神不宁，怔忡心悸者，加琥珀、紫石英、五味子、生龙牡；形寒肢冷者，加鹿角片、制附块、干姜、甘草；失眠多梦者，加百合、淮小麦、枣仁等。

按语：老年人肝肾两虚居多，若精血亏损将会导致皮肤刺痒。方用生地黄、熟地黄、枸杞子、枣皮、二冬、肉苁蓉等养肝滋肾；当归、白芍以补阴血；黄柏、玄参以清虚热；山药扶脾，天花粉生津。精血渐充，肤腠得养，不治痒而痒止。

23. 四物润肤汤

组成：当归、胡麻、秦艽各9g，白芍、生地黄、何首乌、石斛、钩藤、玉竹、山药各12g，沙参30g，刺蒺藜18g。

功效：养阴润肤，息风止痒。

主治：寻常型银屑病静止期。

用法与制法：每日1剂，加水1000～1500ml，煎开后改用中火，煎至600ml，分3次，饭后30分钟饮之。

按语：银屑病静止期属于正邪交织阶段，方中用当归、胡麻、白芍、生地黄、首乌、石斛等滋阴补液以扶正，然其重点分别在肝、脾、肺、肾，故适当加入秦艽、刺蒺藜、钩藤等疏散游走于肤腠之间的病邪，达到正充邪消之效。

24. 参芪知母汤

组成：天冬、麦冬、山药、黄芪、党参、青蒿、白蔹各12g，苍术、白术、生地黄、熟地黄、赤芍、白芍各9g，茯苓皮、知母各15克，生薏苡仁30g。

功效：益气养阴，清解热毒。

主治：寻常型天疱疮。

用法与制法：每日1剂，加水1000~1500ml，煎开后改用中火，煎至600ml，分3次，饭后30分钟饮之。

加减法：壮热神昏者，加水牛角、玳瑁；大疱多糜烂重者，加冬瓜皮、茯苓皮、紫草、红花、藿香、茵陈；灼热刺痛者，加地骨皮、炒丹皮、桑白皮；口舌糜烂者，加旱金莲、挂金灯、炒蒲黄；糜烂日久不愈者，加黄芪、白蔹。

按语：在寻常型天疱疮后期，气、血、阴、津、液五者皆以虚亏居多，方中用黄芪、党参在气；二冬、山药生津；知母、白蔹重在补液；二地、二芍重在养血、活血；茯苓、二术治在后天之本。多方面的综合方能发挥全方位的功效。

25. 软坚清肝汤

组成：生牡蛎、代赭石、夏枯草各30g，柴胡、黄芩、连翘各6g，生薏苡仁、板蓝根、大青叶各10g。

功效：清肝泻胆、祛湿散结。

主治：颜面播散性粟粒性狼疮。

用法与制法：每日1剂，加水1000~1500ml；煎开后改用中火，煎至600ml，分3次，饭后30分钟饮之。

按语：凡发生在颜面部分的皮肤病，多与肝脾有关，方用柴胡、黄芩、连翘清肝泻火；牡蛎、夏枯草等皆出于瘰疬丸，取其软坚散结；天龙虽有小毒，但其善于攻散气血凝结，解毒治风之力殊强，我常将其视为治疗瘰疬、结核之类的要药。

26. 银翘大青汤

组成：金银花、连翘、绿豆衣、生地黄各12g，大青叶、牛蒡子各9g，荆芥、薄荷各3g，丹皮、甘草各6g。

功效：清热去风、解毒。

主治：毒性红斑。

用法与制法：每日1剂，加水1000~1500ml，煎开后改用中火，煎至600ml，分3次，饭后30分钟饮之。

加减法：毒热内陷，壮热不退者，加水牛角粉、羚羊角粉、生地黄炭、金银花炭；食少呕恶者，加竹茹、藿香、法夏；红斑压之褪色者，加紫草、黄芩；红斑压之不褪色者，加红花、凌霄花。

按语：毒性红斑相当于中医学的诸物中毒。方用金银花、连翘、大青叶、绿豆衣清热解毒；牛蒡子、荆芥、薄荷透邪外出；生地黄、丹皮凉血解毒。诸药合用，热毒得解，红斑得退而愈。

27. 紫草茵陈汤

组成：紫草、生薏苡仁、赤小豆各15g，茯苓皮、焦栀子、茵陈、车前草、车前子、生地黄各10g，木通、红花、甘草各6g。

功效：清热渗湿，和营解毒。

主治：种痘并发症，证属湿热留肤者。

用法与制法：每日1剂，加水1000ml，煎开后改用中火，煎至600ml，分3次，饭后30分钟饮之。

加减法：壮热不退者，加绿豆衣、玳瑁、水牛角粉；恶心呕吐者，加鲜竹茹、鲜竹沥；眼睑赤烂者，加青葙子、谷精珠、杭菊花；皮损糜烂者，加莲子心、焦栀子；头痛者，加川芎、蔓荆子、全蝎；脓疱较多者，加百花蛇舌草、野菊花、蒲公英、忍冬藤；神昏谵语者，加服安宫牛黄丸。

按语：种痘后并发症多种多样，然其要者有三，一是正气虚弱；二是痘毒炽盛；三是余毒未清，因而在方中用药必须三者兼顾，方用薏苡仁、茯苓、赤小豆等扶脾化湿；生地黄、红花、紫草凉血解毒；木通、甘草导热从小便而出。

28. 绿豆解毒汤

组成：绿豆衣15g，生地黄、炒槐花、金银花各10g，红花、凌霄花、枯芩各6g，升麻3g。

功效：解毒悦色。

主治：化妆性皮炎。

用法与制法：每日1剂，加水1000～1500ml，煎开后改用中火，煎至600ml，分3次，饭后30分钟饮之。

按语：本病多由腠理不固，复感外毒而成，故解毒为其核心。方中重用绿豆衣，要素有三：①解毒护心；②治肌肤毒热；③为济世良谷。张景岳赞曰：绿豆衣善于解毒除烦，退热止渴，大利小水，乃浅易中之最佳最捷也。其他诸药均为之配伍，如生地黄、槐花、红花、金银花、凌霄花凉血退斑；升麻、黄芩一是引药入面，二是清宣肺热，共凑清热退斑之效。

29. 全蝎胶囊

组成：全蝎若干。

功效：祛风止痉，通络止痛，攻毒散结。

主治：荨麻疹、瘰疬性皮肤结核、带状疱疹神经痛、丹毒、虫咬皮炎、血栓性脉管炎、烫伤、小儿高烧抽搐等。

制法与用法：先将全蝎清水漂去盐分，焙干，研细末装入0.3g胶囊中；一日3次，每次2粒，小儿减半。

按语：全蝎乃治风要药，又善治各种疼痛，如偏头痛、毒盛肿痛、腰腿牵痛等。这是因为蝎生东方，足厥阴肝经药，禀火金之气而生，辛多甘少，故能主治“诸风眩晕，一切厥阴风木之病”。近来治疗，慢性荨麻疹用玉屏风散中加全蝎，治疗带状疱疹神经痛亦加全蝎，既可内服也可外用。虫咬皮炎亦然。

国医大师朱良春曾说“蝎尾较全蝎之功力为胜，粉剂内服又较煎剂为佳”。我主张用胶囊剂，既能准确用量，又能服用方便，不过必须重视配伍，如瘰疬性皮肤结核，在内消瘰疬丸中加之；带状疱疹初期在龙胆泻肝汤中加之，后期在八珍汤中加之；丹毒初期在三妙丸中加之。但内虚似风等症忌用。

30. 蜈蚣胶囊

组成：蜈蚣若干。

功效：通络止痛，攻毒散结。

主治：瘰疬性皮肤结核、硬红斑、毒虫叮伤、毒蛇伤、鸡眼、慢性丹毒、慢性湿疹等。

制法与用法：蜈蚣去头足及竹签，剪成小段，黄酒喷淋，稍润文火焙黄，研细末，装入0.3g胶囊中；一日3次，每次2粒。

按语：《医学衷中参西录》说："味微辛，性微温，走窜之力最速，内而脏腑，外而经络，凡气血凝聚之处皆能开之。性有微毒，而转善解。凡一切疮疡诸毒皆能消之。"对各种痛症均用蜈蚣胶囊，尤其对血管栓塞诸痛用之，常获显效。

31. 蛤蚧胶囊

组成：蛤蚧若干。

功效：补肺益肾，填精定喘。

制法与用法：雷公曾说："蛤蚧，其毒在眼，须去眼及鳞片，尾、腹、肉以酒浸透，隔两重纸，缓令焙干。"研细末装入0.3g胶囊中；一日2次，一次2粒。

按语：蛤蚧味咸平，性温，有小毒。入手太阴经血分，至神之功，全在于尾，尾损则无用。补肺气功同人参，补阴血功同羊肉。大凡肺肾劳损之疾，皆可用之。鉴于此，笔者在慢性荨麻疹中用之，常可获得机体抗病能力之效。

32. 冲任固本汤

组成：当归、仙茅、五味子、蛇床子各6g，生地黄、熟地黄、炒白芍、仙灵脾、菟丝子、覆盆子、枸杞子、山药各10g，女贞子、墨旱莲各12g。

功效：内益脏腑，外运经络。

主治：混合性结缔组织病，重叠综合征，干燥综合征，月经不调等。

制法与用法：每日1剂，加水1500～1800ml，中火煎制600ml；每日3次，每次200ml，温服。

按语：诸多皮肤病的发生与经络关系密切。《外科启玄》说："夫人之体者也，皮肤肉筋骨共则成形，五体悉俱。外有部位，中有经络，内应脏腑是也。"况且冲脉为十二经脉之海，与任脉相并，主身前之阴。大凡临床用药，主要作用于肝、脾、肾。方中当归、白芍、熟地滋养肝血，山药、仙茅、仙灵脾、五味子、蛇床子、菟丝子、枸杞子重在温补肾阳，女贞子、墨旱莲重在肾阴。肾阳振奋则脾阳旺，运化能力也随之增强，有利于机体的康复。

根据个人经验，凡月经落后者，加紫石英、茺蔚子；月经量少者，加鸡血藤、紫河车；乳房胀痛者，加橘核、绿萼梅；双目干涩者，加青葙子、谷精珠；阴道干涩者，加铁皮石斛；汗多者，加桑叶；皮肤痒者，加钩藤、蝉蜕；心情抑郁加合欢皮、合欢花各12g，羌活4.5g，僵蚕9g。

33. 荷叶桑皮饮

组成：桑白皮、枇杷叶、荷叶各10g，焦栀子、皂角刺、炒枳壳、桃仁、连翘各6g，浙贝母、夏枯草、蒲公英各12g。

功效：清宣肺热，祛脂消痤。

主治：丘疹性痤疮及少量脓疱。

制法与用法：每日1剂，加水1200～1500ml，中火煎开，取药汁600ml；每日3次，每次200ml，饭后30分钟温服之。

按语：本方用桑白皮、枇杷叶、焦栀子、蒲公英、荷叶清热解毒，祛酯除湿；皂角刺、桃仁、枳壳、浙贝母、夏枯草仿内消瘰疬丸之义，重在散结消痤。特别是荷叶，《本草纲目》说："荷叶能升发阳气，散瘀血，留好血。"《证治要诀》亦说："荷叶服之，令人瘦劣。"由此可见，荷叶既能平热祛湿，又能除妄热，平气血。

34. 忍冬玫瑰汤

组成：蒲公英、忍冬藤、紫花地丁各15g，玫瑰花、红花、凌霄花、旱金莲、鸡冠花各6g，玄参、黄芩、焦栀子各10g，升麻3g。

功效：清热解毒，活血散瘀。

主治：丘疹、脓疱有时伴有囊肿。

制法与用法：同前。

按语：本方有三个处方的含义：①五味消毒饮；②凉血五花汤；③栀子金花丸。然其重点在清热解毒，散结，控制炎性丘疹、脓疱。其次，菊花的综合效应是活血散瘀，解毒清热。共奏解毒、散结、除脂、洁面的功效。

35. 皂角刺桃仁汤

组成：蒲公英、金银花、浙贝母各12g，皂角刺、制乳没、天花粉、白芷、川芎、桃仁各6g，炮山甲3g。

功效：消肿散结，清热解毒。

主治：结节、聚合性囊肿或毁形性痤疮。

制法与用法：同前。

按语：本方由仙方活命饮演变而来，重用金银花、蒲公英、紫花地丁清热解毒；花粉、浙贝母、化痰排脓；乳香、没药、川芎理气活血，散瘀止痛；皂角刺、白芷、甲珠攻坚排脓，散血消肿。

36. 生发青丝饮

组成：女贞子、甘菊、枸杞子、墨旱莲、胡桃仁、巨胜子、天麻、桑叶、山茱萸各10g，茯神、菟丝子、覆盆子各12g，熟地黄20g，桑葚子15g，当归、藁本各6g。

功效：滋肾填髓，养精生发。

主治：斑秃、脂溢性脱发、白发等。

用法与制法：每剂加水1200～1500ml，中火煎开，浓煎取汁600ml，每次200ml；日分3次，饭后30分钟温服。

加减：热食伤风而脱发者，加秦艽、桑叶、防风；病后或产后阴血亏损者，加紫河车、鸡血藤、人参；头发花白者，临睡前加服六味地黄丸、生脉饮；过食辛热药而脱发者，临睡前加服六味地黄丸、四物汤；偏嗜甜食而发落者，临睡前加服四君子汤、血余炭。

按语：古人谓，发乃血之苗。诱发头发脱落与过早花白，主要因素有五：一是经脉虚竭；二是肾精虚亏；三是多食甘甜；四是过食辛热药；五是风邪犯头。从毛发脱落的根本原因而言，重点在血，因而本方组成均与生血、藏血、统血有关。生血在肾，药用女贞子、墨旱莲、菟丝子、胡桃、巨胜子、覆盆子、桑葚子、枸杞子等；藏血在肝，药用山茱萸、天麻、桑叶、甘菊；统血在脾，药用当归、熟地、茯神。此外加藁本一味，《本草求真》说，辛温气雄，能治太阳膀胱风犯巅顶，脑后俱痛，号为是经要药。《药性解》说，藁本上行治风，下行治湿，尤长于风耳。因此本方以该药为引经药，使之药力直达病所而收效。

37. 蜂房散

组成：蜂房6g，天龙3g，泽泻、紫花地丁、赤茯苓、赤芍各12g，忍冬藤、蒲公英各15g，僵蚕9g，羌活4.5g。

功效：清热除湿，化毒散结。

主治：慢性毛囊炎。

用法与制法：每剂加水1000～1200ml，中火煎开，取药汁600ml；每次200ml日服3次，饭后30分钟温服之。

按语：本病好发于项后发际，胖人居多，方用赤茯苓、泽泻清热化湿，忍冬藤、紫花地丁、蒲公英、赤芍等重在解除毒热之邪；羌活既引经上行，又能散风消肿止痛。

蜂房，李时珍说阳明要药，外科、齿科及妇科均常用之，取其以毒攻毒。笔者认为本品是清热解毒、软坚散结的要药。配以僵蚕祛风消肿，两药同用，相得益彰。

38. 梓白青葙饮

组成：青葙子、杭菊花、生地黄、赤茯苓、连翘各10g，焦栀子、梓白皮各6g，炒薏苡仁15g，羚羊角粉1.2g。

功效：清热除湿，解毒止痒。

主治：眼睑性湿疹（皮炎）。

用法与制法：每剂加水800～1000ml，中火煎取汁600ml；每次200ml，日3次，饭后30分钟温服之。

按语：方用生地黄、赤茯苓、栀子、薏苡仁清热利湿。然其要点在青葙子，该药始载于《神农本草经》，最善利清热而疏泄厥阴，专清血分。李时珍举例盛赞青葙子治眼疾常有殊效，笔者深有同感。凡见疾在眼部，如干燥综合征、皮肌炎、颜面再发性皮炎等均被选入。不过，肝肾虚而瞳孔扩大着忌用（李克绍语）。

梓白皮始载于《神农本草经》，是一味清热除湿而不伤阴的佳品。胡希恕认为其善清热除湿，解毒止痒。适用于热毒、目疾、呕逆、一切疮疥等，内服外用均可。不过本品北方无，南方有之。因而出现用茵陈、桑白皮之类代替之说。

（二）外治方

1. 大黄散

组成：大黄、苍术、黄柏各等份。

制法：研细末。

功用：清热解毒，化湿消肿。

主治：丹毒、疖、脓疱疮等。

用法：取金银花或菊花煎汁，或凉开水调成糊状，涂敷。亦可用植物油调涂。

2. 马齿苋水洗方

组成：马齿苋120g（鲜品180g）。

制法：加水1500ml，浓煎取汁300ml左右，滤过备用。

功用：清热解毒，散血消肿。

主治：急性湿疹，皮炎及其渗出较多。

用法：湿敷或浸泡患处。

3. 山豆根水洗方

组成：山豆根30g，桑白皮、蔓荆子、五倍子各15g，厚朴12g。

制法：加水1500ml，浓煎取汁，滤过备用。

功用：清热散风，祛湿止痒。

主治：脂溢性脱发、石棉状糠疹。

用法：浸泡患处，3～5日1次，每次15～30分钟，12小时后再用温热水冲洗之。

4. 栀子酊

组成：生栀子30g，甘油少许，75%酒精100ml。

制法：将栀子浸入酒精溶液，5～7日后滤汁去渣，再兑入甘油，备用。

功用：清热，增色，染肤。

主治：白癜风。

用法：外涂，日1～3次。

5. 山柰酊

组成：山柰15g，川椒10g，甘油少许，75%酒精100ml

制法：将山柰、川椒同浸泡在酒精中，5～7日后滤汁去渣，再兑入甘油少许，备用。

功用：疏风通络，刺激毛窍。

主治：斑秃。

用法：外涂，日1～2次。

6. 山豆根油剂

组成：山豆根15g，樟脑油5ml，橄榄油（或菜油）100ml。

制法：将山豆根放入油中，小火熬至药枯后滤过去渣，再兑入樟脑油，混匀备用。

功用：润肤涤痂，解毒止痒。

主治：石棉状糠疹等。

用法：外涂，日1～2次。

7. 五倍五石散

组成：五倍子6g，煅石膏、花蕊石、钟乳石各12g，滑石、炉甘石各15g。

制法：研细末。

功用：收湿，祛臭，敛汗，生肌。

主治：臭田螺、臭汗症。

用法：干扑患处，日1～2次；若见渗出糜烂则用植物油调糊外敷，日1～2次。

8. 止痒扑粉

组成：炉甘石、煅石膏各15g，滑石粉、绿豆粉各30g，梅片、樟脑各2.5g。

制法：研细和匀。

功用：收湿，止痒。

主治：皮肤瘙痒、痱等。

用法：外扑。

9. 乌梅水洗方

组成：乌梅15g，蚕砂、吴茱萸、明矾各10g。

制法：水1000～1500ml，煎汁取500～800ml，备用。

功用：除湿敛水，散风止痒。

主治：急性渗出性皮肤病，如浸淫疮、阴蚀等。

用法：湿敷或溻洗。

10. 龙胆草水洗方

组成：龙胆草30g，龙葵15g。

制法：水1000ml，煎至300ml，滤过去渣，备用。

功用：清热解毒。

主治：急性渗出、糜烂性皮肤病，如急性湿疹、癣菌疹、阴蚀等。

用法：湿敷或溻洗，日1~2次。

11. 白芷水洗方

组成：香白芷60g，厚朴30g，蔓荆子15g。

制法：水煎取汁，滤过去渣，温热时备用。

功用：散风、祛脂、止痒。

主治：脂溢性脱发，石棉样糠疹。

用法：浸洗患处，拭干保留24小时后，再用温水冲洗，5~7日1次。

12. 石榴皮水洗方

组成：石榴皮30g，五倍子、威灵仙各15g，陈皮10g。

制法：水煎取汁，滤过去渣，备用。

功用：收湿敛疮。

主治：急性渗出、糜烂性皮肤病，如浸淫疮、阴蚀、阴囊湿疹等。

用法：湿敷或溻洗。

13. 红花酒

组成：红花15g，干姜10g，50%酒75ml，甘油少许。

制法：将药浸入酒精中1周后，过滤取汁，兑入甘油搅匀，备用。

功用：活血通络，通痹回阳。

主治：冻疮、局限性硬皮病等。

用法：外擦，或加按摩效果更好。

14. 地榆二苍糊膏

组成：黄柏、苍术、苍耳子各18g，地榆36g，薄荷脑3g，冰片、轻粉各1.5g。

制法：共研细末，用凡士林按25%浓度调成糊膏。

功用：除湿散风，杀虫止痒。

主治：顽湿疡、四弯风等。

用法：外涂，日1~2次。

15. 地虎糊

组成：生地黄榆、虎杖各等份。

制法：共研细末，用凡士林按25%浓度调成糊膏，备用。

功用：清热，活血，止痒。

主治：奶癣、水疥、血风疮及染毒成脓。

用法：外涂。

16. 苍乌搓药

组成：苍耳子、楮桃叶、威灵仙、丁香各60g，乌贼骨120g。

制法：研粗末，加水4000~5000ml，煎2小时，去渣留乌贼骨备用。

功用：散坚润肤，搜风止痒。

主治：顽湿疡、摄领疮。

用法：用乌贼骨腰面，轻巧而均匀地来回搓皮损处，以不渗血为度；若搓后涂相应软膏，疗效更佳。

17. 苍肤水洗方

组成：苍耳子、威灵仙、地肤子、艾叶、吴茱萸各15g。

制法：浓煎取汁、滤过去渣备用。

功用：收湿止痒。

主治：皮肤瘙痒症等。

用法：外洗或湿敷患处。

18. 芦荟乳膏

组成：鲜芦荟45g，桉叶油4.5g，阿拉伯胶10g。

制法：先将鲜芦荟洗净，压榨取汁，边搅边兑入阿拉伯胶，待成乳白状，再加入桉叶油，搅匀备用。

功用：清热解毒，安抚润肤。

主治：日晒疮、放射性皮炎等。

用法：外涂或摊在纱布上敷贴。

19. 鸡蛋黄油

组成：生鸡蛋10～15个。

制法：将鸡蛋煮熟，去蛋白取黄，稍凉干；于锅内置少许植物油，再放入蛋黄，以慢火煎熬，渐见黑色鸡蛋油析出。

功用：生肌长肉，护肤防裂。

主治：溃疡肉芽红活，或者皲裂。

用法：外涂，或制成纱条敷贴。

20. 青蒿膏

组成：青蒿20g，凡士林80g。

制法：将青蒿研极细末，加入温凡士林溶液中，搅匀，冷凝成膏。

功用：清热解毒。

主治：日光性皮炎、慢性盘状红斑狼疮。

用法：外涂。

21. 金素膏

组成：枯矾6g，雄黄10g，凡士林84g。

制法：将药研极细末，调膏，备用。

功用：解毒软坚。

主治：瘰疬性皮肤结核（未溃）、硬红斑等。

用法：敷贴，日1次。

22. 炉虎搽剂

组成：炉甘石10g，虎杖粉5g，薄荷脑1g，甘油适量。

制法：取上药粉，加入蒸馏水100ml和甘油少许，振荡即成。

功用：清热解毒，散风止痒。

主治：痱、酒性红斑等。

用法：外搽，日2～3次。

23. 花蕊石散

组成：花蕊石30g，西月石10g，枯矾20g，滑石40g。

制法：分别研细末，和匀，备用。

功用：燥湿止痒，除臭敛汗。

主治：臭田螺、阴湿、臭汗症。

用法：外扑，日1~2次。

24. 狗脊水洗方

组成：金毛狗脊、陈皮各30g，细辛、香附各15g。

制法：水煎取汁，备用。

功用：软皮祛坚。

主治：胼胝、鸡眼、甲下疣、跖疣等。

用法：浸泡患处，日1~2次，每次15~20分钟。

25. 浮萍醋

组成：防风、荆芥、生川乌、生草乌、威灵仙、羌活、独活、牙皂各10g，浮萍、僵蚕、黄精各12~15g，鲜风仙花1株（去根，用花、茎、叶）。

制法：陈醋1000ml，将上药浸泡24消食，小火煎开，滤去药渣，留醋备用。

功用：散风除湿，杀虫止痒。

主治：鹅掌风、鹅爪风、蚂蚁窝等。

用法：浸泡患处，日1~2次，每次15~30分钟。

注意事项：拭干即可工作，勿用水冲洗；泡至第3天，煎开1次，再泡2天，一剂药可用5天。

26. 香木水洗方

组成：木贼草、香附、地肤子各30g，细辛9g。

制法：加水1000ml左右，煎沸去渣留药汁备用。

功用：散风止痒，软皮除疣。

主治：寻常疣、跖疣、女阴瘙痒、肛周瘙痒等。

用法：疣，浸泡中择木贼草轻巧摩擦疣体损害，以不渗血为度；瘙痒病可先熏后洗。

27. 珠红膏

组成：飞滑石、乳香、蛤粉、黄连、煅石膏各30g，冰片3g。

制法：研极细末。

功用：清热、解毒、生肌。

主治：湿疹、脐湿疮及乳痈。

用法：植物油调成糊状，外涂。

28. 消炎膏

组成：如意金黄散25~30g，凡士林75~80g。

制法：凡士林用小火溶化，缓慢兑入金黄散，搅匀，冷凝备用。

功用：清热消肿，散瘀消肿。

主治：红、肿、热、痛的阳证。

用法：敷贴，日1~2次。

29. 悦肤散

组成：冬瓜仁、山药、绿豆粉各30g，茯苓12g，白僵蚕10g，川芎5g。

制法：共研极细末，瓶储备用。

功用：消风退斑，嫩肤悦色。

主治：黄褐斑、雀斑等。

用法：油性皮肤者，采用黄瓜汁或丝瓜汁，调成糊状；干性皮肤者，采用鲜牛奶或鲜豆浆调成糊状，临睡前涂于面部，保留60分钟后，再用温水洗去，两日1次。

30. 黄艾油

组成：黄连30g，艾叶适量，植物油。

制法：黄连研极细末，植物油调成糊状，涂在瓷碗壁上，倒置在点燃的艾绒上熏；待熏黑后，再取下被熏黑的黄连糊，加植物油调成糊状，备用。

功用：清热解毒，收水止痒。

主治：婴儿湿疹。

用法：外涂患处。

31. 康肤硬膏

组成：大枫子、制马钱子、苦杏仁各30g，川乌、草乌、全蝎、斑蝥、蜈蚣、硇砂各15g，麻油750g。

制法：群药放入麻油中炸枯，滤过去渣，再炼至滴水成珠，取出浸入冷水中去火毒，兑入樟丹适量收膏，摊在纸上备用。

功用：散风止痒，软坚散结。

主治：马疥、顽湿疡、摄领疮等。

用法：视皮损范围大小而贴之，2～3天一换。

32. 菟丝子酊

组成：菟丝子25g（打碎），50%酒精75ml。

制法：浸泡5～7天后，滤汁去渣，备用。

功用：补元增色。

主治：白驳风。

用法：外涂。

33. 紫草油

组成：紫草100g，黄芩50g，麻油450g。

制法：将药放入油中，小火熬枯去渣，滤过，备用。

功用：清热解毒，凉血退斑。

主治：尿布皮炎、婴儿湿疹等。

用法：外涂。

34. 红黑膏

组成：黑豆油软膏60g，红粉30g，凡士林500g。

制法：先将黑豆油软膏、凡士林一起，小火溶化，混匀，离火下红粉，边搅边下，至均匀冷凝为膏，备用。

功用：祛瘀止痒，软皮攻坚。

主治：白疕。

用法：先从小面积薄涂，无不良反应后，则可分段外擦，每次不可超过体表面积的5%。

35. 黑油膏

组成：煅石膏、枯矾、轻粉、煅龙骨各30g，五倍子、寒水石各60g，蛤粉、冰片各6g，薄荷脑 4.5g。

制法：药研细末，用凡士林按 25% 浓度，调成软膏，瓶储勿泄气，备用。

功用：散风止痒，祛湿软皮。

主治：摄领疮、痒风等。

用法：薄涂，日 1 ~ 2 次。

36. 湿疹散

组成：黄芩、煅石膏各 150g，寒水石 250g，五倍子 125g。

制法：共研极细粉末。

功用：安抚解毒，敛湿止痒。

主治：急性湿疹，皮炎和感染性皮肤病（包括细菌、真菌感染）

用法：外扑，或用植物油调成糊状外敷。

37. 琥珀二乌膏

组成：五倍子 45g，琥珀、草乌、川乌各 15g，寒水石、冰片 6g。

制法：研细末，用凡士林按 25% ~ 30% 浓度调成糊膏，备用。

功用：散风止痒，软皮散结。

主治：顽湿疮、摄领疮等。

用法：外涂。

38. 橄榄散

组成：橄榄（炒）10g、人中黄 2g。

制法：研极细末。

功用：清热解毒，生津润唇。

主治：唇风等。

用法：植物油或熟猪油调成软膏，外涂。

39. 黄丁水洗方

组成：黄精、丁香各 30g，明矾 10g。

制法：煎取药汁，备用。

功用：收湿，散风，杀虫，止痒。

主治：癣菌疹、鹅掌风。

用法：湿敷或浸泡。

40. 金扁水洗方

组成：金钱草 45g，萹蓄 30g，楮桃叶 60g。

制法：加水 1500ml，煮沸 10 ~ 15 分钟左右，滤汁备用。

功用：解毒、散风、止痒。

主治：银屑病、松皮癣等。

用法：洗涤或湿敷，日 1 ~ 2 次。

41. 路路通水洗方

组成：路路通、苍术各 60g，百部、艾叶、枯矾各 15g。

制法：水煎取汁，滤过去渣。

功用：疏通气血，祛湿止痒。

主治：皮肤瘙痒症、顽湿疡、摄领疮等。

用法：待温，溻洗，日1～2次。

42. 淫蛇水洗方

组成：淫羊藿、蛇床子各15g，丹参、徐长卿、五倍子各10g。

制法：水煎取汁。

功用：温阳散寒，通络止痒。

主治：外阴营养不良。或外阴硬化性苔藓。

用法：温洗患处。

43. 青果漱口方

组成：藏青果9～15g，旱金莲6g。

制法：加水1000ml，浓煎至300ml左右，滤汁备用。

功用：清热解毒，散风止痛。

主治：白塞综合征（口腔溃疡）、口腔扁平苔藓。

用法：漱口，日3～5次。

44. 布帛搽剂

组成：川槿皮、枯矾、大黄、雄黄、天花粉各5g，白芷10g，槟榔7g，草乌8g，樟脑2克，大枫子15g，逍遥竹10g，杏仁、胡黄连各6g。

制法：诸药研极细粉末，用液状石蜡或植物油调成糊状，捏成鸡蛋大小，约重70g；然后用15cm×15cm的漂白夏布包裹，再用线将开放一端结扎即为布帛擦剂。

功用：清热解毒，杀虫止痒，软皮去屑。

主治：播散性神经性皮炎、慢性湿疹、痒疹和瘙痒症等。

用法：外擦皮损，日3次；剧痒，皮肤肥厚状如苔藓样者，可略加力擦之；若药干再加少量油继续使用。

45. 鸭跖草洗方

组成：鸭跖草、蚕沙、石榴皮、五倍子各15g，乌梅、枯矾、威灵仙各12g，细辛10g。

制法：每剂药加水1500～1800ml；浓煎取汁500～800ml，备用。

功用：除湿解毒，软皮铲疣。

主治：多发性跖疣、生殖器疣、肛周疣。

用法：每日两次，待温，浸泡患处15～20分钟，拭干即可。

46. 豆根去屑方

组成：山豆根、蚕沙、五倍子各15g，皂角、透骨草、桑白皮、巨胜子各12g，桂皮、松针、炒牛蒡子各10g。

功用：散风除湿，祛屑止痒。

主治：石绵状糠疹，脂质型银屑病。

用法与制法：每剂加水1500～1800ml；浓煎取汁800ml左右，若头发油腻较重者可酌情加入5ml洗发精。浸洗头部5～10分钟，然后用毛巾蘸饱药汁包裹头部，维持60分钟左右，去掉毛巾，用温水清洗头部1次，第二次在温水中加入食用醋10ml左右，再清洗1次即可。三日洗1次。

47. 黄精五倍洗方

组成：黄精、藿香各12g，五倍子、蚕沙、明矾、吴茱萸各10g。

制法：每剂加水1000～1500ml，浓煎取汁800ml左右，备用。

功用：祛湿、除臭、止痒。

主治：糜烂性脚癣，癣菌疹，臭汗症（脚）。

用法：每日两次，每次泡患处15～20分钟，拭干即可。

48. 干葛蚕沙洗方

组成：葛根、威灵仙各12g，明矾、蚕沙、苦参、荜澄茄各10g。

制法：每剂加水1000～1500ml，浓煎取汁800ml左右，备用。

功用：除湿止痒。

主治：汗疱疹等。

用法：每日2次，每次10～15分钟，拭干即可。

49. 桂枝红花洗方

组成：桂枝15g，红花、川椒各10g。

制法：研粗末，水煎取汁，备用。

功用：散寒通络，活血止痒（痛）。

主治：四肢逆冷、冻疮。

用法：先熏后浸泡。

50. 紫草湿疹油

组成：紫草100g，黄芩50g，麻油450g。

制法：将药放入油中，小火熬枯去渣，滤过，备用。

功用：清热解毒，凉血退斑。

主治：尿布皮炎、婴儿湿疹等。

用法：外涂。

51. 儿茶生肌散

组成：天然牛黄（或人工牛黄）麝香各0.6g，青黛、煅石膏、西月石、儿茶、黄柏、龙胆草各6g，薄荷3g。

制法：先将煅石膏、儿茶、黄柏、西月石、龙胆草、薄荷共研细末，过筛120目，然后再将牛黄、麝香共同乳匀。瓷瓶密封备用。

功用：养阴生肌，散风止痛。

主治：口腔溃疡，外阴溃疡。

用法：外扑患处或者用植物油调成糊状，外涂患处。每日1～2次。

52. 零陵香秀发洗方

组成：零陵香、皂角、五倍子、王不留行各10～15g，褚实子（叶）、朴硝、桑椹子、侧柏叶各12g。

功用：散风去垢，除屑秀发。

主治：头发枯黄或分叉，头油多或头屑多且痒。

用法与制法：上药研粗末，装入布袋中，加水1000～1500ml，大火煎开后，改中火再煎15分钟，过滤取药汁洗头。每次浸泡5～10分钟然后用毛巾蘸透药汁，包裹头部60分钟，去毛巾后，用温水清洗二次，在第二次清洗的温水中加入食用醋10ml即可。春夏三天1次，秋冬五天1次。

53. 红皲膏

组成：血竭5g，凡士林65g，羊毛脂35g。

功效：润肤生肌。

主治：手足皲裂。

用法与制法：先将凡士林、羊毛脂融化至80℃时，离火加入血竭粉，朝一个方向搅拌至冷凝成膏。每次用温水泡患处10分钟左右，然后将膏涂之。一日1～2次。

54. 二血膏

组成：血竭2g，血余炭10g，紫草、白蔹各15g，猪板油500g。

主治：慢性湿疹，银屑病（血燥型），手足皲裂。

用法与制法：先将血余炭、血竭研细末，过筛100目，备用。将猪油融化至80°，加入紫草、白蔹中火熬至药枯，去药渣，离火再将血余炭、血竭粉加入油中，朝一个方向搅拌至冷却备用。每日1～2次外涂患处。

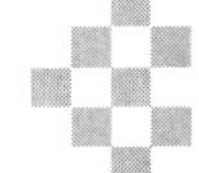

札记篇

序文

书评

散文

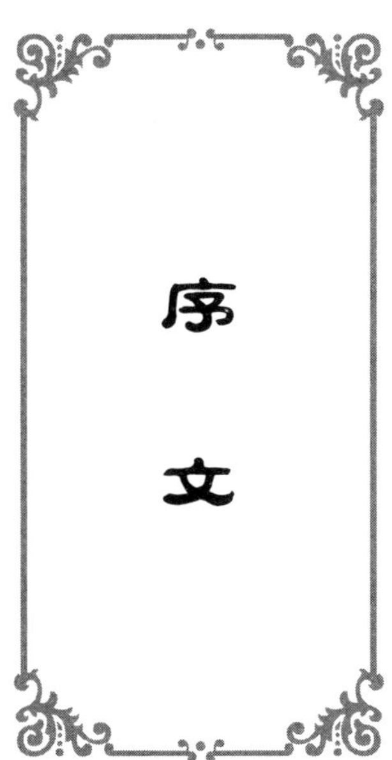

序文

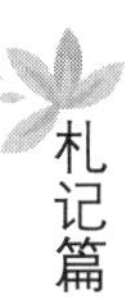

目　录

《痤疮》序

痤疮的发病率在青年人中高居榜首，患斯疾而自卑苦恼者，甚为普遍。

新加坡中医学院讲师、中医硕士王保芳先生朴诚温厚、交友最笃，曾多次赴中国武汉、北京、哈尔滨、天津等地区，遍访名师、学友，中医学的理论与临床经验取得长足进步。近些年来，他对痤疮的文献悉心收集，孜孜以求，经过慎思细辨，整理加工，汇编成册。1996 年 10 月，在吉隆坡第五届亚细安中医药学术大会期间，王保芳先生向我展示其《痤疮》书稿。该书广征博彩，详而有要，方药莫不兼收并蓄。这种衷中参西的自学精神，深得我心。相信医者阅之，将会得到新的启示；病友读之，亦会提高自我监护意识。故在本书付梓之际，欣然为序并向海内外同仁与病友推荐。

徐宜厚

1997 年 8 月 8 日

《中医皮肤性病学·临床版》序

中医学源远流长。回顾疡科发展的历史画卷，我认为曾出现过三次大的变革。最早的一次是在《周礼》中，首次将疡医列为四大学科之一，继而发现《五十二病方》；随后，在汉代出现了深受民众敬仰的外科鼻祖华佗。第二次是在明清时期，这个时期不仅名医辈出，而且著作众多，医家的学术思想非常活跃，如“薛己派”“正宗派”“全生派”“金鉴派”和“心得派”等。这些不同学术流派从不同的角度，阐发了中医疡科的理论和实践，推动了疡科的发展。从而涌现出集成类的专著出版，如顾世澄撰写的《疡医大全》等。

20世纪50年代，有一大批杏林同仁在老一辈名医赵炳南、朱仁康等医家的教导下，开创了中医皮肤科的先河，随着自然环境的变迁、人们生活习惯的改变，皮肤的疾病越来越多，进一步引起了人们的普遍关注，为皮肤病的中医诊疗注入了新的理念，中医皮肤科得到了新的蓬勃发展。据不完全统计，1980年以来，中医皮肤科的专科文献出版，包括老中医经验集、综合性专著、专病专著、普及读本，以及中西医结合专著近100种，真可谓洋洋大观。

最近，我审阅《中医皮肤性病学》书稿时，认识了范瑞强、邓丙戌、杨志波等一批中医有识之士，他们勤奋好学、志趣高远，组织和领导了一个跨16省市，聚集60多名中医精英，历时5年，完成了百万余言的鸿篇巨制，这部专著的面世是自明清之后，对疡科的第三次大的总结，对此我深感欣慰。

我认为该书有以下三大特色。

1. 跨地域之辽阔。参与该书撰写的作者，来自于全国16个省市的中医药高等院校和顶级医疗机构，其地域的跨度达到全国总面积的近1/2，而这些地区是孕育中华民族文化的摇篮，是新兴科技的发源地，更是名医层出不穷、中医药兴旺发达、学术流派争相斗艳的圣地。撰稿者在继承中医学传统理论的基础上，探幽发微、精益求精，将理论研讨与临床经验进行了简明扼要的历史性总结，这些精华荟萃集中反映在字里行间，再一次展示了中医皮肤科学术繁荣的一个历史断面。

2. 集临床之大成。全书收集病种达325个，既有常见病、多发病，又有疑难病、少见病，旨在面向世界医林和临床实践查阅的需要。具体写作中，凸显了中医特色，除一般性的叙述外，作者专门设立了“名医经验”“临症提要”和“科研进展”三个颇具特色的专栏。其目的一是让读者了解该病的难点和对策；二是介绍名医的鲜活经验，使读者得到启迪；三是进一步了解疾病病发展与研究的动态，从某种意义上讲，可以全方位、立体地展示疾病的全貌。在325个病种中，其落笔繁者则繁，简者则简，繁者数千字，简者数十至数百字不等，既表明首次载入的历史性，又表示有待进一步发掘的期待性。此外，该书还与时俱进地增添了部分自拟病名，尽管不够完善或不够准确，但毕竟有了良好的开端，我认为该书是迄今为止，收集病种最多、叙述较为完整，集20世纪之前中医皮肤科的大成之作。

3. 中西医结合之优势。众所周知，我国有中医、西医、中西医三支医疗力量，通常依据病人的需要和临床实践，既可彼此单独处理，又可互补应用，形成了我国特有的医疗体系，书中

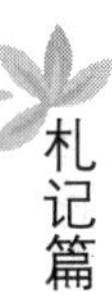

充分体现了中西医结合之优势，具体表现有三方面：一是病名互相对应，由于历史原因，有些病名在中医学文献中尚未查到，故沿用西医病名，反映了历史的时代特征；二是某些疑难性皮肤病，在现阶段中医治疗缺乏经验的情况下，适时而恰当地建议采用西医治疗，是以人为本的理念在医疗上的真实反映；三是书中专列“临症提要”项，应用现代医学的新理论、新技术帮助和完善中医药的诊疗体系，这一点也是至关重要的。

总之，该书博取百家之长、突出中医学特色、力求为民除瘼的一片赤诚之心，跃于纸上。我坚信，这本理论性强、实用，且具有文献参考价值的医学专著，将会成为从事皮肤病专业的临床医师和医学爱好者的镇案宝典。故而欣然为序。

徐宜厚

2008年5月16日

《当代中医皮肤科临床家丛书·艾儒棣》序

1988年春，在白云黄鹤之滨，我主持召开首届中医药治疗结缔组织病学术讨论会，期间有缘结识成都中医学院（现成都中医药大学）艾儒棣教授。2013年秋，在羊城世界中医药联合会第二届中医皮肤科国际学术大会上得知由艾教授门人编纂的《当代中医皮肤科名老中医丛书·艾儒棣》一书将要出版。我欣然应允为之作序。

艾教授一生艰辛坎坷，然而也为他创造了成才之路。他曾有幸得到四川大家张觉人、文琢之、罗禹田、陈源生等恩师的教诲。张觉人先生是著名的炼丹名家，艾教授将其要点载入《中医外科特色制剂》一书，首次将丹家不传之秘公布于世。迄今为止，他是国内为数不多的炼丹专才。艾教授跟随文琢之先生侍诊时，二十余年坚持不懈地照顾文老及其夫人，这种至诚至孝的高尚品德，也是弥足珍贵。

艾教授在学医、业医的过程中，提出了多读书、多实践、多询问、多思考、多总结的“五多”箴言值得后学借鉴。他对许多疾病提出独到的见解，如“带状疱疹活血药不嫌早”“银屑病活血药用不嫌迟”。前者主要针对经络不通的疼痛；后者病机多为阴液不足。况且活血药多性温，用之过早，则血流加快，易化燥生风，加重病情。此外，他对经方的领悟与发微，对虫类药、药对及反药的应用，对疑难病的治疗等方面给后学者提供了许多思考、借鉴的空间。

总之，艾教授是一位治学严谨、医术精湛、道德高尚、诲人不倦的智者。他主张“继承不泥古，发扬不离宗”的传承思想必将会发扬光大。艾教授这本集成之作既可宽慰恩师于九泉，又可乐善其功，共传不朽。故寄数语以弁卷首。

徐宜厚

2014年6月8日

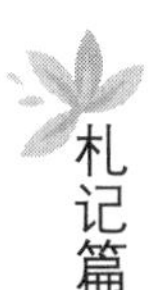

《皮肤病性病中西医结合治疗学》序

1974～1975年，笔者在北京市中医院跟随京城名医赵炳南老师进修期间，结识了北京医学院第三附属医院皮肤科雷鹏程同仁，他是一位厚德笃学的师兄。

2009年10月，在人民大会堂重庆厅参加“赵炳南诞辰110周年纪念会”，我又见到了雷鹏程教授，距第一次相见已经过去三十四年有余，见面的情景和深情的问候，迄今难忘，同时获悉他将有鸿篇巨制问世，我为之兴奋与高兴，欣然应允为之写序。

2011年初冬，我拜读了雷鹏程教授等主编的《皮肤病性病中西医结合治疗学》书稿，全书从编写体例到中西医的诊疗，均以崭新的面貌展现在我的面前，我为之震撼。归纳其亮点有如下三点。

亮点一：删繁就简，突出重点。全书的文字表达没有重踏从文献到文献的桎梏，翦除了许多繁文，明快地表达了要点。如“概述”一节，对中医皮肤病上下五千年的发展史，仅用千字文予以浓缩，对每一时段的重要文献也都有所涉及。此外，对病因分析、皮损辨识、脏腑经络辨证等，均系言简意赅。同时，还有一些新的创意，如“湿从寒化”与“湿从热化”皆由体质使然；又如，肺火酒渣鼻；脾胃火口唇单纯疱疹；肝火带状疱疹。再如，特应性皮炎在外国人群中以脾胃虚弱为主等。均可谓画龙点睛之笔。

亮点二：源本实践，服务临床。全书收集病种近300条，对每一个疾病的描述有繁有简。繁者多为常见病、多发病，从中西医两方面予以充分介绍，在西医用药上，分一线、二线、三线三种情况，这种思维方法给读者颇多联想的空间，分类原则包括地域的不同、病情的轻重、药物的选择等，给临床医生提供了更多的选择余地。在中医诊疗方面除保留辨证论治外，还有针对性地挑选了一些医家的鲜活经验，使之更加完善。简者仅百余字，为初学者展示了借鉴的方向。所有这些都是源本实践，服务临床。

亮点三：与时俱进，补充指南。众所周知，我国的临床医疗正面临重大改革，这就要求撰稿者与时俱进，适时补充诊疗指南。书中对“荨麻疹”“银屑病”“皮肤及软组织感染”“体股癣”“甲真菌病”“痤疮”等，在收集专家意见的基础上，达成共识，制定出比较统一的优化诊疗指南，对于普遍提高诊疗水平，将会发挥积极的作用。

总之，全书洋洋百万言，我的体会恐怕是挂一漏万，但我坚信，该书简洁明快的文风，操作性较强的实用价值，将会得到中西医同道的赞许与认同，故为数言以弁卷首。

徐宜厚

2009年8月

《皮肤病中医诊疗思路与病例分析》序

近些年来，我在中医皮肤科学术会议上，多次听到河南刘爱民教授对其论文的宣读，感觉到这是一位具有创新思维，勇于开拓的后起之秀。从此，我们两人交谈的次数多了，互相了解的程度深了，学术思路更贴近了。

2011 年 10 月，在北京开会期间，他告知将有专著出版并请我为之写序。我欣然应之。2012 年 3 月，我收到书稿，阅读后眼睛为之一亮，书中诸多问题的提法，甚为新鲜。

首先，书中在论述皮肤病的发生时，与天、地、人的因素联系密切；这种境界既继承了传统天人合一的观念，又反映了作为一名中医师，应该上知天文、下明地理中通人和的思维方法。只有这样，才能够对中医学术的奥妙及其探索，具有扎实的文化底蕴，进而促使中医学术的发展。

其次，书中对中医的整体观念提出了两个层次，一是人体自身的小整体；二是人与自然界的大整体。前者指体表与脏腑的关系；后者指阴阳四时对疾病变化的影响。也就是说，同一种皮肤病，冬重夏轻，或者冬轻夏重，这是自然界对人体的作用与反应造成的。诚如古人所谓："阴阳四时，逆之则灾害生，从之则苛疾不起。"基于上述，在辨证论治中，将会引申出局部与整体、皮肤损害与五脏六腑、主症与兼症、标与本等多种思维方法，这对于提高中医对皮肤病的认识颇多裨益。

下篇列举的病例，也颇多特点，读者将会从中得到许多启迪。我的体会有二：一是辨证分型要贴近实际。做到有是病用是药，从某种意义上讲，补充了教科书的不足。瑞士诺贝尔奖得主海因·希罗勒博士说："学校的知识只能解决已知的问题，要想解决新问题，只能通过课外学习与思考。"

书中对疑难性皮肤病提出了许多新思维，例如，顽固难治的银屑病，作者按照季节、脏腑、经络、部位四位一体的辨证思路。分析其本质是寒与热、虚与实、邪与正、上与下的对立交结及其病势互存的复杂关系。采用寒热并用，扶正祛邪，攻补兼施，和解表里，协调内外与上下同治的原则，这样诸多复杂的问题也就迎刃而解，由此可见，对于疑难性皮肤病的治疗必须树立立体观。

我坚信此书问世，一定会得到医家之欢迎，从而达到济世利民、施人以术之目的。故乐而为之序。

武汉　徐宜厚　守拙书屋

2012 年 3 月 28 日

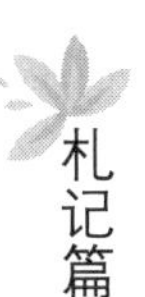

《当代中医皮肤科临床家丛书·王玉玺》序

我与黑龙江中医药大学王玉玺教授是神交挚友，回想在1992年王教授寄来《实用中医外科方剂大辞典》这部鸿篇巨制，从八百部中医文献中，精选内服、外用6000余首方剂，迄今仍为中医同道的镇案之作。

2013年秋，我在北京参加赵炳南学术思想高级研修班时，又见到王教授，他向我展示了由门人杨素清、苗钱森等人编纂的《当代中医皮肤科临床家丛书·王玉玺》初稿，我抱着喜悦的心情通读全书，发现其有四点独特之处。

1. 善读古籍，为我所用 学医者，攻读历代医籍是必不可少的基本功。然而中医文献浩如烟海，如何入门，王教授在这方面提供了一个典范。他将《伤寒杂病论》《医林改错》中对有关"小便"疾病的成因归纳为津亏、停饮、发黄、阳虚、风湿、气滞等，分别选用汗、下、和、利、温、清、补的方法治疗；此外，还根据对"小便"的观察，辨病位、辨病性、辨病情、辨预后等。又如王教授十分赞赏王清任敢于疑古、创新的自学精神，在活血化瘀的基础上，按照瘀血的部位和成因，分别加入相应的益气、行气、解郁、散风之品，气行血行，瘀血自除。

2. 医必有方，医不执方 通观书中49个医案，首诊必有主方，然后针对其兼症加入相应药物，这一方面表明医必有方；另一方面灵活化裁，同时还强调常法与变法，守方与更方的巧妙搭配，力斥毫无章法的药物堆砌。

3. 慧眼识毒，推陈出新 众所周知，"毒"是个虚化概念，然而，王教授对其内涵与外延予以许多论述，使之具体化。首先，对"毒"的原始概念加以诠释，再从临床的角度，对"毒"的概念与成因以及"毒"邪的特征均做过完整的论述，特别是对治"毒"提出九大法则：清热解毒适用于热毒，泻火解毒适用于火毒，利湿解毒适用于湿毒，祛风解毒适用于风毒，散寒解毒适用于寒毒，润燥解毒适用于燥毒，逐瘀解毒适用于瘀毒等。总之，不论是外来毒，还是内生毒，只要遵循"欲解其毒，先祛其邪"，即治毒先祛邪，邪去毒自化。

4. 心存善念，济世活人 从王教授的传记中，我们可以窥测他一生艰辛，矢志中医，无怨无悔，数十年如一日地坚守在临床、教学、科研第一线，即使身染沉疴，仍不放弃。特别是在当今社会，经常会遇到医疗事故，医疗纠纷也时有发生，不过，只要遵循王教授告诫：心存善念，济困扶危，以大慈大悲之心，济世活人为己任，持之以恒，医患和谐将会展现美好的前景。

徐宜厚

2014年8月

《当代中医皮肤科临床家丛书·韩世荣》序

陕西乃中华文明的摇篮，这块沃土孕育了许多著名的中医学家，如药王孙思邈等，这种人文氛围浓厚的环境，对多类人才的脱颖而出，起到潜移默化地催化作用。

2015 年 5 月，在杭州世界中医药联合会第六届中医皮肤科国际学术会议期间，陕西韩世荣教授向我展示由其门人闫小宁等整理的书稿，我仔细阅读后，对韩世荣教授在业医近 40 年的漫长岁月中，治学勤奋不懈、待人恭敬谦让的优良品质给我留下深刻的印象。韩世荣教授行医一生的丰富阅历，将会给后学者提供许多值得反思的亮点。

1. 儒可通术，术非儒不精 纵观历代名医的成功秘诀，必须具备深厚的文化底蕴，通过大量阅读中医典籍、传统文化书籍和古典文学，以拓宽思路，实现治疗手段多样化。

2. 用药有度，效非急之功 书中有针对性地提出四大措施：①用量不宜过大，防止伤胃损体；②药味宜精，力忌味多繁杂；③头面用药，药多轻浮上行；④顽固肤疾，守法缓慢调治。此外，书中还介绍了许多颇具特色的用药领悟：如止痒三药（白鲜皮、白蒺藜、白茅根）；祛斑五花（红花、菊花、凌霄花、玫瑰花、月季花）；紫癜炭药（生地炭、大蓟炭、小蓟炭、棕榈炭、地榆炭）；寒证三药（附子、麻黄、桂枝）；白斑专药（八月扎、无花果、自然铜、补骨脂、白芷、姜黄、白蒺藜、青龙衣）。

3. 重视医嘱，善于医患沟通 书中应用张锡纯治疗表兄王端亭案例，告诫医者在接诊中，态度和蔼，语气平缓，不急不躁，语速中等，体现出诚信与友善，争取让患者听懂医者的诊治意图，从而避免医患矛盾的激化，有利于和谐社会的建立。同时应告知疾病与饮食的关系，既不要过度忌口，又不可任性恣食，要清淡而不厚味，食量予以控制，“脏腑肠胃，常令宽舒有余地，则正气得以流行而疾病少”。

寄语于首，乐之为序，幸哉幸哉。

徐宜厚

2015 年 10 月

“按图索骥”的珍贵读物

——《看图识病诊断皮肤病（一）——单纯疱疹》序

2013 年 9 月，我在广州参加世界中医药联合会皮肤科专业委员会会议上，发表“皮肤病证治新思路”的演讲，首次提出皮肤损害是皮肤病证治的核心。同年 11 月份，应中国台湾中医医学会的邀请，赴台讲学。在台北期间，我参观了林仲医师的医馆，他向我展示了保存完整的众多皮肤病图谱，他这种思维缜密、作风精细的敬业精神，给我留下了深刻的印象，从这一刻起，我感触到林医师是我学术上的知己。

众所周知，皮肤病学是以形态为基石的专科医学，千言万语的文字描述，不如一帧图像更形象直观、真实可靠，因此，直接查看皮肤损害的形态变化，往往是学习与诊断皮肤病最直接、最佳的方法。难能可贵的是，林医师对某一种皮肤病从不同的角度，予以全方位的翔实拍摄，这样给读者提供了更加广阔的视野。

我坚信《看图识病诊断皮肤病（一）——单纯疱疹》一书的出版，不仅给患者增添了一本“按图索骥”的珍贵读物，而且还会给皮肤科专业的临床工作者提供镇案之宝。

书成之时，邀余作序，我能为此书鼓之、呼之，当以为愉，欣然命笔书之。

武汉徐宜厚

时年七十有六乙未　孟秋

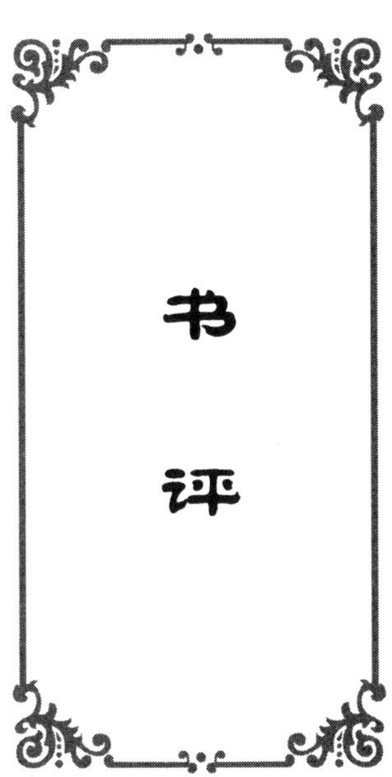

书评

目　录

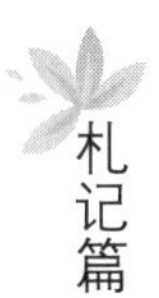

简论《外科正宗》的学术经验

一、治学严谨，医德高尚

陈实功（1555—1636），字毓仁，又字若虚，崇川（今江苏南通）人，是一位治学严谨、医德高尚的外科学家。他认为医生必须具备较高的文化素养，孜孜不倦地学习专业知识，才能明白医道，机变应心，临证自无差错。他待贫苦病人不仅送医送药，还量力馈赠，以解决其生活上的困难，表现出他的医德高尚。

陈实功重视历代医家的经验，结合自己40余年的临床实践，撰写《外科正宗》四卷。《外科正宗》按总论、病名、治法、病例、方药的顺序论述疾病，条理清晰，十分完备，基本收集了自唐代到明代的内服、外敷有效方药。后人评价其为“列证最详、论治最精”的外科专著，是一本总结明代以前外科成就的重要文献。

二、列证最详，论治最精

中医外科古代称为“疡医”，包括肿疡、溃疡和皮肤病之类。陈实功对疮疡辨证论治的学术经验，简要论述如下。

1. 外科病的病因　陈实功认为，外科病的病因，一是“七情”干扰脏腑，“皆耗一身元气之萌孽也”《外科正宗·痈疽原委论》；二是六淫戕伤气血。不过，外邪伤人与人正气虚弱有关，陈氏在《外科正宗·痈疽原委论》中说：“此六淫者，皆从外而入之，体实之人遇而不中者有，体弱之人感而随发者多。”此外，厚味无忌，劳伤纵欲，也能阴消脏灼而伤人。对此，陈氏在《外科正宗·痈疽原委论》中告诫说：“所生是疾者，不超于藜藿尽属于膏粱。谁识膏粱味短不及藜藿味长，凡知病者，当远之避之，择而用之可也。”

2. 外科病的辨证　外科病的辨证，首要是分清疮疡的阴阳属性和五善七恶。所谓阴阳，是指疮疡的局部形证，如阳证，初起高突，根盘收束，七日刺痛，二七化脓，脓泄肿消，腐脱新生；阴证，初起形僵，根盘散漫，体酸隐痛，难以化脓，脓液臭秽，难脱难敛。五善七恶是指脏腑功能失调为中心的状态，对于判断疮疡预后，至关重要。

3. 外科病的治疗　外科病的治疗，陈实功特别强调脾胃饮食营养的重要性，反对滥用寒凉攻伐药品，损害脏气。《外科正宗·痈疽原委论》说：“诸疮全赖脾土，调理必须端详。”在具体治疗中，《外科正宗·治病则例歌第八》曰：“通多不足秘多余，热实寒虚分证治。”也就是说，由于病因的多种多样，治法也变幻无穷，总的来看，可从“热与寒”“通与秘”去推敲、应变，不要偏执一方一药。如表证恶寒，宜用荆防败毒散；里证发热，可用内疏黄连汤；疮热已成，用托里消毒散；脓溃难敛，用十全大补汤；溃后虚热，用人参养荣汤；寒湿结肿，用木香流气饮等。但是，由于“疮疡有数百种，难以都陈”，“学者若精灵，万事皆通切”《外科正宗·治病则例歌第八》。陈实功结合外科病的特点，进一步提出了针对由七情、厚味、房欲所致的表实内虚的疮疡宽治；针对六淫、失调、过劳所致的气血瘀滞或袭于经络的疮疡猛治。

4. 重视皮损形态　《外科正宗》论述的皮肤病，初步统计约有60余种，基本上概括了常见皮肤病。陈实功在临症中是以皮损形态为诊查的客观依据，在这一方面为我们提供了借鉴资料。如麻风：面发紫疱，遍身如癣，眉毛发脱，足底先穿；女阴瘙痒：阴器外生疙瘩；阴囊湿疹：疙瘩顽麻，破流脂水；牛皮癣（神经性皮炎）：如牛领之皮，顽硬且坚，抓之如朽木；脓窠疮：初起为小疱，后变成脓疮；油风：脱落成片，皮肤光亮；白屑风：渐生白屑，叠叠起飞，脱之又生；漆疮：疹现皮肤，传遍肢体，皮破烂斑，流水作痛；痱痤：密如撒粟，尖如芒刺。从上述所列常见皮肤病的损害形态，足以证实陈实功对皮损形态的观察和描述是很准确的，虽然只是寥寥数语，但确有"画龙点睛"之妙，要是没有长期的细心观察和丰富的临床经验是做不到的。

5. 疮疡病后调理的方法，陈实功专门写了"调理须知"和"禁忌须知"两节，在季节的变迁、饮食的温凉、住房的清洁、食品的选择等方面都做了详尽论述。夏热坐卧不可当风，冬寒起居常要温和；脓溃之后，生冷硬物一概禁之，否则脓难成、疮难敛。饮食须当香燥甘甜，粥饭随其喜恶，不能过饱，宜少、宜热、宜稠，容易消化而无停滞。同时举出许多食品与疮疡病情的恢复有关，在患病期间应当有所禁忌。这些食品是：作渴的有牛、犬、腌腊；损胃伤脾的有生干瓜、果、梨、柿、生菱、枣等；动风发痒的有鸡、鹅、羊肉、蚌蛤、虾、蟹等。油腻、煎炒、炙、咸、酸、厚味的饮食也要少食或不食为好。陈实功在强调饮食禁忌的同时，并不主张什么都要禁忌，什么都要禁死，他在"饮食何须戒口"一节里阐述："饮食者，人之所赖以生养，必要适其时而食之，如人之病中肿疡时自然疡伤胃气，诸味不喜，直待溃后脓毒一出，胃气便回，方欲思食，彼时但所喜者，便可与之以接补脾胃。如所思之物不与，此为逆其胃气，而反致不能食也"《外科正宗·痈疽原委论》。这就说明不适当的戒口，可以影响食欲，进而损害胃气，不利于气血的冲和与康复。陈实功的这些意见是非常正确的，可以帮助纠正某些医生不适当禁忌饮食的倾向。在今天看来，仍然是有科学内涵的现实意义。

三、总结经验，治外多创

陈实功在自序中说："治外较难于治内者何？内之证或及其外，外之证必根于其内也。"这就是说，外科之所以难于内科，因为内科疾病可以通过内治解决问题，外科疾病仅仅依靠内治而无外治，仍不能达到治疗的目的。正如清代徐灵胎所说："外科之法，最重外治。"陈实功重视外治的学术见解，纠正以往多偏于内治、忽视外治的不良倾向。在外治方面，陈实功不仅留下了许多有效的外治药方，而且留下了在当时看来颇多创见的外治方法。陈实功所制的外治药方有一个显著特点——相互配伍，轻中取巧。如当芎汤（川芎、当归、白芷、甘草、龙胆草）治阴痒。药仅五味，在辛温之中佐以苦寒，取其辛能散、寒能清，然辛多于寒，故可止痒。蛇床子汤（蛇床子、当归、威灵仙、苦参）治肾囊风、洗痒疮方（苦参、猪胆）等，同是止痒方，不仅药味少，而且配伍精当，可谓轻中设巧。由此可见，凡是止痒，性味多辛温、辛热之类的药物，取其疏衷宣散，痒感可除。如见皮肤红肿，状如火丹，则用性味苦寒、咸寒、甘寒之类的药物；如火丹用柏叶散（侧柏叶、地龙、苍柏、黄芩、赤芍、轻粉），以及如意金黄散等。诸如上述的外治药方颇多，不胜枚举。

在外治方法方面，陈实功创见颇多，贡献很大，在此略叙二三。

1. 针法　针法来源于《素问·病能论》说："痈气之息者，宜以针开除去之。"可见，切开放脓的手法在古代就有。陈实功在学习古人经验的基础上，又注意从实践中总结，明确提出用针决脓的方法。陈氏《外科正宗·痈疽原委论》说："脓既已成，当用针通……肿高而软者，发于肌肉，脓熟用针只针四分；肿下而坚者，发于筋脉，脓熟用针只针六七分；肿平肉色不变者，毒气附于骨也，脓腐用针必须寸许方得是脓。”正是由于化脓部位的不同，针刺的深浅不一样。如果脓成不用针决之，那么“腐溃益深，脓口难敛”，一旦脓成肉厚难以外溃，陈氏主张早用针头点入寸许，开窍发泄脓毒。若脓出不畅，陈氏更主张扩创以畅通脓管，有利于脓液的顺利排出。这种扩创术，陈实功《外科正宗·治法总论》说：“针钩向正面钩起顽肉，用刀剪当原顶剪开寸许，使脓管得通流，庶疮头无闭塞。”总之，陈实功对外科病治疗的基本要求是：“凡欲消疮，先断根本，次泄毒气，使毒自衰，无得内攻为妙。”

2. 拔吸法　《史记·孙子吴起传》说：“卒有病疽者，起为吮之。”是说吴起爱兵，当士兵患疽脓在深处，排出不畅，吴起用口吮吸。后世嫌其不洁，又多以重手用力挤压，患者痛苦不堪。到了明代，开始用药筒对顶拔提。具体方法：“药筒预先煮热，对死窍合之良久，候温取下，如拔出之物，血要红而微紫，脓要黄而鲜，此为血气营运活疮，其人必多活。”陈氏创用药物煎煮竹筒，使拔吸法有了改进。

3. 摘除法　在五官科疾病中，陈氏治疗鼻息肉，除了药物外，还主张手术摘除，并且创造出了摘除鼻息的工具。

此外，对脱疽“用头发十余根缠患指本节层处，绕扎十余转，渐渐紧之，毋得令毒改延良肉”（《外科正宗·痈疽脱疽总论》）的截肢法；对自刎断喉抢救，“急用丝线缝合刀口，撒上桃花散，多掺为要”（《外科正宗·痈疽救自刎断喉法》）的气管缝合法；还有咽喉和食道内铁针摘除，以及痔赘挂线、绷缚背疮、棉垫法治疗痈疽内肉不合等外治法，对后世都有很深的影响。清代各种外科著作，如《外科大成》《医宗金鉴·外科心法》等书，采录很多陈氏的有效方药。数百年来，《外科正宗》这部书，一直被认为是外科医生必须学习的重要文献，其学术地位也可以想见了！

万密斋外科学术思想概要

读《万氏秘传外科心法》（以下简称《外科心法》）后，耳目为之一新，一扫以往疡医重刀针技能，轻医理贯通的偏见。万氏潜心研究中医外科，阐发医理精当，描述病症准确，治疗方法颇多独创，促进外科的学术发展，不愧为一代疡医名家。

一、业疡医，精通医理

中医外科古称疡医，虽然早在《周礼》就有专科建制，但业疡医者多数是师徒相授，父子相传，探索岐黄精义少，满足一技之长多，长期的因循守旧，成为中医外科学术发展的桎梏。万氏善于从古代医籍中，既领悟其常，更悟其变。如将皮肉筋脉喻为脏腑枝叶，生动具体地反映了内脏与体表的内在联系；认为疖为热发肌肉之上、痈为热发脏腑之间、疽为毒流骨髓。这样层次分明，揭示病有深浅，毒有轻重。又如，自从《圣济总录》倡五善七恶学说以来，历代外科专著均有论述，然而，阐发此说简明扼要又中肯实用者，莫过于万氏之言。万氏概括五善为：一善饮食知味，二善二便均调，三善神清语明，四善脓鲜不臭，五善起居如一。万氏概括七恶为：一恶视目，二恶看型，三恶痛极，四恶气喘，五恶语颠，六恶混泻，七恶脓臭。与此同时，万氏还将常见疡疾编为诗词，便于习诵，《外科心法》中有“蛇头疔诗”“癞头疮诗”“夹腮诗”“赤游风诗”“核疮诗”“上疳疮西江月词”“重舌西江月词”“七律”“脐上疮七绝”“软疖七绝”等。从这些诗词看出万氏极重视外科医理，谓“穷究医书，药乃百草根苗，医为九流魁首。重医者，视疡科为圣训，吝财者，视其道为儿戏。凡我子孙，及家后医，细心诊察，寒热虚实，修合药品，辨别君臣，庶不差谬，学者须当自操”。明确指出中医外科在医学中的重要地位，疡科医师必须掌握系统的中医理论知识，临证才能辨证用药精当。

二、细诊察，善辨虚实

万氏书中所列外科病症108种，文字描述准确，且在图像中明确标出。这种图文并茂的撰写方法，是万氏通过望、闻、问、切的精细诊察，在取得大量感性认识的基础上，再经过整理而成。万氏诊察外疡的方法，表现在如下三个方面。

1. 病位——重脏腑经络 万氏新绘图形，分为面图、背图、侧图三大部分。面图举39症（不包括小儿面图9症），多为少阴、太阴等经循行区域，依脏腑定位以心、脾、肾居多，主阴、主里；背图举16症，多为太阳、督脉等经循行区域，按脏腑定位初期在肺、后期在肾，主阳、主表；侧图举23症，多为少阳、厥阴经循行区域，据脏腑定位在肝、胆，主半表半里，为辨别疡疾的虚实提供诊断依据，从而避免外疡疾病只知刀针外治，不懂调治脏腑功能的局限性。

2. 病因——察内虚外实 万氏说：“百病皆自内发于外。”所谓内，指内脏亏虚，是起病之本；所谓外，既言体外形征，又言外因实邪，这种正虚邪实的病因学说，贯穿《外科心法》的始终。为了叙述方便，内虚分脏腑之虚、酒色之虚、失调之虚。大凡外疡重症都与上述三虚有关，只不过偏重于某一虚而已。因酒色过度，遂致毒流肌、筋、骨或肝、脾、肾而成的有下背发、腰背发、小便毒、痔漏、脏便痈、手心毒、鲤鱼便等。因心肾阴亏，郁热不伸，内蓄受湿，外伤皮肤而成蝼蛄串、中搭手、对口、囊发、手背发、顶痈、耳门痈等；因失调之虚，既有男性由行房而为风热所伤，又有女性由行经而为风热所搏，此外，《外科心法》在“妇人四症”篇中，还指出月经调治失宜、月经未住行房、产后未满交合、产后保护不慎等皆能导致血风疮、阴蚀之类的杂症。外实，总括六淫和炙煿厚味，然而，六淫之邪所伤，尚有比较固定的规律可循，病变在头面部，风热居多；病变在二阴等处，湿热下流常见。

3. 疮形——视散漫收束 历代外科名家都把疮形的观察作为辨证论治和判断预后的客观依据。万氏说：“疮形平没，此危症也。”不仅如此，万氏对外疡局部形征有过许多形象的描述。如蝼蛄串“其形如蜻蜓，头短尾长，不破不已。如溃破，若不断其脓水，自肩井贯串至肘臂之上，贯而串，串而三焉”。鹤膝风“初起如拳，久如盘样”；鱼口者“开而不合”；瘤者“如李如桃，而形状不同，如瓜如瓠，而名色不一”等。

三、量病势，方多玄机

万氏既重视内治，也注重外治，在强调早期手术的同时，又反对滥施刀砭，对外科发展有一定影响。

1. 内治法 万氏说：“凡治痈毒，初宜解毒拔毒，既溃，宜排脓定痛。如未溃时，不可服热药，既溃时，不可服凉药。”万氏此段论述堪为痈毒内治大法垂范。通过对总论大法列举的30个内治法的剖析，笔者有两点深刻的体会：①外疡初期的解毒、拔毒，药用甘平或苦辛居多，如千金托里散、败毒散、忍冬花酒等方，常用荆芥、羌活、独活、川芎、桔梗、柴胡、金银花、连翘等药，很少用大苦、大寒之味。外疡初期用药贵在疏通气血，内无气血壅滞，脏腑调和，肌肉轻快，痈从何来。②外疡脓成，宜“大补气血之剂，厚脾胃，滋补根本，如此则脓易作，而热易宣”“脓血既成，以长针开之”，药用甘温扶脾为主，如内托散等，喜用人参、黄芪、当归、官桂、白芷、浙贝母、防风、陈皮、白术、甘草等。总之，万氏内治诸方归纳起来，初期用羌活、川芎、荆芥、防风、柴胡、桔梗等芳香通气之品，能运补药之力行于周身，开通三焦与经络的滞气；中期脓成用白芷、川芎、皂角刺、官桂等甘温窜透，更助参、芪之力，促使脓毒早溃，避免大苦大寒之味戕伤生发之气。通过以上分析，万氏制方玄机，跃然纸上。

2. 外治法 外治法包括药物外治法和非药物外治法，万氏公开了大有神效、主治多种外疡的秘传太乙万灵膏、十八味生肌散，神仙去毒一扫丹、神仙敷毒失笑饼等，笔者坚信，随着《外科心法》一书的出版，研究上述外治方剂的人也会随之多起来，这些方剂将会如同“万氏牛黄清心丸”一样在外科的外治中增添新的武器，广为流传。这里，要特别提一下万氏非常推崇的发背、搭手、对口等外科重症初起阶段必用的“海马崩毒法”，根据书中原始记载推测，此法类似热敷法，现实的临床实践证明，连续热敷确有消炎止痛的功效；其次，灸法也为万氏所喜用，他将灸法分四周灸法和穴位灸法两种，大凡外疡初期皆可用之，有移毒浅出的效果。万氏将痈疽深浅不辨、频用烂药、滥施钩割的庸医，斥为毒手。万氏说：“吾见今之针发背者，专行钩割，去其筋膜败肉，更加痛苦，此岂仁人之术哉！”同时警告病人“切勿听此毒手，自取危笃”。万氏在书中，多次提到切勿妄行钩割，慎之慎之，“频用烂药，甚至钩割，自取丧之，可不惜哉”，今日的外科工作者应当引以为戒。此外，万氏还介绍了许多外治法，急救方如灯火法、喉中被骨刺伤、诸骨梗和小儿误吞麦芒刺等。

喜读《赵炳南临床经验集》

我怀着十分喜悦的心情，一鼓作气地阅读了《赵炳南临床经验集》，深受教益。

《赵炳南临床经验集》（以下简称《经验集》）有选择地收集了51个病种、137个医案，并且十分注意常见病、多发病治疗方法的介绍，同时也很重视中医治疗疑难、顽固皮肤病。在整理的过程中既照顾中医传统的辨证思想，又注意西医学的辨病特点，这样，有利于赵老的临床经验在中西医医务人员中得到进一步的普及和推广，促进中西医结合，对临床医学的实践有一定的参考价值！

皮肤病属于中医外科的范畴，但与内科有着密切的联系，因此，对皮肤病的认识方法，既有与内科相同的一面，又有它不同的一面。在中医对皮肤病辨证规律的探讨中，虽然不少的同志付出了辛勤的劳动，也开展了一些有益的学术讨论。但是，如何有机地将“八纲”“脏腑”“病因”“气血”“经络”等中医辨证的一般规律与皮肤病的不同类型、不同阶段的具体情况相结合，做到有是病，辨是证，尚未得出明确的结论，《经验集》在这方面给我们描绘了学习、参考的蓝图。

《经验集》对感染性皮肤病如疖、痈、脓疱疮、丹毒的辨证，主要抓住三个环节，即损害形态、脏腑失调和病变部位。从而将疾病产生的原因归纳为：轻症是“火毒”，重症是“毒热”。对非感染性皮肤病常见的皮炎、湿疹类，则以丘疹、水疱、渗液、糜烂、肥厚等客观所见的症状为辨证的主要依据，分析湿、热、风三者间的轻重缓急。对红斑鳞屑性皮肤病的辨证，重点在于考虑红斑的性质和发展的程度，以及鳞屑的厚薄与多寡。若见红斑鲜红，呈泛发倾向，鳞屑少则认为血分有热；若见红斑淡红，部位局限，鳞屑较厚且多，可认为血分蕴有湿热；若见红色的结节、硬斑，则考虑有气血凝滞的可能。结缔组织疾病如系统性红斑狼疮、硬皮病的辨证，虽然病情复杂，变化多端，但以脏腑辨证为总纲，就能执简驭繁，纲举目张，从而能较好地认识正邪盛衰的关系等。

这种归纳方法也有不完善的地方，如霉菌病、寄生虫皮肤病等就不好归纳在内。今后，只要坚持不断创新，努力实践，将会进一步提高中医对皮肤病辨证规律的认识。

《经验集》介绍了赵老长期应用的143个经验方、常用方，以及102个古代成方，这对于学习和丰富皮肤病的治疗学是颇有裨益的。从这些丰富的方药中，我们可以学习赵老治疗皮肤病的常法与变法。

大凡化脓性皮肤病常用“五味消毒饮”为基础化裁；丘疹、水疱、渗液等热盛阶段的皮肤病喜用“龙胆泻肝汤”增减；皮损肥厚，轻度糜烂，顽痒时期的皮肤病多用“除湿胃苓汤”出入等，都是言其常法。

但是，疾病的变化是复杂多端的，仅有常法是不够的，必须掌握更多的因时、因地、因人、因病而制宜的变法，在这方面《经验集》为我们提供了一个极好的学习机会。例如，赵老对龙胆泻肝汤的临床应用十分得心应手。《经验集》用龙胆泻肝汤加减治疗的皮肤病有：丹毒、脓疱疮、足癣感染、传染性湿疹样皮炎、带状疱疹、湿疹、自体过敏性皮炎、药物过敏性皮炎、结节性痒疹等。但在具体运用时又各有异同。同是龙胆泻肝汤，赵老对脓疱疮的治疗，既考虑暑热的火毒用清热解毒药，又注意时令的变迁和“暑必夹湿”的辨证特点，加用六一散之类，收到涤暑利湿的效果等，体现了常法中的变法。

此外，在抢救败血症、严重感染合并中毒性休克等危笃重症方面，中西医结合显示了力挽沉疴的可喜苗头。《经验集》的成就，其他诸方面如病后调理、中草药的巧妙运用等都有推陈出新的卓见。

纵书五千年，横述百家说

——《章真如医学十论》评价

我怀着崇敬的心情，阅读了《章真如医学十论》。这部鸿篇巨制近百万字。通观全书，有理论、有实践；有前人经验，又有个人心得；既继承朱丹溪学说，亦发挥章老专长，洋洋大观，展现在我们面前，读后颇受启发。

一、探源索流，贵精博专

我国著名经济学家骆耕漠有句名言："重复是学习之母。"凡是学有成就的人，无不重视从重复中得到新知的自学方法。章老十论包括：《滋阴论》《调气论》《肝胆论》《肾气论》《风证论》《火证论》《痰证论》《瘀证论》《湿热论》《养老论》。以上十论均是上探源于《黄帝内经》，下索于张仲景、朱丹溪、张景岳、喻嘉言、李中梓、叶天士、吴鞠通乃至于近代张锡纯、施今墨、蒲辅周等名医大家，可谓无所不包。纵向来看，对滋阴、肝胆、肾和风、湿热、痰、瘀等，做了既有区别又有内在联系的、清晰而精辟的论述。使读者在重复中得到启迪，得到新知。如《滋阴论》，首引《黄帝内经》中关于阴阳的互根、消长、转化等理论进行了叙述性的扼要回顾；继而专论张仲景对滋阴学说所起的奠基功绩；又有朱丹溪承前启后的发展与贡献；以及张景岳、李中梓、喻嘉言、缪仲纯、叶天士、吴鞠通等名家从不同的角度给予的补充。读后不仅可以让读者感受滋阴学说的博大精深，而且为复杂多变的临床辨证提供了许多有益的借鉴。从这个侧面分析，可以窥测章老立论的出发点：广采百家之长，融合个人临床心得，绝不是仅仅停留在表面的引证，而是从重复之中，悟出特殊的科学内涵，达到宏约深美、贵精博专的境界。

二、广涉百家，力求完整

章老在自序中说："十论是抓住十个主要问题，结合个人体会较深的内容，予以剖析。从纵的方面阐述，从横的方面吸收，以朱丹溪学说为主体，溯古迄今，谁家特点，谁家专长，不分古今，并蓄兼收。"章老的这段话，既道出了十论内容的精髓，又给读者领会十论的钥匙。我认为在攻读十论的过程中，只要遵循章老的告诫，就可收到事半功倍的效果。如《肾气论》，纵向，阐述了古代医籍和先贤的宏论；横向，吸收了古今名医经验达60家之众，其病症范围包括内、妇、儿、皮肤、骨伤、外科、五官、老年等学科。又如《肝胆论》，其对肝胆病的治法在《黄帝内经》提出辛以理用、酸以治本、甘以缓之三大原则的基础上，结合个人体会，列举了肝胆病治法四十则，不仅包括叶天士的治肝八法、王旭高的治肝三十法，而且还有新的发展和创新，纵横交错、推陈出新，更赋有指导性和实用性。

三、勤于思考，独辟蹊径

面对八千余种、十万余册中医药现成文献，不讲究方法，不勤于思考，在有限的生命时间里，很难有所作为。章老在这方面也给后学提供了宝贵的自学方法。章老经过数十年的探索与思考，选定丹溪之学作为主攻方向，原因有二：其一，丹溪有条件将刘河间、张子和、李东垣诸家学说的精华融为一炉，形成新的体系；其二，内科杂病的诸多问题，皆可从丹溪之学中得到启迪。如致病学的四伤学说［气、火、痰、瘀（郁）］、血虚生热、热生风、湿热相火为患最多等；又如辨证学的肝、胆、肾所居的重要地位；再如治疗学，丹溪擅长滋阴，善于调气等，诚如后世评说："伤寒宗仲景，杂病宗丹溪。"由此可见，选准主攻方向，攻读经典，旁猎名著，勤于思考，是一代名医成功的必由之路。

读书是为了指导实践，实践是为了验证读书，章老十论在理论上体现了纵横交织的完整性和系统性，对于指导实践又是常法之中寓有变法，独辟蹊径。如甲状腺功能亢进一病，章老从急躁多汗、多食消瘦、颈肿眼突、心悸失眠等诸症入手，认为此证属肝火亢盛、脾土受克、心肾不足、水不济火，主张滋水养肝、育阴软坚，采用验方育阴制亢汤，用之临床，效验很多。细品章老的组方，不难看出该方在吸收海藻玉壶汤软坚散结优点的基础上，去掉辛燥伤阴之品，同时还增补滋阴柔肝诸药，前者治标，治有形之肿块；后者治本，治素体之阴虚，显然更贴切病机，故而多效。类似这种辨证与处方，在十论中还有很多，如乙癸同源饮、三金排石汤、五参养心汤、疏肝利胆汤等。

当然，我也发现书中一些错排、漏排等问题。不过，我坚信此书的面世，必然为中医宝藏增添光彩，同时在杏林中又多了一位值得赞颂与学习的楷模。

予今人以启迪，赋后学以借鉴

——评《长江医话》

最近，收到友人寄来的《长江医话》一书，翻开目录一阅，立刻被立意新颖的标题所吸引，于是一鼓作气通读了全书，该书“博”“精”“新”“活”的特色给人印象尤深。

1. 博 其含义有三，一是地域辽阔，长江流域包括八省一市，水网纵横，覆盖的范围和人口的数量居全国之首，历代名医辈出，中医中药十分兴旺发达，学术流派百花争艳。有鉴于此，编者从三百多万字的来稿中，精挑细选70余万字，反映本书具有坚实的群众基础；二是人才济济，入选文稿的作者，既有张赞臣、干祖望、姜春华、李聪甫、李克光等老前辈的亲笔撰稿，又有后起之秀的佳作，更多的是富有承前启后的中年骨干，说明知识层次较高；三是内容丰富，全书有医理、临症、方药、随笔、史料、名医轶事等无所不在其中，展示了长江流域中医学术繁荣的历史画卷。

2. 精 博是指广度而言，精则是指深度而说，从某种意义上讲，精往往是获得读者青睐的根本，编者精选的标准，主要依据实用性，特别是常见病、多发病上，尽管从不同的角度予以阐发。比如，谈胃疾治疗的医话14篇，有宗寒热虚实，有从久病必痛；有用验方，有用经方；有述要，有调养；有急性，有慢性等；合而思之，条理分明；分而用之，各具匠心。

3. 新 博、精是创新的基础，严谨的临床诊疗是创新的源泉，善于思考是两者间的桥梁。通读全书，凡有独特发挥的医话，无不是三者的有机糅合。如“和法贵在配伍精当”，作者在申述古方讲究配伍的同时，强调和法的要旨，在于“邪气缓消，正气渐复”的阶段，因而，临症要灵活，不必拘泥，又如“潜、豁、通、扶治中风”一文，古人治疗中风，尤在径有八法；王清任提出益气活血通络；张山雷主张用介类潜阳等。作者在继承前人经验的基础上，结合临床实践归纳为“潜（阳）、豁（痰）、通（络）、扶（正）”四字法，并指出前期宜以潜阳降逆，豁痰开窍为主；后期应以滋阴益气，活血通络为要。医理明白，学者容易掌握。“从肺郁论治皮质醇增多症”，该病古书未载，今人审证求因，多数以阴虚阳亢施治。然而，作者以“肺主皮毛”“肺与大肠相表里”为根据，另辟新径，选用宣肺气、开腠理，佐以理气、清热、化湿及活血调经法，用之获效。

类似颇多新意的医话还有：“湿温病治疗中禁润与可润”“疏、柔、化、通治肝病”“产后宜温不可全信”“十痒十法”“湿病活血能增效”等。由此提示读者用医理指导临床，又通过临床充实医理，不仅能提高医疗水平，而且对创新定多裨益。

4. 活 文采活泼生动，简明准确是《长江医话》又一特色，综观全书医话，短者不足500字，长者很少超过两千字，多数是千字文。

作者将上下纵横百年的资料，汇于千字文中，用历史文献论证我们的祖先在许多方面的医疗和设施，开创了先河，比如胚胎发育、灌肠、导尿、开口器、鼻饲、口罩、蒸馏水，以及病房的涂料等。此外，有的是凭吊先师的教诲；有的钩玄撮要地介绍《金匮要略》的编写特点，有的回忆名医轶事趣闻；有的剖析医林流行的是非错讹。

总之，一篇篇医话都凝集着作者的心血，必将给今人以启迪，赋后学以借鉴。

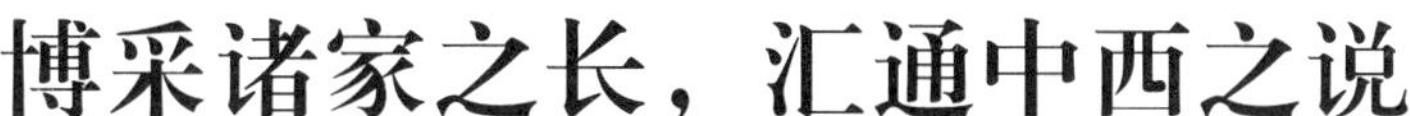

博采诸家之长，汇通中西之说

——《牛皮癣中医疗法》评价

牛皮癣是银屑病的俗称，国内总发病率为0.123%。也就是说，在十一亿人口的中国（注），大约有1350万人被银屑病所困扰。

最近，我的好友中国中医研究院广安门医院皮肤科李琳同志编著《牛皮癣中医治疗》赠送于我，我翻开全书，深知作者从不同的角度，全面系统地对牛皮癣进行了深刻的阐述，现将我阅读这本专著的几点体会奉献给读者。

一、博采古今诸家之长

中医文献对银屑病的防治经验，尽管记载甚多，但缺乏必要的匡正、归纳和发挥。作者以三章的篇幅，分别对病名的异同、病因病机的阐述，以及内外治法的归纳，做了详细的叙述，特别是在参阅了40余部古今著作的基础上，对古人所持医论分燥热，血燥风毒，血虚等学说，进行了深入浅出的解释，以求对本病的深入研究。近三十年来，皮肤病工作者从病人的体质、皮损的变化、年龄的大小、病理的改变、血液理化特性的测定等方面，进行了调查和研究，这样对银屑病所表现出来的血热、血瘀、血虚的本质，有了较古人更为深刻的认识，从而为本病的防治提供了客观的依据和数据，这对于指导临床实践无疑是有所裨益的。

二、综合内外众多之法

临床医师的天职在于想方设法解除患者的痛苦，从这个意义上讲，解决问题比提出问题显得更为重要。

作者考虑到我国现有中医、西医、中西医结合三支队伍的实际，在诊疗上辨证与辨病、内治与外治、古方与今方、药物与非药物、验方与单方、名家经验与专著精华的结合，这样既有利于专业人员按照各自的需要决定取舍，又能满足广大患者病情多样化的要求，使之有章可循。

三、汇通中西学说之长

中医和中西医结合工作者，在防治本病时，做了大量有益的实事，不仅在治疗方面开拓了一些新的疗法，而且利用现代科学技术开展实验研究，为阐发中医药理论增添了不少的新内容。

作者正视这个客观事实，在书中分临床治疗和实验研究两个部分，介绍了本单位和国内兄弟单位的经验，特别是利用电子显微镜观察中药治疗银屑病的作用，发现中药不仅能抑制细胞的活性，抑制膜蛋白合成增多，还可以影响细胞膜阻断形成过多的交通连接，使细胞间信息交换、离子与分子的分布、代谢物质的运送，趋于平衡状态，进而促使细胞不致过度生长与分化。结论有力地证明，中医药在防治银屑病上是大有作为的。

至于本书的不足之处，也略叙一管之见，仅供参考。其一，文中对著名老中医的临床经验

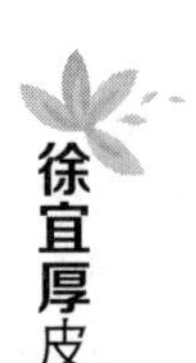

的介绍，出现多处重复，若能加以调整，将会更加紧凑与精练。其二，药物外治法本应在文中结合临床实践，予以系统而详尽的介绍，然而仅在参见“现代方剂辑录”中一带而过，显得分量不足。因为作者并没有告诉读者如何根据银屑病的轻重或进退选用外用药的原则与注意事项等，使人仅留下附录方剂的印象，希望作者在修订再版时，予以补充。

《中医药理论量化与微量元素》评价

管竞环教授等编著的《中医药理论量化与微量元素》（湖北科学技术出版社，1998）一书是一本从崭新的角度首次提出中医理论量化的专著，我仔细阅读后，从该书的字里行间看到作者勇于开拓与创新的执着追求。这是他们通过大量的实验研究，经过长达12年的探索而取得的，一扫以往某些以文献论文献的陋习，书中蕴藏着大量的时代信息。该书具有两个十分突出的特点：

1. 以数据为切入点，揭示中医药量化的奥秘“一种科学只有成功地运用数学时，才算达到了真正完善的地步”（拉法格语）。作者正是遵循这一科学原则，对105种植物类中药中42种微量元素和110首方剂33种微量元素的测定、分析，发现中药微量元素含量区间尺与区间谱的重要结论，从而为中药四性、五味的量化，以及优化临床组方奠定了数据基础。在此基础上，又对100种植物类中药药味的定量判别研究，进一步发现微量元素判别定位与传统定位的符合率为67%，其中判别定位与传统定位一致，即辛、甘味药之性偏温热、苦味药之性偏寒凉的药物占79.1%，这种运用数学模式判别药物定位的方法，结束了几千年来，依靠口尝或推论药味的历史，对中药药味提出了新的定量概念。此外，作者测定每味药均含有42种元素，说明药物有主要药味和次要药味，这在传统定位上是很难区别的。从而更正了传统的一药一味的弊病。进而，大胆提出“每味中药，五味俱全”的假说，也是具有深远的临床指导意义的。

2. 从微观入手，探索中医理论核心辨证论治是中医临床医学的核心。从总体来说，是立足于宏观整体，具有显著的系统论思维特征，但在实际应用中难以摒弃随意性、笼统性和模糊性，因此，坚持以中医理论为指导，运用现代科学技术提供微观、定量和形态方面的研究成就，才能使宏观辨证具备深一层的客观物质基础，进一步揭示症状的隐性阶段，也才有可能实施辨证的规范化与标准化。作者根据平衡原理，在研究中药微量元素的过程中，发现热性方药中F值（总体均值偏移度）大则热性强，F值小则热性弱。这种微量元素F值为正数值、偏大的适用于虚证，宜补阴补阳；反之，实证可选择微量元素F值为负数的相对方药。这种通过微量元素F值正负偏移度的测定，是中医辨证论治中病证与方药之间的最佳信息交换。作者对慢性肾炎尿毒证脾肾阳虚患者药物的筛选，就是借用微量元素谱的“邀请信息”与“应邀信息”而完成的。

总之，作者对中医理论的内涵研究，从某种意义上讲，开创了中药药性理论及中药功能与微量元素关系研究之先河，展现了中医现代化的光辉前景。

不过，我认为中医理论博大精深，加之中药或复方成分复杂，个体差异、反应状态等诸多因素，仅以中药微量元素含量而施的辨证施治，似有以偏盖全之嫌。但对从事中医药、卫生、营养、化学等多学科的人员来说，仍是一本颇多启迪的佳作。

采百家之精义，汇疮疾之大成

——《中医皮肤性病学》评价

新春之际，我收到广东省中医院皮肤科函寄的《中医皮肤性病学》（科学技术文献出版社，2010）。该书由范瑞强、邓丙戌、杨志波三位教授主持编纂。

按照我读书的习惯，一本专著在手，我通常阅读三次。第一次是浏览，了解全书的框架结构；第二次是精读，特别是对常见病、罕见病、疑难病和体现中医特色的病种，更是十分留意。精髓部分还会留下眉批；第三次是比较读，以本书为蓝本，同时参阅有关专著及其相应书籍，从比较中可以得到较为准确的启示，进而发掘其特色和创新。我在阅读《中医皮肤性病学》时，给我留下深刻印象有五点。

一是书中收集病种三百二十余种，然其编写的内容有简有繁，简者，言简意赅；繁者，写深写透，均能达到画龙点睛之妙。繁者如湿疹、特应性皮炎行文在万言之上；简者如皮肤垢着病、白化病前者约三百六十字，后者不足三百言。尽管字数差异如此之大，但读后简者要点突出，繁者精义显露，从中受益匪浅。

二是体现时代性，古老的中医学，必须随着时代的发展，注入新颖的内容。既是中医与时俱进的需要，又是继承与发扬的具体体现。书中新载入的病种达数十种，如手足口病、游泳池肉芽肿、猫抓病、放射性皮炎、人工皮炎、艾滋病等。这些疾病均是近 20 年来相继出现的病种，似乎还有增多的趋势。及时收录这些病种会给后人留下时代的烙印。

三是“名医经验”是书中一大亮点，据我粗略统计，胪述名医经验达百人之众，其中既有皮肤科领域中的泰斗名医，如赵炳南、朱仁康、张志礼、禤国维、欧阳恒等；又有蒲辅周、董廷瑶、朱良春、张琪、刘弼臣、张镜人、丁济南、周仲英等老前辈。文中在引用时，按照各自的专长，在书中有关章节得到准确的反映，如麻疹，介绍蒲辅周老前辈用宣透法、表里双解法、清热救阴法、生津固脱法治疗麻疹的经验；带状疱疹，介绍朱良春老前辈用虫类药治疗带状疱疹的经验，特别是朱老认为蕲蛇搜风解毒之力，远较乌稍蛇为胜，故对重症、顽症必须取蕲蛇，内服与外用均有效；红斑狼疮分别介绍了张志礼“健脾益肾，调和阴阳，活血通络，扶正固本祛邪治则的核心”思想；张镜人常用土茯苓、鬼箭羽的经验；周仲英不论何症，均可选用雷公藤、鬼箭羽、菝葜、漏芦、青蒿、商陆、蜈蚣、炮山甲、蜂房等祛风解毒、清透瘀热、活血化瘀之品，以提高疗效。

四是“临证提要”是中西医互补的切入点。众所周知，当代社会疾病谱中，有许多疾病中医可以独立诊疗；但也有不少疾病还需要中西互补去施治，在具体应用中应当把握好有标有本、有主有辅、有治有调的尺度。如天疱疮，将皮质类固醇激素列入首选药物，剂量宜大不宜小，但长期应用其副作用和并发症会威胁患者生命，适时加用益气养阴、扶正祛邪的中药则有利于疗效的提高，缩短疗程，降低死亡率。这种有主有辅、标本同治的互补原则，既是中国医疗的特色，更是挽救患者生命的护身符。

五是有精美彩色图片，彰显图文并茂。书中的清晰彩图，给初学者带来重要的直观视野，从某种意义上讲，这种按图索骥，有利于诊断水平的提高。特别是有许多不可多得的图谱，公开展示，表明主编者的一片诲人爱心。如着色芽生菌病、家族性慢性良性天疱疮、巨大色素痣、鳞状细胞癌、恶性黑色素瘤、二期梅毒疹等。

总之，这部鸿篇巨制可谓采百家之精义，汇疮疾之大成，是具理论性、实用性、现代性及文献参考价值的专著，将会成为中医、西医、中西医尤其是皮肤病专业医师和医学爱好者的镇案宝典。

不过，在肯定成绩的同时，笔者认为书中有两处不足之点。

1. “名医经验”内容的提法不统一，文体的排版也不一致。我认为以×××论治×××较为妥当，不必提职称之类的头衔。

2. 重复与错误：第359页汗疱疹与第599页的汗疱疹，要点大致相同，只是前者略，后者详，建议删去前者；第554页“奚久一”应是“奚九一”，奚老以擅治周围血管病蜚声医坛，名称一定要准确无误。

此外，我向主编者提一个建议，第22章性传播疾病应将病因单列一章论述，如张志礼等编著《中医性病学》（江西科学技术出版社，1991）对性病的病因提出“湿热”“疫毒”“秽浊”“虫邪”；范瑞强等合著《中西医结合临床皮肤病学》（世界图书出版社，2003）对性病的病因提出“精化染毒”“气化染毒”“胎传遗毒”；徐宜厚等编著《性传播疾病中西医结合诊疗》（人民卫生出版社，2002）对性病病因提出“淫毒说”“湿热说”“恶虫说”“败精说”“淫火说”“肝肾亏损说”“虚损说”“秽浊说”。由此可见，性传播疾病的致病因素既有与皮肤病共性的一面，又有其特殊性的一面。对其后者，应当予以补充与完善。一管之见，仅供参考。

最后，我引用禤国维教授序言中的一段话，作为本文的结束语：“振兴中医、发展中医是一项系统、巨大和长期的工程，任重而道远，千头万绪中当务之急是不断总结和提高中医临床疗效……本书的出版，不仅能使中医皮肤性病科医师从中吸取丰富的临床经验，拓宽知识面，还可以学到正确诊断和有效治疗的临床辨证思维方法、技术与医术。”

喜看一代中流砥柱的雄起

——评皮肤病中西医特色治疗丛书

2011年春，在湖南张家界世界中医药联合会第二届中医皮肤科国际学术大会期间，段逸群、杨志波、刘巧三位教授，向我展示了由中华中医药学会皮肤科分会组织编写的《皮肤病中西医特色治疗丛书》八本：《银屑病中西医特色治疗》（杨志波、龚小红主编）、《皮炎湿疹中西医特色治疗》（刘红霞主编）、《白癜风中西医特色治疗》（蔡念宁主编）、《红斑狼疮中西医特色治疗》（范瑞强主编）、《手足癣中西医特色治疗》（刘巧主编）、《皮肤性病中西医特色治疗》（段逸群、周小勇主编）、《荨麻疹中西医特色治疗》（李斌、张明主编）、《疖疮痈毒中西医特色治疗》（杜锡贤主编）。

返汉后，我花了两周的时间，较为详细地阅读了这批丛书，我从内心里发出中医皮肤科领域一代中流砥柱雄起的感叹，并为之呐喊。我在读书之余对此有三点深刻的印象，记录如下。

一、中西互补，条理清晰

湖南中医药大学何清湖、杨志波在序言中说："部分临床医生对皮肤病的治疗，存在着原则把握不准，思路不清，方法及药物使用不当等诸多问题。"此言可谓一语切中时弊。丛书的出版则是期盼皮肤科医生掌握和熟悉皮肤病中西医特色治疗的真谛。如《银屑病中西医特色治疗》一书分五大块予以叙述，一是银屑病在当今世界范围流行的状况及其可能原因的探讨；二是银屑病的客观检查；三是中西医互补的内外治疗与方法；四是介绍现代名老中医从各自不同的角度治疗的经验。我粗略地统计了一下，从地域上，涵盖了东西南北中五个方位；从治疗经验论，既有常法，从血、从瘀、从毒、从痹论治；又有变法，如脓疱型银屑病采用温肾助阳，淡渗利湿。用药上既用柔药，如生地黄、玄参、麦冬、紫草、板蓝根等；又用刚药，如白花蛇、僵蚕、全蝎、蜣螂等；五是食疗与预防。让读者在读过本书后对银屑病有全方位的认识与理解。

类似这种中西医互补、条理清晰的编写体例还有《荨麻疹中西医特色治疗》《皮炎湿疹中西医特色治疗》《手足癣中西医特色治疗》等。

二、古今融合，悟彻真谛

众所周知，性爱活动是人类生殖繁衍的基本保证，又是一种美感的享受。但由于种种原因，使这种本来是一切动物的基本功能，予以扭曲，甚至导入误区，因此出现许多违背伦理的性乱行为，继而引起多种皮肤性病的发生，危及人们的身心健康。《皮肤性病中西医特色治疗》一书采用古今融合的格式，分别对梅毒、淋病等14种常见皮肤性病予以全面论述。总论对性接触而传播的一类疾病，既对散见于中医外科、妇科、内科等典籍的传播性疾病有扼要论述，引用明清以前的文献达17本之多，现代文献有49条之众，由此可见内容丰富与多彩。而这些文献包含有古今对性病认识的方方面面，起到了提纲挈领的作用。对梅毒等十四种性病，分列出各种诊断指标和治疗要求，这对于临床医生颇有针对性。

《白癜风中西医特色治疗》一书颇多特色，归纳起来有三个突出点，一是按现代医学的要求，对本病的流行学、临床分析、并发症和并发症，以及治疗手段、治疗标准均与国际接轨、二是对中医名家的论治反应了多样性，书中综合了22家的学术要点，主要有气血论、肝肾论、脏腑论、整体论、标本论、引经论、兼顾论等。从而较为完整的反映了中医治疗白癜风的面面观。三是白癜风的护理，至关重要。书中提出了心神调摄、四时调摄、馐膳调摄、护理宜忌等。特别是馐膳调摄一节，对茶饮、汤类、粥类、药膳，以及辨证药膳均做了详尽的介绍。我相信对白癜风患者将有很大的裨益。由此可见，作者不仅对白癜风的古今论述有深入的了解，而且对白癜风的中西医知识也能彻悟真谛。

三、主次分明，相得益彰

红斑狼疮是严重危害人类健康的疾病，也是一种难治的疾病，在当前的医疗条件下，红斑狼疮的活动期以西药为主，中药为辅；缓解期以中药为主，可减轻西药的诸多副作用，有利于患者的康复。

有鉴于此，《红斑狼疮中西医特色治疗》在诊断和治疗方面以西医为主，并介绍了多种治疗方案，我以为这是客观的，有利于维护病人的切身利益，也是以人为本理念的体现。与此同时，对中医治疗与名医经验的介绍，也是繁简恰当的。正因为这种对中西医论述的主次分明，恰好反映了两者之间的相得益彰。

不过，在阅读之余，这套丛书，我也发现了一些不足之处，仅供参考。

1. 红斑狼疮是一种疑难性疾病，其内容显得有些单薄，我认为应当加入老年性红斑狼疮、儿童性红斑狼疮，以及与红斑狼疮相关的疾病，如重叠综合征、混合性结缔组织病等。

2. 《皮肤性病中西医特色治疗》在内容上应酌情加入同性恋所致的淫肠综合症、性暴力与性传播疾病。

3. 《疔疮痈毒中西医特色治疗》一书仅对病毒性、细菌性、物理性皮肤病作了一些叙述，但与书名并不贴切，值得商榷。

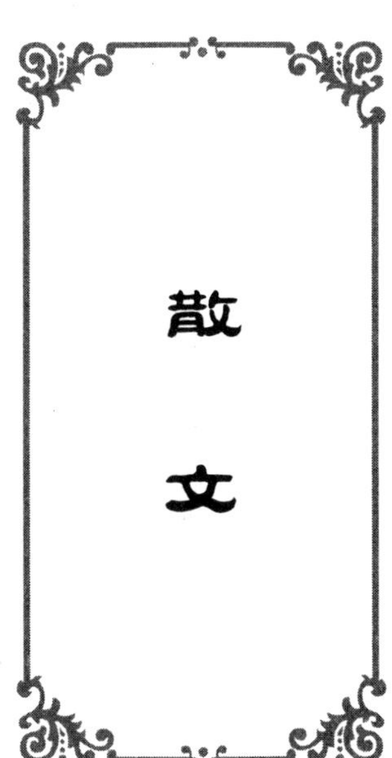

散文

目 录

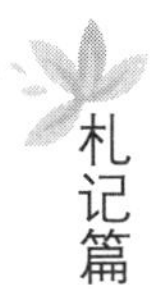

莎翁故乡行

一个周末的上午，我从谢菲尔德驱车约 1 小时，就到达英国中部的斯特拉夫镇。这里是文艺复新时期著名的戏剧家、诗人莎士比亚的故里。

斯特拉夫镇并不大，但街道两侧宁静整洁，不少的住宅被笼罩在茂密的树木或鲜花嫩草中，充分显示出人杰地灵的秀气。我怀着十分崇敬的心情，在该镇的汉利街寻找到莎士比亚的故居，这是一座黑白相间木质结构的典型英格兰住宅，虽然经历了400 多年的风风雨雨，但其住宅结构仍然结实，黑白色调仍然清晰悦目，这说明英国人重视文人故里的保养与维修。我迈着轻健的步伐，进入了莎翁的住宅，在16 世纪昏暗灯光的指引下，目睹了存放在玻璃窗内的莎翁手稿、著作、照片及生前的生活用具，尽管各种展品陈旧粗糙，甚至有些书皮的油漆脱落或纸张发黄，但在这些鸿篇巨制中，有叙事、有阐理、有抒情；既有浅吟低唱、高歌豪调，又有严词雄辩、曲理折情。无不放射出莎翁智慧的光辉，世界各地的游人无不为之倾倒。在莎翁故里的另一处广场，耸立着三层红色的建筑物，墙上镌刻有皇家大剧院的字样，这座表面看来并不起眼的剧院，因多次首演莎翁许多著名的悲剧或喜剧而名噪遐迩。当我沉浸在奥瑟罗悲愤的呐喊中时，突然，一辆马车的响声，引起了我的注意。原来这是一辆仿古的马车，上面坐有几位游客，随着马车缓步的移动，欣赏着街道两侧各种钟楼式的建筑，仿佛流连在文艺复兴的鼎盛时期。

阿望河从该镇中部流淌而过，河边绿茵草地和巨大的苍天古树自然成了人们休闲的乐园。各种年龄不同、肤色各异的人群，按照各自的方式，在这里，男女老少席地而坐，三个一群，五个一堆地谈天论地或者娱乐，或者嬉闹。河中的彩船载着游人缓慢地来往穿梭。时而发出欢笑的声浪，时而可闻悠扬的乐曲歌声，在这种温馨的文艺氛围中，人们再次享受到莎翁留给后人永远闪烁的艺术光辉。

英格兰午餐

应史蒂文逊博士的邀请，在好友王治藩夫妇的陪同下，驱车前往史蒂文逊家中，共进英格兰午餐。

当我们在门口停车的时候，主人立即将我们迎入客厅，稍事休息，主人非常礼貌的向我们展示客厅中陈列的各种古玩，其中有一具巴尔狗瓷器，色泽鲜艳，形态逼真，我正在猜测以为是欧洲的某国产品，只见主人翻开底面印有“大清咸丰年制”字样，我才恍然大悟，原来这是一件来自中国的产品。由此反映英格兰人对东方文化的浓厚兴趣与酷爱。大约十分钟后，我们步入一间20平方米左右的餐厅，里面正在播放悠扬的英格兰民间歌曲，在主人的安排下，我坐在主宾席上，桌上点燃了蜡烛，它象征着午餐的开始，随即，一个巨大的盛放着金黄色布丁的银盘和一罐卤汁，摆放在餐桌的中央。就餐者根据食量自拿3 ~5 块放入盘中，然后浇上卤汁。主人举起盛满葡萄酒的酒杯向我敬酒，我们彼此祝愿中英两国人民友谊长存。此后不再彼此劝酒。当我用刀叉切了一小块送入口中，那种香脆酥软的感觉至今仍有余味。30分钟后撤去桌上的餐具，换上另一套更为精致的刀叉，同时送上一个大盘，中间是牛肉，四角放有胡萝卜条、四季豆、花菜和甘兰。另有一罐卤汁和蒸熟的马铃薯，一块牛肉有50 ~ 100g，我一向喜食牛肉，夹了两块边吃边沾卤汁，牛肉质嫩，略有香甜，颇合口味。席间，主客交谈甚为融洽。通过翻译我了解到主人的家是一个典型的英格兰家庭，其祖辈是矿工出身，在第一次世界大战中有人成为烈士。在谈到对小孩受教育时。主人用十分敬仰的语调谈及他母亲对子女要求十分严格，每周用车推着小孩到公用图书馆读书，对大的孩子，一周内规定要读6本书，他本人就在这种勤奋好学的熏陶下，毕业于剑桥大学。若逢节日母亲常用英格兰午餐招待家庭中的老人和小孩。母亲这种吃苦耐劳的品质在他们兄弟姐妹中留下了深刻的缅怀。大约在四十分钟后，又换了小盘和汤勺，送上了冰镇的新鲜草莓和洁白炼乳，草莓与炼乳搅拌在一起食用，既酸甜又清凉，沁人心脾。牛肉那种口烧舌燥的感觉，顿然消失。最后一道食品是奶酪和一种由麦麸压成的饼干。这种软硬兼顾的柔合，吃起来确是另外一番滋味了。

整个进餐时间大约有3小时，从中我既体验到英格兰人的热情好客，又感受到他们荤素搭配合理的科学内涵，从某种意义上讲，这种午餐的形式，不仅要求食品既经济简单，又满足人体的营养需要，而且还要注重文化品味的交流，看来是值得我们在招待中外客人时予以借鉴的。

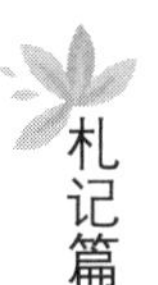

狮城掠影

应新加坡同济医药研究院的邀请，我于1992年8月20日，由广州乘新加坡波音747客机，经过3小时45分的飞行，准时而平稳地抵达樟宜国际机场。当我步出海关检查处时，立即受到新加坡中医学研究院院长吴锡春先生、同济医学研究院张国强医师、我的友人王保方先生和夫人许焕之女士等的欢迎。

我在狮城的一个多月里，由于热情而好客的主人精心安排，我出席了有十多个国家和地区参加的第四届亚细安中医药学术大会，应同济医院、中华医院之约，进行了参观与讲学，游览了圣淘沙、动物园、飞禽馆、鳄鱼馆、中国花园、董宫、珍珠坊、唐人坊、观音堂、赛马场、新加坡河、莱佛士大夏和私人俱乐部等。在这段时间里，我还品尝了日本、韩国、泰国、法国、意大利、马来西亚等国的风味佳肴，以及印度软饼、印尼洋桃、释迦牟尼果、榴莲等，总之，新加坡人给我的印象是既有东方特有的朴质而纯真的品德，又有西方人洒脱而奋进的精神。

1. 海上仙山圣淘沙

圣淘沙岛位于新加坡本岛以南半公里以外，几世纪以前，曾是海盗的堡垒，现在是供人消闲、娱乐的度假胜地。岛上有奇石馆、昆虫馆、历史馆、海事博物馆、塞罗梭堡垒等。令人大开眼界。其中尤以海底世界令人难忘，广阔的海滨大道，把我们带进神秘的海底，首先迎接我们的是一群笨拙可爱的大海龟，接着便是几头凶残的大白鲨，张开巨口扑面而来，顿时心惊肉跳。往下看是千姿百态、五颜六色的鱼群，时而戏水逗跳，时而翻滚离去，让人好不愉悦。

在奇石馆，我还看到三千多件天然奇石，有的宛如一幅山水；有的好似飞禽走兽，有的又像花卉树木，真是惟妙惟肖，栩栩如生。

登上圣淘沙岛的英帕山顶峰，可以远眺印尼热带岛屿的风光……

2. 夜游莱佛士大厦

据说莱佛士是第一个登上新加坡国土的英国人，为了纪念这位开拓者，故而将这座高72层的圆形大厦命名为莱佛士大厦。8月28日，我在王保方夫妇的陪同下，夜游莱佛士大厦。尽管已近子夜，大厅仍有不少的各国游客在等候。这座72层的大厦，仅用30秒钟就达到了望楼顶。望楼顶按游客的需要，分别安排为双人、三人或四人座，同时高低分开，错落有序，使每一个人都能观看到狮城的夜景，桌上放有烛灯、饮料和茶点。在座的边吃、边谈、边看，无人高声喧哗，更无争吵打闹。这种静谧而优雅的氛围，使人仿佛置身于梦幻之中。离开大厦时，公关小姐彬彬有礼，免费给每位游客赠送一份“鱼尾狮”或莱佛士大厦瓷器模型以作纪念。

我在归途上想，新加坡人真会向全世界宣传自己，提高其在世人中的知名度。我们武汉电视塔可不可以效仿呢?

3. 海外华人希望中国强大

我所接触的海外华人中有名人志士、专家学者及普通民众。当他们知道我是来自中国大陆时，与我的言谈中都表达了一个强烈的愿望：希望中国强大！有一位祖籍在湖北天门的张承安医师，过去我们并不认识，他听完我的学术报告后，立即邀请共进晚餐，在交谈中，他说他曾到过欧美十多个国家，但有部分人并不知道地球上有一个新加坡，因为太小了，如果不是一个国家，地图有可能不会标出来但是只要说“CHINA”，没有一个人不知道，他真心实意希望中国尽快强大起来。这样生活在地球上任何区域的华人脸上才会有光彩。张先生的一席话不仅表达了海外赤子的热忱之心，而且向生活在祖国大陆的每个公民发出了卧薪尝胆、振兴中华的呐喊。

新加坡同济医院印象记

应新加坡同济医药研究院院务主任陈振亚先生的邀请，去年 9 月我在同济医院进行了为期一个月的讲学，期间，在陈明先生、张国强医师的陪同下，我参观了这所有 120 多年历史的同济医院，返回住所后，又拜读有关史料，一种缅怀先贤艰苦创业的崇敬心情，油然而生。

一视同仁，情施济众，既是同济医院名称的来由，又是办院的宗旨。同济医院风风雨雨的 120 多年，既说明了中医药深深扎根于国民的血肉联系，又说明了国民的健康离不开中医药的客观事实。在这种特定的环境下，前海峡殖民地总督丝丝·金文森·士爵士于 1887 年到新加坡就任后，代表女皇维多利亚陛下，赠地 8000 多方英尺，建盖大厦；1967 年，李光耀总理在市中心拨地 15000 多方英尺助建新大厦，两位至今仍被国民称誉为同济医院的贵人。

怀旧与创新是同济医院走过百年历程的高度概括。初期仅为施医赠药的慈善机构，聘请几位中医师应诊，凭药方到指定的药店免费取药，经费依赖于华人商家捐款来维持。为了顺应时代的变迁，该院重视迈向新的历程，现设针灸、药物、痹证、胃痛、不孕、高血压、肾病、儿科咳喘等八个专题研究小组，各种生理检验及分析、心电图、超声波、脉情分析等，为古代的传统医学开拓了新的视野。该院的领导人深知，中医学在新加坡国民的保健中，占有相当重要的地位，鼓励年轻的一代，克服故步自封的陋习，希望他们加倍努力去求发展、求进步。否则将会因为保守、固执、墨守成规而被淘汰，因此，每年邀请中国福建、上海、北京、浙江、广州、武汉、四川和台湾及澳门的海外专家学者来院讲座，重在培养新一代的中医药接班人。

云顶撷锦

当我踏上马来西亚的国土，不少的好友推荐旅游胜地——云顶。

清晨，从吉隆坡乘车，经过左旋右盘的绕山公路，行驶近两个小时就到达了云顶五星级的Genting Hotel 酒店。站在高处远眺，连绵起伏的山峦，茂密翠丽的草木，尽收眼底，随着阵阵凉风，夹着山花特有的芬芳扑鼻袭来，全身的疲倦和山下的酷热，以及都市的喧嚣顿时荡然无存，给人一种轻松、宁静、安逸的感觉。

据说，这座海拔 2000 米以上的云顶高原，是由一位华侨林梧桐先生开发的。他遵循“今天不做，明天会后悔”的训言，在一个偶然的机会，在政府的批准与支持下，力排众议，开山辟路，费时 8 年，初步建成现时的云顶，新建有人工湖、游泳池、游乐设施、佳肴美食、购物中心等，是世界各地游客一睹马来西亚明媚风光的最佳景点之一。

当你带着小孩步入儿童乐园，将会观看到演员们身着彩色缤纷的戏装，头戴珍奇异兽的面具，在变化莫测灯光和悠扬音乐的渲染与烘托下，正在进行神话般的歌舞演出，时而贴近身边，令人跃跃欲试；时而滑稽惊险，令人捧腹大笑，这种身临其境，共同参与的欢乐情景，至今在脑海中仍然留有美好的追忆。

如果你想寻求有趣的游乐刺激，不妨接受马来西亚唯一的双圈旋转螺旋波浪车的挑战。笛鸣车动，先是缓慢迂回，穿行在山洞之间，将人带入神秘梦幻般的境地；继而行驶在栈道式的木桥上，目光斜视窗外的深渊高壑，心惊肉跳之感，悠然而生；紧接着跨入 360° 大小三个环形的进程，耳边风潇怒号；目眩分不清天宇六合；五脏六腑如翻江倒海，惊险离奇的滋味，终生难忘。

时间充裕的话，欲测体力状况如何，劝其登风洞石阶，导游介绍说：“由平地登黑风洞，必须登 15 层阶梯，每层 17 级，合计 255 级，虽然石阶不多，但其坡度甚陡，远看已觉很高。”有一位老太太登至中途，心衰而亡，因而不少游客望而止步。

此外，漫游在云顶高原，白云翻滚而过，穿行其中，逍遥乐趣无穷；或到原始森林探险，亲睹大自然的奥秘，领略一下艰辛，以获别致情趣；或骑车散步，或挥臂于碧波之中游弋；或在广阔的绿茵草地挥打高尔夫球……这一切皆会带来身体的康泰。总之，男女老少在这块乐土上，都能各得其所地尽情享受大自然的恩赐。

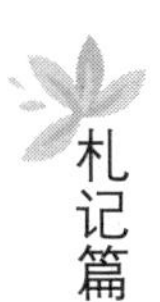

黄帝古柏散记

在陕北黄土高原的桥山，我沿途攀登，神奇般地发现，整个桥山被包裹在郁郁葱葱的柏树海洋中。资料记载桥山总面积为566.7万平方米，柏树的面积则占89.1万平方米；现存活的柏树达81600株之众；其树林多数在千年以上，堪称国内最大的古柏树群。

柏，《史记》曰："松柏为百木之长。"柏的原始含义，魏子才在《六书精蕴》一书中有个解释："万木皆向阳，而柏独西指，盖阴木有贞德者，故字从白。"由此可见，自古以来载柏、爱柏、尊柏、颂柏已成为中华民族的人文习俗。

桥山的古柏如此之茂密，首先得益于独特的地理环境，气候的温和，土地的肥沃，沮水的滋养。不过，更多的人出自对黄帝始祖的敬仰，将这片古柏树群的生长，输入了许多神话的传说。有位在海外求仙的人，名叫羌尚，他为了表达对黄帝功德的敬佩，决定将他历经千辛万苦获得的聚宝盆献给黄帝，让它为天下人造福。可是当时战事频繁，行踪不定，并未见到黄帝，于是将宝盆埋在地下。后来又到桥山，羌尚大吃一惊，原来荒芜没有树木的桥山，如今竟柏树成片，遮天蔽日。黄帝也不解其妙，垂询百姓才知道，这些参天柏树是得了宝盆灵气孕育的缘故。

步入黄帝庙，清香扑鼻，秀丽幽静，举目环视，顿感苍黛相映，古朴典雅，尤其引人注目的是庙内左侧一颗高耸云端的"黄帝手植柏"。距今已有5000多年。树干挺拔，嶙峋苍劲；树冠叶茂，铁臂虬枝，敬慕之情肃然而生。科学测量这棵古柏，树干高19米，胸径11米，一位英国林业专家罗皮尔仔细考察后，他不得不公正地赞誉这棵古柏为"世界柏树之父"。庙内柏树品种繁多，最为常见的有轩辕柏、侧柏、雀柏、哑柏、麻花柏、挂甲柏等形态各异，蔚为奇观。在一本小册子里，我看见"麻花柏"的传说后颇含余韵。相传汉武帝在修好祈仙台，举行祭礼大典之际，他骑坐的乌龙马突然咆哮蹦跳起来，别的马匹也惊恐狂跳，只见乌龙马像发了疯似得围绕着栓它的柏树团团转，竭尽全力挣脱缰绳，柏树也随着马的折腾，从根到梢扭曲得像麻花一样。参加祭礼的文武百官不解其意，汉武帝明白，这匹马原是天国的一条乌龙，因触犯天条而贬下人间，它想乘祭天之机，重返天界。正当难脱之时，轰地一声，一道闪光化作一条黑龙，返回天庭，被扭曲的柏树再也没有恢复原状，树干留下扭转20多圈的树纹，清晰可辨。我在树的前后左右细查一番，贸然提出一个大胆的臆断：这些麻花柏的形成，可能与高原强劲的西北风力，持续不断的吹拂有关。

不管怎么说，面对古柏树群的千姿百态，无不感叹大自然的威力，无不赞颂大自然的恩赐。这一棵棵的古柏树，忠实地记载了中华民族的所有斗争，所有痛苦，所有荣辱，所有品德，即使是暴风骤雨的袭击或摧残，它仍然屹立在高高的桥山上。正如宋代范仲淹诗云："高陟桥山上，关河万里山，沮流声潺潺，柏干色苍苍。"

韶山散记

韶山，是南岳七十二峰之一；相传虞舜南巡过此峰，演奏韶乐，因而得名。这里山水回旋，泉水奔涌，飞瀑流泉，煞为瑰丽。远眺，山势高耸，险峻峭拔，气势磅礴；近观，斑竹成林，四季葱郁，佳木挺秀。韶山及其周围景观构成了"韶峰耸翠""凤仪亭址""仙女茅庵""胭脂古井""石屋清风""顿石成门""塔岭晴霞""石壁流泉"韶山八景。是韶山的山山水水陶冶了毛泽东，赋予一代伟人大山的坚强、绿水的柔情、黄土的质朴，韶山亦因为毛泽东而蜚声海内外。

我怀着崇敬的心情，寻觅伟人的足迹。

清水塘岸，几间土壁茅檐，哺育了人杰毛泽东；雄伟肃穆的巨大花篮造型，寄托了亿万人民对韶山英烈的凭吊；韶山主峰一侧，在日、月、星辰和多种几何图案的大理石上，镌刻有毛主席诗词，其书法有楷书、行书、隶书、钟鼎文、狂草、篆书等'真可谓龙飞凤舞，千姿百态'。信步在碑林之中，仿佛置身于书法艺术的海洋，从字里行间不仅可闻中国近代史的悲壮之歌，更能理解毛泽东为中国革命立下的丰功伟绩。

滴水洞又名钓水洞，西面为龙头山，北面为虎歇坪，这种神奇优美的独特地势，着实令人迷恋。据介绍，73 岁高龄的毛主席阔别故乡 32 年后归来的十个昼夜，就居住在滴水洞。这使得瞻仰滴水洞的游人，更增添了几分敬意和神往。滴水洞 1 号楼仿中南海内的建筑，内有会议室、主席办公室、居室、娱乐室，陈设简朴、典雅，映衬出毛泽东返朴归真的风格和气质。

当年，毛主席回到韶山，十天过去了。毛主席身边的工作人员提醒说："主席，该走了。"主席说"你们先走，让我再坐一会。"说完，毛主席又独自一人重返滴水洞，静坐……过了好一会，工作人员再次轻声催促，这时，毛主席缓慢站起来，操着浓重的湖南乡音："没法子，还得走啦。"

韶光易逝。毛泽东终于走了，永远离开了生他养他的小山村。然而，他的光辉思想和历史功绩，将与山河同在，与日月同辉。

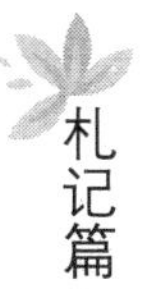

刘公岛上慰忠魂

在山东威海商港码头乘船，约经30分钟的航程，就可到达“东隅屏藩”的旅游胜地刘公岛。

刘公岛最早见于明代隆庆6年。该岛东西长4.08公里，最宽1.5公里，最窄仅0.06公里，最高153.5米。北坡如刀砍斧凿，海蚀崖直陡峭，南坡平缓延绵，景色幽美，气候宜人。站在岛上最高点极目远眺，给人以“四周碧绿层层护，不许骄炎闯进来”的感觉。

离开码头，踏上岛岸，首先映入眼帘的是雄伟的北洋海军提督署遗址，画栋雕梁，朱红圆柱，青瓦飞檐，布局宏伟，显示出清代举架木砖结构的庄严肃穆。向上瞭望，则是北洋海军忠魂碑，呈六棱星形，高28.5米，由雪花大理石镶嵌，恰是万绿丛中刺向蓝天的一把利剑，衬托得格外华彩醒目。它象征中华民族反抗异邦侵略的精神武器，永握在手，以示信誓！

我从总督署出发，沿着环岛公路，信步在向东的林荫大道上，大约一公里后，便转向曲折蜿蜒的环山路，并向山林深处延伸。虽然时正中午，头顶骄阳，然有习习凉风吹拂，顿感清沁心肺之凉爽。顺坡而上，穿过浓荫夹道的黑松林，便是刘公泉。传说当年泉水晶莹澄澈，水质柔滑，味感纯美。泉水煮茶，郁香扑鼻，提神解渴，余味无穷，故而当年留下“万顷斥卤中，甘泉赛珍宝”的绝唱。可惜现已干涸，无缘品尝。

翻过山头，环山路紧接悬崖，崖下数条彩色石线直插海底，经过水浸浪溅，显出红、黄、兰、白、黑等鲜艳色彩，相互交映，蔚为壮观，游人驻足望去，无不赞叹五花石的神奇奥玄。在北坡还有一处佳境，名曰“听涛崖”，此处背依青山，面临峡谷，山上苍松翠柏，郁郁葱葱；山下悬崖绝壁，陡峭险峻，每当大风来临，惊涛拍岸，似雷霆万钧；松涛呼啸，如万马奔腾。松涛海浪，浑然一体，其气势和音响，确有摄人魂魄之力。继续顺山路向西南步行十分钟左右，刘公岛的最高点旗顶山就在脚下。此处尚存一门最大的清代平射炮，一百多年来，它如同一头巨狮盘踞在山顶，至今仍然守卫在湾口大门的前哨。我特意围绕炮身一周，致以深切而恭敬的凭吊。站在炮台上，俯瞰四周海面：西面有黄岛，与本岛遥遥相望；东面有泓岛，明礁暗石，星罗棋布；南北两岸青山巍峨，逶迤东伸，宛如两条巨龙入海，形成“天然鬼工造，岈锁钥成”的要冲地势。向南下行8分钟许，终抵“忠魂碑”。我凝视碑侧浮雕，仿佛目睹耳闻丁汝昌、邓世昌等一代忠烈的英姿容貌；丁汝昌面对诱降的日将，正气凌然痛斥“余绝不弃报国大义，今唯一死以尽臣职”，愤然自杀殉国。邓世昌在弹药已尽之时，凭着一腔爱国的热血，鼓轮怒驶，冲向敌舰吉野。在他坠入水中，随从以救生圈相让，拒之；他人救之，不应；爱犬衔其背和头发，然而，手按犬首，随波而逝……这些使我再一次感受到，甲午海战的将士们，在碧波万顷的海洋上，用同敌寇奋战的隆隆炮声，同仇敌忾的呐喊声，壮烈殉国的悲叹声，与大海不平的怒火声，威海百姓痛失亲友的抽泣声，汇成一首悲壮的忠魂曲，震撼着神州大地，永远留在每个人的心田。

老舍茶馆散记

金秋的一个晚上，我信步在前门西大街。往来车辆的灯光，如同天河的繁星点点，仿佛进入梦的幻境，抬头远眺，突然发现两尊石狮，屹立在一栋古色古香楼房的两侧，走近驻足观望，这里原来是老舍茶馆。

我怀着敬仰之情，轻盈登上三楼，映入眼帘的是互相辉映的红栏宫灯，清新、古朴、典雅的陈设，顿觉古都北京神韵的亲切。大厅的一端，辟有大约80平方米的舞台，台下依据一、二、三级分别摆上近50张方桌或圆桌，桌上放有瓜子、宫廷细点及应季北京风味小吃，达八种之多；揭开杯盖，一股芬芳的幽香扑鼻而来，宁静、舒坦之感油然而生。邀约三朋四友，或者恋人，避开都市喧嚣之声，确能享受一份温馨。围坐桌边，一边品饮名茗，一边欣赏中华文化的精品，诸如京戏、民乐、相声、杂技、京韵大鼓、含灯大鼓等，特别是名角名人登台客串，便具有东方式“沙龙”的魅力，真可谓人生一大快事！

我特意环视了大厅，约有三分之一的观众来自欧美和非洲大陆，尽管语言不通，但从他们面部欢快的表情和开心的笑声，可以推测这些“老外”对精湛艺术表演的肯定和喜爱。

有资料显示，老舍茶馆现在已经成为中外宾客来京必游的一处新名胜。这里，曾留下美国前总统布什和基辛格博士的足迹，新加坡总统王鼎昌，日本前首相海部俊树，中国香港霍英东，中国台湾动物大学章孝慈教授等，都在这个茶馆度过了美好的时光。

此外，大厅的一侧还陈列有许多名人字画、扇面、古玩、玉器等，供人参观或购买。身临其境，如同进入一座老北京的民俗博物馆，令人赏心悦目，流连忘返。由此而联想，武汉何时也有这样一间充满楚人文化风情的茶馆。

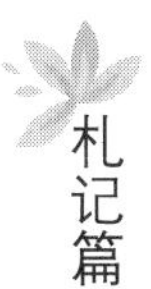

庐山云雾

庐山位于北纬29°25′~29°40′，东经115°52′~116°04′。襟江带湖和山高谷深的特定地理环境，造就了成云生雾的优越条件。

众所周知，云雾是含有水分的微粒所组成，浮动空中为云，缭绕地面是雾。庐山全年平均有雾日约191天，最高年份达到221天；最低年份也有158天，春夏之交云雾最多，庐山可谓是云雾的世界。春季云雾，多在山顶飘浮弥漫；秋季云雾，少而飘忽有如轻纱；冬季云雾常在山腰时隐时现。这种绮丽多彩，独具特色的俊云妙雾，更是烘托了雅丽匡庐的玄乎奇妙，令人浮想联翩。天空晴朗，寰宇湛蓝，登上含鄱亭远眺，将会看到天水一线，云色白如鱼肚，或细如凝脂，空间泛静恰似少女宁息春眠瞬息之后，白云涌动，银涛雾浪，层层叠叠地翻舞，随着微风的吹拂荡漾，又像靓女素手挥动彩绸，金光闪耀，一轮朝阳喷薄而出，顷刻间云山艳雾，红装素裹，沧海银波，流金流霞，巨大红日在天水相连的地平线上，冉冉升起，蔚为壮观。

春夏时分，在小天池、大月山等地，当云层与天幕下幔，遇北风劲吹，深涧幽谷，将会发现一股汹涌澎拜的云流向涧谷俯冲而来，其势如奔腾的江河，白浪涛滚；其形如白色风帆，颠簸山峦；其状又如瀑布，临空飞泻。这种云海翻腾的波浪，时起时伏，沿峰兀岭而飘动，一下子使之变成云海中点点孤岛。不过，此时很可能遭到磅礴大雨的淋浇，雨水、汗水交融在一起，常会使游客领略一番凉爽的情趣与快意。雨过天晴，山色葱郁，更显鲜嫩。若屹立在龙首崖上，展现在眼前的云雾，纵横驰骋山腰，其动如烟，其静如练，其薄如絮，其厚如毡，其软如绵，其阔如海，其白如雪，其光如银，偶尔变异，或像仙女飘带，又似横壑长霓，飘飘荡漾，优雅美妙，动人心弦，这就是庐山特有的玉带云。

一瞬即逝的云雾，在古今文人骚客的笔下，给我们留下颇多遐想的别名，主要有俊云、浮云、浮图、断云、盘云、春云、暮云、云海、云梯、云窦、云霓、云幔、云鬓、云雷、岭头云等。雾的异名也不少，并且多含诗意，如紫烟、紫霞、香烟、烟水、空烟、妙雾、浓雾、迷雾等。

云雾是庐山一大异景奇观。苏东坡曾对这座兀立长江与鄱阳湖间的匡庐，不得不由衷的感叹道："横看成岭侧成峰，远近高低各不同。不识庐山真面目，只缘身在此山中。"

夜听松涛

深夜，万籁俱寂。当睡神拥抱了大地万物，唯独我斜躺在黄山狮子楼的床上，难以入睡，凝视着窗外湛蓝天空的一轮皓月。月色如此皎洁，月光如此柔情，令我发呆、发痴、发傻。

突然，浓云翻卷，色如泼墨，遮盖了明月的清白。天际的远方传来了殷殷雷鸣，一阵冷风，飒然拂面。风声、雨声，摇撼千山万谷的松木枝条的声音，在山谷间骤然而起，铺天盖地，疾扫环宇如同山岳同风雨激战，矢石交飞，杀声震耳。雨点由小而大，由疏而密，噼噼啪啪地落在扇形的松针上，松针随着风雨的一近一远，一轻一重，一徐一疾的摇曳，发出的真真声浪时而如同兽王在山谷中狂啸；时而如同初恋情侣的细语；时而如同山神狂野的呼喊；时而如同管弦之乐的悠扬……大自然的协奏曲，隐约变成温馨、甜蜜的催眠曲，抚慰着沉睡人们的疲倦躯体。雨水从天窗悄悄地爬进来，缓缓地蠕动着，在天花板上留下弯弯曲曲的足迹。

我困倦的双眼刚刚合上，一阵夹有寒意的山风又把它们惊醒，我瑟瑟索索地翻着身子，期待着那慢慢未来的长夜早到尽头，换来一个充满希望之光的黎明。

马渡河浮漂

八月上旬，一个细雨蒙蒙的清晨，我们怀着兴奋的心情，前往马渡河浮漂。一行八人乘机动小舟，由巫峡口向大宁河逆流而上，途经龙门峡、巴雾峡和滴翠峡，在11时许抵达马渡河口。

马渡河源于神农架，由南向北与大宁河小三峡相比，此处山更高，峡更窄，水更急，滩更险，洞更幽，景更秀，故被称为小小三峡。到了马渡河，我们改坐一条木船，涉水而上。途中，山雄、峰秀、水清、滩险、石美，处处皆可入诗、入画、入文、入曲。经过两个小时的艰难跋涉，终于到达了浮漂的起点——犀牛峡。

每人租救生衣一件，三人一组，个个像整装待发的勇士。穿上了橘红色的救生衣，手持木桨，欢欣雀跃地跳进皮筏。

老实说如此荷枪实弹自食其力的浮漂，还是生平第一回，兴奋之中，难免有几分紧张，人未坐稳，皮筏便像脱缰的野马，随着奔腾咆哮、飞珠溅玉的河水"一泻千里"了。心中余悸未消，只把桨乱划一气，可皮筏不听指挥。不由分说地碰在一突兀峥嵘、巍峨矗立的石柱上。一声惊呼，水花飞溅，有人掉入河中。冰凉的河水溅了一脸一身，倒使惊恐的心镇静了不少，我们抹去脸上的水珠，相顾哈哈大笑。转眼，已行百丈余。一时风平浪静，河水绕崖壁缓缓而流，皮筏随清波峰回路转。山崖上，泉水叮咚，微风吹过，似有庙宇钟声于深山中传来，好一清幽怡人的仙境佛地。

这片刻的宁静，如战前的小憩，意味着我们将迎接新的艰险。果然，佛地一过，滚滚波涛便急急忙忙将皮筏推入了水急、浪凶、峡窄的河段。身上骤凉，陡感几分阴森和神秘。不过，接受了前面的教训，虽双桨在握，但不划也不撑，任皮筏顺流而飘，碰石则转，遇滩则过，泰然处之……终于胜利抵达终点。

有时，生活也如此浮漂。目标既定，方向已明，顺乎潮流而动，则遇险不惊，临乱不畏。

马渡河浮漂给我留下美好难忘的记忆。

千山揽胜

千山古称千华山、千顶山。传说，我国神话中人类的始祖女娲氏，炼五色石补天，将其多余部分撒在辽东一带，山峰酷似莲花，故又名千朵莲花山。更是给千山增添了神秘的花环。她南临渤海，北祖长白，群峰拔地，万物朝天，以峰秀、石俏、谷幽、庙古、佛高、松奇、花盛而著称。具有景点密集，步移景异、玲珑剔透的特色，素有“东北明珠”之誉，古往今来，一直是游人的人间胜地。

雨后深秋的一天，我们一行同行学友，从鞍山乘车向东南方向行驶17公里就到达了千山脚下。顺蛇形小道向弥勒大佛方向攀登，沿途峭壁嵯峨，古松苍劲挺拔，石阶青苔彩翠，烟雨云露夹着凉风吹拂，扫除了登山的疲劳。不知不觉来到了大佛景区，远眺大佛垂腹趺坐，坐东面西，左手五指分开，自然地放在膝盖上，右手握拳压在腿上。胸前还隐约挂有佛珠，身上有天然山洞形成的佛脐。五官清晰，四肢俱全。据测量佛身高70m，肩宽46m，头高9.9m，头宽11.8m，耳长4.8m，这座千山弥勒大佛被誉为中国第三大巨佛，也是自然赐予人类的世界奇观。

东行300～500m便进入御览山景区，导游介绍千山松树有其独特的玄妙，如槐抱松，树干盘曲而伏，松针翠绿，下垂如拂尘；万年松，古干虬枝，鳞节如龙，珍视为开山树祖。此外还有矩松、排松等与众不同，游人称奇。龙泉寺为千山五大寺之一，庙宇建筑于龙形山麓之中，可观景点达16处之多，寺中僧人从寺北的峭壁悬崖石缝间，用竹木相接引来泉水，清澈寒冽，饮之醇甘。相传老僧在两丈余高的龙头巨石上，讲经说法，石旁有松，松长石罅，遇风如涛声作响，这就是“讲台松风”景点的由来。国产反特优秀影片《古刹钟声》就是在龙泉寺拍摄。

近些年来，风景区投资千万元在西海景区兴建了亚洲最大的鸟语世界，它搜集走禽、水禽、鸣禽、猛禽、飞禽等七大类100多个品种。鸟类优美的舞姿，绚丽多彩的羽毛，婉转动听的歌喉，为大自然增添了勃勃生机和诗情画意，给远离嚣尘城市的人们带来了无穷的乐趣。千山四季景色各异：春天梨花遍谷，山花满壑，夏天重峦叠翠，郁郁葱葱，秋天漫山红叶，落霞飞虹，冬天银装素裹，白浪拍空。

总之，她虽无五岳之雄伟，却有千峰之壮美，以独特的群体英姿展示出一幅无穷无尽的天然画卷。

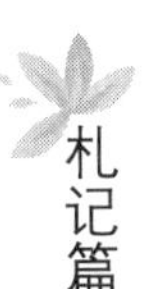

涤尘怡神御温泉

珠海北面40公里许的黄扬山脚下，有一处遐迩闻名海内外的御温泉。金秋季节，我怀着极大的兴趣，不远千里去体验温泉的神奇魅力，觅寻温泉的灿烂文化。

当我步入大厅的时候，“华夏奇泉”四个洒脱飘逸的大字映入眼帘，精神为之一振。在服务员的带领下，我换上了游泳短裤，步入大型天然室外温泉，这里有华兴池、木温泉、咖啡温泉、酒温泉、花草药温泉、石温泉、音波喷射温泉、瀑布温泉、温泉游泳池等十余种各具特色的温泉，错落有序地镶嵌在幽深的峡谷中，给人一种山情水韵之美。据有关专家化验，御温泉水含有极丰富的有益人体健康的矿物质元素。如偏硅酸、溴、硒、铁、铜、锶、锰、锌、砷、硼、碘、氟等。对风湿病、神经性骨痛、消化道等多种疾病均有特殊疗效，还能起到舒筋活络、强身健体、润肤养颜、安神定神、抗衰老等作用。

每一个游客可以根据各自的需要和嗜好，尽情地享受大自然给予我们的恩赐。华兴池位于中心，水域面积较宽，水温有高低两档，既可泡脚暖身又能舒展筋骨，老少咸宜。木温泉由杉木做成，清香怡人，仿佛是森林浴。如果你疲惫、不妨到咖啡温泉去泡一泡，确能收到醒脑提神的作用。如果你是一位美酒的鉴赏者，酒温泉是你最佳的去所。妙龄少女或者成熟的女性，尤其钟情于花草药温泉，这里不仅气味芳香，而且柔润皮肤。石温泉尤为特别，由几块大理石拼凑而成，并无点滴泉水，然而躺在上面，确有温和之感，仿佛有一股温柔之气，徐徐渗透体内，顿觉周身筋骨舒展。此外，音波喷射温泉、瀑布温泉等则是儿童戏耍的乐园。

凡是到过御温泉的人，不仅对温泉的田园风光赞不绝口，而且对周到热忱的服务，也备感温馨。我亲眼看到一位老者，刚从温泉中出来，服务员立即给披上浴巾。还有一位游客从温泉中走出，服务员拿着一双拖鞋非常有礼貌的说：先生，请穿上，免得伤了脚趾。在每一个温泉边上都摆有躺椅、吊椅，供游客小憩。当你靠在椅上的时候，服务员立即主动告之：“要不要饮料，这里备有咖啡、橙汁、可口可乐、矿泉水，均免费供给。”

总之，这里的完善设施，热诚周全的服务，构成了悠闲舒适、安全健康的旅游胜地，真可谓，来到御温泉，进入温柔乡。

附　录

一、怀恩师缅——一代宗师，千秋垂范

1975 年，经武汉著名皮肤病专家汪心治教授举荐，我有幸认识一代宗师胡传揆教授，在他的引荐下，我从师于北京名医赵炳南教授进修一年。在北京的一年中，我时常到胡老的寓所西总布胡同拜望，胡老态度和蔼，平易近人，使我的拘谨顿然消失。胡老身材魁梧，满头银发，潇洒自如，神采奕奕，显示出一位学者的风度。特别是他老人家高风亮节的懿范，使我无比地崇敬和萦念。

胡老向我介绍解放初期北京消灭性病的有关情况，告诫我在学习赵老中医皮肤科宝贵经验的同时，还应当深切了解性病及性传播疾病的专门知识，在书房里，他亲手赠送我一些有代表性的梅毒照片，并指点照片中在发病时的特殊性及典型性，尽管时间已经过去 20 余年，胡老这种前瞻性的教诲，一方面表明了他对事物的科学预见性；另一方面他作为皮肤病学方面的教育家对中青年医生再教育的期盼。

20 世纪 80 年代初，胡老已是年过七旬的老人，率领一批北京皮肤病专家专程到湖北革命老区麻城、红安等县消灭头癣，在整个活动中，胡老不仅是一位卓越的领导者，而且是一位德高望重的师长，他深入贫苦农民家中，亲自动手采集患者标本，指导治疗，宣讲防治知识，备受当地农民的欢迎和尊敬。我们湖北武汉的同行每当谈起这段难忘的历史时，都会感慨，作为一名医师，要把党和政府的温暖送到民众之中，一定要像胡老那样脚踏实地地去做好每一项医疗工作，让民众从我们的实际工作中得到实惠，从而唤起民众对党和政府的热爱。

1985 年，我在北京中国中医研究院协助著名中医皮肤科专家朱仁康研究员完成《中医外科学》一书的统稿工作，惊闻胡老患病，我立即赶赴北医三院病房探视，尽管胡老意识模糊，我伏在他的耳边，祝他早日康复时，他似乎感觉到来自家乡人的亲切问候与良好祝愿，面部略现宽慰之容。

二、毕生为皮科，伟绩留人间——忆恩师赵炳南教授二三事

1974 年 10 月，在北京医学院院长胡传揆教授的引荐下，我才有幸跟随赵炳南教授进修一年。当时，北京市中医院扩建，年逾古稀的赵老不辞辛苦，坚持到两个城区中医院出诊。求医者众多。赵老一方面指导我们如何辨证施治，另一方面详细解答患者所提问题。他老人家慈祥的容颜，深深地刻印在我的脑海里，三十余年过去了，仿佛发生在昨天。

我在侍诊时，亲眼见到赵老对每一个患者都是和蔼可亲地接诊，按照望闻问切予以诊治。有一次，徐向前元帅的夫人在她儿子的陪同下来门诊，赵老以平常之心予以接待，并无特殊关照。赵老在病房检查病人后，通常是将病人的肩头盖好，脚板捂好，然后再视察下一个病人。他常对我们说："一名医生，首先要有普救含灵之苦的心愿，凡求医者不论贫富贵贱，长幼妍媸，普同一等。"

赵老弟子遍布大江南北，从来没有中西医的门户之见，凡愿意来学者热忱欢迎。有一次，赵老带上我们几个外地的学生，到解放军301医院会诊，病人是成都军区某部炮兵司令员。在返回医院的途中，赵老对我们仔细讲解他对该病的分析和处方用药的要点，使我们受益匪浅。在一年多的时间里，我深深地感受到赵老对弟子的谆谆教导，同时，对弟子们振兴中医皮肤科寄予厚望。

1984年，我应另一位恩师朱仁康研究员的邀请，参加《中医外科学》一书的统稿，期间耳闻赵老因病住院，我立即前往探望，赵老在病榻上，同我交谈了近一个小时，他叮嘱说既要认真钻研古典医籍，又要学习现代知识，要为中医皮肤科的发展与振兴多做一些脚踏实地的工作。赵老的殷切期望，一直是我的指路明灯。在我的恳求下，赵老同意拍一张照片留给我珍藏。第二天，他委派他的儿子送给我一本《名老中医之路》，并亲笔签名，时年86岁。此次一别，竟成了师徒的永别。我含泪祈祷恩师一路走好。

值此恩师100周年诞辰之际，我们要深深缅怀赵老对患者“见彼苦恼，若己有之”的崇高医德，对后学无私传道解惑的师长风范。赵老这种毕生为皮科，伟绩留人间的一代宗师，将永远活在我们的心中。

三、徐宜厚出版书摘

1. 皮肤病中医诊疗学．徐宜厚，王保方，张赛英编著．北京：人民卫生出版社，1997.

本书由国际中医皮肤科学者联合编著，是一部突出辨证与辨病相结合，突出中医治疗，突出临床与实践的皮肤病中医专著。全书共19章，第1～5章扼要叙述皮肤病学发展简史，皮肤科范围、病因症状、诊断和防治；第6章着重介绍皮肤病近代的临床与文献整理研究进展；第7～16章按部位分类，介绍皮肤病近300种；第17章中医美容；第18章200多种中药在皮肤科应用心得；第19章150经外腧穴功效撮要。附内服、外用药方800余首，以及中医病名对照、主要参考书目。

2. 皮肤病中医诊疗学．徐宜厚，王保方，张赛英编著．第2版．北京：人民卫生出版社，2007.

本书是一本突出中医特色、突出辨病与辨证、突出临床实践、突出文献整理的中医皮肤科专著，由我国著名中医皮肤科专家徐宜厚教授等编著。较第1版增加了预防内容，调整了结构，内治法加入了体现辨证论治的基本要点、基本方法、基本技巧的内容；还增加了美容中药。值得一提的是，作者在数十种疾病中增补了自己的经验体会，很有价值。

3. 皮肤病中医诊疗简编．徐宜厚编著．武汉：湖北人民出版社1980.

全书共7章，以介绍常见皮肤病的中医诊治为主，概括地论述了中医皮肤病学发展简史、诊断、治疗和常用方剂；汇编了100多种常见皮肤病，每一种皮肤病均分病因、临床表现、治疗等项；最后附录皮肤科常用中药，扼要地说明近250种中药的使用体会，此外还有中西医病名对照和284个处方。

4. 单苍桂外科经验集．徐宜厚整理．武汉：湖北科学技术出版社，1984.

本书分三部分，第一部分论述单老多年的治疗经验；第二部分是医案与医话27则；第三部分是喉科验方5则。是一本既有家传，又有个人经验相结合的少见之作。

5. 夏季常见皮肤病．徐宜厚．北京：人民卫生出版社，1986.

本书简述夏季常见疾病如热痱、暑疖等疾病的病因及防治。

6. 痒与止痒．徐宜厚．北京：人民卫生出版社，1986.

全书从纵横的角度，运用中西医两种理论，对痒的含义、发生、种类及34种不同瘙痒病的防治方法，予以扼要叙述。

7. 中医皮肤科诊疗学．徐宜厚编著．武汉：湖北科学技术出版社，1986.

本书以清代《医宗金鉴·外科》为蓝本，按部位分类，每一种皮肤病按病因、临床表现、治疗等项，进行详细阐述，突出中医诊疗特色和实用性，全书收集近200种常见皮肤病，附方501个。书末附录为中西医病名对照索引，并把古籍中比较陌生的中医病名尽可能的列入，便于查阅。

8. 名医奇方秘术．徐宜厚主编．北京：中国医药科技出版社1995.

本书收载了武汉地区29位名医的临证精华、医经典识，以及渊博的学识，特别是对诊治疑难疾病有独到之处，在国内外享有声誉。

9. 徐宜厚皮肤病用药心得十讲．徐宜厚主编．—北京：中国医药科技出版社，2013.（名老中医临床用药心得丛书）

全书分10讲：审证、脏腑、皮肤损害、经络、花类药、藤类药、动物类药、美容中药、外用中药、配对与组合。书中以验案举例为主线，结合方药分析，不仅介绍了徐氏在皮肤病方面辨证论治的精当，用药的颇具匠心，而且在要药汇解中，重点介绍了184味中药，既引证古今医药文献，又揉和近代名家以及个人的用药风格，其经验弥足珍贵，极具临床参考价值。

10. 徐宜厚皮肤病临床经验辑要．徐宜厚．北京：中国医药科技出版社．－1998.（全国著名老中医临床经验丛书）

本书按医学论述、临证心得、守拙杂谈3大类编写。医学论述为滋阴十法在皮肤科的临床应用，皮肤病临床述要，湿疹、疣的治法，花类药及藤类药在皮肤科的应用，毛发病的中医治疗，银屑病外治法的历史与现状等；临证心得为红斑狼疮、硬皮病、银屑病、荨麻疹、疣、黄褐斑、带状疱疹治疗心得体会等；守拙杂谈为针灸疗法、红斑狼疮、活血化瘀法、痤疮等。

11. 徐宜厚．徐宜厚．北京：中国医药科技出版社，2007. 03.（中国现代百名中医临床家丛书）

本书分4部分，即医家小传、专病论治、诊余漫话及年谱。专病论治中重点介绍湿疹、荨麻疹等几十种常见皮肤病的内治法、外治法、验案选辑、经验补白等。

12. 徐宜厚皮科传心录徐宜厚．北京：人民卫生出版社，2009. 9.

本书分为医籍心述篇、用药心得篇、诊疗心悟篇、医案心语篇、验方解析篇加以介绍。

13. 跟师赵炳南手记．徐宜厚主编．北京：人民卫生出版社，2014. 8.（跟师手记丛书）

该书由全国著名老中医北京市中医医院赵炳南先生的弟子徐宜厚教授主编。全书通过赵炳南弟子及学生的回记整理，主要介绍赵炳南的学术思想、用药方法、医案医话、临证经验等。

14. 徐宜厚．曾宪玉．北京：中国医药科技出版社，2014. 10.（当代中医皮肤科临床家丛书）

全书分为医家小传、学术特长、方药心得、特色疗法、验案撷英、医理医话、书评、年谱等部分。该书内容丰富实用，颇具参考价值。对于开拓临证思路，提高临床疗效，将大有裨益。

15. 徐宜厚．徐宜厚著．北京：中国中医药出版社，2013.

该书系徐宜厚老中医几十年之皮肤病经验概要，突出反映了徐氏在皮肤病治疗方面的独到诊疗经验，其辨治方法细致精当，处方用药独具匠心，临证每收良效。全书内容丰富，言简意赅，可直接指导临床，适合广大中医临床工作者参考阅读。

16. 皮肤病针灸治疗学．徐宜厚，王保方著．北京：科学普及出版社，1994.

全书共分两部分，第一部分从皮肤科的角度，扼要论述了针灸疗法治疗皮肤病的基本原则和方法；另一部分则较为全面、叙述了针灸治疗130多种皮肤病的方法及针灸美容，是当前全面、系统介绍针灸治疗皮肤病的专著。

17. 怎样保护皮肤与头发．徐宜厚．北京：人民卫生出版社，1981. 10.

本书从皮肤结构入手，以通俗易懂的语言，对皮肤类型、生理作用、洗涤方法及常见皮肤病防治等方面，做了深入浅出的介绍，意在提高人民群众保护皮肤与头发的科学意识。

18. 手足皮肤病的防治．徐宜厚．北京：人民卫生出版社，1989. 2.

全书简要介绍了手足皮肤的结构与功能，重点叙述了主要发生于手足部位的近200种皮肤病的防治知识和最新疗法。

19. 结缔组织病中医治疗指南．徐宜厚，张生录，周双印．－北京：中国医药科技出版社，1992.

本书上篇在对结缔组织病的概念、特点等提要钩玄的基础上，重点对红斑狼疮、硬皮病、皮肌炎、干燥综合征、大动脉炎、白塞综合征、重叠胶原病等做了介绍，分别对概述、识病要点、辨证论治、单验成方、针刺疗法、局部治疗、预防与护理等项加以阐述，在论治中体现了中医综合疗法的独特优势。下篇荟萃近代十位名医的临床卓见，并录有作者的临床心得，附方111首。

20. 结缔组织病中医治疗学．徐宜厚．北京：中国医药科技出版社，2000. 1.

本书系统地论述了风湿热、红斑狼疮、皮肌炎、多发性肌炎、硬皮病、混合性结缔组织病、重叠综合征、脂膜炎、结节病、皮肤淀粉样变、变应性亚败血症、坏死性血管炎、血管炎、白塞综合征17种结缔组织病的中医诊断与治疗，内容包括病名辨析、病因探析、辨证论治、专方汇萃、调摄护理、预后判断、医案精选、各论摘要等，还介绍了近代名医诊断与治疗方法及常用治疗红斑狼疮药物。

21. 性传播疾病中西医结合诊疗．徐宜厚、陈金兰、刘长清．北京：人民卫生出版社，2002. 11.

本书共12章，分总论和各论，总论简述了性传播疾病的发展史、基本概念、诊断治疗和监护；各论重点介绍了19种常见性传播疾病的病因、诊断要点、治疗方法、典型病例、科研进展，以及性传播疾病的并发症，并附按语和彩图。

22. 中医皮肤科临床手册．徐宜厚．上海：上海科学技术出版社，2001. 7.

本书由中医皮肤病专家编写。分为总论、各论两部分，共24章。第1～3章总论，为诊治基础，论述了中医皮肤病的基础理论、诊治原则。第4～24章各论，为临床诊疗，介绍了300余个病种，分别介绍每种皮肤病的病因病机、临床表现和诊治方法，包括病毒性、细菌性、物理性、职业性、遗传性、变应性皮肤病，以及皮肤附属器疾病和性传播疾病。内容丰富、新颖，既突出了中医特色，又涵纳了现代医学研究的先进成果。

23. 痒与止痒．徐宜厚．北京：人民卫生出版社

痒是每个人都能亲身体验的一种感觉，不少人受瘙痒的困扰。徐宜厚从医学普及的角度，对痒的含义、发生种类和防治方法，应用中西医两套理论，予以扼要叙述，希望读者从中受益。

24. 中医皮肤病学（英文版）．徐宜厚．伦敦：多尼克公司，2004

ISBN 1－901149－03－X（精装）：£ 60 镑

全书19章，是一部凸显中医诊疗特色的皮肤病专著。第1、2章综合概述中医诊疗皮肤病的主要手段。第3章至第19章汇编124种常见皮肤病诊治要点，对困扰患者较多的病种如湿疹、

荨麻疹、银屑病、痤疮和瘙痒症等，予以全方位的描述，在考虑西方医疗条件下，将针灸疗法列为首选，其次是内治法、外治法、食疗等。另辟中医古典文献的引述，尽量让读者从书中获得基本要点、基本方法、基本技巧。

（二）徐宜厚参与编著

《中医外科学》（朱仁康．北京：人民卫生出版社，1987）

《中医临床大全》（杨思澍，等．北京：北京科学技术文献出版社，1991）

《现代中医治疗学》（郭子光，等．成都：四川科学技术出版社，1995）

《中医治疗学》（孙国杰，等．北京：中国医药科技出版社，1990）

《长江医话》（詹文涛．北京：北京科学技术出版社，1996）

《中医老年病学》（田金洲．天津：天津科学技术出版社，1994）

《中医皮肤病临床便览》（庄国康．北京：台海出版社，2001）

四、徐宜厚履历

1940 年 2 月 10 日　生于湖北省武汉市黄陂区铁石墩

1948 年 8 月　入读铁石墩小学，接受启蒙教育

1954 年 8 月　入读黄陂县三中初中

1957 年 8 月　入读武汉市中医学校，开始接受中医传统教育

1958 年 8 月　武汉中医学校升格为武汉中医学院，转入该院中医本科，至 1963 年 7 月毕业

1962 年　在武汉市第八医院实习期间，由郭恩锡老师指导，在《广东中医》杂志发表“针灸治疗胆囊蛔虫一例报道”

1963 年 9 月　由国家统一分配到武汉市中医院，跟随单苍桂老中医从事中医外科临床，任住院医师

1970 年　武汉市立第一医院成立，从事皮肤科临床诊疗工作

1974 年 10 月 ~ 1975 年 9 月　由孙曾拯主任推荐，经北京医学院院长胡传揆教授介绍，跟随北京市中医院赵炳南教授进修中医皮肤科

1977 年　在《新医药学杂志》发表“喜读赵炳南临床经验集”

1978 年 6 月　晋升为皮肤科主治医师

1978 年 10 月　参加武汉市科技大会，并被评为市先进科技工作者

1979 年 4 月　在《新医药学杂志》发表“银翘大青汤治疗毒性红斑十例”

1979 年 11 月　赴汉阳县蔡甸镇萧泗大队巡回医疗

1979 年 12 月　武汉市中医医院重组，任皮肤科副主任

1980 年 11 月　《皮肤病中医诊疗简编》由湖北人民出版社出版

1981 年 1 月　在《中国农村医学》杂志发表“新生儿常见皮肤病的防治”

1981 年 4 月　在《中华皮肤科杂志》发表“以还少丹为主治疗重叠综合征一例”

1981 年 10 月　《怎样保护皮肤与毛发》由人民卫生出版社出版

1981 年 10 月　在《浙江中医杂志》发表“赵炳南老大夫治疗湿疹经验”

1981 年　在《上海中医药杂志》发表“中药治疗老年性瘙痒症十三例”

1982 年 6 月　在《中医杂志》发表“枳术赤豆饮治疗丘疹性荨麻疹 56 例”

1982 年 4 月　在《湖北中医杂志》发表“124 例湿疹临床疗效观察”

1982 年 4 月　在《浙江中医杂志》发表“银花虎杖汤治疗银屑病”

1982 年 7 月　在《新中医》发表“治疗狼疮性肾炎 23 例的临床分析”

1982 年 10 月　在《辽宁中医杂志》发表“谈花类药物在皮肤科应用的体会”

1983 年 5 月　在《上海中医药杂志》发表“温阳通痹法治疗弥漫性系统性硬皮病 8 例”

1983 年 5 月　在《中医杂志》发表“全身性瘙痒症的辨证论治——附 180 例临床分析”

1984 年 4 月　在《中医杂志》发表“辨证治疗带状疱疹 44 例临床观察”

1984 年 4 月　闻赵炳南老师住院，专程看望。期间，这位 86 岁高龄的老人将《名老中医之路》赠送于我，并在扉页上亲笔题写：“敬赠徐宜厚同志留念”这是老师对我学习和发扬中医药学术寄予厚望与鞭策

1984 年 11 月　在《中医杂志》发表“中医药治疗白癜风近况”

1984 年 12 月　《单苍桂外科经验集》，由湖北科技出版社出版

1985 年　在《新中医》发表“中医治疗系统性红斑狼疮成活十年以上 32 例报告”

1986 年元月　应中国中医研究院广安门医院朱仁康研究员的邀请，参编《中医外科学》

1986 年元月　在《辽宁中医杂志》发表“中药治疗玫瑰糠疹的疗效分析”

1986 年 3 月　在《中医杂志》发表“针灸疗法在皮肤科的临床应用”

1986 年 5 月　在《湖南中医杂志》发表“赵炳南治疗红斑狼疮的用药经验”

1986 年 5 月　在《北京中医杂志》发表“湿疹论治十法”

1986 年 6 月　《百病中医自我疗法丛书·夏季常见皮肤病》由人民卫生出版社出版

1986 年 3 月　修订《皮肤病中医诊疗简编》，改名为《中医皮肤科诊疗学》，1986 年 11 月在《山西中医》杂志发表“从血论治进行期银屑病 46 例”

1986 年 12 月　在《辽宁中医杂志》发表“滋阴十法在皮肤科的应用”

1987 年　在《中医药国际学术会议论文集》发表“耳针治疗 80 例痤疮的临床观察”（该文已被翻译成英文）

1987 年 6 月　在《中国医药学报》发表“硬皮病 30 例临床观察”

1988 年 2 月　在《湖北中医杂志》发表“万密斋外科学术思想初探”

1988 年 5 月　在《中医杂志》发表“针刺治疗黄褐斑十例观察”（该文已被翻译成日文）

1988 年 6 月　在《辽宁中医杂志》发表“扶脾论治皮肌炎”

1988 年 6 月　在《中国医药学报》发表“首届中医药治疗结缔组织病学术会议述要”

1988 年 7 月　撰写的“硬皮病 30 例临床观察”荣获湖北省科学技术协会颁发的湖北省自然科学优秀学术论文二等奖

1988 年 10 月　在《中国中医药报》发表“毛发——窥测脏腑的窗口”

1988 年 11 月　在《中医杂志》发表“狼疮性脂膜炎治验”

1989 年 2 月　在《新中医》杂志发表“红皮病型银屑病治验”

1989 年 2 月　在《重庆中医药杂志》发表“补法治疗皮肤病验案四则”

1989 年 2 月　《手足皮肤病的防治》由人民卫生出版社出版

1989 年 7 月　晋升为皮肤科副主任医师

1989 年　在《新加坡中医学院·第二十三届纪念特刊》发表“毛发疾病的中医治疗”

1989 年 10 月　中国中医药学会聘请为中国中医药学会中医外科学会第二届委员会副主任委员

1989 年　与姚康义教授等合作《头针治疗带状疱疹》获武汉市人民政府颁发的武汉市科学

技术进步三等奖

1990 年 1 月　在《中国中医药报》发表“博采诸家之长、汇通中西之说——牛皮癣中医疗法评价”

1990 年 3 月　在《湖北中医杂志》发表“老年红斑狼疮辨证施治探讨——附 31 例分析”

1990 年 7 月　在《中国中医药报》发表“予今人以启迪、赋后学以借鉴—评长江医话”

1991 年　应中国中医研究院杨思澍、张树生、付景华的邀请，出任《中医临床大全》编委，具体撰写有关皮肤病方面的章节

1990 年，应孙国杰、涂晋文邀请，出任《中医治疗学》编委，撰写皮肤病有关章节

1992 年 1 月　《结缔组织病中医治疗指南》由中国医药科技出版社出版

1992 年 8 月　晋升为皮肤科主任医师

1992 年　在《第四届亚细安中医药学术会议纪念特刊》发表“面部皮肤病诊疗之我见”

1992 年 6 月接受武汉晚报记者何健生采访，撰写《患者心目中的华佗》发表在 1992 年 6 月 14 日武汉晚报周末刊

1992 年 8 月　应新加坡同济医药研究院院务主任陈振亚先生的邀请，赴新加坡做皮肤病中医专科治疗讲座 1 个月

1992 年 9 月　接受新加坡联合早报记者采访，在《新加坡联合早报》发表“醋可克制暗疮生长，茯苓对脱发有疗效”

1992 年 10 月　接受长江日报通讯员闵瑞华采访，并在《长江日报》发表“天职”

1992 年 12 月　在《中国中医药报》发表“纵书五千年、横述百家说——《章真如医学十论评价》”

1993 年　在《纪念李时珍逝世 400 周年 · 93 国际医药学术研讨会论文集》发表“奇经八脉指导皮肤病诊疗之我见”

1993 年 10 月　荣获武汉市人民政府颁发专项津贴

1994 年 1 月　《皮肤病针灸治疗学》由科学普及出版社出版

1994 年　湖北中医学院聘请为教授、硕士研究生导师，培养研究生 4 名，分别在天津、广州、武汉和温州

1995 年　应郭子光等邀请任《现代中医治疗学》编委，具体撰写皮肤病有关章节

1995 年 10 月　　在《健康报》发表“中医论治牛皮癣”

1995 年 12 月　主编《名医奇方秘术 · 第三集》由中国医药科技出版社出版

1996 年　　应詹文涛邀请，任《长江医话》编委，撰写和审阅有关章节

1996 年 7 月　应第五届亚细安（东合）中医药学术大会工作委员会主席饶师泉医师的邀请赴马来西亚首都吉隆坡参加会议发表

1997 年 1 月　　被确定为全国老中医药专家学术经验继承指导老师

1997 年 11 月　《皮肤病中医诊疗学》由人民卫生出版社出版，

1998 年 2 月　在《湖北中医杂志》发表“皮肤病用药初探”

1998 年 2 月　在《中医杂志》发表“徐宜厚诊疗痤疮经验”

1998 年 10 月　《全国著名老中医临床经验丛书 · 徐宜厚皮肤病临床经验辑要》由中国医药科技出版社出版

1999 年　修订《结缔组织病中医治疗指南》，改名为《结缔组织病中医治疗学》

1999 年 4 月　荣获中华人民共和国颁发国务院政府特殊津贴

2000 年 7 月　主编《中医皮肤科临床手册》由上海科技出版社出版

2000 年 2 月 10 日　年满 60 周岁，辞去社会所有兼职

2000 年 8 月　由国家中医药管理局委派，经国务院港澳办批准赴香港浸会大学中医临床研究中心从事医疗教学工作

2000 年 9 月　在《大公报》发表“中医治疗皮肤病先求其本”

2000 年　　接受香港记者周清华小姐专访，并在《东周刊》发表“国手南下专为特区把脉”

2001 年 3 月　接受香港记者陈惠珊小姐采访，并在《快周刊》发表“微针疗法治疗皮肤病”

2001 年　应中国中医研究院广安门医院庄国康教授邀请，参与《现代疾病最新诊治专家专著·中医皮肤科临床便览》撰写有关章节

2001 年 4 月　撰写纪念胡传揆教授的文章“一代宗师千秋垂范”

2001 年 3 月　在香港浸会大学中医学院主办中医皮肤科专题进修讲座

2002 年　《性传播疾病中西医结合诊疗》由人民卫生出版社出版

2002 年　　在《大公报》发表“盛夏预防皮炎”“谨防游泳池肉芽肿”“脂溢性脱发须综合防治”“秀发养护与误区”

2002 年　　被新加坡中华医学会聘请为国外专家咨询委员会委员

2003 年 12 月　《第三届全国中医、中西医结合皮肤性病研究进展论文集》发表“红斑狼疮中医治疗的思路与进展”

2004 年　　　编著《中医皮肤病学》英文版，在英国伦敦出版

2004 年 4 月　接受湖北记者傅平安邀请，将我的主要简历刊登在湖北省人民政府公报第 4 号湖北名医专栏

2004 年 8 月　委托长江日报记者张佼同志，将我英文版《中医皮肤病学》《徐宜厚皮肤病临床经验集》等五部专著赠送武汉图书馆惠存，该馆颁发荣誉证书以资纪念

2004 年 10 月　在《中华中医药学会皮肤科分会·文献汇编》发表“周围血管病用药探讨”

2005 年 11 月　在《第四届全国中医、中西医结合、皮肤性病研究进展学习班论文集》发表“琐谈湿疹诊治经验”

2009 年 5 月　在《北京中医药》杂志发表“略论赵炳南教授用药之道”

2009 年 9 月　《徐宜厚皮科传心录》由人民卫生出版社出版

2009 年 9 月　选为世界中医药学会联合会第一届皮肤科专业委员会顾问

2010 年 1 月　湖北省人力资源和社会保障厅、湖北省卫生厅授予湖北中医名师荣誉称号

2010 年 9 月　在《世界中医药》发表“采百家之精义汇疮疾之大成——《中医皮肤性病学》评价”

2011 年　徐宜厚治疗特应性皮炎经验略录《澳门中医药杂志》

2011 年 ~ 2013 年　应香港中文大学中医学院梁荣能院长的邀请，三次赴港讲学

2012 年　在《香港中医杂志》发表“银屑病中医诊治中应注意的五个拐点”

2012 年 10 月　武汉市中西医结合医院皮肤科聘为学术顾问

2013 年 1 月　《徐宜厚皮肤病用药心得十讲》由中国医药科技出版社出版

2013 年 1 月　《跟名师学临床系列丛书·徐宜厚》由中国医药科技出版社出版

2013 年　在《香港中医杂志》发表“黄褐斑古今论及临证心得”

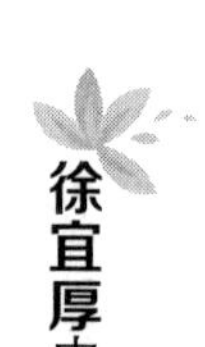

2014 年 3 月　被武汉市卫生计划生育委员会授予“中医大师”

2014 年 8 月　《跟师赵炳南手记》由人民卫生出版社出版

2015 年元月　在《香港中医杂志》发表“寒淫皮肤病临床证治十法”

2015 年 2 月　被湖北省人力资源和社会保障厅、湖北省卫生计划委员会授予“2014 年湖北中医大师”